药明康德经典译丛  Springer

药物设计：方法、概念和作用模式
Drug Design: Methodology, Concepts, and Mode-of-Action

〔德〕Gerhard Klebe 著

上海药明康德新药开发有限公司 译

科 学 出 版 社

北 京

图字：01-2010-4571

内 容 简 介

药物设计是一门科学，一门技术，更是一门多学科融合的艺术。众所周知，发明是一种创造性行为的产物，而发现则是对已知世界的探索。药物设计紧紧围绕发明和发现两个过程，旨在建立一套来源于现有知识和技术但又高于现有知识和技术的方法。此外，从事药物设计的科学家的创造性和直觉也时常起到决定性的作用。药物是一种能通过引起某种生理作用从而影响生命系统的物质，本书重点剖析了药物设计方法及药物在有机体内的作用模式，在结构设置和出发点上与传统的药物化学书籍不同。

全书重点介绍了药物研究的基础、先导化合物的发现、常用的实验和理论、构效关系和设计方法、药物的作用方式，以及基于结构设计的诸多经典案例。

First published in German under the title
Wirkstoffdesign: Entwurf und Wirkung von Arzneistoffen (2. Auflage)
by Gerhard Klebe
Copyright © Spektrum Akademischer Verlag, 2009
This edition has been translated and published under licence from Springer-Verlag GmbH, part of Springer Nature

图书在版编目（CIP）数据

药物设计：方法、概念和作用模式 / （德）格哈德·克勒贝 (Gerhard Klebe) 著；上海药明康德新药开发有限公司译. —北京：科学出版社，2019.5
书名原文：Drug Design: Methodology, Concepts, and Mode-of-Action
ISBN 978-7-03-060846-8

Ⅰ. ①药… Ⅱ. ①格… ②上… Ⅲ. ①药物－设计学 Ⅳ. ①R914.2

中国版本图书馆CIP数据核字（2019）第048108号

责任编辑：谭宏宇　周　倩　责任校对：郑金红
责任印制：黄晓鸣 / 封面设计：殷　靓

科学出版社 出版
北京东黄城根北街 16 号
邮政编码：100717
http://www.sciencep.com
南京展望文化发展有限公司排版
广东虎彩云印刷有限公司印刷
科学出版社发行　各地新华书店经销

*

2019年5月第　一　版　开本：787×1092　1/16
2025年5月第八次印刷　印张：46 1/2
字数：974 000

定价：380.00 元
（如有印装质量问题，我社负责调换）

译者的话

随着新药开发周期和上市成本的持续增加,当前药物研发越来越需要借助各种新技术的应用,如组合化学、高通量自动筛选技术、蛋白质晶体学、片段筛选、虚拟筛选、基因和组学技术及生物信息学等。在理论方面,许多药物作用的分子机制也不断被发现和拓展,但这些新理论还未能被很好地理解和阐述。

由德国马尔堡大学 Gerhard Klebe 教授执笔的《药物设计:方法、概念和作用模式》一书是近年出版的优秀专著中的代表作。除了对各类新技术进行了较为系统的介绍外,本书还举了诸多生动的例子来帮助药物研发人员理解药物的作用模式,并且对药物发现的方式和方法也提出了诸多深刻的见解。Klebe 教授从事药物化学研究和教学多年,他曾在世界著名企业 BASF 公司从事研发工作 10 余年,任教马尔堡大学后又专注研究基于结构的药物设计理论和方法。本书中的许多内容,是他自己实验室的研究成果,也是他多年工作经验的总结与分享,具有颇高的学习参考价值。

本书德文版出版后广受欢迎,英译版的内容有所扩充,加入了药物发现中的新方法,以及新公布的基于结构药物设计和作用模式研究的成功案例。将本书翻译成中文,将使国内的药物研发工作者能有机会接触到这部优秀的专著,对于中国创新药物研发人才的培养,具有重要的意义。

《药物设计:方法、概念和作用模式》一书共分为五部分,三十二章,第一部分介绍了药物研究的基础,简要概括总结了药物发现的历史、现状及对未来的展望;第二部分介绍了发现先导化合物的不同策略;第三部分详细介绍了在药物发现研究中各种代表性实验及理论方法;第四部分阐述了构效关系的研究方法及化合物设计策略;第五部分,作者浓墨重彩地以医药工业界若干实际案例介绍了基于结构设计的药物开发。

2001 年以来,药明康德新药开发有限公司为不断提升科研团队药物研发水平而持续追踪全球最新研究成果,同时也努力将国际先进知识和经验介绍给国内同行,以共同提升中国药物研发的整体水平。至今已先后与华东理工大学出版社合作完成了具有很高学术水平的《有机化合物的波谱解析》《新药合成艺术》的翻译和出版,与科学出版社合作完成了《有机合成——切断法》《有机人名反应》《波谱数据表——有机化合物的结构解析》《基于结构的药物及其他生物活性分子设计:工具和策略》的翻译出版,本书是与科学出版社合作出版的第 5 本译作。这些译著组成"药明康德经典译丛"系列。药明康德新药开发有限公司一流科研团队优秀的专业知识背景为本书的翻译质量提供了保证,相信本书的出版能为国内高校、研究机构及医药研发企业中从事药物研究的专业人士提供重要的参考。

药明康德新药开发有限公司于2000年12月成立，是全球领先的制药、生物技术及医疗器械研发开放式能力和技术平台公司。药明康德的愿景是"成为全球医药健康产业最高、最宽和最深的能力和技术平台，让天下没有难做的药，难治的病"。药明康德国内新药研发服务部是药明康德为中国制药企业提供一体化新药研发服务的平台，立志帮助更多中国药企迈进"中国智造"的创新药物时代，经过近年来的实践，已经为中国本土制药企业的数十款创新药物提供了一体化的新药研发方案和研发服务，包括药物设计，药物化学，药理学，药物代谢动力学，药物吸收、分布、代谢与排泄（absorption, distribution, metabolism, excretion, ADME），毒理学研究，生产工艺、杂质研究、质量研究（chemical, manufacturing and control, CMC）和临床前开发，以及新药临床申报等全部工作。

本书翻译工作主要由药明康德国内新药研发服务部科研团队完成，涉及生物学及药物代谢动力学的部分（第13章、第14章和第19章）分别由药明康德生物部结构生物学团队和药性评价部项目负责人团队完成。第一部分"药物研究基础"由李宁、张盛彬、肖方博士、龚珍博士和袁之漆博士完成；第二部分"先导化合物的寻找"由李程博士、李金平博士、徐招兵博士、胡伯羽和黄志刚完成；第三部分"实验与理论方法"由孙学锋博士、付志飞、吴嫣然、李颖洁博士、黄炜博士、安娇博士、胡国平博士和熊修明完成；第四部分"构效关系和设计方法"由雷灿、李强、张臣博士、曾文琴、朱珍珍、李婕和周凯完成；第五部分"药物和药物作用：基于结构设计的成功案例"由石卫华、陈正霞博士、牟剑锋博士、谢程博士、余军博士、雷茂义博士、潘建峰博士、巴庚勇、于衍新博士、吴松亮、伍文韬博士、张蕾博士和罗志博士完成。李鹏和熊剑负责全书翻译的协调工作，江志赶博士、龚珍博士、孙宪强博士、胡利红博士、陆剑宇博士、颜小兵博士、王建非、韦昌青博士、王一恺博士、李德尧博士、王大海博士、沈良博士、李鹏和熊剑完成了译稿的审校工作，陈誌中博士也对部分译稿进行了审校并提出了建议。

在本书中文译稿完成之际，本书原作者Gerhard Klebe教授特意撰写了中译本前言。在此我们表示诚挚的感谢！

尽管该书的出版凝聚了众多参与人员的心血，但翻译及审校过程中疏漏之处在所难免，恳请广大读者在使用过程中提出宝贵意见。

黎　健　博士

上海药明康德新药开发有限公司　副总裁

陈曙辉　博士

上海药明康德新药开发有限公司　科研总裁

中文版序

　　欣闻《药物设计：方法、概念和作用模式》一书的中译版行将付印。该书的第一版是Hans-Joachim Böhm、Hugo Kubinyi 和我于1996年用我们的母语德语共同完成的。其后于2008年我又以唯一作者身份重新编写了德语版，其内容也得到了大幅扩充。药物设计研究本身是一个十分引人入胜和令人兴奋的领域，为了吸引年轻的科学家们投身到这个充满挑战的领域，我们一直努力用同样吸引人的方式进行表述。用母语来实现这点似乎并非难事，但如果换成非母语则极具挑战。2013年，在母语为英语的Leila Telan的帮助下，英译版终于面世。由于我本人熟悉英语，这使得我可以确保原著的本意在英译版中得到了准确的重现。但对于中文这门古老的语言，我却几无所知，因此，就中文译版而言，我个人除了对译者们的感谢外，也由衷希望该译版保持同样的风格，能向读者展现药物设计研究的精妙之处。年轻一代的中国学生承载着我们的未来，我对他们满怀期许。中国作为一个新兴并正在走向繁荣的国家，有着众多极具才华和远大抱负的学生和青年科学家，我希望本书能引领他们进入该领域。药物设计与临床活性化合物的开发本身就是一项高风险、高回报的工作。设计出全新的活性分子实体并揭示其作用模式背后的科学引人入胜，同时它还能帮助人类提升生活质量，为人类带来更好的治疗手段。

　　本书适用于希望深入了解药物设计及药物与靶点如何发生相互作用的化学、药学、生物化学、生物学、化学生物学和医学等专业的学生。由于结构思维是洞悉分子作用模式的关键，作者为书中多个静态图像也准备了相应的视频，读者们借助手机或平板电脑就可以一睹药物分子和靶点相互作用的神奇之处（ http://pc1664.pharmazie.uni-marburg.de/book/HTMLVersion_CN.html ）。

　　作为本书的原作者，我非常感谢参与本次翻译工作的中国同仁，在此，我要对他们为如此繁复工作所付出的努力致以诚挚的谢意。同时我也非常感谢出版社的参与，是他们让本书的中译版出版最终变为了现实。

Gerhard Klebe,2018 年 2 月写于德国马尔堡

Preface

With pleasure I could realize that the textbook *Drug Design Methodology, Concepts and Mode-of-Action* has been translated into Chinese language. In 1996, Hans-Joachim Böhm, Hugo Kubinyi and I wrote a first version of this book in our German mother tongue. Later in 2008, the German version was entirely rewritten and strongly extended, this time by me as sole author. The field of drug design is a fascinating and exciting one, thus, it has always been our intention to present the material in an attractive and captivating way to win particularly young scientists for this challenging field of drug research. What appears easily feasible in your own mother tongue is more of a challenge in a foreign language. In 2013, the book appeared in English, with the help of Leila Telan, a native speaker, who translated a first copy. Since I am familiar with the English language myself, I could keep track that some of our intended mission was also accomplished in the English translation. The Chinese translation is for me an excursion into unknown territory as I personally can only admire this translation, but, as I do not speak a word of this language, I want to express my hope that a similar fascination of drug-design research is conveyed. My hope goes in particular to the young Chinese students as they carry our future. I would like to see this book as a mean to attract many of the most talented and ambitioned Chinese students and young scientists from the emerging and prospering country of China, as the matter of drug design and the development of therapeutically active molecules is a tremendous challenge but at the same time a highly rewarding task. Bringing a novel active agent "to life" and to discover the science behind its mode-of-action is fascinating but at the same time it can support mankind to improve life quality and turn better health care into reality.

The book is meant for students of chemistry, pharmacy, biochemistry, biology, chemical biology, and medicine who want to get insights into the design of novel active agents and the structural foundations drug action. As a structural thinking is key to get access to the molecules in action, the author prepared multiple videos of the static images in the book. They allow readers to immerse themselves in the fascinating world of interacting and communicating molecules with the sole help of their mobile phones or tablet computers (http://pc1664.pharmazie.uni-marburg.de/book/HTMLVersion_CN.html).

The original author of this book is grateful to the many Chinese colleagues who took the load to prepare this translation and he wants to acknowledge this labor-intensive piece of work. Also the engagement of the publisher is highly appreciated which turned this Chinese translation finally into reality.

Marburg, Germany

February 2018 Gerhard Klebe

引　言

　　1996年，我和Hans-Joachim Böhm、Hugo Kubinyi 3人共同创作了《药物设计：方法、概念和作用模式》德语版。历经12载后，我又以唯一作者身份，将德语版重新编写并进一步扩充再版。第二版于2009年开始在德国市场销售，书中特别介绍了药物发现中的新方法，以及源于文献中的基于结构药物设计和作用模式分析的成功案例。一直以来很多人问如此受欢迎的书为什么没有英文版本。为使更多的读者能读到此书，我也曾多次尝试将书翻译成英文。Springer一项教科书市场分析表明，没有类似的书籍可以囊括本书所有有趣的领域。最终，Springer同意接手该翻译项目，并且找到有才华的双语药物化学家和医师Dr. Leila Telan，由其将《药物设计：方法、概念和作用模式》（第二版）翻译成了英文版。我对该译文进行了校正，并且扩展了部分章节。此书适用于对活性药物设计及药物作用的结构基础感兴趣的，学习化学、药剂学、生物化学、生物学、化学生物学和医学的学生阅读，也适用于希望更深入理解新药研发不同方面的制药业专家。

　　若没有朋友和同行们的帮助是不可能完成此书的。首先，我想对来自德国杜塞尔多夫的Leila Telan博士致以衷心地感谢，她完成了此书的第一版英文译本。也非常感谢领域里众多同行的帮助，他们对Telan博士的译稿及我的修改做了校正。此外，我想感谢德国海德堡大学教授Hugo Kubinyi博士，他协助校正了第一版英文译稿。尤其感谢英国剑桥大学的Simon Cottrell博士和澳大利亚塔斯马尼亚荷巴特大学的Nathan Kilah博士，他们出色和严谨地校正了本书各个章节。德国海德堡斯普林格公司的Daniel Quinones博士和Sylvia Blago博士对该书的翻译给予了很好的引导。最后，对出版商在制作本书电子和印刷版时提供的帮助和技术指导表示感谢。

Gerhard Klebe

马尔堡，德国，2013年5月

介　绍

药物设计是一门科学、一门技术,也是一门综合性艺术。发明是一种创造性行为的过程,而发现是对已知事物的探索过程。药物设计则包含发明、发现两个过程,重点是建立在现有知识和技能之上有的放矢的方法。除此之外,研究人员的创造性和直觉也起到决定性作用。

药物能通过引起某种作用从而影响整个系统。本书中,药物指展现生物化学或者药理学作用的物质,多数是在人类身上有疗效的药品。

合理药物设计的想法并非最近才产生的。为了获得新药,人类早在1个世纪前就合成制备出了有机化合物。早期靶向药物的例子有镇静药水合氯醛(1869年)和氨基甲酸乙酯(1885年),退热药非那西汀(1888年)和阿司匹林(1897年),它们源于一套工作假说,也具有令人称赞的疗效。事实上,以上4个例子的假说或多或少有些错误(2.1节,2.2节,3.1节),这也同时暴露了药物设计的主要问题之一。

对于海报或者日用品的艺术设计,或者在工程领域如汽车、电脑或者机器的设计来说,结果通常是可预测的。相比之下,药物设计即使在今天仍然不可完全预测。药物结构细微的改变对其生物学性质和靶组织的影响是变幻莫测的,现在人们对其理解的还不够深入和充分。

直到现在,科学家依然在使用试错法来寻找新药。通过这种方式,他们推演出很多经验法则,形成了合理药物设计的知识库,并时常被研究人员应用到实践中。现在又出现了药物研究的新技术,如组合化学、基因技术及高通量自动筛选技术、蛋白质晶体学和碎片筛选、虚拟筛选及生化信息学。

许多情况下药物作用的分子机制能被很好地理解,但是有些情况我们知之甚少。本书会讨论许多这样的作用机制。蛋白质晶体学和磁共振波谱法的发展使得蛋白质-配体复合物三维结构的测试变得常规。正如本书中许多例子所展示的那样(案例解释,见书后附录),这些三维结构对靶向药物设计有决定性的贡献。有近550 000个小分子和超过85 000个蛋白质及蛋白质-配体复合物的三位结构解析达到了原子分辨率,并且这个数字正在呈指数级增长。现在预测小分子三维结构的方法已经非常成熟,如半经验的和从头计算的量子化学方法都是常规的方法。人类基因测序已经完成,其他有机体的基因组情况几乎每周都有报道,其中包括那些重要的人类病原体。结构基因组学时代已经开启,获得整个基因家族的三维结构只是时间问题。一旦有了足够的序列同源性,模拟程序现在能达到非常惊人的可靠程度。同时，整个基因组的组成正在通过结构预测程序来处理。对于蛋白质三维结构的从头预测，已经有了一些有趣的方法，并且第一个正确的三维结构预测已经成功完成。

基于结构和计算机辅助的新药设计已被应用于实际药物研究工作中，即运用计算机程序进行新药的搜索、模拟和基于靶标的设计。一方面，该项技术已在无数的例子中帮助过新药的发现和优化。另一方面，过于严格地和片面地注重计算结果会伴有损失构效关系的风险。只从活性成分与靶标相互作用的方面考虑，而不关注药物代谢和毒性等其他基本要求也是一个风险。过去10年，人们开展了大量的研究工作对经验进行编纂以期预测生物利用度、毒理性质和代谢性质（吸收分布代谢排泄参数）。尽管通过细胞色素P-450来预测某个异生物质代谢属性或者预测单个患者特异性代谢物仍是一个梦想，这样的个性化治疗和给药方式也还是有可能的。我们也有理由相信在不久的将来，每个人都可以付得起基因测序的费用。这会开启药物研究崭新的视角，当然是否能打开个性化药物之门的关键还是成本。本书的主旨是引入药物设计所需，尤其是建立在结构和作用机制证据之上的方法。通过精心挑选的案例，新药研发之路会被探讨并且会在不同的场景中得以展现。

药物研究包含多种学科，为使一种物质转化为一种药物，需要化学家、药剂师、技术人员、分子生物学家、生物化学家、药理学家、毒理学家和临床医生通力合作，协同作战。因此，大部分药物开发是在工业界中开展的，而且只有在那里才能满足资金和组织结构的需求，各学科团队之间才能为了一个共同的目标，以一种规定的合作方式开展研究工作。然而药物研究中基础性和面向未来的创新工作越来越多地在学术界开展。有趣的是，大学里开展了越来越多的研究工作致力于感染类疾病和那些特别困扰发展中国家的疾病的药物开发。这些领域往往被利益驱动的制药公司严重忽视。当我们认识到生命质量的提高和寿命预期的延长应主要归功于成功开发了治疗毁灭性传染病的药物时，这更加使我们担忧。我们只能寄希望政治家们能及时意识到这种状况并提供资源和组织机构，以便学术研究机构能更加高效、更加聚焦于目标。

研发成本的持续升高，疾病的高标准护理，安全意识的明显增加及监管机构的高标准要求，已使得新化学实体数目在过去数十年中逐步减少，从20世纪60年代每年70～100个到70年代每年60～70个，80年代平均每年50个，90年代每年40～45个，在21世纪则会更少。尽管如此，新的开发仍在继续，不仅在老药新治方面，而且在某些治疗领域也取得了明显进步，如精神类疾病、动脉血压、胃十二指肠溃疡和白血病。在过去那些重磅推出的药物中，相当比例是通过合理药物设计的方法实现的。

新药开发和上市的成本持续增加，现在已达8亿～16亿美元。临床研究后期失败风险巨大，新药的疗效也可能被误判，而这些只有大的制药公司才能负担得起。现在药物研发中有一种范式转移的说法。在研究中这指的是新技术的应用；在市场中指的是公司并购的集中过程。最近10年出现了许多这样的"大合并"，越来越大的销售额被越来越少的公司创造。与此同时，一批小到中型、高灵活性的生物技术公司应运而生、蓬勃发展，并引领着如基因技术、组合化学、物质表征及合理设计等领域的发展。较大公司尽量把有风险的研究项目外包给这些中小型公司,签订包含各种服务的合同,甚至包括开发临床候选物的服务。然而,该种模式的成功会导致好公司被大公司吞并的结果。许多大制药公司的前雇员凭借一个新想法建立他们自己的小公司。如果想法又好又成功,几年后这些创业者会发现他们自己再一次成为大制药公司中的一员。

同时,卫生保健所有领域的处方已经改变。之前只有医生负责为患者制定药物治疗方案,偶尔与药剂师磋商。现在成本缩减措施、负面清单、健康保险、医院和药房的采购部门,无处不在的互联网,甚至公众意见都会越来越大地影响治疗方案。

药物市场是一个非常引人的市场,仅美国就达到了6 000亿美元的规模。另外,它具有动态增长的特点,而且这个增长明显比其他市场要多。2005年最畅销药物立普妥®(在欧洲名称为Sortis®,阿托伐他汀)年销售额就达到了122亿美元,而超过这一数字的也只有毒品,如海洛因和可卡因。

个性化药物——最新技术能实现这个愿望吗? 什么使得药物研发如此困难? 借用一个比喻,药物研发好像跟一个全能的象棋电脑对弈。双方都知道规则,但是在一个复杂的棋局中,很难理解每一步棋的后果。生物有机体是一个非常复杂的系统。药物对系统的作用和系统对药的作用是多层次的。为优化某个特定性质而对结构做的改变,同时也会改变药物其他性质间的精妙平衡。

开发新药必须运用构效关系知识,同时结合最新技术和基因研究成果来共同开发,但也有必要对新技术的应用范围和局限性进行界定。由于计算结果很大程度上依赖于模拟的边界参数,理论和模拟不能脱离实验而存在。在一个系统上采集的结果只能在一定条件下方能转移到另一个系统上。只有有经验的专家才有能力去开发理论方法的潜能。我们应该对一些软件或者风投公司声称它们的产品保证成功的宣传保持怀疑态度。相信该书能帮助大家去伪存真,并能识别这些方法的应用范围及其局限性。

本书是关于药物研究和药物作用方式的著作,主题是新药研发的相关原则、方法和问题。它在结构和目的上均不同于经典药化教材。本书对药物分类不做讨论,而讨论了药物发现的途径和一些药物与某个特殊靶蛋白相结合的结构需求。如题所述,此书为那些对新药设计和药物如何作用于靶点的结构基础感兴趣的化学、药剂学、生物化学、生物学和医学学生而著。

在第一部分,介绍了药物历史和药物发现偶然性:一个无法预料但在药物研究中总是非常成功的概念,之后会呈现几个药物研究的经典例子。为丰富本章内容,作者将讨论药物作用的基础,配体、受体相互作用及三维结构对药效的影响。在第二部分,会介绍先导结构的发现和优化及前药策略的使用,也会讨论新筛选方法及通过生物等排概念和拟肽方法对结构的系统修饰。在第三部分,会描述一些药物研究中用到的实验和理论的新

注:® 表示药物商品名。

方法。组合化学技术的应用可以帮助建立大规模的化合物库。基因技术可以制备纯的靶蛋白，帮助人们从分子水平、细胞组织直到生物组织水平表征这些蛋白质的性质和功能。这一技术在细胞复杂微结构和有机体系统生物学之间搭建了理解药物治疗效果的桥梁。另外，通过磁共振和X射线衍射技术可以确定晶体蛋白和蛋白质-配体复合物的空间结构，这使人们对结构规则和药物结合构象的理解更透彻。这些计算机方法和对复合物构象分析的分子动力学模拟也加深了我们对靶向药物设计的理解。在第四部分，介绍分子设计技术如药效团和受体模拟技术，并讨论定量构效关系方法及其应用。另外，阐述了药物在生物系统内转运和分布的见解，并展示了基于结构设计的不同技术。最后以一个作者参与研究的药物设计案例结束本部分。在第五部分，着重阐述药效学的核心问题：药物到底是如何起效的？酶、受体、通道、转运体和膜蛋白被分在独立章节并且作为一组靶蛋白进行讨论。运用蛋白质空间结构和作用模式理论，可以解释为什么一个药物有效及为什么它必须呈现特定几何构象和结构才能起效。按照惯例，本章介绍了基于结构设计和计算机辅助设计在新药发现中的贡献，并且对其他方面也做了介绍。

受本书主旨所限，许多重要的药物，以及受体理论、药物代谢动力学和药物代谢、基因技术基础和统计方法未被提及或只是简单描述。尽管生物化学、分子生物学及药物作用模式的药理基础对理解药物设计很重要，本书也只是以概要方式做了评论。其他如药物制剂、毒理测试和临床试验，非本书主旨故未做阐述。

从治疗领域挑选案例是主观的，为了基于案例研究的论述，也为了把药物研究的其他方面提到显著位置，作者尽量均衡表述药物设计方法和它们的实际应用。感兴趣的读者没必要按照先后顺序读此书，譬如读者的兴趣只是关于药物和它们的作用方式，可以从第22章开始阅读。文章里有许多交叉引用来帮助读者在本书其他章节查找引文。这些引用对于精确理解本章节内容是必要的。随后的参考文献和著作建议特别引用了推荐的专著并且按照字母顺序排列；与后面章节主题相关的期刊和丛书不在此重提。

翻　　译：张盛彬
译稿审校：江志赶

目　录

第二部分　先导化合物的寻找

第三部分 实验与理论方法

第四部分 构效关系和设计方法

第五部分　药物和药物作用：基于结构设计的成功案例

第一部分

药物研究基础

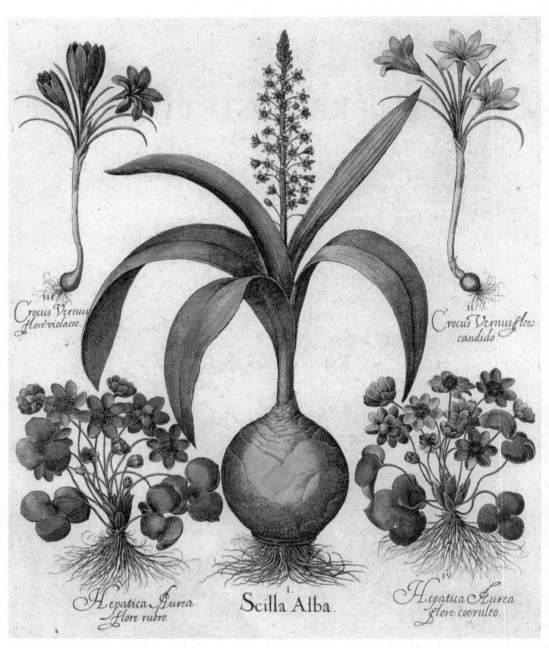

Crocus Vernus
Flore violaceo.

Crocus Vernus flore
candido.

Hepatica Aurea
flore rubro.

Scilla Alba.

Hepatica Aurea
flore coeruleo.

　　该图是一张铜版雕刻的海葱图片，出自巴西利厄斯·贝斯莱尔（Basilius Besler）编著的《艾希施泰特的花园》，该书于1613年在艾希施泰特出版，可以说是最漂亮的植物书籍。海葱（squill）拉丁名 *Scilla alba*（现代名字：*Urginea maritima* L.）。古埃及人、希腊人和罗马人会用海葱来治疗很多疾病，特别是水肿（充血性心力衰竭）。因此，海葱作为抵御伤害的常规防御用品深受人们信赖。直到20世纪，人们才将海葱的活性成分分离出来，并得到了具有更高生物利用度的衍生物——甲海葱次苷（Clift®），已用于药物治疗。

第 1 章
药物研究：昨天、今天和明天

寻找药物是人类自古以来的梦想。就连炼金术士也在寻找能治愈所有疾病的万能药，但直到今天也没有找到。正相反，随着人们对不同疾病病因认识的逐步深入，药物疗法已变得更为复杂。

尽管如此，在药物研究方面依然取得了骄人的成就。曾经，在几百年的时间里，使用酒精、鸦片和茄科生物碱（来自刺苹果）是外科手术的唯一预备措施。而今天，全身麻醉、神经系统镇痛、局部麻醉，使外科手术和牙科手术能绝对无痛的进行。直到 21 世纪，死于瘟疫和传染病的人比所有死于战争的人还多。今天，得益于保健、疫苗、化学疗法和抗生素的使用，这些疾病至少在工业化国家已经被抑制了。抗药性细菌和病毒病原体（如结核菌）数量的急剧增长带来了新的问题，也使新药开发变得迫切。比如因细菌侵入引起的胃溃疡和十二指肠溃疡频繁发作而需要通过手术治疗，而 H_2 受体拮抗剂和质子泵抑制剂的出现大大减少了治疗胃和十二指肠溃疡的外科手术数量。这些抑制剂与抗生素联用治疗效果更佳，因为采用的是原因疗法治疗（3.5 节）。针对心血管疾病、糖尿病和精神疾病（中枢神经系统疾病，CNS）采用的是对症治疗，也就是说，病因并没有找到，只是针对疾病对机体的负面影响进行了治疗。通常这种治疗仅限于减缓疾病的进程或提高生存质量。如，合成糖皮质激素可显著降低慢性炎症性疾病引起的疼痛，并可延迟病理性骨变性（如风湿性和慢性多发性关节炎）。针对癌症的治疗可以尝试所有的治疗手段，尤其是手术和放疗联合运用，直到所有治疗措施都完全失败。

药物研究的历史可以分为几个阶段。

- 起始阶段，这个阶段实证方法是新药的唯一来源。
- 专注于植物中活性成分分离的阶段。
- 开始系统探索具有生物效应的新合成材料并引入动物模型作为患者的替代品的阶段。
- 用分子模拟和其他体外测试系统作为精确模型和动物实验替代品的阶段。
- 实验和理论方法的引入阶段，如基于结构和计算机支持的药物设计中用到的蛋白质晶体学、分子模拟和定量结构-活性关系。
- 新靶标的发现和通过基因组学、转录组学和蛋白质组学分析、敲入和敲除动物模型及用 siRNA 进行基因沉默等手段对其治疗价值的验证的阶段。

随着下一阶段的到来，前一个阶段就变得不那么重要了。有趣的是，现代药物研究是将上述阶段逆向运行。也就是说，首先在一个有机体的测序基因组中发现一个靶标结构，并调整其功能以验证其可否作为药物治疗的候选靶标。然后对活性物质进行改构并借助计算机辅助设计，经过多种体外试验测试，以确定这些物质的活性和活性谱。接下来，通过动物实验证实临床相关性，并在最后的临床试验中证实该测试药物作为患者用药的适宜性。

1.1　这一切都始于传统药物

药物治疗的源头始于传统药物。罂粟汁的麻醉作用，秋水仙（*Colchicum autumnale*）治疗痛风的作用，海葱（*Urginia maritime*）对于水肿（心力衰竭）的利尿作用，自古以来就已为人所知。5 000多年来，除了这些，还有其他植物的干草药及其提取物已经成为最重要的药物来源。相关用法最古老的文字记录可追溯至公元前3000年。

约公元前1550年，古埃及的*Papyrus Ebers*上列出了大约800种药方，其中许多包含额外的仪式以祈求神灵的庇护。由第奥库里德（Dioskurides，希腊医师，公元1世纪）编著的*De Materia Medica*（共5卷）是古代最科学严谨的著作。这本书囊括了对800种药用植物、100种动物制品和90种矿物质的描述，影响了晚期阿拉伯医学及现代早期医学。

古代最著名的药物毋庸置疑是万灵药（Theriac）。它的前体是Mithridatum，专供本都（Pontus）国王米特拉达梯六世（Mithridates Ⅵ，公元前120～公元63年）作为各种中毒的解药使用。万灵药的发明人可追溯到尼禄（Nero）皇帝的私人医生安德罗马库斯（Andromachus），最初由64种配料制成，而此制作方法到18世纪依然在广泛应用。万灵药由100多种配料经多道工序制成。在某些城市，万灵药的生产甚至由国家监控以确保不会遗落任何1种配料！它甚至成为治疗所有疾病的灵丹妙药。此外，任何1个可以想象到的奇药都被用到了，比如蚯蚓油、独角兽粉、胃结石、人类头盖骨粉（拉丁文*Cranium*）、木乃伊尘等，还有更多。

即使在古代，传统的中药也很先进。中药一直以来都有一个特点：环境影响4种不同方剂的药效。主药（君药）发挥治疗作用，副药（臣药）辅助君药发挥药效或诱导不同的药效。辅药（佐药）可以增强疗效，或者减轻副作用；1个或多个信使药物（使药）调和诸药药效。中国本草学校（公元1世纪和公元2世纪）的目标是使人尽可能长时间的活着且不变老，并推荐以下的给药规则：

当用药物治疗疾病时，如果需要比较强的药效，那么要以不超过1粒小米的剂量开始。当疾病已经治愈，则不需要再吃药。如果疾病还没有治愈，剂量需要翻倍。如果双倍依然不能治愈，剂量需要增加至10倍。一旦治愈，即可停药。

　　李时珍于1590年编著的《本草纲目》由52卷组成，包含了约1 900种医学原理、植物、昆虫、动物和矿物质，并被纳入10 000个药方。1990年的《中国药典》只有两卷，其中一卷包含784种传统药物，另一卷包含967种西药。

　　帕拉塞尔苏斯（Paracelsus，原名Theophrastus Bombastus von Hohenheim，1493/1494～1541年）在科学医学研究方面获得了重大突破。他认为人是一个"化学实验室"，并自身携带具有治疗作用的药物成分——第五元素（Quinta essentia）。尽管如此，直到19世纪初，所有的治疗原则都是基于植物提取物、动物成分或矿物质；只有在极少数情况下才使用纯有机化合物。随着有机化学的出现，治疗原则也从根本上发生了改变。从植物中提取天然产物（如1.1～1.9节，图1.1）及由这些天然产物衍生出活性物质的伟大时代开始了。然而在19世纪初，完全寄希望于化学物质的不成熟的期望很快就落空了，如寄希望于吗啡（3.3节）或可卡因（3.4节）的期望很快就破碎了。但植物中的天然产物为现代药学奠定了基础，并成为现代药学中极其重要的一部分。当今最畅销的药物中也有很多是天然产物及其类似物和衍生物。

1.2　动物实验与药物研发

　　传统医学所获得的宝贵经验都是建立在数千年偶然或有意的观察药物对人类的治疗作用的基础上的，而在动物身上有计划的研究相对较少。博洛尼亚的解剖学教授Luigi Galvani做过一个非常著名的生物物理学实验，此实验在他1791年发表的*De Viribuselectricitatis in Motu Muscular*中首次进行了描述。1780年，他的学生们在解剖青蛙大腿神经时观察到如果使用静电发电机，青蛙大腿就会抽动，而这些设备是当时许多实验室的标准实验室设备。于是他想在标准实验中验证雷电是否也会引起青蛙大腿抽搐，因此他把蛙腿挂在一个带有铜钩的铁窗架上——仅仅与铁窗接触蛙腿就抽动了，这说明即使没有放电，两种金属之间的电压差异足以刺激神经。

　　植物提取物、动物毒液和合成物质对动物生物效应的系统性研究始于20世纪。1847年，第一个药理学系在多帕特帝国大学成立（爱沙尼亚的塔尔图）。著名的药理学家James W. Black先生曾在帝国化工集团（ICI）开发了第一个β受体阻滞剂（见抗高血压药，29.3节），后来在史克公司（Smith, Kline & French）参加了第一个H_2拮抗剂的开发（见胃肠道溃疡药物，3.5节），他将药理学测试比作一个棱镜：药理学家所能看到的物质属性直接取决于测试物质的模型。

　　就像棱镜一样，这些模型以不同的方式扭曲了我们的视野。患有抑郁症的兔子或精神分裂症的老鼠是不存在的。即使有，它们也无法与我们分享它们的主观感知和情感。基因修饰的动物（12.5节），如阿尔茨海默病小鼠，虽然病症与真正的阿尔茨海默病近似，但这种近似用布莱克类比来说，就是用特别的棱镜扭曲而得到的。这种差异在实践中经

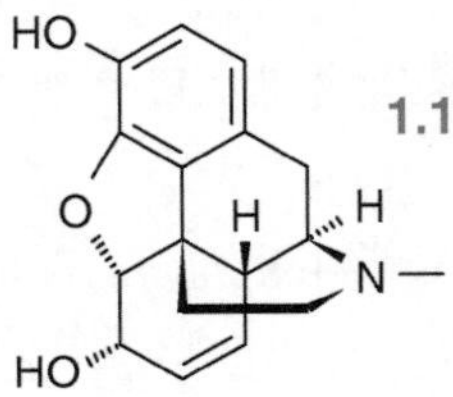

1.1 吗啡

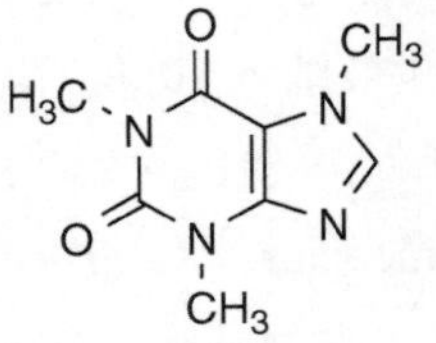

1.2 咖啡因

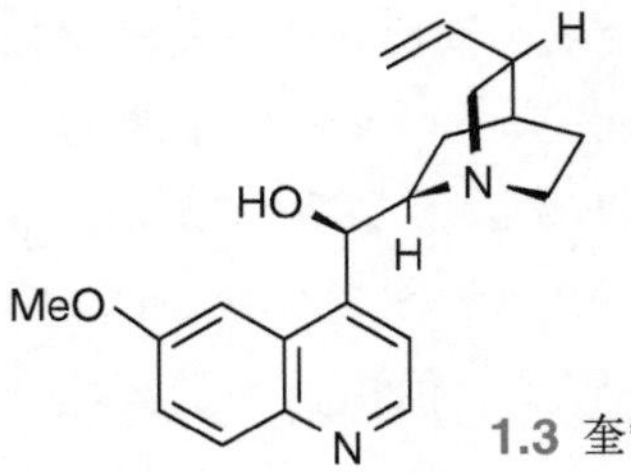

1.3 奎宁

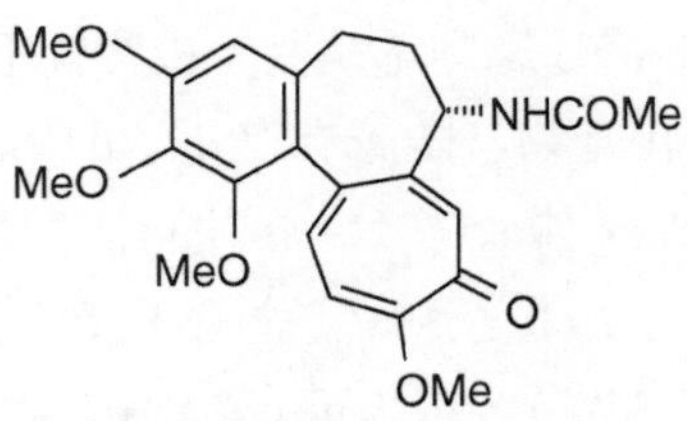

1.4 秋水仙碱

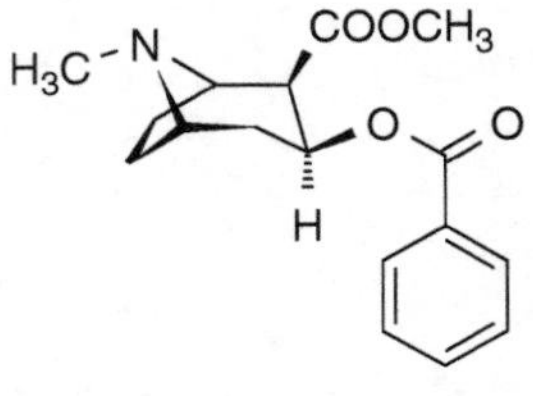

1.5 可卡因

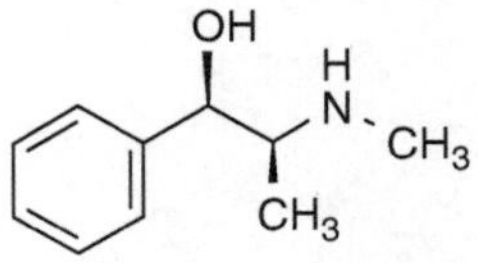

1.6 麻黄碱

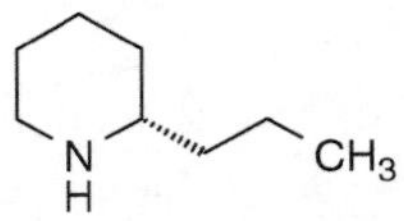

1.7 毒芹碱

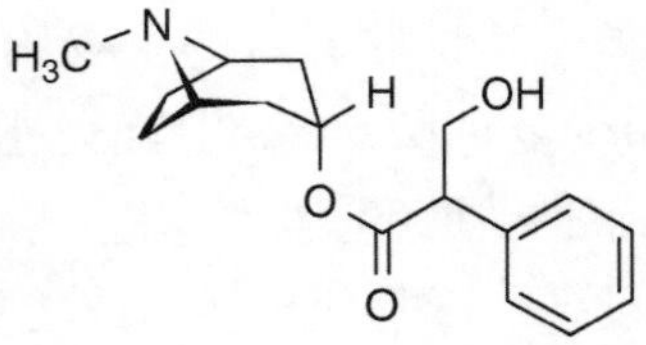

1.8 阿托品(外消旋体)

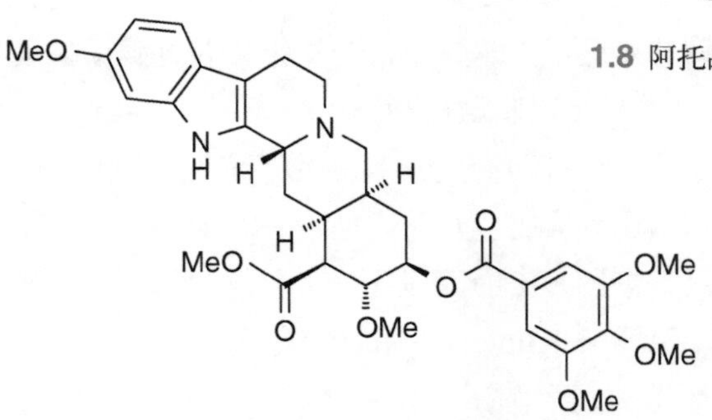

1.9 利血平

图1.1　19世纪人们分离出很多重要的天然产物，并且合成出了部分。1806年Friedrich Wilhelm Adam Sertürner从鸦片中分离出吗啡1.1，1819年Friedlieb Runge从咖啡中分离出咖啡因1.2，从金鸡纳树皮分离出奎宁1.3。Pierre Joseph Pelletier和Joseph Bienaimé Caventou分别发现了金鸡纳碱，Joseph Bienaimé Caventou在一年后又从秋番红花中分离出秋水仙碱1.4。1860年Albert Niemann从古柯叶中提取出可卡因1.5，Nagayoshi Nagai从中国的植物麻黄（*Ephedra vulgaris*）中提取出麻黄素1.6。1886年Albert Ladenburg合成了第一个生物碱——存在于毒芹中的毒芹碱1.7。1901年Richard Willstätter合成了源自颠茄中的阿托品1.8。20世纪中，源自萝芙藤利血平1.9结构被阐释出来且被成功合成。

常被低估。科学家们倾向于在一个特定的、孤立的模型上优化他们的实验。在这样做的过程中,许多对于药物来说必不可少的重要因素和特质是没有被充分考虑的,如选择性或生物利用度。

研究中很难摆脱这种困境。我们需要简单的体外模型(1.5节)来测试大量的潜在活性化合物,我们需要动物模型来关联数据,并预测对人的治疗效果。在过去,当出现一个新的体内或体外药理模型可用于检测新的药效时,对疾病的治疗进展随之而来(见H_2受体拮抗剂,3.5节)。

模型选择和实验结果解读与比较的典型错误,源于不同的应用模式和不同种属动物实验结果的相关性。在一个物种中优化药物的治疗范围而在另一个物种中测试药物毒理是没有意义的。此外,不测定有效剂量,只比较固定剂量的药效,也会使结果失真,因为药效非常强或弱都会落在测试范围之外。严格按照一个时间点来测量药效也是有问题的,因为无论是展示出药效之前的潜伏期,还是最大生物效应时间都没有被记录下来。在完整个体的动物模型中,常用的辅助药物也能影响实验结果。用麻醉动物所得的实验结果往往与用神志清醒动物所得的结果完全不同。

1.3 抗传染病的斗争

死于瘟疫和传染病的人(特别是死于疟疾和肺结核的人),比人类历史上所有死于战争的人都要多。1918年第一波死于流感(西班牙流感)的人就有2 200万之多。直到20世纪中叶,每年都有数百万人死于疟疾,不幸的是,今天这些数字又再次上升(3.2节)。然而,直到20世纪末,土根(*Psychotria ipecacuanha*)和金鸡纳(*Cinchona officinalis* L.)仍然是治疗这种疾病仅有的植物。然而在过去80年间,人类在对抗瘟疫的药物研究中取得了巨大的成功,特别是磺胺类药(2.3节)的开发及其与二氢叶酸还原酶抑制剂的联用(27.2节),抗生素(2.4节、6.4节和32.6节)的发现,抗结核药物(6.5节)的合成。当Selman A. Waksman(1888～1973年)因发现链霉素获得诺贝尔奖时,一个小女孩捧着一束花向他祝贺。她就是第一个用链霉素治愈了脑膜结核的患者。今天,我们已经无法自己去体会结核病医院的氛围,要体会也只能借助Thomas Mann的 *The Magic Mountain*(德语:*Zauberberg*)了。

然而,包括肺结核在内的传染病还在进化。在过去,许多抗生素被滥用,与此同时医院中耐药病原体的快速传播导致许多患者只能用非常特殊的抗生素来治疗。如果病原体对这些抗生素都产生了耐药性,那么我们所有的药物武器都将失效。现在新的病毒感染正在逼近。在免疫疾病艾滋病(acquired immune deficiency syndrome, AIDS)出现之前,很少有耶氏肺孢子虫(*Pneumocystis jirovecii*,原称*Pneumocystis carinii*)引起的肺炎的病例,而现在数量急剧增加。这种类型的肺炎是导致艾滋病患者和器官移植后免疫功能低下患者死亡的主要原因。人类为寻找治疗艾滋病及其并发症的药物作出了巨大的努力。另外，许多广泛传播的热带病并没有得到充分的研究，而且对现有药物的耐药性日益增强，这个世界性问题日渐严重，如疟疾和查加斯病。而且在世界部分地区，由于人们缺乏经济资源来资助化疗，这些疾病很猖獗。越来越多的制药公司也因为经济原因退出了这些研究领域，因为从这个社会阶层中回收开发成本的机会很渺茫。在这里，全球政客们必须成立一些组织，使这些人能够从现代药物研究所取得的技术进步中获益。其中一个例子就是比尔和梅琳达盖茨基金会，它致力于治疗和根除世界各地的疾病，而且特别向发展中国家倾斜。改善卫生习惯也有助于减少感染的风险，例如外伤性发热或志贺氏菌痢疾（在第21章中讨论"案例研究：基于结构的tRNA-鸟嘌呤转糖酶抑制剂设计"）。最重要的是，疫苗极大促成了许多传染病的根除。现在和以前一样，人们希望通过新型疫苗和联合疫苗来预防艾滋病、疟疾和胃肠道溃疡，而后者正是我们现在所知道的由幽门螺杆菌引起的（3.5节）。

1.4 药物研究中的生物学概念

图1.2中，乙酰胆碱1.10是由Adolf v. Bayer于1869年合成的，是一种神经递质，即神经脉冲转移剂。1921年，药理学家Otto Loewi在一个简练的实验中证实了它的生物效应。两个离体蛙心灌注在相同的溶液中，其中一颗心脏的迷走神经受到刺激，导致心率减慢，即所谓的心动过缓，不久之后，第二颗心脏也开始跳动变缓，这清楚地表明了体液（拉丁文 *humor*，*umor*，流体）的信号传导。不久之后，乙酰胆碱被认为是"迷走神经物质"。但乙酰胆碱本身不能作为一种治疗药物，因为它会被乙酰胆碱酯酶快速代谢（23.7节）。

1901年，Thomas Bell Aldrich（1861～1938年）和Jokichi Takamine分离了人类的第一种荷尔蒙——肾上腺素1.11（图1.2）。这种激素和它的 *N*-去甲基衍生物——去甲肾上腺素1.12（图1.2），是在肾上腺产生的。它们在感受到压力条件下被释放到整个系统中，但不包括中枢神经系统和胎盘（二者对大多数极性化合物有自己的屏障）。这些物质在机体的不同部位与相关受体起作用，从而引起不同反应。它们特异性较差，药效学效应过多，如导致脉搏和血压升高，机体为"飞行"做好准备——这在进化过程中是一个非常重要的功能。

去甲肾上腺素和肾上腺素（又分别名为正肾上腺素和副肾上腺素），就像乙酰胆碱、生物胺1.13～1.15、氨基酸1.16～1.19、多肽1.20和1.21（图1.2）等，也是神经递质（29.3节）。神经递质是由神经细胞产生、储存并受神经刺激而释放。在与相邻神经细胞上的受体相互作用后，它们很快被代谢掉或被释放它们的神经细胞再次吸收。提及神经递质，人们就会谈到肾上腺素、胆碱能和多巴胺能等系统：起肾上腺素作用的被称为肾上腺素药,肾上腺素拮抗剂则称为抗肾上腺素药。然而,人们并不总是严格遵守这种命名法。常见的是,神经递质的名称与术语"激动剂"或"拮抗剂"结合,有时也用"阻滞剂"取代"拮抗剂",如多巴胺激动剂、组胺拮抗剂、β-肾上腺素能受体阻滞剂。大量的药物来自神经递质的改构。

20世纪20年代末,类固醇激素被分离出来,它们的结构也很快被确定下来(28.5节)。20世纪中叶所有的发现预示着药物研究"黄金时代"的来临。生物活性检测原则,人们对作用机制认知、了解,加深的系统性变化,引发了酶抑制剂、受体激动剂和拮抗剂的合成。这些合成的化合物与植物天然产物衍生物构成了我们现代药学的最大组成部分。

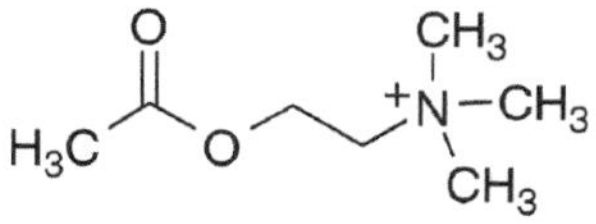

1.10 乙酰胆碱

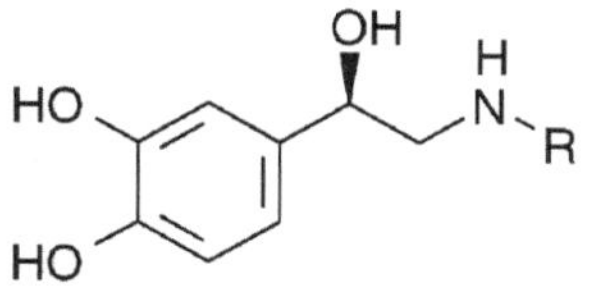

1.11 肾上腺素,R = CH₃

1.12 去甲肾上腺素,R = H

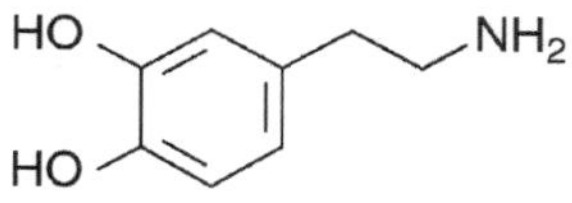

1.13 多巴胺

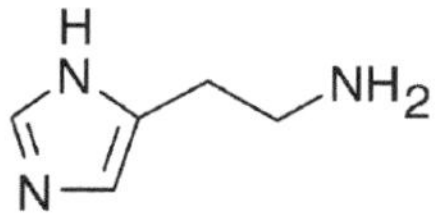

1.14 组胺

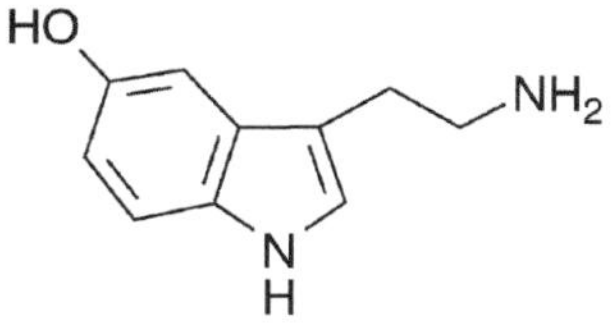

1.15 血清素

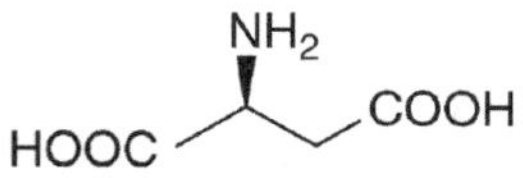

1.16 天冬氨酸

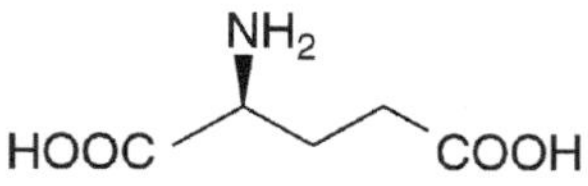

1.17 谷氨酸

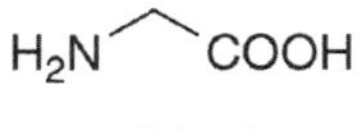

1.18 甘氨酸

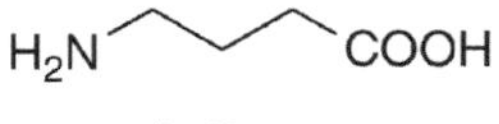

1.19 γ-氨基丁酸

Tyr-Gly-Gly-Phe-Met **1.20 甲硫啡肽**

Tyr-Gly-Gly-Phe-Leu **1.21 亮氨酸脑啡肽**

图1.2 天然激素有神经递质乙酰胆碱1.10、肾上腺素1.11、去甲肾上腺素1.12、多巴胺1.13、组胺1.14、血清素1.15,兴奋性氨基酸天冬氨酸1.16和谷氨酸1.17,抑制性氨基酸甘氨酸1.18和γ-氨基丁酸(GABA)1.19;多肽,如脑啡肽1.20和1.21;P物质和其他物质作为多种心血管和中枢神经系统疾病药物的先导结构(第3章"经典药物研究";第29章"膜蛋白受体激动剂和拮抗剂";第30章"作用于通道、孔穴和转运蛋白的配体")。

1.5 体外模型和分子测试系统

40年前，我们开始考虑用简单的体外模型来测试物质活性，即在试管里而不是动物身上进行测试。也有许多令人信服的理由支持这种做法，比如公众对动物实验的批评越来越多，而且时间和费用耗费巨大。起初，人们优先采用细胞培养模型，例如用于检测细胞抑制疗法的肿瘤细胞培养，或用于评价作用于心脏的化合物的胚胎鸡心细胞培养，后来又加入了受体结合的研究。第一个分子测试模型是酶抑制剂测试，这个模型可以在没有副作用干扰的情况下，在特定靶蛋白上对分子抑制活性进行评估（第7章"先导化合物开发涉及的筛选技术"）。随着基因技术的进步（第12章"药物研发中的基因技术"），不仅酶的制备简化了，而且受体结合研究也可以在标准材料上进行。今天，人们可以精确评估任何底物对任何一种酶，各种类型的受体、亚型受体、离子通道和转运体的整个活性谱。同时，这种操作已成为工业化药物研发的常规流程。但在生物筛选开始之前，必须回答以下问题：要达到什么样的治疗目标，这个目标是可以实现的吗？治疗理念是建立在病理生理学及其变化根源之上的。药物监管干预应该尽可能地重建正常的生理状况。在这样做的过程中，出现了一个明显的问题。自然在两个正交原则上发挥作用：强调作用机制的特异性和特定空间作用效果。肾上腺素产生于肾上腺，作用于除了大脑外的整个身体。如果肾上腺素在大脑中释放，它将仅仅在两个神经细胞之间的突触上发挥作用。就特异性而言，化学药物往往较天然药物更胜一筹，但就药物的空间分布而言，天然药物很多情况下仍然有其不可比拟的优势。

随着基因技术的发展（第12章"药物研发中的基因技术"），我们可以比以前更精确地研究活性物质；但仅应用分离酶和受体结合研究还不够，这离动物模型的真实情况还差很远，离人类的真实情况差得更远。类似于离体器官实验和动物实验之间的差异性，细胞培养和体外实验测试结果与期望的治疗效果间存在的差异性，确立两者的相关性是成功使用体外模型的先决条件。不同的生物效应之间的定量关系（第18章"定量构效关系"）建立了动物模型和人之间的关系。

有一位现代研究者在中枢神经系统活性化合物研究领域脱颖而出，并且在心血管活性化合物和抗组胺药物领域也有杰出贡献，他就是 Paul Janssen（1926～2003 年），比利时 Janssen Pharmaceuticals 公司的董事。在第二次世界大战后的几年里，他的公司发现了超过 70 种新的活性物质，并对这些活性物质进行了临床前和临床的研究，最终将它们用于疾病治疗。由此，他的公司成了制药史上最成功的公司。然而 Paul Janssen 成功的秘诀并不是一个秘密，他是一名改构大师，是药物研发界的贝多芬。他的成功是建立在对药理上关注结构片段的系统组合，以及对受体结合研究、体外模型和动物实验的正确评价的基础上。

1.6 精神疾病的成功治疗

直到20世纪中叶，精神病医院都是纯粹的托管机构。就个人自由的限制程度而言，精神病医院几乎与监狱无异。神经松弛剂、抗抑郁药、抗惊厥药和镇静剂的发现使精神疾病治疗发生了革命性的变化。这类药物的典型例子如图1.3所示。现在有了可用的药物，精神分裂症、慢性焦虑和抑郁症可以主要采用开放病房的治疗法，许多患者可以在门诊进行治疗。1933年，在维也纳的精神病大学医院工作的Manfred Sakel（1901～1957年）注意到，当给精神分裂症患者注射胰岛素来刺激食欲时，他们就会平静下来。在这一结果的鼓舞下，他将剂量增加到诱发低血糖昏迷，这是一种由极低的血糖引起的深层无意识的状态。在接下来的20年里，胰岛素休克、戊四氮和电休克疗法成为精神疾病的标准治疗方法，而且无可替代。

20世纪50年代，随着天然草本产品利血平1.9（图1.1，1.2节）的发现，这种情况发生了变化。利血平通过排空神经细胞中存储的神经递质（去甲肾上腺素、血清素和多巴胺）来发挥作用，是首个表现出显著的抗精神病效果，使人镇静的物质。它是第一个用于治疗精神疾病的化合物，其生物学效应可以通过其作用机制来解释。此外，利血平还被用作降压药物。但由于其药理作用的广泛性和非特异性，如今已很少用来治疗精神病或高血压。

随着能展示良好临床药效的药物氯丙嗪1.22（图1.3，8.5节和19.10节）的发现，多巴胺1.13（图1.2，1.4节）在精神分裂症病因中所扮演的角色开始明朗起来。相较于非特异性的利血平，氯丙嗪纯粹是多巴胺的拮抗剂。但氯丙嗪和三环类精神安定剂的使用诱发患者出现了帕金森病的症状，这是首个迹象表明内源性多巴胺缺乏是导致帕金森病的原因。

第一个苯二氮草类镇静药物氯氮草（利眠宁®，2.7节）是偶然发现的。仅在其上市1年之后，与之在化学结构上非常相似的药物地西泮1.23（安定®，图1.3）也上市了，并且在之后多年一直是全世界最畅销的药物。滚石乐队就曾经在他们的歌曲 *Mother's Little Helper* 中纪念过它。许多制药公司启动了大量人工合成药物的项目，其中化学家和药理学家也贡献出了他们全部的力量。幸而人们的努力并没有白费，不同作用机制药物被研发出来，有深度镇静剂、镇静剂、催眠剂，甚至是拮抗剂。但即使在今天，苯二氮草类（30.5节）仍然属于最主流、应用最广泛的药物。

第一个抗抑郁药异丙烟肼（6.7节和27.8节）也是偶然发现的。它通过抑制单氨基氧化酶而抑制多巴胺、5-羟色胺、去甲肾上腺素和肾上腺素的代谢（27.8节）。除了其他严重的副作用外，第一批非特异性的药物会引发高血压，在与某些食物同时服用时甚至出现了少量死亡案例，如与奶酪、葡萄酒和啤酒等（"奶酪效应"一词即由此得来）同时服用，因为在这些食物中含有酪胺，若酪胺没有被充分的代谢，就会导致一种升高血压的激素去甲肾上腺素急剧增多，危及生命。

抗抑郁丙咪嗪1.24（图1.3，8.5节）源于氯丙嗪类化合物的合成。有趣的是，尽管它在结构方面与氯丙嗪相近，但它并不是一种安定药，而是作用相反。它通过抑制去甲肾上腺素和5-羟色胺的转运体，阻止这些神经递质的再摄取。地昔帕明1.25和氟西汀1.26具有更好的选择性，它们只选择性地抑制神经细胞的去甲肾上腺素或5-羟色胺转运体。

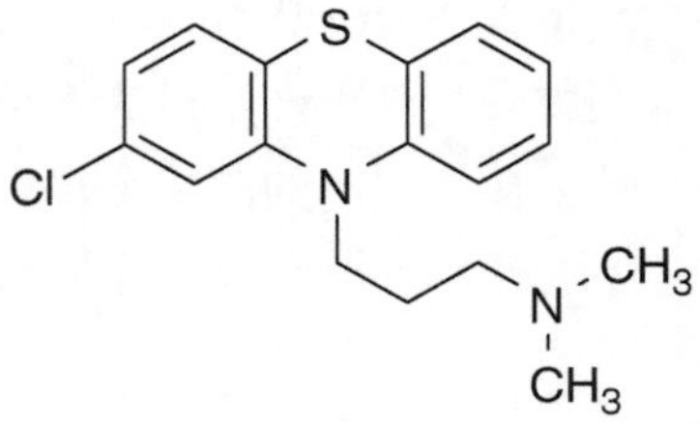

1.22 氯丙嗪

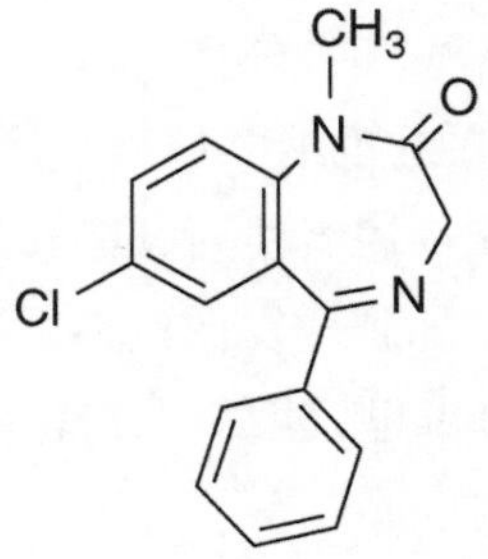

1.23 地西泮

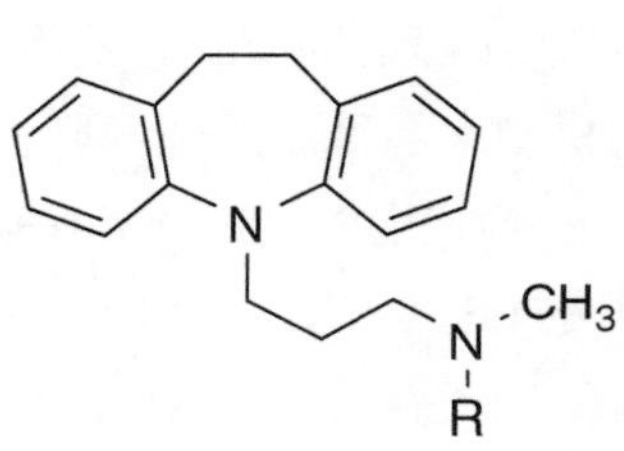

1.24 丙咪嗪，　R = CH₃
1.25 地昔帕明，R = H

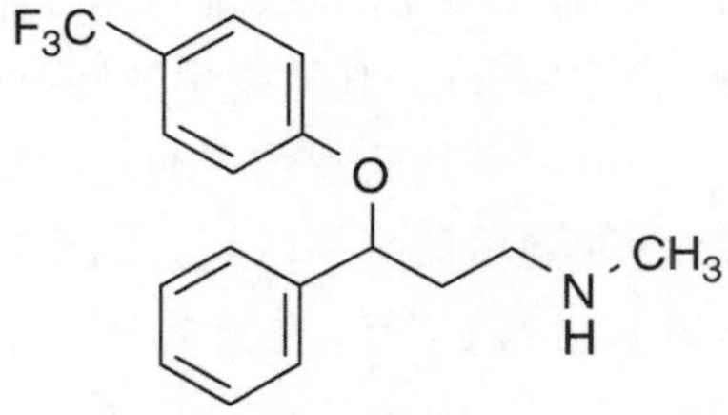

1.26 氟西汀

图1.3　精神疾病治疗的革命是通过发现有效的精神安定药如氯丙嗪1.22，镇静剂如地西泮1.23和抗抑郁药如丙咪嗪1.24引起的。这些化合物使得精神分裂症、慢性焦虑症和抑郁症首次得以对症治疗。新型抗抑郁药地昔帕明1.25和氟西汀1.26分别在去甲肾上腺素和5-羟色胺的转运系统中具有特定作用模式。

1.7　建模与计算机辅助设计

计算机是一个非常有用的工具，可以用来模拟分子的性质和反应，特别是分子间的相互作用。除了处理复杂的数值问题外，计算机还可以是将数据结果转换成彩色图形的转换器。彩色图形比文本或数列、图像更快、更容易地被人类记住，这是理所当然的，因为我们的大脑处理文本是按先后顺序的，但处理图像是平行进行的。X射线晶体学和多维核磁共振光谱技术（第13章"结构测定的实验方法"）就像量子力学和分子力场计算（第15章"分子模拟"）一样，有助于我们理解分子。

分子模拟是现代发明吗？是，也不是。Friedrich August Kekule（1829～1896年）对苯环状结构的推测可能来自一条蛇自己环绕并咬住自己尾巴的梦（顺便说一句，衔尾蛇是一种古老的炼金术士符号）。然而，这个著名的梦可以追溯到由奥地利教师Joseph Loschmidt（1821～1895年，图1.4）的*Constitutionsformeln der Organischenchemie*，显然，Loschmidt会乐于凝视那些与他的模型很相似的模型图片。今天，我们越来越关注分子的三维结构、立体空间和电子质量，而理论有机化学和X射线晶体学的进步也对此起到了推动作用。Peter Goodford研究组对血红蛋白进行了第一个基于结构的设计。血红蛋白对氧的亲和力受到结合在四聚体蛋白核心的所谓变构效应分子的调节。他从三维结构上推断出变构效应分子结构为简单的二醛及其二亚硫酸氢盐加和物。这些物质以预期的方式与血红蛋白结合，并使血红蛋白与氧的结合曲线向预期方向偏移。

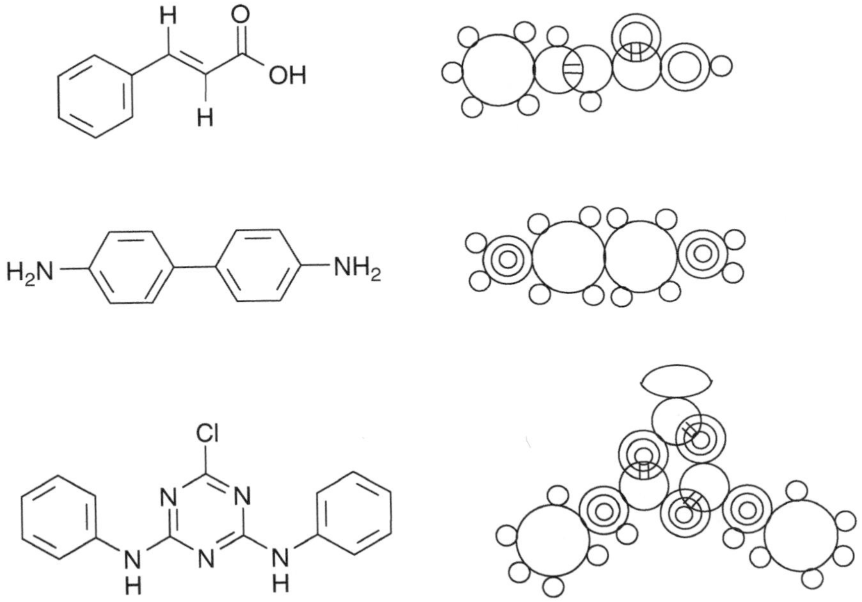

图1.4 Loschmidt的*Constitutions formnn der Organischenchemie*（1861年）包含了预推测的苯环结构式及现代的模拟结构。Kekulé也知道这本书，他在1862年1月给Emil Erlenmeyer的一封信中贬低了这本书，因为他把它称为"混乱公式"。Loschmidt并没有因为他的书出名，而是因为1865年他进行的一个实验出名了，他通过这个实验确定1 mol分子的数量为6.02×10^{23}，这是一个常数，后来以他的名字命名。

　　使用基于结构设计开发的第一种药物是抗高血压药卡托普利，它是一种血管紧张素转换酶（ACE）抑制剂（25.4节）。虽然先导结构来自蛇毒，但决定性的突破是在对结合位点进行建模后才取得的。为了模拟ACE的结合位点的结合作用，人们使用了另一种锌蛋白酶——羧肽酶的结合位点，因为它的三维结构在当时是已知的。

　　通往新药的道路是艰难而乏味的。在图1.5中展示了从现代角度看到的不同研究方法和学科间相互影响的概述图。在过去的几年里分子模拟（第15章"分子模拟"），特别是配体-受体相互作用的模拟（第4章"蛋白质-配体相互作用是药物效应的基础"）变得很重要。虽然模拟主要用于先导化合物的靶向结构修饰，但它也适用于基于结构和计算机辅助的药物设计（第20章"蛋白质模拟和基于结构的药物设计"）和虚拟库的计算机筛选（7.6节）。如下章节中列出了这些用法的例子：第23章"酰基酶中间体参与的水解酶抑制剂"；第24章"天冬氨酸蛋白酶抑制剂"；第25章"金属蛋白水解酶抑制剂"；第26章"转移酶抑制剂"；第27章"氧化还原酶抑制剂"；第28章"核受体激动剂和拮抗剂"；第29章"膜蛋白受体激动剂和拮抗剂"；第30章"作用于通道、孔穴和转运蛋白的配体"；第31章"作用于表面受体的配体"；第32章"生物药：多肽、蛋白质、核苷酸和大环内酯类药物"。

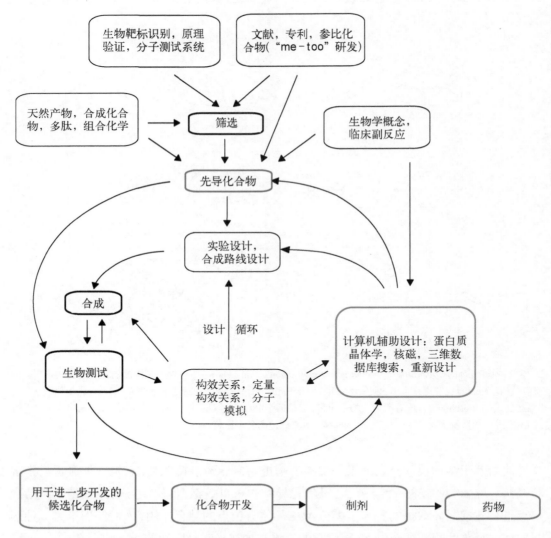

图1.5 通向药物的路是漫长的。图的上半部分显示了获得先导结构的方法。中间部分描述了设计循环，在几乎所有案例中都会反复重复。每个阶段都会在后面的章节中详细描述。迭代优化的结果是获得可进一步开发的候选化合物，如用于临床前研究和毒理学研究。正是从这些研究中选出的候选化合物，在经过制剂研究、临床试验和注册，最后成为新药。本书中没有介绍最后阶段。

　　除了建模和计算机辅助设计之外，构效关系分析（第18章"定量构效关系"）有助于了解化合物的结构与其生物学效应之间的相关性。利用这些方法，在统计意义上的基础上，首次将亲脂性、电负性、空间位阻等因素对生物系统中活性、转运和药物分布的影响系统化。

1.8　药物研究和药物市场的成果

　　药物研发中不同研究方法的发展已经在1.7节中进行了描述。表1.1展示并回顾了最显著的部分研发成果。

表1.1　药物研发中的重要里程碑

年份	药物	适应证/作用机制
1806	吗啡	安眠药
1875	水杨酸	抗炎药
1884	可卡因	兴奋剂,局部麻醉剂
1888	非那西汀	止痛剂,退热剂
1889	乙酰水杨酸（阿司匹林）	止痛剂,退热剂
1903	巴比妥酸盐	镇静剂
1909	阿斯凡纳明	抗梅毒药
1921	普鲁卡因	局部麻醉剂
1922	胰岛素	治疗糖尿病药物
1928	雌素酮	女性性激素
1928	盘尼西林	抗生素
1935	磺胺柯衣定	抑菌药
1944	链霉素	抗生素
1945	氯喹	抗疟药
1952	氯丙嗪	安定药
1956	甲苯磺丁脲	口服治疗糖尿病药物
1960	氯氮卓	镇静剂
1962	维拉帕米	钙通道阻滞剂
1963	普萘洛尔	降压药（β受体阻滞剂）
1964	呋塞米	利尿药
1971	左旋多巴	帕金森病
1973	他莫昔芬	乳腺癌（雌激素受体拮抗剂）
1975	硝苯地平	钙通道阻滞剂
1976	西咪替丁	胃肠道溃疡（H_2受体阻滞剂）

年份	药物	适应证/作用机制
1981	卡托普利	降压药（ACE 抑制剂）
1981	雷尼替丁	胃肠道溃疡（H_2 受体阻滞剂）
1983	环胞多肽 A	免疫抑制剂
1984	依那普利	降压药（ACE 抑制剂）
1985	甲氟喹	抗疟药
1986	氟西汀	抗抑郁药（5-HT-转运抑制剂）
1987	青蒿素	抗疟药
1987	洛伐他汀	胆固醇生物合成抑制剂
1988	奥美拉唑	胃肠道溃疡（H^+/K^+-ATP 酶抑制剂）
1990	昂旦司琼	止吐药（5-HT$_3$ 受体阻滞剂）
1991	舒马曲坦	偏头痛（5-HT$_{1B,D}$ 受体激动剂）
1993	利培酮	抗精神病药（D_2/5-HT$_2$ 受体阻滞剂）
1994	泛昔洛韦	抗病毒/疱疹药（DNA 聚合酶抑制剂）
1995	洛沙坦	动脉高压（ATII 拮抗剂）
1995	多佐胺	青光眼（碳酸酐酶抑制剂）
1996	沙奎那韦	HIV 蛋白酶抑制剂
1996	利托那韦	HIV 蛋白酶抑制剂
1996	茚地那韦	HIV 蛋白酶抑制剂
1996	奈韦拉平	HIV 反转录酶抑制剂
1997	西布曲明	肥胖（吸收抑制剂）
1997	奥利司他	肥胖（脂肪酶抑制剂）
1997	托卡朋	帕金森病（COMT 抑制剂）
1998	西地那非	勃起功能障碍（PDE5 抑制剂）
1998	孟鲁司特	支气管舒张剂（白三烯受体拮抗剂）
1999	英夫利昔单抗	治风湿药（TNF-α 拮抗剂）
2000	塞来昔布	止痛剂（COX-2 抑制剂）
2000	维替泊芬	黄斑变性（光动力治疗）
2001	伊马替尼	急性髓系白血病（激酶抑制剂）
2002	Boscutan	动脉高压（内皮素-1 受体拮抗剂）
2002	阿瑞匹坦	止吐剂（神经激肽受体拮抗剂）
2003	Enfuvirtid	艾滋病病毒融合抑制剂（寡肽）
2004	西美加群	混凝剂（凝血酶抑制剂）
2004	硼替佐米	多发性骨髓瘤（蛋白酶抑制剂）
2005	贝伐单抗	细胞抑制剂（血管生成抑制剂）
2006	那他珠单抗	多发性硬化症（单克隆抗体；整合素抑制剂）

续　表

年份	药物	适应证/作用机制
2006	阿利吉伦	降压药（肾素抑制剂）
2007	马拉维罗	HIV融合抑制剂（CCR5拮抗剂）
2007	西他列汀	2型糖尿病（DPPVI抑制剂）
2008	雷特格韦	HIV整合酶抑制剂
2009	利伐沙班	口服抗凝剂（FXa抑制剂）
2010	米伐木太	抗骨肉瘤药物（骨癌）
2011	芬戈莫德	免疫调和药物（多发性硬化处理）

　　如今药物疗效和安全性评估标准已非常高。在某种程度上，这一发展既是新药研发的见证者，也是一种障碍。乙酰水杨酸（阿司匹林®）毫无疑问是一个有价值的药物，但若放在今天，这个化合物是很难通过临床试验的。乙酰水杨酸是一种不可逆转的酶抑制剂，其功效相对较弱，高剂量下还可引起胃出血，生物半衰期非常短。放在今天，这些问题中的任何一个都会阻断其继续开发，甚至可能在筛选阶段就被淘汰。然而，在风险-收益分析中，它比大多数同类产品都要好。是什么造成的呢？可能是主导科学的分析-决定论思维模式，这种思维模式也影响了药物研发。经常被忽视的是，把这种思维模式用在处理像人这么复杂的系统上，开展药物治疗时，并不总是能解决问题。

　　尽管公共卫生保健系统限制了药物市场，但全球药品市场销售额依然超过8 800亿美元，竞争激烈。两种力量影响着这个市场：科技的发展现状和患者的需求。少数药物占据很大一部分的市场销售份额。网上也有不断变化的药物“热销名单”。在过去几年里，老牌制药公司的合并，使得市场收缩到更少、更大的公司手中。1种药物可以成就一个公司，也可以毁灭一个公司。而且经常2～3种药物就占了大公司50%以上的销售额。葛兰素史克（Glaxo Smith Kline）公司就是一个例子，拉尼替丁使这家公司从中级跃升到顶级。阿斯特拉因奥美拉唑也经历了类似辉煌，如今与捷利康合并后，成为这一领域最大的代表。Sankyo也有一个极大提升了销售额的单药——洛伐他汀。因药物西地那非（Viagra®）和阿托伐他汀（Sortis®/Lipitor®），Pfizer公司的利润高到难以想象。就在过去的几年里，我们看到制药公司越来越集中，使市场逐渐被由跨国公司控制的寡头垄断。值得注意的是，Glaxo Smith Kline、诺华（Novartis）、赛诺菲-安万特（Sanofi-Aventis）、拜耳医疗（Bayer Health Care）、百时美施贵宝（Bristol-myers Squibb）或阿斯利康（Astra Zeneca）等销售巨头只是在过去10年里通过合并才产生的。辉瑞（Pfizer）和罗氏（Roche）等公司通过并购规模显著增长。当15%～20%的营业额投入到药物研发领域时，药物研发在制药公司中所扮演的角色一目了然。可以肯定的是，药品市场的集中化还没结束。我们只能等待，看制药寡头公司排序如何继续几乎以年为单位的速度进行转换和调整。

1.9　有争议的药物

　　药物仍然是公共利益的焦点。几十年来只有医生才能开处方，而现在，患者或者被媒体吓坏了，或者是通过标签或有声誉的文献了解信息，他们也想要控制决策，至少是参与决策。

　　这些问题可以用一个例子来说明。精神药物对性格和行为有着深远的影响。至少从安定®（地西泮）开始，这些药物已经出现在媒体的聚光灯下。一方面它们在治疗精神疾病方面是无价之宝；但另一方面，滥用和成瘾的风险也非常高。有些药物甚至被作为自行用药，而不是严格遵守适应证指南。氟西汀1.26（百忧解®，图1.3，1.6节）在1988年由 Eli Lily 公司推出，并明确说明治疗抑郁症进程。单就这一种药物，现在就有十多本内容有争议的科普书籍。Peter Kramer 的书 *Listening to Prozac* 以同情的口吻断言抑郁患者在服用氟西汀后感觉好多了，而且性格更"和谐"。这本书在《纽约时报》畅销书排行榜上超过21周。Peter Breggin 的书 *Talking Back to Prozac* 则又争议性地批评了氟西汀，Eli Lily 公司及美国食品和药物管理局（FDA）重点讨论了其副作用、风险，尤其是成瘾的可能性。两本书都有正确的论断，但两本书都得出了错误的结论。百忧解®在治疗临床证明的抑郁症方面是一个非常有价值的药物；然而，对于普通的不快乐或作为一般的兴奋剂而言，它是一个有很多风险的药物。

　　要对药物进行风险–收益分析，不仅要考虑预期疗效，还要考虑疾病的严重程度，以及客观和主观的副作用。在肿瘤疾病中，只要药物能改善患者的状况，人们甚至接受严重的副作用。对一个晚期癌症患者，如果因为成瘾而不对他进行有效的疼痛治疗，那么这就是治疗失当。另外，很多人都鲁莽地使用强效药物。滥用抗生素，迷信万能的镇静剂和抗抑郁药，或者长期使用止痛剂和泻药，这些行为弊大于利。

1.10　概要

- 药物研究可以分为几个连续的阶段，从摄取食物中的天然产物、体外测试系统的发展、对结构和作用机制的了解开始，到体内模型和基因技术。
- 这一切都是从传统药物开始的。第一个处方可以追溯到古埃及人和传统中药。
- Paracelsus 创立了科学医学研究，并认为人是一个"化学实验室"。药物成分首先要有治疗效果。
- 随着有机化学的出现，得到了第一个基于纯有机化合物的治疗原则。植物天然产物及其活性成分的伟大时代开始了。
- 在动物体上的系统药物研究始于20世纪，可以视为药物研究的起点。需要体外模型来测试大量的潜在活性化合物，但需要动物模型将数据关联起来，并预测对人的治疗效果。

- 如果没有战胜传染病，我们就无法过上现在的生活。然而，抗生素的滥用和耐药病原体的传播，导致了对抗传染病的最佳武器变得越来越迟钝。对广泛传播热带疾病研究的忽视，以及病菌对现有药物耐药性的增强，这都是世界性的问题。

- 生物学概念、通路和内源性化合物的调控循环的阐明，对药物研究有很强的促进作用。许多研制出的药物是由神经递质、激素、类固醇或天然底物的改构引出的。

- 系统的物质测试开始于体外模型的建立，这些试管测试模型取代了在动物身上进行的生物测试。基因技术使得制备足够数量的纯蛋白质用于检测成为可能。

- 神经松弛剂、抗抑郁药、抗惊厥药和镇静剂的发现彻底改变了精神疾病的治疗方法。

- 分子模拟和计算机辅助设计，以及结构生物学，使人们能合理思考药物作用。第一个基于结构的设计项目是在血红蛋白上进行的，用此方法开发的第一种药物是抗高血压卡托普利。

- 药物疗效和安全性的评估标准已经非常高。全世界的药品市场，每年有将近10 000亿美元的销售额，是巨大且竞争激烈的。仅少数几种药物就占据很大一部分销售额，并决定市场动态。目前的趋势是药企收缩到更少、更大的公司。经常一种药物可以成就或毁灭一个公司。

- 药物仍然是公共利益的焦点。影响药物处方的不再仅是医生。多种信息来源影响患者并使患者知情。对药物进行适当的风险-收益分析是必需的，这不仅考虑到所需的疗效，还考虑到疾病的严重程度。

翻　　译：李　宁
译稿审校：江志赶

参考文献见二维码。

第 2 章
早期药物研究大多靠偶然发现

1886年8月14日 Arnold Cahn 和 Paul Hepp 在 *Centralblatt für Klinische* 上发表了一篇文章,开头是"一个幸运的意外将药带给了我们"。没错,药物研发的历史中总是不时出现幸运的意外。由于人们缺少系统而详细的生物知识,也就不用对过去的工作假说经常出错,或者获得的结果跟预期不一致感到意外。但随着时间的流逝,通过偶然成功发现新药的情况越来越少。如今,偶然发现的策略已经被运用直接方法来实现艰巨而宏伟的研药目标所取代。唯一例外体现在从大范围不同化合物库筛选先导化合物的方式,包括对微生物和植物提取物的测试。这种情况,需要意外发现来找到尽量多且不同的先导结构母核(第6章"寻找先导化合物的经典方法"和第7章"先导化合物开发涉及的筛选技术")以便进一步的优化(第8章"先导化合物的结构优化"和第9章"前药设计")。

2.1　乙酰苯胺而不是萘:一个有价值的新退热剂

让我们回到 Cahn 和 Hepp 的著作。在书中提到的"幸运的意外"据说有多个不同版本的传说。最可信版本中描述萘的退热效果是经过测试的。萘可以从煤焦油里广泛获得,然而,真正起作用的不是萘,而是一个完全不同的物质:乙酰苯胺 2.1(图 2.1)。研究人员通过进一步的实验确认了这个功效,不久之后,Kalle & Co. 公司将其引入市场,命名为"退热冰"。

随后研究人员通过靶向的方法开发了对乙氧基乙酰苯胺 2.2(非那西汀)(图 2.1)。当时,Bayer 公司在埃尔伯费尔德有30吨的对硝基苯酚。那时 Carl Duisberg 只有25岁。他随后成为 Bayer 公司下属染料公司主席并且在1924年染料工业利益集团建立过程中担任领导职务,认识到这种堆在废物堆上的来自染料生产的副产物可以被轻易地还原为对氨基酚,因此希望将其制成退热剂。由于酚的毒性特点,研究人员设计了非那西汀 2.2,并获得了如期药效,并且100年来一直被用作治疗头疼的镇痛剂和退热剂。但不幸的是它的脱乙酰基代谢产物 2.4,会导致不能携带氧气的高铁血红蛋白(血红素的氧化形式)的产生。除此之外,长期滥用非那西汀,比如一生中服用达千克级的此药物会导致肾损伤。

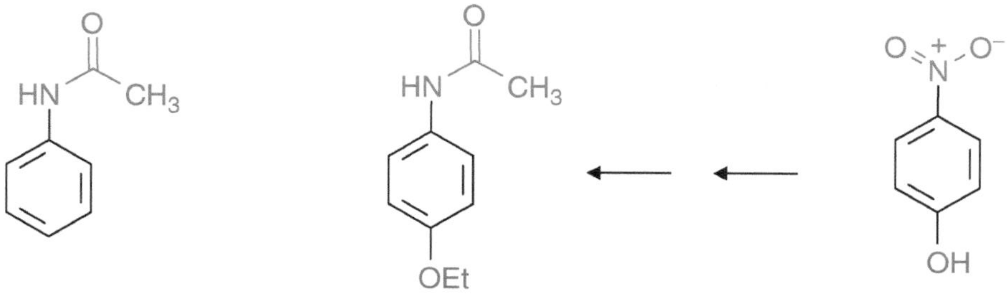

2.1 乙酰苯胺　　**2.2** 对乙氧基乙酰苯胺　　**2.3** 对硝基苯酚

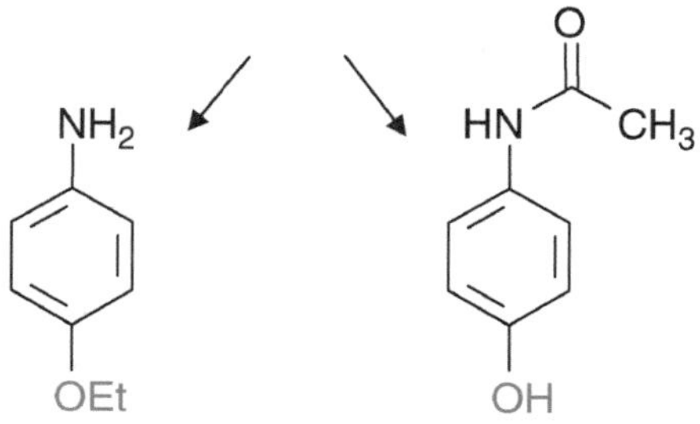

2.4 毒性代谢产物　　**2.5** 醋氨酚

图2.1　从意外发现的乙酰苯胺2.1入手，Carl Duisberg计划从对硝基苯酚2.3合成对乙氧基乙酰苯胺2.2。相比毒性代谢产物2.4，主要代谢物醋氨酚2.5（对乙酰氨基酚）更安全。

然而，非那西汀的主要代谢产物对乙酰氨基酚2.5（图2.1，美语称作乙酰氨基酚，英语称作扑热息痛）才是药物的主要活性成分，它的毒性更低、更让人耐受。仅仅在美国，扑热息痛的年销售额就超过了13亿美元，已将阿司匹林甩在身后。

2.2　麻醉剂和镇静剂：纯粹的意外发现

1799年，Humphry Davy（1778～1829年）发现一氧化氮有让人愉悦的作用，它也因此被叫做“笑气”。1844年，牙医Horace Wells（1815～1848年）观看N_2O“嗅觉盛宴”的巡回表演，注意到表演中一个参与者受了轻伤，但是没有表现出疼痛。为了验证N_2O的作用，Wells让人拔掉了自己的一颗牙齿，的确没有感觉到疼痛。之后他在许多人身上成功地重复了这个过程。然而他在一个公开表演中还是出错了，这导致了他4年之后的自杀。1842年Crawford W. Long（1815～1878年）发现了乙醚具有同样的镇痛效果，但是他并没有立即公开这个发现。让志愿者服用乙醚后，他能够从其颈部无痛地去掉烂肉。William T. Morton（1819～1868年）选择了与Wells相同的医院，成功地实施了第一例乙醚麻醉。从1847年起，氯仿被用作麻醉药品。几年后麻醉在手术中成了标准操作，这是人类苦难史上一个真正的福音。

1868年Oskar Liebreich（1839～1908年）想要开发麻醉药氯仿的新剂型，并希望水合三氯乙醛在人体内分解成氯仿，因为水合三氯乙醛能在碱性水环境中分解成氯仿。然而水合三氯乙醛在人体内的代谢物不是氯仿，而是三氯乙醇2.8（图2.2），因此水合三氯乙醛成了镇静剂。

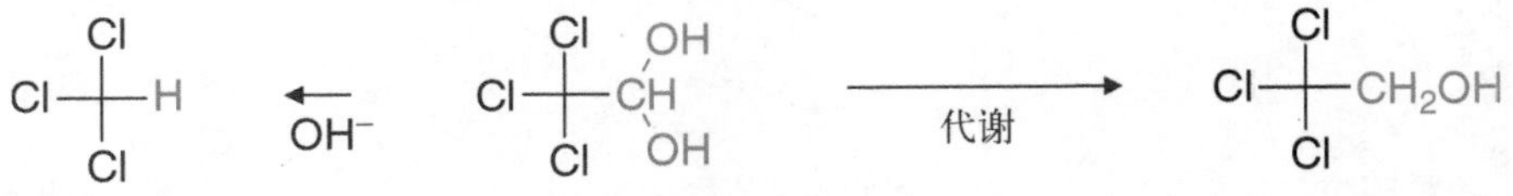

2.6 氯仿　　**2.7** 水合三氯乙醛　　**2.8** 三氯乙醇

图2.2　用碱处理水合三氯乙醛2.7得到有麻醉作用的氯仿2.6。但是，这个反应在体内无法实现。水合三氯乙醛2.7的活性代谢物是三氯乙醇2.8。

1885年Oswald Schmiedeberg（1838～1921年）认为尿烷能在有机体里释放乙醇，经过测试发现有活性的是尿烷本身，对其进一步的优化产生了氨基甲酸-2-戊酯2.10（Hedonal®，1899年）。在此基础上，研究人员对开环和闭环的氨基甲酸酯和脲类进行了研究。1903年，第一个巴比妥酸盐类镇静剂，巴比妥2.11（Veronal®）被研制出来。随后的几十年，市场引入了很多耐受性和药物代谢动力学性质更好的巴比妥类药物。

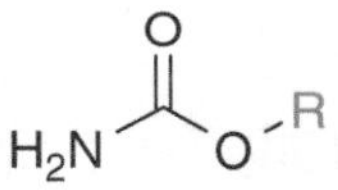

2.9　尿烷 R = $-CH_2CH_3$

2.10 氨基甲酸-2-戊酯

R = $-CH_2CH_2CH(CH_3)_2$

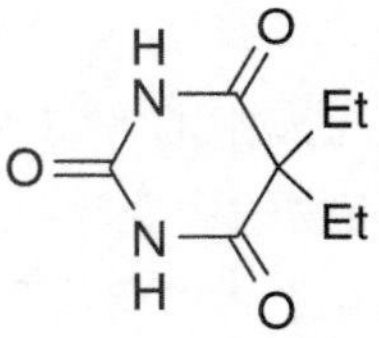

2.11 巴比妥

图2.3　尿烷2.9，乙醇的假想前药，导致了氨基甲酸-2-戊酯2.10的开发，而它反过来导致了第一个巴比妥酸盐类药物巴比妥2.11的发明。

2.3　富有成效的合作：染料和药物

染料业和制药业能相互促进。第一个合成染料来自一个失败的药物合成，用于治疗疟疾的生物碱——喹啉（1.1节和3.2节）。1856年8月，Wilhelm v. Hoffman将合成任务分配给当时17岁的William Henry Perkins（1838～1907年）；在当时仅知喹啉分子式的情况下，Hoffman认为能够通过氧化烯丙基取代的甲苯胺的方法得到产品。现在喹啉的结构式是已知的，我们知道这种氧化方法是行不通的。通过氧化混有邻甲基苯胺和对甲基苯胺的苯胺，Perkins分离到了些黑色沉淀。这些沉淀里有一种叫苯胺紫2.12（图2.4）的染

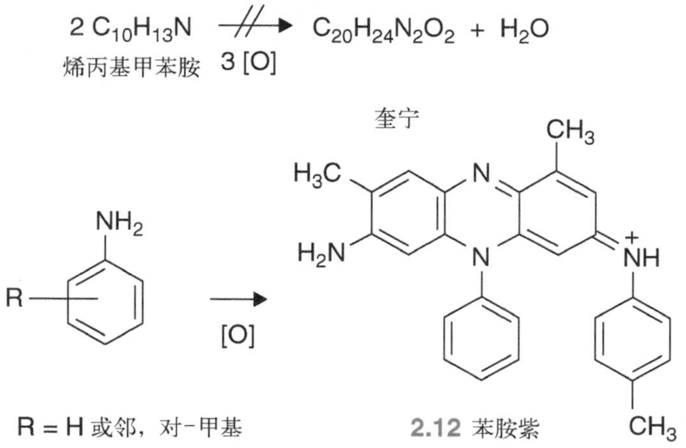

$$2\ C_{10}H_{13}N \xrightarrow[3\,[O]]{\quad/\!/\quad} C_{20}H_{24}N_2O_2 + H_2O$$

烯丙基甲苯胺

R = H 或邻，对-甲基   **2.12** 苯胺紫

图2.4 一个失败的奎宁合成开创了染料工业。在19世纪中期，许多有机化合物的结构仍然未知。通过上面的简单路线制备奎宁根本就不会成功。1856年，通过氧化苯胺粗品得到苯胺紫，它被用于将丝绸染成绚丽的淡紫色。诞生了第一个合成染料苯胺紫2.12。

料，它能把丝绸染成绚丽的淡紫色，接着其他染料也被迅速制备出来。19世纪后半叶英、德两国发展壮大的染料工业均起源于这次偶然发现。到19世纪末期，染料市场加剧的竞争和困难的经济形势促进了工业制药研究的扩张。1896年，33年历史的Bayer公司成立了一个制药研究实验室，将一些合成染料用于药理活性测试。由于当时无数的合成染料是已知的，所以这些物质被送去测试也就不奇怪了。

掺假酒者在第一个合成泻药的发现中起到了重要作用。1900年，人们为了阻止把葡萄渣酒当做纯酒来卖，将染料酚酞2.13作为灵敏的指示剂加到了酒中。匈牙利药理学家Zoltánvon Vámossy（1868～1953年）研究了这个化合物的作用，当时他的做法还是比较原始的。静脉给予0.01～0.03 g药物后，兔子出现了尖叫、抽搐瘫痪的迹象直到死亡。Vámossy当时决定以喂食的方式给兔子1～2 g酚酞，给1个4 kg的哈巴狗5 g酚酞。在发现这些口服剂量动物耐受良好后，Vámossy自己服用了1.5 g的酚酞，也给一个朋友吃了1.0 g，结果引发了意想不到的药效：肠子咕噜噜叫，腹泻，接着是两天的稀便。后来人们确认以150～200 mg作为治疗剂量。

Robert Koch（1843～1910年）对抗菌和抗寄生虫染料进行了研究，他发现细菌和寄生虫会选择性地富集染料，这为后期研究奠定了基础。Paul Ehrlich（1854～1915年）希望挑选合适的染料来选择性地杀死病原体。1891年，他用亚甲蓝治愈了两例轻微感染疟疾的患者。随后数年，他测试了数百个不同的染料，并且在Bayer公司和赫斯特实验室合成了数千个类似物。1909年Paul Ehrlich继续应用合理药物设计策略，将偶氮染料中的—N≡N—基团两个氮原子均替换为砷原子，于是获得了第一个治疗梅毒的有效药物胂凡纳明2.14（Salvarsan®，图2.5），这也是第一个化学疗法。胂凡纳明为赫斯特公司带来了经济上的巨大成功。

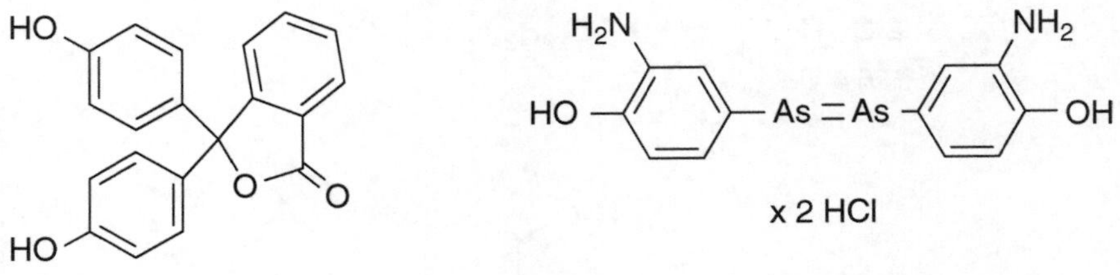

2.13 酚酞

2.14 胂凡纳明

图2.5 当被用作劣质酒的添加剂时，酚酞的通便作用表现了出来。抗梅毒药物胂凡纳明2.14（Salvarsan®，此处为单体结构）也只是简单地把氮杂染料中的—N＝N—基团替换为—As＝As—基团。

医师 Gerhard Domagk（1895～1964年）为化学疗法带来了突破。在31岁时，他接管了Bayer公司在埃尔伯菲尔德新组建的实验病理学部门。Fritz Mietzsch 和 Josef Klarer 两位化学家早就设计了含有磺胺基团的偶氮染料，但是它们没有体外活性；Domagk 把这些物质在链球菌感染的小鼠上做了测试，并在1932年发现了第一个活性物质。1935年，一种能治疗严重链球菌感染的深红色染料磺胺米柯定2.15（Protonsil®，图2.6）被发明。这种磺胺类药物真正变得世界闻名是在1年之后，它被用于治疗美国总统儿子Theodore D. Roosevelt, Jr.的鼻窦感染。但这个成功是源于1个错误的假说，因为真正起效的不是偶氮染料本身，而是它的代谢产物磺胺2.16。磺胺可在二氢叶酸合成中取代对氨基苯甲酸2.17，阻断二氢叶酸的合成，从而抑制细菌生长。

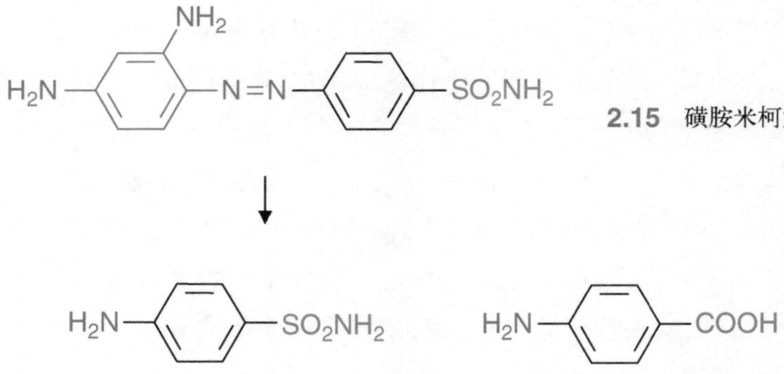

2.15 磺胺米柯定

2.16 磺胺

2.17 对氨基苯甲酸

图2.6 红色染料磺胺米柯定2.15只有被分解为无色的磺胺2.16时才有作用，它是细菌对于对氨基苯甲酸2.17的代谢拮抗剂。

2.4 真菌杀死细菌并对合成有帮助

Alexander Fleming（1881～1955年）在1928年对青霉菌（*Penicillium notatum*）抗菌作用的发现是所有意外发现中最著名的。Fleming注意到真菌感染了被破坏的葡萄球菌培养组织，而在真菌周围，没有生长细菌。进一步研究显示这种真菌也可以抑制其他细菌。当时Fleming把该未知成分称为盘尼西林，这一成分直到1940年才被Ernst Boris Chain（1906～1979年）和Howard Florey（1910～1985年）完成分离及鉴定。1941年第一位接受盘尼西林治疗的是一位英国警察。尽管这是暂时的进步，而且盘尼西林能够从他的尿液中被分离出来，但因为没有更多的盘尼西林来维持治疗，他几天后最终还是去世了。后来，研究人员在伊利诺伊州从一个腐烂的瓜中分离出了比青霉菌能产生更多青霉素的真菌（penicillium chrysogenum），且培养起来更简单。对抗生素结构冗长的鉴定过程和对它结构成功地系统改造仅是第一层次的科学杰作，在优化其产出和生物技术大量生产方面仍要面临更多的难题。现在改造过的盘尼西林类2.18和头孢类2.19（图2.7）抗生素已上市，它们抗菌谱广，且具有优良生物利用度。更新的β-内酰胺类具有更广谱抗菌活性和对青霉素降解酶更稳定的特点。Fleming很好地验证了Pasteur的观点"成功偏爱有准备的头脑"。在1921年的一天，他带着感冒尝试一个让人头疼的实验。他加了一滴自己的鼻液到一个细菌培养液，几天后发现细菌被杀死了。这个实验导致了能水解细菌壁的溶解酶的发现。不幸的是因为它不攻击大多数人的病原体而不能用于人类疾病的治疗。

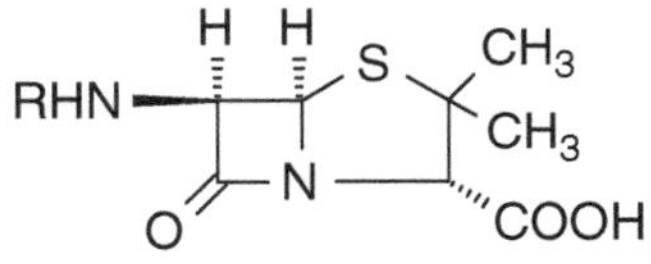

2.18 青霉素 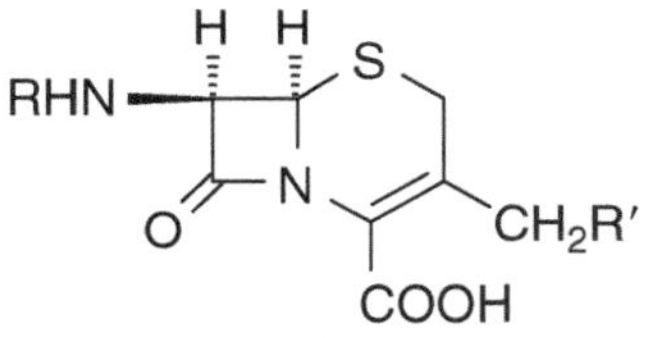　　　　**2.19 头孢菌素**

图2.7　Fleming对菌类抗菌作用的意外发现导致了多种青霉素2.18和头孢菌素2.19的发现，它们之间有不同的R取代基。

　　偶然因素和细菌在皮质类固醇的工业合成中起到了重要作用。它的合成中一个重要步骤是在类固醇骨架位置11上引入氧原子。1952年普强公司的化学家寻找到了一种能在这个位置水解类固醇的土壤细菌。当他们最终决定在实验橱窗里放琼脂板时，根霉（*Rhizopus arrhizus*）正好也种在那里。该细菌能以高达50%的收率将孕酮转化为11α-羟孕酮，若用非常接近的真菌*Rhizopus nigricans*收率甚至能达到90%。

2.5　致幻剂麦角酸二乙基酰胺的发现

　　19世纪30年代Albert Hoffmann（1906～2008年）致力于麦角酸类生物碱的半合成工作。他在1938年希望将N, N–二乙基烟酰胺2.20（烟碱）的呼吸和心血管激动作用转接到该类化合物中。在2.20的类似物中,他制备了麦角酸二乙酰胺2.21(图2.8)并希望它能保持刺激循环系统和呼吸系统的作用。实验结果显示这些物质除了使实验动物变得麻木激动,并没有特别的作用,因而该研究一度暂停。5年后,Hoffmann因为想更深入地研究它们而第二次制备了这些物质。在纯化和重结晶过程中,他报告了"一种伴随轻微头晕的奇怪激动"的感觉。回家后他进入"一种愉悦的醉酒状况,表现为极度活力的幻想……两小时后那些状况消失了"。Hoffmann怀疑这种状况是由他接触了那些他制备的化合物导致的,并且几天后他在自己身上做了一个0.25 mg剂量的实验,那也是他想看到作用的最小剂量。结果是戏剧性地经历与第一次一样,只是这次更加强烈。他让一个实验助理陪他骑车回家。在骑车过程中,他进入了危险的状态,头晕眼花,内心充满忧虑,世界也变得怪诞。随后0.02～0.1 mg被认为足以致幻,该物质临时以Delyside®命名被推向市场用于焦虑和强迫症的心理治疗。

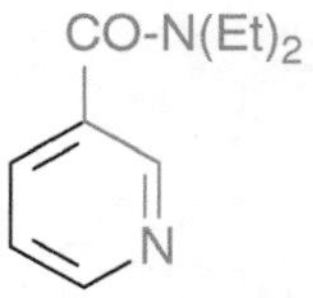

图2.8 N, N–二乙基烟酰胺2.20是中心活性物质烟酸的衍生物。Hoffmann希望通过制备麦角酸的N, N–二乙基酰胺来合成一个普通的兴奋剂类似物,结果得到致幻剂麦角酸二乙酰胺2.21(LSD)。

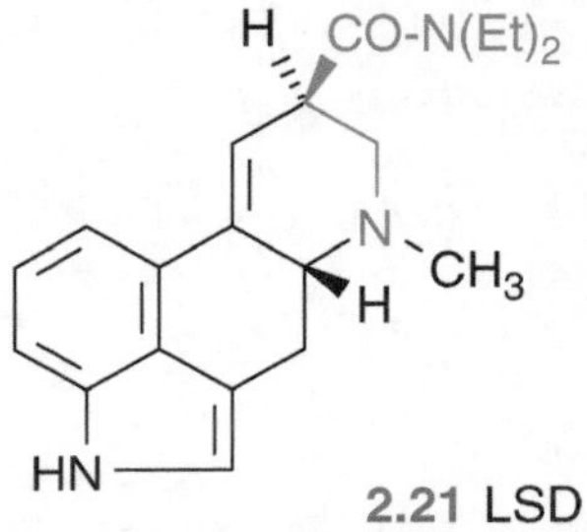

2.6 合成路线决定了药物的结构

维拉帕米2.22是第一个钙离子阻断剂,它的合成路线(图2.9)决定了其结构。维拉帕米与β-肾上腺素激动剂作用相反,但它并不是β受体阻滞剂,而是通过心脏和内皮细胞上的钙离子通道(30.1节)阻断内部膜电压控制钙离子流,该作用模式直到它上市之后才由Albrecht Fleckenstein阐明。最初,维拉帕米的降压作用被认为是一个副作用,但随后几年这反而成了它被使用的最重要原因。临床上使用的另一种重要的钙离子通道阻断剂是硝苯地平2.23,合成方法用的是从1882年就有的Hantzssh二氢吡啶合成反应(图2.9)。需要注意的是,硝苯地平有致敏性,它的药理实验需要在一个暗室里开展。尽管有这个缺陷,它最终还是被开发成了药物。

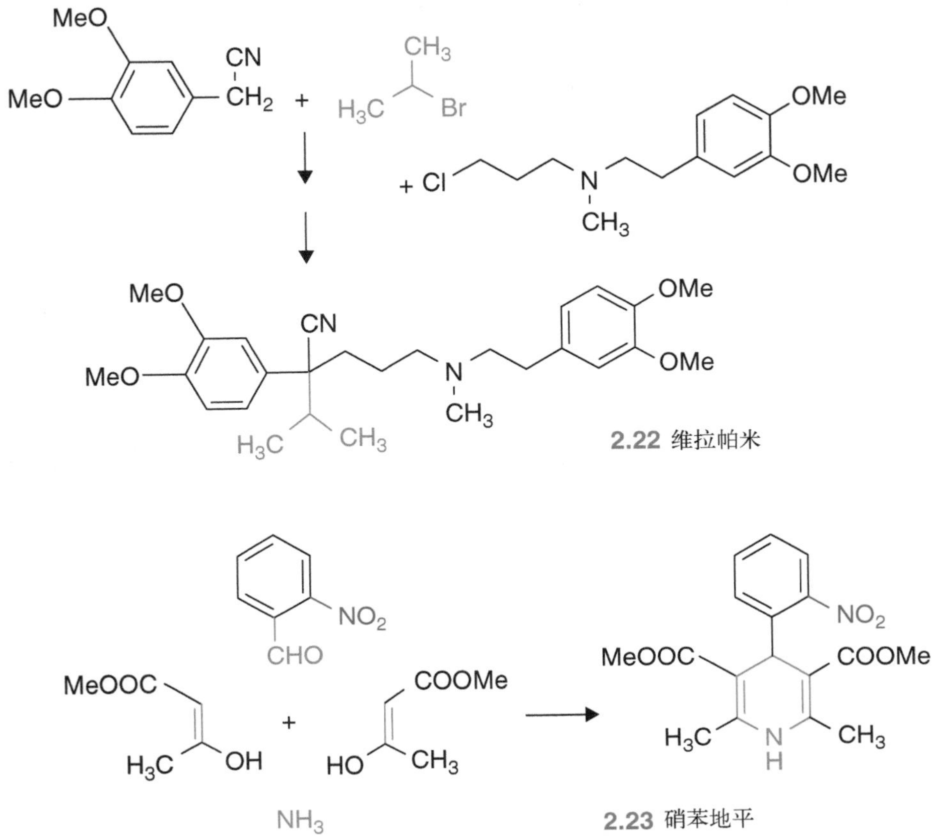

图2.9　德国Knoll药厂化学家Ferdinand Dengel想通过烷基化氰基化合物来制备心血管药物。为了避免双取代的发生，他用了大位阻的异丙基原料。异丙基因稳定了分子生物活性构象而成了最好的烷基取代基，最终得到了第一个钙离子通道阻断剂维拉帕米2.22。合成路线在第二个钙离子通道阻断剂硝苯地平2.23的开发中也起到了重要作用。在1948年，Bayer公司的Friedrich Bosser被分配一项开发扩张冠状动脉新药的任务。1964年，他转向了易制备的二氢吡啶，结果它出人意料地展示了药效，这是因为填补空间空白的硝基促进了活性构象的形成（17.9节）。

2.7　意外的重排反应生成了新药

Roche制药化学家Leo Sternbach（1908～2005年），19世纪50年代中期参与了一个寻找具有新颖结构的镇静剂的项目。他记得大概10年前，在一个染料合成项目中制备了N-氧化物2.24（图2.10），它与二级胺反应得到了产物。但是该产物没有药理活性，该染料项目已在1957年停产。人们在清理实验室过程中发现一个从溶剂中析出的晶体，由于优先级不高，该晶体从未被测过。他将该晶体进行药理测试后发现，它的性质很出众。随后证明原来发生了一个意外的重排反应，并生成了晶体甲胺二氮䓬2.25（利眠宁®，图2.10）。

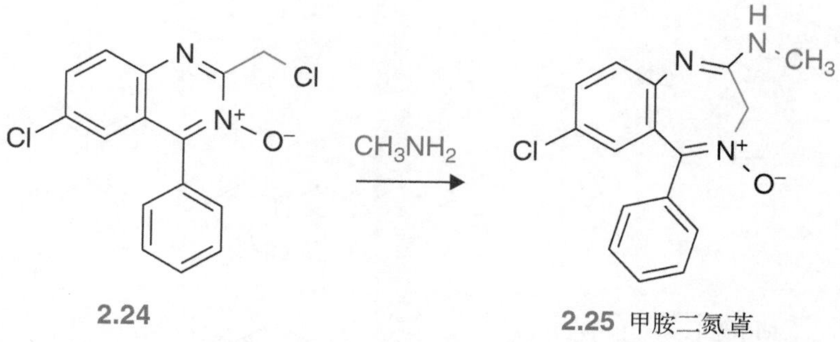

2.24   **2.25** 甲胺二氮䓬

图2.10　用甲胺处理2.24得到的却是重排产物甲胺二氮䓬2.25（利眠宁®）。它是第一个测试的化合物，也是第一个上市的苯二氮䓬类药物。

类似地，1974年W. Berney制作了些螺环二氢萘2.26（图2.11），期望它有中枢神经活性。在瑞士山德士研究所一个常规筛选中，他对酸处理后的螺环二氢萘进行检测，竟然发现处理后的化合物在体内外对一系列人病原体都有较高活性。1985年该化合物以商品名萘替芳2.27进行销售，随后更高活性的类似物特比萘芬2.28（图2.11）也被发现。这两个化合物具有新的作用模式：它们抑制了角鲨烯环氧酶，从而阻止了麦角醇的合成，进而破坏细菌的细胞膜，起到抗菌作用。

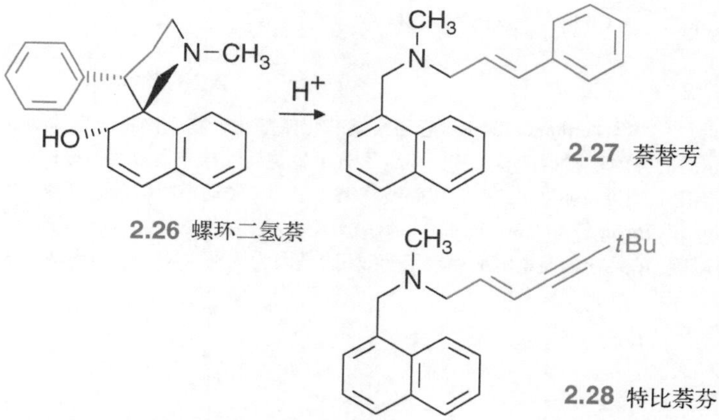

2.26 螺环二氢萘

2.27 萘替芳

2.28 特比萘芬

图2.11　由螺环化合物2.26制备的萘替芳2.27没有想要的中枢神经活性，反而具有抗真菌性。与更高活性的特比萘芬2.28比较，说明苯环换成叔丁基乙炔基有利于活性的提高。

2.8　一些因意外而被发现的新药

因意外而发现的新药很多，前面只讨论了少数几个。下面是更多的例子，在此简单提及，化学式未做标注。

- 哌替啶（3.3节），第一个全合成鸦片类镇痛剂，19世纪30年代作为抗惊厥药项目的一部分被合成出来，原料用的是阿托品。
- 治疗皮疹的抗组胺药竟然可以治疗晕动症。该发现是因为一位皮疹患者在服用抗组胺药后，晕动症竟然消失了。1947年，该药的临床试验在美国海军巴卢将军号穿越大西洋过程中开展，船上数百名水手参与了实验。
- 氟哌啶醇（3.3节）被开发用于镇痛剂，结果却成了安定药。
- 丙咪嗪结构上与安定药氯丙嗪（1.6节和8.5节）类似。但是丙咪嗪却有与氯丙嗪相反的作用，成了抗抑郁药。
- 苯基丁氮酮，原用作抗炎药氨基比林的助溶剂。结果却和它的代谢产物羟基保泰松一样成了抗炎药。
- 人们从患者尿液中分离躁郁症病原体时，得到了尿酸。因为尿酸溶解性差，人们用它的锂盐进行测试。意外发现了锂盐的抗抑郁效果。
- 氯压定本开发用于伴随普通感冒流鼻涕症状的局部治疗。结果，惊喜地发现它具有降压效果，意义重大。虽然对它的结构进行了充分的构效关系研究，但是却没有发现一个类似物能超越它的活性。
- 左旋咪唑被作为光谱驱虫剂进行开发，却意外发现了它的免疫调节作用，治疗前景广阔。
- 人们最初想把吡喹酮做成抗抑郁药，但是由于它极性大，不能穿过血脑屏障，经过广泛生物测试后，发现它非常适合热带血吸虫病的治疗。
- 赛尔的一位化学家致力于二肽化合物的研究，在翻书过程中舔了下自己的手指，导致了人造甜味剂阿司帕坦的发现。糖精的发现也是类似的。环磺酸盐的意外发现，是因为一个抽烟者注意到他的香烟有股甜味。
- 即使当现在人们认为合理药物设计是药物研发的主流时，幸运的意外仍能有助于人们发现"重磅炸弹"药物。科学家研究磷酸二氢酶抑制剂阻止环鸟苷单磷酸盐（cGMP）分解作用的过程中，没有发现心绞痛的改进疗法（25.8节），却意外发现参与临床的男性却因为阴茎勃起的强烈副作用不愿停药。最后，副作用成了主作用。化合物西地那非因用于治疗勃起功能障碍上市，商品名"伟哥"，成了销售额10亿美元级的产品。

2.9　如果没有意外发现的能力，我们会如何？

在以英语为母语的世界里，有个词很难被翻译成其他语言：serendipity。这个单词，用于表达幸运的意外最初由 Horace Walpole 先生在1754年杜撰。它从波斯童话中衍生而来，童话中3个锡兰王子碰到了意外和未料及的幸运，有一些有意思的发现，正如本章中的许多例子一样。一般而言，意外发现的运气在科学研究中曾起到非常重要的作用，尤其是在药物研究中。如果不是这些幸运的意外，现代药物的供给又会是什么样子呢？不应该武断地行动，也不应该只寄希望于意外发现。相反，关于如何和为什么在先导化合物上进行独特的结构改变，化学家和药理学家总能够形成具体的假说。有些假说是正确的，有些是错误的。当假说失败或者不合预期的结果出现时，总有一件事情可以帮到研究人员，那就是他们能意识到这些结果潜藏的因果关系，从而形成正确结论，做正确的事情。下面几章会展示几个靶向药物设计的成功案例，案例里正确的假说得到实现。然而，新活性化合物的寻找并不是一个纯靠技术导向来推进的过程，一般而言，短视的计划和官僚管理只会产生消极作用。另外，新药的寻找需要来自许多不同组的专家，在一个合适的组织架构里齐心协力地工作。随后对新发现活性化合物的临床前和临床开发将会是一项非常昂贵和耗时的过程，必须仔细计划，实施和控制。因此，除了药物研发外，其他方面的工具策略也是必要的。

2.10　概要

- 早期药物研发历史充满了幸运与意外。许多活性成分都是意外得到的，但是大部分成功应该归功于杰出的研究人员，他们武装的头脑随时准备发现重要的现象。
- 染料和药物，都在化学工业的早期阶段得到了发展，它们能显著地相互促进，协同发展，成果丰硕。
- Alexander Fleming 发现的第一个抗菌成分——盘尼西林，通过真菌对细菌的防御机制起作用，就是众多著名意外发现案例中的一个。
- 生物碱麦角灵的部分合成导致了 LSD 致幻作用的发现。在当时，研究者通过在自己身上频繁地做实验去初步测试活性成分在人类身上的效果。
- 意外的合成产物，新奇的重排反应及起初错误的工作假说使得新的、药理学上有趣的、具有优异性质的物质被发现。
- 即使当代，在合理药物设计的概念和对药物作用模式的理解主导着新药研发的情况下，幸运的意外仍能有助于人们做出"重磅炸弹"级的药物，西地那非（伟哥®）就是很好的例子。

翻　　译：张盛彬
译稿审校：江志赶

参考文献见二维码。

第 3 章
经典药物研究

从1880年到1980年这100年间里,药物研究在反复试验和不断纠错中前进,这也得益于一些独具创意的想法,并将这些想法引入到一些有价值的治疗原则上。许多先导化合物来源于偶然发现(第2章"早期药物研究大多靠偶然发现"),其他也有来源于传统医药和生物化学概念。相对于现代药物研究,经典药物设计是疾病的病理生理学和细胞分子病因学知识相对有限的产物,其仅限于进行动物实验。尽管如此,这一阶段,特别是近50年来,人类取得了非常辉煌的成就。对传染病的针对性斗争和对许多精神疾病及其他重要疾病的成功治疗可归功于这个时期的药物开发。随之而来的是患者生活质量和预期寿命的显著提高。在接下来的章节中,将选择几个实例用于演示经典药物研究的各个方面。

3.1　阿司匹林:一个永无止境的故事

没有其他的例子比乙酰水杨酸(阿司匹林,ASA)的历史更能反映药学研究的进展了,它在药物作用方式的阐明及近来由其导致的靶向疗法的发现上尤其如此。自古以来,柳树皮提取物一直被用于治疗炎症,在拿破仑的大军横扫欧洲之时(1806～1813年),柳树皮甚至被用来替代金鸡纳树树皮(3.2节)。水杨苷(邻羟基苄醇的葡萄糖苷)是柳树皮起疗效的主要成分,其通过水解和氧化后,形成了实际上的活性化合物水杨酸3.2(图3.1)。

1897年,当时29岁的Bayer公司化学家Felix Hoffmann应其患有严重的类风湿关节炎的父亲要求,对水杨酸衍生物进行了系统性的研究。高剂量下,水杨酸会引起胃部不适和呕吐。Hoffmann制备了一些水杨酸的简单衍生物,并在1年内取得了成功。1897年10月10日,他首次合成了纯的乙酰水杨酸3.3(ASA,图3.1)。

非常幸运的是,虽然乙酰水杨酸在血浆中的半衰期非常短,但其在很大程度上显示了止痛、解热和抗炎的效果。在哈雷市(Halle an der Saale,德国城市)的Diakonissenkrankenhaus Bayer公司对50例患者进行了临床试验,并且于1899年2月1日将乙酰水杨酸注册为Aspirin®(乙酰的A和绣线菊Spiraea,含有水杨酸的另一种植物),其商标号为36433。从那时起,阿司匹林便以1 g粉末的纸封包装形式出售,之后不久改

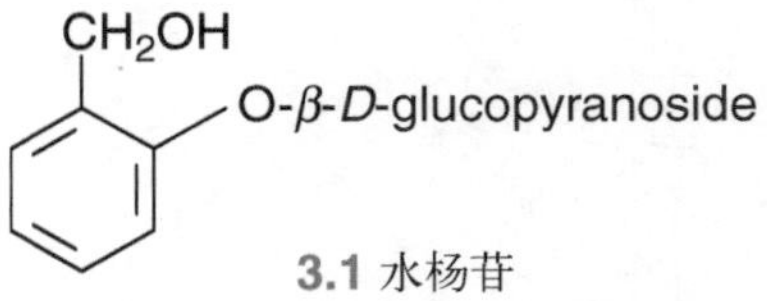

图3.1 水杨酸3.2是水杨苷3.1的氧化和消除产物，水杨苷是从柳树皮中分离得到的。乙酰水杨酸（ASA）3.3不仅仅是水杨酸的前药，它可以看做是具有自己专有作用模式的一种药物。

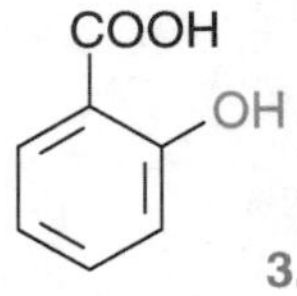

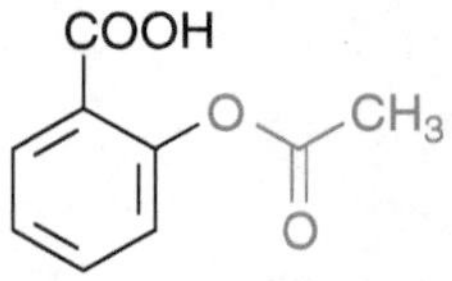

为了片剂。批评者指称，阿司匹林只开发成片剂形式，是方便Bayer公司将他们著名的Bayer十字架印在上面。阿司匹林很快在药物治疗中获得了领先地位，在阿司匹林引入市场100年后，全球依旧每年生产4万吨ASA并制成片剂。在1994年底，在比特菲尔德的Bayer工厂每小时生产40万片阿司匹林，每年35亿片。阿司匹林商标对Bayer公司的重要性在1994年变得明确，当时Bayer公司支付了10亿美元，用于接管来自Sterling-Winthrop的自我治疗业务，其中包括阿司匹林的商标权，该权利在1918年便已失去。

西班牙哲学家Jose' Ortega y Gasset称20世纪为"阿司匹林时代"，在他的书《大众之崛起》中，他写道：

如今的普通人比过去最有权力的人都活得更容易、舒适、安全。当社会已经发展到道路、火车、酒店、电报、人身安全和阿司匹林®等都可以被人们自行支配的地步了，为什么还要在意自己没有别人富有呢？

Jaroslaw Hasek、Kurt Tucholsky、Giovanni Guareschi、Graham Greene、John Steinbeck、Agatha Christie、Truman Capote、Hans Helmut Kirst和Edgar Wallace也写了关于阿司匹林的文章。歌手Enrico Caruso出于治疗原则仅使用"德国阿司匹林"治疗他的头痛。甚至是弗兰茨·卡夫卡和托马斯·曼也在信中热情谈论了阿司匹林出色的疗效。1986年，伊丽莎白二世女王对德国进行正式访问时说：

德国的成功横跨了人类的整个生活空间，从哲学、音乐、文学到X射线的发现和阿司匹林的批量生产都是如此。

这些赞美之词是非常美妙的，但也必须考虑到所有的这些科学发现都有100多年的历史了。乙酰水杨酸被认为是水杨酸的前药，在1971年以前其作用机制依旧不明。John Robert Vane（1982年诺贝尔奖获得者）和Sergio H. Ferreira在1971年发现，水杨酸和其他非甾体抗炎药能抑制前列腺素G/H合酶（环氧合酶，COX）。COX是一种普遍存在的膜结合酶，其将花生四烯酸3.4环化和过氧化后转化为PGH$_2$ 3.5，PGH$_2$又可以进一步转化为前列环素3.6、血栓素A$_2$ 3.7和其他前列腺素。发炎组织中能产生大量前列腺素，抑制环氧合酶则能干扰了前列腺素的生成（图3.2）。

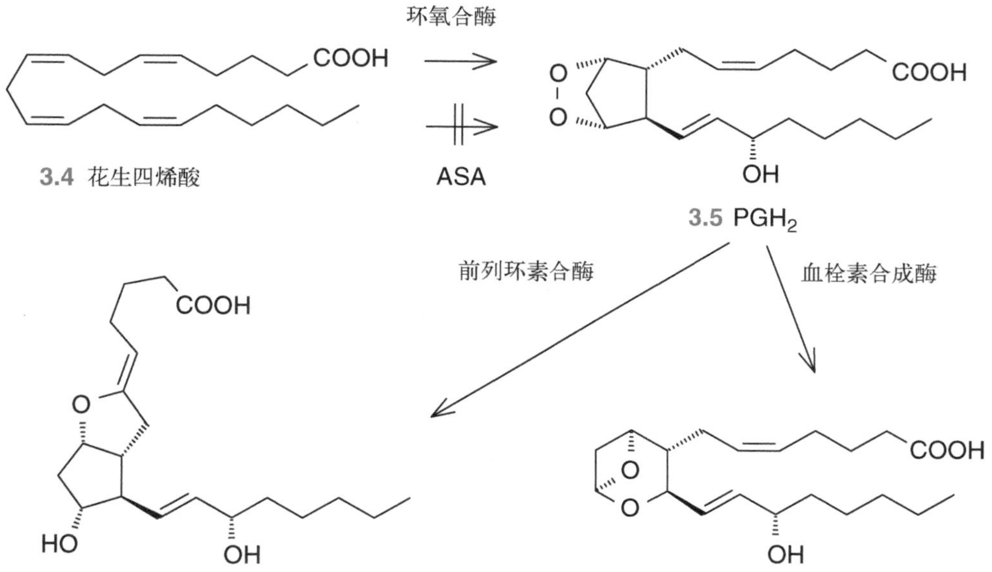

3.4 花生四烯酸

3.5 PGH_2

3.6 前列环素

3.7 血栓素A_2

图3.2 花生四烯酸3.4在前列腺素生物合成途径中经历氧化环化和过氧化反应，得到初级产物PGH_2 3.5。最后前列环素合酶将PGH_2转化为前列环素3.6，而前列环素3.6可以保护胃黏膜，扩张血管，并抑制血小板（凝血细胞）聚集。血小板的血栓素合成酶则将PGH_2转化成血栓素A_2，血栓素A_2促进血小板聚集。阿司匹林能不可逆地抑制环氧合酶，在使用低阿司匹林剂量情况下，与血管壁中前列环素的合成相比，血小板中的血栓素A_2的合成更容易抑制。

阿司匹林实际上是水杨酸的代谢前体，与其他抗炎药物（包括水杨酸）相比，它具有惊人的作用方式（27.9节）。阿司匹林能选择性地乙酰化环氧合酶的丝氨酸530残基的羟基，已经为人所知有一段时间了。1995年，人类第一次解析了溴类似物的三维复合结构，这阐明了阿司匹林类似于其他COX抑制剂，停靠在花生四烯酸结合位点附近（27.9节）。因此，尽管阿司匹林的结合相对较弱，但在乙酰化丝氨酸方面却十分突出。丝氨酸530不参与催化机制，但多出来的乙酰基的体积阻碍花生四烯酸进入到结合位点，因此阻碍了前列腺素前体的合成。在530位携带丙氨酸而不是丝氨酸的COX突变体是具有酶促完全活性的，但被所有其他抗炎化合物所抑制，正如预期的那样，这种突变体仅被阿司匹林较弱地抑制。

1991年发现的第二种环氧合酶COX-2促进了对非甾体抗炎药的继续研究。直到那个时候为止，所有的抗炎药都是非选择性的，或者说是对COX-1产生绝对优势的活性，而仅仅对COX-2产生轻微活性。阿司匹林和其他抗炎药物最重大的副作用是高剂量下可能发生胃肠道损伤，这是由于保护胃黏膜的前列环素3.6的合成受到抑制，其合成是COX-1依赖性的。与普遍存在的COX-1相比，COX-2是发炎组织中前列腺素快速合成的原因。人类有可能基于此研制出许多对COX-2的选择性比COX-1高出1 000倍以上新药，如药物3.8和3.9（图3.3和27.9节）。

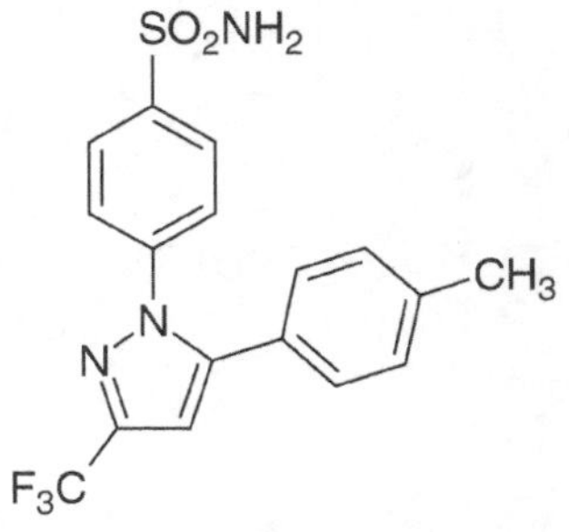

3.8 塞来昔布 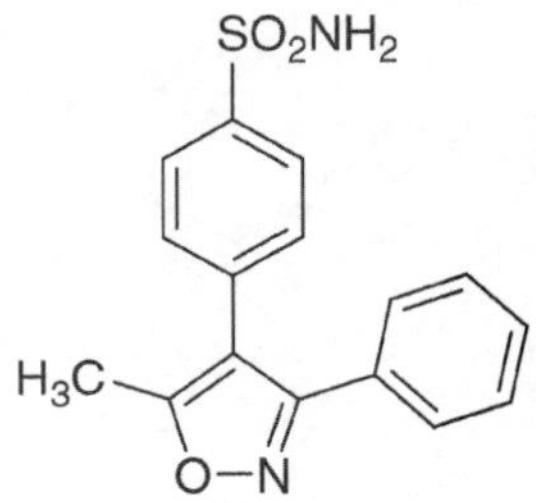　　　　　　　　　　　**3.9 代地昔布**

图3.3　塞来昔布3.8和伐地昔布3.9是环氧合酶COX-2的特异性抑制剂，与COX-1相比，COX-2专门负责发炎组织中前列腺素的快速合成。

但不用担心，阿司匹林将永远不死不灭，在另一个市场上，阿司匹林正不断地取得成功。即使在低剂量下，阿司匹林也能抑制血栓素A_2 3.7的合成，后者能引发血小板聚集而产生凝血作用。由于阿司匹林能对环氧合酶产生不可逆的抑制作用，而血小板合成新酶的能力变得不足，与该物质的一次性接触足以抑制血小板生存期的合成，即约1周。在凝血细胞以外的其他组织中，失活的环氧合酶被新的酶替代。因此，补充在血管系统壁上产生的聚集抑制性的前列环素，可以作为应对血栓素的生理对策（图3.2）。

对于凝血趋势增加的情况，阿司匹林能调整生物合成方向，远离"不良的"血栓素并转向"好的"前列环素。这种效应是在血栓易形成的情况下使用阿司匹林治疗疾病的基础，如在心脏病发作脑卒中前后。考虑到现在已知的作用机制，阿司匹林的剂量可以减少至1/10！这可以降低可能的副作用，即胃肠道出血的风险。基于这些观察结果，现在建议在长途航班前服用阿司匹林进行预防。坐姿受限、缺乏运动、空气干燥和舱压减少会导致脱水和血液"增厚"。经济舱综合征通常导致时滞反应，并增加栓塞和静脉血栓形成的风险，这里使用阿司匹林可以提供一定程度的保护。另外，不推荐在外科手术前使用阿司匹林，没有外科医生希望在手术过程中出现由于凝血能力下降而导致患者出血增加风险。

Felix Hoffmann使用简单的衍生化来提高物质的耐受性的方法导致了100年前的新的治疗原理的出现，其价值无法衡量。阿司匹林的胜利之势几乎不可阻挡。德国/奥地利对13 300名患者的研究表明，使用阿司匹林治疗可将心脏病发作死亡率降低17%，非致命重复性心脏病发作减少30%。1985年10月9日，在通常情况下偏向保守的FDA宣布，每天服用一定量的阿司匹林可以将心脏复发发作的概率降低20%，一些高危人群甚至可以减少50%以上。一项对22 000名医生的研究，调查了定期服用阿司匹林对心脏病发作概率的影响，在这里医生不是实验者，而是患者。该研究提前结束，其确定对照组有18例死亡和171例非致死性心脏病发作，而阿司匹林治疗组有5例死亡和99例非致死性心脏病发作，总共减少了50%。一项对90 000名护士进行的研究显示出阿司匹林在女性中具有相同的保护作用，首次心脏病发作的风险降低了30%，这标志着阿司匹林被引入作为"预防药物"。

一项为期6年对600 000名志愿者的研究足以载入吉尼斯世界纪录册上,其结果显示,服用阿司匹林似乎将致死性结肠癌的风险降低了40%,即使这样的效果也能得到合理的解释。丙二醛是前列腺素的代谢物,其能损害DNA,在人结肠肿瘤中所谓的肿瘤抑制基因TP_{53}突变特别频繁,这导致癌细胞失去调节其生长的能力,并且不可控制地生长。其原因也可能完全不同,胃肠道出血是阿司匹林可能的副作用,治疗组可能比对照组更频繁地进行检查,因此,完全可以想象,结肠癌可以在更容易应对的早期阶段被发现。

1992年起,阿司匹林的咀嚼片引入了市场,在这种形式中,它用碳酸钙做缓冲,吸收快得多,副作用也降低了。阿司匹林有一个令人难以置信的生涯,特别是我们可以设想,在现代标准下它连获得批准的机会都没有,其短暂的血浆半衰期,不可逆的蛋白质抑制和高剂量也都符合今天的排除标准。在假设的现代药物开发中,其决定性终点是大鼠中看到的致畸性,这种动物模型毒性研究的病理学结果肯定会导致药物开发的停止,因为谁敢赌在其只在啮齿动物而不会在人类中发生致畸作用呢?阿司匹林确实是一个永无止境的故事。

3.2 疟疾:成功与失败

疟疾的治疗开始于金鸡纳树的发现,围绕着这个有诸多传说。其中最好和最常被引用的版本是发热的伯爵夫人肯辛,其是西班牙属殖民地秘鲁利马的总督的妻子,于1638年被医生Juan de Vega治愈,在这位洛雅镇的镇长的建议下,奎纳树的"树皮"(令人困惑的名字叫"金鸡纳树皮")从800千米外被引进来。据称伯爵夫人在治愈后亲自向众患者分发了金鸡纳树皮粉末。在久远的作品中,有个说法也许也是真实的,金鸡纳树的树皮也被称为"伯爵夫人粉"或"耶稣粉",被基督徒征服者强迫在银矿中服役的印第安人通过咀嚼金鸡纳树皮,来抵御在寒冷时的瑟瑟发抖,聪明的耶稣会士记录下这些现象,并认为咀嚼树皮也有助于治疗来自疟疾发热的发抖,随后他们带着金鸡纳树回到了欧洲。

疟疾又叫间歇性发热,是一种分布广泛的热带和亚热带疾病。因为它是被蚊子传播的,所以特别容易在湿地中发生,即使是城市布宜诺斯艾利斯(西班牙语,"好空气")也受到疟疾的严重打击(意大利语,mala aria="不好的空气")。亚历山大大帝、哥特国王Alarich、德国皇帝Otto二世和Heinrich四世都死于疟疾。即使是Albrecht Dürer(1471~1528年)显然也饱受疟疾折磨,他寄送给自己的私人医生一张自己的画像,画中他只穿着缠腰布,右手指着脾脏,并附上了文字(手指指的黄色斑点是疼痛的地方)。直到20世纪中叶,疟疾在欧洲仍然广泛存在,在德国北部,最后几次疫情出现的时间分别是1896年、1918年和1926年。

瘴气、地面排放物、沼泽和尸体,长期以来被视为疟疾和其他流行病的根源。罗马作家Marcus Terrentius Varrus(公元前116~前127年)怀疑微小的看不见的生物可能是疟疾发生的原因。直到19世纪末,按蚊被确认为是疟疾传播的载体,疟原虫被认为是疟疾的致病源。在1930年左右，约有7亿人感染疟疾，2003年的感染人数在3亿~5亿人。疟疾每年造成多达120万人死亡，其中大多数是5岁以下的儿童，还有许多人受到了永久性损伤。疟疾也造成了精神病学的改变，古怪的专业术语"脾"一词源于疟疾引起的脾脏肿大。

不得不提到患有镰状细胞性贫血的杂合子（即基因混合）携带者，该疾病是首个可以鉴定分子水平病因的疾病（12.12节），这些患病血红蛋白中的单个氨基酸发生了突变，这导致血红蛋白聚集，并且使红细胞收缩。疟原虫在这种红细胞中不能充分繁殖，这种对疟疾的部分抵御机制加快了疟疾流行地区镰状细胞性贫血的传播，而在其他地区却没有出现。

金鸡纳树皮中的活性物质生物碱奎宁3.10（图3.4），在1820年被分离出来，除了积极的治疗作用外，它还具有一定的副作用。尽管如此，直到几年前，它依旧是最重要的抗疟

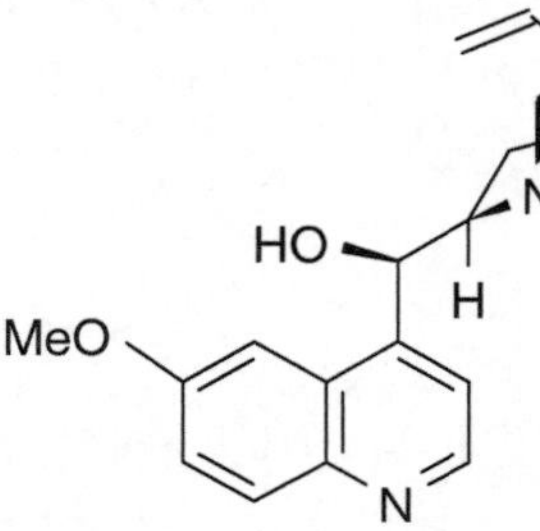

3.10 奎宁

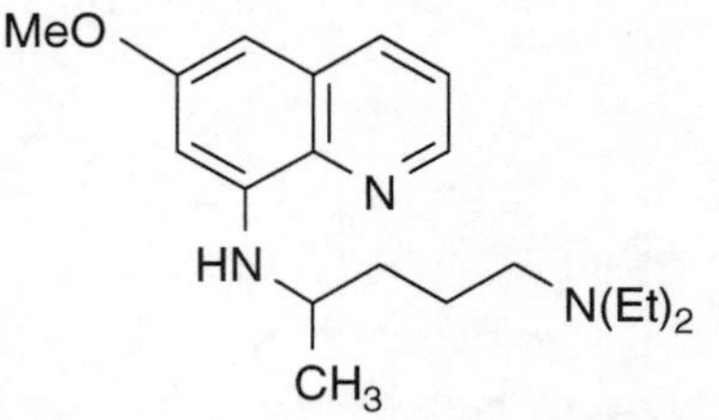

3.11 扑疟喹啉

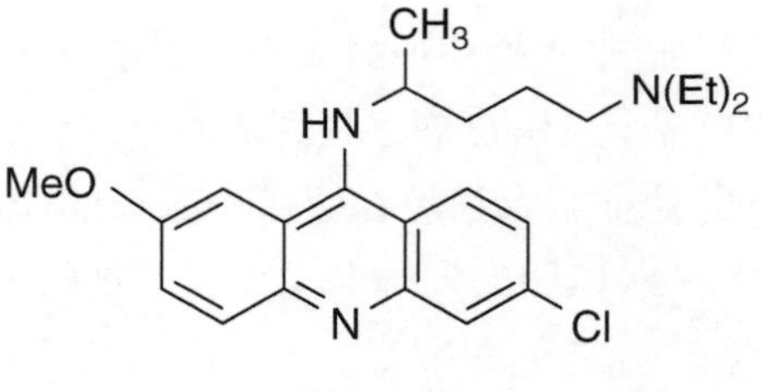

3.12 米帕林

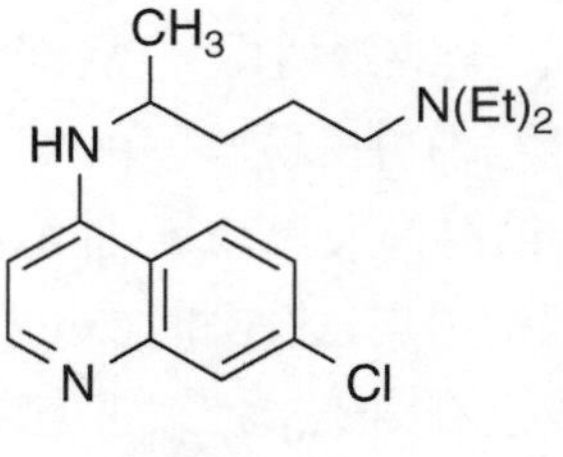

3.13 氯喹

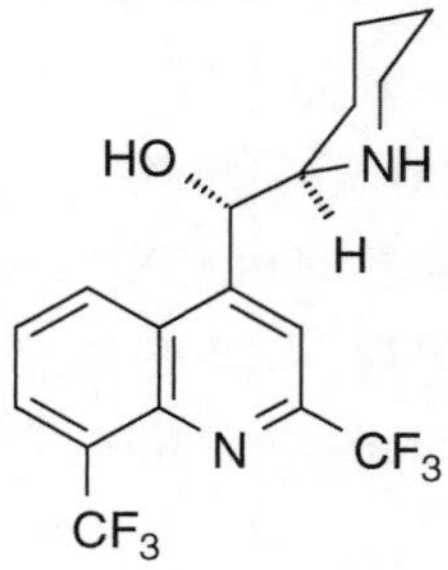

3.14 甲氟喹

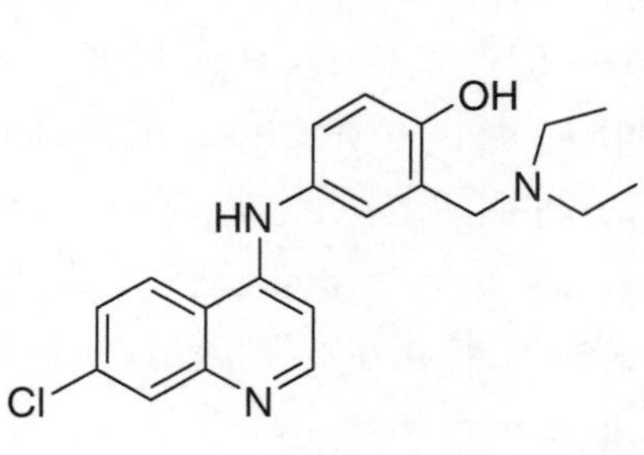

3.15 阿莫地喹

图3.4 来源于奎宁的具有抗疟作用的简单合成类似物3.10。扑疟喹啉3.11仍然含有奎宁的甲氧基喹啉环，但其所在位置不同。后来开发的类似物米帕林3.12和氯喹3.13显示了与奎宁的高度的相似性。更新的衍生物甲氟喹3.14和阿莫地喹3.15也与奎宁结构紧密相关。

疾药,特别是用于注射用药来治疗严重疟疾。第一种合成替代品扑疟喹啉3.11,于1927年开始使用,但由于其副作用而很少使用。后期开发的更有效的类似物3.12~3.14显示了与先导化合物奎宁(图3.4)明显的结构关系。人们都清楚只有先阻止疟疾,才有可能开发殖民地。WHO于1955年发起了1项全球疟疾根除计划,主要是通过使用杀虫剂p,p'-二氯二苯基三氯乙烷3.16(DDT,图3.5)。

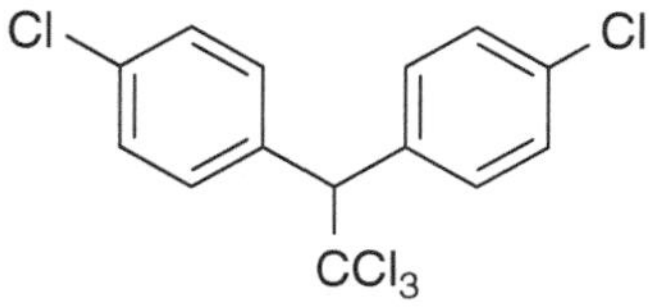

3.16 DDT 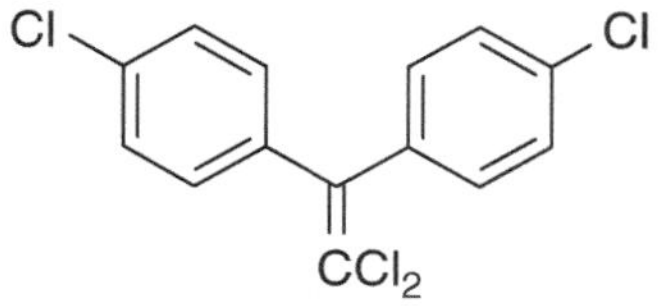　　　**3.17 DDE**

图3.5　杀虫剂p,p'-二氯二苯基三氯乙烷3.16(DDT)比所有抗疟药物拯救的人类生命还多。最新的调查研究显示,其主要代谢物p,p'-二氯二苯基二氯乙烯3.17(DDE)的抗雄激素作用可能是造成动物(包括人类)生殖障碍的主要原因。

该计划取得了压倒性的成功,病例和死亡人数减少到几乎为零(表3.1)。从1942年到1953年,估计有500万人的生命得到拯救。仅在印度,病例数量就从7 500万减少到75万,每年的死亡人数也减少到1 500人。DDT挽救的人数比其他所有抗疟药物挽救人数的总和还要多! DDT的急性毒性实际上对哺乳动物和人类并不是问题,但不幸的是,事实证明DDT在环境中分解速度非常缓慢,而且随着食物链的移动而富集,特别是在鸟类和鱼类中,其丰度得到极大提高。它也在人体脂肪和人乳中积累,其慢性毒性来自1年以上的长期保留,已成为一个严重的问题。

表3.1　不同国家或地区在引进DDT 3.16(图3.5)前后的疟疾病例数,括号中的数字是年份
[Jukes TH(1974)Naturwiss 61: 6-16]

国家或地区	疟疾患者数量(年份)	
	使用DDT之前	使用DDT之后
意大利	411 602(1946)	37(1969)
西班牙	19 644(1950)	28(1969)[a]
南斯拉夫	169 545(1937)	15(1969)[a]
保加利亚	144 631(1946)	10(1969)[a]
罗马尼亚	338 198(1948)	4(1969)[a]
土耳其	1 188 969(1950)	2 173(1969)
印度	约7 500万/年	约750 000(1969)
斯里兰卡	280万(1946)	110(1961)
		31(1962)
		17(1963)
		250万(1968/1969)[b]

国家或地区	疟疾患者数量（年份）	
	使用DDT之前	使用DDT之后
中国台湾	>100万（1945）	9（1969）
委内瑞拉	817 115（1943）	800（1958）
毛里求斯	46 395（1948）	17（1969）

注：a,输入性病例；b,在1963年停止喷洒DDT后。

Rachel Carson 的 Silent Spring 这本感人的书于1962年出版，其对此有详细描述。尽管有专家的警告，斯里兰卡还是于1963年停止了使用DDT喷洒蚊子，在1968/1969年的时候，疟疾病飙升至240万。此时再次使用DDT已经太迟了，因为蚊子已经变得耐药了，这肯定有部分原因是那些年间使用的DDT残留在环境中对蚊子的进化进行了定向选择。

进一步的调查研究表明，DDT代谢物为 p,p'-二氯二苯基二氯乙烯3.17（DDE，图3.5）具有惊人的强力抗雄激素作用，也就是说，其能阻止雄性激素的作用。因此，DDE是DDT导致的生殖和发育障碍的主要原因，这在某些物种（也许包括人类）中可见。值得注意的是，这种代谢物的作用直到DDT引入50年后才被发现。

不仅蚊子对DDT产生了耐药性，疟原虫同样也变得耐药。因此，疟疾化学疗法发展的历史可以看作是：有前景的化合物和疟原虫耐药性或多或少地在发展和分布之间相互斗争，此消彼长的过程。

氯喹3.13于1934年在Bayer公司实验室制备出来，但其被认为是"毒性过大"，但美国人对其进行了"回炉"，并将其开发为一个优秀的疟疾治疗方法。氯喹表现出了有效性高、耐受性好，尤其是生产成本低廉的优势，其配合先前描述的DDT等灭蚊措施，使人们有望取得对疟疾斗争的胜利。但在20世纪60年代，东南亚、大洋洲和南美洲的不同地区几乎同时出现了耐药疟原虫。它们的胃泡膜中产生了突变的转运蛋白，其能识别氯喹作为底物，并通过这种蛋白质排出氯喹。与此同时，耐药性疟原虫几乎遍及整个疟疾发生的地理范围，氯喹也就在治疗疟疾方面失去曾经的辉煌地位。从那时起，研究人员一直在寻求一种与氯喹具有相似品质的疟疾治疗药物，但迄今尚未成功。与氯喹结构相关的阿莫地喹3.15（图3.4）实际上对氯喹弱耐药性虫株有效，但对高耐药性虫株（特别是东南亚）而言，其基本无效，此外，长期使用阿莫地喹作为预防措施时，会有引起不可逆转的肝损伤或致命性的粒细胞缺乏症的风险。在短期内，似乎抗叶酸剂磺胺多辛/乙胺嘧啶3.18/3.19（Fansidar®）的组合可以取代氯喹（图3.4），但是第一次耐药发生也比氯喹快得多。从发源地东南亚开始，疟原虫的耐药性已经遍布全球。

20世纪的战争也推动了对新的抗疟药的寻求，美国沃尔特里德陆军研究所为此付出了巨大的努力。40年来，特别是在第二次世界大战和越南战争期间，有超过25万种物质测试了抗疟活性。鉴于所作出的努力，取得的成功都只是一般水平，即两种芳基氨基醇，卤泛群3.20和甲氟喹3.14,还有尚未完成临床试验的他非诺喹3.21,这些都是人们艰苦卓绝奋斗的成果。卤泛群在引入市场后不久又退出了市场,因为它能引起致命的心律失常(30.3节)。在东南亚,甲氟喹的耐药性发展很快,其只能与青蒿素3.22组合使用。但甲氟喹因其价格昂贵而较少被使用,大多数寄生虫株对它仍然敏感,因此,甲氟喹是如今西方游客最重要的疟疾预防措施之一。青蒿素是二氢青蒿素3.24的半合成衍生物,其是从黄花蒿(*Artemisia annua*)中提取分离出来的。青蒿素具有一个非常不寻常的过氧化氢结构,这对其活性至关重要。目前,科研人员正在进行紧张的研究工作来确认其作用模式是否是铁(Ⅱ)催化生成自由基,然后与最接近的细胞结构(铁触发聚集炸弹)反应或抑制特定的钙泵。无论如何,这些是迄今为止抵抗疟疾最有效的药物。科学家认为,青蒿素产生耐药性只是时间问题。基于青蒿素的联合疗法是WHO目前的建议,可与任何可用的抗疟药联用,甚至是与已经产生强烈耐药性的药物。目前与中国开发的芳基氨基醇——苯芴醇3.23联用,通常仍然有效。二氢青蒿素/哌喹3.24/3.25和青蒿素/咯萘啶3.22/3.26(图3.6)的组合目前处于临床试验的晚期阶段。

这两个组合分别是在20世纪60年代和80年代在中国开发,它们属于与氯喹相同的类别,尽管咯萘啶具有氮杂吖啶骨架而不是醌类骨架。在东南亚,对这两组化合物的耐药性已经普遍存在了。氨苯砜/氯丙胍(LapDop®)3.27/3.28的组合在几年前才被引入,这两种化合物都是长期用药类别的代表:抗叶酸剂。即使在这种情况下,大多数东南亚虫株也已经产生耐药性。在治疗作用机制上,真正的创新是非常罕见的。1997年引入了非常昂贵的组合药物阿托伐醌/氯胍3.29/3.30(Malarone®),其能协同抑制疟原虫线粒体呼吸链。一种寄生虫特异性的非甲羟戊酸依耐性的异戊二烯合成途径抑制剂膦胺霉素3.31,目前正在进行临床试验。人们需要更加努力来寻找新物质,最理想的是,去寻求新的作用机制的物质。只有这样,人们才可以在青蒿素的耐药性蔓延之前武装好自己。

3.3 吗啡类似物:分子到片段

对阿片类药物的研究教会了我们如何系统地简化复杂的天然产物,这些制备得到的结构简化的类似物显示出与原来化合物相同的或者更强的特异性。这也表明有时候没有明确的解决方案可以解决一个具体问题,比如止痛和成瘾品质的分离不能或者只能不充分地实现。

鸦片是从罂粟中分离得到的,其麻醉、止痛和欣快效应为人所知至少已有5 000年。鸦片常用于做手术,但也是传统的滥用药物。除此之外,19世纪的"鸦片战争"说明了它的滥用在人类文明史的严重性。1840年,中国人想停止从英国进口鸦片,并烧毁了2万件,这导致两国之间长达两年的战争。

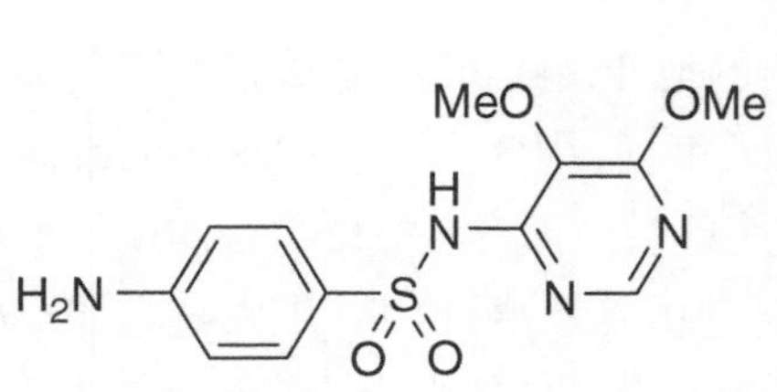

3.18 磺胺多辛

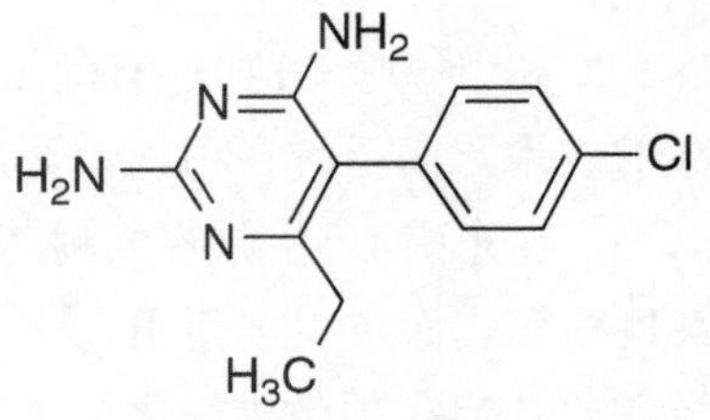

3.19 乙胺嘧啶

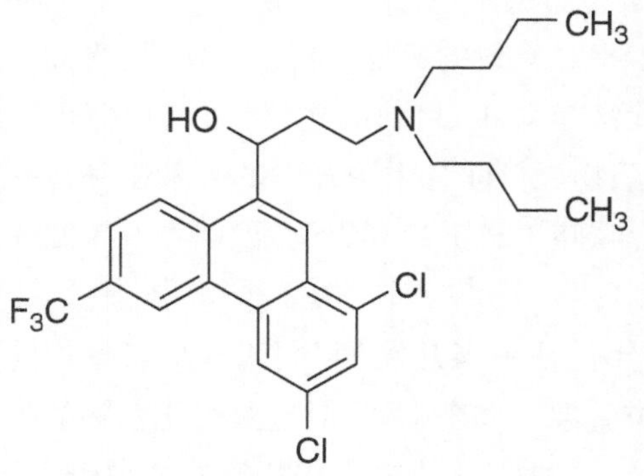

3.20 卤泛群

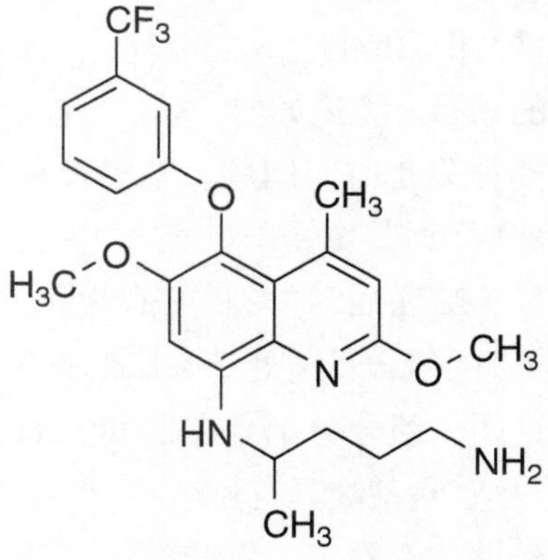

3.21 他非诺喹

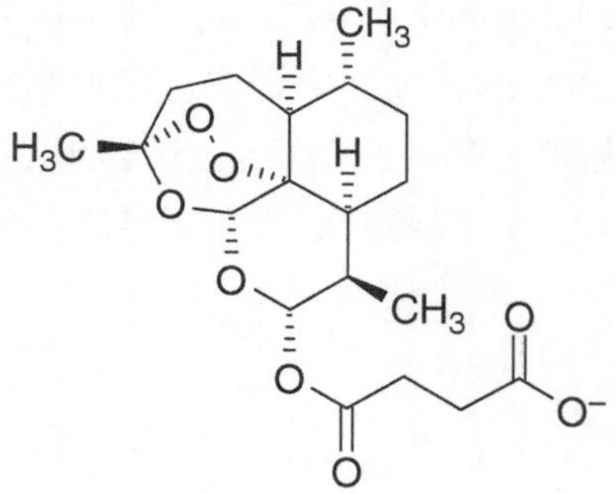

3.22 青蒿素

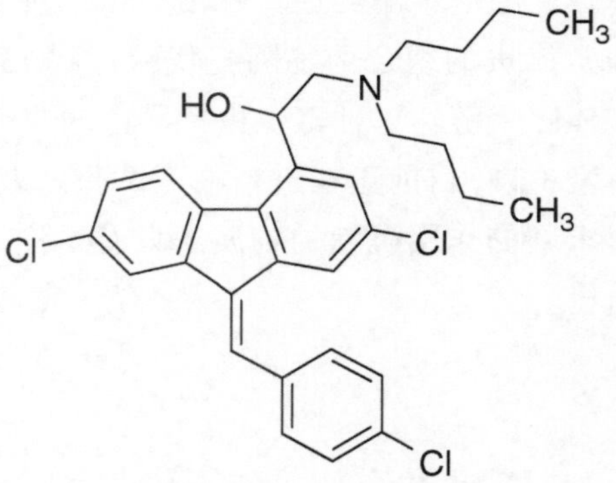

3.23 苯芴醇

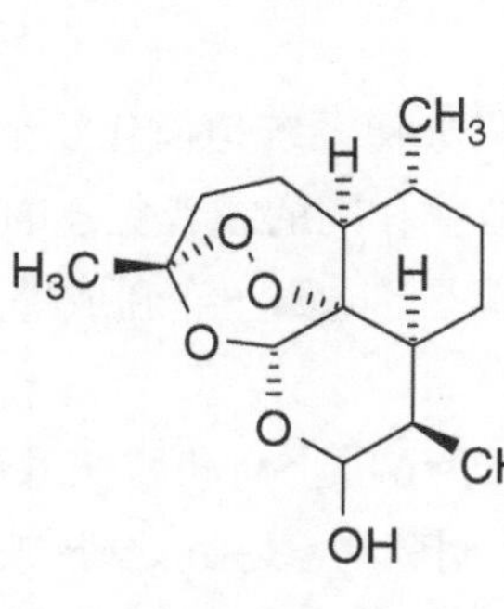

3.24 二氢青蒿素

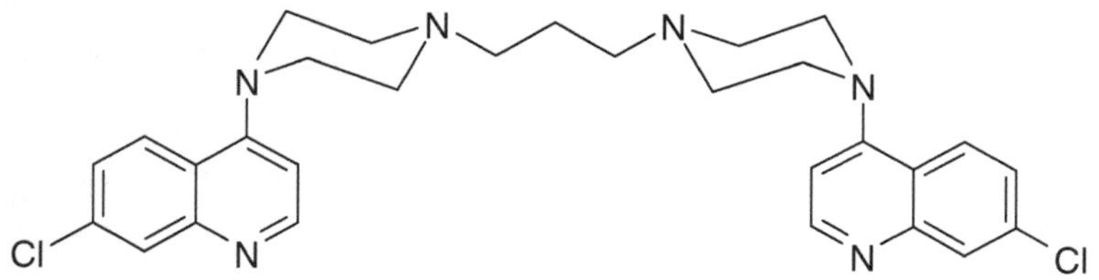

3.25 哌喹

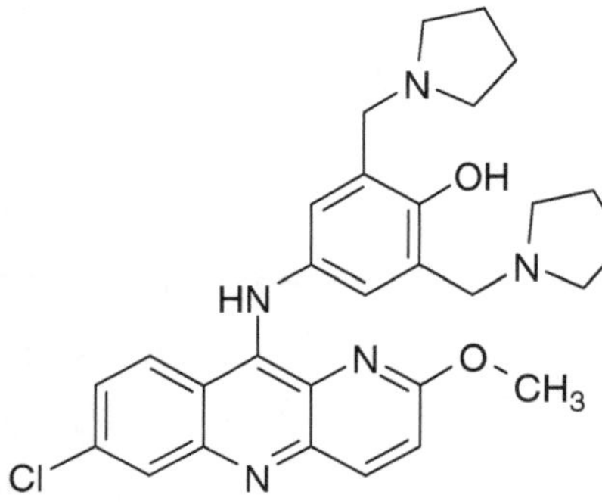

3.26 咯萘啶

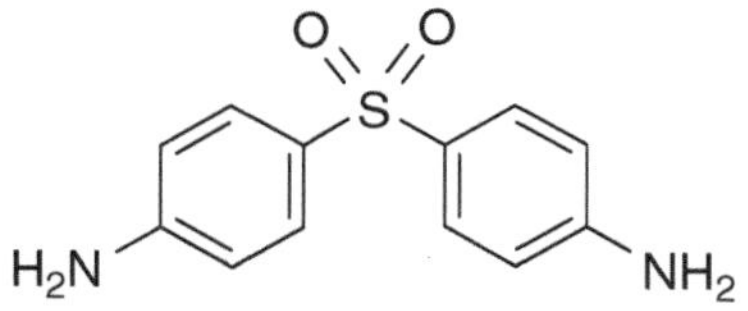

3.27 氨苯砜

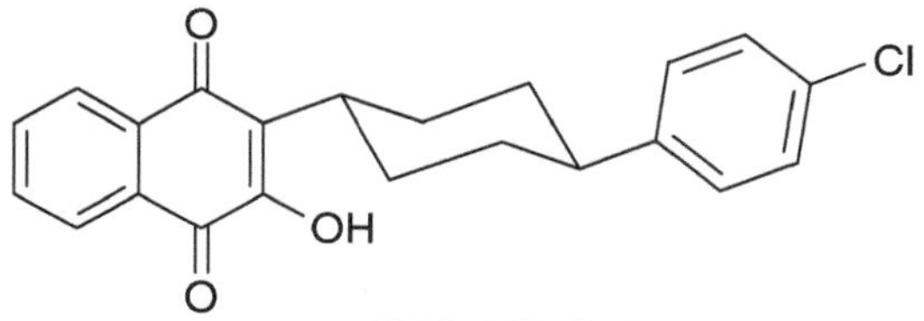

3.29 阿托伐醌

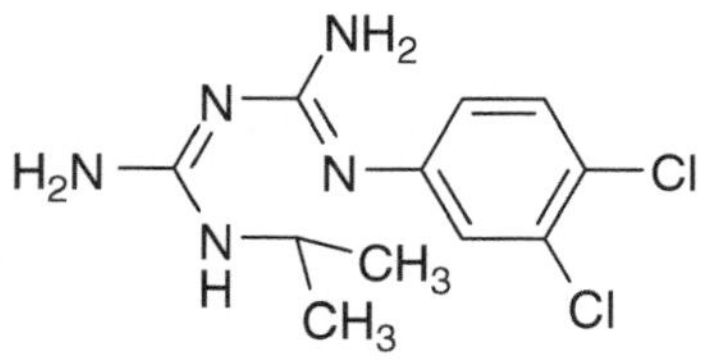

3.28 氯丙胍

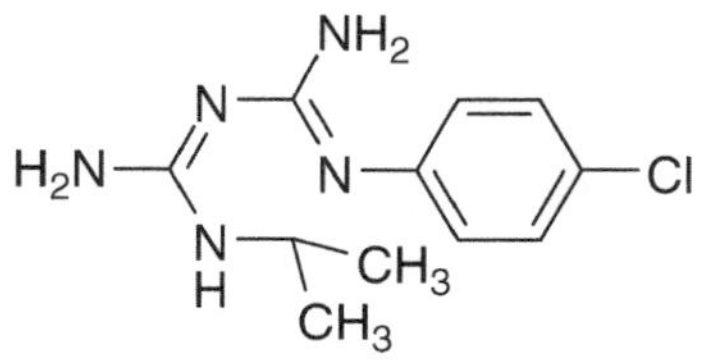

3.30 氯胍

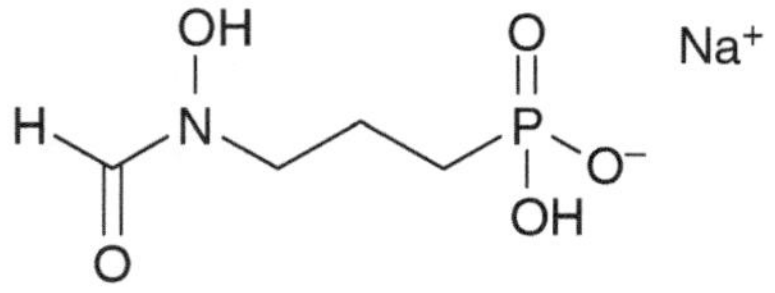

3.31 膦胺霉素

图3.6　抗疟药物的最新研究表明，许多产品可以联合使用。第一种Fansidar®，磺胺多辛3.18和乙胺嘧啶3.19的组合是首选药物。与此同时，耐药性的迅速发展使得这一有前途的治疗毫无用处。到目前为止，希望寄托在青蒿素衍生物3.22和3.24上。在膦胺霉素3.31中发现了新的希望，其具有新颖的作用方式，因为它抑制了非甲羟戊酸依赖性的异戊二烯的生物合成途径。

在1804/1805年，来自帕德博恩皇家药局的药剂师助手Friedrich Wilhelm Adam Sert分离到这种具有催眠作用的化合物，他以Morpheus（即希腊的睡神）命名该化合物为morpheum（后来的吗啡）。吗啡成瘾在1853年以后产生了新的局面，源于Charles G. Pravaz和Alexander Wood发明了皮下注射针和注射器，造成了吗啡和海洛因成瘾性的广泛传播，其成了人类历史上多个有益发现被滥用的例子之一。

吗啡3.32（图3.7）是如今少数几个仍以原形使用的天然产物的例子之一，它属于最有效的已知镇痛药类型。如果按照正确的剂量和频次使用，吗啡成瘾的危险性则很低。医生经常高估上瘾的潜力，使得患有严重疼痛的患者经常得不到充足的阿片类药物的治疗。在更容易制备结构更简单及更具选择性方面，吗啡也是一个成功地进行了系统性结构改造的经典案例。最开始的改构产物是其简单衍生物，如甲氧基化的可待因3.33，它也是在罂粟花中被发现的。可待因效果弱于吗啡，但口服后可被吸收利用，它具有显著的止咳作用和低的上瘾潜力。不幸的是，强力且快速起效的二乙酰衍生物海洛因3.34却截然相反，它具有巨大的上瘾潜力。在19世纪末，Bayer公司的高级药理学家Heinrich Dreser因为怀疑阿司匹林有心脏毒性，一度想停止对其的开发，并支持开发海洛因作为耐受性良好的强力咳嗽药。后来他意识到自己的错误，这在现在看来似乎很具有讽刺意味。在所有的吗啡衍生物中，可待因和海洛因是应用最广泛的：可待因在多种制剂组合中都使用，海洛因则成了毒品。吗啡的一些正烷基衍生物和其他类似物，如纳洛酮3.35，是阿片受体拮抗剂，也就是说，它们能抑制吗啡的作用（图3.7）。

吗啡的结构解析花了多达120年之久，其全合成和最终的结构证明，于1952年由Marshall Gates和Gilg Tschudi完成。吗啡含有5个环：芳香苯环、两个不饱和六元环、含氮哌啶环和含氧五元环，对其进行系统性结构修饰的目的是简化结构，例如，打开一个或多个环或完全移除它们。

在1939年，强力类似物哌替啶3.36（图3.8）成了第一个全合成的镇痛药，但它最初是基于解痉药阿托品3.37改构得到的，尽管如此，它依旧被认为是吗啡类似物。而左

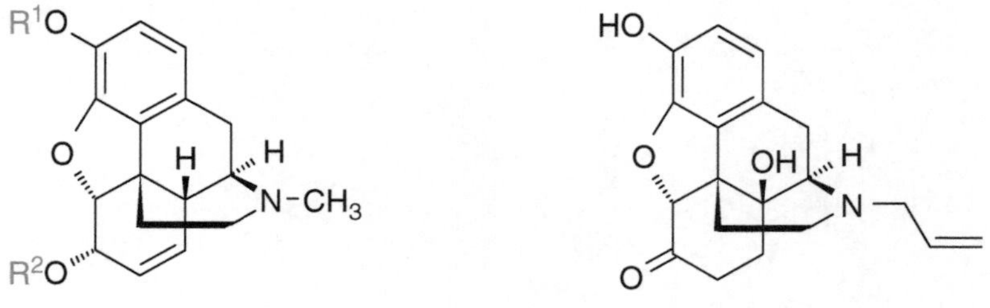

3.32 吗啡，$R^1 = R^2 = H$
3.33 可待因，$R^1 = Me, R^2 = H$
3.34 海洛因，$R^1 = R^2 = Acetyl$

3.35 纳洛酮

图3.7 吗啡3.32和可待因3.33是海洛因3.34的先导结构，海洛因具有更好的中枢神经系统（central nervous system, CNS）生物利用度，纳洛酮3.35为吗啡拮抗剂。

美沙酮3.38是打开哌替啶的哌啶环，去除酯基的一个氧原子，并加入另外一个芳环得到的。在数千种其他类似物中，有一些已经被引入到各种治疗方法之中。除吗啡的解构结构简化之外，额外环系的构建令人惊讶地得到了更加有效的类似物，如埃托啡3.39（图3.8）。

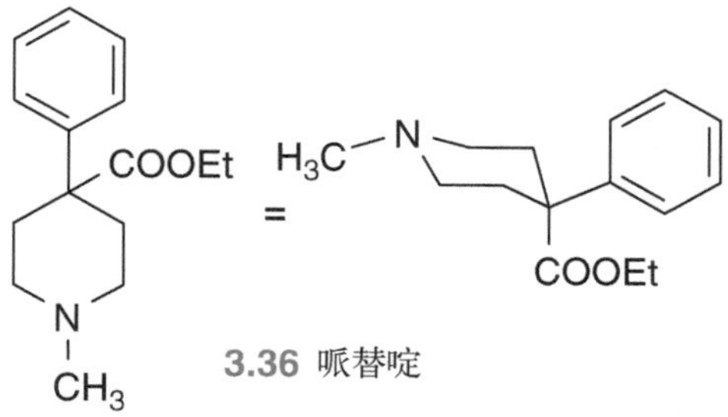

3.36 哌替啶

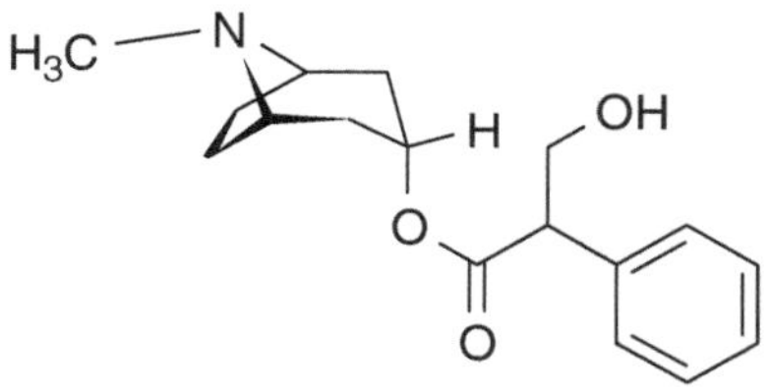

3.37 阿托品

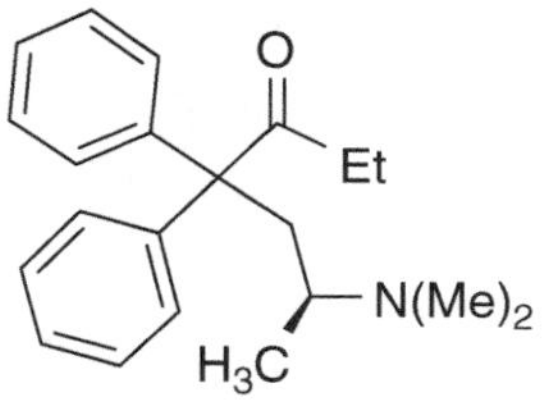

3.38 左美沙酮

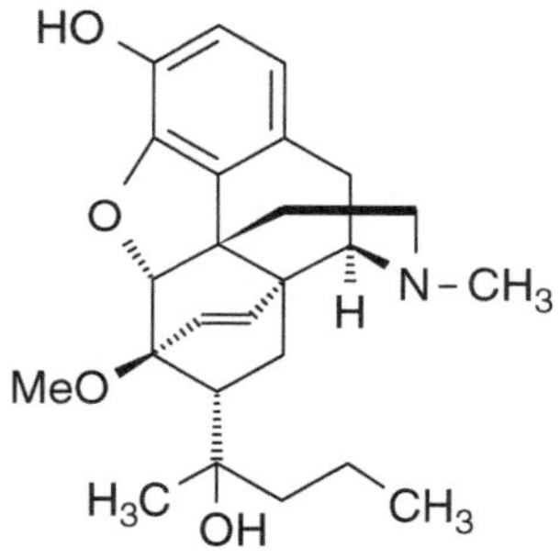

3.39 埃托啡

图3.8 有多种方法能对吗啡进行结构剖析。强效的哌替啶3.36是第一个全合成的阿片类止痛剂，但它是在20世纪30年代对阿托品进行结构修饰来寻找抗惊厥药物3.37的时候被发现的。然而，依旧可以分辨出来，哌替啶保留了吗啡的苯环及其哌啶环。而左美沙酮3.38源自哌替啶，增加的一个环导致其效力超过吗啡的几个数量级。埃托啡3.39在动物上比吗啡效力提高2 000～10 000倍，自1963年以来，在非洲野生动物保护区，埃托啡被用来固定大型动物，如大象和犀牛。

为什么我们的身体会产生对罂粟植物特别的受体，即所谓的阿片受体，这在长期以来，完全是一个未知之谜。随着内源性吗啡样肽Met–脑啡肽和Leu–脑啡肽（10.2节）的发现（它们是这些受体的天然配体），这个问题得到了解答。这一发现刺激了科学家对没有上瘾潜力的口服活性肽或拟肽的追寻，该工作的结果也十分发人深省。虽然发现了可口服的活性类似物，但其成瘾潜力与吗啡及大多数吗啡衍生物相同。

除了激动活性之外，一些合成类似物也具有弱的拮抗作用，这些物质被吸毒者滥用的潜力低于经典吗啡类似物。激动剂和拮抗剂的联合制剂也是可以适当使用的，其中激动剂含量过量，镇痛作用占主导地位。如果药物采用静脉注射，则结合能力更强的拮抗剂会置换激动剂，使得期望的欣快效应不会产生。

关于提高选择性的研究工作也取得了成功。如今可用的咳药和止泻药，如洛哌丁胺3.40（图3.9），没有中枢吗啡样的作用。该物质能够通过血脑屏障，但立即被活性转运体

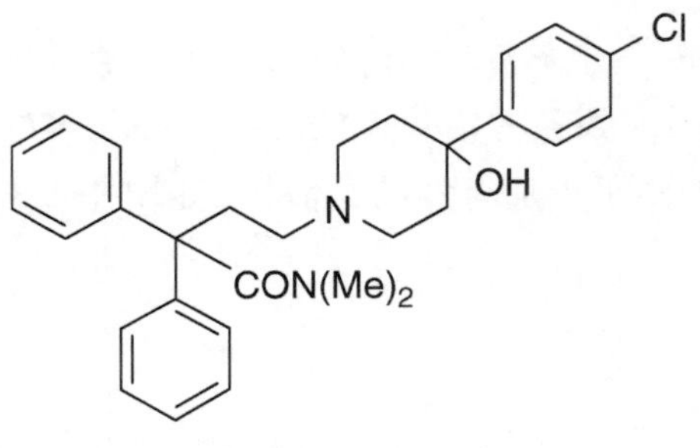

3.40 洛哌丁胺

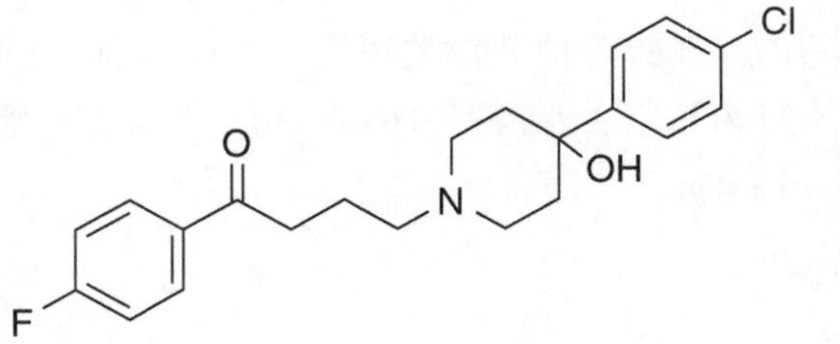

3.41 氟哌啶醇

图3.9　吗啡及其类似物的结构衍生化导致了选择性止泻药,洛哌丁胺3.40,以及精神抑制药如氟哌啶醇3.41的发现。

排出。当这些转运蛋白受到抑制时,如当与奎尼丁联合用药时,洛哌丁胺也具有经典的阿片效应。其结构是哌替啶3.36和左美沙酮3.38的片段的组合。

　　3.3节中,我们在成千上万个吗啡修饰物中只选择了几个代表进行了讨论。Paul Janssen的方法不得不提,他使用哌替啶3.36作为改构的起始化合物,目的是制备强力镇痛药,但却在另外的领域取得了意想不到的成功。其结果是得到了精神抑制药氟哌啶醇3.41(图3.9),这是一种用于治疗精神分裂症的药物,其作用方式是由多巴胺D_2受体的拮抗作用介导的(29.4节)。

3.4　可卡因：药物和有价值的先导结构

　　没有其他物质能像可卡因这样在多个方面都闪耀光辉。在前言中,已经提到可卡因在所有非法毒品中的排名是非常拔尖的,它也是多种有用的局部麻醉剂和抗心律失常药物的化学合成起始原料。我们要感谢先导结构可卡因对局部麻醉、无痛牙科及小外科手术中的神经阻滞麻醉的贡献。将具有相当严重的中枢神经作用的可卡因转化为没有上瘾潜力的类似物的工作仍在进行中,但吗啡的例子导致人们担心这个目标可能是无法实现的。

　　古柯叶和可卡因属于最早的知名药物之一,在秘鲁和玻利维亚咀嚼干古柯叶有悠久的传统。在1744年,Garcilaso de la Vega写道：古柯能让"饥饿的人感到满足,为疲惫的人带来的新能量,让不快乐的人忘记他们的烦恼"。苏格兰作家Robert Bank Stevenson(金银岛)的小说 *The Strange Case of Dr. Jekyll and Mr. Hyde* 中描述了医生在药物影响下经历的人格分裂的故事,在可卡因的作用下,他写这部小说的初稿只花了三天三夜。在1863年,美国化学家Angelo Mariani(1838～1914年)将古柯提取物和葡萄酒的混合物作为Vin Mariani获得了专利,这使他成了富人。1886年,药剂师John S. Pemberton开发了一种含古柯成分的兴奋剂和头痛补救剂,他命名为可口可乐。在1891年他将权利卖给了同事 Asa G. Candler,而 Asa G. Candler 在一年以后创立可口可乐公司。在 1906 年之前,可口可乐确实含有少量的可卡因,但今天它只含有无害兴奋剂咖啡因。在 20 世纪之交,可卡因已经十分流行,特别是在艺术界。维也纳精神病学家 Sigmund Freud(1856~1939 年)用可卡因进行了深入和非批判性的试验,他认为这是一种奇妙的药物,因此经常自己服用,并且慷慨地推荐可卡因用于治疗胃痛和抑郁情绪。后来,在受到同事的大量批评后,他远离了可卡因。

可卡因可引起多巴胺转运蛋白释放多巴胺(30.7 节)。通常,可卡因通过吸入给药,偶尔会静脉注射,或者混合在饮料中饮用或直接口服。吸入给药将可卡因快速传递给大脑,在大脑中其将多巴胺从转运蛋白的结合位点取代,这导致过多的多巴胺释放到突触间隙中。通过将可卡因与碳酸氢钠混合制成的游离碱(霹雳可卡因),经吸入后能非常快地通过肺而被吸收,其产生的快感比吸入其盐的形式(俗称 coke, powder, snow)时更为明显。因为可卡因结合时间不长,所以转运蛋白很快能恢复转运多巴胺的能力,一段时间后可以再次诱发相同的欣快效果。而其他可卡因类似物的结合时间很长,在数小时内无法重复这种效果。因此,即使在第一次使用霹雳可卡因的情况下,其心理依赖性也发生的非常迅速,而如海洛因成瘾者那样的身体戒断症状,通常不会发生。

发现可卡因的局部麻醉效应的不是 Sigmund Freud,而是他的一位朋友,眼科医生 Carl Koller(1857~1944 年)。Sigmund Freud 原本计划研究这种效应,但在 1884 年的时候他想要先去访问他在纽约的朋友 Martha Bernays,从而没有开展这项研究。科勒接受了 Sigmund Freud 的建议,在 Sigmund Freud 不在的情况下在眼睛上进行了决定性的实验。最初用作局部麻醉剂的合成试剂苯甲酸酯和酰苯胺,不是源自可卡因 3.42,而是来自对氨基苯甲酸酯(苯佐卡因 3.43 在 1902 年已经在治疗中使用)。然而,我们还是很容易看出现代局部麻醉剂与可卡因的结构关系,如利多卡因 3.44 和甲哌卡因 3.45(图 3.10)。

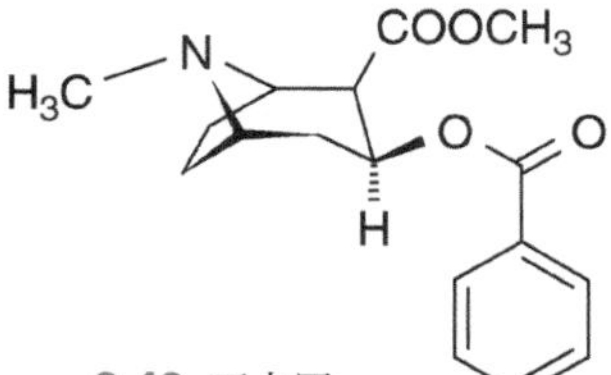

3.42 可卡因 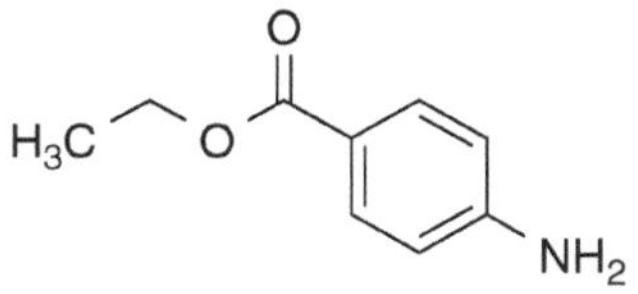 **3.43 苯佐卡因**

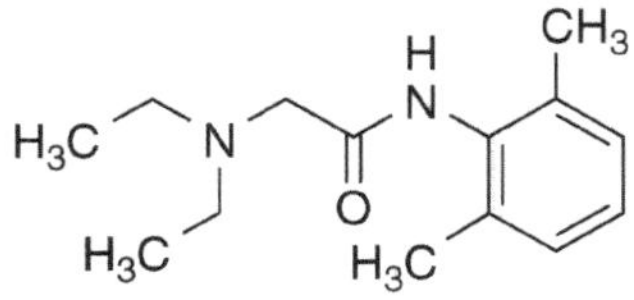

3.44 利多卡因 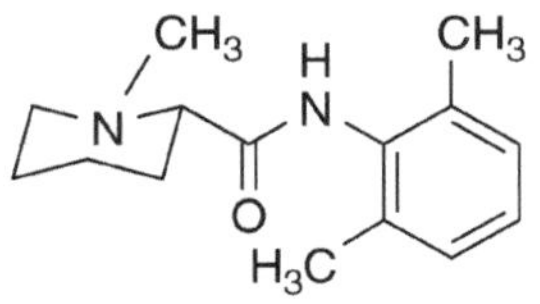 **3.45 甲哌卡因**

图 3.10 可卡因 3.42 的局部麻醉效果在早期得到认可。独立发现的先导结构苯佐卡因 3.43 和可卡因的碱性基团是合成局部麻醉剂的模板。利多卡因 3.44(它也是一种抗心律失常药物)和甲哌卡因 3.45 的结构关系是十分明确的。

3.5 H₂拮抗剂：无手术的溃疡治疗

胃十二指肠溃疡治疗的历史是悠久而有教育意义的，基础研究虽然没有为该疾病带来具有治疗效果的新药，但明确了它的重要作用机制。溃疡治疗方法的发展包括了几个阶段，一个阶段好的治疗方式往往受到另一阶段更好的治疗方式的挑战，这不止一次出现。刚开始的时候，其治疗方法包括抗酸剂，后来又有了抗胆碱能药物。在严重的病例中只有手术能起作用。H₂拮抗剂在纯药物治疗方法中取得了突破性进展。质子泵抑制剂和抗生素的各种联用，也在不断地取得成功。在将来，疫苗能协同这些治疗方式取得更好的效果，甚至能完全取代它们。

胃和十二指肠溃疡是常见的慢性疾病，在人群中普遍存在。对胃黏膜的任何损伤都会导致蛋白水解酶和胃酸损伤胃黏膜下面的细胞。乙酰胆碱3.46、组胺3.47和胃泌素（17肽小胃泌素和34肽大胃泌素），都能刺激胃酸的产生。

几十年来，对胃十二指肠溃疡的治疗是基于减少酸的量这个原则，如用碳酸氢钠、碳酸钙、镁盐和氧化铝水合物等。晚期溃疡必须手术治疗。抗胆碱能药物，乙酰胆碱受体的拮抗剂原则上应该是适用于溃疡的治疗的，然而，由于其严重的副作用，非特异性拮抗剂用来治疗溃疡是不可能的。这种局面直到哌仑西平3.48（图3.11）的出现才被打破，它是一种所谓的选择性M₁拮抗剂，这种类型的拮抗剂可被开发出来用于治疗胃溃疡。非特异性抗胆碱能药物的不良副作用仅在相对高剂量时才显现。

组胺在酸分泌中的作用最初为人质疑，因为经典的抗组胺剂（后被定义为H₁抗组胺药）不会降低酸分泌。这些物质，如苯海拉明3.49（图3.11）在肠、肺处和在过敏反应中拮

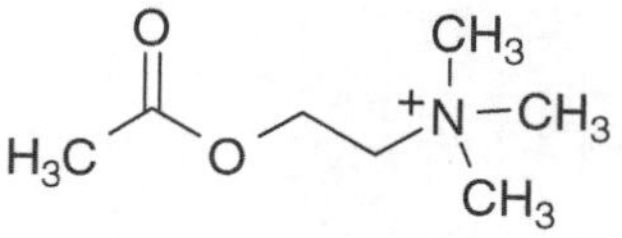

3.46 乙酰胆碱 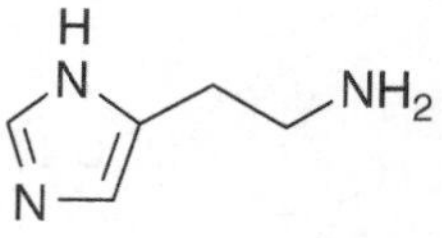　　　　**3.47** 组胺

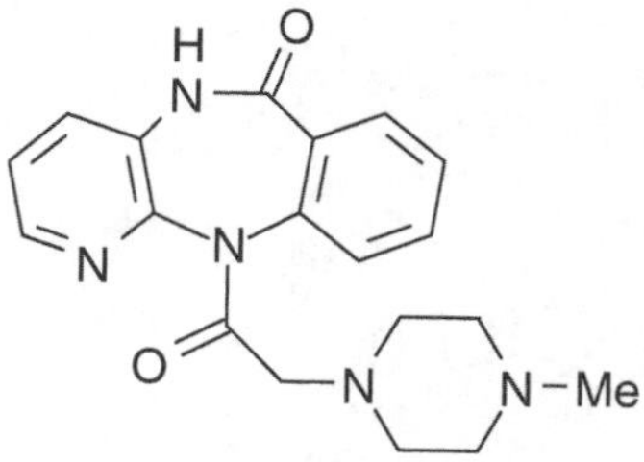

3.48 哌仑西平 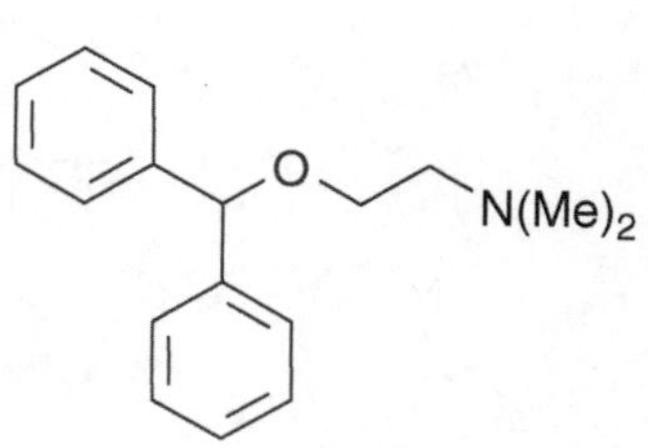　　　　**3.49** 苯海拉明

图3.11　乙酰胆碱3.46和组胺3.47刺激胃酸的生成。乙酰胆碱受体拮抗剂哌仑西平3.48是第一种专门用于溃疡治疗的药物。经典的H₁抗组胺药如苯海拉明3.49不能拮抗胃中的组胺。

抗组胺。如今,有多种不同组胺拮抗剂可用于治疗过敏性鼻炎(花粉病),其最重要的副作用,特别是对老年人,有或多或少的镇静作用。组胺诱导的胃酸分泌,对心脏的影响,和使子宫收缩,均不受苯海拉明及其他类似物的抑制。最先是在1948年的时候,人们开始怀疑可能有两种不同的组胺受体H_1和H_2。H_1型受到苯海拉明抑制,但是起到上述效果的H_2型不受抑制,这两种类型都属于G蛋白偶联受体家族的成员(29.1节)。同时,另外两个家庭成员,即H_3和H_4受体,也被发现。1964年,英国Glaxo Smith Kline公司的James W. Black(1924~2010年)开发了3种模型来测试H_2介导的组胺作用对其他方面的影响,其中一种是测量麻醉的大鼠胃灌注的体内模型,另外两种是评估组胺诱导刺激豚鼠心脏和大鼠子宫的体外模型。James W. Black后来不仅获得了诺贝尔奖,而且还被伊丽莎白二世女王授予了爵位。这对工业制药研究人员来说,是两个非比寻常的荣誉。

尽管所有可用的策略都被用来开发H_2受体拮抗剂,但是寻找多年没有效果。在费城的美国管理层失去了耐性,并希望结束该计划,然而第一个有希望的结果在最后一刻出来了。因为所有的亲脂性类似物都是无效的,所以那些早期已经被研究过的大极性化合物被重新拿来研究。N_α-胍基组胺3.50(图3.12),在1928年就被合成出来。并被确定为无效化合物,但在现在被认为是弱拮抗剂。钠-甲脒基组胺的效果很容易被忽视,因为其实际上是一个部分激动剂,因此表现出组胺类似的作用。没多久,第一个先导结构S-(2-咪唑-4-基-乙基)异硫脲3.51被科学家找到,其表现出了非常有趣的活性(图3.12)。

这两种化合物的侧链延伸能得到部分激动剂,但其拮抗作用太弱。在1972年,他们放弃了侧链中的碱性氮对于活性是必要的这个假设,在链延长和硫脲被N-甲基取代之后,得到了第一临床有用的H_2拮抗剂丁咪胺3.52。人体试验证实了丁咪胺的有效性,但其生物利用度非常差。随着甲硫咪胺3.53(图3.12)的开发,人类实现了又一个里程碑,

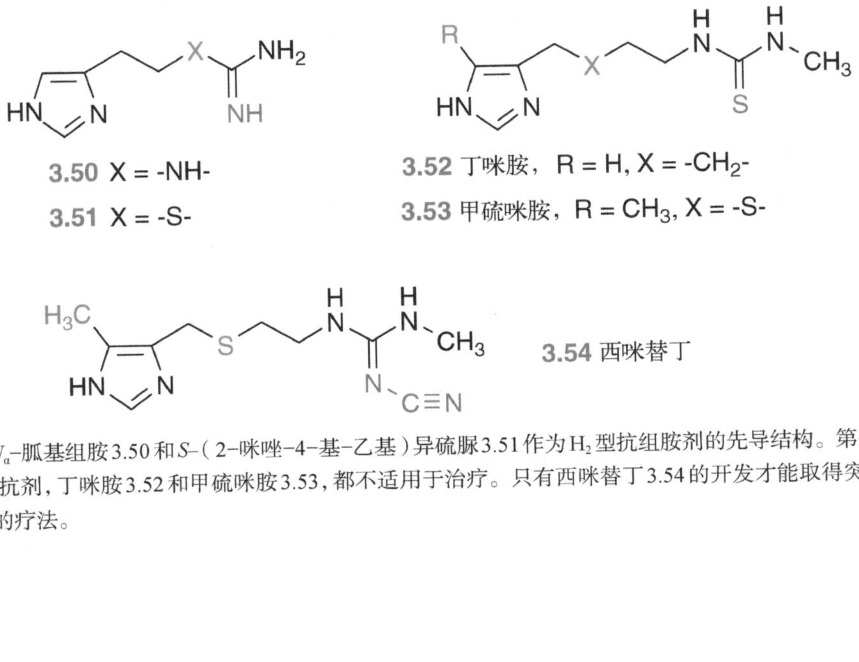

3.50 X = -NH-

3.51 X = -S-

3.52 丁咪胺, R = H, X = -CH_2-

3.53 甲硫咪胺, R = CH_3, X = -S-

3.54 西咪替丁

图3.12 N_α-胍基组胺3.50和S-(2-咪唑-4-基-乙基)异硫脲3.51作为H_2型抗组胺剂的先导结构。第一个临床测试的H_2拮抗剂,丁咪胺3.52和甲硫咪胺3.53,都不适用于治疗。只有西咪替丁3.54的开发才能取得突破,并成了非常成功的疗法。

其效力比丁咪胺高5～10倍,并且在临床表现出人们想要的溃疡愈合作用。然而,在一些患者中发生了粒细胞减少症,这种对白细胞的抑制是十分危险的,患者不能耐受。

对溃疡的医疗需求十分迫切。观察到的效果是否是H_2拮抗作用的结果,这一点我们无法预判,我们感谢制药公司承担了进一步研究的风险。硫脲的硫原子是否是其活性的必需基团是值得怀疑的,将硫原子置换成生物电子等排体氧原子后得到的尿素类似物,其活性降低。将氧原子替换为＝NH后得到胍,其碱性大大增强,但却显示了强有效的拮抗作用。将亚氨基置换为NO_2或CN基团后导致碱性降低,其拮抗效力与甲硫咪胺相当。这两种类似物中置换为CN基因的西咪替丁3.54(图3.12)具有稍强活性,于是对其进行了临床试验。1976年11月和1977年8月其分别被英国和美国引进,到1979年,它在100个国家中得到使用。不久之后的1983年,西咪替丁(Tagamet®)成为许多国家使用最多的处方药,其销售额达10亿美元左右。

这样一种成功的药物使其他公司感到不安。一个重要的新概念被其他公司用于新药开发,这在药物研究的历史上是屡次出现的。这样的实例,还包括了结构完全不同的钙通道阻滞剂维拉帕米和硝苯地平(2.6节)及血管紧张素转换酶抑制剂卡托普利和依那普利(25.4节)。

对于H_2拮抗剂的开发也同样如此。自1960年以来,Glaxo子公司的Allen和Hansburys便开始研究溃疡治疗。他们刚开始的先导结构3.55(图3.13)之一,是一个与丁咪胺有大致相同的效力的氨基四氮唑结构,在进行系统性改构后都没能取得成功。他们的研究管理层也想停止这个项目,并专注于抗胆碱能药物。而当呋喃替代四唑环时,便出现了突破性进展。这种改构策略并不平庸,因为以前合成的化合物的环中总有至少一个氮原子。在把甲硫咪胺3.53中的—$CH_2SCH_2CH_2$—链平移过来,并且加入N, N'-二甲基氨基亚甲基,用以提高水溶性,从而得到了AH 18665 3.56(图3.13)。

化学家还合成了氰基胍AH 18801 3.57,该化合物显示了与西咪替丁3.54相似的效能。然而,该物质的性质无法让人满意,即熔点太低。硝基乙烯基类似物3.58在这方面取得了成功,虽然它是油状物,但这个问题也不完全否定它,因为在大鼠身上它的效能比氰基胍3.57强10倍,这能弥补其性质方面的缺陷。1981年,雷尼替丁3.58(图3.13)被开发成药物,并且以Zantac®和Sostril®作为商品名而引进市场。与西咪替丁相比,雷尼替丁在人体中的有效性提高了4～5倍,并且具有更高的选择性。1987年,雷尼替丁取代了西咪替丁,1994年其销售额达40亿美元,成为当时年销售额最大的药物。在几年之内,Glaxo Smith Kline公司成了世界顶级的制药公司之一,其很好地利用了这个机会。现如今,该公司的研究能力及其药物开发战略已经是顶级的存在,通过对竞争对手的兼并收购,Glaxo Smith Kline公司,即如今的GSK公司,已经成为市场上大的制药公司之一。

与此同时,西咪替丁报道了在结肠癌、胃癌和肾癌中的抗肿瘤作用。显然,其原理是抑制肿瘤介导的白细胞介素-1诱导的选择素的激活(31.3节)。

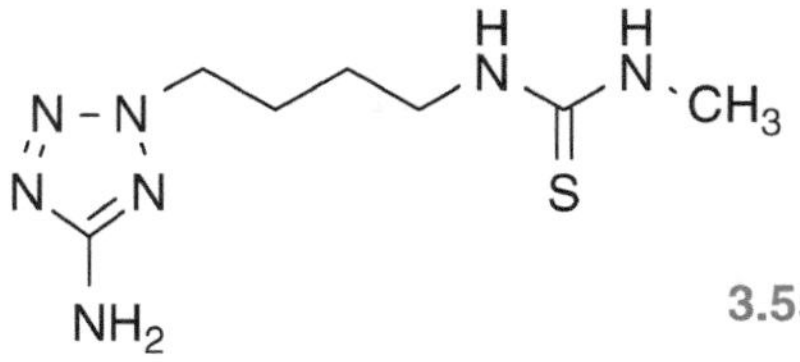

3.55

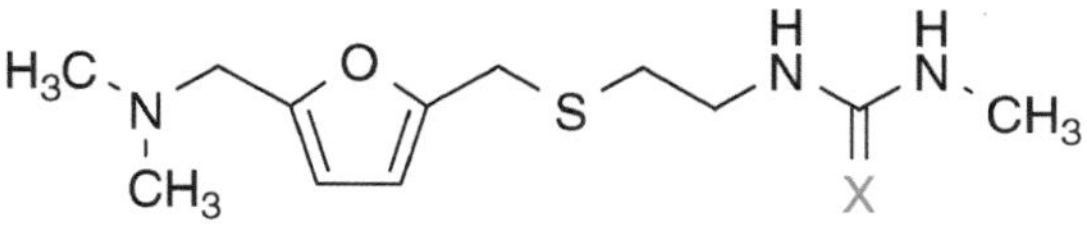

3.56 AH 18665, X = S
3.57 AH 18801, X = N-CN
3.58 雷尼替丁, X = CH-NO₂

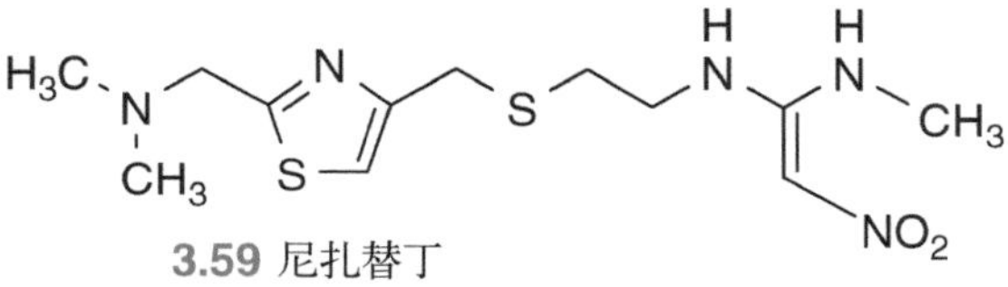

3.59 尼扎替丁

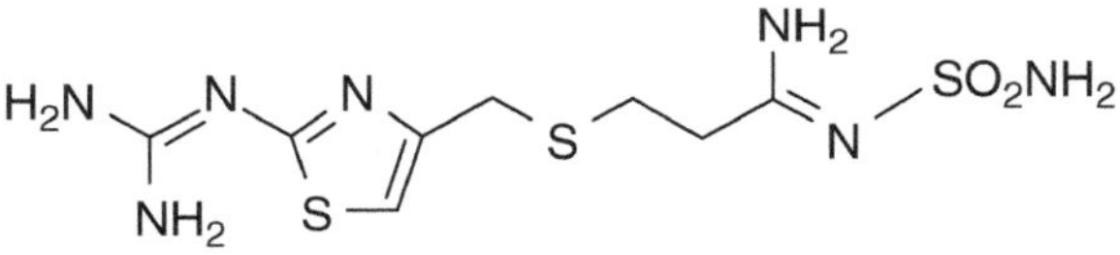

3.60 法莫替丁

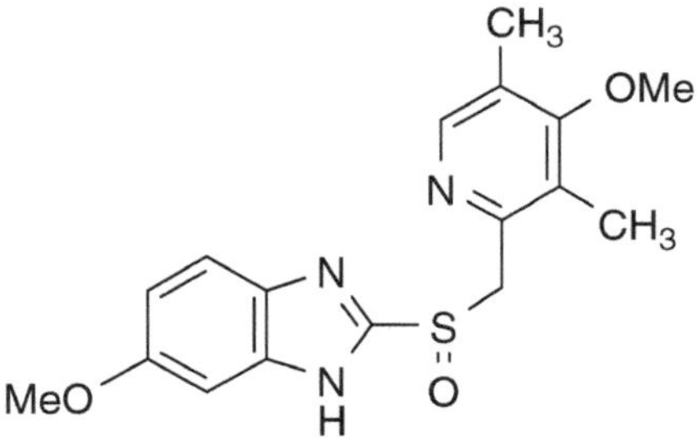

3.61 奥美拉唑

图3.13 先导结构3.55～3.57离雷尼替丁3.58仅有几步之遥, 20世纪80年代, 雷尼替丁是销售额最大的药物。尼扎替丁3.59和法莫替丁3.60代表更新的进展情况。奥美拉唑3.61是质子泵抑制剂。

　　从化学结构可以理解, 西咪替丁对细胞色素P-450酶, 特别是CYP3A4（27.6节）具有高度的亲和力。其结果是, 西咪替丁与依靠CYP 3A4代谢相关的其他药物的相互作用十分常见。人们最开始看到的是, 在3.54中不可或缺的咪唑部分阻断了P-450酶中的铁离子催化中心。雷尼替丁3.58在相同位置的基团被呋喃环取代, 从而不再产生P-450酶抑制。在西咪替丁和雷尼替丁之后，很少有其他药物进入市场。尼扎替丁3.59和法莫替丁3.60含有噻唑环（图3.13）。在3.60中，胍部分的吸电子基团被磺酰胺取代。

即使是H_2受体阻滞剂，好的药物也往往会被更好的药物所取代。在被酸信号刺激后，细胞在消耗能量的情况下使用H^+/K^+-ATP酶活性酶将质子排出胞外，同时吸收钾离子。如果在此步骤中"水龙头被关闭"，不仅组胺诱导的酸生成，而且乙酰胆碱和胃泌素介导的酸生成都会停止。奥美拉唑3.61是一种已被开发的前药，其在重排后，产生对质子泵的不可逆抑制剂作用（9.5节）。因此，奥美拉唑的作用时间持续更久，对酸分泌的减少比H_2拮抗剂更强，胃和十二指肠溃疡也就能够更快、可靠地愈合。这些药物也都取得了巨大的销售成绩。在20世纪末，Losec®、Antra®（均来自Astra）和Prilosec®（Merk & Co.公司）的全球销售额合计超过了60亿美元，尽管它们晚于雷尼替丁引入市场。奥美拉唑的纯的光学异构体埃索美拉唑（Nexium®）在2007年的销售额甚至达到了70亿美元。

但这依旧不是故事的结尾。1994年，细菌幽门螺杆菌和溃疡病的相关性在美国国立卫生研究院（National Institutes of Health，NIH）的会议上首次被讨论，虽然原则上自1983年以来这就已经为人所知了。这种细菌在儿童时期感染了大部分人群，并且经常在一个家庭内传播，即使亲吻也足以感染其他人。它会导致一部分感染者的胃肠道损伤，进而导致溃疡，同时，它不仅能导致溃疡，也是导致至少两种不同形式的胃癌的原因之一。即便是在许多抗菌剂及胃的酸性环境下，幽门螺杆菌都能够幸免于难，它具有一种脲酶，这能使其在其所在之处释放氨，反过来中和胃酸。

治疗这种感染，选择的药物是H_2受体阻滞剂、质子泵抑制剂和抗生素的组合，尽管幽门螺杆菌似乎能很快进化出对抗生素的耐药性。自1995年初以来，终于有了第一种可用的动物模型，这是一种持续感染幽门螺杆菌的小鼠模型，这促进了对这一重要领域的进一步研究。目前人们正在开发一种疫苗，一部分接种疫苗的患者表现出了足够的免疫应答，以保护自己免受细菌的侵害。然而，为了实际使用，必须进一步提高其可靠性。也许在可以预见的未来，我们将会有一种完全不同的溃疡治疗方法，如吞咽疫苗，其可提供终身保护。溃疡治疗的革命性进展是指日可待的，届时，只需要一次性治疗且无反复胃镜检查。那时患者会感到高兴，而其他人看到在治疗上的这种戏剧性的变化时，也会情绪复杂吧！

3.6 概要

- 尽管经典药物研究的时期离不开反复试验和不断纠错，但却非常成功。许多先导化合物是偶然发现或来自传统医学发现，尽管那个时候病理生理学或分子病因学的知识有限。
- 乙酰水杨酸或阿司匹林是最古老但也是最典型的药物之一。其来源于柳树皮提取物，并通过化学修饰改善了味觉和耐受性，其通过不可逆抑制环氧合酶的作用方式产生实际的效果。

- 此后，两种不同亚型的COX被表征出来，其中一种是组织自身存在的，另一种是在发炎组织中诱导产生的。乙酰水杨酸可以无选择性地抑制这两种亚型的酶，从而产生一些不想要的副作用。

- 由于在血小板中对COX的不可逆抑制，阿司匹林对血栓素与前列环素合成的比例产生影响，对血液的凝血趋势有抑制作用。因此，阿司匹林被推荐为防止血栓形成或降低心脏病发作的死亡率的"预防药物"。

- 疟疾是一种广泛分布的热带/亚热带疾病，由按蚊传播，其致病原是能够进入人体红细胞的疟原虫。在杀虫剂DDT对蚊子的灭杀之下，这种疾病几乎消失殆尽。奎宁是最早的能够灭杀疟原虫的活性物质之一，其是在金鸡纳树皮中分离得到的。

- 停止使用DDT喷洒蚊子后，疟疾再次肆虐。疟原虫对已知药物的耐药性正在增加，新的抗疟疾化学疗法的发展历程可以看做是：有前景的化合物和疟原虫耐药性发展之间相互斗争，此消彼长的过程。

- 吗啡是从罂粟中分离得到的，它以天然产物原形使用，是一种强有效的镇痛药。当其正确给药时，成瘾风险较低。其5个稠环的复杂结构被简化，以得到更易于获得的且更具选择性的类似物。

- 可卡因是古柯叶中的活性成分，是我们最古老的药物之一。其在突触间隙中从多巴胺转运体上取代多巴胺时，使欣快效果得以实现。可卡因的结构成了麻醉药开发的先导结构。

- 溃疡的治疗经历了药物开发的多个阶段，也带来了更加高效的减少胃酸分泌的活性物质。

- 从抗酸药和非特异性抗胆碱能药开始用于治疗溃疡，直到选择性H_2拮抗剂的出现才在纯药物治疗溃疡方面取得了真正的突破。它们作用于H_2受体，H_2受体是G蛋白偶联受体（GPCR）家族中的一员。通过这些受体可以刺激促进质子泵酸释放质子。质子泵抑制剂如奥美拉唑能直接阻断制造酸性环境的质子分泌型H^+/K^+-ATP酶的功能。

- 幽门螺杆菌能引起胃肠道损伤从而导致溃疡，其可以通过质子泵抑制剂与抗生素的联合用药来根除。针对该细菌的疫苗可以为人体提供终身保护。

翻　译：肖　方
译稿审校：江志赶

参考文献见二维码。

第 4 章
蛋白质-配体相互作用是药物效应的基础

要有目的地设计一个活性物质,首先必须回答以下问题:药物在人体怎样起作用? 阿司匹林®如何缓解头痛? 为什么受体阻滞剂能降低血压? 钙通道阻滞剂在哪里起作用? 可卡因如何起效? 磺酰胺类药物怎样抑制细菌病原体的增殖? 活性物质要发挥其药理作用,必须先与人体内特定靶标生物大分子结合,这种靶标通常是一种蛋白质,而以 RNA 和 DNA 形式存在的核酸也可作为活性分子的靶标。活性物质与靶标结合的重要的先决条件是其具有合适的尺寸和形状,尽可能适应蛋白质表面的空腔,也就是结合口袋。此外,配体和蛋白质的表面性质也必须匹配,从而形成特异性相互作用。1894 年,Emil Fischer 比较了一个底物与酶催化中心之间的精确匹配关系,提出"锁"和"钥匙"的设想。1913 年,Paul Ehrlich 阐述了"Corpora non agunt nisi fixata",直译的意思是"如果没有结合就不会起作用",就是说药物分子要想杀死细菌或寄生虫,必须被"固定",即与某些特定结构结合。这两个概念是合理药物研究的起点,从广义上看,这些概念即使在今天仍然有效。药物被服用后,必须到达靶组织,并与其中的生物大分子相互作用,与大分子的结合位点具有高度亲和力,并有足够的选择性,只有这样,药物分子才能发挥所需要的生物效应,而且没有各种副作用。

表 4.1 中列出了与药物作用方式相关的重要术语及其简要定义,这些术语在书中有详细描述并有靶标结构实例,见第 23 章"酰基酶中间体参与的水解酶抑制剂"、第 24 章"天冬氨酸蛋白酶抑制剂"、第 25 章"金属蛋白水解酶抑制剂"、第 26 章"转移酶抑制剂"、第 27 章"氧化还原酶抑制剂"、第 28 章"核受体激动剂和拮抗剂"、第 29 章"膜蛋白受体激动剂和拮抗剂"、第 30 章"作用于通道、孔穴和转运蛋白的配体"、第 31 章"作用于表面受体的配体"和第 32 章"生物药:多肽、蛋白质、核苷酸和大环内酯类药物"。药物通常是酶抑制剂或受体激动剂、拮抗剂。酶抑制剂和受体拮抗剂占据结合位点,阻止底物或内源性配体结合。此外激动剂还有所谓的"内在效应",能使受体处于激活的三维结构状态,引起下游生物效应。

从广义上看,虽然离子通道、孔穴和转运体也是受体,但由于其功能不同,被单独归为一类。"受体"这个词也经常泛指与药物相互作用的任何一个生物大分子。

通过识别和形成常见的表面接触,生物分子之间可以彼此频繁通信。正是通过这种接触,病毒、细菌和寄生虫可以攻击,从而入侵宿主细胞。细胞大多通过其表面受体与生物大分子结合,从而接收外界信号,实际上白细胞在血管壁的滚动行为也受这些表面受体支配。这种生物分子间通信被逐渐应用于药物治疗(第31章"作用于表面受体的配体"),其中活性生物大分子物质,即生物制剂或生物药(第32章"生物药:多肽、蛋白质、核苷酸和大环内酯类药物"),越来越多地成为制药公司新的治疗手段。

表4.1 重要术语及其简要定义

术语	定义
配体	与生物大分子结合的分子(通常是指小分子)
酶	内源性生物催化剂,可将一种或多种底物转化成一种或多种产物
底物	酶促反应的起始原料,酶的配体
抑制剂	可直接(竞争性)或间接(变构),可逆或不可逆地阻止底物结合的配体
受体	膜结合蛋白或可溶性蛋白(或蛋白复合物),与激动剂结合后能引起下游生物效应
激动剂	能展现出内在的生物效应,引起受体响应的配体
拮抗剂	直接(竞争性)或间接(变构)阻止激动剂与受体结合的配体
部分激动剂	与结合位点具有高亲和力,但对受体激活能力较弱的配体,因此也可以是一种拮抗剂
反向激动剂	能将受体或离子通道稳定在非活性构象的配体
功能拮抗剂	通过其他作用机制阻止受体产生生物效应的物质
变构增效剂	通过引起蛋白质三维结构的变化,从而影响蛋白质功能的配体
离子通道	一种蛋白质孔穴,允许特定的离子沿着浓度梯度流入和流出细胞膜。通道的开启和闭合由配体结合或膜电位变化控制
转运体	跨膜转运分子或离子的蛋白质。转运方向由低浓度到高浓度,需要消耗能量
抗代谢物	一种能干扰重要代谢产物合成的物质,一般是酶的假底物或抑制剂

4.1 锁钥原理

在19世纪80年代初期,Emil Fischer对葡萄糖苷类化合物的各种酶水解反应进行了研究。这些化合物在结构上只是糖苷碳原子的手性不同,作者发现其中一种葡萄糖苷只能由某一类酶剪切,而其他则由另一类酶剪切,他根据自己的观察得出正确结论,并于1984年在论文 *Berichte der Deutschen Chemischen Gesellschaft*(德国化学会报告)中进行了详细阐述。

酶只对有限的葡萄糖苷类化合物有催化效果,原因是这个化学反应只能由与底物结构吻合的酶引发。按照这个假设,酶和葡萄糖苷必须相互匹配,就像锁和钥匙一样,相互作用才能发挥化学效应。这个想法从生物转移到化学领域后,在立体化学研究方面得到了验证和价值。

同年,他又改进了自己的设想。

这里立体结构显然对酶发挥其化学亲和力产生非常大的影响,在我看来,相互作用的两个分子就好比锁和钥匙。通过辨别出"万能钥匙"和"特殊钥匙"的差异性,就可以解释为什么有些酵母比其他酵母发酵更多己糖。

Emil Fischer后来并未跟进这个想法,甚至还抱怨自己的观点被引用过多。糖构型激起了他的兴趣,但对具有同分异构的葡萄糖苷却不关心。他对纯理论想法的态度比较疏远,1912年,在一封信中写道"我自己在理论的东西上并没得到很多乐趣"。作为一位提出锁钥原理设想,对科学作出巨大贡献的人,他是如此谦虚！如果Emil Fischer看到蛋白质-配体复合物的X线结构分析,他一定会非常高兴和自豪,如维生素A(视黄醇)结合在视黄醇结合蛋白上(也是其转运蛋白)(图4.1)。

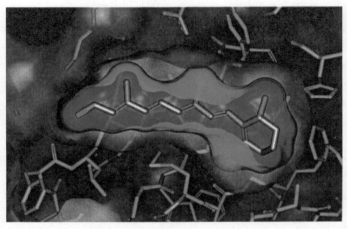

图4.1 维生素A(视黄醇)能与其转运蛋白结合口袋很好地匹配,像一把钥匙放在锁里面。配体表面为绿色,结合口袋周围的蛋白质残基用棍模型表示,为了看得更清楚,结合位点背部和前面的残基均未显示。

很多结合位点能对化学结构近似的化合物进行非常特异性的区分。在蛋白质生物合成过程中即使很小的错误也不能发生,Friedrich Cramer深入研究了该过程中引入缬氨酸和亮氨酸的识别机制,这两个氨基酸的残基仅有微小差别,只是其中一个甲基换成了乙基。缬氨酸的体积较小,尽管结合可能不够强,但应该很容易与亮氨酸的"锁"匹配。清楚区分缬氨酸和亮氨酸是精确合成蛋白质的必要条件,但只有通过反复识别才能实现,事实就是如此。生物体内具有严格的监控过程,需要消耗能量,不断循环,能将残基的错配率减少到小于1∶200 000。同时由于这个严格的反馈和控制过程,即使结合双方是正确的,有时还是会失败,有超过80%的配对因为"被怀疑"而被驳回,导致总的准确率在1∶40 000左右。

视黄醇结合蛋白的选择性没这么高,这是因为要完美地实现其功能显然不需要如此精确的选择性。除了"拉伸状"视黄醇异构体、"折叠状"视黄醇异构体和化学反应底物也结合在该蛋白质上,其他蛋白质不能辨别这些配体。选择性低的蛋白质例子很多,如消化酶(23.3节)、代谢酶(如细胞色素,27.6节)和产生肿瘤细胞耐药性的糖蛋白GP170

（30.7节）。寡肽结合蛋白A，一个细菌转运蛋白，能结合任何2～5个氨基酸的多肽，结合强度相似，这就是一个极端的"化学混杂"例子。

Linus Pauling将锁钥原理转换到酶催化反应的过渡态研究中。在底物结合过程中通常有"柔性契合"现象，相比底物和产物，反应物的过渡态与酶的结合力更强（22.3节），并由结合位点的官能团稳定。由于配体在活性位点中是可移动的，因此锁钥原理一直以来不断遭到质疑。但即使是安全性很高的锁，其中的锁销也是可活动的，能在开锁过程中起到很重要的作用。

20世纪50年代，Daniel E. Koshland提出"诱导契合"理论，即配体结合到蛋白质上使其发生构象变化，该理论在某些特定条件假设下仍然适用，比如底物的酶剪切反应。这个机制与锁钥原理并不矛盾，因为如前所述，即使安全性很高的"锁"也有可活动的部分。诱导契合对配体-受体复合体的形成非常重要，有时甚至会导致蛋白质整个结构域位置都会发生变化。一般来说，蛋白质构象变化与其功能有关，通常需要有足够柔性才能发挥其生物功能。

对于合理的配体设计，有两种截然不同的起点，差别在于体系中结合口袋确切的三维结构是否已知。一种情况，锁是已知的，只需要调整钥匙（第20章"蛋白质模拟和基于结构的药物设计"）。另一种情况，活性和非活性类似物分别代表匹配和不配的两把钥匙，通过比较钥匙和系统性变化，可设计出最好的钥匙（第17章"药效团和分子比对"）。在后续章节，我们将更精确地阐述分子量低的药物（配体）和大分子受体结合情况，这些药物靶标大分子可能位于细胞外或细胞内，或者镶嵌在细胞膜上，因此，在详细讨论蛋白质-配体相互作用之前，将简要介绍细胞膜的结构和功能。

4.2 膜的重要性

人体内大多数生物过程都是在细胞内发生的。这些细胞被一层膜包裹，避免细胞内物质"泄漏"。膜也能阻止有害物质进入细胞，还可以介导细胞间的通信。细胞内同样有膜的存在，它们形成子结构（所谓的隔室），将细胞内各种组分隔离开来。在哺乳动物细胞中，外膜由脂质双层组成，蛋白质和胆固醇分子嵌在其中（图4.2）。膜上所有分子都能自由移动，因此称为"流体镶嵌膜"。

这类脂质膜能阻隔极性物质，同时允许非极性物质透过。关于膜通透性对于药物转运和分布的重要性在后面章节详细讨论（第19章"从体外到体内：药物吸收、分布、代谢、排泄及毒理学性质的优化"），这里只讨论脂质膜对药物分子活性的重要功能。嵌膜蛋白属于完全不同的类型，其中有膜锚定酶、膜驻留酶、G蛋白偶联受体家族（第29章"膜蛋白受体激动剂和拮抗剂"）、离子通道、孔穴和转运体（第30章"作用于通道、空穴和转运蛋白的配体"）及细胞表面受体（第31章"作用于表面受体的配体"）。

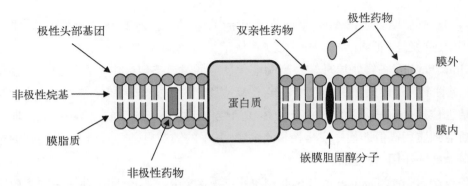

图 4.2　哺乳动物的细胞膜由脂质双层构成，蛋白质（黄色）和各个胆固醇分子（黑色）嵌在其中。单个脂质分子（橙色）将极性基团指向膜外，烷基链指向内部，因此极性药物（亮蓝色）在膜外聚集，非极性药物（红色）在膜内部富集，双亲性分子（紫色）根据其结构面向膜内。尽管如此，所有分子都能相对自由移动，因此被称为"流体镶嵌膜"。

由于含有磷酸和乙醇胺等头部基团，脂质双分子层的外层都非常亲水，烷基链处于膜内部，显示出非极性，很多药物分子也是非极性的，可在膜内部以较高浓度集聚。双亲性分子（如肥皂）是既有非极性又有极性的物质，它们有规则地排列在膜上，非极性部分包埋在内部。当极性基团是带正电的氮原子时，它能与脂质上的磷酸形成额外的静电相互作用，药物分子在膜内的取向对是否能与受体结合非常重要。

同时，这个概念已得到大量独立的实验方法证明。对许多受体来说，配体只能从膜内层接触到蛋白质的结合位点（如脂蛋白，23.7节；或环氧化酶，27.9节），因此活性化合物在膜内的富集和排列对靠近结合位点非常重要。相反，若分子取向错误，就会阻碍与靶标蛋白质的结合。

4.3　结合常数 K_i 反映蛋白质–配体相互作用的强度

配体与靶标蛋白质的结合是可测量的，结合程度由结合常数表征（方程4.1），从字面上看，解离常数 K_d 与结合常数 K_a 刚好相反。对酶来说，所谓的抑制常数 K_i 由动力学实验确定（7.2节），在底物浓度较低的情况下，K_i 决定了减少一半酶催化反应速度所需的药物浓度。虽然 K_i 准确地说不是解离常数，但二者经常可以互换，下文中我们认为 K_i 与反映蛋白质与配体相互作用强度的解离常数意义同等。热动力学平衡检测可反映与蛋白质结合的配体多少，质量作用定律可表述为

$$K_i = \frac{[\text{配体}] \times [\text{靶蛋白}]}{[\text{配体–蛋白质复合体}]} \tag{4.1}$$

K_i 的量纲为浓度，单位为 mol/L（M），K_i 值越小，配体结合蛋白质能力就越强。若配体浓度比 K_i 小很多，只有很少的蛋白质分子被配体占据，就无法观察到酶被抑制的生物

效应,若配体浓度等于K_i,一半蛋白质分子被配体占据,通过热动力学方程可由结合常数推导出吉布斯自由能[在标准平衡条件下适用;方程(4.2)]。

$$\Delta G = RT \ln K_i \qquad (4.2)$$

这里 R 是气体常数,T 为热力学温度。一个结合常数为 $K_i = 10^{-9}$ mol/L = 1 nmol/L 的化合物活性是很高的,在人体温度下对应的吉布斯自由能为−53.4 kJ/mol。K_i 变化一个数量级相当于吉布斯自由能变化5.9 kJ/mol(或1.4 kcal/mol)。

K_i 经常由一个叫 IC_{50} 半抑制浓度的数值代替。相对于 K_i 值,抑制剂的 IC_{50} 与酶和底物浓度有关,二者竞争性结合到酶的相同位点,抑制剂的 IC_{50} 受底物亲和力影响,通过 Cheng−Prusoff方程[①],IC_{50} 可转化为 K_i。经验显示这两个数值近似一致,由于 IC_{50} 更容易确定,因此更适合表征化合物的相对结合能力。

为什么我们要用吉布斯自由能来描述复合物形成的能量关系?化学和生物过程是在大气压下开放体系中进行的,由于环境体积巨大,即使有气体产生,也可认为外部压力保持不变,因此这些过程都在恒压条件下进行。然而反应中产生的气体首先必须在空气中颗粒周围寻找空间,需要做功,这就是所谓的压力–体积功,能减少体系获得最大可能功(内能 ΔU),压力–体积功所减少的能量就是指焓(ΔH),它是一个反应过程中经压力–体积功校正后所转换的能量。

焓变并不能完全解释为什么一个过程能自然发生,比如蛋白质–配体复合物的形成。若我们将热金属块和冷金属块放到一起,虽然整个过程中体系总能量维持不变,热量显然会从热金属流到冷金属上,而不会向相反的方向流动。为什么能量自发从热物体流向冷物体?这与所有自然过程中能量平均分布的趋势有关。金属原子在热金属的平衡位置附近剧烈振动,因此金属很烫,振动自由度被强烈激活。若用冷金属块与之接触,振动将会转移,最终两块金属的原子在其平衡位置附近振动,但总的来说没有之前那么剧烈。总能量维持不变,但被分配到更多自由度之中,可以说系统进入了一个更为无序的状态(相比开始状态有更多原子在振动)。这种情况在所有自发过程中都会发生,熵 S 是用来描述均匀分布或随机无序的量,为了正确描述蛋白质–配体复合物形成过程[方程(4.3)],不但要了解结合二者之间交换的焓(ΔH),而且必须考虑自由度分布是如何变化的,体系是否转移到另一个更为无序的状态,因此需要引入自由能项(ΔG),因为它不仅考虑过程中的能量平衡,也考虑熵变($T\Delta S$),能反映出能量在体系自由度中的自然分布。自发过程由一个负的自由能 ΔG 来表征。

$$\Delta G = \Delta H - T \Delta S \qquad (4.3)$$

如方程4.3所示,ΔG 由焓 ΔH 和熵 $-T\Delta S$ 组成,熵部分的权重因子是温度。一般来说在低温下体系中粒子大多处于有序状态,而在高温下体系的无序度往往非常高,这导致温

---

① Cheng−Prusoff方程:$K_i = IC_{50}/(1 + S/K_m)$。

度高低对体系熵变部分的贡献有非常重要的影响。由于公式前有负号,熵的增加将导致自由能降低,配体结合力增强。

4.4 重要的蛋白质-配体相互作用类型

有机分子能通过形成蛋白质-配体化学键和非键相互作用与蛋白质结合。比如,奥美拉唑的化学修饰产物能与其靶蛋白形成共价键(9.5 节)。本节主要讨论通过非键相互作用与结合蛋白的配体。为了方便以下讨论,可将蛋白质-配体相互作用分为几种不同类别,如图 4.3 所显示。

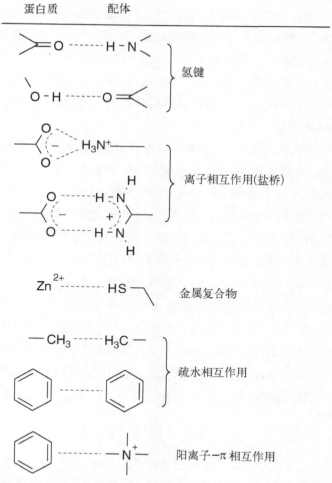

图 4.3 常见的蛋白质-配体相互作用。重要的极化相互作用有氢键和离子相互作用。金属蛋白酶有锌原子辅酶,配体与它的作用通常对结合很重要。蛋白质-配体非极性作用主要是疏水作用。由于芳香环具有特殊的电子分布,非饱和环体系间相互作用非常强。

　　氢键是蛋白质-配体之间很常见的相互作用。生物体系中带质子部分通常是NH或OH基团，称为氢键供体。相反，带部分负电荷的电负性原子称为氢键受体，比如氧原子和氮原子。氢键主要通过静电相互作用，它的作用很强，因为供体氢原子结合强电负性原子，氢原子的电子密度转移到其相邻原子上，氢原子的影响范围实际上变得更小，使得受体能更靠近质子，距离小于范德瓦耳斯半径之和，因此二者之间的静电吸引更强。氢键的结构如图4.4所示。氢键由距离和角度表征，具有方向性，只在限定的狭窄几何空间内才被定义为氢键。

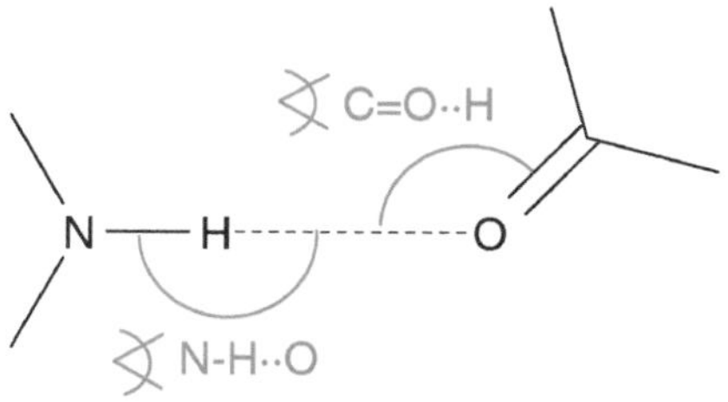

图4.4 氢键的结构。N、H、O原子几乎处于同一直线上，N···O距离为2.8～3.2 Å，N—H···O角度大于150°。C＝O···H角度变化更大，通常在100°～180°。

　　配体带电基团通常能与蛋白质中电性相反的带电基团结合，当二者距离2.7～3.0 Å时，这种离子相互作用（也称盐桥）非常强。离子作用经常伴随有氢键作用，也叫电荷辅助氢键。在很多蛋白质-配体复合物中，在很大程度上配体结合由这种离子相互作用决定。一些蛋白质有金属离子辅酶，如金属蛋白酶中的锌离子（第25章"金属蛋白水解酶抑制剂"），金属离子与配体中电荷作用对这些蛋白质的结合力产生决定性影响，而且有一些基团特别适合与过渡态金属形成复合物，包括硫醇R–SH、异羟肟酸R–CONHOH、酸性基团和一些含氮杂环。

　　电荷能否增强氢键亲和力，与参与氢键功能团的质子化状态直接相关。药物通常显弱酸性或弱碱性，含有可滴定基团（19.4节），如羧基、酸性磺酰胺，或含氮杂环，是否能释放或接受质子转换为带电状态，与pH关联度很大。酸性和碱性氨基酸残基也是一样，这些基团能形成电荷辅助的氢键，对亲和力贡献很大。

　　pK_a是评价一个基团是质子化或去质子化状态的值，在该pH值条件下物质有两种形式，二者达到平衡，数量相等。由于pK_a值能随局部环境发生偏移，情况可能变得更为复杂。在疏水环境中，酸碱基团倾向于采用不带电状态，使其酸碱度降低。若配体中一个已质子化、带正电的基团靠近蛋白质中带正电的氨基酸，质子化状态也很难保持，配体因此碱性变弱。相反，当正电基团结合到蛋白质负电环境中，带电状态更容易形成，碱性变得更强。配体中有酸性基团同样如此，只是符号改变，带正电的蛋白质环境使酸性基团酸性增强，带负电的蛋白质环境使其酸性变弱，这样蛋白质环境可诱导配体可滴定基团的pK_a发生较大偏移（21.9节）。通过计算静电作用可以评价复合物形成前后pK_a的偏移（15.4节）。

蛋白质中非极性氨基酸与配体中亲脂性基团靠近形成疏水相互作用。亲脂基团是脂肪烃、芳香烃，或卤素取代物（比如氯代物）和一些杂环，如噻吩和呋喃（图4.5）。所有不能形成氢键和其他极性作用的区域都可看成蛋白质和配体分子表面亲脂部分。相对于氢键，除了芳香环之间相互作用有合适的取向以外，疏水作用没有方向性，疏水基团之间的相对取向不影响结合。

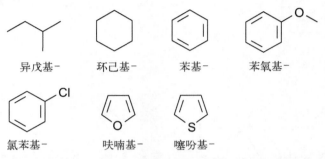

图4.5   配体中典型的亲水基团是脂肪或芳香烃，卤素取代物及非极性杂环，如呋喃和噻吩。

实验表明有较多亲脂基团的配体中疏水作用对结合力贡献很大。然而，亲脂基团之间直接吸引力的影响却很小。疏水作用主要由结合口袋的亲脂环境中替换水分子，更准确地说，释放水分子而获得。另外带有亲脂取代基的配体离开水相靠近蛋白质时，被水包围的配体溶剂"空穴"消失，这一步同样伴随着自由能的变化。水分子的作用将在4.6节讨论，然而这里要提到另一个重要作用，即四级胺在由芳香环残基组成的蛋白质结合口袋中明显结合得非常好，这主要来自正电荷与芳香环电子体系之间的极化作用。

4.5   蛋白质−配体相互作用的强度

当评价蛋白质−配体相互作用强度时，首先有必要考虑小分子之间的非键相互作用。这些信息可通过量子力学计算和光谱研究得到（15.5节），如此，在气相中分子对的相互作用可通过实验进行研究。分子结合能可对蛋白质−配体的直接相互作用强度给出一个大体印象，其中部分数据见表4.2，当然，这类实验并未考虑来自释放水分子的效应（去溶剂化）。

表4.2   气相中实验或量子力学确定的结合能

二聚体	结合能（kJ/mol）
$CH_4 \cdots CH_4$	−2
$C_6H_6 \cdots C_6H_6$	−10
$H_2O \cdots H_2O$	−22

二聚体	结合能（kJ/mol）
$NH_3 \cdots NH_3$	-18
$Na^+ \cdots H_2O$	-90
$NH_4^+ \cdots CH_3COO^-$	< -400
$Na^+ \cdots Cl^-$	< -400

结果显示静电相互作用是主要的能量项。阳离子和阴离子在真空中的相互作用超过400 kJ/mol，相当于共价键的强度。这个值比水中典型蛋白质-配体相互作用要大得多（4.4节），因此气相中离子对的结合力比水中典型的蛋白质-配体作用要强很多。两个水分子结合能为22 kJ/mol，这种作用同样主要是静电作用，其结合力强的原因是水具有很大的偶极矩。非极性小分子间相互作用要弱很多，两个甲烷分子结合能为2 kJ/mol，比水-水作用的10%还要小，与之对应的是甲烷在90 K就沸腾，而水在室温下还是液体。极性基团之间的直接相互作用比非极性基团要强几个数量级。

4.6 水是所有问题所在

前文所述的内容可能显示蛋白质-配体相互作用主要由氢键和离子作用决定。但令人惊讶的事实是乙酸离子、CH_3COO^-在水中并不和胍离子、$H_2NC(NH_2^+)NH_2$形成二聚体。同样，即使两个酰氨基团在蛋白质中能形成氢键，但在水中却也不能结合。为什么会这样？答案是：水是所有的问题所在。

所有生物化学反应都在水中发生，也只能在水中发生，因为配体与蛋白质结合是在水相环境下进行的。首先，蛋白质"空"的结合口袋被水填满，一些水分子以能量有利的构象与蛋白质形成氢键，其他水分子与蛋白质亲脂区域接触，不能形成好的氢键网络。配体开始时被溶剂包围，扩散到结合口袋时，替换该处水分子并排除本身的溶剂层，同时配体在水相中的"孔穴"消失。因此在该过程中不但形成蛋白质-配体直接相互作用，也打破了大量与水分子的氢键。

我们要更详细地考虑蛋白质-配体之间氢键的形成和亲脂基团的接触，图4.6显示了这两个过程。蛋白质和配体之间是如何形成氢键的？假设二者的极性基团都被溶剂包围，为了使它们形成氢键至少有两个水分子被替代，释放的水分子又能与其他水分子形成氢键，如此，新形成的氢键与被打破的氢键一样多，总的氢键数量相等！获得的自由能由不同氢键的相对强度和熵贡献决定，而熵又与体系的自由度变化有关（4.7节）。整个过程对自由能的贡献结果很难定量预测，如果配体能与蛋白质形成比溶剂层更多的氢键，结合力就会非常强，尤其是有时蛋白质结合口袋中配体基团以某种构象形成多个氢键，而在

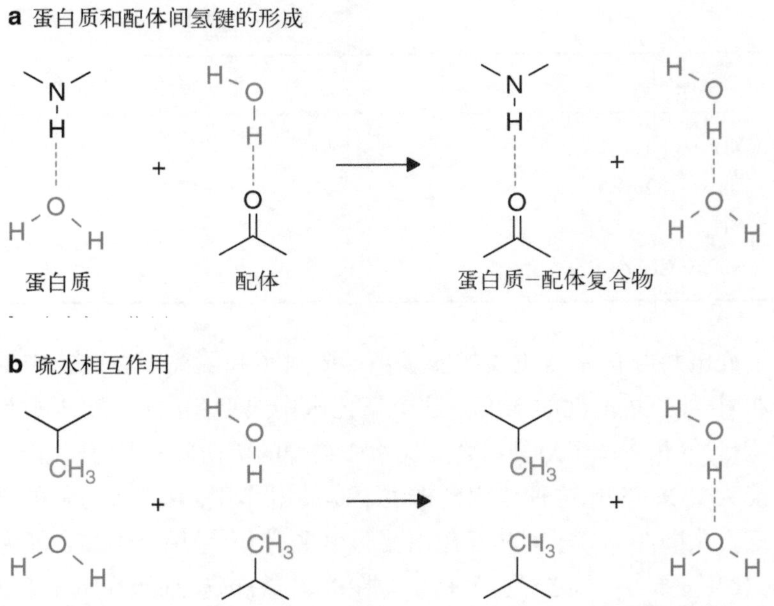

a 蛋白质和配体间氢键的形成

蛋白质　　　　　　配体　　　　　　蛋白质-配体复合物

b 疏水相互作用

图4.6　水分子对蛋白质-配体相互作用强度的影响。(a) 在形成复合物之前,水与蛋白质和配体分别形成氢键,在蛋白质与配体形成氢键过程中,水分子必须被取代。总的氢键平衡,即结合前后氢键的数量,保持不变。(b) 在形成疏水接触过程中,水分子从不利的环境中释放出来进入水相,氢键数量增多。

水相中不能完全弥补这些作用。对配体来说这是有可能的,因为氢键供体和受体基团都有最优结合距离和角度。

　　形成疏水接触同样能释放结合口袋中的水分子(之前占据该空间的水分子)。一旦释放到水相周围,水分子相互作用形成氢键(图4.6),由于之前水与蛋白质及配体都没有氢键,现在总的氢键数量增多。另外,在结合口袋中水分子被固定的程度起决定性作用。如果水被牢牢固定,新获得的平动自由度会提高无序度,从而使熵大幅增加,对热动力学自由能 ΔG 有利。如果水分子原本就非常无序,替代该水分子只能获得很少的熵。新的研究显示,结合口袋并不总是需要被水分子均匀地包围,特别是狭窄的疏水口袋往往未被很好地溶剂化,这是结合过程中自由能平衡的结果,因为正是替换了这些水分子对疏水作用起到了决定性影响。

4.7　蛋白质-配体相互作用的熵效应

　　除了能量的贡献,在评价蛋白质-配体相互作用强度时还必须考虑熵效应。如前所述,熵 S 用来衡量体系的有序度,可用来估计特定能量分布在多少自由度中。自由度可指体系的某个振动或某个基团围绕另一个基团的转动。高度有序的体系中熵很低,能量分布在很少的自由度中;增加无序度可增加熵,同时降低自由能 G。

　　在室温或体温条件下,蛋白质和配体可在空间任何方向移动,水合层当然也是动态的,水分子可来回扩散,其中少数水分子在空间上长时间保持不动,因为与蛋白质结合形成了多个氢键,这种水分子可通过蛋白质的X射线晶体学找到。分子在空间上被固定对熵是不利的,其他水分子可自由移动,因此未被X射线晶体结构捕捉到。这些水分子处于熵有利的状态,因为与比空间上被固定的水分子相比,它们的$T\Delta S$贡献更大。

蛋白质-配体疏水相互作用的本质在很多情况下是熵效应,尤其是当各个固定的水分子被替换出结合口袋,释放到附近的水相。蛋白质-配体作用的熵效应不是来自直接相互作用,而是由结合过程中蛋白质-配体-水体系的自由度数量如何变化决定,从疏水环境中释放的水分子越多,对结合力的贡献就越大。释放水分子的数目与疏水表面积近似成正比,这些表面在配体结合过程中水分子无法触及,也称为“被包埋”,因此这种表面贡献通常作为评价熵效应大小的参考。

除了释放被固定的水分子外,还有一项熵对结合能的贡献,那就是配体与蛋白质结合丢失了平动和转动自由度,导致熵损失。在结合前,配体和蛋白质可自由移动,相互独立,分别有3个平动和3个转动自由度。结合以后,蛋白质和配体一起转动和扩散,因此3个平动和3个转动自由度丢失。此外,1个自由移动的柔性配体有多个构象(第16章“构象分析”),对熵有利,一旦与蛋白质结合,配体被限制在一个或少数几个构象与蛋白质结合口袋匹配,处于熵不利的状态。图4.7汇总了各种焓和熵对结合的贡献。

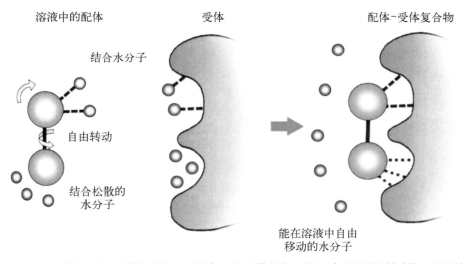

图4.7 自由能ΔG的热力学贡献示意图。在结合之前,配体能自由移动,存在平动和转动熵,而且配体通常是柔性的,有不同的构象。蛋白质和配体被溶剂化,与水分子形成氢键。一些水分子与蛋白质和配体有松散接触但未形成氢键。在结合过程中平动和转动自由度丢失,随之熵也损失,对结合不利。此外蛋白质和配体被水合层屏蔽,同样对结合不利。配体结合形成与蛋白质的直接相互作用,释放水分子,这些过程对结合贡献都是有利的。氢键用虚线表示,疏水作用由点线表示。

首先假设熵-$T\Delta S$对ΔG有正贡献,焓ΔH对ΔG有负贡献,如果负的焓贡献补偿了熵损失,总ΔG是负值(方程4.3)。这种焓驱动的结合很常见,但同样有很多例子,尤其是非常亲脂的配体，它们的结合是熵驱动的，这种配体结合对焓不利，但被显著增加的熵效应补偿，总 ΔG 还是负值。

如前所述，释放水分子可以获得熵，但这并不是配体结合中体系唯一的熵变，蛋白质同样也会发生变化。比如，蛋白质的很多侧链有多种构象分布，配体结合时这种分布会发生改变，根据总体平衡，侧链的熵可能增加也可能减少。侧链的转动也是如此，尤其是甲基，如果转动行为发生改变，配体结合过程中体系总的熵将受到影响。有时情况非常复杂，如结合过程中蛋白质的某些区域转移到更为有序的状态，而其他区域转移到更无序的状态，这样熵的贡献能被部分补偿。经常有人假设对于一系列结构非常类似的配体，结合过程中蛋白质的熵变贡献相同，因此在比较这些配体的相对活性时可忽略该项。这种简化的想法不幸被证明是错误的，在4.10节中就有例子介绍。

4.8 氢键对蛋白质-配体相互作用有何贡献？

在任何关于蛋白质-配体相互作用的讨论中，都会很自然地出现一个问题，那就是某个氢键对结合力的贡献究竟有多大。这个问题可通过找到只有一个氢键不同的两个蛋白质-配体复合物，比较其活性差异来回答。例如，将一个与配体形成氢键的氨基酸突变成不能形成氢键的另一个氨基酸，进而比较突变体与配体的活性差别。Alan Fersht以酪氨酰-RNA合成酶与底物酪氨酰腺苷酸的复合物为体系做了很好的实验（图4.8），蛋白质和配体之间形成多个氢键，如第34位酪氨酸的酚羟基与底物之间存在氢键，研究者制备了

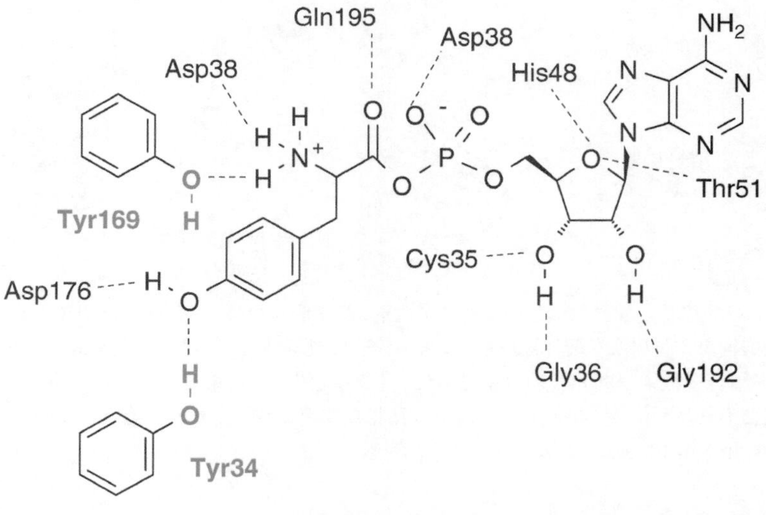

图4.8 酪氨酰-RNA合成酶与底物酪氨酰腺苷酸复合物之间形成了大量的分子间氢键。Tyr34换为Phe或Tyr169换为Phe都会使氢键丢失，导致结合力下降。

突变体Tyr34→Phe，其中酪氨酸被非极性的苯丙氨酸替代，并对底物与突变蛋白质的结合进行了测试，实验显示结合力降低了2 kJ/mol。对其他突变体也进行了同样的研究，发现丢失一个中性氢键结合力会降低2～6 kJ/mol，带电荷的氢键作用更强，突变与底物中伯胺作用的Tyr169→Phe结合力下降15.6 kJ/mol。

　　非达司他4.1是一个高活性的醛糖还原酶抑制剂（27.5节），其甲酰胺与Leu300酰胺上的NH形成氢键（图4.9）。如果亮氨酸换为脯氨酸，由于脯氨酸没有自由的NH基团，氢键就会丢失，这个变化使自由能减少7.8 kJ/mol，用量热计测量焓 ΔH 和熵 $-T\Delta S$ 的分配情况，发现该氢键的丢失本质上主要是焓变（7.7节）。相反，抑制剂索比尼尔4.2没有甲酰胺，有趣的是它与野生型蛋白质和Leu300→Pro突变体的结合自由能几乎相等，这是因为它没有与Leu300上NH形成氢键的基团，蛋白质上丢失NH影响并不明显，这就解释了为什么结合自由能几乎不变的现象。尽管如此，索比尼尔与野生型蛋白质和突变体结合本质上并不相同，与野生型的结合对焓更有利，而对熵更不利。晶体结构显示，索比尼尔的醚基与Leu300上NH之间通过一个水分子介导形成氢键（图4.9），获得5 kJ/mol焓变，但同时得到水分子对熵不利，大约损失−6 kJ/mol，刚好补偿了焓增效应，总的 ΔG 几乎没有变化。由于没有NH基团，脯氨酸突变体不能与索比尼尔形成水介导的作用，因此没有从氢键获得焓，也没有抓住水分子引起熵损失。

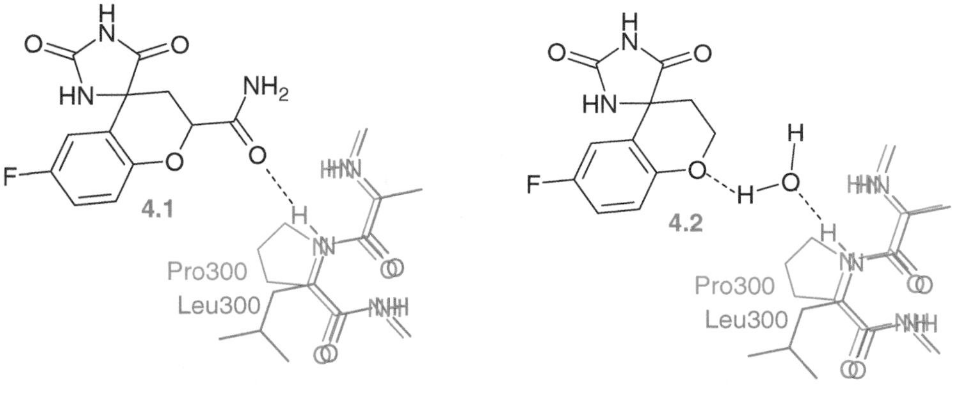

$\Delta\Delta G$:	7.8 kJ/mol	
$\Delta\Delta H$:	6.9 kJ/mol	
$-T\Delta\Delta S$:	0.9 kJ/mol	

$\Delta\Delta G$:	−0.8 kJ/mol	
$\Delta\Delta H$:	5.1 kJ/mol	
$-T\Delta\Delta S$:	−5.9 kJ/mol	

图4.9　非达司他4.1（左）甲酰胺与Leu300（蓝色）上NH形成氢键，亮氨酸替换为脯氨酸（红色）后氢键无法形成，导致 $\Delta\Delta G$ 损失7.8 kJ/mol，主要由焓引起（$\Delta\Delta H$ 6.9 kJ/mol）。索比尼尔4.2（右）中没有甲酰胺，亮氨酸突换成脯氨酸自由能 $\Delta\Delta G$ 几乎不变，但相比脯氨酸突变体（红色），索比尼尔结合野生型蛋白质（亮氨酸，蓝色）对焓更有利，对熵更不利。一个水分子介导索比尼尔与Leu300之间的氢键，对野生型蛋白质的焓贡献增加5 kJ/mol，同时捕获一个水分子使野生型蛋白质的熵贡献减少（$-T\Delta\Delta S$ −6 kJ/mol），抵消了焓的贡献。

目前有大量蛋白质-配体复合物的三维结构已被解析,其中很多复合物都含有分子间氢键,氢键对结合力的贡献如图4.10。通过实验测定80个蛋白质-配体复合物的结合常数,并对氢键数目作图,可见结合常数分布在一个相当大的氢键数量范围,因此,单个氢键的贡献绝不是一个常数,而是有很大的变化。在不利的去溶剂效应下,氢键甚至可以降低结合力。比较两个与蛋白质结合时只有氢键差别的配体,其结合力可能增加,保持不变,甚至有可能降低。

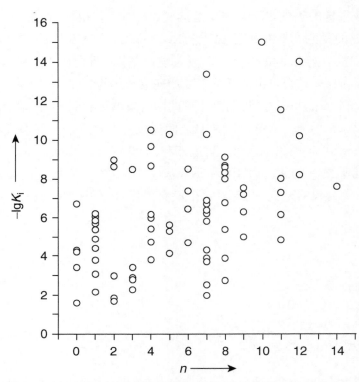

图4.10　80个有晶体学研究的蛋白质-配体复合物结合常数K_i示意图。结果显示,K_i与蛋白质和配体间存在的氢键数目没有直接关系。

有一个关于氢键重要性的例子令人印象深刻,那就是由Paul Barlett等合成的一种金属蛋白酶——嗜热菌蛋白酶抑制剂4.3,其中磷酰胺($—PO_2HN—$)分别被亚磷酸($—PO_2CH_2—$)或磷酸酯($—PO_2O—$)代替,结果如表4.3所示。尽管X射线晶体结构显示NH基团能形成氢键,但还是可以被CH_2替换,结合力没有损失。磷酸酯与亚磷酸同样不形成氢键,若按照如图4.6,用配体结合前后的氢键数目考虑磷酰胺和亚磷酸,结果将完全无法理解。NH基团被氧原子代替,结合力下降1 000倍。在水相中,替换NH的氧原子可与水相形成氢键。在磷酸酯$—PO_2O—$的蛋白质-配体复合物中,电负性的氧原子与Ala113上的羰基刚好对应,两个氢键受体基团直接面对面,氢键无法形成,导致结合前后的氢键数目不平衡。此外,两个基团相互排斥,导致结合非常差。表4.4显示了一

表 4.3　嗜热菌蛋白酶抑制剂 **4.3** 的结合常数 K_i，包括磷酰胺（ X = —NH— ）、磷酸酯（ X = —O— ）
或亚磷酸（ X = —CH₂— ）。磷酰胺（ —PO₂NH— ）与锌离子复合，同时与 Ala113 形成氢键

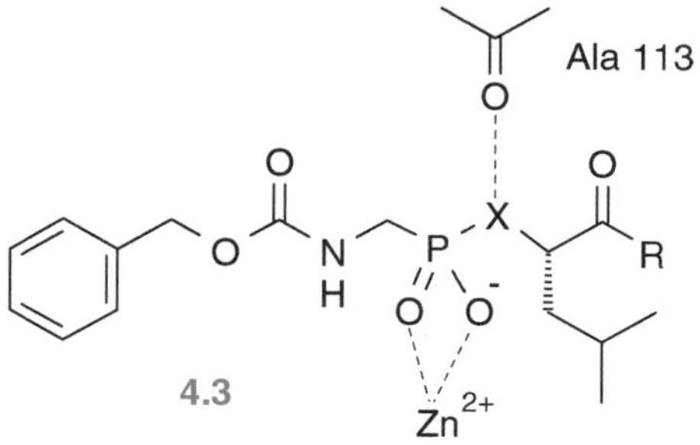

4.3

R	结合常数 K_i，单位 μmol/L X=		
	—NH—	—O—	—CH₂—
OH	0.76	660	1.4
Gly—OH	0.27	230	0.3
Phe—OH	0.08	53	0.07
Ala—OH	0.02	13	0.02
Leu—OH	0.01	9	0.01

表 4.4　化合物 **4.4** 与丝氨酸蛋白酶凝血酶和胰蛋白酶的结合

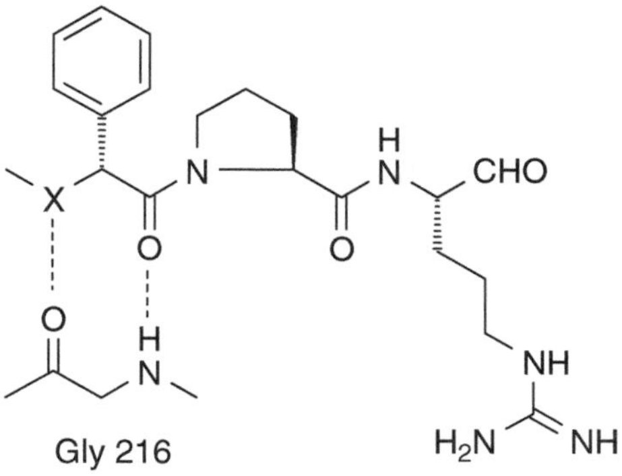

4.4

酶	IC₅₀值，单位 mg/mL		
	X = —NH—	—O—	—CH₂—
凝血酶	0.009	52	0.07
胰蛋白酶	0.009	43	0.018

个类似的例子,比较3个由礼来(Eli Lilly)公司合成的凝血酶抑制剂4.4,发现氨基(X=—NH—)能与Gly216[①]形成氢键,结合最强,由于醚氧原子(X= —O—)与蛋白质的羰基有静电排斥,其结合要减弱至1/5 000。脂肪链化合物(X= —CH$_2$—)与氨基相比也有很好的结合,活性分别只降低至1/8(凝血酶)和1/2(胰蛋白酶)。

4.9 蛋白质-配体疏水相互作用的强度

我们看到亲脂基团间直接作用远比极性基团间的作用小,疏水作用主要依靠替换水分子而获得。实验显示它对结合力的贡献与配体结合过程中被包埋的疏水面积近似成正比,结合后这些区域水分子不再可及。这种贡献通常在−50～−200 J/(mol·Å^2),视黄醇就是一个例子,它仅通过亲脂接触与视黄醇结合蛋白结合(图4.1),结合常数为190 nmol/L,对应的自由能是−39.8 kJ/mol。由于配体结合,有250 Å^{2}亲脂面积被包埋,每Å^{2}的贡献为−39 800/250 = 159 J/(mol·Å^2)。

图4.11显示了6个HIV蛋白酶抑制剂(24.6节)。在先导化合物结构优化过程中,加入疏水基团增大了化合物4.5的疏水面积,晶体学研究确认结合模式并未发生改变。用该系列化合物的分子大小变化与结合力作图,可得到线性关系,结合力增加−65 J/(mol·Å^2)。

在很多情况下疏水相互作用对结合自由能起主要作用。图4.12显示80个蛋白质-配体复合物(图4.10)形成过程中包埋的亲脂表面积和测定的结合常数,同样这些数值很分散。

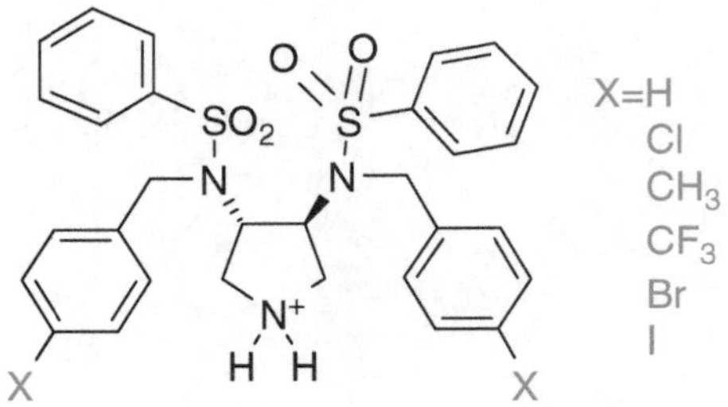

4.5

X=H
Cl
CH$_3$
CF$_3$
Br
I

图4.11 HIV蛋白酶抑制剂4.5的先导化合物结构优化。在芳环 N–苄基环上引入疏水基团,分子体积变大,晶体学研究确定其结合模式没有改变。加入的基团能提高结合力,且与其大小有线性关系,约为−65 J/(mol·Å^2)。

_____

① 译者注:原文为Gly219。

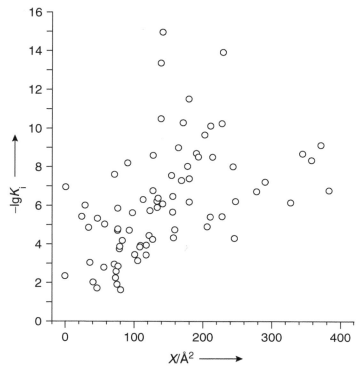

图 4.12　与图 4.10 类似,对 80 个有晶体结构的蛋白质–配体复合物与被包埋的疏水表面积作图,结果显示二者的关系同样不能用简单的函数关系来描述。

4.10　结合和移动性:熵焓补偿

根据方程 4.3,焓和熵之间有着密切的物理关系,二者加和即为结合自由能。考虑到蛋白质–配体复合物的形成,毫摩尔级别弱复合物和纳摩尔级别强复合物的结合自由能 ΔG 在 $35 \sim 55$ kJ/mol,先导化合物结构优化(第 8 章 "先导化合物的结构优化")的活性变化范围通常更小。结合常数提高 $5 \sim 6$ 个数量级,对应的结合能增强 $25 \sim 30$ kJ/mol。改变先导结构的官能团时,焓 ΔH 变化通常很大,如果在此过程中 ΔG 的变化很小,从纯数学角度来看焓变 ΔH 一定是被与之相反的熵变 $-T\Delta S$ 补偿了,只有这样,两个变动很大的项才能保持 ΔG 较小的变化。这里就出现一个重要的问题:在结构优化过程中,有没有一种关系使得相对的焓和熵相互补偿? 如何能同时优化这两个量,使二者不会相互抵消,自由能 ΔG 能得到改进?

要优化熵可增加配体结合过程中被包埋的疏水表面积,原因是增大配体能在结合过程中替换更多的水分子。设计一个刚性配体,使其有正确和固定的构象,通常可提高熵对结合力的贡献(24.6 节)。要增加配体的焓结合能,最主要是引入更多极性相互作用,然而付出的代价是极性基团首先要从其水合层中释放出来,即去溶剂化,该过程需要消耗能量。如图4.13所示，在凝血酶抑制剂4.6的苯环对位引入脒基，得到化合物4.7，结合力显著提高，同时熵变明显增强。苯脒基与凝血酶的一个天冬氨酸残基形成盐桥，空间上被固定，对熵不利。抑制剂4.6缺少极性基团，其结合构象类似，但不能形成盐桥，晶体结构显示结合口袋中抑制剂的残余移动性增强，从熵的角度来看对自由能是有利的。

　　化合物4.8和4.9也是凝血酶抑制剂，不同之处只是基本骨架上位于蛋白质疏水口袋中的环烃基大小不同，两个抑制剂对凝血酶具有几乎相同的结合力，然而结合自由能中焓和熵的分配情况完全不同。环戊烷与六元环类似物相比，焓更有利而熵更不利。这个出乎意料的结果原因是什么？两个类似物与凝血酶的晶体结构显示，二者在环烃基团附近有重要不同，五元环的电子密度很容易看清楚（13.5节），而六元环处应该出现的电子密

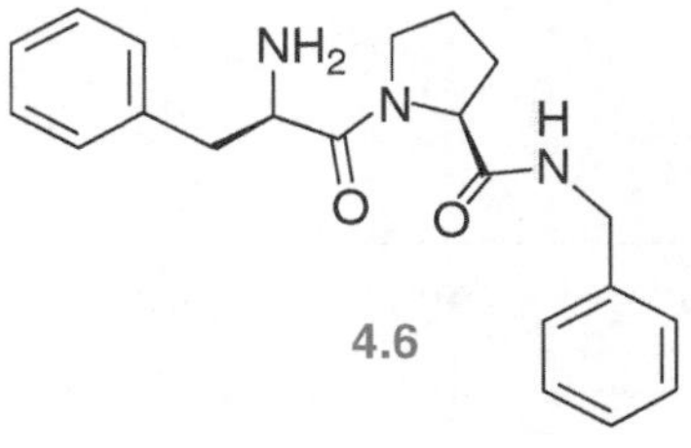

	4.6	4.7
ΔG:	−31.7 kJ/mol	−46.7 kJ/mol
ΔH:	−13.6 kJ/mol	−40.6 kJ/mol
$-T\Delta S$:	−18.1 kJ/mol	−6.1 kJ/mol

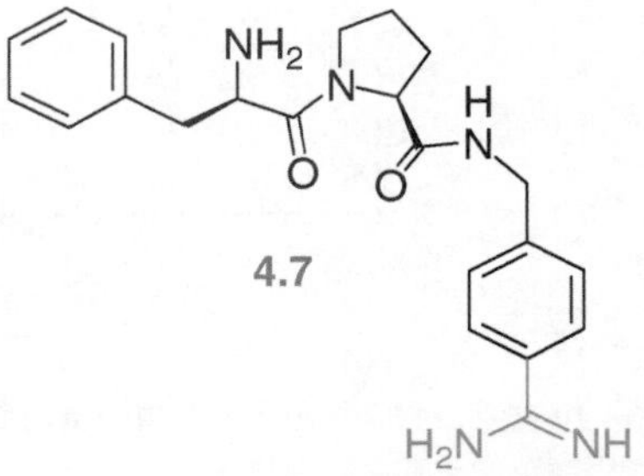

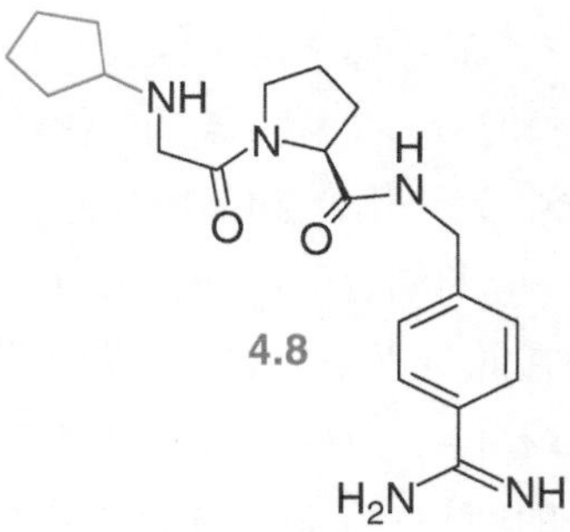	4.8	4.9
ΔG:	−35.4 kJ/mol	−36.2 kJ/mol
ΔH:	−16.9 kJ/mol	−10.5 kJ/mol
$-T\Delta S$:	−18.5 kJ/mol	−25.7 kJ/mol

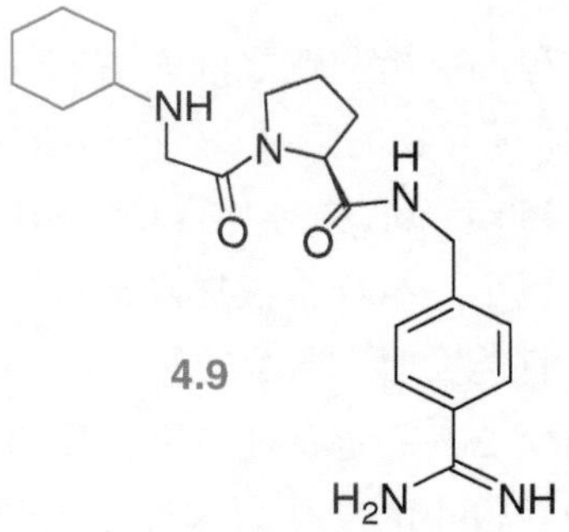

图4.13　化合物4.7中用对脒基苯替换苯环使凝血酶抑制剂的结合力得到显著提高。结合主要来自焓的贡献，脒基与Asp189形成了盐桥（23.3节）。类似的配体4.8和4.9与凝血酶结合都很强，但结合力中焓和熵贡献的情况完全不同。化合物4.9在结合口袋中与配体4.8比，明显有更高的残余移动性，尽管与蛋白质接触不好对焓不利，但对熵却是有利的。

度几乎看不到。X射线晶体结构观测显示,蛋白质-配体复合物中这一特定区域存在很高的无序度,在这里六元环有多种构象分布,这种无序度本质上可能是静态的。另外一种可能性是相比五元环,六元环化合物在与蛋白质结合状态中有更大的残余移动性,分子动力学模拟(15.7节)验证了这一差别。在五元环化合物中,环戊烷基团保持在疏水口袋里面,不时有跳转现象,这两种构象中饱和环沿着虚拟平面向上或向下交换,但几乎不改变口袋里的位置,此外,化合物4.8与Gly216并不形成氢键。六元环化合物4.9则完全不同,环己烷在模拟过程中移出疏水口袋,一段时间以后又返回,同时与Gly216形成氢键,因此化合物4.9保持了很大的残余移动性。

化合物4.8和4.9动态行为差异解释了二者不同的热动力学性质。由于环戊烷被固定在结合口袋中,熵的贡献较差,而稳定的构象对焓有利,与蛋白质有好的接触而且稳定,增加了对相互作用能的贡献。六元环类似物则不一样,它在结合口袋中较为松散,也就是说在复合物形成过程中自由度损失较少,对熵有利,然而对焓却是不利的,因为六元环有时离开结合口袋,与蛋白质形成的相互作用强度也随之降低。

从这个例子中我们可以学到什么?即使配体有类似的结构,其结合行为也可能完全不同。比如,结合口袋中的残余移动性可能对热动力学结合贡献有决定性影响,焓和熵的相互补偿可导致自由能保持不变。这种结合口袋中残余移动性与受体配体间的特征相互作用互相制约,共同影响着对先导化合物结构优化。药物化学家在替换某些特定官能团时,喜欢考虑替换这些基团导致的结合力变化,然后统计分析出该基团的贡献,并以经验规则的方式应用于结构优化之中。经验规则在实施时通常是以加和性原则来考虑的,一个特定基团和另一个需要优化的分子组合起来能获得多少自由能?对这一类想法我们需要谨慎,结合过程中很小的差别都可能导致这些简单规则失效。

凝血酶抑制剂4.10和4.11的结构优化就是一个典型的例子(图4.14),在此考虑两个变化,首先是分子骨架末端的疏水取代基从正丙基变为乙基,分子的疏水表面积大幅增加,其次,在疏水基团旁引入氨基酸能与Gly216形成氢键,从4.10到4.11亲和力提高$\Delta\Delta G = -18.6$ kJ/mol。也可相继引入中间体4.12和4.13做同样的修饰,若疏水基团按照从4.10到4.12来增大,亲和力提高较小,若进一步优化4.12,亲和力显著提高。氨基真的能提高这么多亲和力吗?同样可以采用相反的方法,从4.10到4.13引入氨基,这个变化使自由能$\Delta\Delta G$只提高-9.6 kJ/mol,最后从4.13到4.11增加疏水表面积又获得了-9.0 kJ/mol的亲和力。

在这个例子中简单的加和规则失效。正如五元、六元环类似物4.8和4.9中,残余移动性的平衡、结合口袋的部分溶剂化、形成的特征相互作用强度都对提高亲和力有决定性影响,焓和熵对结合贡献的部分相互补偿正是这种复杂情形的原因。

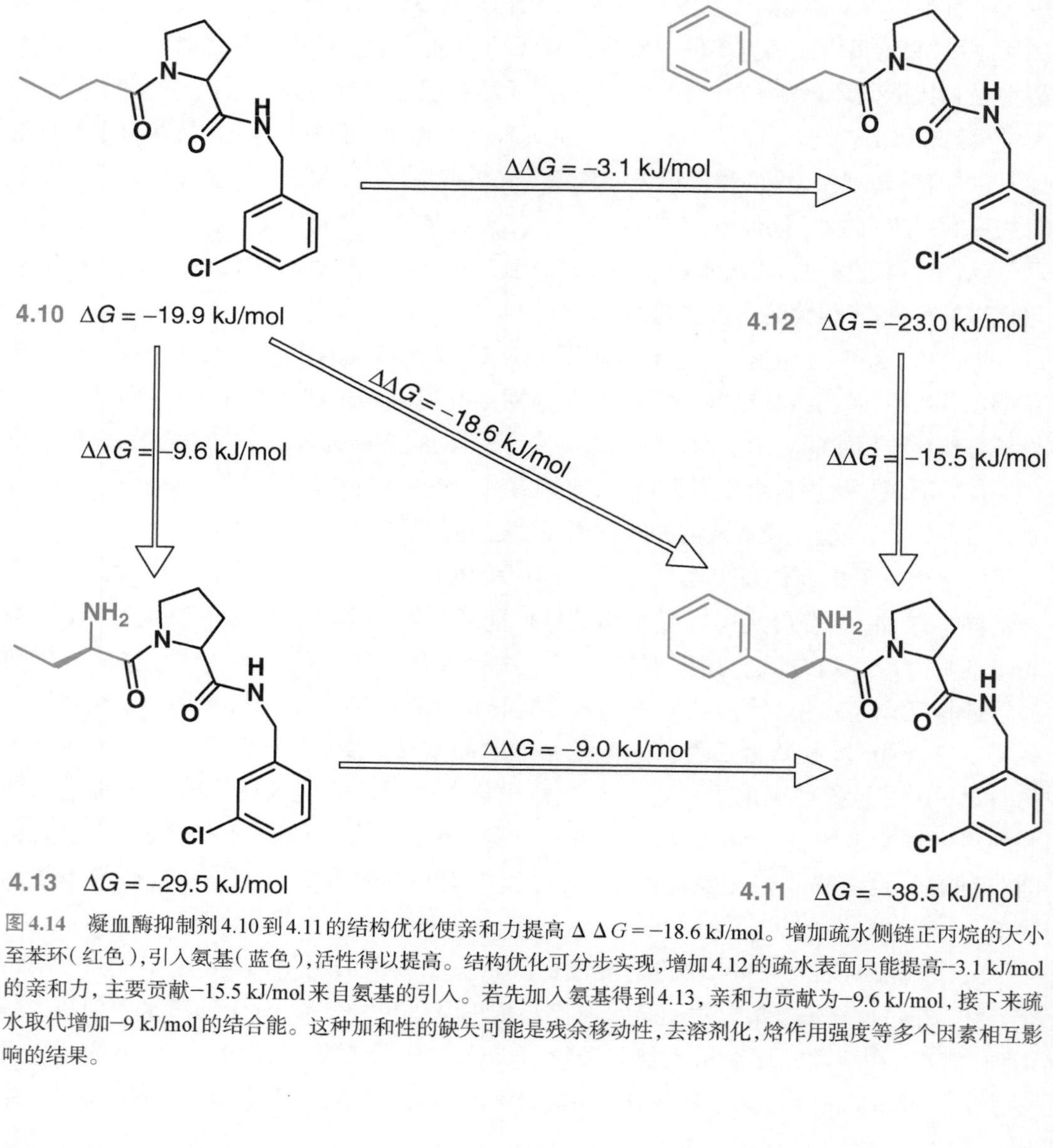

图 4.14　凝血酶抑制剂 4.10 到 4.11 的结构优化使亲和力提高 Δ Δ G = −18.6 kJ/mol。增加疏水侧链正丙烷的大小至苯环（红色），引入氨基（蓝色），活性得以提高。结构优化可分步实现，增加 4.12 的疏水表面只能提高−3.1 kJ/mol 的亲和力，主要贡献−15.5 kJ/mol 来自氨基的引入。若先加入氨基得到 4.13，亲和力贡献为−9.6 kJ/mol，接下来疏水取代增加−9 kJ/mol 的结合能。这种加和性的缺失可能是残余移动性，去溶剂化，熔作用强度等多个因素相互影响的结果。

4.11　对药物设计的启示

　　本章不是要让人留下蛋白质–配体相互作用强度不可定量预测的印象。虽然蛋白质–配体作用的特征很复杂，但还是有一些简单规则可以应用。

- 很多强蛋白质–配体相互作用都存在很强的亲脂性接触。蛋白质–配体间亲脂接触面积增大能提高结合力，也就是说在设计和优化新配体结构时，第一步就应该寻找未被占据的疏水口袋。当然，这种方法不能用太多，因为分子的亲脂性太强会降低水溶性。

- 额外的氢键不能保证增强结合力。只有当蛋白质-配体复合物中氢键基团的作用比在水相中更强，才能对结合力有好的贡献。同时，未与蛋白质形成氢键且被包埋的极性原子几乎都会降低结合力。在进行配体设计时，若蛋白质-配体复合物中的极性原子不能被水触及，就必须找到与之形成作用的蛋白质残基。
- 蛋白质结合时每一个配体都会替换水分子。有些蛋白质的结合口袋不能最大限度地被水溶剂化，而有配体可在这个位置与蛋白质形成比水相更多的氢键，这种配体的结合力可能很高。
- 刚性配体可能比柔性配体结合更好，因为对刚性配体而言，结合过程中损失的内部自由度较少。
- 水可以形成很强的氢键，但通常带有硫醇、酸、异羟肟酸等基团的配体与过渡金属作用更强。因此与金属离子的直接相互作用对很多含有过渡金属的蛋白质来说非常重要（第25章"金属蛋白水解酶抑制剂"）。一般来说，所有完全不能被水替换的，或很少被水替换的蛋白质-配体相互作用，对结合力贡献很大。

结合力 ΔG 是药物设计中实际优化的性质，其焓和熵的相对贡献对配体的结合特征非常重要。要想提高结合力，可增加焓或熵的贡献，也可同时提高二者的贡献，在此需要关注蛋白质-配体作用中的各种参数（8.8节）。问题在于区分焓驱动还是熵驱动的结合是否能给一个药物带来很大的好处？真正突破性的策略有活性物质结合能不能容忍快速产生的耐药突变（24.5节、31.4节、32.5节），是否对靶标蛋白质具有高度的选择性，或甚至是能否结合一个蛋白质家族中的多个成员（25.6节、26.4节、27.4节）等方面。

4.12　概要

- Emil Fisher提出"锁钥原理"描述小分子底物与大分子受体之间的相互作用。50年后，Koshland把这个思想扩展到诱导契合假说，允许结合双方发生构象变化，相互适应得到最优的相互作用。
- 细胞被磷脂双层膜包围，极性头基团处于外部表面，疏水烷基链处于内部。膜是极性物质的屏障，但足够亲脂的化合物能穿透甚至通过细胞膜。
- 蛋白质-配体相互作用的强度由结合常数衡量，根据复合物形成的质量作用定律，可将蛋白质-配体复合物的稳定性量化为解离常数。
- 结合常数与吉布斯结合自由能成对数关系。自由能由焓和熵的贡献组成，焓部分包括关于结合双方相互作用能的所有项，熵部分则考虑体系的有序度及能量在体系自由度中是如何分布的。
- 蛋白质-配体复合物通常通过非键相互作用形成，主要是氢键。氢键强度与相互作用的官能团中电荷分布关系紧密，基团是否带电与质子化状态有关，由蛋白质-配体相互作用中相关可滴定基团的 pK_a 值决定。

- 根据结合口袋中的局部环境不同,可滴定基团的 pK_a 值能发生明显变化,能把正常的氢键转换成一个作用强得多的电荷辅助氢键。

- 结合双方的非极性官能团相互靠近可形成疏水相互作用。作为直接相互作用,它们的结合力很弱,然而能通过释放水分子对结合力产生很大贡献,如释放结合口袋亲脂环境中或配体亲脂表面附近的水分子。

- 蛋白质–配体相互作用的强度受水环境影响很大。蛋白质结合口袋和配体在形成复合物前被水包围,蛋白质和配体的官能团能与水分子形成氢键。复合物形成前后氢键总数目的平衡对结合力有重要影响,只有当复合物中新形成的氢键数目增多或强于与水相形成的氢键,总的亲和力才会增强。

- 从疏水表面释放水分子能通过焓和熵增强亲和力,释放被固定的水分子能增加自由度,大幅提高熵。将高度无序的水分子替换到水相环境也能得到焓的贡献。

- 熵对结合的贡献来自蛋白质–配体–水体系中自由度的增加,近似与复合物形成过程中被包埋的疏水面积相关。

- 在蛋白质–配体复合物中观测到的自由能变化在 $30\sim55$ kJ/mol 的窗口,而焓(ΔH)和熵($-T\Delta S$)的变化都可能很大,原因是有广泛存在的熵焓互补效应。强的相互作用可以增加焓的贡献,增加自由度,释放水分子,或增强残余移动性能增加熵的贡献,但通常对焓不利。

- 焓和熵在构象动态行为与相互作用过程中互相依赖,使官能团贡献的简单加和性规则失效,然而官能团之间的协同效应依然存在。

翻　　译：龚　珍
译稿审校：孙宪强

参考文献见二维码。

第 5 章
旋光性（手性）和生物效应

药物分子的三维空间构型对于其生物活性有着决定性的作用，而这个构型是通过原子与原子间的化学键构成的。通常认为具有旋光性的物质都拥有手性中心，并以两个不同的结构存在。当两个异构体互为镜像关系且不能完全重合时，我们称为具有手性。在不破坏或重构化学键的前提下，想要将其中一个异构体转变为另一个是不可能的。由于分子在非手性环境性中的反应完全一样，因此手性对于研究人员显得并不重要。然而当分子被引入到一个不对称的环境中，如目标蛋白质的结合口袋，那手性的重要性是不言而喻的。在本章中将主要介绍手性在药物设计及疾病治疗领域中的应用。

在19世纪初，Jean Baptiste Biot发现，有一些石英晶体能够使偏振光向右旋转，而另一些则能使偏振光向左旋转。从宏观上来看，左旋和右旋的石英晶体具有的对映异构性质是产生旋光性的主要原因。在之后的研究中Biot发现，除了矿物质晶体，有机化合物也能使偏振光往特定的方向偏转，如松节油和糖水溶液。

5.1 Louis Pasteur晶体分离实验

Louis Pasteur认为晶型和旋光性之间存在着显而易见的关联，然而有些文献却对这一结论抱有怀疑。1848年，年仅26岁的Pasteur进行了一项具有重大意义的实验。通过仔细观察非光学活性的酒石酸铵钠盐，他发现这些晶体具有不同的晶型——旋光性一半向左，一半向右，并且这两种晶体可以通过手工予以分离。通过检测对映体5.1和5.2（图5.1）晶体的溶液，Pasteur发现两种溶液展现出完全相反的旋光性。该实验完全证实了他的猜想，但要在科学院公开发表该成果，他还需在法兰西学院的Biot面前重复该实验。

Pasteur是幸运的！由于在超过临界温度——28℃的条件下，酒石酸铵钠盐的晶体会以对映体1∶1（消旋体）的形式析出，同时酒石酸铵钠溶液在室温下蒸发缓慢，所以他的实验获得了成功（5.4节）。

若干年后，Pasteur观察到了另一个很重要的现象：由于真菌对一种酒石酸对映体的代谢速率显著高于另一种对映体，导致被真菌污染的消旋酒石酸溶液产生了旋光性。基

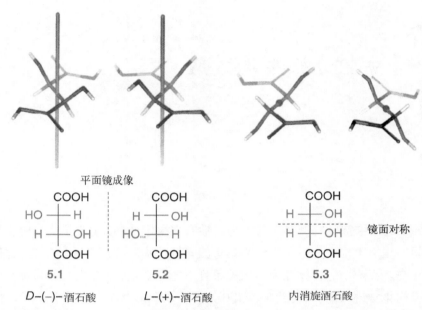

平面镜成像

COOH		COOH		COOH	
HO —— H		H —— OH		H —— OH	
H —— OH		HO —— H		H —— OH	镜面对称
COOH		COOH		COOH	

5.1 **5.2** **5.3**

D–(–)–酒石酸 *L*–(+)–酒石酸 内消旋酒石酸

图 5.1　酒石酸的光学异构。*D*–(–)–酒石酸 5.1（熔点 168～170℃，$[\alpha]_D^{20} = -12°$）和 *L*–(+)–酒石酸 5.2（熔点 168～170℃，$[\alpha]_D^{20} = +12°$）不论在平面或三维空间中均不能通过折叠重合。它们只能基于双向旋转的轴（橙色轴）为中心折叠。每一个镜面异构体都能将偏振光往完全相反的方向折射。相比之下，内消旋的酒石酸 5.3（熔点 140℃）有一个对称中心（碳—碳键中间的紫色中心）。由于内消旋的酒石酸各个立体中心的互偿效应，导致其溶液并无旋光性。外消旋的酒石酸（熔点 206℃）由酒石酸异构体 5.1 和 5.2 以 1∶1 的比例组成，我们将这种并不具有光学活性的混合物称为消旋体（Lat. *racemes*，the grape——人们在葡萄和葡萄酒中被发现了酒石酸）。

于该发现，Pasteur 开发出两种将消旋化合物拆分为对映异构体的方法——手工分离和酶动力学拆分。其中，手工分离局限性较大，成功案例寥寥，而酶参与的动力学拆分则具有非常广阔的应用空间（5.4 节）。

5.2　基于结构的旋光性

通过 Jacobus Henricus van't Hoff 和 Joseph-Achille Le Bel 在 1874 年分别独立提出的碳四面体理论可以合理解释旋光异构现象。当碳原子带有 4 个完全不同的取代基时，便会形成不对称中心，有时也称作为立体中心。

除了碳原子以外，氮原子（以铵盐形态存在时）、带有 4 个不同取代基的硅原子、磷酸或磷酸酯中的磷原子甚至亚砜中的硫原子（硫原子上带有两个不同取代基、一个氧原子及一对孤对电子）都具有不对称性。这些化合物拥有一对镜像异构体，每一个异构体能将偏振光以相同角度折射到相反方向的性质，我们称之为对映异构体（早期研究命名为：相对极）。除了旋光度之外，对映异构体在非手性环境中的化学和物理化学性质完全相同。

带有两个手性中心的化合物其自身具有镜像对称性，所以宏观上并没有表现出旋光性。例如内消旋酒石酸5.3（图5.1），它具有反镜面对称性，表现为一对手性构象异构体所形成的消旋化合物。由于异构体都以能量上最有利的形式存在，所以这种反镜面对称性形成了每一个异构体内在的消旋化。内消旋的酒石酸左边部分可以通过分子中央碳—碳键的反射点翻转到右边。在其他构型的不对称分子中也能够发现旋光性。其中一种情况是基于那些带有不同取代基的规则或不规则四面体骨架，而不仅仅是单个碳原子；另一种情况是当化合物中带有的两个基团，这两个基团围绕一根轴因为旋转受阻而产生了不对称中心。基于这些原因而产生的旋光性，称为旋转异构（图5.2）。

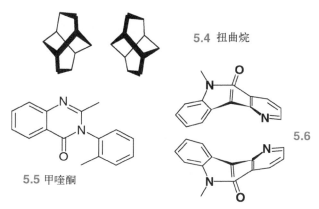

5.4 扭曲烷

5.5 甲喹酮

5.6

图5.2 即使没有立体中心，化合物分子因为其特殊的空间结构也可以形成镜像对称，如扭曲烷5.4。在用作镇静剂的甲喹酮5.5中，因为发生旋转受阻，该化合物的对映异构体也是能够分离的（旋转对映异构体）。在非平面的闭环体系，如二苯并环庚二烯衍生物5.6，其对映体的分离度取决于化合物翻转时的位阻。

实验室通常使用旋光值——（＋）或（－）来表征对映异构体（先前采用d或l）。基于Fischer规则，当以D-和L-型的甘油醛作为参照（5.7和5.8，图5.3），可以将化合物手性中心的空间构型用D或者L来表示（拉丁语意为：右旋和左旋）。大部分的糖类化合物的构型都可以追溯到D-甘油醛5.7，如D-葡萄糖5.9。对于组成蛋白质的天然氨基酸的构型，则可以追溯到L-甘油醛5.8，如L-丙氨酸5.10。正因为Fischer规则对大量天然产物的立体构型能做出准确的表述，至今仍沿用D/L命名法来定义糖类化合物和氨基酸的构型，比如酒石酸拥有D-型和L-型两种异构体。

Cahn-Ingold-Prelog规则可以用于清晰地定义手性中心（图5.4）。根据这一规则，在手性中心位置固定后，将原子序数最低的取代基置于平面内（如氢原子或孤对电子）。为了建立一个更直观的模型，我们将最小的取代基视作方向盘的转向柱，其他取代基置于方向盘所处的平面上。如果这些取代基以顺时针降序排列，那么该手性中性被定义为R构型；反之，该手性碳的构型定义为S（源自拉丁语：*rectus* 和 *sinister*）。该命名法的唯一缺点在于随着原子序数、价态和氧化态的变化，其手性中心的定义也会发生改变。例如，L-氨基酸同系物——丝氨酸和半胱氨酸，它们的立体构象一致，却仅仅因为一个氧原子被一个硫原子所取代，在命名时使用（S）-丝氨酸和（R）-半胱氨酸。

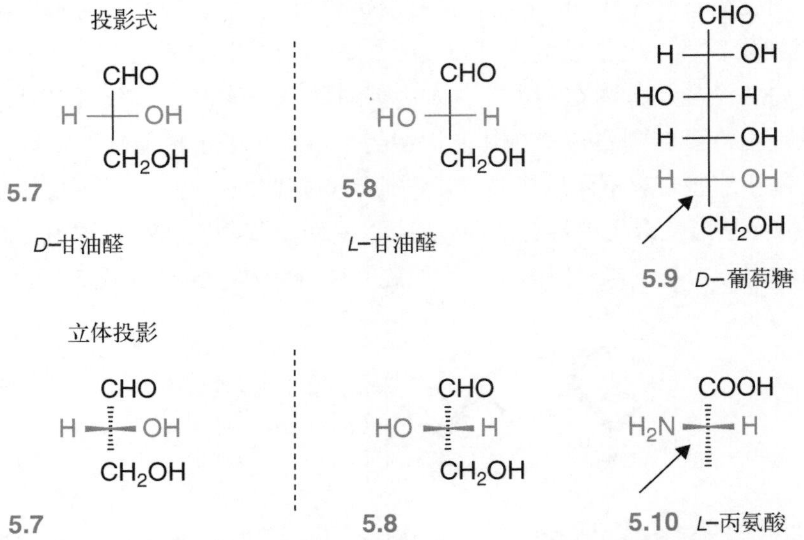

投影式

5.7

D–甘油醛

5.8

L–甘油醛

5.9 *D*–葡萄糖

立体投影

5.7

5.8

5.10 *L*–丙氨酸

图5.3　旋光值和Fischer规则通常被用来描述化合物的旋光性。在Fischer投影式中，以*D*–型或*L*–型的甘油醛作为参照（分子5.7和分子5.8），最长的碳链被安置在与在平面上手性碳原子（红色）垂直的位置，高度氧化的碳原子（醛基）被置于顶端（如*D*–葡萄糖5.9）。对于糖类化合物（如*D*–葡萄糖5.9）和氨基酸（如*L*–丙氨酸5.10），箭头处所指的碳原子决定了化合物是*D*–型还是*L*–型。

Cahn–Ingold–Prelog规则

- 原子序数较高的原子排在原子序数较低的原子之前（例如：Br > Cl > F > O > N > C > H）。
- 始终将孤对电子的原子序数定为最低。
- 拥有较高相对原子质量的原子优先于相对原子质量较低的原子（如D > H）。
- 如果有相同的原子（如C原子）连接在同一个手性中心上，则按同样规则对所接侧链进行比较。

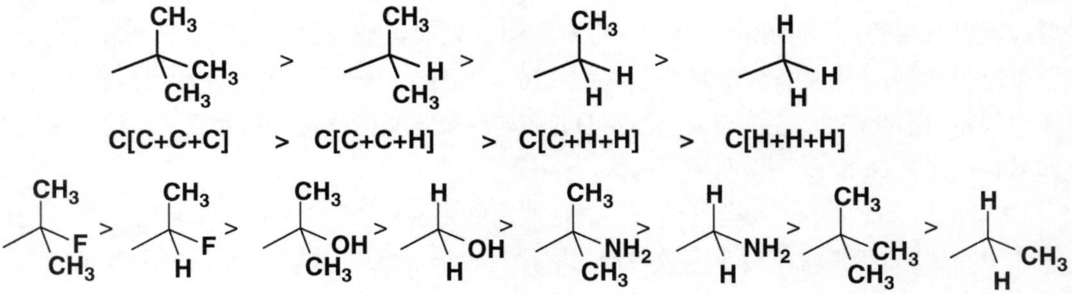

C[C+C+C] > C[C+C+H] > C[C+H+H] > C[H+H+H]

- 将多重键认为是多个单键的结合，如醛基。

  CHO = C(O + O + H) > CH₂OH = (O + H + H)。
- 如果带有手性取代基，则优先次序为：*R*型 > *S*型；*R*,*R*型 > *R*,*S*型；*S*,*S*型 > *S*,*R*型。
- 对于不同类型取代的烯烃，*Z*式优先于*E*式。

  （烯烃双键构型：*Z*式 = zusammen = 在一侧的；*E*式 = entgegen = 分在两侧的）

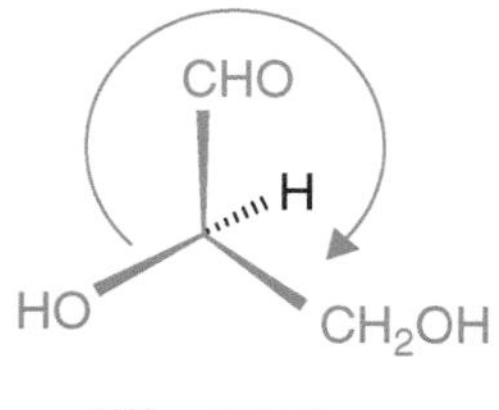

(R)-甘油醛　　　　　　　　　(S)-甘油醛
5.7　　　　　　　　　　　　　**5.8**

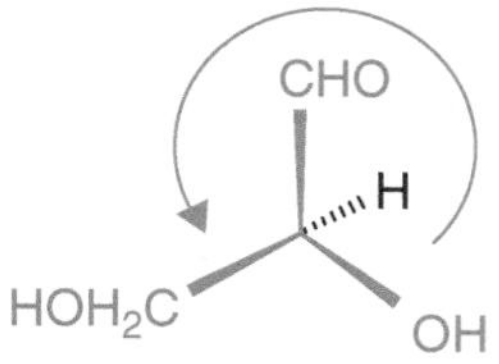

图5.4　*R/S*命名法是由R. S. Cahn、C. K. Ingold和V. Prelog明确提出的。该规则对四面体上立体中心上所带有的4个不同取代基建立了优先次序。优先级最低的取代基被置于平面以内，剩下的取代基按官能团原子序数顺次降序编排。

含有一个手性中心的分子存在一对对映异构体，在这基础上每增加一个独立的立体中心将会增加两个对映异构体。拥有 n 个手性中心的化合物，其拥有 2^{n-1} 个消旋体化合物，因消旋体是由一对镜面异构的对映体组成，所以这个化合物存在 2^n 个旋光异构体。对于非对映异构体来说，由于存在多个不同的立体中心，所以无法通过旋转生成互为镜像的立体异构体。非对映异构体拥有不同的物理化学性质和化学性质。所有非对映异构体的外消旋体都是以对映异构体1∶1的形式成对存在，而其中每一对对映体的含量比例并不固定。例如，拉贝洛尔5.11对α-、β₁-和β₂-肾上腺素受体具有拮抗作用（29.3节），其非对映异构体拥有一对外消旋体，即两对对映异构体（图5.5）。由于生物大分子拥有手性结构，所以每一个拉贝洛尔对映体所展现出的生物性质都大相径庭（5.5节和5.7节）。

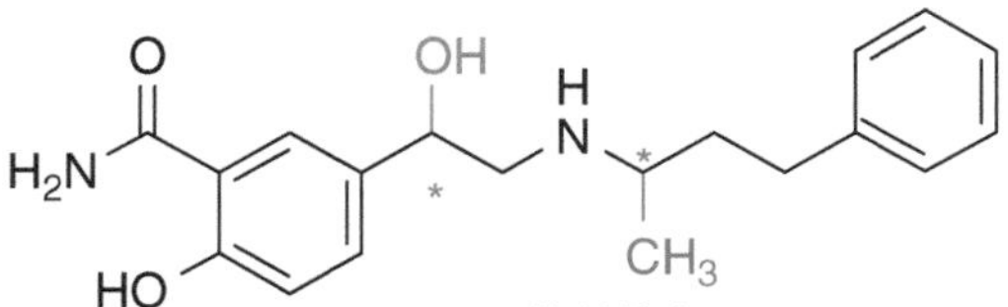

5.11 拉贝洛尔

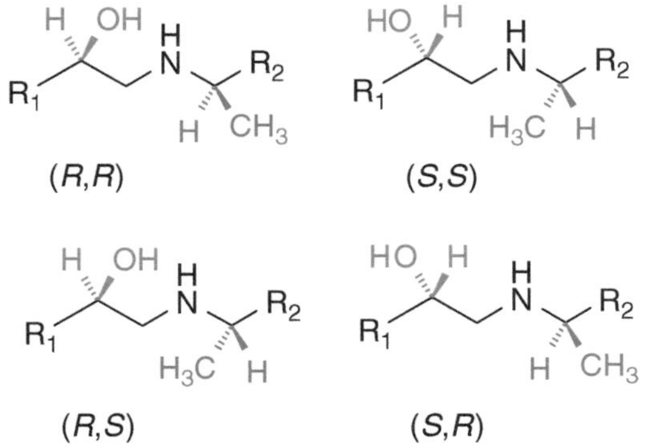

(R,R)　　　　　　　　　　(S,S)

(R,S)　　　　　　　　　　(S,R)

图5.5　拉贝洛尔5.11带有两个手性中心，其4个异构体对同一个肾上腺素受体展现出完全不同的生物活性。在针对α₁受体的拮抗活性上，*S,R* ≫ *S,S* ≈ *R,R* > *R,S*；在针对β₁受体的拮抗活性上，*R,R* ≫ *R,S* > *S,S* ≈ *S,R*；在针对β₂受体的拮抗活性上，*R,R* ≫ *R,S* ≫ *S,S* ≈ *S,R*。

5.3 对映体的分离、化学合成及生物合成

消旋的酸类化合物或者碱类化合物可以通过与其他光学纯的碱或者酸形成具有不同溶解度的非对映异构体盐来分离得到。正是由于非对映异构体具有不同的物理化学性质，消旋的酸、胺和醇类化合物可以通过化学反应生成性质不同的非对映异构体，将形成的非对映异构体分离后再通过进一步游离可以得到想要的光学活性化合物。

当使用非旋光活性的起始原料或者辅基开展合成工作时，所得到的产物将会是以对映体比例50∶50存在的一对外消旋化合物；而当合成子来自"手性池"，那么就可以合成旋光活性的化合物。这些易得易取的"手性池"来源可以是具有旋光活性的天然产物，以及它们具有旋光活性的衍生物、降解产物。通过手性催化剂来合成旋光活性化合物是另一种非常有效的手段，但为了获得较高的产率和对映体纯度（用ee值衡量，ee=对映体过量），往往需要开展大量的条件优化工作。通过手性色谱分离外消旋体来得到光学纯化合物这个方法则更为适合用于半合成和分析研究。

酶催化等生物技术在过去几年中得到了长足的发展。研究人员们发现，当蛋白酶、酯酶、脂肪酶或乙内酰脲酶等参与反应时，它们表现出显著的选择性——在一对外消旋体中只有其中一个对映体能够转化为最终产物，因此通过仔细筛选反应介质及其他反应条件，就能大大提高酶催化反应的选择性和产率。

麻黄碱是一种常用的植物提取物，用于鼻炎、支气管炎和哮喘等症状的辅助治疗。数十年来用于生产光学纯麻黄碱的生物合成法就是酶催化在工业化手性合成中一个很好的应用案例。工业上通过苯甲醛、糖和酵母的作用，可以得到中间体5.12（图5.6），进一步转化得到与天然产物手性中心构型完全一致的（$1R,2S$）-（-）-麻黄碱5.13。C_1手性中心异构的（$1S,2S$）-（+）-伪麻黄碱5.14是麻黄碱的非对映异构体，其旋光度、熔点和生物特性则与麻黄碱完全不同。

通过生物技术合成手性药物及其中间体的重要性与日俱增。不论起始原料是非手性的、外消旋的，还是光学纯的，借助于不同的微生物反应都能得到光学纯的产品。例如，通过生物技术能够大量生产医学和经济上都十分重要的抗生素，诸如青霉素类和头孢菌素类药物（2.4节和23.7节）。

5.4 通过脂酶拆分外消旋体

脂酶属于水解酶家族（第23章"酰基酶中间体参与的水解酶抑制剂"），由于其骨架所具有的不对称性，两个对映体与酶蛋白空腔结合的能力、在空腔中心的反应速率会呈现差异，所以脂酶非常适合用于分离外消旋体。又因为脂酶的骨架结构及亲脂性，它在有机

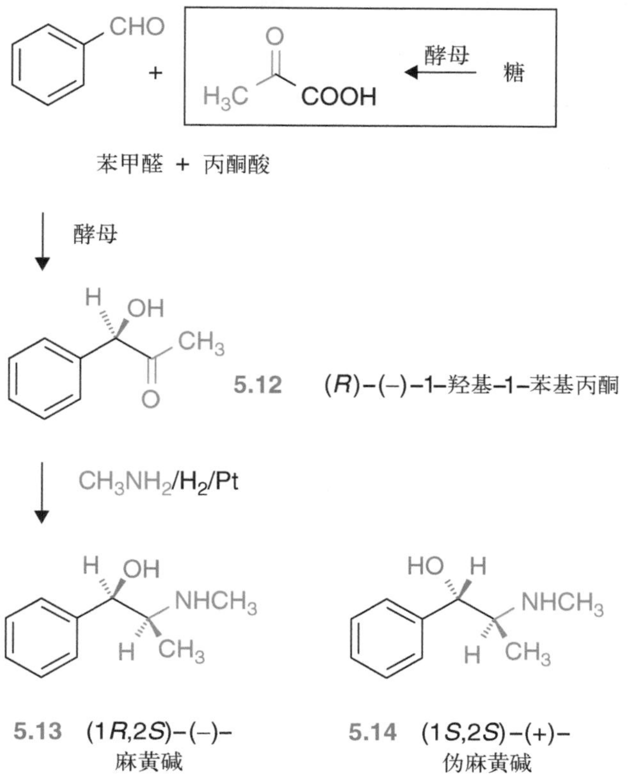

图5.6 麻黄碱的生物催化生产是通过面包酵母*Saccharomyces cerevisiae*发酵糖，从而得到丙酮酸。丙酮酸与苯甲醛缩合后脱羧得到（*R*）−（−）−1−羟基−1−苯基丙酮5.12。进一步转化得到光学纯（1*R*, 2*S*）−（−）−麻黄碱5.13。（1*S*, 2*S*）−（+）−伪麻黄碱5.14是麻黄碱的非对映异构体，它有一个手性中心与麻黄碱的构型完全不同。

溶剂中也能保持活性，所以其通常被用于动力学拆分。在水解反应过程中，处于脂酶催化中心的亲核性丝氨酸，能够与酰胺或酯类化合物形成酰基−酶复合物。随后，通过丝氨酸上的羟基，蛋白质自身能够转变成一个所谓的"酰基"模式（23.2节），这个复合物能够与另一分子亲核试剂发生反应，比如说，胺类化合物。胺类化合物进攻酶上的酯基，随后丝氨酸上的氧原子键断裂形成新的酰胺键。正因为左旋或右旋的胺与复合物发生反应的优先性不同，所以脂酶能够用来拆分外消旋化合物。

通过考察（*R*）−苯乙胺5.15和（*S*）−苯乙胺5.16与南极假丝酵母脂酶的反应，研究人员发现了酶是如何区分胺类化合物对映异构体的原理（图5.7）。动力学参数研究显示，焓更稳定的*R*−型胺与*S*−型胺相比，反应速率更快、能垒更低。虽然*S*−型胺的熵更稳定，但综合两种因素来看，*R*−型的自由能（Δ*G*）更低（图5.7）。如何理解这种区别？研究人员通过在原化合物中的四面体碳原子处引入磷原子（5.17和5.18，图5.8）合成了新的过渡态衍生物。该衍生物比带有碳原子的过渡态稳定性更好。同时研究人员合成了该化合物的对映异构体及其与脂酶的复合物。Marco Bocola尝试培养了这两个复合物的晶体结构并研究其过渡态，发现反应速率更快的*R*−型复合物与蛋白质空腔的结合更

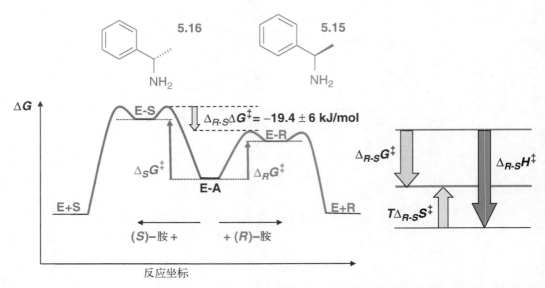

图5.7 （R）-苯乙胺5.15和（S）-苯乙胺5.16与南极假丝酵母脂酶先形成酰基-酶复合物E-A。反应速率较快的R-型的胺5.15（红色）能够形成能量较低的过渡态，并生成游离的酶和R-酰胺（E+R）。S-型的胺5.16能够形成的过渡态E-S（蓝色）能量较高，并生成S-酰胺。数据显示：R-型复合物的 $\Delta G^{\ddagger}$ 值比S-型复合物低 -19.4 kJ/mol，该复合物相对更加稳定。$\Delta G^{\ddagger}$ 值的区别是由熵和焓共同决定的。R-型复合物的焓稳定，熵不稳定。而S-型的复合物焓不稳定，熵稳定。

好，而反应速率较慢的S-型复合物与蛋白质空腔的结合则较为疏松（图5.8）。通过计算机模拟和分子动力学研究都证明了在脂酶催化的反应中，与蛋白质结合更好的R-型复合物的空间构型更有利于反应，而结合能力较弱的S-型复合物较难反应，脂酶催化反应效率更低。另外，R-型复合物被固定在一个类似钳子的狭窄空腔中，与酶形成一个优势的焓接触，而这使得R-型复合物相对S-型复合物就具有了较大的焓优势，但也付出了熵值上的代价。R-型复合物立体中心上的甲基能够嵌入结合口袋中的狭小空腔。由于S-型复合物甲基空间结构与R-型呈镜面异构，导致化合物无法很好地固定在蛋白质空腔中，与催化中心结合较疏松，所以无法与脂酶紧密地结合。对熵值来说这是优势，但对焓值来讲，因为失去了与底物良好的相互作用导致复合物无法与蛋白质空腔很好地结合。最终焓值起到了更关键的作用，所以R-型的胺转化速率更快，由此可以确信，在实际应用中R-型的胺产率更高。如果将脂酶负载在固相载体并灌装在玻璃柱中，那么只要在柱中制备好酰基化合物，随后倒入外消旋的胺类化合物，R-型的胺和S-型的胺溶液就能简单地通过不同的容器收集。只要溶剂得当，相应的酰胺化合物就能通过重结晶直接得到。

　　有趣的是，温度升高和酶结合口袋的增大会导致动力学拆分的选择性降低。通过把催化口袋边缘的色氨酸替换为组氨酸，或者升高温度都会将使结合口袋的空腔变大，导致酯酶与两个底物的结合变得疏松。在这些条件下，原来反应较快的R-型复合物就失去了它的焓优势，R-型和S-型之间熵值的差别也趋于平衡。

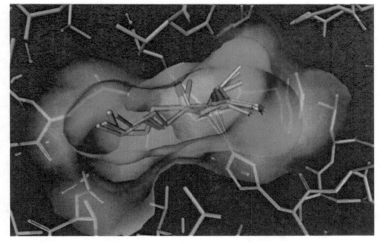

a

5.18

Trp104

His224

b

5.17

Trp104

His224

图5.8　复合物5.18模拟了含磷脂酶与S-型胺（a图）的过渡态结构。晶体结构模拟和计算结果显示，过渡态刚性越弱，越难形成与组氨酸（处于结合口袋的下缘）的氢键（紫色），那么反应越不容易进行。在b图中模拟了反应速率更快的R-型胺5.17的过渡态。晶体结构模拟和计算结果显示，R-型底物与口袋高度结合，它的甲基官能团（正上方）被很好地固定在一个狭窄的空腔中，同时能够与组氨酸形成特有的氢键，所以这种构象更利于形成。因此R-型胺5.17与酯酶反应的速率更快。

这个例子从分子水平上解释了脂酶如何参与完成动力学拆分。研究人员同样也可以通过一系列结构信息和能量参数分析，将脂酶应用到其他化学反应中。因此，具有高度选择性的酶催化反应在新药手性合成砌块中所扮演的角色日益重要。

5.5 对映异构体具有不同的生物效应

动物的面部、手臂、腿、肋骨，或者植物（如兰花）都具有对称性。然而存在有一些特例，譬如蜗牛壳和比目鱼，除非经历特殊的进化历程，一般是很少发现具有对称性。脊椎动物的内脏器官也只有一小部分是以对称形式分布在体内。

在分子水平上生物体内没有相关对称性，体内以具有旋光的和特异性相互作用的生物活性分子为主：酶及其受体由 L-型氨基酸组成，核酸骨架由 D-型核糖及脱氧核糖构成，自然界的糖以 D-型存在，其他重要的维生素、性激素及信使类化合物都是以单一旋光异构体形式存在。有无数案例显示，具有不同旋光活性的配体，会显示出不同程度甚至不同效果的生物学性质。

Everhardus J. Ariëns 认为，具有生物活性的异构体可以分为：活性异构体和无活性异构体，将它们所产生的活性系数定义为异构体活性比，而活性比的对数值定义为异构体活性指数。这个数值必须在化合物纯度极高的情况下才能测定，如果在无活性异构体中存在1%的活性异构体杂质，那么就会在这个无活性异构体环境中激发1%的相对生物活性。

一对对映异构体之间的活性差别越大，异构体活性比值偏离1的程度越高，就如图5.9中列举的一系列化合物5.20～5.22所示。由于理论上一个具有纳摩尔级别活性的化合物会对异构体活性比值产生很大影响，所以当研究人员面对一种异构体活性比可以达到500 000的氯离子转运蛋白抑制剂时，不得不使出浑身解数对活性较差的那个异构体进行提纯。一些自然界存在的多肽类抗生素含有代谢稳定性更好的 D-型氨基酸结构，基于这个原因，D-型氨基酸常被用于合成人工多肽，以便获得一些更长效的多肽衍生物。具有完全反转结构的人工多肽则是一个特例。相比于天然多肽，构型完全反转的人工多肽的肽链或者其中一部分肽链上氨基酸的氨基、羧基的位置被颠倒，为了保持其相对构型，需要使用 D-型氨基酸及其衍生物替代 L-型氨基酸。研究人员通过这种方式使得这些具有完全反转结构的人工多肽得以骗过体内的酶及受体，并能像天然多肽那样与体内靶点发生结合。对于赛奥芬5.23及其反转后的衍生物5.24来说，这个策略适用于中性肽链内切酶（NEP）24.11与嗜热菌蛋白酶（图5.10），但不适用于血管紧张素转化酶（ACE）。一般情况下，人工合成的反转多肽的稳定性要优于天然多肽。

对映异构体不仅在生物活性的程度上有所区别，在生物活性的性质上也具有显著差异。有时这种差异表现为研究人员所不希望见到的副作用，例如手性药物苯巴比妥

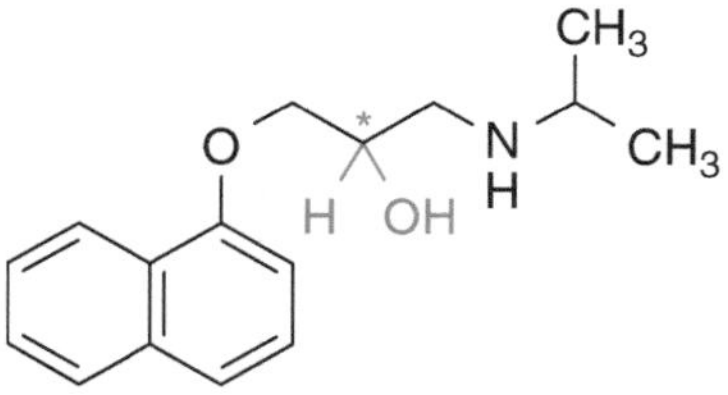

5.19 普萘洛尔

	异构体活性比
β受体拮抗作用	100
膜作用	1

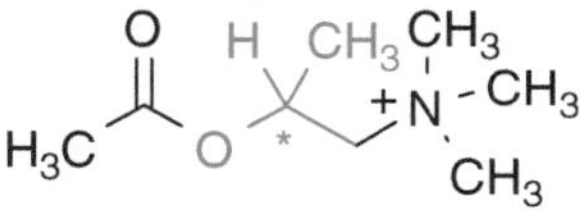

5.20 乙酰甲基胆碱

类胆碱作用	320

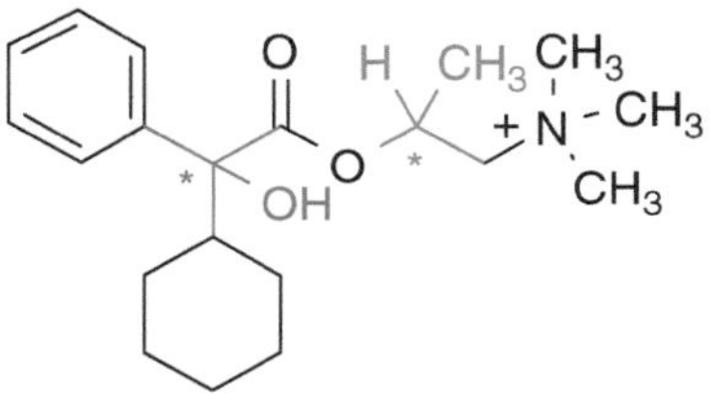

5.21 抗胆碱能化合物

酯基官能团中心	50~100
氨基醇官能团中心	2~4

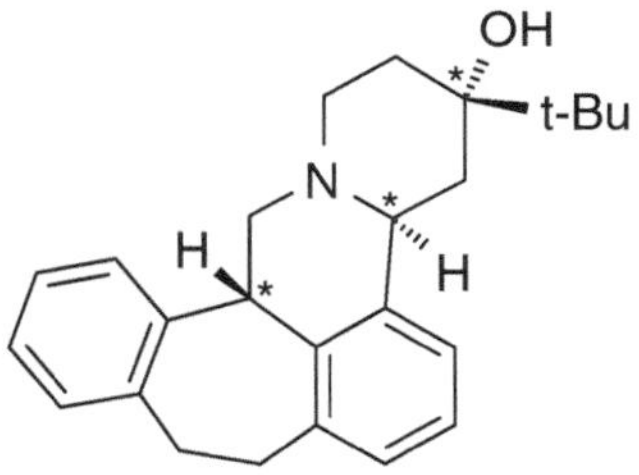

5.22　布他拉莫
(+)-对映体

α₁受体	73
D₂受体	1 250
5-HT₁受体	8
5-HT₂受体	73
毒蕈碱受体	0.5

图5.9　对映异构体具有不同的生物活性。普萘洛尔5.19与拮抗作用的异构体活性比值为100，而与非特异性膜作用的异构体活性比值仅为1。即使化合物的部分结构相同，其异构体活性比也会完全不同。如类胆碱类化合物，乙酰甲基胆碱5.20与抗胆碱能化合物5.21具有完全相同的手性醇区域结构，化合物5.21的不同区域间的异构体活性比是不同的。而从布他拉莫5.22的案例可以发现，同一化合物对不同受体具有不同的异构体活性比。

5.25（图5.11）。过去50年以来因对映异构体所导致最严重的副作用来自沙利度胺5.26（Contergan®），该化合物是一种镇静剂，它的对映异构体导致了大量的胎儿畸形。在20世纪50年代，沙利度胺被宣传是副作用最小的镇静剂。1957年上市后，该化合物作为非处方药进入药店销售，而对于刚怀孕几个月的妇女是否能够服用该药物，并无任何指导意

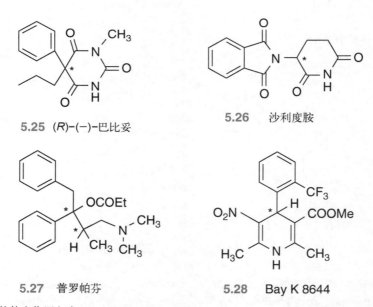

5.23 赛奥芬

酶	K_i 值 (μmol)
NEP 24.11	0.001 9
Thermolysin	1.8
ACE	0.14

5.24 反转-塞奥芬

NEP 24.11	0.002 3
嗜热菌蛋白酶	2.3
ACE	>10

图5.10 含有巯基丙酸结构的赛奥芬 5.23 能够抑制脑啡肽的代谢，其结构与 L-苯丙氨酸衍生物类似。通过完全反转得到的硫醇衍生物 5.24 结构与 D-苯丙氨酸衍生物类似。经晶体结构测定发现，赛奥芬 5.23 与硫醇衍生物 5.24 和锌蛋白酶的结合方式完全相同，而且对中性肽链内切酶 24.11（NEP 24.11，以前被认为是脑啡肽酶）能以同样的方式产生同样程度的抑制效果。而对于另一种锌蛋白酶——血管紧张素转化酶（ACE），两个化合物显示了截然不同的效果。

5.25 (R)-(−)-巴比妥

5.26 沙利度胺

5.27 普罗帕芬

5.28 Bay K 8644

图5.11 对映异构体在作用方式上也会有所不同。如（R）-（−）-巴比妥 5.25 是一种安眠药，而它的（S）-（+）-对映体会导致癫痫。沙利度胺的（S）-（−）-对映体 5.26（Contergan®）只对大鼠和小鼠是致畸的，该化合物导致了胚胎畸形。由于在体外环境下和兔子体内都会导致沙利度胺 5.26 的消旋化，所以即使是给予（R）-（+）-的对映异构体，该化合物对于兔子仍然是致畸的。普罗帕芬 5.27 是一种强力的止痛药，产生这一药效的主要成分——右旋普罗帕芬是其中的（$2S,3R$）-（+）-对映异构体。（$2R,3S$）-（−）-对映异构体则显示了镇咳效果。化合物 Bay K 8644 5.28 的（R）-（+）-对映体是一种较弱的钙离子通道阻滞剂，它的（S）-（−）-对映体是钙离子通道激动剂，能够将钙离子通道稳定在打开状态，所以可被视作是一种钙离子通道激活药物。

见或警示。然而由于严重的致畸作用，该化合物于1961年被撤出市场。如果按照现在的评审标准，致畸作用会被提前发现在很大程度上这个灾难性的后果将会被避免。研究人员发现，即使服用单一对映体，还是无法阻止副作用产生，这是因为该化合物的两种对映异构体均会在体外消旋化（即使在反应管中）。通过进一步动物体内模型实验发现，其中一种对映异构体是安全的，而另一种对动物则有致畸作用。

即便如此，不同的对映异构体因其生物效应的不同仍然能找到一个新的适应证。如人工合成的阿片类化合物的对映异构体普罗帕芬5.27（图5.11），该药物的麻醉和镇痛效果较弱，但却是一种有效的镇咳药物。研究人员发现对映异构体有时也能产生相互间的影响作用，其中的一种甚至能中和另一种的作用。如钙离子通道配体5.28，它的一种对映异构体是激动剂，而另一种是拮抗剂。

据统计，从1983年到2002年所批准上市的药物中有38%是非手性的，39%是光学纯的，其余23%是外消旋体或者非对映异构体混合物。就当时而言，对于生产消旋体药物的接受度普遍高于制备光学纯药物，其原因当然不是因为工厂的设备、技术所限，主要是由于对化合物的立体专一性与副作用了解不足，当然也有对手性药物经济效益上担忧——动力学拆分和/或手性合成在当时的成本是十分高昂的。从图5.12中就能看到近年来光学纯药物的市场占有率呈显著增长趋势。

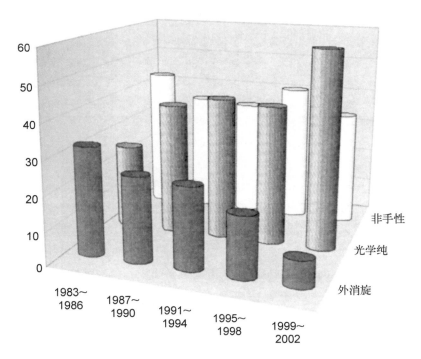

图5.12 1983～2003年批准上市的非手性、光学纯和外消旋、非对映异构体药物比例。在这段时间中，光学纯药物在新批准的药物中的占比显著增长。

在20世纪70年代，Ariëns是第一个果断站出来反对使用外消旋化合物进行治疗的科学家。在他看来，外消旋体就像是带着50%杂质的混合物，那些没有活性或者活性较差的对映异构体就像是有效对映体的累赘。他以非对映异构体混合物拉贝洛尔5.11（图5.5，5.2节）为例，这个化合物并不是一个纯粹的"拮抗剂"，它更像是4个不同药物的混合物。这个"组合"所显现的效果是每一个对映体单独生物效应的综合体现。所以在大部分情况下，Ariëns的质疑是完全合理的。

在设计和开发一种新药时，研究人员必须尽可能具体地确保其生物活性和药效，并尽可能降低可能带来的副作用。相对于外消旋化合物或者非对映体混合物，光学纯的对映异构体更容易实现药物的平衡性。

选择正确的对映异构体还能够降低或者防止代谢产物所带来的不必要的副作用。塞利吉林5.29是一种单胺氧化酶抑制剂，在体内能够代谢为具有中枢神经活性的甲基苯丙胺代谢产物5.30和苯丙胺代谢产物5.31（图5.13）。幸运的是，外消旋体化合物5.29中活性更好地对映异构体所生成的两个代谢产物的活性更低。如果研究人员选择了外消旋体中那个正确的对映异构体，那么带来的药效会更显著而相对的中枢神经副作用将会更少。

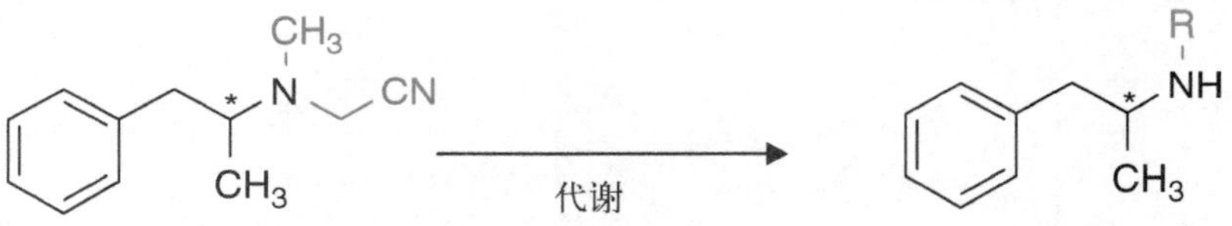

5.29　　　　**代谢**　　　　**5.30**　R = CH₃
　　　　　　　　　　　　　　　　　　　5.31　R = H

图5.13　用于治疗帕金森病的单胺氧化酶抑制剂塞利吉林5.29，其生物活性更高的（*R*）-（−）-对映体能够转化为甲基苯丙胺5.30和苯丙胺5.31。活性较低的（*S*）-（+）-对映体由于不会通过代谢被转化为对中枢神经兴奋剂，所以严重副反应较少。

当然也存在一些反例。钙离子通道抑制剂维拉帕米（2.6节）是（−）-对映体，它的生物活性比（+）-对映体更高，但这两个对映体治疗范围几乎一致。维拉帕米口服给药后，由于（−）-对映体被迅速代谢，其药效主要由（+）-对映体体现。因此无须从外消旋维拉帕米中分离出手性纯化合物。

抗炎药物布洛芬5.32所属的芳基丙酸类化合物是一个特殊案例（图5.14和27.9节）。对映异构体的体外活性差别较大，然而在体内，大部分的没有活性的（*R*）-（−）-对映体能够转化为（*S*）-（+）-对映体，而（*S*）-（+）-对映体却不能发生逆反应转化成（*R*）-（−）-对映体。因此消旋体或者单一对映体在剂量相同的情况下能获得同样的疗效。唯一不同体现在副作用上，毕竟（*R*）-（−）-对映体的转化率并不能达到100%。

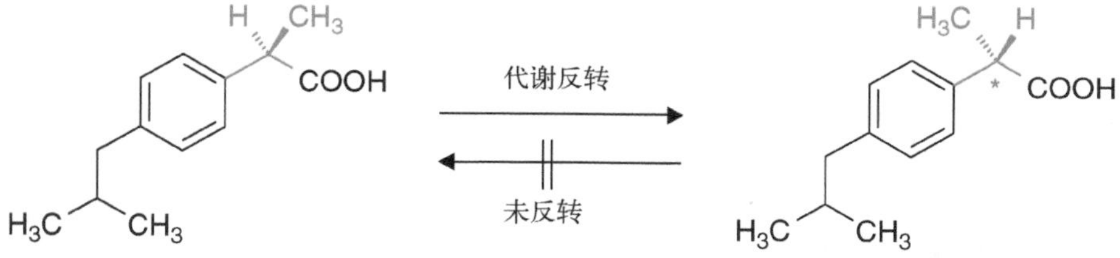

图5.14 （R）-（-）-布洛芬5.32在代谢过程中能过手性反转，生成（S）-（+）-对映体。（S）-（+）-布洛芬在体外作为环氧酶抑制剂的活性优于其（R）-（-）-对映体。由于（R）-（-）-对映体能够在体内转化为活性更好地对映体，所以两个化合物在动物体内模型中显示了同等的抗炎药效。

研究人员有时很难判断是否该花精力制备光学纯对映异构体，这时必须要同时比较对映体的药效和副作用。根据实验结果，在有些情况下可以考虑开发非手性的外消旋体药物。但不管怎样，一个药物现在要获得批准必须完成对对映体的全面评估。

5.6 为什么镜像异构体对于受体而言是有区别的？

天然蛋白质一般仅以一种构型存在，它们与化合物的结合具有一定手性，所以对映异构体和非对映异构体显示了不同的生物学特性。氨基酸的手性中心、次级结构（14.2节）和它们的螺旋结构决定了这些性质。如果已知蛋白具有一个左旋或者右旋性质的配体，通过这个就可以判断其结合模式。就如同右手与右手相握要比右手与左手相握更容易。

只有为数不多的结构鉴定报道显示，蛋白质-配体复合物的左旋或右旋结合形式是几乎一样的。唯一可能的解释是，两个对映异构体都与目标蛋白之间具有足够的亲和力，而通过X射线晶体衍射研究也能够证实，两个对映体与蛋白质都能很好地结合。

R-型和S-型的丝氨酸胰蛋白酶抑制剂BX5633（5.33）都具有良好的生物活性（23.3节），这两个对映体的立体中心紧挨着一个羧基官能团。晶体结构鉴定显示，该抑制剂的羧基延伸结合口袋面外，与蛋白质并不存在相互作用，所以也不存在立体选择性（图5.15）。

对映体5.34和5.35都能与碳酸酐酶Ⅱ——一种锌蛋白酶结合（25.7节），但它们的亲和力却相差近100倍。X射线结构研究显示，两个对映体与蛋白质的结合模式类似（图5.16）。由于对映体的溶剂化作用几乎一致，导致亲和力差异的唯一原因只可能是结合模式的不同。在晶体结构研究中，两个对映体配体的磺胺官能团与催化位点的锌原子的结合几乎一致，环内的—SO_2官能团与氨基酸残基Gln92所形成的氢键也十分相似，另外异丁基也处于同样的疏水空腔中。然而，结合较弱的对映体拥有一个具有高度环张力的六元环，这个环张力的存在使得该对映体与酶的亲和力减弱。

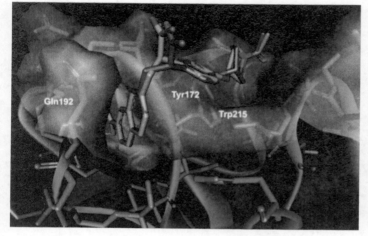

5.33

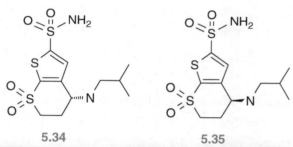

图5.15 化合物BX5633的R-型对映体（灰色）和S-型对映体（米黄色）对胰蛋白酶显示了同样的亲和力，原因在于该蛋白质在与两个抑制剂结合时采用了几乎相同的几何构象（图中仅显示了一种）。晶体结构研究显示，对映体拥有几乎相同的结合模式，处于立体中心的羧酸官能团处于结合口袋之外的亲水介质中，在该模式下不会产生立体选择性。

5.34 **5.35**

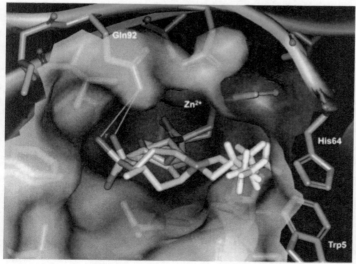

图5.16 磺胺类化合物的对映体5.34（灰色）和5.35（米黄色）与碳酸酐酶的结合方式类似。由于蛋白质与抑制剂结合的几何学构型基本一致，在图中仅列出其中一种结构。处于催化中心的锌离子（紫色球体）与磺胺官能团络合，六元环上的—SO₂官能团与氨基酸残基Gln92（绿色）形成氢键，处于手性中心的疏水性异丁基胺官能团很好地与疏水空腔进行了结合。在这一过程中，两个对映体的六元环会形成不同的构象，其中一个对映体的构型要比另一个的环张力更大，导致这个对映体失去了与蛋白质的亲和力。

　　对映异构体5.36和5.37能够与视黄酸受体结合并产生激动效应，虽然视黄酸受体自身空间结构保持不变（图5.17），但它们的结合力却相差1 000倍（28.2节）。在对映体手性中心上的羟基均能够与氨基酸残基Met272形成氢键的情况下，相邻的酰胺官能团在口袋中只能采取偏离方向。另外，两个对映体右侧的四氢化萘所处位置基本一致，并且左侧的苯甲酸官能团能够与氨基酸残基Arg278、Ser289和Leu233形成氢键网，但它们的氟苯取代基位置呈180°翻转。这些结构差别，以及酰胺键位置的偏离导致了这对镜像异构体在结合能力上的巨大差别。

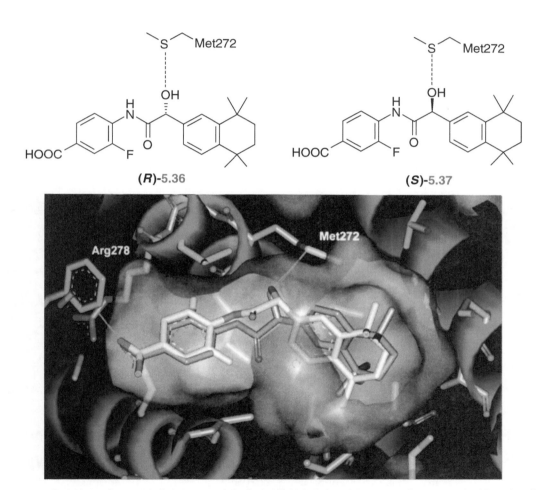

图5.17　激动剂对映体5.26（米黄色）和5.27与视黄酸受体结合的亲和力相差1 000倍。由于蛋白质与两个配体结合的空间结构基本相同，所以图中仅列举了其中一种。两个对映体的—OH官能团与氨基酸残基Met272的硫原子形成氢键。在这种情况下，苯甲酸上氟原子取代的芳环就被置于左侧，而中间的酰胺键则偏离了结合口袋。另外，四氢化萘官能团的位置对两个对映异构体来讲也基本一致。

5.7 在手性世界中畅游

从经验上来讲，如果一个对映体能够通过与辅助试剂——特定的碱或者酸，通过相互作用生成非对映异构体结晶析出，那么另一个异构体就能与另一种构型的辅助试剂通过同样的方式在同样的条件下结晶析出。由 L-型氨基酸构成的多肽呈右旋性，而由 D-型氨基酸构成的多肽呈左旋。

一些天然多肽能够在脂质层形成离子通道，而天然多肽的人工合成对映体也可以做到这一点，这就带来了一个有趣的问题：酶的镜像异构体是如何运转的？在1992年Stephan Kent 和他的同事们制备了人工HIV蛋白酶，该蛋白酶由 2×99 个 D-型氨基酸构成的同源二聚体组成。同时，他们也合成了天然HIV蛋白酶。研究人员发现，L-型的酶只与 L-型多肽底物发生反应，D-型的酶也只与 D-型多肽底物相互作用。这就解释了手性HIV-1蛋白酶抑制剂的作用机制，而非手性的抑制剂能够通过该方式同时与两种蛋白酶作用。

为了制备电子转移蛋白——红素氧还蛋白的外消旋体晶体结构，必须将人工合成的 D-型蛋白和天然的 L-型蛋白混合。通过这种耗费了大量精力的研究方式，最终得到了高质量的蛋白质晶体。而3D结构解析显示，相对于天然的 L-型对映体，外消旋体在一个中心对称的空间中结晶的可行性更高（13.2节）。

化合物在手性世界到底是以何种形式表现其生物效应？非手性药物有时也会拥有同样的药效及作用机制，而光学纯药物有时反而是没有效果的。关于这一点我们需要去留意手性巴比妥类化合物5.25。比起镇静效果，它们更容易导致癫痫。在开发治疗细菌感染的手性抗生素项目时，研究人员首先可能需要考虑的是细菌是诞生于手性环境还是常规环境。而服用非手性的甲氧苄啶（37.2节）和磺胺类药物时，不管在哪种情况下都能体现药效。

在手性世界中，旋光性也会导致营养学相关问题。如果手性环境不符，碳水化合物和蛋白质将不再代谢，单体也不能再进行重吸收。我们将不能通过气味分辨植物，如（R）-香芹酮闻起来像是香菜类植物的种子，（S）-香芹酮的气味更接近于绿薄荷。我们挚爱的糖类将不再有甜味，果汁也会变得酸涩。因为咖啡因是非手性的，所以咖啡、茶和可乐的刺激效果仍将保留。减肥饮料必须添加糖精或者甜味素（这两者都是非手性的），而阿斯巴甜则会变得淡而无味（阿斯巴甜是手性化合物）。

回到正常的世界，让我们先来一杯伏特加，当然也可以是一杯白兰地、威士忌或干红。这杯酒的味道与正常世界是一样的？还是不一样的？尽管一款红酒中存在几百种风味物质，但仅仅通过一个手性中心的变换，就足以让一位品酒师无法分辨出其原产地酒庄。对能产生欣快效应的旋光活性药物，如海洛因、可卡因和麦角酸二乙胺（LSD），同样的情况也会发生。

5.8　概要

- 具有不对称或手性中心的化合物能够形成对映异构体，两个异构体之间呈镜面对称，在不破坏、重构化学键的情况下，异构体无法相互转化。

- 非手性环境中，对映异构体会显示相同的性质。如果处于与蛋白结合的手性环境中，因对映体与蛋白相互作用不同，所显现的生物效应也不同。

- 大部分手性中心带有4个不同的取代基，但通过一个整体性质的手性骨架也能展现手性。如果在一个化合物中有n个立体中心，只要不存在内部反转、镜面对称或者旋转对称等因素，就会存在2^{n-1}个消旋体混合物（2^{n-1}对对映体含量相同的混合物），即存在2^n个对映体（非对映异构体）。

- 根据Cahn-Ingold-Prelog规则，可以通过取代基原子序数的优先级次序命名手性中心。优先级最低的官能团指向平面内，其余官能团通过优先级降序排列来决定化合物的R/S-构型。

- 通过与合适的手性辅助试剂形成非对映异构体的盐，对映体可以采用简单的结晶法分离。由于在脂酶、酯水解酶和蛋白酶等的作用下，其中一些对映体的反应速率远高于另一个对映体，所以酶也可以用于动力学拆分。

- 大部分天然产物都具有单一的旋光活性。具有生物活性的被称为活性异构体，活性较低的被称为无活性异构体。

- 对映异构体和非对映异构体所展现出的生物活性，在效果和程度上相差很大。必须对外消旋体的每一个对映体组分都仔细考察其副作用、化学稳定性、代谢性质。这些因素都将会对药物作用产生很大的影响。

- 在分子水平上，由于对映异构体的构象差异，导致了化合物分子与目标蛋白的结合模式的不同，所体现出来的是与靶点亲和力的强弱，最终导致生物活性的差异。

翻　　译：袁之漆
译稿审校：江志赶

参考文献见二维码。

第二部分

先导化合物的寻找

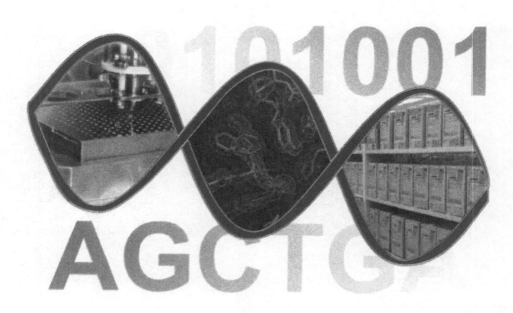

　　为靶标蛋白寻找合适的先导化合物，是所有新药开发的起点。这个在特定基因组或者蛋白质组内的靶标蛋白则需要确认是与疗效相关的（纯的靶标蛋白可运用基因技术生产）。高通量筛选是常用的评估分子与靶标蛋白结合能力的方法，X射线单晶结构解析也可以用于先导化合物的设计和结构优化。生物信息学、化学信息学、分子模拟及计算化学等技术手段也为先导化合物的设计优化提供了便利（来源于作者的研究小组在2003年德国马尔堡会议上的海报）。

第 6 章
寻找先导化合物的经典方法

先导化合物,是指具有良好的生物活性,但由于某些性质上的不足,尚不能应用于临床的化合物。寻找先导化合物是新药研发的起点,先导化合物需具备结构可修饰性,即可通过对其结构的定向改构,得到成药性(如选择性、活性)优于先导化合物的同系物。其目的是优化所有的性质使之具有成药性,最终得到一个能够满足临床应用的药物。

我们目前在使用的药物中绝大部分都直接或者间接来源于天然产物,可以是植物、动物、细菌的提取物,或是内源性物质如激素和神经递质。仅有少数的天然产物可以直接作为药物使用,如吗啡、可待因、罂粟碱、地高辛、麻黄碱、环孢素及从水蛭中分离得到的水蛭素。内源性物质作为药物的例子有甲状腺激素 T_3、胰岛素、凝血因子Ⅷ、红细胞生成素及潜在可用于替代疗法的蛋白质。而大部分的天然产物通常都是作为药物的先导化合物。它们常常需要在结构上进行进一步修饰,使所需的生物活性优化及副作用降低(第8章"先导化合物的结构优化")。如对许多天然产物和内源性受体激动剂,都可优化成为选择性更高的受体激动剂或拮抗剂(6.2、6.3、6.4和6.6)。也有一些药物是从酶的底物衍生而来(6.6和第23章"酰基酶中间体参与的水解酶抑制剂",第24章"天冬氨酸蛋白酶抑制剂",第25章"金属蛋白水解酶抑制剂",第26章"转移酶抑制剂",第27章"氧化还原酶抑制剂"),如某些内源性酶的底物可起到调节血压或抗炎的作用。还有一些来源于病毒、细菌或者寄生虫等微生物酶的底物,但这些底物代谢则需要被选择性地抑制。

近100年来,有机合成化学不仅在先导化合物的优化上应用广泛,而且对先导化合物的发现也起到了决定性作用。通过新活性化合物的开发,发现了多个与内源性底物没有结构相关性的药物。当然,也有一些药物的生物效应与作用机制的关联性是在它们被发现很长时间之后才被证实的。

6.1 药物发现的开始:经由人体筛选出的苗头化合物

18世纪洋地黄的发现,是第一个通过体内验证效果而后发现有效成分的例子。苏格兰内科医生 William Withering 在英国诊治了一位严重心力衰竭的患者。在医生宣布无能为力后，这位患者向一个吉卜赛女人求助并从她那里得到了一个草药配方。这个配方居然神奇地使这个患者康复。于是，William Withering 找到这个女人并花重金得到了这个药方。这个药方主要成分是紫洋地黄提取物。而为了研究不同制备条件下所得处方的疗效，这位医生给予了 163 个患者这些不同处方的药物。实验证明干燥的叶子粉末是最好的处方。经过临床观察很快就发现了该处方产生毒副反应的剂量，因此他推荐采用稀释药方，多次重复给药的方式，以求达到理想的治疗效果。虽然洋地黄至今还在用于治疗充血性心力衰竭，但是 William Withering 的实验方案既不符合伦理也缺乏实用性，之后恐怕不会再有人用这种方法来证实化合物的疗效了。

6.2　从植物中发现的先导化合物

前面章节中的例子展示了大自然赋予植物许多高活性物质及很多次生代谢产物，如生物碱、萜类、黄酮及糖苷类化合物。目前有近 100 种不同类别的植物，直接或者以类似物的形式应用于人类疾病的治疗。而在由数十万种已知物种组成的植物王国中，有 5 000～10 000 种被作为传统药物用于疾病治疗。除了在 1.1 节中提到的吗啡、咖啡因、奎宁、可卡因、麻黄碱、毒芹碱、阿托品、利血平等，还有化合物 6.1～6.7（图 6.1）及依米丁、毛果芸香碱、足叶草毒素、长春碱、长春新碱等植物来源的药物也用于治疗或者作为新药开发的先导化合物。

为什么植物中有如此之多高价值的药物呢？这似乎与人类毫无关联，显然植物自身不会进化出用于治疗人类疾病的药物。不过植物同样需要适应环境，并与其他物种竞争生存。植物在竞争中最主要的不利因素是它不能移动，不过这并不影响它的繁殖。蜜蜂会负责繁殖的第一部分，而空气动力学播种则负责后面的部分。一些植物会选择性地产生一个有效的保护机制来对抗来自真菌感染，毛毛虫等害虫及牛羊等的威胁；还有一些植物会产生一些保护性物质与“敌人”的酶或者受体作用来发挥某些效果，如苦味、辣味或者毒性等。这种作用越强，对自身的保护就越好。一个成功的进化原则是产生自卫的物质不能杀死捕食者但会使其产生不舒适的感受，这会教会那些天敌远离自己。如蝴蝶会在体内积累来源于植物的有毒物质，有些物种则会模拟蝴蝶的外观。体验一次有毒的蝴蝶物种后，鸟类就会给这两类物种广阔的生存空间。

天然产物已经与生物效应相关蛋白经历了一个选择过程。在这个过程中，它们已经“了解”了受体与其结合位点。甚至，它们的生化合成反应本身就是发生在蛋白质的结合位点上的，这意味着它们具备了调节与蛋白质结合的能力。而恰好有许多天然产物在人体中也有相应的生物效应。吗啡化学结构中含有一个碱性氮原子、一个酚羟基、一个醚桥和一个疏水域：药物化学家同样可以设想一个包含这些官能团且没有复杂环骨架的活性物质。

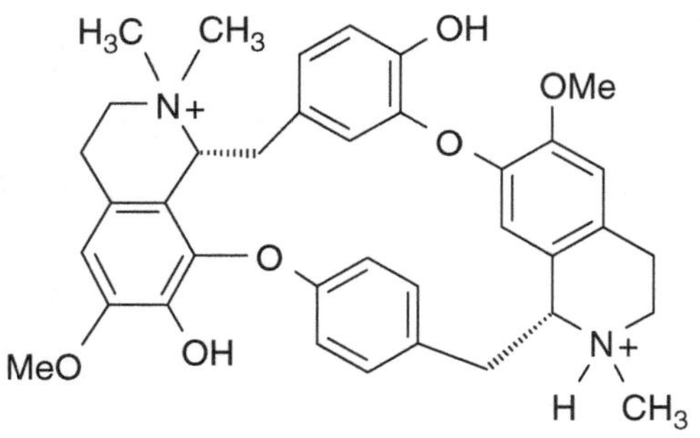

6.1 筒箭毒碱

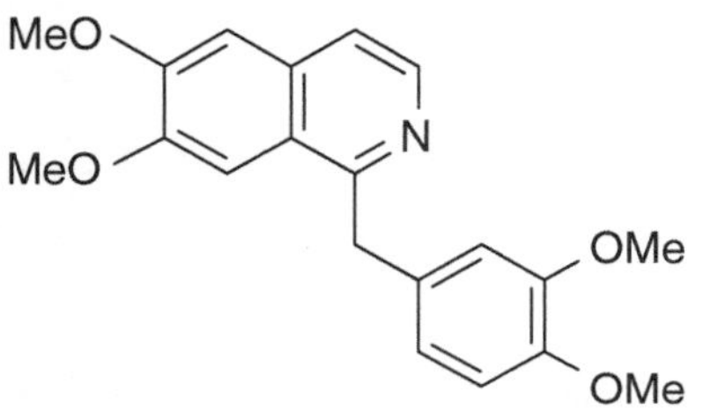

6.2 罂粟碱

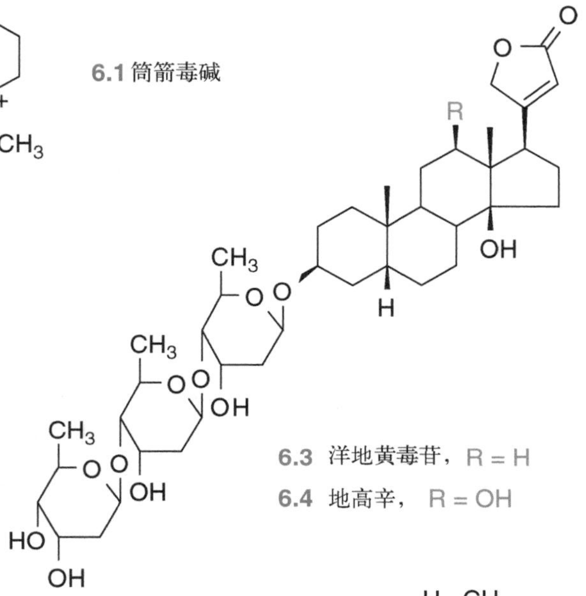

6.3 洋地黄毒苷，R = H
6.4 地高辛，R = OH

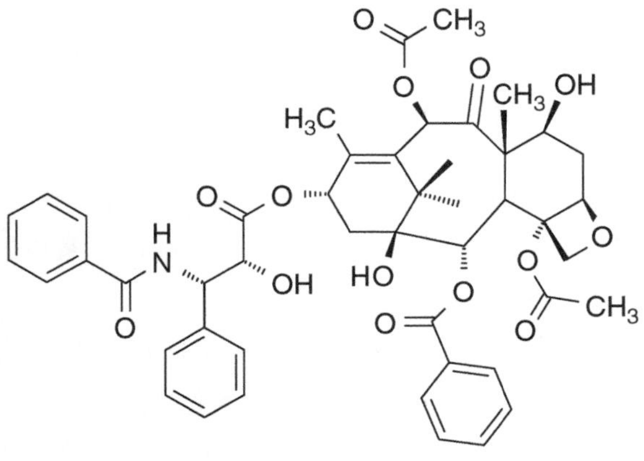

6.5 紫杉醇

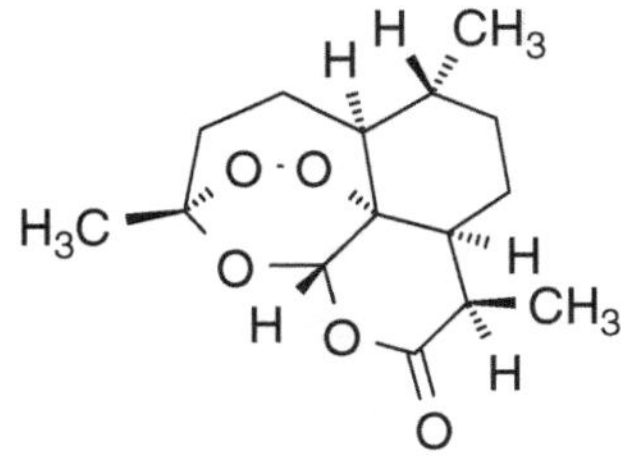

6.6 青蒿素

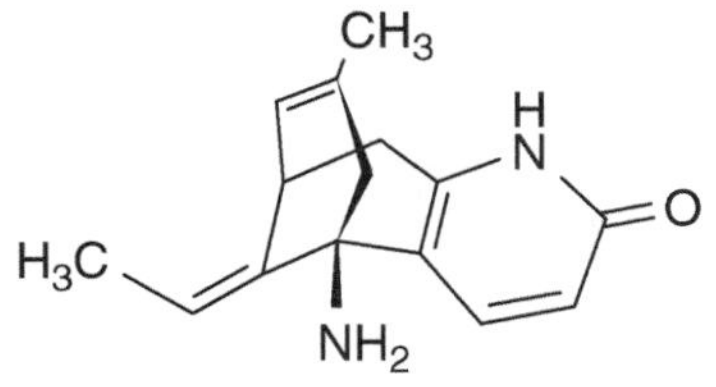

6.7 石杉碱甲

图6.1 除了1.1节中介绍的物质之外，来自植物中的天然产物被作为药物或者先导化合物的例子还有：筒箭毒碱6.1、罂粟碱6.2、洋地黄毒苷6.3、地高辛6.4和有关的强心苷。更新一些来自植物且有巨大治疗潜力的天然产物还包括用于肿瘤治疗的紫杉醇6.5；用于疟疾的治疗的青蒿素6.6（3.3节）和用于阿尔茨海默病潜在治疗的乙酰胆碱酯酶抑制剂石杉碱甲6.7。

在过去的10年里，对于从植物中分离天然产物来筛选先导化合物，人们的看法也经历了一个很大的变化。大型制药公司不断启动野心勃勃的计划，试图解释很多传统药物的作用机制，却只能失望地再次放弃这个领域。原因是付出与收获严重不匹配。这些研发工作在大多数情况下只是发现了一个毒素或者一个作用机制已知、没有太大价值的先导化合物。然而筛选工作从未停止，因为自然界提供的结构多样性是化学家们所无法企及的。

6.3　来自动物毒液及其他成分的先导化合物

与植物不同，动物毒液的产生和演变带有征服或者防卫敌人的目的。这些物质大部分都是蛋白质、多肽和生物碱。它们作为潜在的毒药可以快速地将入侵者杀死或致残。因此，很多来自动物的活性物质并不适合直接用于疾病治疗，但可以作为有意义的先导化合物。下面的两个例子展示了动物毒液带来的惊喜。

从厄瓜多尔箭毒蛙（*Epipedobates tricolor*）中分离得到的地棘蛙素6.8（图6.2）结构简单，却具有比吗啡强100倍的镇痛活性。它并不作用于阿片受体，而是一个烟碱乙酰胆碱（nACh）受体激动剂（30.4节）。因此它具有与尼古丁6.9相类似的结构也不令人奇怪。地棘蛙素与nACh受体的结合常数为0.04 nm，是尼古丁活性的50倍。不过它的激动效应伴随着明显的体温降低副作用。

尾海兔素-15 6.10（图6.2）是从一种海生蜗牛——楔形海兔（*Dolabella auricularia*）中分离得到的。它可以作为抗肿瘤药物的一个先导化合物，在一些动物模型中它衍生的类似物可以使肿瘤完全消失。多样的海洋动物一直是新的先导化合物及新颖作用机制的重要来源，历久弥新。

在实验药理学中其他动物来源物质的重要性也不断增加。其中包括了河鲀体内的毒素6.11和从哥伦比亚箭毒蛙皮肤中分离到的类固醇类生物碱蟾毒素6.12。河鲀毒素可以特异性地阻断钠离子通道，而蟾毒素则能稳定钠离子通道呈开放状态。

从蛇毒中分离的多肽在发展降压用的血管紧张素转化酶抑制剂（25.4节）方面也有不可或缺的作用。近年来，凝血酶抑制剂这一领域的研究也转为研究水蛭唾液中的活性成分水蛭素。除了直接使用水蛭素外，从这个结构可以衍生得到更长效的类似物，如仅与纤维蛋白原结合位点作用的短链多肽及与其他凝血酶抑制剂结合的蛋白质络合物。

动物和人类蛋白质及多聚糖类在替代疗法中显得尤为重要。排名第一的就是胰岛素（从猪胰腺中分离得到），其次还有蛋白酶抑制剂抑肽酶（从牛肺中分离），消化酶和抗凝剂肝素。现在胰岛素已经可以通过基因技术来生产，这就使得从动物器官中分离变得不那么重要。其他蛋白质，如红细胞生成素（29.8节）、人生长激素、器官胞质活化剂tPA、尿激酶及Ⅷ因子，现在都可以通过基因技术来生产。这种方式可以实现这些蛋白质的不限量供应。

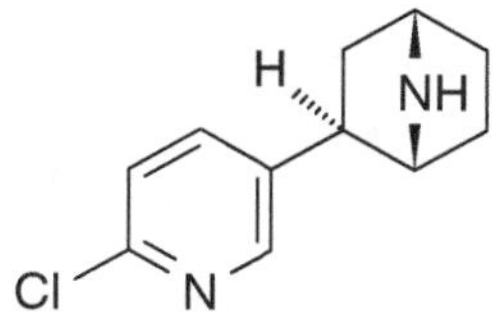

6.8 地棘蛙素

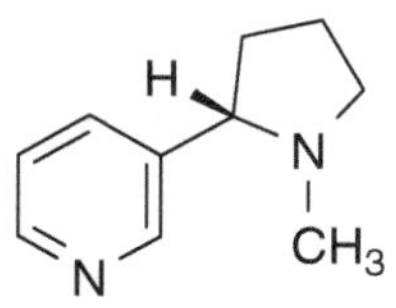

6.9 尼古丁

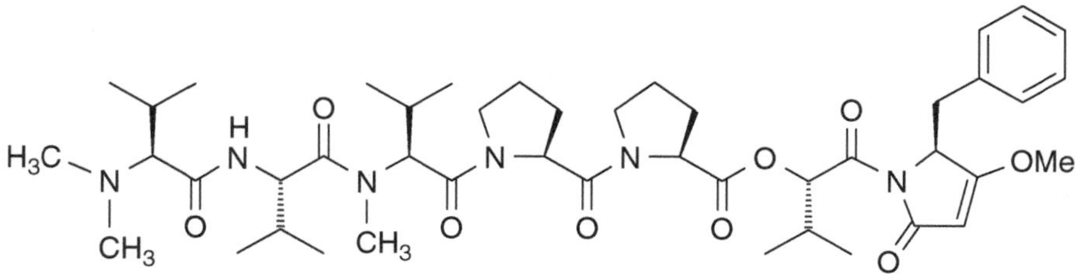

6.10 尾海兔素-15

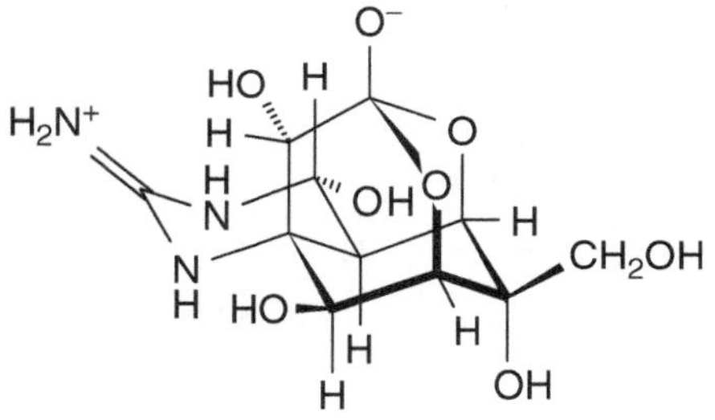

6.11 河鲀毒素

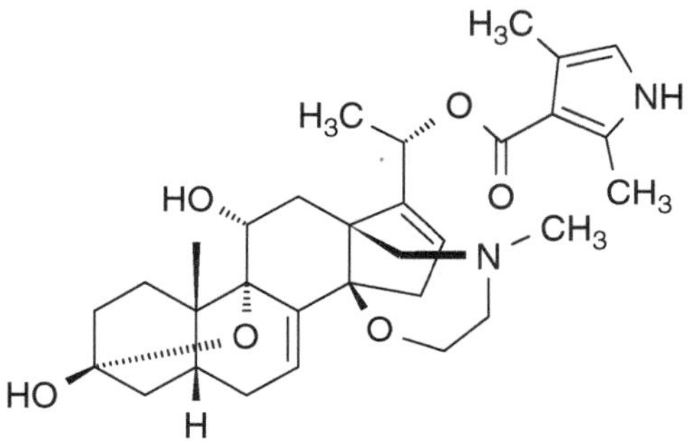

6.12 蟾毒素

图6.2 来源于一种南美蛙类的地棘毒素6.8，是一类非阿片类镇痛剂。它与烟碱乙酰胆碱受体结合的活性比尼古丁6.9强50倍（30.4节）；来源于一种海生蜗牛的尾海兔素-15 6.10是癌症治疗领域一个有价值的先导化合物；河鲀毒素6.11不是一个先导化合物但可以在体外实验中作为钠离子通道的拮抗剂；甾体生物碱蟾毒素6.12是已知活性最高的动物毒液，其小鼠24 h的半数致死量为200 ng/kg。

从马来响尾蛇（*Agkistrodon rhodostoma*）毒液中分离得到的安克洛酶可以裂解纤维蛋白前体纤维蛋白原，得到一个不能再聚合的产物。因此可以降低血液的黏度及凝固能力（23.4节）。通过这个机制可以显著降低血栓形成的风险。为了从毒液中分离得到足够的活性成分，需要定期提取几千条蛇的毒液。

6.4　来源于微生物的先导化合物

当谈到微生物中的活性物质，首先就得提及抗生素。β-内酰胺类的青霉素和头孢菌素（2.4节和23.7节）都是特别有价值的先导化合物。对其优化的目标除了改善口服的生物利用度外，还有广谱的活性及代谢稳定性。四环素6.13（图6.3）也是结构改构的重点。它主要是与蛋白质生物合成中的核糖体作用（32.6节）。其他微生物来源的抗生素如链霉素6.14则直接用于临床。

　　免疫抑制剂环孢素A（4.7节和10.1节），FK506和雷帕霉素也都来源于微生物。环孢素A的发现也体现了对一个新药潜力预测的难度。当时Sandoz公司认为其"缺乏市场潜力"，几乎要放弃对它的开发。而这个决定可能会带来许多致命性的后果，因为现在大量器官移植手术的成功都归功于这个药物。环孢素也是该公司最畅销的产品之一。

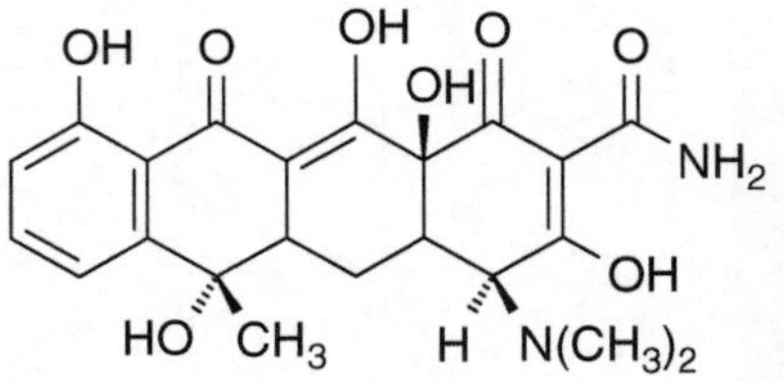

6.13 四环素

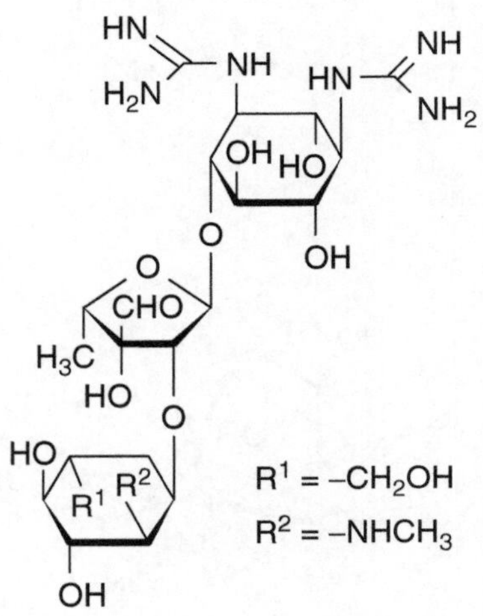

6.14 链霉素

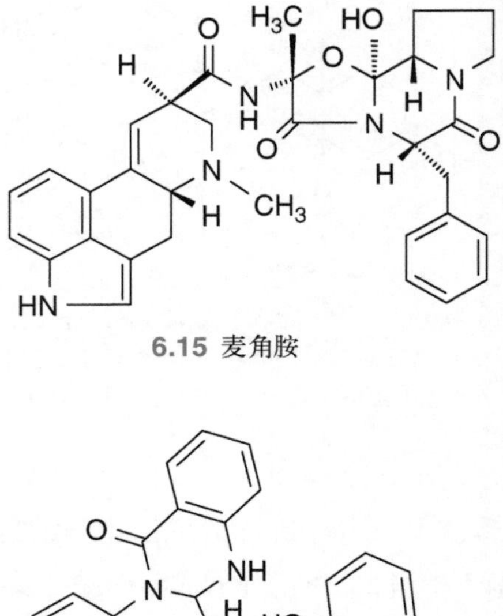

$R^1 = -CH_2OH$
$R^2 = -NHCH_3$

6.15 麦角胺

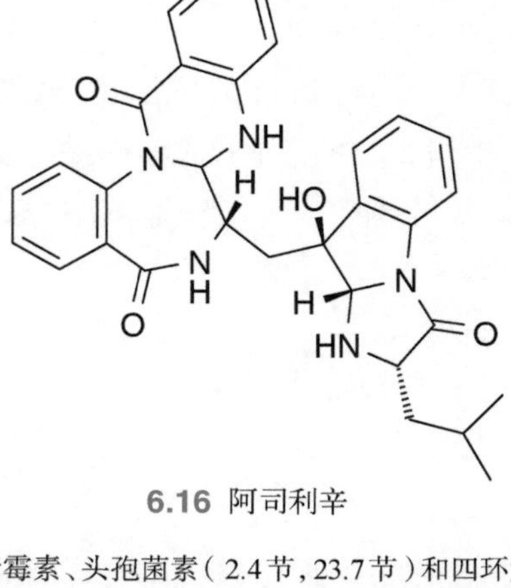

6.16 阿司利辛

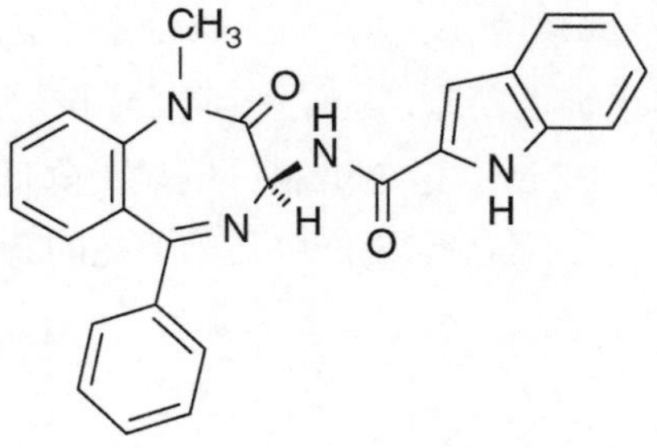

6.17 地伐西匹

图6.3　青霉素、头孢菌素（2.4节，23.7节）和四环素6.13都是抗生素的先导化合物。与之对比，链霉素6.14自身就可以用于治疗。麦角胺6.15是一类典型的麦角生物碱，从它可以衍生得到许多不同的药物。同样的，阿司利辛6.16是一个结构复杂的微生物天然产物，由其衍生了比它高10 000倍活性的地伐西匹。

在麦角中生长的麦角菌会产生一些有毒的生物碱。数百年来，用被麦角菌污染的面粉制作的面包引起了很多严重的中毒事件。Sandoz公司对这些生物碱如麦角胺6.15（图6.3）进行了大量的研究，并对它们进行了系统的改构得到了许多用于不同适应证的药物，这些适应证包括：分娩时候诱导宫缩、偏头痛治疗、灌注异常和动脉高血压。现在这些药物由于很窄的安全窗已经没有广泛使用。这一类化合物中的另一个代表是偶然发现的迷幻剂麦角酸酰二乙氨（2.5节）。

洛伐他汀及其类似物（9.2节，27.3节）等极其重要的治疗药物也都是从微生物中分离得到的；它们干扰了胆固醇的生物合成。缩胆囊素（CCK）作为G蛋白偶联受体（29.1节）的一个肽类激素，它可以诱导中枢神经系统和胃肠道的多重效应。非肽类的CCK受体拮抗剂阿司利辛6.16（IC_{50} = 1.4 μmol/L）则来源于曲霉菌提取物。在经过系统的结构与活性之间关系（SAR）研究之后，设计出更简单的地伐西匹6.17（IC_{50} = 80 pmol/L），其对CCK受体的结合力提高了10 000倍（图6.3）。这个拮抗剂可以作为一个食欲刺激药物口服使用。

用于溶解血栓和外伤处理中的细菌胶原酶也是一类具有重要临床应用价值的蛋白质，它们也是从微生物中分离得到的。

6.5 从染料及其制备中间体发现新药物

1903年，Paul Ehrlich在感染了锥虫病的小鼠中试验了数百种染料，结果发现了治疗布氏锥虫感染的第一个药物那加那红。布氏锥虫是牛锥虫病的病原体。随后人们又研究了其他的染料，以及用酰胺结构代替偶氮官能团的方式来得到无色的化合物。Bayer公司从1 000多种同系物中进行了试验，直到1916年Ehrlich去世之后，终于得到了其特效药物苏拉明（商品名为赫尔马宁）6.18（图6.4）。该领域的工作也引导了19世纪30年代磺胺类抗菌药物的研发合成并测试了至少数以千计的化合物。其中很多化合物都被批准上市。基于结构的不同，它们具有不同的药代动力学性质，能够覆盖非常广的抑菌谱。

很多只是作为最终产物合成的中间体，虽然起初并不期待有一定的生物活性，但也进行了常规的生物活性测试。结果却发现其中也有不少活性好的化合物。

磺胺类药物的发现者之一Gerhard Domagk对许多目标化合物及中间体进行了研究，结果意外发现了一个磺胺类中间体对肺结核惊人的疗效。对其进一步结构优化后得到了氨硫脲6.19（图6.5），不过它有肝毒性。在随后的研究中，Bayer公司启动了包含5 000个化合物的研究项目。1951年，另外一个合成中间体也表现出了惊人的抗结核活性。异烟肼6.20（图6.5）比当时最好的抗结核抗生素链霉素6.14（图6.3）的活性还要高出15倍。另两个美国的研究组同时独立地发现了该物质的作用。它可以不可逆地与结核分枝杆菌

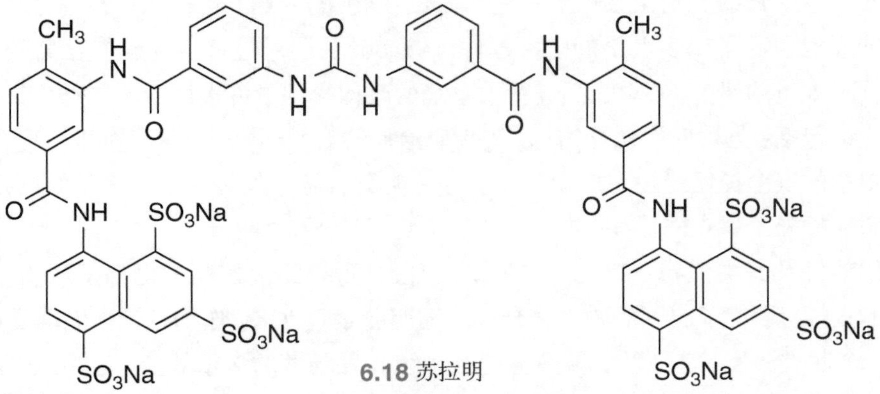

6.18 苏拉明

图6.4　Bayer公司的苏拉明6.18，也常被称为E 205或赫尔马宁。它在殖民地时代具有重要的战略意义。曾经有一个感染了非洲昏睡病（锥虫病）的英国工程师，尽管接受了不同的锑、砷等侵略性的治疗，仍然濒临死亡，而在接受注射该物质数次后即被治愈。而在这个热带临床试验中所用的静脉注射溶媒居然是雨水。于是苏拉明很快就被认定为一个特效药。尽管该物质的化学结构一直被保密，法国研究者们还是在很短的时间内完成了他们自己的合成。由于其长期、良好的药效，苏拉明现在依然还被用来治疗锥虫病。

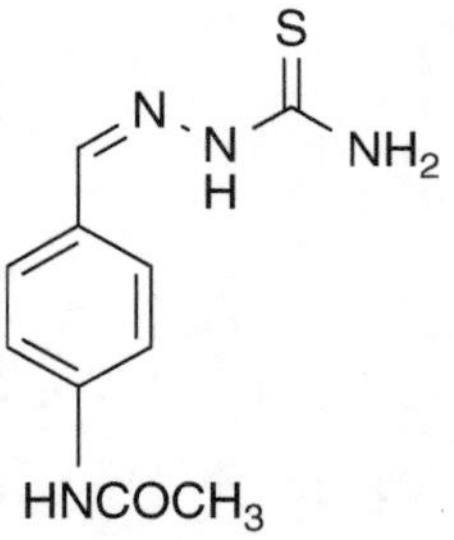

6.19 氨硫脲

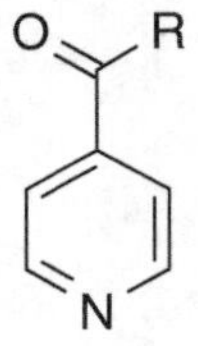

6.20 异烟肼
R = –NH-NH$_2$

6.21 异烟酸
R = –OH

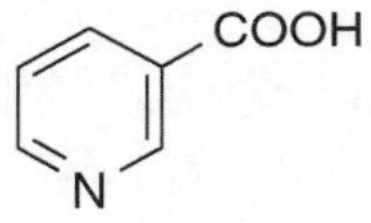

6.22 烟酸

图6.5　氨硫脲6.19和异烟肼6.20都是抗结核药物，来源于合成中间体。异烟肼渗透入细胞壁然后不可逆地与辅酶因子NADH结合。最初的假设是其经过代谢降解为异烟酸6.21，它可以作为烟酸6.22的抗代谢物被证实不正确。

的脂肪酸合成酶的辅因子NADH结合。之前的观点认为其代谢裂解为异烟酸6.21从而影响烟酸6.22（图6.5）代谢显然是错误的。

　　双氢叶酸还原酶抑制剂甲氨蝶呤6.23（图6.6）被用于治疗白血病（27.2节）。在研究其类似物时，一个简单的合成中间体巯嘌呤6.24经过测试显示有效，但毒性太大。进一步优化得到的咪唑硫嘌呤6.25可以在生物体内（图6.6）释放出巯嘌呤。咪唑硫嘌呤是一个比当时用的皮质类固醇（28.5节）更好的免疫抑制剂。直到环孢素（10.1节）引入前它一直被用于器官移植手术中。该类型的另外一个中间体别嘌呤醇6.26（图6.6）是一个黄嘌呤氧化酶抑制剂，它被用于治疗痛风。

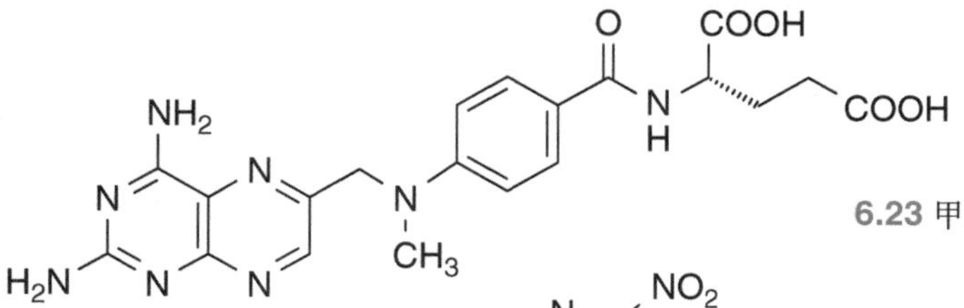

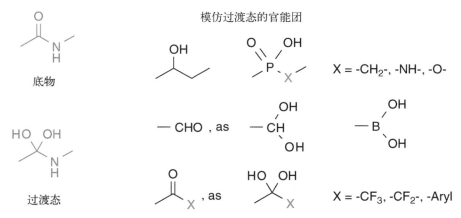

6.23 甲氨蝶呤

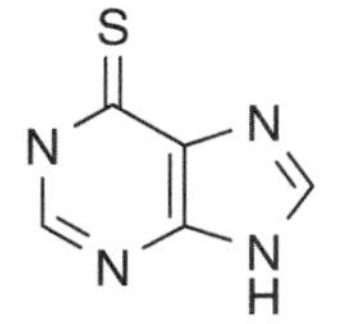

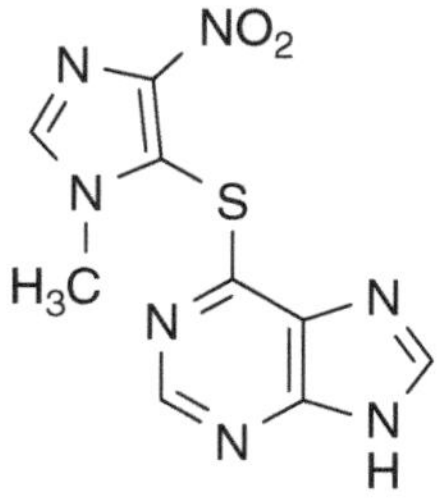

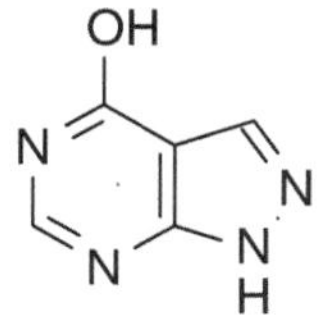

6.24 巯嘌呤　　　**6.25** 咪唑硫嘌呤　　　**6.26** 别嘌呤醇

图6.6　简单的合成中间体到甲氨蝶呤成为新药。巯嘌呤6.24和咪唑硫嘌呤6.25是免疫抑制剂，而别嘌呤醇6.26用于治疗痛风。

6.6　模仿：内源性配体功能

在19世纪中期，生物物质、酶底物、神经递质和激素不断被用来作为新药开发的先导化合物。通过它们优化设计而来的药物承载了药物研发的黄金时代（1.4节）。

本节通过酶抑制剂的研究实例来展示其设计策略和基本思路。酶通过稳定反应的过渡态中间体来催化化学反应。它们降低反应活化能，使得反应可以在较低的温度下进行（22.3节）。这种特性特别适合用来指导酶抑制剂的优化。通过理解反应机制，酶底物的官能团可以装配到抑制剂上成为反应过渡态的结构类似物（图6.7），这种类似物可以阻

模仿过渡态的官能团

底物

过渡态

X = -CH₂-, -NH-, -O-

X = -CF₃, -CF₂-, -Aryl

图6.7　模仿一个酰胺水解反应的酶过渡态的底物，过渡态和官能团的例子。在丝氨酸蛋白酶的催化中心，有一些官能团可以与丝氨酸可逆地形成共价键（23.2节）。

止反应向下进行。通过这种一步的有目的性的化学转化，一个酶底物就可以转化成一个高活性的选择性抑制剂。

适宜空间结构可以将抑制剂和蛋白的亲和力提高几个数量级。过渡态模拟物最有说服力的例子是两个天然产物喷司他丁6.29和水粉菌素6.30（图6.8）。它们是腺苷6.27到肌苷6.28转化的酶抑制剂。通过引入正确立体化学的羟基一下子将底物与酶的结合力提高几个数量级。

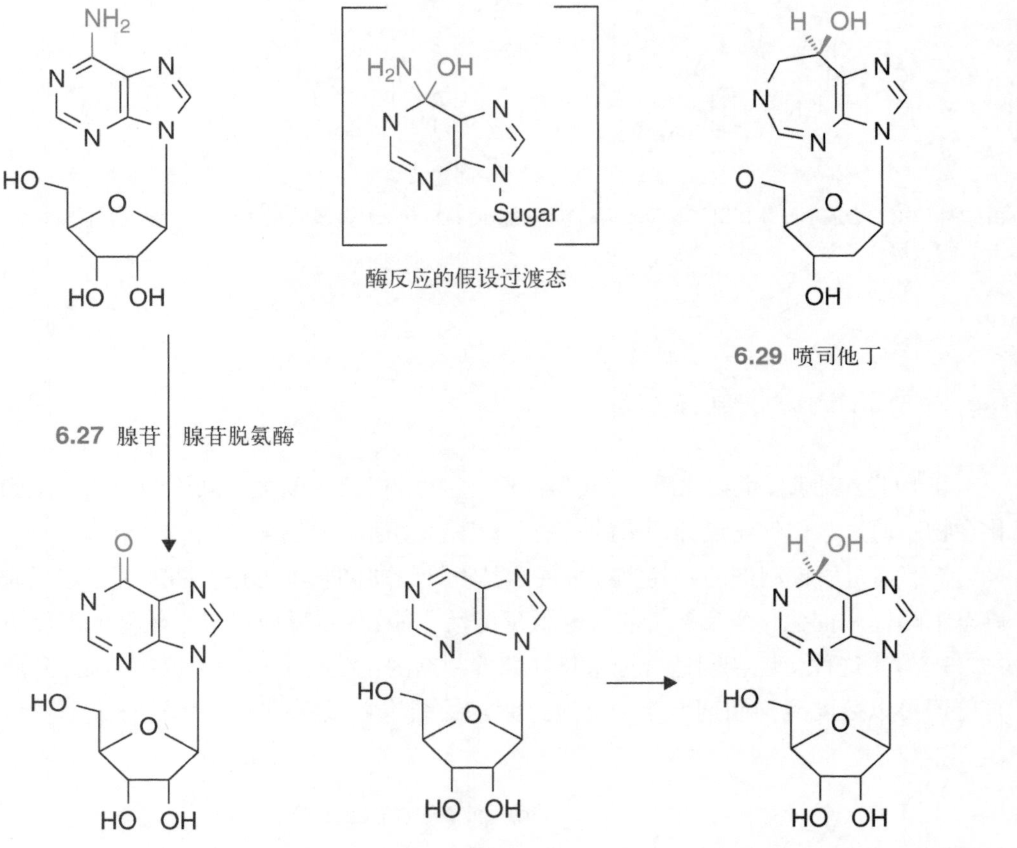

6.27 腺苷　6.28 肌苷　6.29 喷司他丁　6.30 水粉菌素　假设的 6.30 的活化态

图6.8　喷司他丁6.29和水粉菌素6.30是腺苷6.27到肌苷6.28的酶转化的抑制剂。喷司他丁6.29的结合力是腺苷底物的7倍（K_i = 2.5 pmol/L），水粉菌素6.30的结合力是腺苷底物的10倍（K_i = 0.3 pmol/L）。喷司他丁6.29和水粉菌素6.30的活性成分都与酶促反应的过渡态相关。

新药研发再没有取得像黄金年代的二三十年里那样的成功了！随后其成功率不断下降，新药研发变得越来越艰苦和昂贵。如何解释呢？因为那个年代的成果使得很多适应证领域的治疗都达到了一个相当高的水平。这使得现代研究即使运用更高级的工具也很难达到以前的效果。造成这种现象的原因还包括现代对药物有效性和安全性的要求越来越高。

6.7　不良反应提示新的治疗方案

　　许多药物的发现都来源于临床使用中观察到的副作用（2.8节）。如汞类化合物作为利尿剂就是意外发现的（30.9节）。1919年维也纳第一医科大学医院在研究一种新的梅毒治疗方案时发现一个21岁女性的尿量在药物治疗的第三天从200～500 mL增加到了1.2～2.0 L。于是汞类化合物就成了第一个有效的利尿剂。幸运的是，我们现在不再依赖于剧毒的汞类化合物作为性病治疗药或者利尿剂！

　　1948年人们在橡胶硫化工厂发现抗氧化剂双硫仑6.31（图6.9）使得工人们对酒精不耐受。于是该物质被用于治疗慢性酒精依赖症（即用于戒酒），它使得人体内乙醇的代谢产物乙醛不再能被进一步代谢，从而产生诸如恶心、心悸、冷汗等中毒症状。但这个作用很难被控制，治疗后饮酒有时可能会致命。

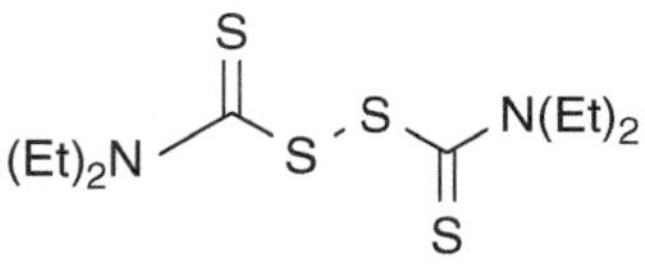

6.31 双硫仑 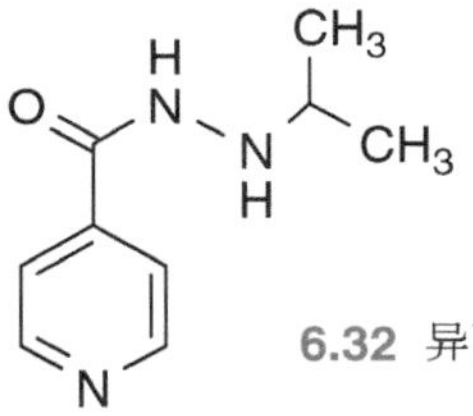　　**6.32 异丙烟肼** 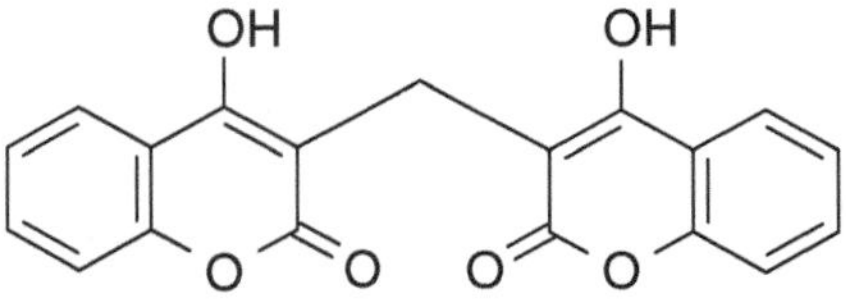　　**6.33 双香豆素** 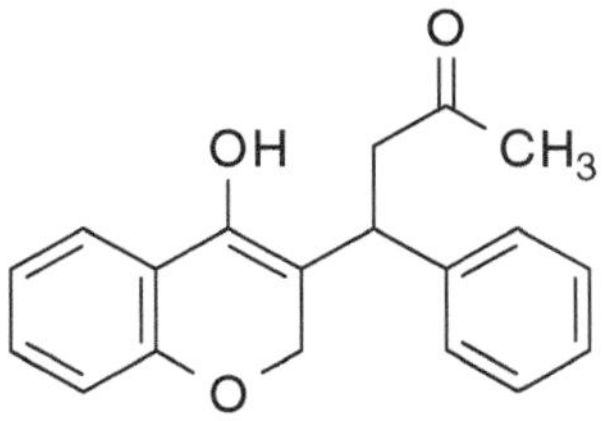　　**6.34 华法林** 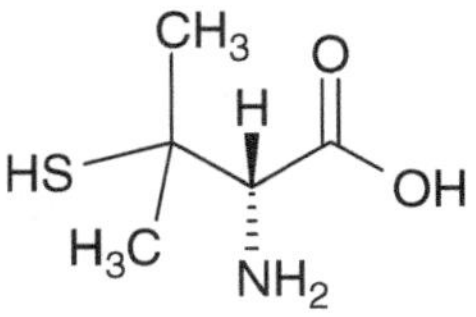　　**6.35 青霉胺**

图6.9　双硫仑6.31（二硫化四乙基秋兰姆），更为熟知的是Antabuse®，是一个醛脱氢酶抑制剂。有毒的乙醛的蓄积会导致恶心。异丙烟肼6.32、异烟肼6.20（图6.5）的简单衍生物。它是一个单胺氧化酶抑制剂（27.8节）。它通过延长生物胺的效应起到抗抑郁的作用。老鼠药华法林6.34来源于双香豆素6.33，尽管需要密切监测凝血值，它依然是伴随有血栓风险疾病（如心脏病或脑卒中）的标准治疗药物。青霉胺6.35是一个重金属络合剂，它最初是用于威尔逊病（一种导致器官内铜积聚的遗传性代谢疾病）的治疗。之后它被发现对风湿性疾病有效。

磺胺类药物另一个重要适应证的发现，也是从原本的副作用中衍生而来的。磺胺类药物可以作为利尿剂及口服降血糖药物（30.2节），用于治疗一些类型的糖尿病（8.4节）。

异丙烟肼6.32（图6.9）是异烟肼6.20（图6.5）的一个衍生物。1957年在一个肺结核病人身上观察到它有显著的情绪提升作用，导致了其开始被广泛用于治疗慢性抑郁症。由于严重的副作用，这个药物在数年之后被撤市（27.8节）。

数百年来草木樨在欧洲都是用于喂养牲畜的。它在19世纪20年代被引入美国和加拿大。起初由于没有合适地存放，而产生了灾难性的后果。变质的草木樨使牛出现了大出血和死亡（被称为出血性草木樨病）。它其中的活性物质双香豆素6.33（图6.9）在1942年被引入疾病治疗，但作用并不可控。威斯康星校友研究基金会在研究了150个双香豆素的类似物之后发现了华法林（Warfarin）6.34，当时是作为老鼠药。这个药物的名称是由公司的首字母WARF和来源于香豆素（coumarin）的尾字母"arin"组成。1951年一个美国士兵试图服用高剂量的华法林自杀而被救治成功，于是一项临床试验得以开展。尽管需要反复及严格控制凝血值，华法林治疗在今天依然是心脏病发作或脑卒中后的标准治疗方案。

青霉胺6.35（图6.9）也提供了一个扩展重要适应证的例子。它最初被用于威尔逊病（一种导致器官内铜积聚的遗传性代谢疾病）的治疗。另外它可以和重金属形成好的络合物，因此也适用于治疗重金属中毒。进入临床使用后，它被发现在风湿性疾病的基础治疗中有更大的重要性。然而不幸的是，其作用机制依然不是很明确。

6.8　从传统研究到化合物库的筛选

之前章节中描述的策略，在今天的制药工业研究中仍在使用。由于药物开发开销巨大，对新颖先导化合物的探索是一个更加重要的目标。大量的资源都花费在研究新颖的治疗手段，测试模型和靶标蛋白质的3D结构上。这些信息终究会形成竞争优势，但需要长时间的积累和积极的维护才能转化为成果。

基于风险分散原则和资源的最大化开发，现在的制药公司都在大规模筛选来源于植物提取物，微生物发酵物和实验室合成及可以购买的组合化合物库（第11章"组合学：大数字化学"）。甚至现在很大一部分寻找新先导化合物的工作都是通过计算机方法开展的。

鉴定与治疗相关的靶蛋白在新的先导化合物发现中起着越来越重要的作用。人类基因组（12.3节）的鉴定提供了所有人类蛋白质的序列。通过比较病态的和健康细胞的基因表达，就可能发现造成这种病理结果的特定的蛋白质（12.8节）。如果能检测到这个蛋白质，下面的步骤就清晰了。基于这种蛋白质的治疗机制可以在转基因（12.5节）或者基因缺失（12.7节）的动物身上、已经建立一种分子测试系统或者3D结构被阐明的蛋白质上验证。与之相似的,所有可用于寻找先导化合物的技术都可以应用。这种过程链是通过持续的高通量筛选运行的,先导化合物研究的能力也是一直不断扩展的。

许多公司都试图针对同样的适应证同时开发出化学结构各异的先导化合物。由于临床前开发建立动物模型及临床试验的准备都需要大量的人力、物力,因此很难有理由启动一个只有一个化合物类型的项目。在寻找和开发药物的时候需要分散和最小化风险。可用于检测新的先导化合物结构的技术在下一章中会进行表述(第7章"先导化合物开发涉及的筛选技术")。

6.9 概要

- 许多活性物质都来源于天然产物,如植物、动物及微生物的提取物。参照它们的作用机制成为药物开发的一个有效原则。
- 内源性物质(如激素和神经递质)也可以作为药物开发的参照物。
- 只有少数的天然产物可以直接作为药物使用。
- 通常需要开展针对性的化学改构,来优化先导化合物的代谢稳定性、半衰期或者选择性,以使其适用于临床开发。
- 植物常常会产生许多有药用价值的化合物,是一种有效的对抗所有类型敌人的保护机制。
- 大自然提供了巨大的结构多样的化合物库。然而试图阐明传统药物作用机制的项目常常都只是分离到毒素或者是发现作用机制已知的先导化合物。
- 动物发展出的毒液一般作为捕食者的侵略机制或者是防御敌人的保护机制。它们大多数都是蛋白质、多肽或者是生物碱。这些毒液可以使受害者致死或者致残。
- 蛇毒可以作为高血压药物开发的一个参照;水蛭或者蝙蝠中阻止血液凝结的活性成分最终成了抗凝药物的有效成分。
- 替代疗法用的蛋白质如胰岛素、红细胞生成素、Ⅶ因子都可以通过基因技术生产。
- 微生物提供了抗生素的先导化合物如青霉素,不过其还需要在口服利用度、广谱活性及代谢稳定性方面做进一步优化。
- 免疫抑制剂环孢素A,一个环状多肽;麦角胺,麦角中一个有毒的生物碱;洛伐他汀,一个胆固醇生物合成抑制剂;或者用于溶解血栓的溶栓酶,都是来源于微生物的成功药物。
- 染料还有很多化学工业中生产的合成中间体都被用于生物效应的研究,它们提供了重要的化合物类型如磺胺类。
- 对于酶底物,神经递质和激素等内源性物质,微小的但是必要的结构改变都使其成了成功的药物。

- 许多药物都来源于在临床使用中观察到的副作用。如磺酰脲的抗糖尿病作用是从磺酰胺类药物的副作用中发现的。
- 今天所有可能的资源都被开发用于发现先导化合物，大量的植物提取物、微生物发酵物和合成化合物库都会被筛选。

翻　　译：李　程
译稿审校：陆剑宇

参考文献见二维码。

第 7 章
先导化合物开发涉及的筛选技术

在第6章中,我们介绍了一些寻找先导化合物,尤其是从作用机制已知的天然或合成化合物来寻找先导化合物的经典方法及案例。即使我们拥有大量的天然产物和合成化合物,但想要从中筛选出活性分子,并且评价该分子针对给定适应证的价值却并不容易。人们需要花费大量的时间和财力去收集或筛选大量化合物库。"筛选"过程中或多或少倚重于一些特定的生物测试。即便目前的化合物测试系统和细胞培养模型是为大批量筛选化合物量身定制的,测试每个化合物的成本仍然需要2~5美元;通常一项筛选工作需测试数百万个化合物,总体来讲花费依然是巨大的!

筛选过程可分为3个阶段:首先是一个自动化的初步筛选,这部分工作通常由机器人完成,筛选的化合物库通常包含数百万个化合物。生物测试初步筛选出对靶点有作用的化合物被标记为"hits",这些化合物的活性需要重新复测予以确认。接下来是进行细致的研究,主要是围绕选定化合物进行结构探索,其目的是建立构效关系(第18章"定量构效关系")和提高药效及改善物理化学性质(第19章"从体外到体内:药物吸收、分布、代谢、排泄及毒理学性质的优化")。循序渐进推进,从而发现先导化合物结构(所谓的"先导化合物")。然后在最后阶段通过详细的生物测试来进一步指导先导化合物的优化,最终优化得到候选药物,进行临床试验(第8章"先导化合物的结构优化")。我们如何从大量候选化合物中找到合适的具有成药潜力的目标分子呢? 答案是通过生物测试进行筛选。

7.1 通过高通量筛选(HTS)生物活性

用体外实验系统替代动物实验是开展高通量筛选的前提条件。起初是将分离的酶和膜匀浆用于受体结合研究,后来基因技术(12.6节)的应用为分子检测系统的开发提供了充足的纯蛋白质,这样才能够测定特定蛋白质,尤其是人体蛋白质的功能。

在20世纪90年代中期,容量巨大的自动测试系统[高通量筛选,(HTS)]带来了新药开发的巨大热潮。而时至今日,药物开发者已经开始尝试在试管中模拟整个生物化学体系来帮助寻找候选化合物。与此同时我们也知道如何去重新编码细胞和生物体，这样也就可以弄清某个基因的功能。这些测试方法的精髓在于将分子层面的作用转换成为宏观可见的信号。

高通量筛选尽管工作量巨大，而且命中率有时候也不高，但使用这一方法进行药物研发依然相当普遍，通过高通量筛选通常可以找到令人感兴趣的先导结构（第23章"酰基酶中间体参与的水解酶抑制剂"，第24章"天冬氨酸蛋白酶抑制剂"，第25章"金属蛋白水解酶抑制剂"，第26章"转移酶抑制剂"，第27章"氧化还原酶抑制剂"，第28章"核受体激动剂和拮抗剂"，第29章"膜蛋白受体激动剂和拮抗剂"，第30章"作用于通道、孔穴和转运蛋白的配体"，第31章"作用于表面受体的配体"，第32章"生物药：多肽、蛋白质、核苷酸和大环内酯类药物"）。高通量筛选的不足之处可能是合成物质的结构多样性不及植物和微生物的代谢产物丰富。而且体外的测试也不能完整地评估体内药效结果，且对转运、分布、代谢和排泄这些性质并未考虑入内（第19章"从体外到体内：药物吸收、分布、代谢、排泄及毒理学性质的优化"）。

合适的化合物库极其重要！有时候用于药物筛选的化合物来自其他的药物开发项目，这些化合物通常与经典的药物结构大小相当，但化合物与靶点的结合作用一般，活性一般在微摩尔级。要改造这样一个活性分子就必须进行结构优化，通常需要增加基团，同时意味着化合物的分子量会很快达到或超过500～600 Da，而这个分子量是保持化合物具有良好生物利用度的上限（9.1节）。对于这样的活性分子即使会降低活性也必须先砍去一些分子片段，为后期目标明确的结构优化提供空间。因此引入"配体效率"这一概念来考量活性分子的改造潜力。基于此，将活性分子的结合能力与非氢原子数量比值也纳入考量。分子量小、活性高的小分子化合物才是结构优化的理想起始物。

7.2 颜色改变显示活性

蛋白酶和酯酶是药物开发中重要的靶蛋白，它们能够分别切断酰胺键和酯键（第23章"酰基酶中间体参与的水解酶抑制剂"，第24章"天冬氨酸蛋白酶抑制剂"，第25章"金属蛋白水解酶抑制剂"）。如何使它们的酶活性可视化？一个方法是制备与天然产物结构类似的化合物，这些物质通常有包含酰胺键或酯键的对硝基苯胺酰胺或对硝基苯酚酯片段（图7.1），当酶切断这类分子片段后，黄色的对硝基苯胺或对硝基苯酚被释放出来，而对硝基苯胺或对硝基苯酚的光谱吸收是可以通过光谱观测的。可想而知，当筛选化合物是蛋白酶或酯酶抑制剂时，酶催化的底物水解速率或多或少会被抑制，从而使黄色溶液变浅。通过测量溶液吸光度的变化，就能够测算出受试化合物对酶的抑制活性（图7.1）。

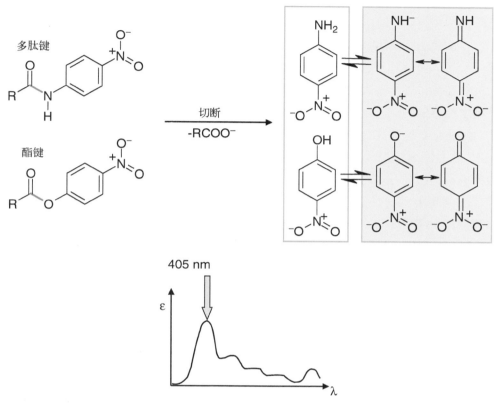

图7.1　天然蛋白酶或酯酶底物末端引入对硝基苯酚酯或对硝基酰苯胺基团。酶裂解产生的硝基苯酚或对硝基苯胺，可变成为黄色的稳定阴离子（最大吸收在405 nm处）。如果竞争性抑制剂与底物同时添加到酶中，水解反应速率被抑制程度取决于抑制剂与酶的结合强度。对比溶液黄色深浅不同即可定量测得抑制剂活性。

　　大量的发色反应调色板被开发用于酶活性检测。诸如脱氢酶的很多酶都需要NAD（P）H作为天然辅酶，而NAD（P）H在反应中被氧化成NAD（P）$^+$。和它的产物吸收峰波长不同，作为原料的NAD（P）H的吸收峰波长为340 nm，这使得我们可以在此波长下检测相关酶反应。进一步延伸，两个酶反应有可能会互相耦合。当底物来自上游反应的产物并且易于被光谱检测时，这种耦合通常是有意义的。在这种情况下，我们并不能直接观察目标酶发生的反应，而是通过观察来自上游反应的产物在下游反应中作为底物的消耗速度来推测目标酶的反应。吸收光谱测定法因其技术上更为便捷而通常作为优选，但放射性同位素标记检测法却可能发挥着更重要的作用。例如，在激酶活性测试中使用的是^{32}P标记的三磷腺苷（ATP）。同位素标记底物的末端磷酸基团通过激酶催化转移到被磷酸化的蛋白质上（26.3节），结合的速率即可衡量激酶活性。受体结合研究是使用已知的放射性标记配体来进行的，该检测方法可以测试受试化合物在结合位点将同位素标记底物置换出来的能力，当然这种类型的测试并非等同于功能测定，还需要进一步区分这种结合是导致激动还是拮抗（第28章"核受体激动剂和拮抗剂"，第29章"膜蛋白受体激动剂和拮抗剂"）。

7.3 快中求快：用最少的材料测试更多的化合物

抗体在测试方法开发中起重要作用。可以将抗体-抗原相互作用的显著特异性用于开发高度敏感的测试系统（32.3 节）。经典的免疫测定有两种：检测释放出来的同位素标记物（放射免疫测定，RIA）或引发酶反应（酶联免疫测定，ELISA）。后一种技术应用范围更广，这是因为 ELISA 避免了在测量中使用放射性元素。由于免疫测定法只能识别单一的分子种类，它们不仅具有高度的特异性，而且具有通用性。

自动化和小型化是筛选技术的发展方向。为满足更高容量需求，研究人员现在几乎不再使用 96 孔板（8 × 12）做这些测试了，这是因为 96 孔板每孔有约 0.3 mL 的反应体积，这个体积相对而言太大了。最常用的是 384 孔板（16 × 24）或每孔体积只有几微升的 1 536 孔板（32 × 48）。在测试过程中，疏水性受试化合物的聚集行为会导致比较大的问题。测试中使用的含水缓冲液可以引起这些疏水性化合物聚集并且形成可以吸附蛋白质的疏水性界面，蛋白质被吸附后使得游离酶的浓度变小而表现出酶活性被很好抑制的假象。添加表面活性剂可以逆转这种聚集。

使用复杂的机器人系统每天可以进行 10 000 个测试，由此会产生大量的数据并且需要分析。减少测试体积的好处在于减少物料消耗，而且可以更快地进行测试。不过，实验的操作难度增加了。以下几点必须注意：少量溶剂的挥发问题、复杂数据的逻辑理解问题、结果再现性问题及信号检测灵敏度问题。

为了改善信号检测灵敏度问题，需要使用更加灵敏的检测程序。荧光测量技术特别灵敏。简而言之，这种技术就是用香豆素等发荧光的底物（14.6 节）取代前面提到的对硝基苯胺官能团。通过荧光各向异性（或偏振）测量蛋白质-配体相互作用，将某种已知的配体耦合到荧光团然后用偏振光激发，发出的荧光此时也会偏振化。随着时间推移，被激发分子在溶液中自由扩散，激发的偏振光强度逐渐减弱。由于小分子扩散比大分子快得多，因此这个小分子游离时其偏振信号较连接到蛋白质时下降得更快。这种结合与否的差异可通过测量大蛋白质扩散性的不同来表征。

荧光共振能量转移（FRET）测量技术可以达到更高的灵敏度，荧光共振能量转移是指在两个不同的荧光基团中，如果一个荧光基团（供体 donor）的发射光谱与另一个基团（受体 acceptor）的吸收光谱有一定的重叠，当这两个荧光基团间的距离合适时（一般小于 50 Å），就可观察到荧光能量由供体向受体转移的现象。例如，当要测定磷脂酶活性时，需要将荧光供体共价结合到磷酸化的多肽底物上。底物与受试化合物一起添加，因受试化合物抑制能力不同，酶活性有不同程度的降低，这样被切断的底物就变少，之后加入偶联了荧光受体的抗体与非磷酸化底物结合，其吸收光谱最大值与荧光供体的发射光谱重叠，如果磷酸化底物大量存在，也即当受试物是好的抑制剂时，供体和受体在空间上接近，发出强烈的 FRET 信号。这一信号的强度能够被定量检测。

与此同时,随着分析微型化技术的发展,荧光相关光谱(FCS)技术的出现使得单分子测量成为可能。共聚焦激光显微镜照射毫微升的待测液,当单种荧光分子扩散至观测区域时,会产生一个随时间变化的荧光信号。对这些信号的精确分析可得到有关浓度和扩散常数等相关信息。扩散速率取决于荧光标记物是否与蛋白质连接。如果配体与蛋白质带有不同的荧光标记,也可以测出结合与解离速率。

7.4 从结合到功能:在完整细胞中测试

单纯的配体与蛋白质的结合并不能说明功能的变化,虽然通常很容易将所观察到的酶抑制与功能变化相关联,但在受体和离子通道(第28章"核受体激动剂和拮抗剂",第29章"膜蛋白受体激动剂和拮抗剂",第30章"通道、孔穴、转运体的配体")上的关联就不是这么明显了。再考虑到生化途径和细胞周期调节的复杂性,酶与功能的相关性就更为复杂。这种相关性在试管测试中也不易重现,因此需要开发这样的生物实验:当配体和靶标结合后,可以从细胞层面上观察到细胞功能的变化并予以研究。现在可以根据药物在人体的作用部位而培养相对应的组织细胞,这使得研究组织特异性受体成为可能。

以往离子通道的活性可以通过使用结合试验或放射性分析测定,而现在"膜片钳"技术能更好地评估候选药物对离子通道的影响。电极附着在细胞表面上并且施加电压或电流,以这种方式就可以在添加测试分子时打开或关闭单个离子通道。这种测试方法严格来讲不属于高通量筛选技术范畴,它主要是用来进一步阐明早期筛选出的活性化合物的功能,而早期筛选更适合选用荧光测试之类的方法。例如,可以使用钙离子荧光染料来评估离子通道中钙离子浓度对其功能的影响。

另一种测试采用的是耦合报告基因的方式。对于某些受体而言,受体刺激后传导信号引起由相关启动子控制的基因发生转录(28.1节)。如果将相关基因的序列替换为报告基因的序列,如编码双半乳糖苷酶,荧光素酶或绿色荧光蛋白质(GFP)的基因,则随后细胞就会表达这些荧光蛋白质,而这些蛋白质是易于被观察到的(图7.2)。例如,当产生的β-半乳糖苷酶切割X-gal时会释放一种蓝色染料,而荧光素酶能够产生ATP依赖的化学发光,由于内含荧光,绿色荧光蛋白也可被检测到。

7.5 回到全动物模型:在线虫上筛选

以现在的伦理观来看,在动物身上进行化合物的初步筛选是不可取的,而且动物模型的实验结果对基于靶点的化合物结构优化缺乏指导意义。当然,动物模型也有其优势:能够直观表现整个生命体对于化合物的反应;可以直接评估生物利用度;副作用及协同

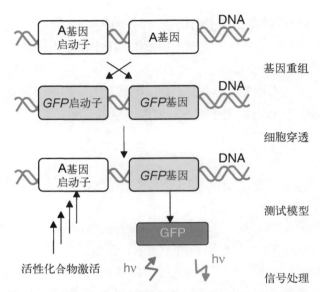

图7.2 基因由启动子控制。启动子启动的基因激活后合成相关蛋白质。使用绿色荧光蛋白（GFP）构建容易观察的测试方法的原理：由激动剂结合激活的基因启动子与GFP基因偶联，启动子激活后不表达原始基因产物而表达GFP，GFP在用紫外线激发时发荧光而很容易检测。

效应也能够直观地观察到。早在1963年悉尼布伦纳就意识到分子生物学的复杂性，并且强调细胞的发育都受到自身的生物化学反应控制，他提出可以用线虫（秀丽隐杆线虫[①]）这类最简单的多细胞有机体来研究这些生物化学反应。

这种线虫通常生活在土壤中以细菌为食，研究人员可以在微量滴定板中用大肠杆菌来培养它们。这种线虫雌雄同体，生命周期短，繁殖周期为3天，可以保存在液氮中，体态透明，与人基因同源率达60%～80%。目前线虫基因组已被测序，我们也知道如何调节它们的基因。因为它是透明的，所以线虫内部的任何变化都可以很容易地观察到，体内的蛋白质也可以用荧光标记物标记。其由959个体细胞形成了许多不同的器官，这其中就包括由302个神经元组成的神经系统。那么，可以在这样的生命体中进行化合物测试吗？这种情况下可能伦理方面没有什么问题，但实验的预见性如何呢？这样的动物可以用来预测情绪变化，抑郁或食欲及其与肥胖的关系吗？这只有在某些疾病在分子水平上的机制已知的前提下才有可能。例如，在知道血清素介导的信号变化是引起缺陷前提下，线虫才可以作为一个脂肪层积模型。发现潜在靶标的第一步是进行选择性的基因沉默，这可以通过使用RNA干扰来实现（12.7节）。如果把线虫放置于化合物中，我们可能会观察到外观或行为的变化，如寿命是延长还是缩短？这些现象有可能表明该化合物会干扰老化过程抑或自身有毒。如果线虫的肌肉细胞有变化，也许化合物对神经退行性肌肉病变有作用。除了身体形态的宏观变化外，也可以分析基因表达模式的变化（12.9节），如蛋

① 译者注：原文Pinworm。

白质是否出现突变？当然，线虫的代谢途径与人类并不相同，甚至它的疾病模型也只是部分地反映人类疾病的病理生理学。尽管如此，在线虫上直接测试化合物还是能为化合物库筛选提供新的视角。另外，果实蝇（Drosophila melanogaster）和斑马鱼（daniorerio）也可作为试验生物。它们有助于考察早期项目的治疗方法有效性。

7.6 虚拟库的计算机筛选

如7.5节所描述的，高通量筛选已经实现了自动化。结合组合化学技术（第11章"组合化学：大数字化学"），高通量筛选能检测几十万种化合物。这似乎是合理结构设计筛选技术的终结。但高通量筛选的巨大资金投入带来的却是非常低的命中率，这一现状使得人们最初的兴奋逐渐减退。因此，在计算机上通过一个预设的拟合小分子的结合口袋（20.8节）来筛选庞大数据库的技术（虚拟筛选）就成了一种替代方案。

高通量筛选令人失望的命中率归因于化合物库的规模与结构的多样性不足及选择的化合物库与目标蛋白质的实际属性不匹配。如何识别假阳性与假阴性也是个大问题。筛选出的活性化合物转化为可优化的先导化合物的比率同样令人失望，这也是尝试发展虚拟筛选技术作为补充和替代方法的又一重要原因。成功应用这些技术的前提条件与技术驱动的高通量筛选的完全不同之处在于：在分子水平上理解一个假定药物与目标蛋白质结合的方式的情况下，虚拟筛选才被认为是合理的。

虚拟筛选技术的立足点是靶点蛋白质的空间结构已知，而蛋白质的空间结构可以通过磁共振光谱测定（第13章"结构测定的实验方法"）或X射线结构解析（图7.3）来解析出来，也可以通过同源蛋白质建模（20.5节）模拟出来。为了成功地与蛋白质结合，配体必须具有一种与作用位点相匹配的形态。分子是灵活的，键的旋转能够调整形状并只需消耗少量的能量（第16章"构象分析"）。除了构象合适的空间匹配外，潜在配体的官能团应该找到可与之互补的位于蛋白质结合口袋中的蛋白质残基。在配体和蛋白质之间应该有氢键形成，分子疏水部分也应该在蛋白质中找到容纳它们的部位（第4章"蛋白质-配体的相互作用是药物效应的基础"）。为此，分析蛋白质的结合口袋，找出特定结合区域是必不可少的。

对于某个特定类型的原子，如氢键供体或受体，通过使用计算机系统地扫描结合口袋可以看出哪里是官能团接在配体上的最佳位置（17.10节）。在结合口袋区域，所有有序排列的原子揭示出合适的结合分子应该具有哪些理化特征（"热点"，17.1节和17.10节）。有了这些标准，可以筛选已经合成出来的分子库或虚拟数据库。如果命中物来源于虚拟数据库，那也可以很快合成出来。筛选分为多个过滤步骤，而这些步骤是越来越严格复杂的，这样才能减少搜索量。在快速对接程序的帮助下（20.8节），将分子放置于结合口袋并生成结合模式，进而可以对亲和力进行估算。这一步最重要也最困难（20.9节）。在第21章"案例研究：基于结构的tRNA-鸟嘌呤糖基转移酶抑制剂设计"中展示了通过虚拟筛选发现的实例。

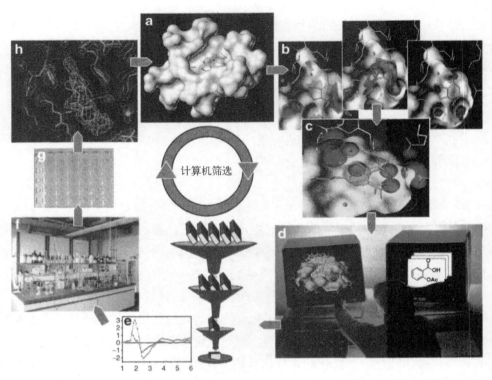

图7.3 蛋白质的空间结构是虚拟筛选的立足点。(a)结合使用各种不同的探针原子,如氢键受体或供体,来探测口袋。(b)与基团特别匹配的区域会被重点标示,总结了这些区域的"热点",就给出了作用位点的空间模式,可以得到潜在配体的基本轮廓。(c)这种片段被称为"药效团",可作为检索数据库的搜索标准。(d)通过计算机模拟对接对来自大型数据库的潜在配体进行筛选和能量评估。(e)通过商业购买或实验室合成获得所找到的活性化合物。(f)接下来进行生物测试。(g)如果结合成功,则将先导化合物与蛋白质结晶,随后测定共晶结构。(h)作为进一步设计周期的起点。

　　大量研究表明,目前对接结构的评估准确率约为70%。更好地理解配体-蛋白质的识别过程才能提高预测精度(第4章"蛋白质-配体的相互作用是药物效应的基础")。水在结合中扮演的角色、空间效应与电子诱导效应、蛋白质和配体的相互影响及结合的动态过程等这些问题我们都知之甚少。化合物数据库的构成本身也起着决定性的作用。单纯扩大化合物数据库是不够的。化合物的结构多样性能够满足需求才至关重要。筛选犹如在干草堆中找绣花针。并非草堆越大就越能找到针,而在于草堆一定要有希望之针。要做到这一点,所有关于目标蛋白质结构、功能和动态变化的现有知识都应该在制定数据库搜索条件时考虑到。多比较不同蛋白质及这些蛋白质的结合口袋,尤其是同一蛋白质家族中的蛋白质,往往可以提供一些关键性的信息(20.3节、20.4节、20.5节和20.6节)。一般而言,结合口袋的结构和几何相互作用性质已经给出了一个合适的虚拟筛选化合物库所需要的化合物类型,唯一的问题是如何正确利用它。决定筛选成败的另一个关键点是化合物需要有良好的药代动力学性质以获得满意的生物利用度(第19章"从体外到体内:药物吸收、分布、代谢、排泄及毒理学性质的优化")。

7.7　生物物理学筛选

表面等离子体共振技术正越来越多地用于筛选新的先导化合物结构。将目标分子锚定在传感器芯片的金涂层表面上，用光照射玻璃载体的底面（图7.4），通过测定总的折射位移来计算折射率，通过折射率判断传感器表面变化。化合物发生结合后，金涂层表面上的质量变化引起折射率变化，通过折射率变化考察蛋白质–配体相互作用。由于这种技术快速省事，其不仅可测算化学计量学，也可以用于测量其他动力学参数，如结合速率或解离速率常数。

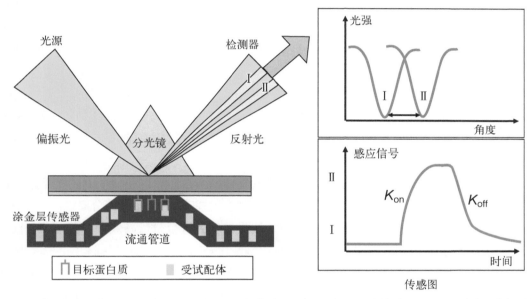

图7.4　表面等离子体共振原理（SPR）。该方法记录传感器芯片（绿色）表面折射率的变化。由底物（黄色）结合到一个锚定受体（红色）引起的金表面变化，导致对反射光（Ⅰ和Ⅱ）的谐振角的偏移。这样不仅可以测量结合的亲和力，也可以测量结合速率常数（K_{on}）与解离速率常数（K_{off}）。

在微晶板上筛选的问题在于要花一些时间将化合物附着在板上，解决这个瓶颈的一个方法是利用喷雾技术将整个化合物库加至微芯阵列中，这意味着将所有的低分子量配体都锚定在芯片上。然后将受试蛋白质加至芯片，当蛋白质与配体结合时，可以检测到质量差别。芯片的空间分辨率高，它可以很容易地确定库中哪个化合物在起作用。这种方法的缺点在于受试化合物必须通过一个化学锚才能固定在芯片表面上。表面等离子体共振十分灵敏，可以检测分子量小到100 Da的分子。当然也可以反过来，将蛋白质锚定在表面再与溶液中的配体结合。

在7.1节中介绍了"配体效率"的概念。为提高配体效率，现在化合物库越来越多的由分子量小于250 Da的分子构成。同时，开始流行用化学"片段"来称呼这些候选化合物。当然，这个词并不准确，这些分子实际上是"完整的"，而并不像这个词所暗示的只是一个连接到先导结构的"片段"而已。

蛋白质受热时会变性展开，人们将蛋白质去折叠的过程（14.2节）定义为"熔点"。这个熔点温度可以用热传感器精确测量，配体与蛋白质结合后熔点会发生改变。如7.3节所述，荧光测量是极其敏感的技术。去折叠后的蛋白质与荧光染料的相互作用可以记录蛋白质的熔化作用，并且可以检测到荧光信号的变化。配体与蛋白质结合后引起的熔点温度变化可以作为一个配体是否与蛋白质结合的证据。利用这种效应也可以构建起定量的结合分析法。这种灵敏的技术也适用于检测结合较弱的片段。

过去几十年间质谱技术有了显著的发展。在非常温和的轰击条件下，可以从生物大分子中分离出单个电子，甚至产生带负电荷的片段。最理想状态下，整个受试蛋白质以单电荷离子的形式被检测到。带电粒子在电场中加速，之后其运动方向在磁场中改变。特定粒子的运动路径取决于它的质量和电荷大小。利用不同粒子不同的荷质比就可以分离和检测它们。随着技术发展及电磁理论的成熟，现在可以分辨质量差异只有几个道尔顿的大分子蛋白质。蛋白质-配体复合物在气相中不会解离，之后复合物在质谱仪中离子化后被检测到。我们可以利用这种技术检测小分子配体与蛋白质的结合。甚至有可能改变质谱仪中加速电压来解离复合物，检测复合物解离时的电压大小就可以检测配体与蛋白质结合的强度。通过检测气相中的配体与蛋白质复合物的解离条件就可以知道非水环境下复合物的结合强度。

配体也可以被蛋白质"捕获"。将一个筛选配体的蛋白质放置在整个受试化合物库的水溶液中，库中任何一个与蛋白质结合的化合物都会被捕获，之后用微滤分离蛋白质，并使蛋白质化学变性释放配体。含游离配体的溶液经处理后进行微量高效液相色谱（HPLC）分离。然后对分离得到的配体进行精确分析以确定化合物库中被蛋白质捕获的配体类别。

配体与蛋白质的结合过程是一种化学反应。与其他化学反应一样，或多或少的会观察到反应热现象。反应过程可以是放热或吸热。可以通过检测相应热信号来观测配体与蛋白质的结合，不过要做到这点需要一个非常灵敏的热量计。配备了电子控制补偿加热的仪器具有极高的灵敏度。举个例子，研究不同信息素对蝴蝶的吸引装置中的热量计可以检测蝴蝶翅膀摩擦产生的热。

在这种热量计中，也可以利用目标蛋白质溶液来滴定溶解态配体。每次滴加都会产生热信号。随着蛋白质饱和度的增加，热信号会降低，这样会产生一个曲线，由此可以推算配体与蛋白质的结合常数（图7.5）。如果将整个滴定过程中的所有信号进行积分，则就确定了对接反应的总热量。这样就可以得到自由能与焓这两种不同的热力学结合参数，其中自由能 ΔG 可由公式求得，焓 ΔH 可由信号积分算出（4.3节）。通过使用公式4.3，可以计算结合熵。这种方法除了可以证明蛋白质-配体结合外，更重要的是可以在一个实验中得出某个温度下的相关热力学参数 ΔG、ΔH 及 ΔS。等温滴定量热法不适用于高通量筛选。这种方法的意义主要在于更好地分析和描述结合的过程。由于其在配体优化中起到重要作用，这一方法会在8.8节中继续有所涉及。

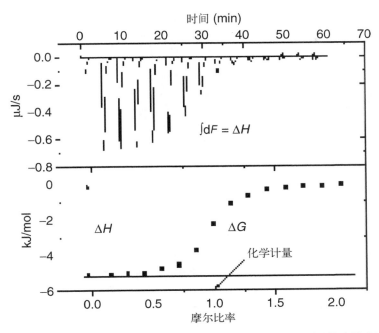

图7.5　在等温滴定量热法中,配体溶液逐滴加入蛋白质溶液中。配体对蛋白质的结合导致放热或吸热反应。在每一滴的加入过程中形成的热量是单个信号峰下的区域。所有信号峰的总积分为结合焓。随着配体数量的增加,蛋白质逐渐饱和,从而使信号的信号强度降低。结合常数(解离常数)可以从曲线的形态中求得,自由能 ΔG 可以由公式 $\Delta G = -RT \ln K_d$ 求得。同时可得该反应的化学计量学,熵是用这个方程来计算的:$\Delta G = \Delta H - T \Delta S$。

7.8　利用磁共振筛选

　　13.7节详细讲述了磁共振光谱法,这里仅说明它与分子中原子核磁矩取向的相关性。通过应用精心设计的电磁场,可以选择性地激活在这些磁场中的某类原子核。当将某种配体或多种配体加入蛋白质溶液中,如果条件合适则配体与蛋白质会发生结合,结合强度的不同也就意味着配体在磁饱和蛋白质的某一特定位置的保留时间长度不同。通过这种方式,磁信号由蛋白质传递给配体。配体与蛋白质解离后,配体在非复合状态下传送的磁化弛豫时间更快,这种磁性质的变化可以很灵敏地被检测到。比较有无磁化蛋白质时溶液的磁信号差异,就可以找出与蛋白质发生结合的配体产生的磁信号。这种技术即饱和传递差谱(STD),可用于筛选潜在的配体(图7.6)。在上述实验原理的基础上衍生出许多各具特色及精细化的实验操作流程。这其中就包括利用磁共振信号极易检测的报告基因或探针配体。这种技术通常使用一个含氟配体先与蛋白质结合,但含氟配体与蛋白质直接的结合作用不能太强以便之后受试化合物容易将含氟配体替换出来。可以通过检测含氟配体氟谱的变化监测这一替换过程。如13.7节所述,可以通过同位素标记和互耦磁

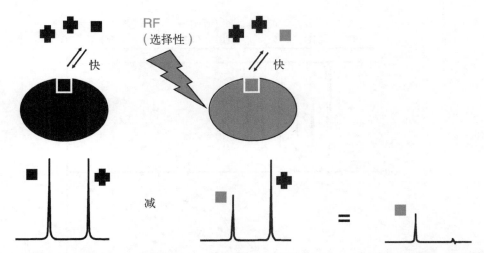

图7.6　用磁共振谱测定确定饱和传递差（STD），测试配体库（■，✚）被添加到目标蛋白（椭圆）中。潜在配体（这里为■）与蛋白质长时间结合。配体蛋白结合时如果通过适当的共振频率（RF）选择性地饱和蛋白质中一种核的自旋（红色），可以使蛋白质与配体磁化转移（NOE效应，13.7节）。即便已经从蛋白质解离，这些配体的核磁信号变化也会在谱图中显示出来。比较饱和与不饱和蛋白质间存在的光谱之间的差异，可以确定哪些配体是结合到蛋白质的。基于磁化传递原理衍生出了许多实验操作方案。

共振谱测量蛋白质的空间结构。比较结合前后蛋白质的化学位移变化就可以精确知道配体结合到蛋白质的哪个部位。在理想状态下，甚至可以一次观察到两个不同配体同时与蛋白质结合，或者两个配体结合到口袋的不同区域。Abbott公司的Steven Fesik研究小组开发了"SAR by NMR"（SAR代表构效关系）技术用于先导化合物的开发与优化。正是用这种方法发现了一种活性为纳摩尔级别的基质金属蛋白酶抑制剂。首先，寻找到能与这种蛋白酶催化中心的锌离子强力结合在一起的活性结构片段，这样就发现了结合能力弱（K_d=17 mmol/L）但特异性结合的分子乙酰氧肟酸7.1（图7.7）。锌的结合位点被该化合物饱和之后利用磁共振技术寻找适合填充相邻S₁口袋的配体。这样筛选了一系列芳杂苯及联苯类衍生物，找到了4-氰基-4'-羟基-联苯7.2。如图7.7的右侧图所示，两个配体都在结合口袋中显示。分析结构数据显示，羟基苯环结合位置靠近乙酰氧肟酸的甲基。接下来，用一个亚乙氧基作为桥梁将两个片段连接，所得分子7.3抑制活性为25 nmol/L，这一结果证实了之前的假设。

7.9　蛋白质晶体筛选小分子片段

蛋白质晶体结构分析给出了分子在蛋白质结合口袋中最精确的空间位置，可以很容易识别出微弱结合的小分子。在辨识度高于2～2.5 Å的结构中（13.5节），水分子显示为离散的小点，而且水分子的位置也预示着口袋中可被配体极性基团替代的位点（图7.8）。

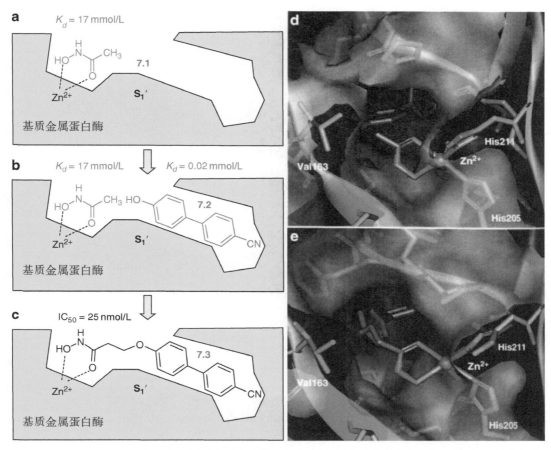

图 7.7 在"SAR by NMR"方法中,从很多复合物中找到与基质金属蛋白酶结合弱的配体,用 ^{15}N 标记的蛋白质,测量 ^{1}H-^{15}N HSQC 谱。利用口袋特定氨基酸磁信号的改变即可找到如乙酰氧肟酸 7.1 这样的配体,并且确定结合位置(a,d)。结合位点被这些配体填充之后,进一步通过磁共振测量(NMR),确定相邻结合位置的配体。这些都是与配体相邻的氨基酸磁共振信号的变化表征。这就是 4-氰基-4'-羟基-联苯 7.2 的发现过程(b,d)。用 —CH_2CH_2O—化学连接片段 7.1 和 7.2 生成 7.3 这一纳摩尔级的基质金属蛋白酶(c,e)抑制剂。

20 世纪 90 年代初,Greg Petzko 研究组的 Dagmar Ringe 将蛋白质晶体暴露于溶剂分子中,有意使溶剂扩散到晶体中(20.2 节),溶剂分子可以充当探针填充蛋白质口袋的结合区域。如嗜热菌热蛋白(一种锌蛋白)的结合区域就填满了异丙醇、乙腈或丙酮(图 7.8)。

甚至也能将苯酚这种小分子扩散到结合口袋里。苄基丁二酸是一个分子大小适宜的先导结构,其与锌蛋白的结合位点就是由晶体结构分析确定的。苄基丁二酸这个分子中的苯环的结合位点即是由苯酚探到,丁二酸的其中一个羧基位置是由丙酮的羰基探到。另外一个羧基占据由水填充的位置然后与锌离子络合(图 7.8)。许多蛋白质-配体复合物中的小分子来自结晶溶液或低温缓冲液,这些小分子都可以用来做探针。有创意科学家会直接利用这些探针的位置开创性地设计新候选药物。因此,分析晶体结构并找出小分子或"碎片"(分子量小于 250 Da)是很有必要的。

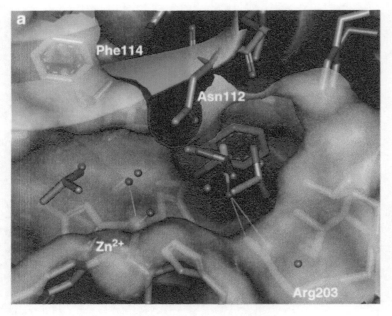

水　　乙腈　　丙酮　　异丙醇　　苯酚

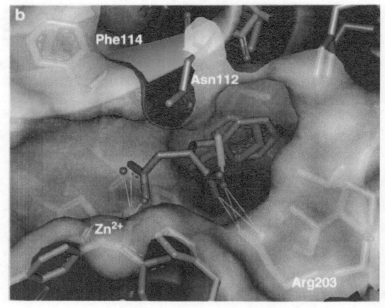

苄基琥珀酸

图7.8　将小探针分子（所谓的"碎片"）浸入嗜热菌蛋白酶的晶体是可行的。（a）晶体中水（红色球体）、异丙醇（C原子是灰色的）、丙酮（C原子是浅蓝色）、乙腈（C原子是绿色的）和苯酚（C原子紫罗兰）多重叠加的超级区域。这些给出了假定配体的官能团的潜在结合位点，苄基丁二酸是一个弱的嗜热菌蛋白酶抑制剂，其结构如（b）所示。分子其中一个羧基与锌离子络合，该羧基的两个氧原子分别取代了游离状态时位于此的两个水分子。另一个羧基与相邻的Arg203形成盐桥，丙酮上的氧原子也几乎在同一位置，苄基丁二酸的苯环占据苯酚所处的空间位置，苄基丁二酸可用作进一步优化的起始结构。

即使在今天，晶体结构的测定也是相当费力的。当然晶体结构的测定在很大程度上已经自动化，可以处理上百个分子的信息。此外，小分子扩散到成熟蛋白质晶体的趋势也可以加以利用（所谓的浸泡，13.9节）。可以将多种化合物组配成的"鸡尾酒"来加速筛选过程。蛋白质晶体一次能够暴露于10种化合物中。"鸡尾酒"应该由具有某些结构特征的化合物组成（长链或分支状的、角状的、球形的，等等）。这些结构特征的存在使化合物在电镜图像中容易被分辨出来（12.5节）。为提高晶体筛选成功率，需要先采用各种筛选方法先进行预筛，通过预筛的分子才再被用于蛋白质晶体筛选。当然，此前也提到过，能够从化合物库中预筛出毫摩尔级的弱活性小分子的技术手段其实也并不多。

蛋白质晶体法筛选出的活性片段可进一步开发（20.7节）。其中一个开发方向是探测不同区域的结合片段然后将这些片段连接起来，这一点与7.6节描述的"SAR by NMR"法异曲同工。另一个更常用的思路是在活性片段上基于蛋白质结构有目的地增加基团，此前的活性片段就相当于一个种子，可通过片段拓展后更好地与蛋白质结合。

7.10　拴系配体探索蛋白质表面

暴露于溶剂中的蛋白质表面上的扁平口袋与配体的结合是非常弱的，因此，想要证明配体与扁平口袋的结合或者获得配体在这一区域结合的晶体结构是极其困难的。旧金山Sunesis公司的James Wells和他的同事想到了拴系配体来检测这种结合。从化学的角度来看，这意味着利用蛋白质表面半胱氨酸残基中的巯基进行反应。这种半胱氨酸可以是天然存在的蛋白质，也可以是由适当的基因突变引入（12.2节）。在适当的反应条件下，通过半胱氨酸的巯基形成的二硫键锚定配体（图7.9）。只有当化合物库中的候选化合物可以与半胱氨酸巯基反应生成二硫键时，化合物才能与巯基附近的蛋白质表面发生作用。无论出于什么原因，这些分子都在探索周围区域，与半胱氨酸反应，并通过二硫键保持耦合到蛋白质表面。化合物与蛋白质形成的复合物可通过质谱检测。James Wells和Robert Strout在他们的第一次实验验证中选择了胸苷酸合成酶，这种酶在胸腺嘧啶核苷合成中起着重要的作用。而胸腺嘧啶核苷是DNA的重要组成部分。细胞分裂率高的细胞特别需要胸腺嘧啶核苷，因此化合物抑制这种酶可能意味着是有效的抗感染药物或抗肿瘤化合物（27.2节）。

胸苷酸合成酶在146位有半胱氨酸残基，且该残基也是在催化部位附近。在包含1 200个分子的二硫化合物库中，化合物7.4～7.7可以与蛋白质结合，而结构类似的化合物7.8～7.11则不行（图7.10）。因此，苯磺酰胺与脯氨酸基团可能是结合所必需的片段。然后除去二硫键，测得N-对甲苯磺酰基-D-脯氨酸7.12的结合常数为1.1 mmol/L（图7.11）。为进一步验证这一想法，Cys146通过突变被换为丝氨酸（图7.12）。突变后则没有观测到该化合物与蛋白质结合，随后将邻近的His147突变为半胱氨酸，但突变后同样

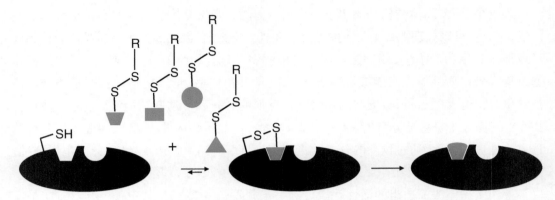

图7.9 半胱氨酸暴露出的巯基作为锚基可与化合物库中的候选化合物形成二硫键将配体和蛋白质相连，之后合适的配体就可以与半胱氨酸巯基附近的区域相互作用，这样就可以得到这种共价键连接复合物的晶体结构（图7.12）。优化得到初始活性化合物后就不需要二硫键了，非共价键结合的抑制剂就开发出来了。

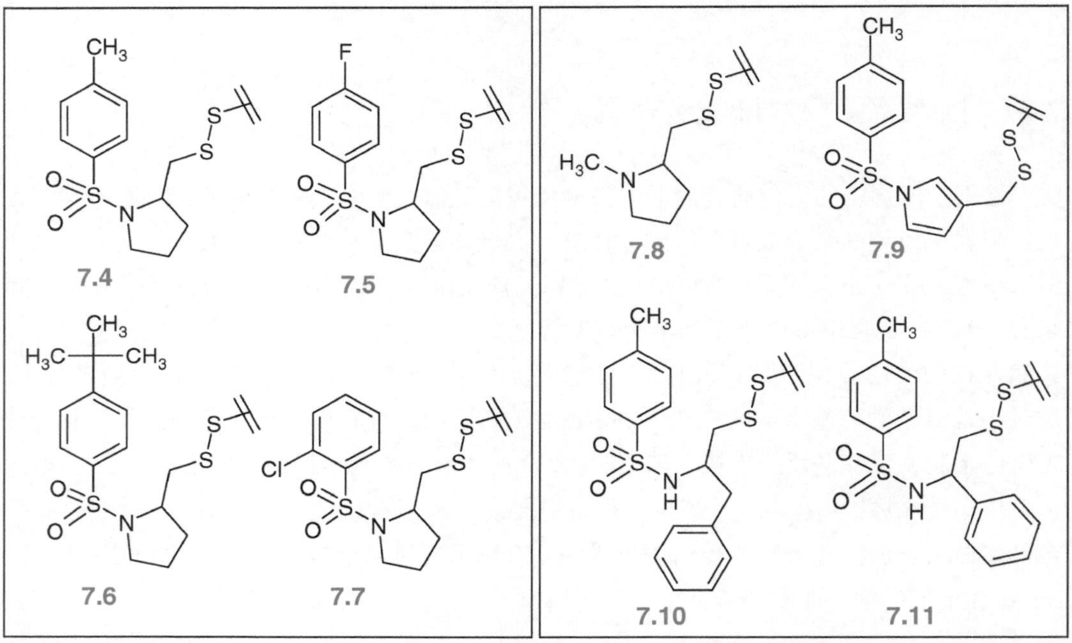

图7.10 在1 200个二硫化合物库中，左侧分子7.4～7.7可与蛋白质结合，但结构相似的右侧分子7.8～7.11则不能与蛋白质结合。

不适合 N-对甲苯磺酰基-D-脯氨酸片段。作为对照，将143位亮氨酸突变为半胱氨酸则可以实现化合物与蛋白质结合（图7.12）。研究结果表明 N-对甲苯磺酰基-D-脯氨酸片段在两种共价键锚定复合物中位置几乎相同，与其没有通过S—S锚定时一样（图7.12）。这充分证明共价偶联不是蛋白质与化合物结合的原因。事实上，这种技术可以从大化合物库中找出结合较弱的小分子。活性分子7.12活性为毫摩尔级，但该分子侧链可以替换成天然辅酶7.13的片段，再经过两步改造可得纳摩尔级抑制剂7.15。

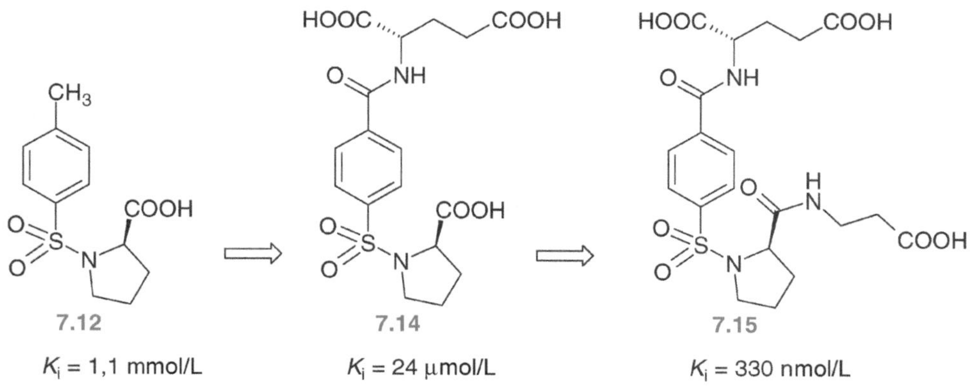

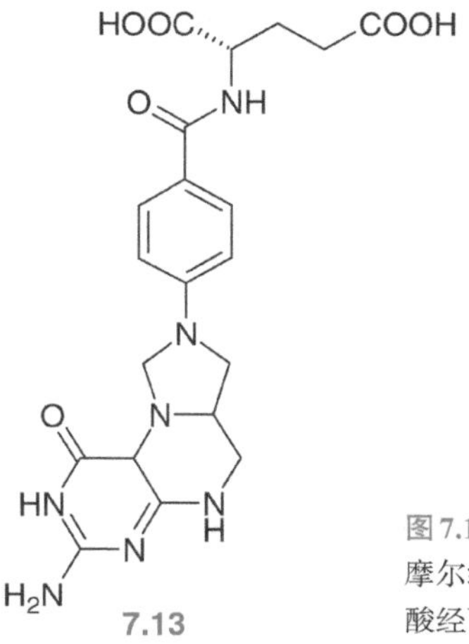

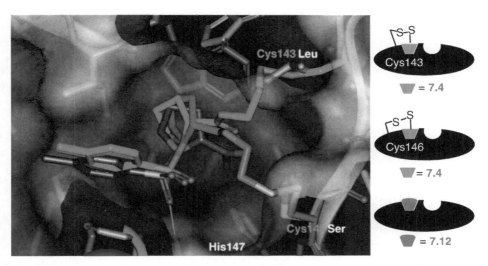

图7.11 通过从天然辅酶7.13中嫁接侧链，毫摩尔级活性的抑制剂 *N*–对甲苯磺酰基–*D*–脯氨酸经两步改造可得纳摩尔级抑制剂7.15。

图7.12 胸苷酸合成酶与两个绑定配体的晶体结构图。一个配体与Cys143结合（配体7.4的碳原子为绿色），另一个配体与Cys146结合（配体7.4碳原子为紫色），两者都是 *N*–对甲磺酰基脯氨酸衍生物，通过二硫键锚定到蛋白质上。切断二硫键得到的游离 *N*–对甲磺酰基脯氨酸（7.12碳原子为灰色），是一个亲和力为1.1 mmol的小分子配体。它的结合位置与两个共价锚定衍生物非常类似。

"拴系"法可以广泛应用,该法特别适合寻找能够干扰蛋白质-蛋白质表面接触的配体(10.6节)。这种技术的一大优势在于不需要再开发额外的生化结合试验。同时,本身与蛋白质结合力微弱的配体被共价键拴系,形成的复合物也不会被冲刷掉。此外,共价结合的化学探针可以探索结合发生的附近表面区域的适应能力。

7.11　概要

- 通过生物实验筛选大型化合物库找出活性分子,评估其对特定适应证的价值。
- 新药开发分为3个阶段:首先,广泛的自动化初步筛选找到苗头化合物,然后对苗头化合物进行细致地构效关系研究,最后从先导化合物优化找到临床候选药物。
- 高通量筛选的先决条件是利用基因技术生产纯的蛋白质并用于体外测试,同时还需要一整套可以在微孔中开展的生化测试方法,只有这样我们才能探寻单个基因对应的功能。
- 高通量筛选的缺点是并不能评估整个效应谱,而且忽略了诸如转运、分布、代谢和排泄等性质。
- 筛选库中的分子经常来源于其他药物开发项目,考虑到它们的分子大小及微摩尔级的活性,实际效率很低。小分子化合物配体效率高,结构改造空间大,其实更有潜力。可以利用显色反应产物来检测酶的功能和抑制活性。
- 放射标记化合物及酶联免疫法可以从分子水平上表征蛋白质活性,是一种非常有用的技术。
- 生物测试的小型化需要更复杂的机器人系统、更高灵敏度的检测和输出系统,包括荧光检测技术和可以处理大量数据的逻辑能力。
- 疏水性化合物的聚集严重影响数据读取,甚至导致假阳性或假阴性。
- 在整体细胞水平上进行测试是为了从细胞或生物体层面上研究相关功能的变化,而不仅仅是单纯地研究化合物与特定靶蛋白的结合作用。
- 由于伦理方面的原因今天已经废除在脊椎动物上进行初级动物试验,取而代之的全动物筛选越来越多地利用线虫这种最简单的多细胞生物来检测协同作用和副作用。
- 作为一种补充和替代方法,计算机虚拟筛选能够通过对接配体与目标蛋白质的已知空间结构来筛选大型化合物库。
- 化合物与蛋白质的结合可以用许多生物物理方法检测,如表面等离子体共振,热稳定性改变,质谱或微量量热法等,这些方法可以找出潜在的结合配体。
- 磁共振谱通过磁化转移检测配体与蛋白质结合,可以依据"SAR by NMR"技术将多个结合片段用化学方法连接起来得到活性更高的配体。
- 将小分子探针和碎片暴露在蛋白质晶体中,通过分析可以总结出这些弱的结合片段的结合模式及结构特征，这种灵活多变的方式可以作为先导化合物优化的一个出发点。

● 小分子碎片可以与蛋白质表面的半胱氨酸巯基通过共价键进行连接，这可以用于探索暴露于溶剂区的，表面平坦的蛋白质凹陷，并能够作为一个起始点用于开发拮抗剂干扰蛋白质-蛋白复合物的形成。

翻　　译：李金平
译稿审校：胡利红

参考文献见二维码。

第 8 章
先导化合物的结构优化

先导化合物是药物研发优化的起点。在一个精心设计的先导化合物迭代优化过程中,先导化合物的活性、特异性、作用持续时间需要提高,而其毒性副作用则需尽量减少。先导化合物化学结构的任何改变都会导致其分子的三维构象、物理化学性质及活性的变化。为了有目的地优化目标结构,采取原子或者基团的电子等排替换、引入疏水性模块、开环或者将分子柔性部分成环及优化取代基团都是可行的策略。

尽管创造力和运气是药物研发成功的重要先决条件,但是数十年来积累的宝贵经验仍然可以极大地支持理性的优化过程,尤其是计算机辅助的方法有助于充分发挥这方面的能力。本章将陆续介绍先导化合物优化的几个常规考虑因素和方法。

基于结构和计算机辅助的先导化合物优化将在以下两章中讨论:第17章"药效团和分子对比",第20章"蛋白质模拟和基于结构的药物设计"。按照不同的治疗领域,以下几章中将讨论先导化合物优化经验的应用实例:第23章"酰基酶中间体参与的水解酶抑制剂";第24章"天冬氨酸蛋白酶抑制剂";第25章"金属水解酶抑制剂";第26章"转移酶抑制剂";第27章"氧化还原酶抑制剂";第28章"核受体激动剂和拮抗剂";第29章"膜蛋白受体激动剂和拮抗剂";第30章"作用于通道、孔穴和转运蛋白的配体";第31章"作用于表面受体的配体";第32章"生物药:多肽、蛋白质、核苷酸和大环内酯类药物"。

8.1 药物优化策略

关于活性物质优化所遵循的过程,哲学家Karl Popper先生的一段话给出了贴切的阐述:"真理是客观且绝对的,但我们永远不能确定我们已经找到了真理。我们的知识永远是假定的知识,我们的理论是一种假设的理论,我们排除虚假的知识从而得到真理(客观知识,1972)。"

相应的化合物活性的优化遵循同样的工作理论,而试验和错误反复迭代的过程则修正了这个假设。关于化学结构与生物活性之间关系的组合数据可用于指导设计新的化合物结构。这些新结构的化合物被合成后进行测试,并且通过适当地修改形成一种新的工作理论。而一些失败案例的假设就会被丢弃,再重新制订更符合生物学数据的新假设。

活性物质结构中包含如下一些各不相同的特性。

- 真实的药效团（8.7节和17.1节）负责与靶标进行特异性结合，因此，在这些药效团上只能进行有限的化学修饰。
- 其他基团（附加基团）可以增加化合物的结合能力和生物活性。
- 不影响结合能力的其他基团，则会影响分子的亲脂性及其在生物组织内的运输和分布（第19章"从体外到体内：药物吸收、分布、代谢、排泄及毒理学性质的优化"）。
- 某些基团必须在生物体中进行分解或修饰从而释放出真正发挥药效的结构（第9章"前药设计"）。

先导化合物优化中最重要的步骤是对构型和排列方式进行系统性改变，即调整三维构象和/或理化性质。因此每个单独的优化步骤如下。

- 通过引入或去除疏水或亲水基团改变亲脂性和电性。
- 改变芳香族或杂芳香族环上的取代基。
- 引入或去除链上或环上的杂原子。
- 改变脂肪族基团或脂肪链的链长度。
- 引入空间位阻基团以保持特定的构象。
- 改变脂肪环或杂环的大小。
- 合并环内的部分柔性结构。
- 将分支或附属基团结合到环上（刚性化）。
- 开环。
- 通过去掉手性中心来简化结构。
- 通过增加手性中心来提高选择性。
- 调节药物的热力学结合特性及其作用在靶蛋白上的持续时间。

在传统的药物优化过程中，这些过程通常是单向的，也就是说，优化时一次只改变一个位置。过去，这样的单向优化带来了很多令人失望的结果，这是因为忽略了结构变化的相互依赖性影响，或是超出了最佳的亲脂性区间。John Topliss 提出了一种改变芳香族取代基的方案，能够以最少的步数优化生物活性（8.3节），同时改变分子多个部位，以及用定量结构-活性关系（第18章"定量构效关系"）对实验结果进行评价，这种实验设计方案的应用成了一种快速有效的药物优化方法。在基于结构和计算机辅助优化的过程中，靶蛋白及其复合物的三维构象可以针对性地改变活性物质的结构。这里再次强调，不应忽视亲脂性和新陈代谢方面的问题。

8.2 原子和官能团的电子等排替换

电子等排替换是指将分子中的特定基团使用在空间结构和电性方面相似的基团进行

取代基：F-, Cl-, Br-, CF$_3$-, NO$_2$-

　　　　Methyl-, Ethyl-, Isopropyl-, Cyclopropyl-, *tert*-Butyl-,

　　　　-OH, -SH, -NH$_2$, -OMe, -N(Me)$_2$

桥接基团：—CH$_2$—, —NH—, —O—

　　　　—COCH$_2$—, CONH—, —COO—,

　　　　>C=O, >C=S, >C=NH, >C=NOH, >C=NOAlkyl

环上的原子和基团：— CH=, — N=

　　　　—CH$_2$—, —NH—, —O—, —S—

　　　　—CH$_2$CH$_2$—, CH$_2$—O — —CH=CH—, —CH=N—

大基团：—NHCOCH$_3$, —SO$_2$CH$_3$

　　　　—COOH, —CONHOH, —SO$_2$NH$_2$,

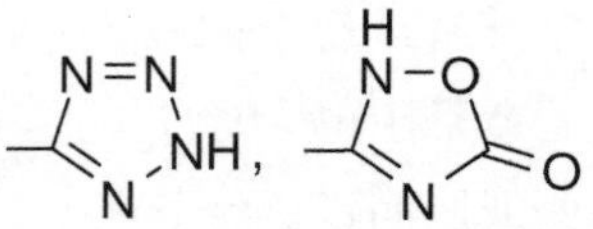

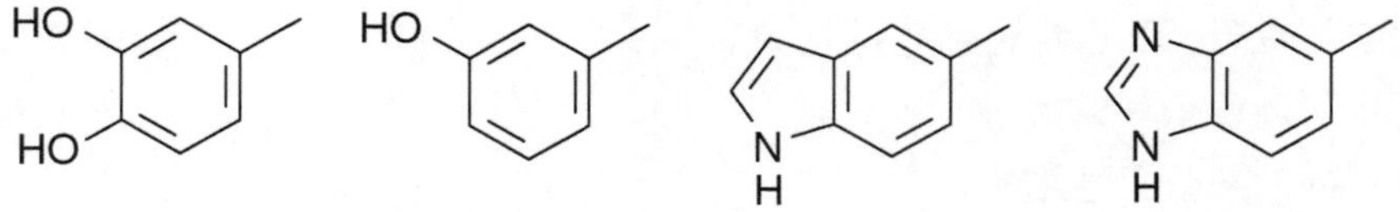

图 8.1　一些原子和/或基团的常规电子等排替换。

替换。如果其生物活性能基本保持，那么就称为生物电子等排替换（图 8.1）。在最简单的情况下，替换单个原子。例如，Cl（亲脂性，弱吸电子基）被 Br（与 Cl 相同的特性）或甲基（亲脂性，弱给电子基）替换，或者—O—（极性，氢键受体）被 NH（极性，氢键供体）或—CH$_2$—（亲脂性，不能形成氢键）替换。此外，生物电子等排替换也可以用于替换整个基团。

　　例如，作为氢键受体和供体的羧基可以用具有相同或改进性质的其他基团替换，比如用具有类似酸性的四氮唑替换。另一个例子是可以用噻吩或呋喃结构替换苯环（图 8.1）。电子等排替换的可能性体现在被烷基取代了的三碘甲状腺原氨酸 T$_3$ 8.1 的例子中，得到产物 3,5-二甲基-30-异丙基甲腺氨酸 8.2，其又对甲状腺激素受体表现出非常好的亲和力和激动剂活性。与能被脱碘酶碘化和代谢的三碘甲状腺原氨酸相反，化合物 8.2 的烷基不会被代谢分解掉。

　　尽管生物电子等排体过去和现在一直是药物研发中最重要的策略之一，但也时常会有惊喜出现。和预想的一样，在局部麻醉剂（3.4 节）中用酰胺替换酯基提高了化合物的代谢稳定性。在乙酰水杨酸 8.3（图 8.2）的例子中，这种替换是不可行的。与这种类似的用酰胺替换酯基的方法使化合物的活性完全损失，因为酰胺不能酰化环氧酶（27.9 节）。在将对氨基苯甲酸（R = —COOH，图 8.2）的羧基用磺酰胺基替换后，得到磺酰胺 8.4（R = —SO$_2$NH$_2$），其为对氨基苯甲酸的抗代谢物（2.3 节）。

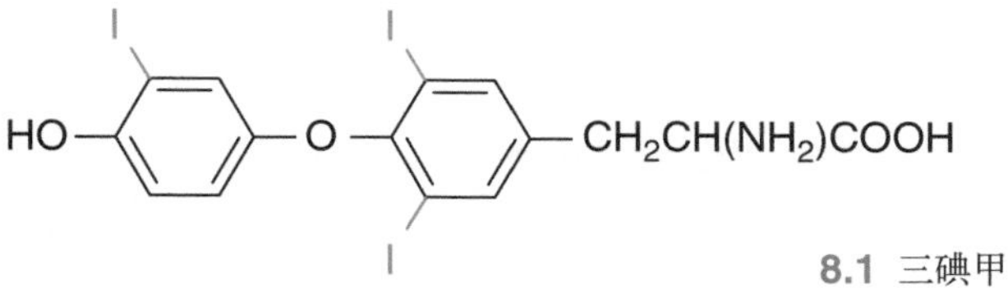

8.1 三碘甲状腺原氨酸，T$_3$

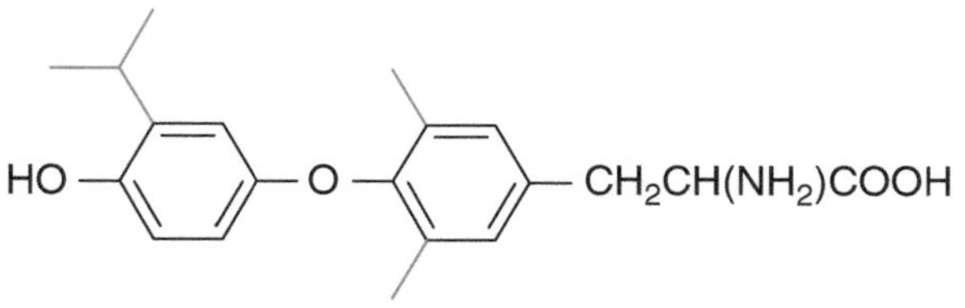

8.2

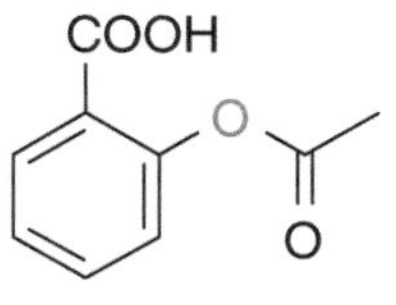

8.3 乙酰水杨酸

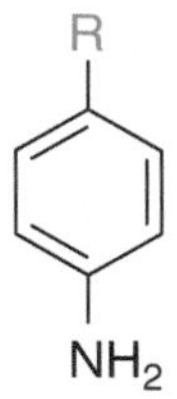

8.4 R = —COOH
或 —SO$_2$NH$_2$

图8.2 保持、降低和逆转生物活性的电子等排替换，三碘甲状腺原氨酸8.1（甲状腺激素）的3个碘原子都可以被烷基取代，得到的化合物8.2仍然是有生物活性的。在乙酰水杨酸8.3的例子中，用NHCOCH$_3$替换–OCOCH$_3$，使其酰化能力丧失，导致该化合物几乎完全丧失生物活性。代谢拮抗剂磺酰胺8.4（R = —SO$_2$NH$_2$）衍生自对氨基苯甲酸8.4（R = —COOH），其是细菌二氢叶酸合成中的关键中间体；化合物8.4（R = —SO$_2$NH$_2$）是羧基被电子等排替换成磺酰基的结果。

很少出现一个先导化合物仅被一个研究机构研究的情况。其他公司最迟会在新药获得经济上的成功之后跟进这些成功的例子。这个所谓"me-too"研究的目标是修饰竞争对手的先导化合物，以获得更有效、选择性更好或耐受性更高的具专利的类似物。必须承认的是，通过这种形式的竞争也产生了许多治疗领域中最有疗效的化合物：一方面，前期已经进行了大量的重复性工作；另一方面，具有改进性质的新类似物已经被生产并被引入治疗，而且从长远来看是成功的。如果不是因为备受蔑视的"me-too"研究，那么具有广泛活性和代谢稳定性的第三代和第四代的青霉素，以及高选择性的β受体阻滞剂和许多其他特效药物就不会存在。

8.3 芳香族取代基的系统性变化

先导化合物优化的目标会影响相关实验的设计。如果想以最小的努力来评估结构变化所带来的生物学效应，就必须在化合物合成之前进行仔细地分子设计。在这里，出现了几乎不可解决的问题。那就是，一般情况下，取代基或基团的替换导致多种性质的复杂变化。用甲基替换乙基只改变了分子的亲脂性和取代基的大小，如果氯原子替换甲基，那么极化率、电性及代谢都会发生改变。其他取代基还可以改变氢键供体和受体及离子化和离解能方面的性质。

1971年，Paul Craig提出使用芳香族取代基结构变化简图，利用这个简图描绘出这些取代基的互不相同的重要特征，如亲脂性和电性。从该图的不同象限中选择取代基来评估不同的组合性质。借助数学和统计学方法，这种理念可以扩展到多个领域。

1972年，John Topliss提出了一个更进一步的策略，也就是现在所谓的进化策略。在优化芳香族化合物的取代基时，一次替换一个取代基（如用氯原子替换氢原子）。根据前两个化合物中显示出较好药效的那一个来设计下一个化合物。如果新取代基能够大大改善化合物的药效，则引入具有相同理化性质的新取代基，或者引入更多相同取代基。如果新的取代基降低了其生物活性，则选择具有相反理化性质的取代基。如果两个不同的取代基产生相同的效果，则应该评估理化性质的变化是否在相反方向上影响其生物活性。尽管这个策略很完美，但是这种逐步试验的方法太过耗时，往往会导致这种策略的失败。

基于Craig和Topliss的工作成果，后续开发出更多新的设计方法，这些方法都不应被过多地解读。药物合成设计必须以化合物的可得性及最大可能地改变其结构作为指导方向，即理化性质和三维构象的多样性。自从引入组合化学（第11章"组合化学：大数字化学"）以来，多种化合物库的合理化设计已经具有全新的可能性和前景。

8.4　活性和选择性的优化

先导化合物结构的变化不仅影响其活性强度，而且影响其活性谱。这可以是完全有利的，但它也带来了其选择性可能降低的风险。在活性不完全丧失的前提下，一种简单的经验方法是增大分子、引入光学活性中心和使分子刚性化来提高选择性。另外，去除手性中心，建立更多的柔性区域或减小分子的大小通常会导致出现非特异性和较弱的活性。

由于人类基因组的测序，靶蛋白所属的基因家族是已知的，而基因家族的成员数也是已知的，通过使用基因技术，可以构建单个同种型测试系统（试验）。因此，现在的药物研究能够预测其选择性，这激发了人们开发选择性药物的动力。这些努力产生的一个有趣的推论是，药物的分子量会增加，且过去几年的统计数据也证实了上述推论。

对于旨在对大脑神经受体起作用的药物，其极性对于是否可以穿过血脑屏障至关重要。极性化合物不能穿过血脑屏障，只能在外周系统中起作用，如循环系统。肾上腺素8.5和多巴胺8.6（图8.3）是很好的例子。逐步去除或修饰极性基团会增强入脑特性。麻黄碱8.7可以作用于大脑及其外周系统，能够集中刺激并提高血压。安非他明8.8（"飘"）和摇头丸MDMA8.9（致幻药"狂喜"）都是弱碱。它们具有相对非极性的中性结构，容易穿过血脑屏障，且对中枢神经系统的影响占主导地位（图8.3）。

极性分子　　　中等极性　　　非极性分子

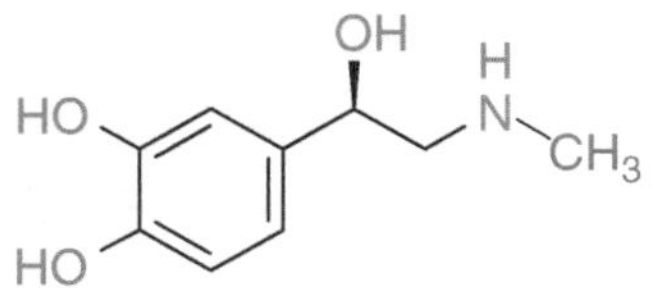

8.5 肾上腺素

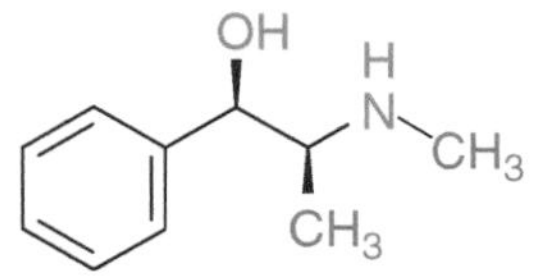

8.7 麻黄碱

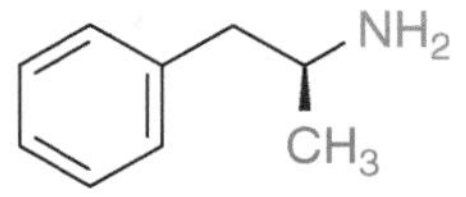

8.8 安非他明

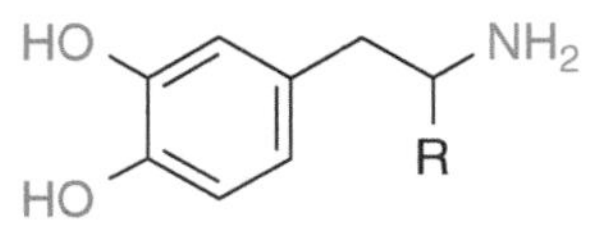

8.6 多巴胺，R = H

8.10 *L*-DOPA,　R = COOH

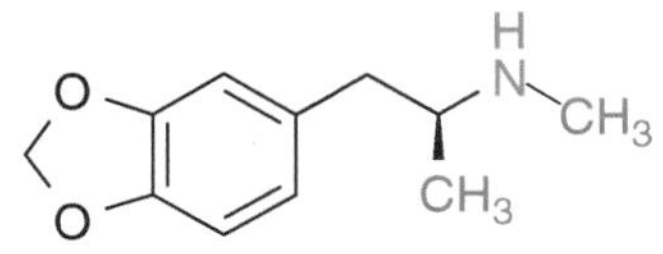

8.9 MDMA

图8.3　极性化合物肾上腺素8.5和多巴胺8.6通过静脉注射后在外周系统中具有心血管活性。麻黄碱8.7具有较好的亲脂性，因此在外周和中枢系统均显示出活性。非极性化合物安非他明8.8（“飙”）在中枢神经系统中具有很强的刺激作用。3，4–亚甲二氧基甲基安非他明8.9（MDMA，“狂喜”）具有致幻性。极性基团用红色标出，中性或亲脂性基团用蓝色标出。

这里也有例外。左旋多巴8.10（图8.3）是极性的氨基酸。它不能单独通过被动扩散穿过血脑屏障。然而，它能够被氨基酸转运蛋白识别，通过主动运输透过细胞膜并且进入脑组织中。这同时也解决了将用于治疗帕金森病的多巴胺8.6入脑的问题，因为左旋多巴的脱羧产物就是多巴胺（9.4节和27.8节）。

即使结构中的微小变化也可以看到其在激素和神经递质去甲肾上腺素和肾上腺素及其类似物的影响因子中的决定性作用。去甲肾上腺素8.11（图8.4）能够作用于α–肾上腺素受体，其*N*–甲基衍生物肾上腺素8.5（图8.3）作为混合的α/β受体激动剂可以作用于α和β受体。该差异可被用于增大*N*–烷基化取代基以得到特异性β受体激动剂异丙肾上腺素8.12（图8.4）。这些药效的差异可以在β–肾上腺素类物质上得到进一步的体现。多巴酚丁胺8.13缺少肾上腺素的醇羟基，尽管其结构与多巴胺8.6（图8.3）相似，但它是具有心脏选择性药效的β_1受体激动剂。特异性的β_2受体激动剂，如沙丁胺醇8.14和克仑特罗8.15（图8.4）可被用于治疗哮喘，这是因为它们是支气管扩张剂，没有非特异性β受体激动剂对心脏的刺激作用（29.3节）。

在不同适应证的治疗中，磺酰胺类分子是先导化合物靶向优化的一个非常好的实例。从第一个抗菌药实例中可以看到，利尿剂和低血糖药物（抗糖尿病药）会产生相同的效果。早在1940年，人们已经注意到磺胺（2.3节）可以抑制碳酸酐酶，且会因此导致尿量增加（25.7节）。在其他药物中，磺酰胺氢氯噻嗪8.16、呋塞米8.17（图8.5）及其类似结构的化合物表现出在治疗领域的重要性。20世纪40年代初期，在临床上发现了几种具有降血糖作用的磺胺类药物。在1955年，将兼具抗菌和降血糖功能的氨磺丁脲8.18引入治疗

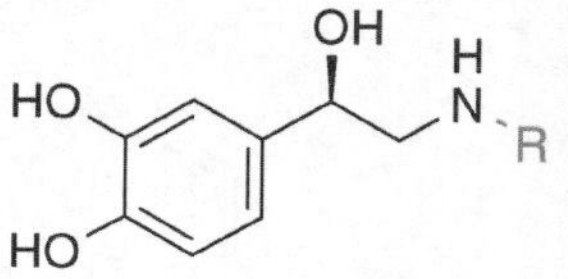

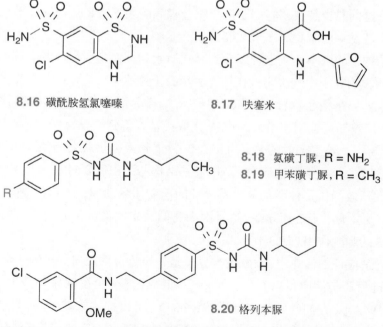

8.11 去甲肾上腺素，R = H
主要是 α 模拟

8.5 肾上腺素，R = CH₃
α 和 β 模拟

8.12 异丙肾上腺素，R =CH(CH₃)₂
β₁ 模拟

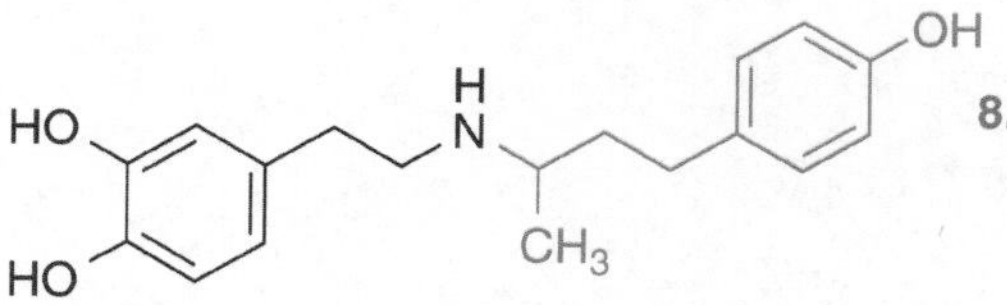

8.13 多巴酚丁胺
β₁ 模拟

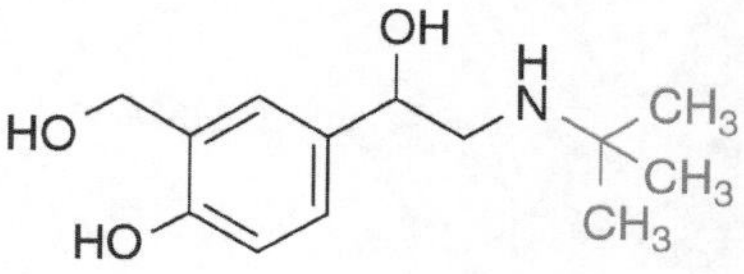

8.14 沙丁胺醇
β₂ 模拟

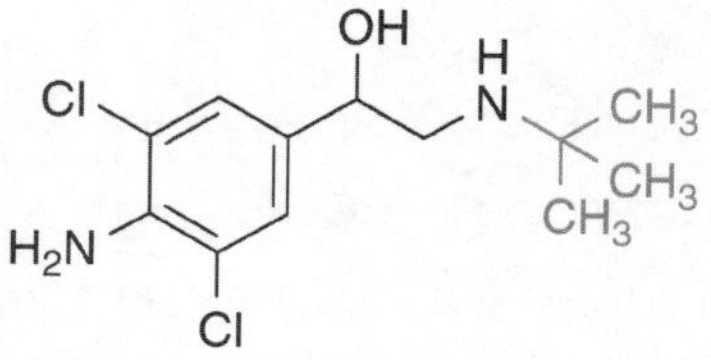

8.15 克仑特罗
β₂ 模拟

图 8.4　去甲肾上腺素 8.11、肾上腺素 8.5 和异丙肾上腺素 8.12 对 α 和 β 受体的作用不同。选择性的 β₁ 和 β₂ 受体激动剂，如化合物 8.13、8.14 和 8.15，可以作为心脏兴奋剂或支气管扩张药。

8.16 磺酰胺氢氯噻嗪

8.17 呋塞米

8.18 氨磺丁脲，R = NH₂
8.19 甲苯磺丁脲，R = CH₃

8.20 格列本脲

图 8.5　磺酰胺氢氯噻嗪 8.16、呋塞米 8.17 及相关利尿剂与大多数抗菌类似物不同，这是因为其结构中存在未取代的磺酰胺基团。氨磺丁脲 8.18 和甲苯磺丁脲 8.19 是第一代具有降血糖功能的非特异性磺酰胺药物，随后被具有特异性降血糖功能的格列本脲 8.20 替代。

领域，后来又引入了亲脂性且具有更好的生物利用度的甲苯磺丁脲8.19。化合物结构的变化最终导致了更具有效性和特异性的格列本脲8.20（图8.5和30.2节）的出现。

8.5　从激动剂到拮抗剂的优化

将激动剂转化为拮抗剂没有通用方法。这方面的一个实例是在从激动剂组胺向H_2拮抗剂变化的冗长路线中发现的，在3.5节中有详细的描述。而且，已经有些公认的方法被证明是有价值的。例如，非极性取代基替换极性取代基或引入大的基团例如芳香环，可以将一些受体激动剂变成拮抗剂。将异丙肾上腺素8.12的两个酚羟基用两个氯原子［3，4-二氯异丙肾上腺素（DCL），8.21］或其他芳环（普罗纳赛洛，8.22）替换，形成了第一个β-肾上腺素拮抗剂，β受体阻滞剂。在侧链上引入氧原子并进一步优化结构，形成了第一种β_1受体选择性拮抗剂。例如，普拉洛尔8.23和美托洛尔8.24。β_1受体选择性部分激动剂扎莫特罗8.25是一种阻断剂，同时也是一种激动剂（图8.6）。它与β_1受体结合并显示出中等的激动作用。它通过与受体结合，可以防止来自运动或压力等造成的肾上腺素释放引起的过度反应。

类似地，用大的疏水基团替换组胺8.26的咪唑环导致其成为第一个H_1拮抗剂。如苯海拉明8.27（图8.7）。嗜睡是用于治疗过敏的经典H_1拮抗剂最麻烦的副作用。不具镇静

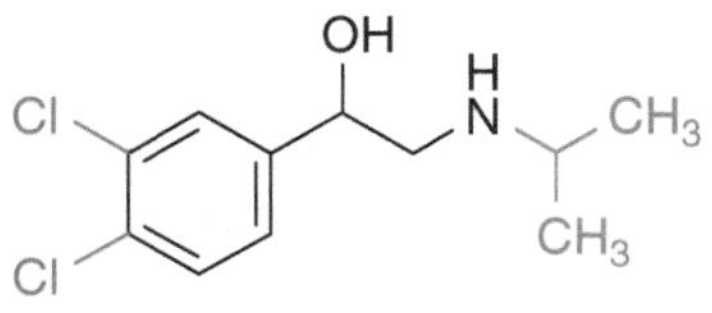

8.21　DCL

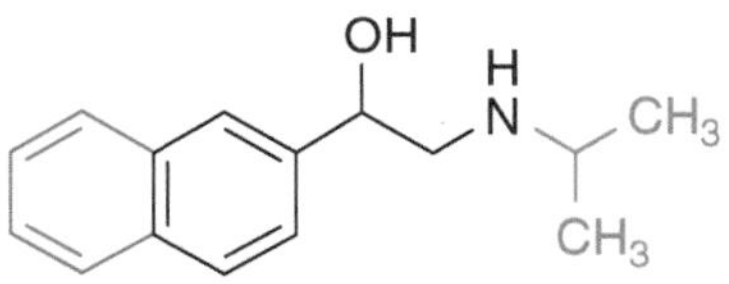

8.22　普罗纳赛洛

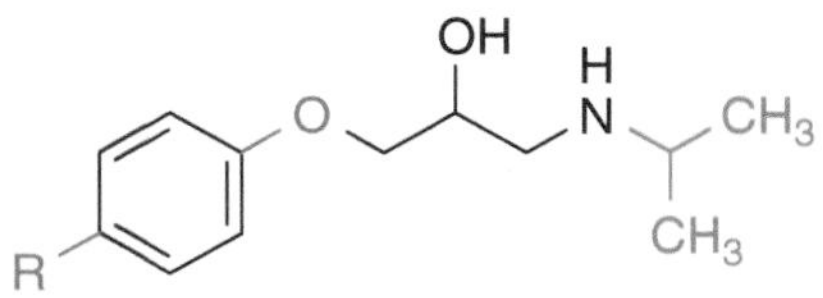

8.23　普拉洛尔，R = —$NHCOCH_3$

8.24　美托洛尔，R = —CH_2CH_2OMe

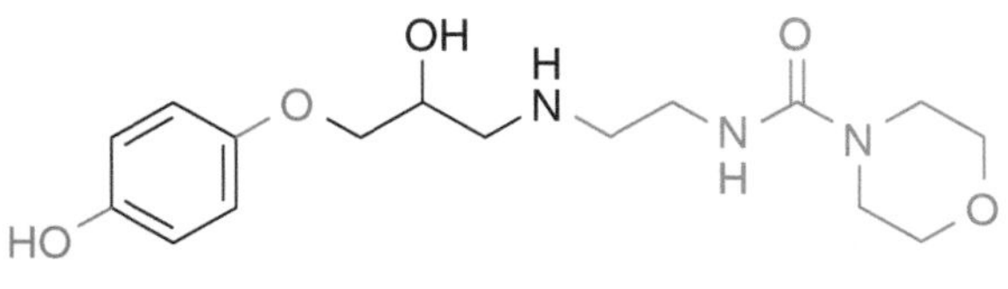

8.25　扎莫特罗

图8.6　3，4-二氯异丙肾上腺素8.21（DCL）和作为非特异性β受体阻滞剂的普罗纳赛洛8.22都是异丙肾上腺素8.12的衍生物。普拉洛尔8.23和美托洛尔8.24都是特异性的β_1受体激动剂。扎莫特罗8.25是局部β_1受体激动剂，既是激动剂也是拮抗剂。

作用的特非那定8.28（R＝H）因其较高的亲脂性能够穿过血脑屏障，但是会立即被转运体排出，由于其具有心脏毒性，当时特非那定已从市场上撤回，并被其活性代谢物非索非那定8.28（R＝COOH）代替。抗组胺药的镇静副作用也使其成为精神安定剂和抗抑郁药（1.6节）。然而，合理的药物优化策略所受到的限制是显而易见的。异丙嗪8.29是具

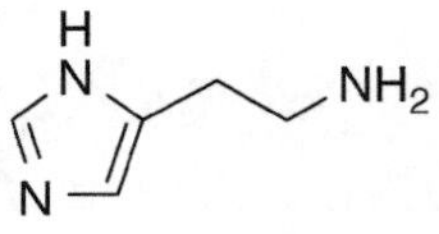

8.26 组胺
H 受体激动剂

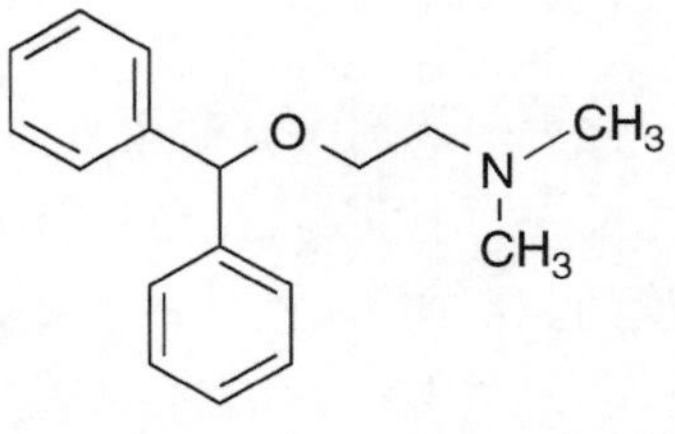

8.27 苯海拉明
Non-polar H$_1$受体拮抗剂
（镇静剂）

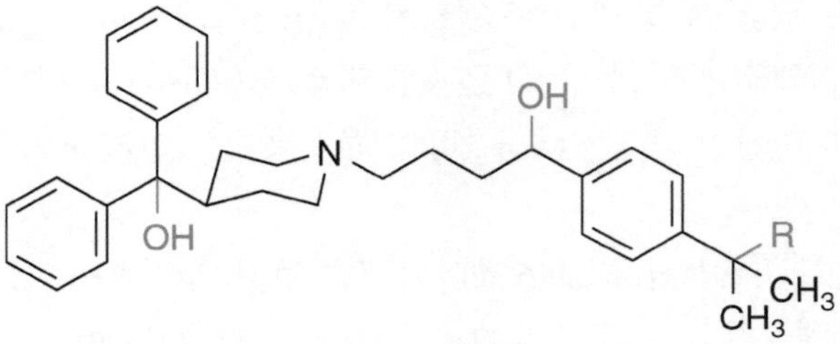

8.28 特非那定，T = CH$_3$
Polar H$_1$受体拮抗剂（非镇静剂）
非索非那定，活性代谢物，R = —COOH

图8.7　通过从组胺8.26开始并引入大的疏水基团，得到了H$_1$受体拮抗剂，如苯海拉明8.27。非镇静的特非那定8.28（R＝CH$_3$）能够穿过血脑屏障，但立即被转运体排出。与此同时，其活性代谢物非索非那定（R＝COOH）已上市。

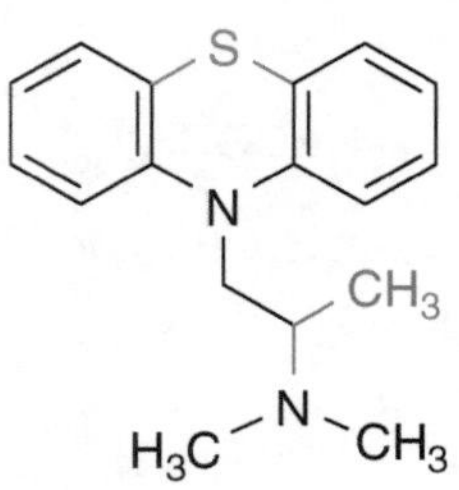

8.29 异丙嗪
H$_1$受体拮抗剂

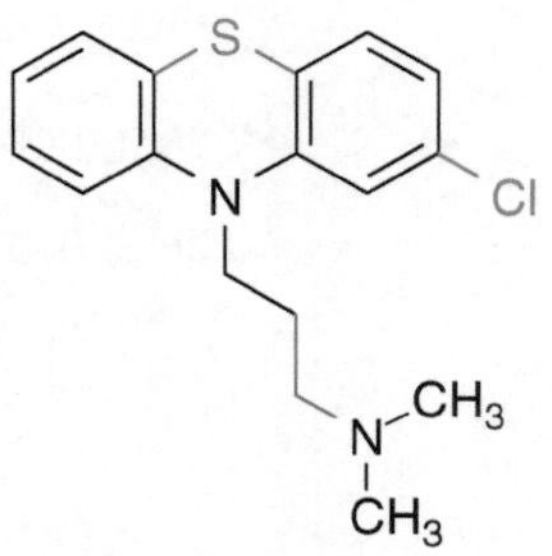

8.30 氯丙嗪
安定药

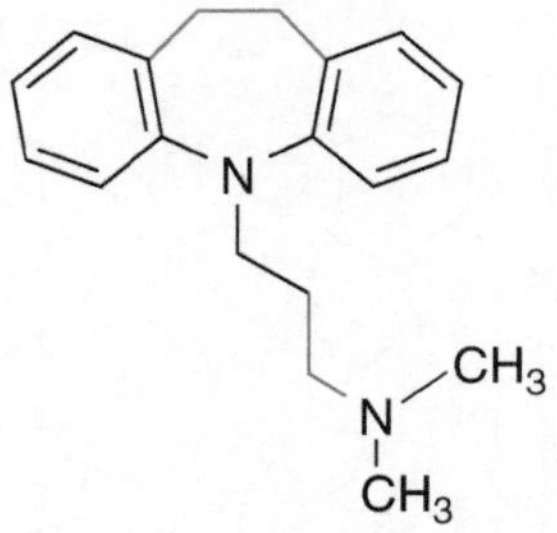

8.31 丙咪嗪
抗抑郁剂

图8.8　与活性物质的结构非常类似的化合物也会具有大不相同的活性。抑制神经活性的多巴胺拮抗剂氯丙嗪8.30和具有抗抑郁活性的多巴胺转运蛋白抑制剂丙咪嗪8.31都是具有抗过敏活性的H$_1$受体拮抗剂异丙嗪8.29的衍生物。

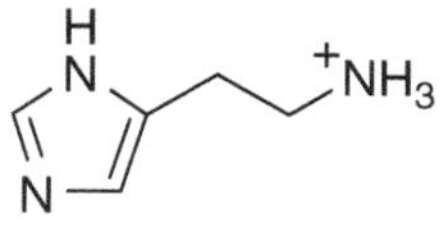

8.26 组胺
（正电性，pH = 7）

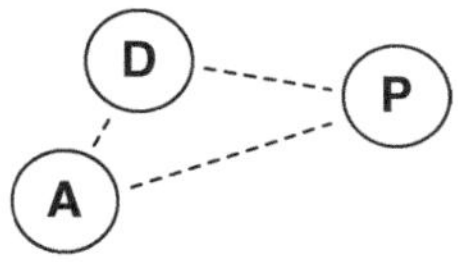

药效团

图8.9 活性物质组胺8.26及其药效团（A代表受体，D代表供体，P代表带正电的基团）。

有抗过敏作用和镇静副作用的抗组胺药。精神抑制药物氯丙嗪8.30是中枢神经抑制剂，因此成了安定药；另外，与丙咪嗪8.31结构非常相似的化合物则是兴奋剂及抗抑郁药（图8.8）。这3种物质都有不同的作用机制。向其他受体激动剂（如神经递质乙酰胆碱和多巴胺）引入其他的芳环则使其变成拮抗剂（图8.9）。

8.6 生物利用度和药效持续时间的优化

大多数药物的吸收仅取决于它们的亲脂性。药物极性越大，越难透过脂质膜，从而吸收就越差（19.6节）。增加亲脂性可改善吸收（19.6节）。但亲脂性太高的化合物不溶于水，吸收也会很慢。如果质子解离常数与中性点pH = 7相近，那么亲脂性的酸和碱更具有优势。在它们的离子形态中，它们是高水溶性的，而在其中性形态下，它们处于平衡状态，因而具有较好的亲脂性和膜渗透性。

这些相关性在19.5节中进行了讨论。在一定范围内，分子的大小会影响其生物利用度，分子量大于500～600 Da的化合物很容易被肝脏捕获，并且很快便随着胆汁排出。除此之外，还有些物质不管其极性如何都可以透过脂质膜。这些物质或通过胞吞进入细胞或通过转运体从细胞中清除（30.7节），其中包含具有氨基酸和核苷结构的类似物。延长药效持续时间的经典策略包括将游离羟基转化为醚（9.2节）、用酰胺代替酯、用电子等排体替换代谢不稳定的酰胺。在少数情况下，这种结构的变化会降低活性，这可以通过较长的药效持续时间得到更多的补偿。在肽类物质中，用D-氨基酸替换L-氨基酸，将酰胺基团的倒置及用肽类基团替换位阻较大的基团（10.4节）等策略已经被证明是成功的。

烷基取代基或碳原子上的侧链可抑制脂肪族氨基的代谢。通过在同一碳原子处引入乙炔基，仲醇可以转化成生物利用度更好的叔醇（28.5节）。在对位引入氟原子电子等排替换氢原子，可以防止该位置的羟基化。如果不考虑空间立体效应，则对位也可以被较大的基团（如氯原子或甲氧基）取代。在神经递质多巴胺、肾上腺素、去甲肾上腺素的3-位和4-位羟基化过程中，单羟基化类似物，3,5-二羟基化合物或NH-等排体吲哚基（图8.1，8.2节）的转换会得到代谢更稳定、药效时间更长的化合物。

8.7 药效团空间结构的变化

合理化药物设计的特点在于能够从药效团的结构中找出所有活性化合物的共同特征,及其与活性较差或无活性类似物的差异。药效团(8.9节)被定义为特殊排列的特定官能团,这些官能团是多种药物共有的,并且是产生生物活性的基础(17.1节)。

在对药物进行合理化优化的过程中,改变分子骨架和药效团取代基,可以在保持原有功能的同时获得更高的活性或更好的选择性。目前已经开发出多种计算机方法,基于这些计算方法可以得到多种用空间结构类似的基团替换配体骨架的想法。通过考虑分子的构象问题(第16章"构象分析"),计算机软件扫描数据库找到了可能的候选化合物,尽管其母体结构不同,但是可以将侧链和相互作用的基团置于相同的空间取向上。这些方法的例子在10.8节和第17章"药效团和分子比对"中有提到。此外也尝试过使用蛋白质结构的间接方法,蛋白质-配体复合物的空间结构是起点,先切除部分结合口袋,进而寻找配体的新模块。随后将被切除口袋的形式和相互作用特性与所有已知的蛋白质-配体复合物的数据库进行比较(20.4节)。如果发现与普通口袋相似的子口袋,那么与其结合的配体则提供了一个有趣的设计假设。占据新发现口袋的模块的结构能够在修饰配体的电子等排结构的过程中提供一些想法。

还有另外一种卓有成效的考察药效团的不同方法。在这种方法中,保留药效团,只修饰那些影响包括分子的运输、分配、代谢和排泄的药代动力学性质的基团。一个高效实用的方法是很重要的,为此,同一时间不要做太多改变是很重要的,而且变化不应该有太多个人偏见。即使合成上不做很多改变,仍然可以得到较宽范围的物理化学性质和空间排布信息。

同时已经确定,与人血浆蛋白如血清白蛋白和酸性 k_1-糖蛋白的结合对于药物的运输和药代动力学性质具有决定性的意义。因此,即使在药物开发的早期阶段(第19章"从体外到体内:药物吸收、分布、代谢、排泄及毒理学性质的优化")也应考虑其与这些蛋白质的结合。另外,需要考虑避免与hERG离子通道(所谓的"抗靶标")的结合,这是因为阻断这些通道会导致心律失常(30.3节)。药物新陈代谢本身就是药物研发过程中的一个非常重要的主题,必须在早期的研发阶段就加以考虑。细胞色素P-450酶与外源性物质上(27.6节)发生的绝大多数化学转化相关。为了能够在研发阶段预测出候选药物的药效,就要在优化的早期阶段评估其与代谢酶的相互作用。P-450酶的表达也可以被外源性物质诱导。其诱发因素可能是其与转录因子(如PXR受体)的结合(28.7节)。候选药物与该转录因子结合能力可以在药物研发早期评估,以避免增强这种不必要的代谢。

8.8 结合位点和结合动力学的亲和力,焓和熵的优化

通常,在优化过程中,主要是提高药物对靶蛋白的亲和力。如果有多个候选药物可

用,除了化学方面的可得性之外,配体的效能(7.1节)也会决定亲和力的大小。小而有效的先导化合物显现出其可以被很好地合理化优化的潜能。具有纳摩尔亲和力的小分子化合物,尽管它们的分子量低,但仍可能存在一些问题。大多数时候这些分子已经建立了最佳的相互作用模式,但这种模式是几乎不可能被转移到另一种分子骨架上。药物化学家根据经验制订了一套规则(4.10节)。根据这些规则,可以判断特定基团(如果位置正确)对结合的亲和力作出多大贡献。

4.10节表明亲和力是焓和熵贡献的组合。先导化合物的优化通常开始于具有微摩尔结合亲和力的先导结构,其亲和力用吉布斯自由能 ΔG 来表示,通常约为30 kJ/mol。结合亲和力每增加4~5个数量级会导致 ΔG 提高20~30 kJ/mol。应该在哪个方面进行改进来优化先导化合物? 是改善结合焓更有意义,还是提高结合熵? 4.10节中描述了焓/熵的补偿。是否可以尝试独立进行两者的优化? 在优化中使用这一理念的先决条件是确定先导化合物的这两个值。这有助于选择优化正确的候选化合物吗? 在已知多种候选化合物的热力学结合特性的情况下,应选择焓驱动还是熵驱动的结合力进行优化? 比较市场上多代同靶点药物的热力学特性是非常有趣的。谱图8.10中显示了HIV蛋白酶抑制剂(24.3节)和β-羟基-β-甲基戊二酸单酰辅酶A抑制剂(27.3节)的结合特性。值得注意

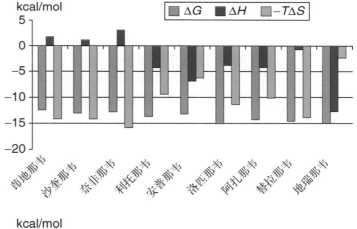

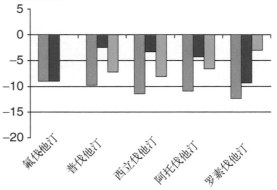

图8.10 1995年至2006年期间,迭代发展的HIV蛋白酶抑制剂(上图,分子式见图24.15)和作为β-羟基-β-甲基戊二酸单酰辅酶A抑制剂(下图,分子式见图27.13)的他汀类药物的结合特性,可以根据其热力学特性(即它们被熵或焓驱动的程度)进行优化。红色表示自由能 ΔG,蓝色表示焓 ΔH,绿色表示熵贡献 $-T\Delta S$。纵坐标越负,表示结合亲和力越强,由焓或熵确定的特性越多。最初开发的化合物如茚地那韦、沙奎那韦、奈非那韦和普伐他汀都是由熵驱动的药物;相反,较新的衍生物(如地瑞那韦或罗素伐他汀)则是由焓驱动的药物。

的是，数据显示药物已经成功地将其从初始由熵强力驱动的结合力变成由焓驱动的结合力。这个结果表明，优化物质的熵结合贡献比其焓结合贡献要简单一些。大多数时候可以看到，先导化合物疏水表面积的增大会导致更好的结合。获得的亲和力可以由有序水分子的取代来解释（4.6节），这样的贡献被认为对熵驱动的结合是有利的。也可以探索引入刚性环的策略，但这样做会使化合物丧失自由度。如果受约束的结构被正确地固定住，结合力会因为熵驱动的原因而得到改善。这方面的一个实例是刚性结构的凝血酶抑制剂8.32，几乎完全以熵驱动的方式与蛋白质结合（图8.11）。相反，明显更具柔性结构的配体8.33显示出巨大的焓结合贡献。化合物8.32表明了优化的结果，即导致具有纳摩尔级别结合力的物质与凝血酶结合口袋形成了最佳形状的互补。

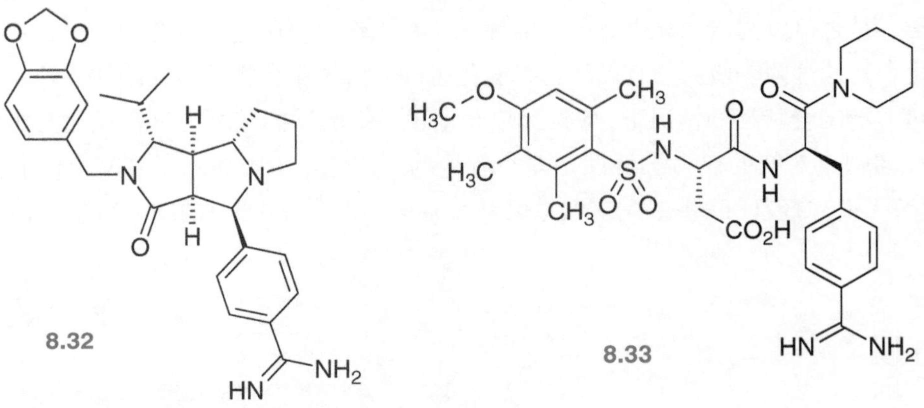

8.32		8.33	
ΔG:	−42.3 kJ/mol	ΔG:	−49.2 kJ/mol
ΔH:	−6.2 kJ/mol	ΔH:	−48.5 kJ/mol
$-T\Delta S$:	−36.1 kJ/mol	$-T\Delta S$:	−0.7 kJ/mol

图8.11　具有刚性结构的凝血酶抑制剂8.32仅具有少量的可旋转键。它与凝血酶的结合口袋具有最佳的形状互补性。其约束力大部分是熵驱动的。另外，柔性较好的配体8.33具有较高的焓结合贡献。

综上所述，对于由熵驱动的药物优化一般有一些合适的方法。如果可以"永远赢得熵"，那么理论上应优先选择焓驱动的先导化合物作为优化的起点。

但是，要清楚为什么配体会具有特殊的热力学特性。在虚拟筛选中发现抑制剂8.34和8.35可以作为醛糖还原酶抑制剂（图8.12）。尽管这两种配体的化学结构非常相似，但它们一种是由焓驱动的，另一种是由熵驱动的。两种配体与蛋白质结合的晶体结构说明了其原因：焓驱动的抑制剂8.34捕获的水分子能够调节配体和蛋白质之间的结合，而另一种不能捕获水分子。与水分子的结合不是熵驱动的，因此，其结合特性看起来是由焓驱动的。巴尔的摩市约翰·霍普金斯大学的Ernesto Freire小组（24.5节）研究了抗HIV蛋白酶突变体抑制剂的耐药性。有趣的是，结果显示具有熵驱动倾向的抑制剂的耐药性比具有焓驱动倾向的抑制剂的耐药性要发展得快。这一现象表明，在可以预估其耐

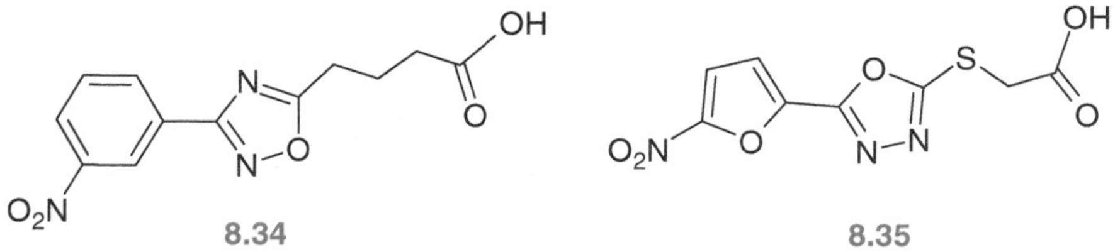

8.34

ΔG:　−35.4 kJ/mol
ΔH:　−25.6 kJ/mol
$-T\Delta S$:　−9.8 kJ/mol

8.35

ΔG:　−31.3 kJ/mol
ΔH:　−8.7 kJ/mol
$-T\Delta S$:　−22.6 kJ/mol

图8.12　在虚拟筛选中发现化合物8.34和8.35可以作为抑制醛糖还原酶的先导化合物。尽管它们结构相似，但是化合物8.34是更强的焓驱动的结合剂，而化合物8.35则是熵驱动的结合剂。随后还原酶复合物的晶体结构分析表明，化合物8.34可以捕获一个水分子，而化合物8.35则没有观察到这一现象。因为水分子的捕获过程不是熵驱动的，所以化合物8.34的结合是焓驱动的。

药性的情况下，值得将注意力集中在具有焓驱动倾向的结合剂上。在研究实例中，焓驱动的结合剂8.33具有相对非刚性的结构（图8.11），这使其更容易避免由突变引起耐药性的变化。这对于刚性的配体来说则比较困难，因为这些配体是通过熵来适应这种空间修饰的。

另外，熵驱动的结合剂也具有避免耐药的优点。如果配体的熵驱动倾向是因为它采用了多种结合模式，甚至当其在结合口袋中仍表现出较大的机动性，那么，这可以被证明是有益的。如果蛋白质试图通过与抑制剂结合位点的相关变异来改变其结合口袋的形状，那么能够采用多种结合模式的配体则留有替代方向，尽管会有变异，但仍然提供了很好的结合方式。

如果清楚先导化合物是焓驱动的结合剂，并且其叠加的作用（如水分子）的捕获没有改变结合特性，那么应该如何优化焓驱动的结合剂的结合？请记住4.5节和4.8节中的这些因素：氢键、静电相互作用和范德瓦耳斯力决定了结合焓。然而这种分子相互作用特性的变化通常是焓和熵的相互抵消，其结果是ΔG和结合亲和力根本没有改变！优化的过程可以与固有焓/熵补偿的方式进行比较。焓驱动的氢键应具有最佳的几何结构，且不会导致蛋白质发生严重的结构变化。否则，可能通过动力学自由度的变化获得熵补偿。加强结合口袋的刚性结构区域的氢键作用似乎更有利。在那里，由于动力学参数的补偿性变化是不太可能的，因此能够更好地获得焓。引入氢键也不能降低结合配体的去溶剂化程度，因为它们能够在疏水基团的结合位点上引起小的结构变化，而这些疏水基团暴露于周围溶剂环境中时会结合得更强。同样重要的是，结合口袋中水的结构则保持不变。

另外一个需要解决的问题是如何使配体具有最佳的动力学相互作用。这在7.7节的表面等离子体共振中有介绍。配体与蛋白质结合的快慢及其再次释放的速率的问题可以用该方法测定。理想情况下，配体与蛋白质结合的时间是多少，其最佳保留时间就是多少。结合亲和力是由结合速率（K_{on}）和解离速率（K_{off}）的相对比率决定的。已有证据表明,结构相似的配体可以具有完全不同的动力学特性。那么哪种特性是最佳的? 亲和力的减小可以表明其解离速率增大或结合速率较慢,以及两种作用的组合。乌普萨拉市 Helena Danielson 小组的研究显示,HIV 蛋白酶抑制剂在临床上的不同结合特性与蛋白酶突变体耐药性的发展有关。他们还指出,对于解离速率越高的药物,其耐药性形成得越快。这是指导药物正确优化方向的决定性指标。当然,将来在药物优化过程中,必须赋予动力学结合特性更大的优先权。因此,必须清楚化合物结构与结合能力之间的相关性,以便这些知识可以用于药物的靶向设计。到目前为止,仅在极少数情况下才能明白"快速"或"缓慢"结合的区别。这些参数与蛋白质的诱导契合适应有关。它还涉及减轻先前未复合的结合口袋的去溶剂化作用的发生或缓和溶剂化状态中配体脱离其自身水壳的动力学特性。因此,必须更加注意这些蛋白质和基于配体的性质。

8.9 概要

- 先导化合物仅仅是药物研发的起点;必须优化活性、特异性及作用持续时间同时降低副作用和毒性。
- 活性物质的结构是由能够作用于靶点结合位点的药效团决定的。其他基团可以提高其药效和生物活性,亲脂性决定其转运和分配,能够在体内被去除或修饰的基团则可以释放药物活性形式。
- 可以设计多种方法来修饰先导化合物的化学结构,但是,由于变化带来的相关影响,药物优化应该是多方面的。
- 生物电子等排官能团置换是指尝试替换给定骨架上在空间结构和电性方面相当的基团,通过这种替换达到保持药物活性的同时改善药物的其他性质的目的。
- "me-too" 研究遵循的目标是修饰竞争对手的先导化合物以获得性质得到提高的非专利保护类似物。
- 假设化合物活性不变,增大分子,加入手性中心和增大分子结构的刚性通常会提高其选择性,而去除手性中心,增加分子柔性及减小分子尺寸则会使药物的选择性降低。
- 即使是通过最小的结构变化调节亲和力、转运、分布或代谢,也会使底物的活性谱有显著差异化。因此,特定的某类化合物可能在完全不同的适应证的治疗上显示出药效。
- 将激动剂转化为拮抗剂没有明确的规则可循,然而,增加疏水基团(如芳环)的大小和取代基个数通常会改变其特性。
- 药物极性越大,对脂质膜的渗透性越差,吸收就越差。另外,特殊转运体可以帮助其透过脂质膜。
- 作用持续时间的延长主要是通过用代谢稳定的电子等排体替换不稳定基团、引入更多的支链基团、通过 F 或 Cl 阻断芳环上不稳定的代谢点,或用 *D*–氨基酸替换 *L*–氨基酸同时反转酰胺基团的位置等手段来实现的。

- 可以通过分子数据库筛选出能够替换给定药效团的其他支架或取代模式。
- 在药物研发的早期阶段,检查并尽可能避免化合物存在如下性质:不希望出现的与血浆蛋白的过度结合,与 hERG 离子通道之类的靶标结合,抑制或活化转录因子或代谢细胞色素 P–450 酶。
- 适当调整热力学结合特性对于优化结合亲和力并赋予药物所需的靶标特异性是必不可少的。类似地,结合速率和解离速率或停留时间的相互作用的动力学测定对于药物研发(如最佳的耐药性)具有决定性的意义。

翻　　译:徐招兵
译稿审校:颜小兵

参考文献见二维码。

第 9 章
前药设计

经过优化后的先导结构仍然存在其他的问题。例如，无法表现出合适的生物利用度、持续作用时间、代谢稳定性、穿透血脑屏障的能力、良好选择性或耐受性。这些重要性质的缺失使得优化出的活性化合物无法应用于临床治疗。改善这些性质往往不可能通过快速的结构修饰来实现。然而，通过一个特殊的制备过程可以解决一些问题，如某些药物分子的劣水溶性。通过衍生化制成前药也是解决这些问题的一个方法。所谓前药就是指活性分子的非活性或者弱活性形式的前体或衍生物，而这种衍生物进入生物体内会被转化为实际的活性成分。大多数情况下，这个过程是通过酶促反应来实现的；在少数情况下，该过程则是通过自发的化学降解实现的。

除此之外，一些药物的代谢物也显示出良好的临床药物特性。在某些情况下，从这些代谢物可以得到新的或者改善型药物，而原始药物被保留为前药。

9.1 药物代谢基础

活性物质的吸收、生物利用度和作用持续时间受多种因素的影响，最重要的影响因素是溶解度和亲脂性，其次是分子的大小和代谢稳定性。所谓吸收（absorption）和生物利用度（bioavailability）有着迥然不同的含义：吸收是指整个胃肠道摄取的活性物质的量，而生物利用度指的是药物第一次通过肝脏后在血液循环中可获得活性物质的量。

在口服给药后，酶对物质的代谢就开始了。药物分子的酯键和酰胺键常常在胃肠里，或者通过胃肠壁时被水解。如图9.1所示，流过肠道的全部血液首先要通过肝门静脉，进入肝脏，这一过程被称为"首过"（first pass）。由于肝脏含有丰富的水解、氧化、还原和二相酶，所以它是药物降解的主要部位，即发生新陈代谢的主要场所。如果一个药物在肝脏中被快速地代谢掉，那么即便其有很好的吸收，生物利用度也会很低。对于许多化合物来说，第一关（也叫做首关）已经被认为是"路的尽头"。即使吸收很好，也会很快被代谢或者通过胆汁清除。"首过效应"（first-pass effect）指的正是药物在第一次通过胃肠时出现的广泛代谢情况。亲脂性活性物质和分子量在500 Da左右的药物对首过效应特别敏感。

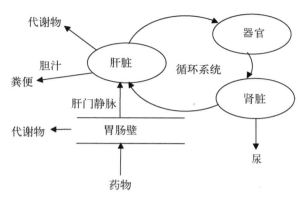

图9.1 口服给药后的药物生理循环示意图。该药在通过胃肠壁和肝脏时已经部分代谢,尤其第一次通过肝脏时被代谢。分子量在500 Da左右的亲脂性药物或者物质通过胆汁清除,极性药物及其代谢物通过肾脏清除。

当然,血液持续不断地流过肝脏,新陈代谢也在不断进行,这些物质在血液中的浓度不再像第一次通过肝脏之前那样高,因为它们已经被分布到组织中去了。一般来说,酯或者酰胺基团水解产生的水溶性代谢物可以通过肾脏排泄出去。结合(conjugation),即物质与内源性极性物质(如硫酸根、甘氨酸或葡萄糖的氧化产物葡萄糖醛酸)偶联生成容易排泄的产物。在人体中,通过结合的代谢非常重要,尤其是如果该物质既没有易降解的官能团也不具有合适的结合位点时尤为关键。除了以上提到的,人类还具有能够代谢外源性物质的酶。其中,细胞色素 P-450 同工酶特别重要,因为它们能够在分子的不同位置进行化学氧化反应从而产生水溶性更好的物质,使其更容易排出。由于酶代谢产物的性质无法预测,偶尔会出现代谢物具有致畸或者致癌的作用的情况。

生物进化已经花了数百万年的时间来增强对外源性物质的降解和排泄能力。然而,对于许多化合物来说这套系统仍然是无效的,其效果取而代之的不是排出毒物,而是产生有毒物质。正如图9.2描述的,多环碳氢化合物的致癌作用归因于氧化攻击(oxidative assault),如苯9.1可以造成的骨髓损伤和血液病。但是最简单的苯同系物甲苯9.2的毒性

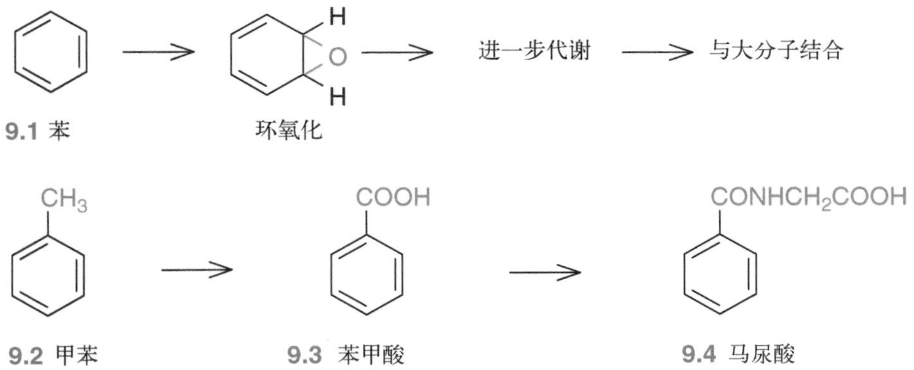

9.1 苯　　　　　**环氧化**　　　进一步代谢 ⟶ 与大分子结合

9.2 甲苯　　　　　**9.3 苯甲酸**　　　　　**9.4 马尿酸**

图9.2 苯9.1氧化产生一个有活性的毒性中间体,相比之下,甲苯9.2氧化生成苯甲酸9.3,而苯甲酸与甘氨酸的无毒复合物9.4可以被肾排泄。

则小得多，因为它可以被氧化为苯甲酸9.3，随后苯甲酸和甘氨酸结合形成马尿酸9.4被排泄出去。此外，苯甲酸中间体也会同其他许多极性物质结合被排泄出去。

人们在思考为什么生物体没有进化出一套能够立即将有毒中间体转化为高极性的、无毒的代谢产物的系统。事实上，无论如何，这都是一个几乎无法解决的问题，因为对每个外源物质的代谢物的性质是无法完全预估的。有时，在一个化合物中的代谢得到的是水溶性增强的代谢产物，而在另外一个化合物中却是致畸的。为了保护自己，人类实际上具有捕获活性代谢物的机制。在这里必须提及谷胱甘肽和谷胱甘肽转移酶，因为它们能够非常有效地清除亲电试剂的毒性（27.7节）。对进化来说，有毒或致癌作用也许到现在都不是一个起决定作用的因素。由于大多数动物的寿命都很短，肿瘤在扼杀生命的过程中只是扮演了次级角色。对于上几代人来讲，战争和传染病还是人类死亡的主要原因。直到近年来，人类的平均寿命才有所提高。从生物进化来看，老年个体仅仅扮演着次要的角色。从种群延续角度看，在繁殖完成后，年长的父母也仅仅是在幼仔长大前是种群所必需的。一个极端的例子是蜘蛛：完成交配之后，雄性蜘蛛马上会成为雌性蜘蛛的猎物。

从上述有毒物质的例子，不应该得出只有人造物质可能导致癌症的错误结论，其实一些天然产物，譬如黄曲霉素也可能导致癌症。这些微生物的次生代谢产物，是在腐败的坚果和其他食物中形成的，是强有力的致癌物质。此外，某些来自大戟科（Euphorbiaceae）的生物碱也是强烈的致癌物质，它们被称为肿瘤启动子。

严格适用于药品的零伤害原则（*nil nocere* 拉丁语，不伤害），现在已经开始逐渐地应用于我们日常接触的物质中。而就药物活性化合物的测试和开发来说，意味着必须对其致癌、诱变和致畸作用进行特别严格的测试。基于这些测试产生的结果，如果一个化合物或其某种潜在的代谢物显示出这方面的毒害，就应该终止对该化合物的开发。

9.2　酯类是理想的前药

在药物优化中同时满足水溶性和渗透性的要求是非常具有挑战性的。目前，人们已经开始在药物研发的早期阶段正确平衡这些参数（第19章"从体外到体内：药物吸收、分布、代谢、排泄及毒理学性质的优化"）。如果一个活性物质的ADME参数可能无法优化到最佳，那它常被做成合适的酯类前药，因为酯在人体内很容易被无所不在的酯酶裂解。改善亲脂性有助于活性药物借助被动扩散穿过膜屏障（diffusion over membrane barrier），正如肠道、其他组织和血脑屏障（blood-brain barrier）。图9.3所示，这是一种"声名狼藉"的前体药物海洛因9.5，即吗啡的二乙酰基酯（3.3节）。由于这种酯类前药亲脂性明显增加，海洛因可以迅速渗透血脑屏障。鉴于海洛因对正常呼吸影响较小，曾在Bayer公司研究乙酰水杨酸的药理学家Heinrich Dreser在1898年将海洛因用于临床治疗疼痛和咳嗽。

但海洛因是极易使人成瘾的物质,现在它的滥用在许多国家是一个巨大的社会问题。不过,在特殊情况下,海洛因是一种非常有效的临床选择,如治疗癌症疼痛患者,尤其是那些已经没有其他任何选择的癌症疼痛患者。

除此之外,还有许多其他酯类前药的例子。由酸或者醇转化为酯通常可以明显改善吸收。如图9.3所示,过去使用的抗血脂药物氯贝丁酯9.6(28.6节)就是一种由具有生物活性的游离酸9.7转变为可生物利用酯的例子。血管紧张素转换酶抑制剂(angiotensin-converting enzyme inhibitor, ECEI)依那普利9.8(25.4节)及其类似物也是前药,其体外的游离酸9.9是活性成分,但不能被吸收,同时,它的二酯在化学上又很不稳定,很容易形成无活性的二酮哌嗪9.10。只有酯化一个羧酸官能团才可以阻止该副产物的生成。单酯9.8可以模拟“二肽”结构,并通过细胞膜上的寡肽转运蛋白(oligopeptide transporter)转运(30.7节)。大家熟悉的β-内酰胺类抗生素也正是利用这种寡肽转运蛋白摄取转运的。

如图9.4所示,在胆固醇生物合成中羟甲基戊二酰辅酶A 9.11(HMG-CoA)在还原酶作用下被还原成甲羟戊酸9.12。抗血脂药物洛伐他汀9.13(27.3节)通过抑制HMG-CoA

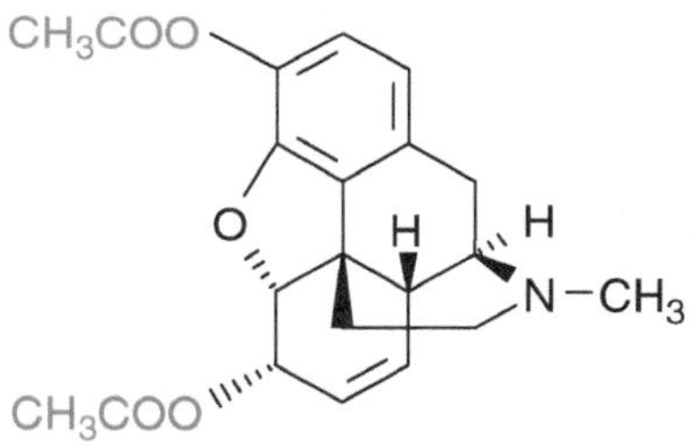

9.5 海洛因

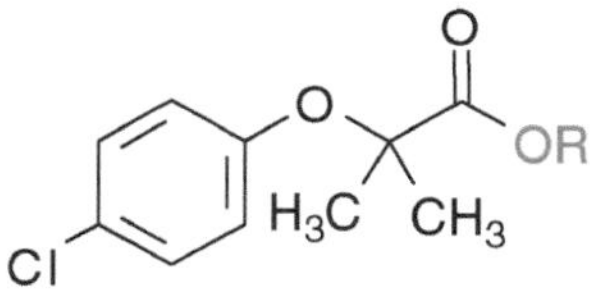

9.6 氯贝丁酯,R = Et
9.7 氯贝丁酯酸,R = H

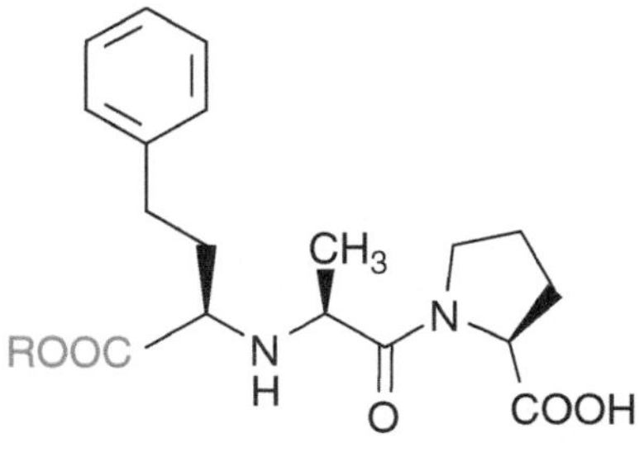

9.8 依那普利,R = Et
9.9 依那普利拉,R = H

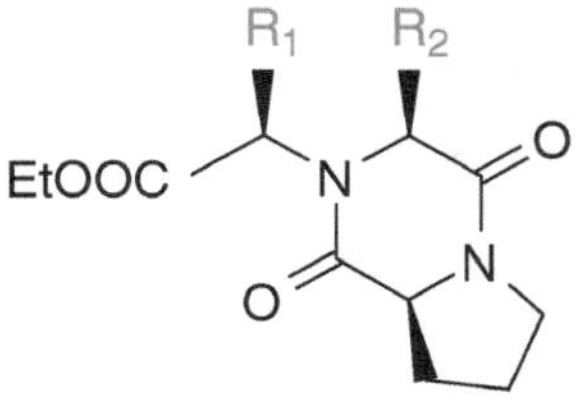

9.10 二酮哌嗪

$R_1 =$, $R_2 = Me$

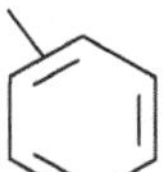

图9.3 海洛因9.5、吗啡的二乙酰衍生物可以可靠而快速地起作用。像吗啡一样,它缓慢而低效地被吸收,但静脉给药后,海洛因穿过血脑屏障的速率比吗啡快100倍。在那里,酯被假胆碱酯酶转化成吗啡,由于其较高的极性,所以不再能离开大脑。胆固醇降低药物氯贝丁酯9.6是真正的活性化合物游离酸9.7的前药。抗高血压药依那普利9.8也是活性化合物9.9的前药。在这里,前药既与高亲脂性无关,也与吸收无关,而是通过结合二肽转运体主动运输。依那普利的二酯不适合作为药物,因为它会自发形成无活性的二酮哌嗪9.10。

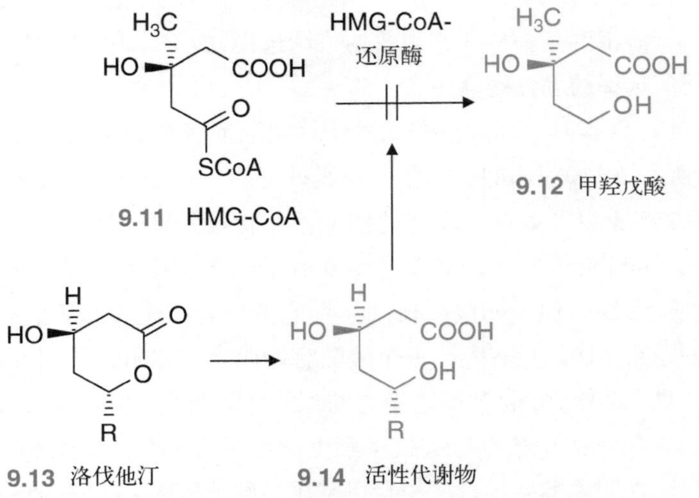

图 9.4 羟甲基戊二酰辅酶 A 9.11（HMG–CoA）对甲羟戊酸 9.12 的还原过程被洛伐他汀 9.13 的内酯开环活性代谢物 9.14 所抑制（27.3 节）。

还原酶来阻止这类反应。洛伐他汀在结构上含有一个内酯环，通过水解转化为活性形式 9.14，而它的结构与酶促反应的产物甲羟戊酸 9.12 非常类似。

其他酯类前药被开发为药性持久的制剂以供皮下或者肌内给药来实现更长的作用时间。

如图 9.5 所示，班布特罗 9.15 的酚羟基被转化为前药氨基甲酸酯，然后通过非特异性胆碱酯酶水解得到特布他林 9.16（23.7 节）。依靠这种前药策略，可以制备用作长效治疗支气管痉挛的药物，而且每天仅需使用 1 次，如果服用实际的活性物质则必须每天 3 次。

有时使用前药策略可以改善药物的口感。如图 9.5 所示，极度苦涩的氯霉素 9.17，通过将其转化为棕榈酸酯 9.18，尽管水溶性显著降低，但其不再口味苦涩。同时，前药对药物的吸收也无明显的影响。在十二指肠中，棕榈酸酯 9.18 被胰脂肪酶水解成高溶解性且容易吸收的氯霉素。

葡糖苷水杨苷（3.1 节）是一个典型的前药，水解和氧化后转化为具有抗炎作用的水杨酸。相比之下，一方面，阿司匹林是一种混合型药物，它自身就有生物活性成分，通过不可逆抑制环加氧酶，成为一种抗凝血抑制剂；另一方面，阿司匹林具有前药特性，因为其在体内代谢释放出的水杨酸可以起到部分抗炎作用（27.9 节）。此外，阿司匹林对黏膜的刺激性较低，并且口感比水杨酸好一些，对于药物化学家来说，能令一个分子量只有 180 Da 的药物同时拥有这些良好的特性是一项令人骄傲的成就。

酯化也可以帮助解决活性物质水溶性不足的缺点，人们一般利用磷酸或者二酸的半羧酸酯来形成酯，如琥珀酸酯。所添加的带电荷的基团提高了活性物质的水溶性。在生物体中，酯很容易水解释放活性物质。如图 9.5 所示，抗惊厥化合物苯妥英可以转化为更

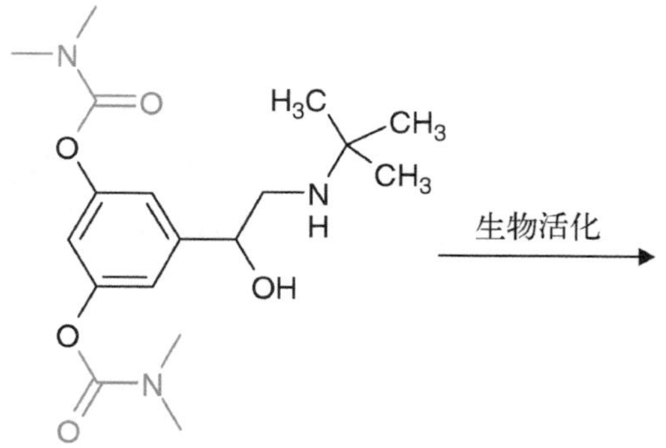

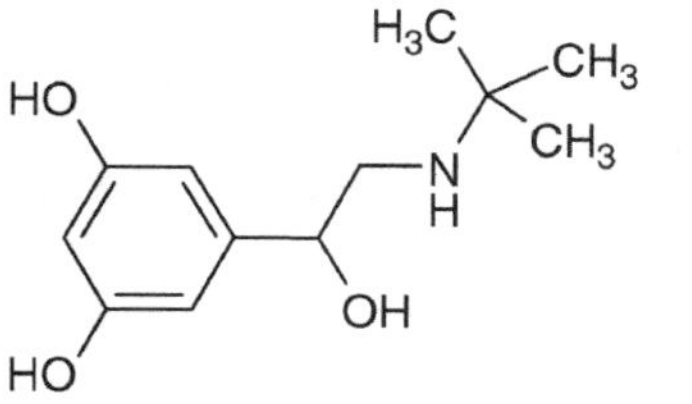

图 9.5 班布特罗 9.15 是支气管痉挛性特布他林 9.16 的氨基甲酸酯的前药,它通过水解缓慢转化为活性化合物。氯霉素 9.17 的前药 9.18 仅改善其极度的苦味。苯妥英 9.19 可以转化为磷酸酯,其有很好的水溶性。环加氧酶抑制剂塞来昔布可通过加入酰基转化为前药 9.21,从而大大提高了塞来昔布的水溶性。抗疟疾药环孢素(环氯胍 9.23)由无活性前体氯胍 9.22 的代谢环化形成。抗炎舒林酸 9.24 具有比其实际活性形式硫化物 9.25 高 100 倍的水溶性。除了这种可逆的酶还原之外,酶催化的不可逆氧化反应也会生成没有生物活性的砜。

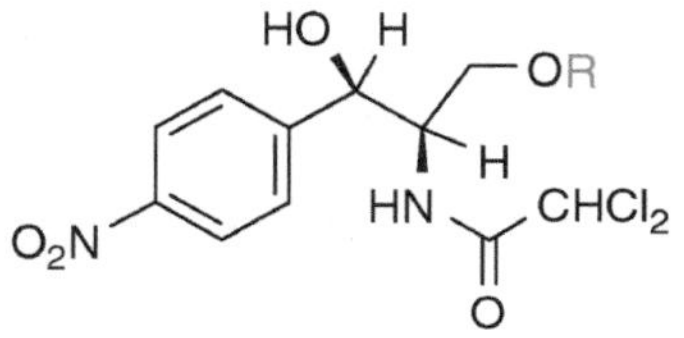

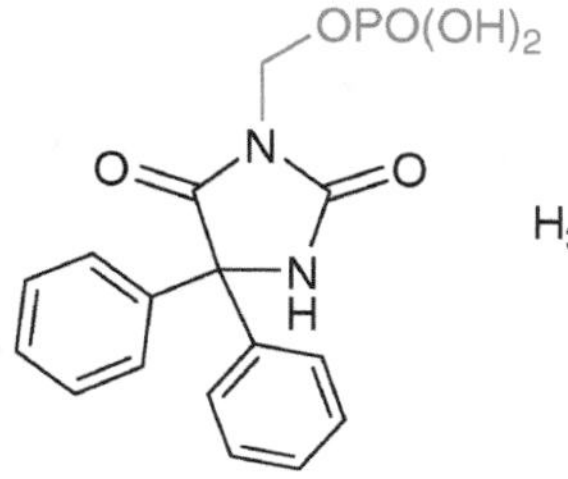

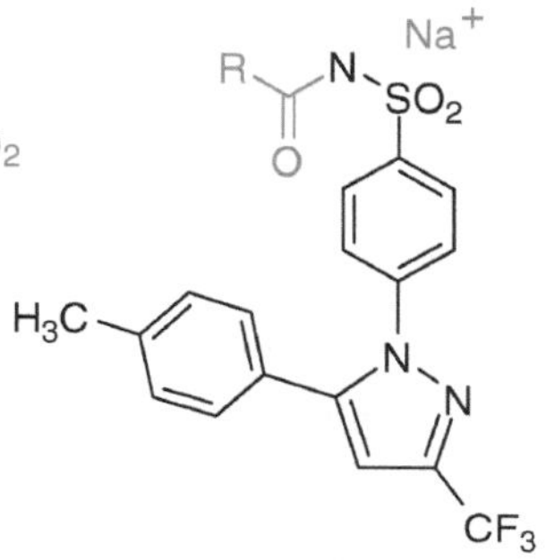

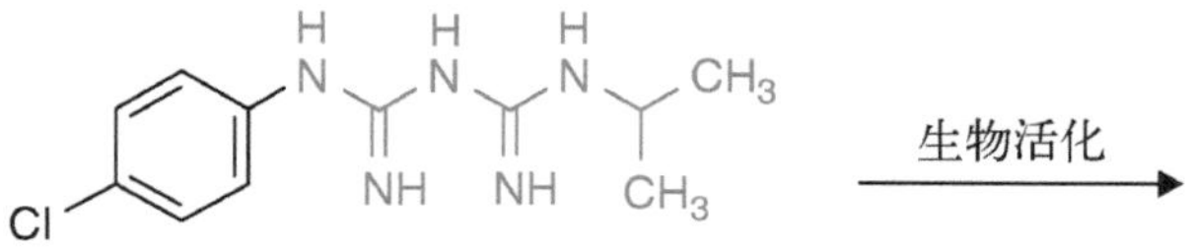

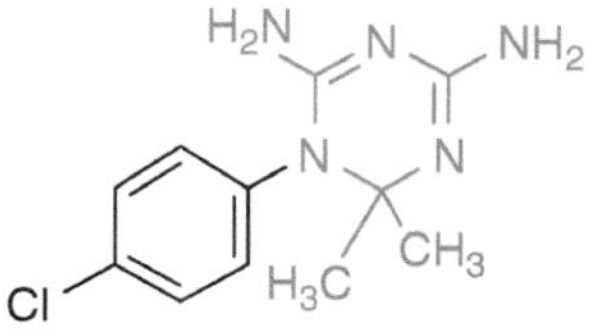

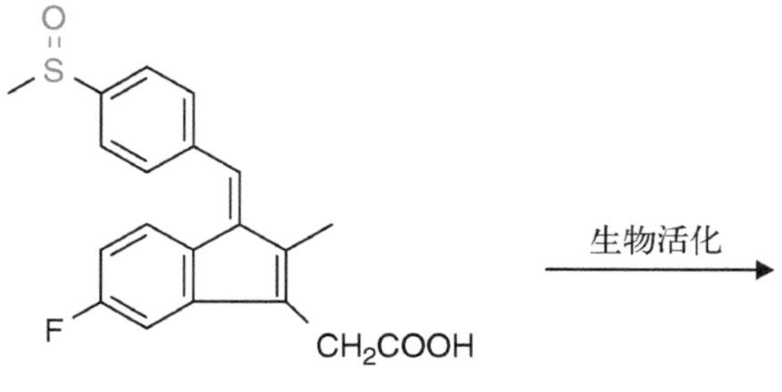

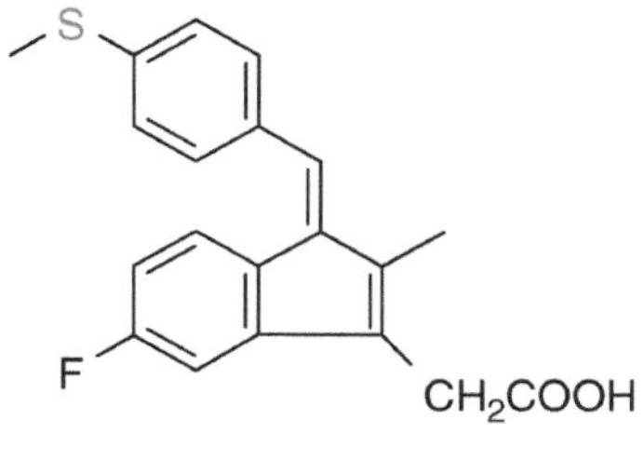

亲水的磷酸酯前体药物9.19，其容易被磷酸酶水解（26.8节）。塞来昔布9.21通过对其末端磺酰胺基酰化形成前药9.22，从而形成水溶性更好的盐，并且在肠道中酰基也易于水解。

聚乙二醇（PEG）的酯化也可用于增加其溶解度，将这种高度水溶性的聚合物与天然产物紫杉醇通过一个酯键偶联（6.2节，6.5节）得到的复合物溶解度大大提高，可用作静脉化疗药物。

9.3 化学包裹：多种前药策略

磺酰类抗菌药磺胺柯衣定（2.3节）是一种前药，其具有生物活性的代谢物对氨基苯磺酰胺是通过断裂偶氮键形成的，它是微生物体内关键组分对氨基苯甲酸的抗代谢物（antimetabolite）。如图9.5所示，另外一类前药氯胍9.22可以被转化为环氯胍9.23，或者被转化为具有抗炎作用的舒林酸9.24，它的活性成分是经代谢产生的硫化物9.25（27.2节）。

脒是用作凝血酶抑制剂和整联蛋白受体α Ⅱbβ₃拮抗剂（31.2节）的结构单元，但是它的强碱性影响了它的生物利用度。为了解决这个问题，可以先通过氧化将其转化为相应的酰胺肟，从而形成在生理条件下不能质子化的弱碱性基团，然后再通过存在于肝、肾、肺或脑中的还原酶作用使其释放出原来的脒结构。如图9.6所示，这种设想与末端酸的酯化一起组成双前药策略被应用于凝血酶抑制剂西米他坦9.26和受体拮抗剂苏木非班9.27。

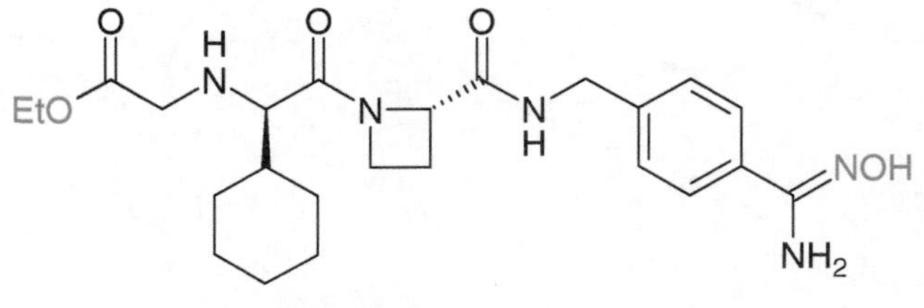

9.26 西米他坦

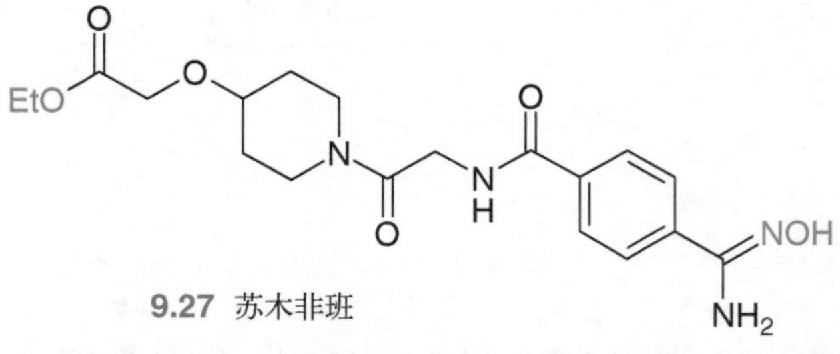

9.27 苏木非班

图9.6 开发西米他坦9.26和苏木非班9.27以改善口服生物利用度，并且采用含有不带电荷的酰胺肟基团和酯作为双前药。

　　1943年,一艘停靠在意大利港口的盟军船只发生爆炸,该船上有100 t芥子气9.28(双-β-氯硫醚,图9.7)。这一事件导致许多人中毒,使他们的白细胞数量大幅减少。研究发现芥子气对快速分裂的细胞有强烈的细胞毒性,因此可以用来杀死肿瘤细胞。这种细胞毒性是由于芥子气使DNA发生多重烷基化,从而影响DNA的复制和随后的细胞分化。人们通过有目的的寻找得到了毒性更小的芥子气类似物 N-甲基取代衍生物9.29,进一步探索得到了 N-芳香化取代衍生物9.30。但是这类衍生物的耐受性和肿瘤特异性还不太理想。研究发现磷酸酶在肿瘤细胞中特别丰富,基于此现象在德国Chemie Grünenthal公司工作的H. Arnold推断,氮芥(N-lost)的磷酸衍生物可能适合于肿瘤治疗,他们发现最有趣的化合物是环磷酰胺9.31,在动物实验中它能使肿瘤完全消失,但是在体外的肿瘤培养实验中它却没有活性,因此最开始假设的机制并不准确,后来发现环磷酰胺9.31在肝脏中经过氧化后产生的代谢物具有抗肿瘤活性(图9.7)。

　　至于用于治疗癌症的5-氟尿嘧啶9.33则是通过肿瘤特有的酶进行活化。如图9.8所示,三重前药卡培他滨9.34最初是通过肝脏中的羧酸酯酶活化产生化合物9.35,然后在肝脏和肿瘤中再经过胞苷脱氨酶切断氨基产生化合物9.36,最后在肿瘤细胞中通过胸苷磷

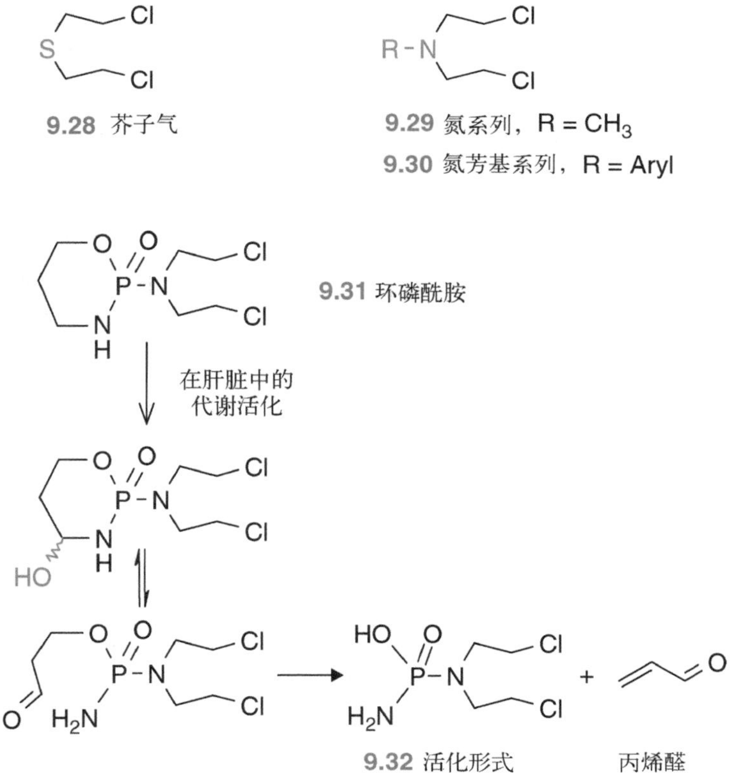

9.28 芥子气

9.29 氮系列, R = CH$_3$

9.30 氮芳基系列, R = Aryl

9.31 环磷酰胺

在肝脏中的
代谢活化

9.32 活化形式　　丙烯醛

图9.7　细胞抑制剂 N-甲基和 N-芳基化合物9.29及9.30衍生自芥子气9.28。前药环磷酰胺9.31的第一步激活来自代谢导致邻近氮原子的碳羟基化。生物活性剂9.32和有毒副产物丙烯醛来自酶降解和自发分解形成的不稳定中间体。

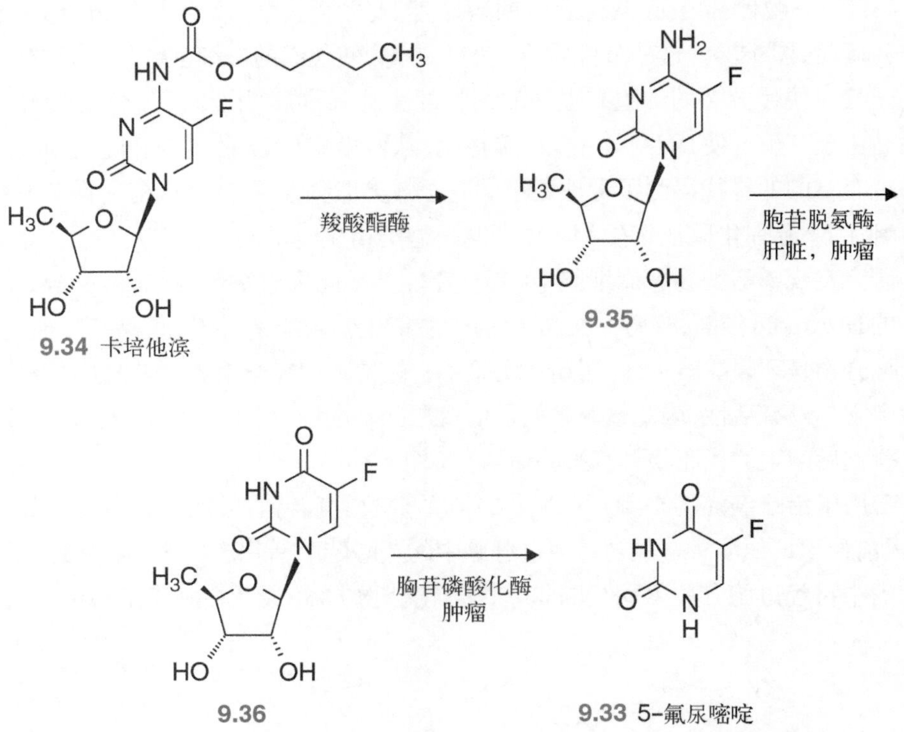

图 9.8　三重前药卡培他滨 9.34 通过肝脏中的羧酸酯酶活化得到药物 9.35，然后在肿瘤中通过胞苷脱氨酶转化为药物 9.36，再通过肿瘤中的胸苷磷酸化酶转化为抗癌药物 5-氟尿嘧啶 9.33。

酸化酶作用释放出活性物质 9.33。胸苷酸合成酶是一种在胸腺嘧啶生物合成中起重要作用的酶，其提供了 DNA 合成的构建模块（27.2 节）。由于癌细胞比健康细胞分裂得快，因此其更依赖于胸苷酸合成酶的活性。在肿瘤细胞中该化合物 9.33 通过阻断胸苷酸合成酶的功能来抑制肿瘤细胞的增长。

9.4　L-DOPA 疗法：一个聪明的前药概念

　　神经递质多巴胺和乙酰胆碱在中枢神经系统的特定部位完成不同的任务。帕金森病也被称为"震颤麻痹"，是中脑黑质中多巴胺生成细胞退化导致的。多巴胺能神经和胆碱能神经刺激的比例失调导致慢性运动障碍，如僵硬、震颤、摇晃及无法正常活动的症状。用化学物质阻断多巴胺受体会产生类似的副作用，如具有三环结构的精神病药物（1.6 节）。由于多巴胺不能穿透血脑屏障，所以静脉给药达不到预期的效果。而且，多巴胺有强烈的外周效应，人们观察到其对心脏和血液循环有不良的副作用，如心率加快和血压升高。

大脑中的平衡可以通过给予胆碱能受体拮抗剂来调节,它们可以抑制胆碱能系统。氨基酸L–DOPA 9.38(图9.9)是多巴胺的理想替代品,这种多巴胺的代谢前体是一种有效、可口服、具有生物利用度的中枢神经药物。它比多巴胺极性大,既不能被胃肠道吸收,也不能通过被动扩散而穿过血脑屏障,但它属于氨基酸这一类别,所以可以利用氨基酸转运蛋白运输(30.8节)。

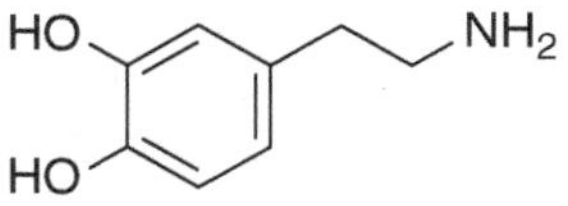

9.37 多巴胺

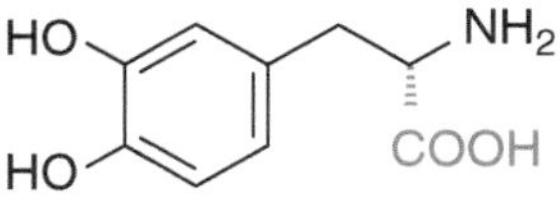

9.38 L-DOPA

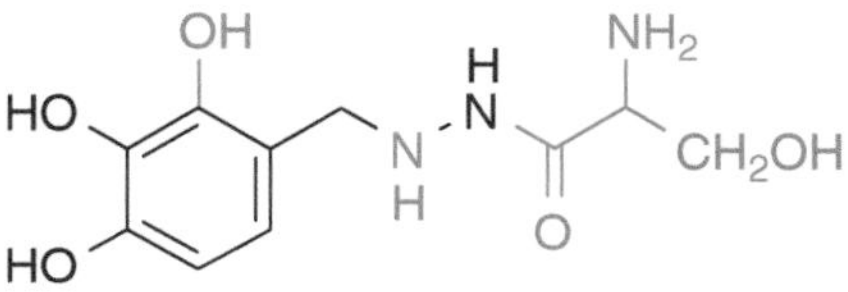

9.39 苄丝肼外消旋酒石酸盐

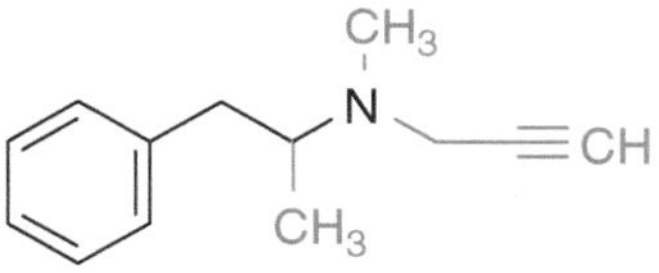

9.40 司来吉兰

图9.9 多巴胺9.37不能进入中枢神经系统,所以使用代谢前体左旋多巴(L–DOPA 9.38)。为了降低多巴胺对心血管的影响,L–DOPA需要联合外周活性脱羧酶抑制剂苄丝肼外消旋酒石酸盐9.39一起使用,而单胺氧化酶抑制剂,如司来吉兰9.40用来防止多巴胺的快速降解。

通过转运蛋白转运的方式,实现了多巴胺在中枢神经作用的第一个目标,然而口服L-DOPA在外周神经系统中仍然存在很多副作用。此外,多巴胺在脑中代谢迅速,导致L-DOPA的作用时间非常短。因此,必须在阻止多巴胺代谢的同时尽量降低其在神经系统周边的浓度。L-DOPA与外周脱羧酶抑制剂苄丝肼外消旋酒石酸盐9.39,以及对中枢神经有效的单氨基氧化酶抑制剂司来吉兰9.40(27.8节)的联用在很大程度上解决了这个问题,使其外周副作用减小,中枢神经效应延长(图9.9)。尽管这种药物设计带来了巨大的疗效,但是代谢产生的多巴胺仍然在其他部位起作用,除了残留的外周副作用外,过度运动、正常运动,僵硬、失眠、激动和幻觉之间的突然变化都是常见的中枢神经作用表现。

基于上面的现象人们推测除了内源性和遗传因素外,还有一些环境因素也可能导致帕金森病的发生,如对结构相似的外源物质的代谢转化。

9.5 药物靶向,特洛伊木马和前体前药

仅仅或者绝大多数情况下仅仅在一个特定器官中发挥作用的活性物质的设计被称为药物靶向(drug targeting)。除了一般的指导原则,如良好的亲脂性是通过血脑屏障的先

决条件外,特定的代谢转换也是药物靶向设计的重要要求。9.4中介绍的治疗帕金森病的药物 L–DOPA 就是这样一种前药。由于神经递质的两个官能团被掩蔽,抗惊厥药物 9.41 是一个二重前药。它穿过血脑屏障并释放氨基和羧基后,形成实际的活性化合物 γ–氨基丁酸(GABA,图 9.10)。

血脑屏障排除极性物质的能力也可以用作前药的设计。如图 9.11 所示,具有代谢不稳定基团的活性化合物可以与二氢吡啶偶联得到中性复合物 9.43,它在穿过血脑屏障后经氧化形成一种永久的带电荷的化合物 9.44,这种化合物再也不能从大脑中游离出去,其经代谢裂解后活性化合物被原位(in situ)释放出来(图 9.11)。如果复合物 9.43 在神经

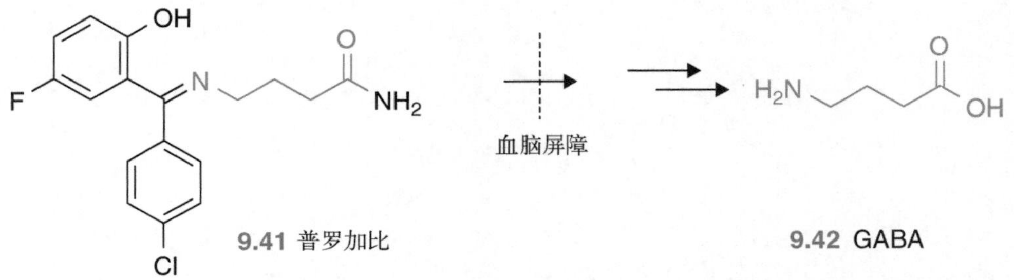

9.41 普罗加比　　　　　　　　　　　　　　　**9.42 GABA**

图 9.10　普罗加比 9.41 是一种亲脂的中性分子,其可以穿过血脑屏障,并通过代谢释放出氨基和羧基,从而转化为神经递质 γ–氨基丁酸(GABA)9.42。

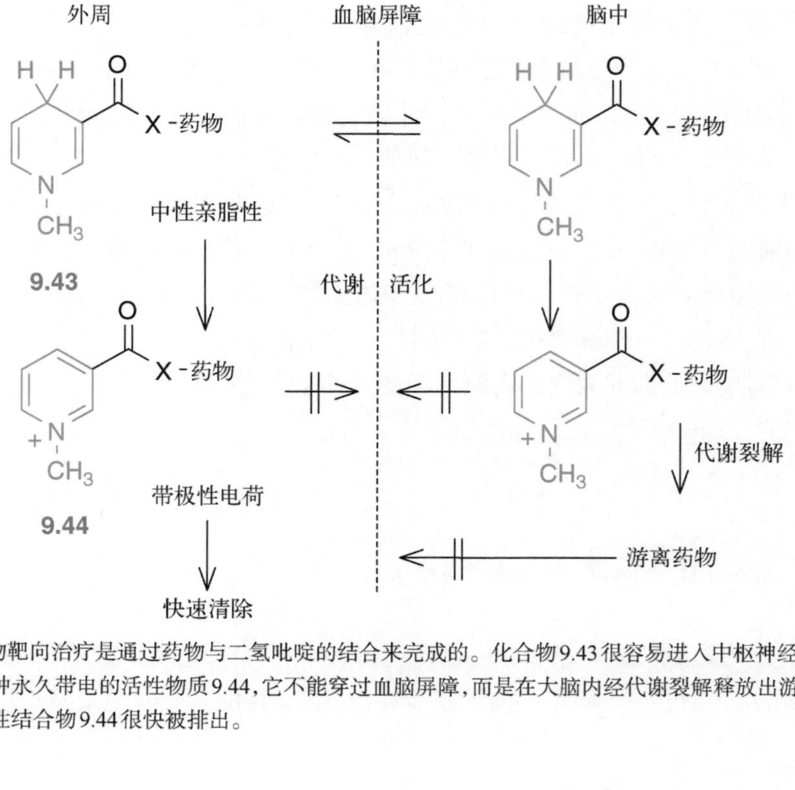

图 9.11　药物靶向治疗是通过药物与二氢吡啶的结合来完成的。化合物 9.43 很容易进入中枢神经系统,再经代谢氧化生成一种永久带电的活性物质 9.44,它不能穿过血脑屏障,而是在大脑内经代谢裂解释放出游离药物分子,在外周中的极性结合物 9.44 很快被排出。

外围发生氧化反应形成高度水溶性的复合物,那么在真正的活性物质被释放之前它就会被排泄出体外。这个策略看起来不错,但是目前还没有应用到临床例子。

核苷碱基和核苷的几个类似物也是特洛伊木马型药物分子(Trojan horse)。抗疱疹药物阿昔洛韦9.45以其非活性形式进入细胞,第一次单磷酸化是在病毒感染的细胞中通过病毒特异性胸苷激酶的催化下形成的,接下来它在细胞激酶作用下形成三磷酸盐,即实际的活性物质。基于以上原因阿昔洛韦可以作为一种靶向的抗病毒药物,但它的吸收不好,更合适的伐昔洛韦9.46(图9.12)被认为是阿昔洛韦的前药的前体(pro-produg)。在生物体中,它首先水解成阿昔洛韦,然后通过病毒酶转化成活性形式。尽管其水溶性也比较好,但伐昔洛韦比阿昔洛韦更具亲脂性,其生物利用度约为55%。

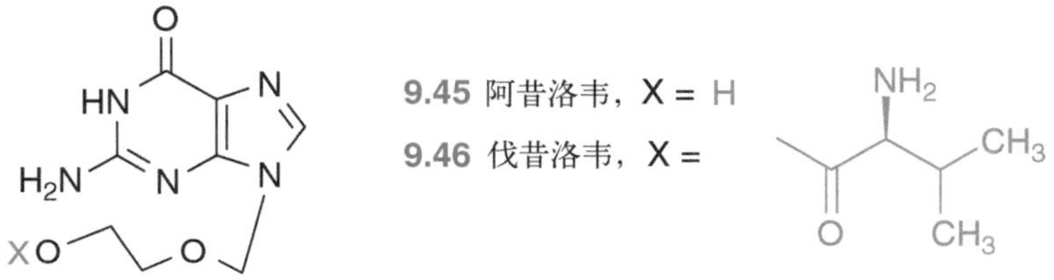

9.45 阿昔洛韦,X = H

9.46 伐昔洛韦,X =

图9.12 阿昔洛韦9.45是一种特洛伊木马型药物分子,只能在病毒感染的细胞中通过病毒激酶对其羟基磷酸化从而提供其单磷酸化形式,其再通过细胞激酶转化为三磷酸衍生物。伐昔洛韦9.46作为前药通过水解活化方法转化为阿昔洛韦。

奥美拉唑9.47是被称为质子泵H^+/K^+-ATP酶不可逆抑制剂的前药。只有在强酸性条件下,它在胃的产酸细胞中转化成与环状亚磺酰胺9.49相平衡的亚磺酸9.48(图9.13),亚磺酸与酶的巯基基团不可逆地反应形成二硫化物。由于奥美拉唑不仅阻断了组胺诱导的酸分泌,而且阻断了其他形式的酸分泌,所以奥美拉唑比H_2拮抗剂更有效(3.5节)。

由于药物在不同组织中具有不同的代谢活性,运用这个策略可以使药物在特定器官中实现选择性作用。理论上,肾上腺素(1.4节)及某些β受体阻滞剂适用于治疗青光眼,因为它们使眼内压恢复正常,然而它们对心脏功能和血液循环具有不良的副作用。这可以通过前药策略来避免,这些前药在眼睛中代谢更快或者仅在眼睛部位使用,如肾上腺素9.51稳定的酯9.50,或噻吗洛尔9.53的酮-肟醚9.52(图9.14)。

药物靶向治疗在过去几年发展取得很多令人瞩目的成绩。除了上述在目标区域中释放活性化合物的前药策略外,针对肿瘤适应证的抗体偶联药物(antibody-coupled drugs)也着重进行了开发。除了与抗体偶联外,另有一种方法是将药物与细胞特异性识别序列偶联,这项工作的目标是欺骗特定细胞的膜转运蛋白使结合物进入特定肿瘤细胞。在9.3节中介绍了氮芥对细胞的毒性作用衍生的肿瘤治疗方法,在这种疗法中,具有细胞毒性的烷基化化合物活性很高,所以其应该只能在目标靶组织中活化。因此制定了以下策略:前体药物9.54通过仅存在细菌中的羧肽酶G2进行特异性肽切割才能将芳香族氮芥衍生

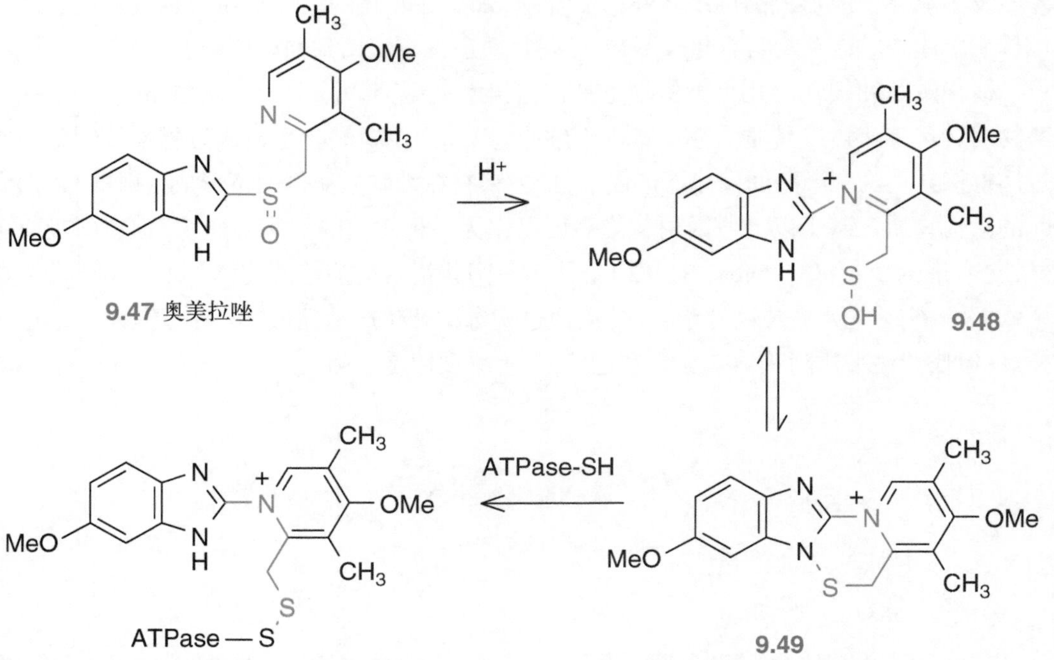

图9.13　在酸的存在下，奥美拉唑9.47被重新排列成与环状亚磺酰胺9.49平衡的亚磺酸9.48，接下来它与被称为质子泵H⁺/K⁺−ATP酶的巯基基团以不可逆的方式结合。

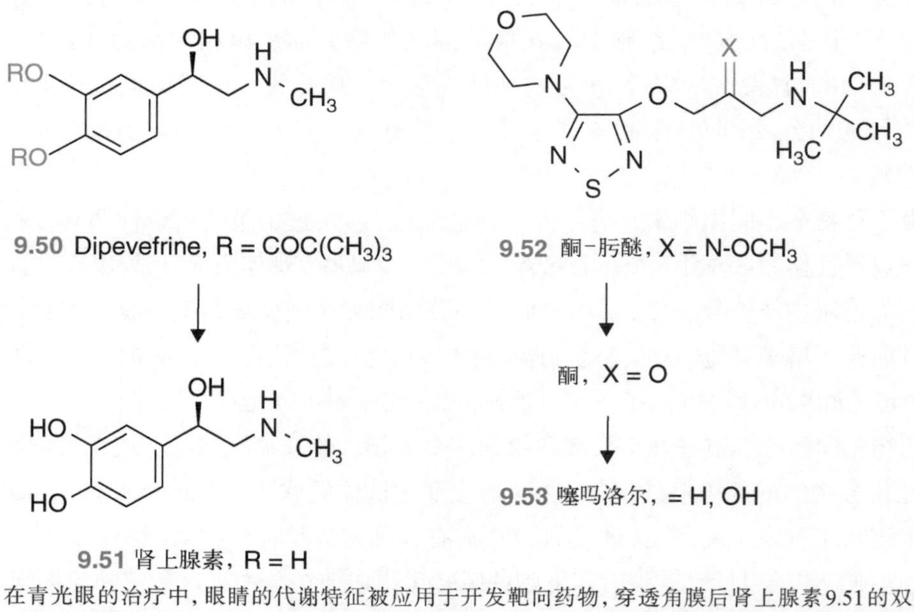

图9.14　在青光眼的治疗中，眼睛的代谢特征被应用于开发靶向药物，穿透角膜后肾上腺素9.51的双新戊酯Dipevefrine 9.50在眼部的水解率是其外周的20倍。噻吗洛尔9.52的肟醚仅在眼中经由酮代谢后再转化为活性形式噻吗洛尔9.53。

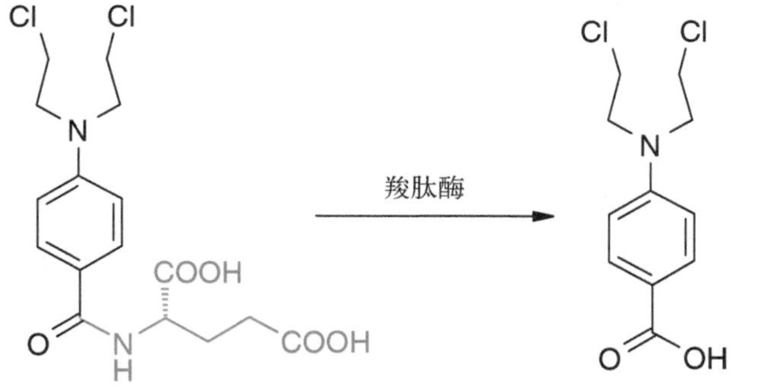

图9.15 前体药物9.54被特异性羧肽酶激活并释放出高活性癌症治疗衍生物9.55,而羧肽酶与靶向癌细胞的抗体相结合。

物9.55释放出来(图9.15)。这种羧肽酶G2被偶联到一个特异性识别人结肠癌细胞的单克隆抗体上(32.3节),这样用抗癌药物"武装"的酶就被带到癌细胞的邻近区域。未来,抗体引导的酶活化前药策略的靶向性将更加显著,它通过局部释放活性物质使癌症治疗更具耐受性和更低的毒性。

9.6 概要

- 对于有些化合物,如果通过化学修饰无法获得足够的生物利用度、保持持续作用时间、良好的膜渗透或代谢稳定性,可以选择开发在生物体内转化为活性形式的一种非活性或者弱活性前体或其衍生物。
- 吸收后,药物被运送到肝脏并暴露于降解酶环境中,在它们的作用下使其水溶性更好,以便排泄。药物在第一次通过肝脏后存留在体内药物的量被称为生物可利用部分,并且可以分布在生物体中。
- 酯通常被用作前药来掩饰极性的酸性基团,它们可以被无处不在的酯酶水解。
- 各种各样的化学修饰被用来调节药物分子的物化性质,然而,它们需要靶细胞或器官中特定的酶来代谢活化。
- 多巴胺的氨基酸类似物L–DOPA通过氨基酸转运体递送到脑中并迅速脱羧,为了避免外围的副作用,建议将其与极性脱羧酶抑制剂组合使用。
- 靶向特定器官或细胞的药物,利用只存在身体的某些位置的特定代谢转化实现。
- 抗体偶联药物被特定地递送到"与疾病相关的细胞表面的抗体特异性识别位点"的相关器官或组织。为了欺骗膜转运蛋白,药物可以与细胞特异性识别序列偶联,从而便于进入细胞。

翻　　译:胡伯羽

译稿审校:胡利红

参考文献见二维码。

第 10 章
模 拟 肽

多肽是由氨基酸组成的开链聚合物（图10.1），主链由酰胺结构单元（—CONH—）和称为 C_α 的碳原子交替组成，而支链从主链的 C_α 原子位置分枝。在肽结构中，酰胺键柔性较差（14.1节），然而，C_α—C_β 键一般是可以旋转的，支链的柔性也较好。正因为如此，每种氨基酸均可呈现出多重构象，因而肽是柔性非常高的分子，具有许多可旋转键和不同的构象去适应不同的空间。从结构构造上来讲，肽和蛋白质是没有本质区别，尽管如此，由少于30～50个氨基酸单体组成的低聚物通常被称为多肽，而对于超出此范围的物质则多称为蛋白质。

10.1 多肽相关的疗法

在人体中，以酶和激素的形式存在的肽具有诸多生物学功能，表10.1总结了一些重要的例子。因此，有治疗用途的多肽一直被人们所关注。事实上，有些重要的药物正是多肽类化合物（图10.2）。

多肽作为药物受如下几个因素的限制。

（1）因多肽分子量大、极性高，其经口服给药后吸收困难。

（2）多肽代谢稳定性差，其易被胃肠道蛋白酶降解。

（3）机体通常能通过肝脏和肾脏快速清除多肽类药物。

由于多肽在人体内能实现如此多的生物学功能，寻找不具有上述不利性质，但可以和多肽结合在相同受体上，或阻断相关底物转化的酶的活性物质是非常有意义的。寻找该类化合物需采取渐进的方法。使用电子等排体结构单元代替多肽中的某些结构，在保留多肽分子识别功能的同时，降低某些不理想的特征，这类模拟肽需要有如下特征。

（1）更少甚至没有易被水解的酰胺键，以提高代谢稳定性。

（2）降低分子量以提高生物利用度。

（3）模拟肽中与受体或酶有强结合作用的官能团，需与多肽中扮演相同功能的基团具有一致的空间朝向。

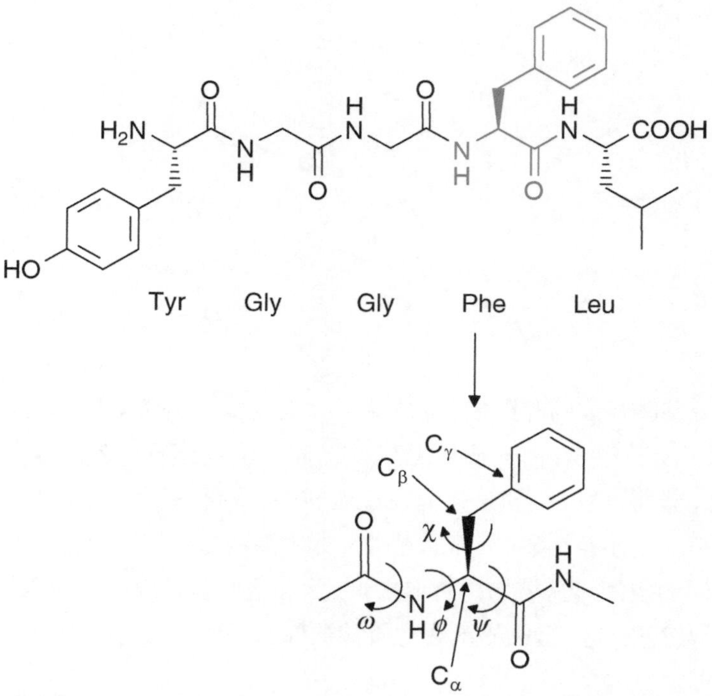

图 10.1　以五肽亮氨酸-脑啡肽作为肽结构的实例。左侧含有自由氨基（NH_2）的是氮端，另一端则为碳端，每一个氨基酸给肽主链贡献3个原子。自然界几乎完全使用20个天然 L-氨基酸（蛋白源）用于构建肽（附录1）。根据氨基酸侧链中链接的官能团，可区分为亲水性的酸性和碱性氨基酸，以及疏水性的脂肪族和芳香族侧链氨基酸。氨基酸通常缩写成3个字母的代码，1个字母的代码也可使用。扭曲角 ω、Φ、Ψ 和 χ 的定义如图苯丙氨酸的实例所示。角度 ω 几乎总是接近180°，肽骨架的空间过程由 Φ 和 Ψ 角决定（14.2节），支链上的第一个碳原子称为 C_β，下一个碳原子编号为 C_γ。

表 10.1　几种重要的肽类激素

肽	功能
亮氨酸脑肽啡（Leu-Enkephalin）	阿片受体配体，镇痛剂
甲硫氨酸脑肽啡（Met-Enkephalin）	
纤维蛋白原（Fibrinogen）	血小板聚集
血管紧张素 Ⅱ（Angiotensin Ⅱ）	血压升高
内皮素（Endothelin）	血压升高
神经肽 Y（Neuropeptide Y）	血压升高
P 物质（Substance P）	支气管缩小和疼痛调节

　　细菌是构建代谢稳定肽类公认的大师，除20种天然氨基酸之外，它们还可以使用非天然氨基酸及立体化学反转的氨基酸来构建多肽，并且很多多肽中具有环状结构。它们甚至为此进化出了特有的多肽合成机制：非核糖体肽合成（32.6节），这种模块化耦合酶系统的工作方式就像一条流水作业线，根据目标产物，不同的酶功能单元一个接一个排

H-Cys-Tyr-Ile-Gln-Asn-Cys-Pro-Leu-Gly-NH₂ 催产素

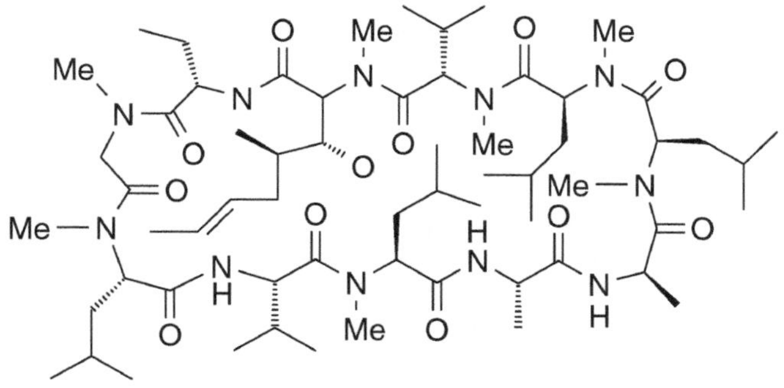

环孢素

pGlu-His-Trp-Ser-Tyr-D-Leu-Leu-Arg-Pro-NHEt 亮丙瑞林

图10.2 作为多肽药物。催产素用于在生产中诱导和加强宫缩；免疫抑制剂环孢素可以预防移植后的器官排斥反应；亮丙瑞林（pGlu 1/4焦谷氨酸）是LHRH（黄体生成激素释放激素）的一种类似物，为下丘脑激素之一，其通过黄体生成激素（LH）控制男性和女性性激素的合成，亮丙瑞林用于治疗晚期前列腺癌。

列，成功组装氨基酸序列，并在最后实现环化。交换酶合成单元可以将其他氨基酸加入新合成的肽结构中，甚至酯键也可以用相似的多酶复合物来构建。许多先导化合物甚至药物均可从这些原始的细菌肽类衍生而来，如图10.1中的一种最重要的免疫抑制剂——环孢素就是一个很好的例子。大量的大环内酯类抗生素（32.6节）也是通过这种方式得到的。

最近化学酶的合成策略被用来构建大环内酯类化合物，如在11.6节中的讨论，线性寡肽可以通过梅里菲尔德合成法（Merrifield synthesis）轻易得到，具有L-型和D-型的非天然氨基酸也可催生多样性的组合。通过化学合成方法将这些线性寡肽环化成所需的大环非常困难，而利用细菌的非核糖体肽进行合成则是可行的：通过合成得到的肽放入酶催化链中，就可以利用来自细菌的环化催化单元完成闭环步骤。这是合成化学和酶生物学完美结合的典范！

10.2 模拟肽设计

20世纪80年代初，吗啡作为鸦片中含有的活性成分，是唯一一个获得人们认可的可承担内源性多肽的功能小分子。人们普遍认为，吗啡10.1是内源性内啡肽10.2的一种模拟物（图10.3），通过对两者结构的对比，不难发现吗啡并未模仿内啡肽的所有官能团，所以，在多肽的结构单元中，显然不是所有的官能团均是生物活性所必需的。由此可以推论：其他多肽也仅有部分官能团在与受体结合过程中起关键作用。如果这个假设成立，

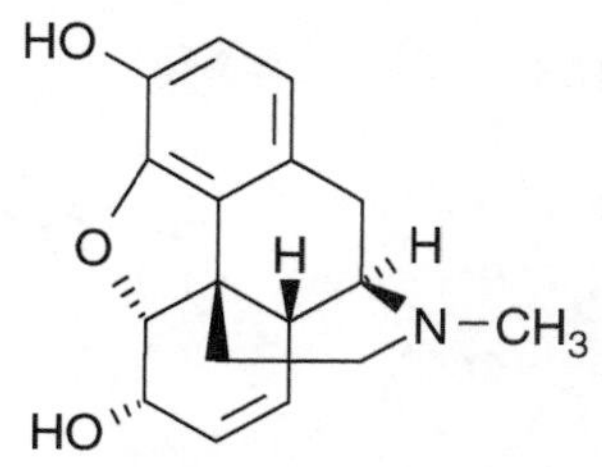

10.1 吗啡

Tyr-Gly-Gly-Phe-Met-Thr-Ser-Glu-Lys-Ser-
Gln-Thr-Pro-Leu-Val-Thr-Leu-Phe-Lys-Asn-
Ala-Ile-Ile-Lys-Asn-Ala-Tyr-Lys-Lys-Gly-Glu

10.2 β–内啡肽

图 10.3　吗啡 10.1 是内源性 β–内啡肽 10.2 和脑啡肽（1.4 节）的拟肽，它作为阿片受体激动剂与阿片受体相结合。

那在确定多肽中的关键官能团之后，有可能依此找到含有这些必需官能团且空间朝向一致的有机小分子来代替多肽。

肽模拟物设计的起点是对功能将被模拟的生物活性肽进行关键结构的鉴定。首先，删减单个氨基酸以确定肽的剩余部分是否可保留足够的活性；接下来研究各个侧链的重要性。在所谓的丙氨酸扫描（10.7 节）中，每个氨基酸被丙氨酸依次替代，活性损失表明被替代侧链的重要性。但迄今仅研究了由 20 种天然氨基酸残基组成的肽。下一步就是向肽内引入非 20 个蛋白源氨基酸中含有的结构单元。原则上，以下为可用于肽结构修饰的手段。

（1）采用 D–型氨基酸替代 L–型氨基酸。

（2）修饰氨基酸的侧链。

（3）修饰多肽主链。

（4）通过环化稳定肽构象。

（5）引入能稳定特定二级结构，或允许在特定的空间方向附加侧链的模板。

10.3　变化的第一步：修饰侧链

肽结合性能的改善通常可由变换其他更合适的侧链来实现，如图 10.4 中显示的一些苯丙氨酸替代物，若非蛋白源性氨基酸能更充分地占据结合口袋，则可以实现结合亲和力的增加。如果可通过刚性结构固定分子的构象为具有生物活性的构象（与受体结合的构象），则分子的结合能力可实现大幅提升。

引入非蛋白源性氨基酸可增加肽的代谢稳定性。在芳香族侧链对位引入取代基（如氟或甲氧基），可以抑制侧链芳基的羟基化；同样通过在 C_β 原子上引入取代基可增强肽链对消化酶糜蛋白酶水解的稳定性；通过使用 D–型氨基酸来替代 L–型氨基酸也可以提升肽的蛋白水解的稳定性。如上面所讲，细菌早已"熟知"这些技巧，它们通过在肽结构中随机分配 D–型氨基酸获得了具有优良代谢稳定性的活性化合物。

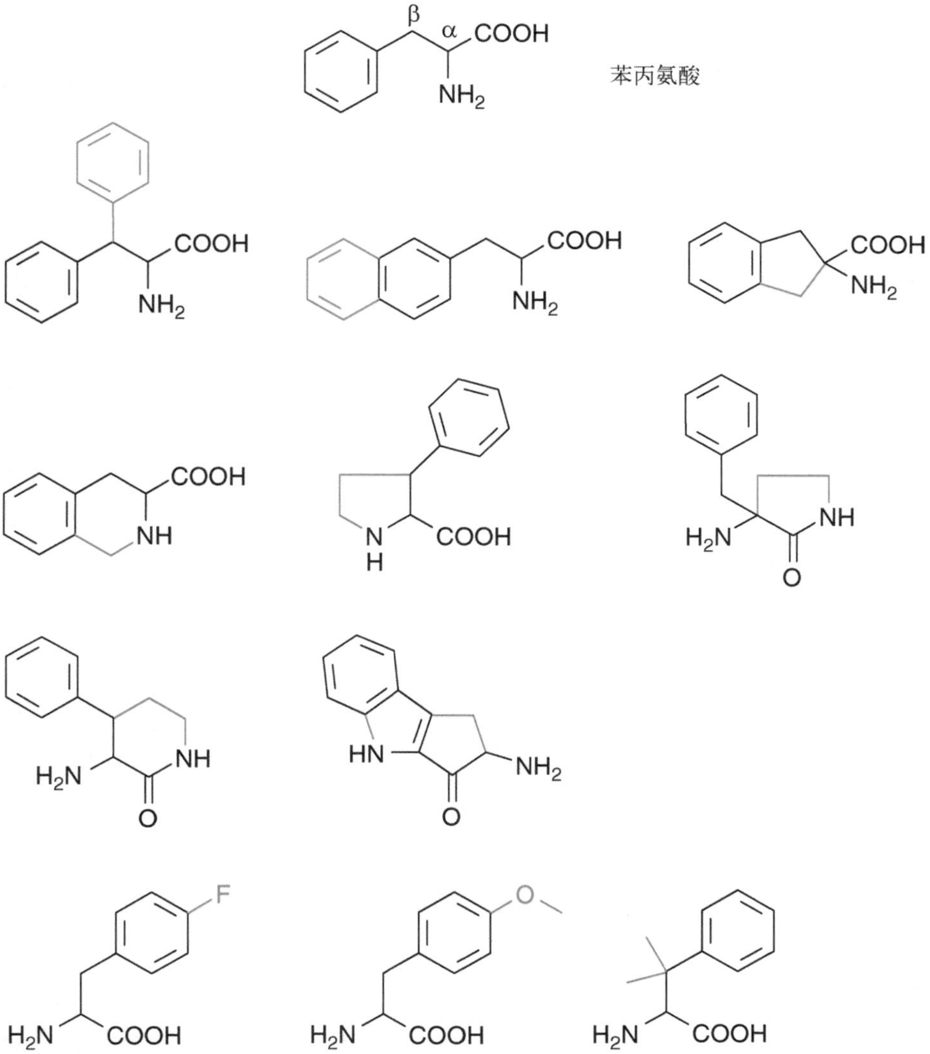

图 10.4 空间苛刻、构象固定或代谢稳定的苯丙氨酸类似物,与苯丙氨酸不同的部分用红色表示。

10.4 更大胆的步骤:修饰主链

拟肽设计中最重要的一步就是取代主链中的酰胺键,图 10.5 展示了几种常用的修饰基团。主链中的酰胺键若与受体有氢键作用,在不明显降低结合亲和力的前提下,可能难以甚至不可能找到合适的替代物。如果酰胺键的作用仅为桥接且不与受体形成氢键,则有大量不同替换基团可供选择。在酰胺氮原子上的取代可提高代谢稳定性,因为蛋白酶很难切割 N-甲基化酰胺键,如果主链酰胺基团的 N-甲基化导致亲和力损失,则可有几种不同的解释:其一为 N-甲基化的化合物不能再形成氢键,会导致 NH 参与的氢键丢失,此

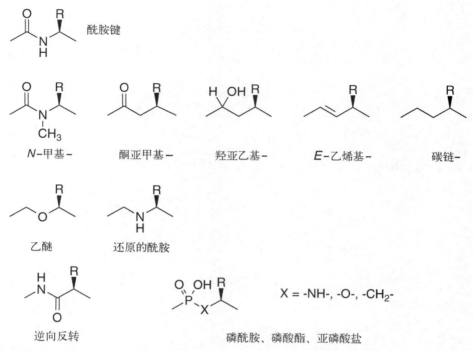

图 10.5　可作为拟肽中酰胺键替代的不同官能团。

外甲基的引入可能导致构象变化,或者甲基的空间位阻会阻断肽与蛋白质的结合。反之,如果 N-甲基化的拟肽化合物能提高结合活性,则可说明甲基引入可稳定生物活性构象。室温条件下,酰胺键实际上仅以反式构象存在,因此它可以被具有相同几何形态的酯键替代,然而这样做的后果就是,酰胺不再具有氢键供体的特性。

进行 N-甲基取代后可以稳定酰胺 180° 的旋转构象,脯氨酸是唯一的具有 N-烷基取代的蛋白源氨基酸,具有顺式和反式酰胺构型,其中 1,5-二取代四唑可以取代脯氨酸的顺式构象。此外反式双键可以很好地模拟酰胺键的构象,但其酰胺的极性特征会丢失。在某种程度下,如果双键上有氟取代,极性特征可得到一定补偿。减少的酰胺键或其电子等排体如酯基,则意味着羰基的缺失及分子柔性的增加。如果将羰基用亚砜基(—S=O)、砜基(—SO$_2$)或磷酰基(—PO$_2$)取代,其作为氢键受体的能力增强,但却改变了空间构象。用硫酰胺代替酰胺键可弱化羰基作为氢键受体的能力,因此可评估肽骨架中羰基作为氢键受体的重要程度,尽管如此,鉴于硫羰基的去溶剂化较羰基更容易,这会掩盖由于氢键丢失而导致的活性下降,故该策略需谨慎使用。酰胺键的逆反式交换可以显著改善蛋白水解稳定性而并不损失结合能力(5.5节)。

另一个完全不同的策略是引入 β-氨基酸。与蛋白源 α-氨基酸不同,这些残基每个单体链上有四个原子,酰胺键被两个脂族碳原子分开,由这类氨基酸组成的肽也具有二级结构特征(10.5节和14.2节)。事实上,目前已有成功的先例,将 β-氨基酸引入天然多肽来模拟肽-蛋白质相互作用,由于酰胺键序列的改变,这类模拟肽对蛋白质降解酶是稳定的。

如果将一蛋白酶底物中易被切断的键用不易切断的电子等排体代替,那底物将转变为抑制剂(6.6节),如果新引入的基团能与酶的活性位点形成非常强的相互作用,那将得到强有力的酶抑制剂。其中有这样一个例子,研究发现在丝氨酸和半胱氨酸蛋白酶抑制剂中,可用酮亚甲基替代易被切断的酰胺键(第23章"酰基酶中间体参与的水解酶抑制剂")。羟基乙烯基特别适用于天冬氨酸蛋白酶抑制剂,用于代替酰胺键(第24章"天冬氨酸蛋白酶抑制剂"),而磺酰胺、磷酸和磷酸盐通常是金属蛋白酶的强效抑制剂(第25章"金属蛋白水解酶抑制剂")。

10.5 通过锁定构象以固定骨架

拟肽设计中一个重要考虑因素就是肽的构象。肽是一种柔性很高的分子,可以呈现出多种不同构象,然而,众所周知,在一些蛋白质和多肽中,它们优先保持某些特定构象,其中最重要的两个二级结构单元分别为α螺旋和β折叠(14.2节)。此外,在这些二级结构的末端会以优选模式形成环状和转角,这些形状中最重要的是β转角(图10.6)。

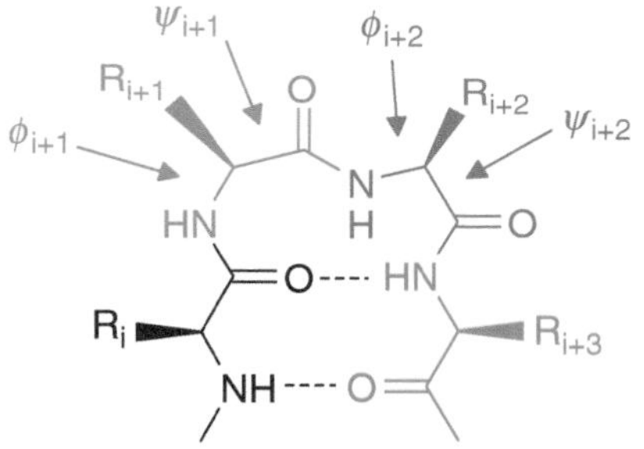

图10.6 β转角是其中在氨基酸i和i+3之间形成氢键的肽构象,扭曲角 φ_{i+1}、Ψ_{i+1}、φ_{i+2} 和 Ψ_{i+2} 的值的特定范围是β转角的特征。

当i位氨基酸的羰基与i+3位氨基酸的氮氢(NH)形成氢键时,则可形成β转角,很显然这种氢键只有扭曲角 φ 和 Ψ 在某种特定组合下方可形成,而这将由i+1和i+2位置上的氨基酸决定(14.2节)。

β转角之所以值得注意是因为大多数的肽均是以β转角构象与蛋白质结合。让我们假设肽的主链仅是用于固定侧链,使其可以以最佳的方式与受体发生相互作用,那么就应该可以用完全不同的骨架代替肽链,只要保证其上连接的官能团与氨基酸侧链具有相同空间取向。

如果一个肽是以β转角构象与受体结合,那么可固定肽β转角构象的刚性分子应能带来结合活力的提升,最简单的能固定肽β转角构象的途径是将必要的序列做成小环肽,从实验结构测定可知,环状五肽和六肽几乎总是含有β转角。法兰克福和慕尼黑大学的

Horst Kessler研究小组对这些环肽的长度与构象的关系进行了长时间的研究。系列中β转角的位置是可以被控制的,脯氨酸及*D*–氨基酸优选在这些环中的i+1位置,通过引入*D*–氨基酸形成β转角构象的可能性高于其他构象。

　　β转角也可以通过非肽结构模板来实现,图10.7提出了众多β转角模拟物,其中一部分可作为强制反向平行取向的两条肽链的模板,而在R₂和R₃侧链上引入取代基的化学合成较为困难。苯二氮䓬类是非常有趣的一个模板,其4个侧链R₁～R₄均可修饰。肽的其他构象也可通过引入刚性基团来固定,图10.8中显示了稳定环系构象的几个例子。

　　一个成功的骨架模拟物实例是P. N. Olson及其同事设计的一种促甲状腺素释放激素(TRH)模拟物,TRH是一个三肽谷氨酸-组氨酸-脯氨酰胺(Glu–His–Pro–NH₂)10.3,替换路径如图10.9所示。经过药效团推导假设的提示来寻求一个可以维持其侧链处于正确方位的刚性骨架以保持其活性。经过筛选,环己烷被选择作为骨架,得到的化合物10.4是

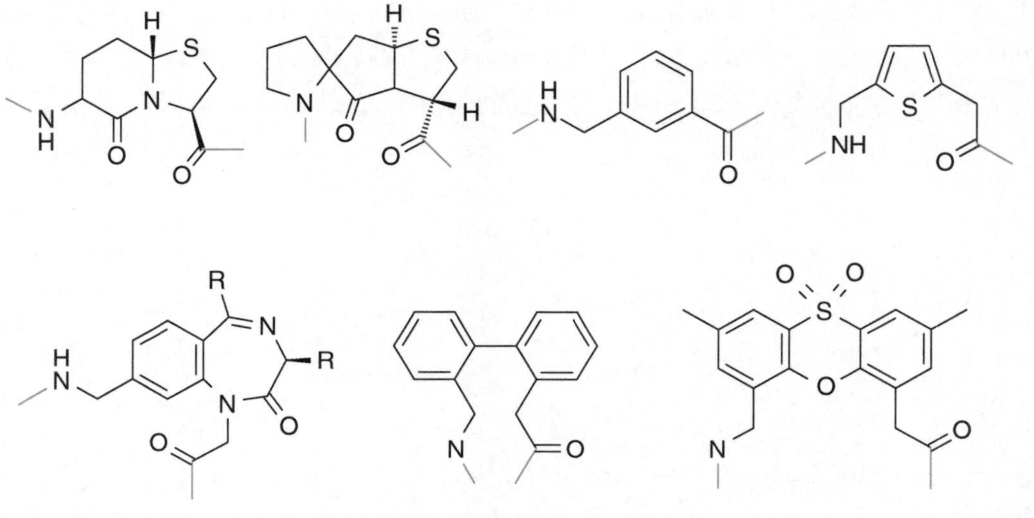

图10.7　典型的β转角模拟物,氨基酸可以在模板的红色标示位置引入。

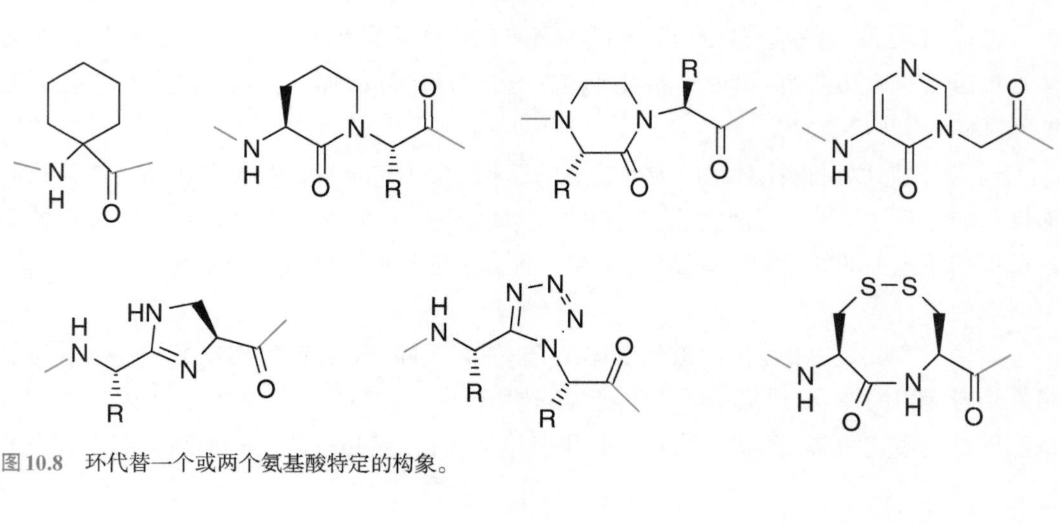

图10.8　环代替一个或两个氨基酸特定的构象。

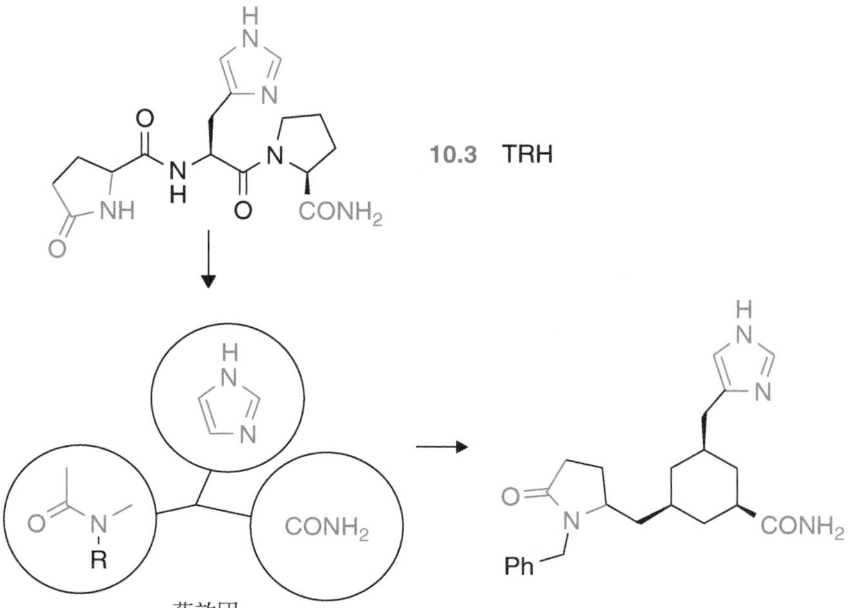

图10.9 以三肽TRH 10.3为起点，通过对关键起结合作用官能团的假设，设计了非肽分子10.4，其也可以结合TRH受体。

一个具有活性的TRH受体配体，该物质作为激动剂能起到与TRH相同的作用，在动物试验中给予化合物10.4后可观察到认知功能的改善。

10.6 通过拟肽设计干扰蛋白质–蛋白质相互作用

蛋白质间可以通过复合体中的接触表面来实现交流和信息信号的传递。其共用接触面的面积通常大于几千平方埃（$Å^2$），要显著大于蛋白质与经典有机小分子结合时占据的口袋面积。此外，两个蛋白质之间的接触面通常较为平坦，它们几乎不可能像小配体一样结合到对方的深结合口袋中。然而，如果这种蛋白质–蛋白质接触表面可被低分子量化合物阻断，它将开启药物治疗的全新视角，乍一看，这似乎是不可能的。一个小分子如何与平坦的、几乎无结构化的蛋白质表面形成足够强的作用力而不被蛋白质–蛋白质接触形成时"洗脱"？此外，还有一个问题就是在蛋白质凸面上的氨基酸残基一般都具有更大的空间去调整其构象。统计分析显示蛋白质复合物接触表面上的氨基酸残基组成偏好为芳香族残基氨基酸、天冬氨酸、精氨酸及脂肪族残基脯氨酸和异亮氨酸。通过对接触面氨基酸残基的选择性交换也表明有几个突出的残基对相互作用起主导作用（所谓的"热点"，17.10节）。对与蛋白质–蛋白质界面形成竞争的小分子的可能结合位点的搜索始于对接触表面的互补几何形状的详细分析，看是否存在具有带电残基的聚集区域，或者是具有β转角抑或α螺旋之类的结构单元能更深地渗透到对面的接触表面中？接下来的工作就是合成与接触面对应的多肽序列，这可以优选采用螺旋结构或者可以通过锁定形成转角的环肽。如果这样一个活性肽存在的话，其特征结构须与对面蛋白质的接触表面相匹配。

BCL-XL（B细胞淋巴瘤）蛋白与从BAK蛋白切割的16个残基组成的多肽复合物如图10.10所示。BCL-XL属于阻止程序性细胞死亡（凋亡）的蛋白质，其功能是通过结合促凋亡因子或像BAK样的抗细胞凋亡因子来调节细胞程序性死亡。因而阻止这种蛋白质接触形成的抑制剂可能成为潜在抗癌药物。如图10.10所示，螺旋肽与蛋白质的结合发生在伸出的凹槽中。图10.11显示了已发现的可以填充该凹槽的小分子。耶鲁大学的安德鲁·汉密尔顿（Andrew Hamilton）小组一直在寻找一种可以模仿该螺旋肽特征、同时将侧链固定在一面的基本骨架，最终发现了三联苯衍生物10.5～10.7可以将侧链排列成类似于螺旋的交错构象。对BAK肽的丙氨酸扫描显示，4个疏水残基（缬氨酸74、亮氨酸78、异亮氨酸81和异亮氨酸85）对结合至关重要，此外天冬氨酸83与BCL-XL形成盐桥，因此，启发了有酸性基团三联苯骨架在末端，并在邻位引入烷基和芳基残基的设计。化合物10.6与BCL-XL蛋白结合亲和力为114 nmol/L。

Abbott公司则采用NMR光谱法（7.8节）来寻求与BCL蛋白质相互作用的小分子，发现了毫摩尔级别的抑制剂对氟二苯基羧酸10.8和1-羟基四氢萘胺10.9，两者结合在不同但邻近的位置，它们占据了BAK肽结合域的天冬氨酸83和亮氨酸78的位置，并且1-羟基四氢萘胺10.9占据了异亮氨酸85的位置。以这两个筛选的分子为起点，Abbott的科学家

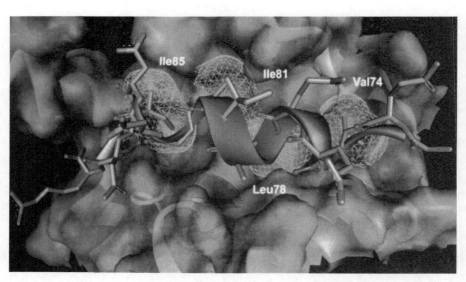

图10.10　来自BAK（原文为BK有误）蛋白（橙色）中具有α螺旋、16-元肽的片段与BCL-XL蛋白结合的核磁（NMR）光谱结构。肽在深槽中与氨基酸异亮氨酸85、异亮氨酸81、亮氨酸78和缬氨酸74结合（从左到右，侧链为淡蓝色），BCL蛋白的表面显示为白色，肽的疏水氨基酸的接触表面全部突出到裂缝中，由浅蓝色网状表示。

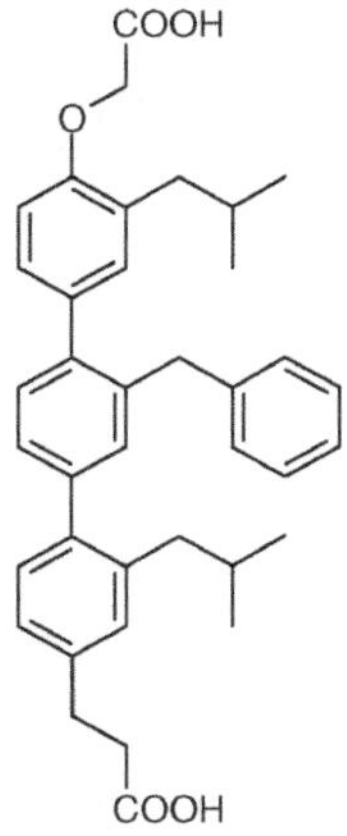

10.5
K_d = 1.89 μmol/L

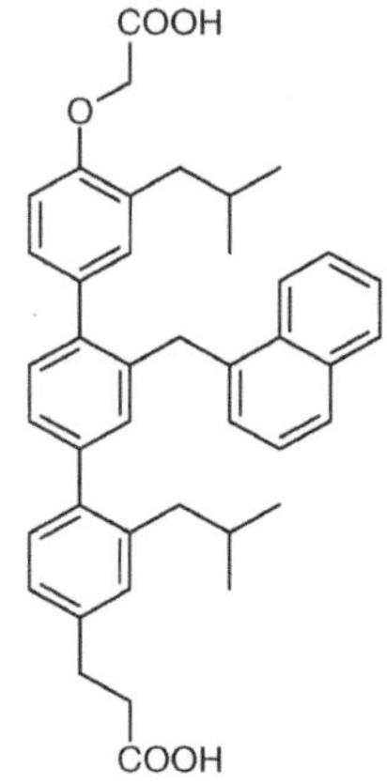

10.6
K_d = 114 nmol/L

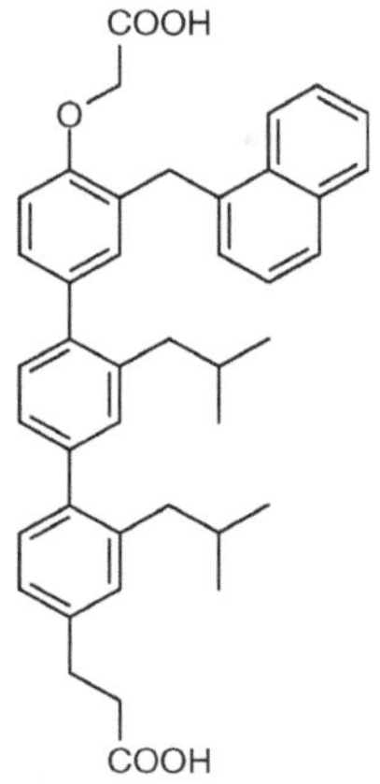

10.7
K_d = 2.70 μmol/L

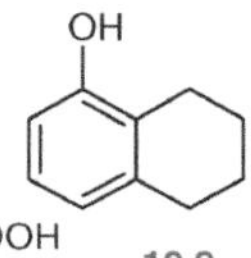

10.9
K_d = 4.3 mmol/L

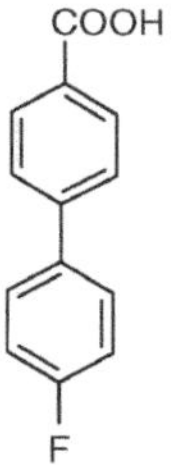

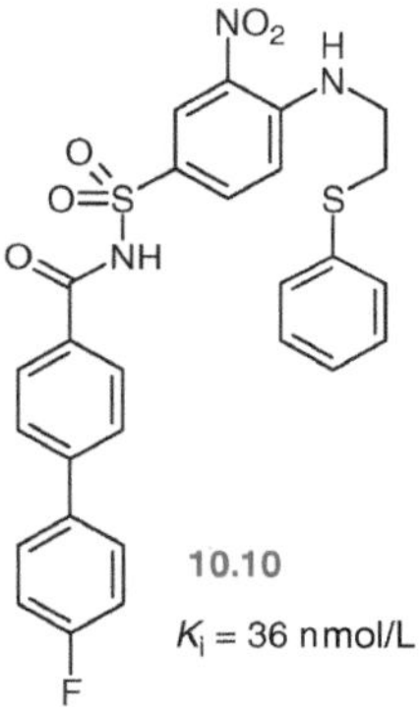

10.10
K_i = 36 nmol/L

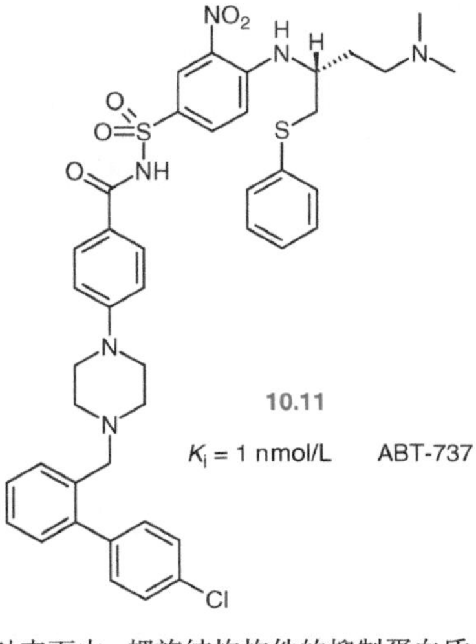

10.8
K_d = 0.3 mmol/L

10.11
K_i = 1 nmol/L   ABT-737

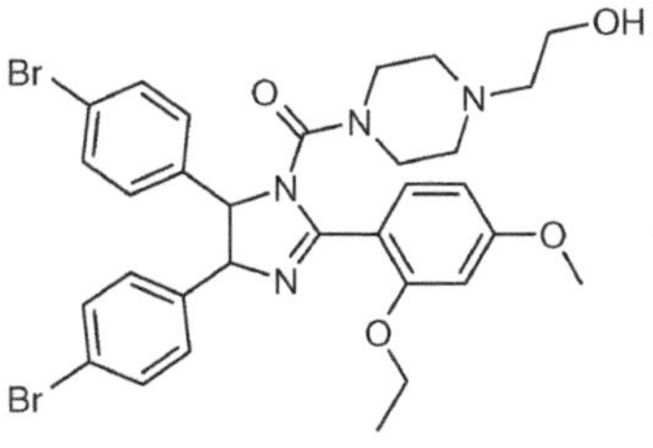

10.12

图 10.11 模拟接触表面中 α 螺旋结构构件的抑制蛋白质−蛋白质接触的不同抑制剂。三联苯衍生物 10.5～10.7 结合在 BCL-XL 蛋白明显的凹槽中，并阻断螺旋的结合位点；通过 NMR 光谱筛选，经小片段 10.8 和 10.9 开发得到的同一领域的抑制剂 10.10 和 10.11。化合物 10.12 是不同的螺旋模拟物，用来抑制 MDM2 和 p53 蛋白之间的相互作用。

研制出了化合物10.10，它对蛋白质具有百纳摩尔级以内的亲和力，进一步优化得到了化合物10.11（ABT-737），一个有效的阻断整个凋亡BCL-2蛋白家族的拮抗剂，并且在动物实验中证实了ABT-737与放疗及化疗的协同作用。

Roche公司对MDM2蛋白的研究是另一个类似的例子。MDM2在许多肿瘤中过表达，它结合肿瘤抑制蛋白p53使其失去功能，p53蛋白是在致癌过程中最常失活的蛋白质，它保护细胞免于转化为恶性状态。抑制过度表达的MDM2蛋白与p53复合物的形成是一种癌症治疗途径。α螺旋p53肽通过拉伸与MDM2蛋白上的疏水性凹槽结合，经筛选发现顺式咪唑啉的亲和力为100～300 nmol/L。化合物10.12（图10.11）与蛋白质的共晶结构也已获得，咪唑啉骨架模仿了p53肽螺旋的一侧，两个对溴苯环替代了一个色氨酸和一个亮氨酸，第三个芳环上的乙氧基填充了肽中苯丙氨酸占据的口袋。通过这种竞争性结合阻断了MDM2蛋白的活性，从而使游离的p53蛋白含量增加，并激活癌细胞中的p53途径，彻底终止细胞周期，细胞可能进入程序性细胞死亡，该作用机制已经在动物模型中证实了可以抑制肿瘤生长。整联蛋白是另一大类通过与其他蛋白质接触来进行功能调控的蛋白质，已发现大量整联蛋白小分子抑制剂，31.2节展示了一个从环肽出发成功设计一系列拮抗剂的实例。许多G蛋白偶联受体（29.1节）是通过内源肽或蛋白质与其结合而控制其活性。也有人尝试过用能模拟天然配体结合方式的小分子化合物代替多肽序列，29.5节和29.6节给出了此类活性化合物设计的实例，虽然算是成功的，但其遵循的设计理念是错误的：活性肽和衍生的合成模拟物并未结合在受体的重叠结合区域。

10.7 通过丙氨酸扫描追踪选择性NK受体拮抗剂

速激肽族（Tachykinin）属于神经肽的一种，其氮端都有一个共同的氨基酸序列，其序列为：苯丙氨酸-X-甘氨酸-亮氨酸-甲硫氨酸-NH_2，研究较多的速激肽类代表物质是P物质，精氨酸-脯氨酸-赖氨酸-脯氨酸-谷氨酰胺-谷氨酰胺-苯丙氨酸-苯丙氨酸-甘氨酸-亮氨酸-甲硫氨酸-NH_2（10.13，表10.2）。速激肽结合至少3种不同的速激肽受体，即NK_1、NK_2和NK_3受体，均属于G蛋白偶联受体类（29.1节）。它们介导各种生物效应，如支气管收缩或疼痛信号传递等，因此速激肽受体拮抗剂有助于治疗哮喘及缓解疼痛。

在剑桥的Parke-Davis药厂开展的NK_2受体拮抗剂研究是将肽转化为模拟肽的典型例子（表10.2和图10.12）。为寻找一个与P物质结合相同受体的化合物，以文献报道其结合NK_2受体的结合力为11.7 nmol/L的六肽亮氨酸-谷氨酰胺-甲硫氨酸-色氨酸-苯丙氨酸-甘氨酸-NH_2（10.14）为起点，第一步，将每一个氨基酸系统地用丙氨酸替换（10.15～10.20），仅在少数情况下，用丙氨酸替换导致亲和力有微弱降低，如N端亮氨酸可以被丙氨酸替换（10.15），可知亮氨酸对受体结合的贡献是次要的。然而，其中的色氨酸或苯丙氨酸若被丙氨酸替换后，与NK_2受体的结合力变得非常弱。这个确凿证据显示这两个氨基酸对P物质与NK_2受体的结合至关重要。去除碳端的甘氨酸（10.21）时亲和力降低了7倍，显然该氨基酸对结合也较重要。通过对氮端几个保护的二肽进行测试，得到了可供进一步开发的先导结构Z-色氨酸-苯丙氨酸-NH_2（10.22，K_i = 2 700 nmol/L），这样就完成了项目的第一阶段，二肽10.22作为一个有趣的先导结构进一步开发。

下一阶段，在分子的不同位置引入额外的甲基，这会降低可能构象的数目，对于具有构象限制的许多化合物可观察到结合亲和力的降低。在苯丙氨酸的α位碳上引入甲基使结合亲和力增加8倍（10.23，K_i = 327 nmol/L），对这个结果的一个合理解释为引入甲基稳定了适合受体结合的构象。然后开展对分子氮端部分的多样化探索，用2,3-二甲氧基苯基取代末端苯环可进一步将结合亲和力提高10倍（10.24，K_i = 37.6 nmol/L），该值对应为消旋α-甲基苯胺丙酸，具有S-型的对应映构体（10.26）亲和力K_i值为17.2 nmol/L。最后通过在碳端重新引入甘氨酸得到了高活性化合物10.27（K_i = 1.4 nmol/L）。

表 10.2 NK₂受体配体的思路设计

	No.	结构	K_i（nmol/L）
P物质	10.13	Arg-Pro-Lys-Pro-Gln-Gln-Phe-Phe-Gly-Leu-Met-NH_2	295
最小片段	10.14	Leu-Gln-Met-Trp-Phe-Gly-NH_2	11.7
丙氨酸扫描	10.15	Ala-Gln-Met-Trp-Phe-Gly-NH_2	40
	10.16	Leu-Ala-Met-Trp-Phe-Gly-NH_2	138
	10.17	Leu-Gln-Ala-Trp-Phe-Gly-NH_2	156
	10.18	Leu-Gln-Met-Ala-Phe-Gly-NH_2	> 10 000
	10.19	Leu-Gln-Met-Trp-Ala-Gly-NH_2	8 300
	10.20	Leu-Gln-Met-Trp-Phe-Ala-NH_2	28
	10.21	Leu-Gln-Met-Trp-Phe-NH_2	200
二肽	10.22	Z-Trp-Phe-NH_2	2 700
固定具有生物活性的片段	10.23	Z-Trp-（R,S）-（α-Me）Phe-NH_2	327
N端优化	10.24	（2,3-di-OCH₃）C₆H₃CH₂OCO-Trp-（R,S）-（α-Me）Phe-NH_2	37.6
立体化学优化	10.25	（2,3-di-OCH₃）C₆H₃CH₂OCO-Trp-（R）-（α-Me）Phe-NH_2	10 000
	10.26	（2,3-di-OCH₃）C₆H₃CH₂OCO-Trp-（S）-（α-Me）Phe-NH_2	17.2
添加氨基酸	10.27	（2,3-di-OCH₃）C₆H₃CH₂OCO-Trp-（S）-（αMe）Phe-Gly-NH_2	1.4

除了Parke-Davis的工作之外，MSD公司通过对先导化合物10.28的优化得到了化合物10.32和10.33。化合物10.28~10.32仅在体外显示了活性，而化合物10.33由于代谢稳定性好，在体内实验中也展示出了药效（图10.13）。MSD公司最终成功开发出了结构相

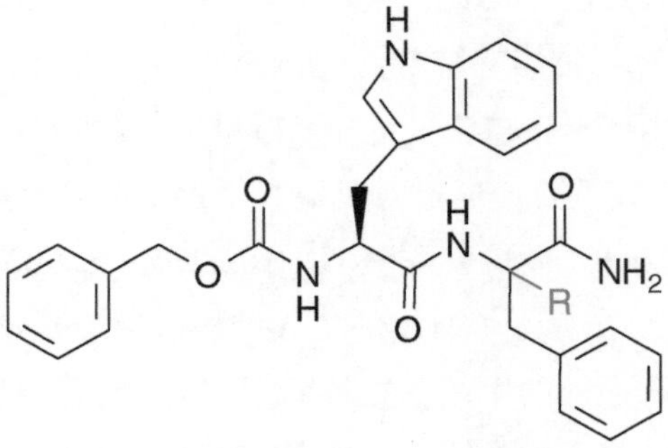

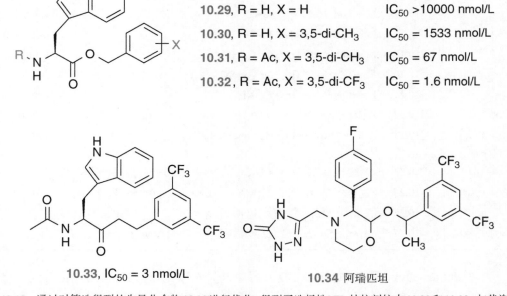

10.22, R = H

K_i = 2700 nmol/L

10.23, R = CH₃

K_i = 327 nmol/L

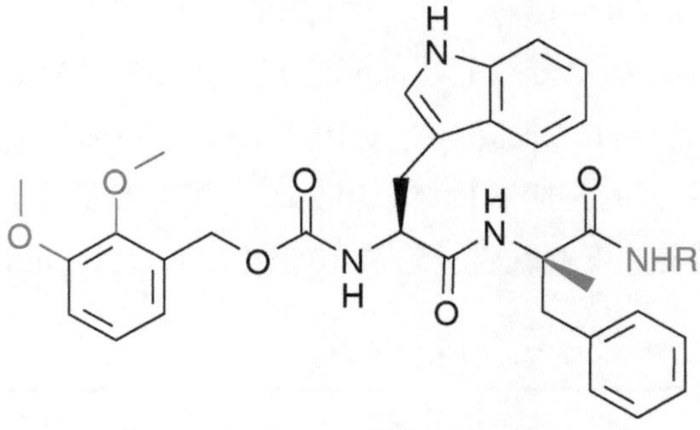

10.26, R = H

K_i = 17.2 nmol/L

10.27, R = CH₂CONH₂

K_i = 1.4 nmol/L

图 10.12　NK₂ 受体拮抗剂 10.27 发现过程中的重要化合物。

10.28, R = Et, X = H　　　IC₅₀ = 3800 nmol/L

10.29, R = H, X = H　　　IC₅₀ >10000 nmol/L

10.30, R = H, X = 3,5-di-CH₃　　IC₅₀ = 1533 nmol/L

10.31, R = Ac, X = 3,5-di-CH₃　　IC₅₀ = 67 nmol/L

10.32, R = Ac, X = 3,5-di-CF₃　　IC₅₀ = 1.6 nmol/L

10.33, IC₅₀ = 3 nmol/L

10.34 阿瑞匹坦

图 10.13　通过对筛选得到的先导化合物 10.28 进行优化，得到了选择性 NK₁ 拮抗剂抗击 10.32 和 10.33，与代谢不稳定的苄酯 10.28～10.32 相比，酮 10.33 在动物体内也展示了药效，用于预防急性呕吐的阿瑞匹坦 10.34 是 MSD 公司研发成功上市的第一个 NK₁ 受体拮抗剂。

关的阿瑞匹坦10.34,被用作预防化疗期间严重恶心诱导的急性呕吐。

10.8 CAVEAT:理想的拟肽结构生成器

在前面的章节中反复强调了负责与受体结合的主要为氨基酸侧链,通常主链扮演着支架的角色,使支链指向与受体结合必要的空间。侧链以相同的空间取向连接到刚性的非肽支架上,应该可设计出与肽类似性质的分子。加州大学伯克利分校的Paul Bartlett课题组将这个想法植入到一个计算机程序中。CAVEAT程序可以搜索模拟肽支架特定片段的刚性分子,肽骨架上的键用载体来表示(图10.14),先决条件是所需要模拟肽的3D结构必须是已知的,侧链的取向由C_α—C_β上连接的载体决定,通过连接在C_α—C_β上相关载体的位置找到对应氨基酸侧链的取向。利用这种载体的空间模式在含有分子支架的三维数据库中搜索,结果得到的通常是一刚性的、环状的分子支架的列表,支架上可取代的位置可用于与氨基酸侧链相结合。

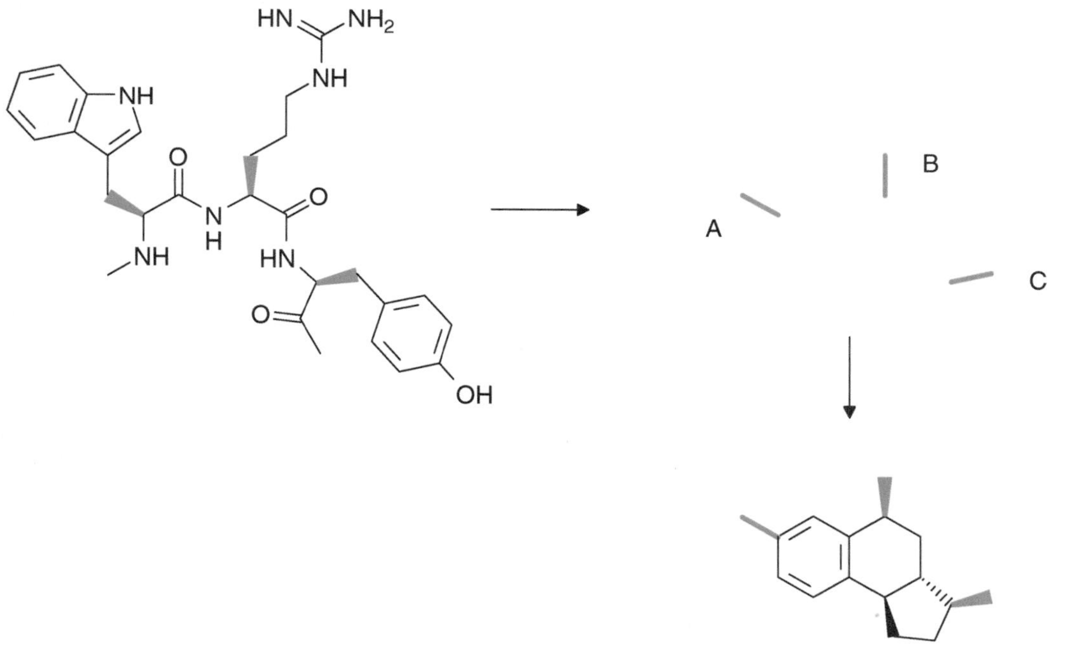

图10.14 使用CAVEAT程序进行模拟支架3D搜索的原理。首先,通过C_α—C_β上相关载体定义先导肽结构中生物活性支链的相对取向,在这个例子中,3个必需氨基酸为色氨酸、精氨酸和酪氨酸,3个载体A、B和C是从3D数据库中寻找可在相同相对方向上含有可取代键刚性支架结构单元的必要信息。

10.9 拟肽设计：君在何处？

本章中描述了拟肽设计的系统方法，这些方法已经在很多实例中得以证实，并且也成功开发了众多引人注目的药物。尽管如此，该方法还是存在很多困难；第一个问题来自逐步定向合成的复杂性。一个多肽被系统地修改仅仅为了鉴定其中必需的官能团。而且，许多最终衍生产物的合成是很困难的，尤其是图10.4中提到的其中任何一个可以取代酰胺键的结构。第二个问题，这些拟肽化合物有时仅被作为一种科学研究，缺乏实用性，因为大多数经过修饰的多肽分子量高，导致了不佳的口服生物利用度。

在过去，高通量筛选发现了许多新的非肽类活性物质，特别是一些受体拮抗剂，这些活性物质经常在较短的时间内即可发展成为临床候选物。这些成功的案例推动了拟肽药物基础理论的发展，其中一些仍在应用中，有些却已成了历史。尽管如此，拟肽设计依然是药物设计中的一个重要研究领域，三联苯支架螺旋模拟物就是一个很好的例子。在第23章"酰基酶中间体参与的水解酶抑制剂"、第24章"天冬氨酸蛋白酶抑制剂"和第25章"金属蛋白水解酶抑制剂"中提到的许多酶抑制剂也具有多肽特征。在这里，肽底物模拟显然是模拟物设计的金标准，拟肽设计一如既往地在先导结构优化中扮演了重要角色。

10.10 概要

- 肽是由酰胺键相互连接的氨基酸构成的开链聚合物分子，侧链与主链在C_α原子上的分支，显示出高度的灵活性，含有少于30～50个氨基酸残基的聚合物称为肽，如超出50个氨基酸残基，则称为蛋白质。
- 多肽负责诸多生物学功能，但其分子量大、极性高和蛋白质水解稳定性差限制了其作为药物的应用。
- 由于肽具有多重功能，可由更小的、具有类似结合模式且代谢更稳定的拟肽来替代。
- 拟肽设计始于鉴定发挥生物效应的最小肽序列，随后用丙氨酸连续置换支链中的每个氨基酸以确定活性侧链，最后用非蛋白质氨基酸或相似化学结构单元代替个别氨基酸。
- 目前已开发出多种氨基酸侧链的替代物，可以用来测试以找寻更好的结合活性和更稳定的肽模拟物。如果主链酰胺键不参与结合，也可用大量不同的替代物取代来实现类似的几何构象。
- 肽具有柔性，有多种不同构象，若能以一种特定的折叠来定向与受体有相互作用的侧链，则肽主链可被能保持重要基团朝向一致的完全不同的骨架替代。

- 肽通过特别的转角模式来折叠，这些转角可以稳定所需的构象，而这可以利用刚性结构的替代物进行替换来锁定得到特定的转角构象。
- 蛋白质之间通过共享的互补大表面相互作用，设计结合这种平坦表面的小分子可以拮抗复合物形成并干扰蛋白质–蛋白质的相互作用。
- 小分子阻断蛋白质–蛋白质接触面的设计利用了蛋白质表面上调节空间格局的凹陷，如伴侣蛋白穿透接触表面的转角及螺旋。
- 肽主要通过侧链与受体结合，骨架为其提供了可以附着的支架，计算机可用于筛选结构数据库，以检索能够以相似的方式定向取代基的替代主链骨架。

翻　　译：黄志刚
译稿审校：胡利红

参考文献见二维码。

第三部分

实验与理论方法

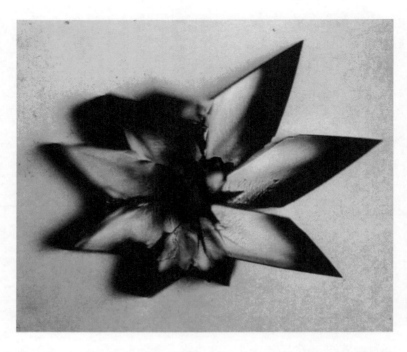

　　晶体是利用X射线晶体学测定蛋白质的三维结构的先决条件（第13章）。上图显示了蛋白激酶A的复合物晶体，用以说明这类酶的催化反应机制（第26章）。转载得到德国海德尔堡德国癌症研究中心 Dirk Bossenmeyer博士的许可。

第 11 章
组合化学：大数字化学

在药物研究过程中，寻找新型的先导结构并系统性地优化其活性，最为耗费时间和金钱，如有机小分子的结构优化。以多取代的四氢异喹啉酸的酰胺 11.1（图 11.1）为例，即使把每个位置可变化的官能团数目限制到很少几个，依然可以得到数百万的可能结构。传统化学手段再也无法满足这种爆炸式组合可以想象的所有取代可能性。当考虑到不同的立体异构体时，这种多样性增加更甚。这一数目已经大大超过了 Chemical Abstract 数据库（33 000 000 个化合物）或者 Beilstein 数据库（10 000 000 个化合物）中收录的化合物数目。

过去，当药物需要在动物体内或者复杂的体外药理模型上进行药效测试时，生物测试是快速步骤。随着分子水平测试模型的引入，如酶或者受体结合测试，以及高度自动化筛选，这一形势得到彻底的改观，每天测试上千的分子不再成为问题（7.3 节）。为充分发挥这些分子水平测试模型的能力，需要我们能够合成成千上万的不同分子，合成策略则可以转为自动化的平行合成法去合成大量的单一化合物或者利用组合化学方法同时生产一系列化合物的混合物。

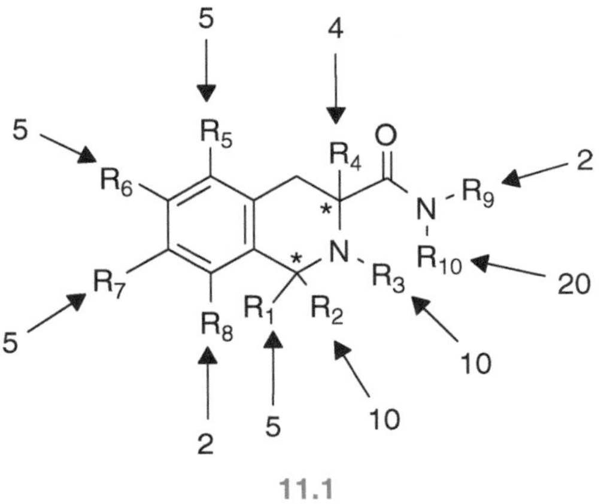

11.1

图 11.1　四氢异喹啉酰胺 11.1 可在 10 个位置被取代。这些位置的基团包含了一共 68 个砌块（$R_1 \sim R_{10}$ 分别包括 5，10，10，4，5，5，5，2，2，20 个基团），由此可产生 20 000 000 个化合物。如果考虑到两个手性中心（*）带来的结构多样性，这一数字可以提高 4 倍。

11.1　大自然如何产生化合物多样性

大自然通过各种核酸及蛋白质展示了一条达到组合多样性的途径：一条600个碱基对的DNA序列可编码一个含200个氨基酸的蛋白质。从4个核酸编码20个蛋白质的原三元序列氨基酸的"池子"中，可得到4^{600}（一个360位的数字）种可能的DNA序列，可以转化为20^{200}（一个260位的数字）种不同氨基酸序列的蛋白质。极大量的结构多样的短链多肽可以由仅仅20个蛋白质的原氨基酸构建。如果用数量可控的改构氨基酸M替代天然氨基酸A，可能的类似物数目则更多（表11.1）。

表11.1

化合物	数目
天然氨基酸，A	20
二肽，A-A	400
三肽，A-A-A	8 000
四肽，A-A-A-A	160 000
六肽，A-A-A-A-A-A	64 000 000
改构氨基酸，M	100（以100为例）
改构六肽，M-M-M-M-M-M	1 000 000 000 000
已知化合物数目	＞33 000 000

注：400个二肽、8 000个三肽、160 000个四肽、64 000 000个六肽可以由20个天然氨基酸A来构建。如果将选择范围扩大到100个改构的非天然氨基酸M，那么其组合多样性将显著增加。

多肽在生物体内起着重要作用，它们以游离形式或者其简单衍生物作为蛋白质的配体。蛋白质表面的多肽序列决定了蛋白质对受体的识别功能。自然通过蛋白质表面区域（表位）不同序列的组合多样性，实现蛋白配体的选择性识别。采用自然的这一原理，我们可以构建大量多样的化合物库。

11.2　以蛋白质的生物合成为工具构建化合物库

我们将以生化合成机器为工具得到的多样性的多肽序列连接到载体蛋白上，使它们接触到靶蛋白表面，然后在分子水平测试系统中检测其与靶蛋白的相互作用。我们可通过检测多肽序列与靶蛋白结合后产生的易于识别的信号，如荧光或者比色反应（7.2节）来构建该测试系统。

要通过蛋白质合成来构建多肽库，随机构建的多肽的信息必须被翻译成DNA分子的

"基因组成"。它编码了靶蛋白的序列,靶蛋白通过其表面与这些多肽序列发生作用。随机组装双链DNA序列必须被引入到DNA的正确位置。在产生大量克隆后,基因得以表达。大量在特定位置带有随机组合的多肽序列的蛋白质被合成,通常在聚合链的始端或者末端,并在测试体系中被进一步研究。由于一些氨基酸由单一的三元序列(密码子)编码,而另一些则可以由高达5个不同的密码子编码,使得这20种蛋白原性氨基酸(20 proteinogenic amino acids)在可变序列部分的分布并不完全同质(32.7节),因此会不可避免地形成有偏向的多肽库。

噬菌体M13是一种非常流行的表达系统,该病毒能够很好地感染埃希氏大肠杆菌。它在其外壳上载有6个蛋白质,其中2个蛋白质可以在其末端添加随机组装的蛋白质单元。一个包含20 000 000个改构的含有15个氨基酸残基的多肽库便由该M13系统产生。通过测试它们与链霉亲和素蛋白的结合,筛选出58个候选化合物作为结合配体,它们具有共同的"–His–Pro–Gln–"片段。链霉亲和素蛋白与这类寡肽的共晶结构显示多肽链"–His–Pro–Gln–"片段占据了通常由生物素占据的结合口袋。这证明了,通过该方法,我们可以找到选择性结合的多肽序列。

通过生物化学方法构建和呈现化合物库具有压倒性优势,使得高通量的蛋白质生物合成得以利用。此外,精细的蛋白质和DNA合成技术和分析方法也被发展用于表征所筛选得到的苗头化合物(11.7节)。当然,这种方法亦有缺点。分子的多样性受到20种蛋白原性L-氨基酸的限制,同时也只能得到多肽的先导结构,它们通常只能作为开发活性结构的起点。然而,我们需要避免那些代谢不稳定、生物利用度差的多肽类化合物。因此,我们需要通过经典有机分子骨架来寻找合适的结构,至少是那些含有代谢稳定的非天然氨基酸片段的拟肽或多肽。不幸的是,在用其他骨架替换多肽时,要保持其生物活性,并不简单(第10章"模拟肽")。

11.3 有机化学的另一个角度:随机指导合成一系列化合物的混合物

有机合成的方法可用于替代生物途径来构建化合物库。从活性分子砌块开始,如多官能团的酰氯(化合物11.2~11.4,图11.2),我们很容易得到一个化合物库。这些酰氯同时与多种试剂,比如胺或者氨基酸等反应,许多产物的混合物便以不受控的形式形成。不同于主流学术观点提出的有机反应只提供同系物的观点,这种情况下的有机反应需要尽可能多地考虑产物的多样性。这种方法的好处在于简单易行,并可实现自动化。但也有其缺点:不同偶联试剂的活性不同,因此产物分布并不均匀。中心砌块上某个特定官能团的转化取决于已经跟中心砌块反应的组分的类型及其对其他官能团的影响。

接着测试由此得到的化合物库。如果与靶蛋白有结合,则将该混合物中的活性物质鉴定出来——这是一个不容易的任务。一方面,我们可以使用复杂的分析技术,如液相

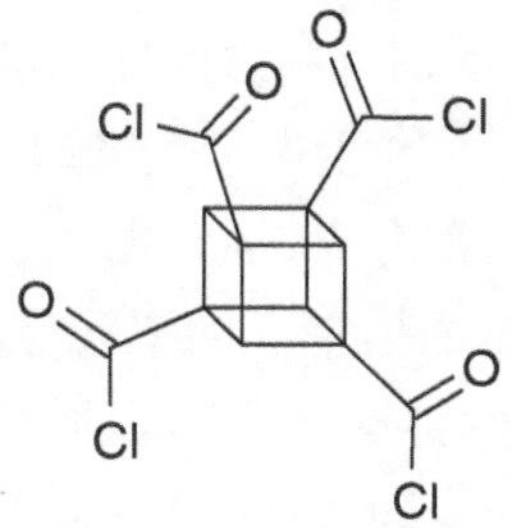

11.2

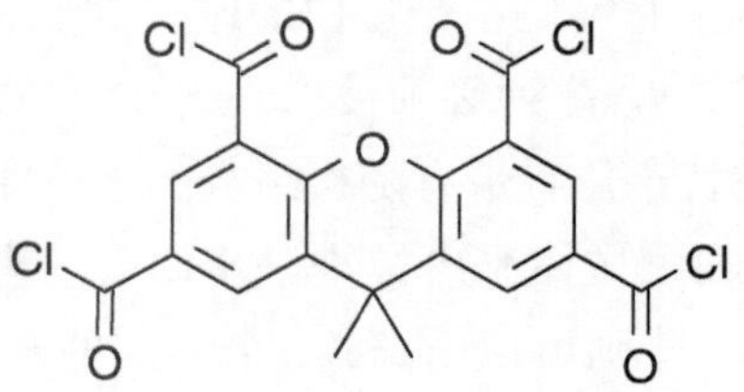

11.3

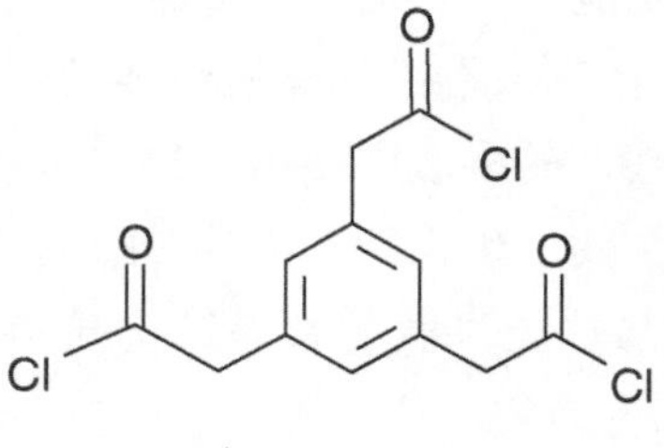

11.4

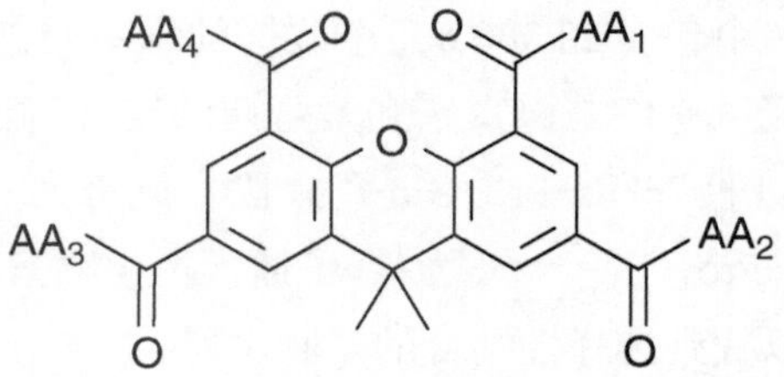

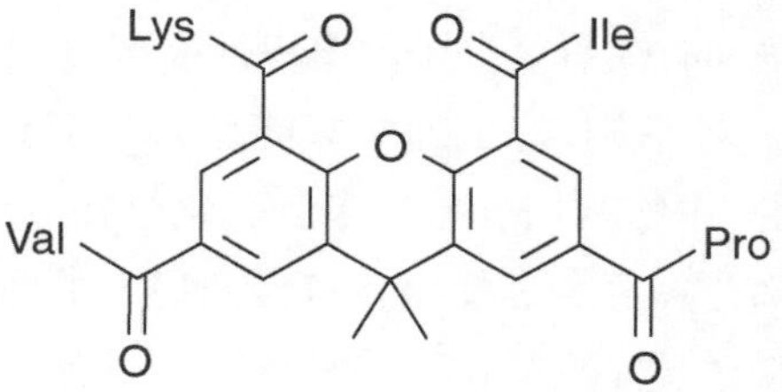

11.5

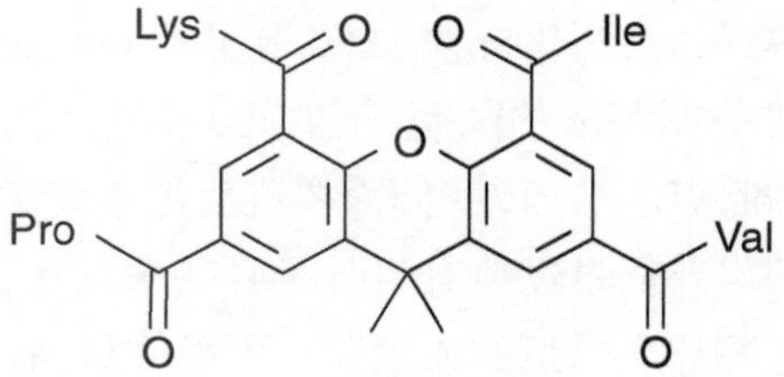

11.6

图11.2 中心砌块（立方烷11.2、氧杂蒽11.3及苯环11.4）上多官能团的酰氯可以与保护的氨基酸发生反应。含氧杂蒽的化合物库可抑制消化酶胰蛋白酶，其活性成分经过“再合成”的方法溯源并表征。最后发现，异构体11.5和11.6是活性最优的化合物，其中异构体11.5对胰蛋白酶抑制的K_i值为9.4 μmol/L。

色谱法结合磁共振法与质谱法；另一方面，我们还可以对该化合物库进行溯源。为此，我们选择特定的结构单元，有针对性地重新合成部分化合物库，并对该相对较小的化合物库进行测试并确定活性混合物的成分。遵从这一策略，最终回到单一的确切反应产物的水平上。

11.4 化学空间包含了什么？

在这里，必须回答一个基本的问题：药物化学家们要从多少个有机分子中才可能找到他们的候选化合物？首先，这个虚拟的化学空间包含了什么？人们对这个问题已经有了很多的猜测。据推测，化合物数目可多达10^{20}到10^{200}，如果以10^{200}来计算，即使每个化合物仅合成一个分子，那么所合成分子的质量将超过整个宇宙。我们必须感谢Bern大学的Tobias Fink和Jean-Louis Reymond，他们提出了关于这个化学空间占用原则的具体概念。从数学图表描述简单的碳氢骨架开始，多达包含11个C、N、O和F原子的分子可在电脑上产生，杂原子和不饱和键以组合的方式被分散在生成的分子图形中。考虑到官能团的化学稳定性，环系统的张力及互变异构体，经过筛选可产生包含26 400 000个结构的数据库。如果再考虑所有可能的立体异构体，那么平均每项会形成4.2个异构体，该数据库最终将包含1.1亿个分子。有趣的是，这个数目随着原子数目的平方呈指数级增长，因此，90%的数据库都由11个非氢原子组成的分子组成。25个非氢原子可以产生的分子数目估计是10^{27}个，而25个非氢原子正代表了典型药物分子的平均大小。

但是，由11个非氢原子组成的数据库更值得我们关注。这个库中的平均分子量为（ 153 ± 7 ）Da，这种大小的分子正好落在典型的片段或"类先导"分子（ 7.9节）范畴。我们为筛选有望用于药物开发的分子，建立了排除标准：所谓的"三规则"便是建立在Pfizer公司的Chris Lipinski提出的"五规则"（ 19.7节）基础上。用这些规则对数据库筛选后，可留下大概一半的条目。其中，15%是非环化合物，43%的化合物包含一个环结构。在这个虚拟数据库中，仅有55%的环系在Chemical Abstract或者Beilstein中被描述，这一现象值得深思。与已被合成的、同样大小的分子集合相比较，我们可以清楚地发现化学空间只是被粗略的探索过，其间还存在着很大的差距。虚拟数据库中，超过99.8%的条目有待被合成，通过比较两种数据库中分子的理化性质，表明还有很大的领域未被探索。如果将化学空间限制为7~9个原子的化合物，那么该化学空间几乎被已合成的分子所覆盖。在包含10~11个原子的虚拟数据库中，大概2/3的分子是手性的，尤其在这类分子中，许多候选分子都符合"类先导"标准。这对合成化学家是一个很大的挑战，手性的碳环并杂环很难被合成。所幸，大自然已经为我们指明了方向：许多具有生物活性的天然产物正包含这些结构单元。

11.5 固相负载的化合物库：完全转化与简单纯化

从固相负载技术合成化合物库中，人们发展出了一些有别于经典溶液化学的技术革新。通常使用交叉联结的多聚苯乙烯作为载体，这种有机高分子材料通过化学修饰具有许多特定类型的活性官能团，比如氯甲基、羧基或者氨基。与这些官能团反应得到的产物通过共价结合连接在不溶的高分子上。通过与保护的分子砌块（如氨基酸）偶联并随后脱除保护基，可实现产物的逐步增长。大大过量的反应试剂可使反应加快并转化完全，未反应的原料则可以通过简单的洗脱去除。组装好目标分子后，脱除所有的保护基团。最后，该产物可以直接接在载体上用于测试，也可以从载体上脱离后，在溶液中进行生物活性检测（11.7节）。

该技术可方便地实现自动化。在20世纪60年代初期，Robert Bruce Merrifield发展了多肽和小蛋白质的固相合成法（11.3节）。在80年代初期，利用组合化学原理合成多肽首次出现。H. Mario Geysen设计了多针合成多肽的方法，利用传统的Merrifield固相合成法，在8×12格的高分子载体上合成了96个不同的多肽或者确定的多肽混合物。这一理念由于太具革命性，以至于在1984年发表文章时被拒绝，审稿人严重禁锢在他们的传统思维中。对Geyson而言，利用最小的资源构建组合的多样性，比追求产率及对立体化学的绝对控制更重要。利用这种方法，每周可合成上千个不同的多肽化合物用于测试。这种新方法原本用于"表位定位"，即用来研究带有不同抗体的蛋白质表面结构（32.1节），可以识别作用于蛋白质表面的多肽链的不同区域。后来，这种技术用于寻找蛋白酶底物的最优序列（14.6节）及合成具有生物活性的多肽。除了多针合成法外，人们也发展了其他高效率的方法，比如"茶包法"：将固载用的微球装入"茶包"并依次放入带有不同保护基的氨基酸溶液中进行反应，以便逐步延长需要的多肽序列。

11.6　固相负载的化合物库需要复杂的合成策略

建立化合物库需要特别复杂的合成策略，我们以六肽为例：理论上，20种蛋白原性氨基酸如果都可被利用，那么我们可以合成得到20^6=64 000 000个六肽并分别用于测试——这显然是不可能做到的。因此，我们需要更聪明的策略去快速识别具有生物活性的多肽序列。由此，我们尝试用部分肽库去代表这64 000 000个多肽，让它们在固定的位置拥有同样的氨基酸。例如，400个部分肽库包含了所有可能具有XXABXX（A、B分别为已知确定的氨基酸，X为任意天然氨基酸）形式的六肽，测试了这400个库后，生物活性最好的混合物可作为第二轮合成的起点。这次，可以得到XA（Aa1）（Aa2）BX形式的400个库，其中Aa1和Aa2是第一轮测试中活性最好的混合物所用的氨基酸。这些库也用于测试，从而可以确定2-位和5-位"最好"的氨基酸片段。利用这一策略步步为营，最后可以得到活性最好的氨基酸序列。

在稍简单一点的流程中，氨基酸每次只在一个位置做变化。从第一轮得到的20个AXXXXX形式的分子库中，可确定第一个位置活性最高的氨基酸。下一轮合成的起点则是活性最高的混合物Aa1XXXXX。改变相邻位置的氨基酸，第二个位置的氨基酸结构得以确定。重复这一过程，共可得到6×20=120个多肽库，其形式为AXXXXX，Aa1AXXXX，…，Aa1Aa2Aa3Aa4Aa5A，直到所有位置"最好"的氨基酸都被确定。

另一种方法可以用更加简短的步骤构建目标分子库，其合成概念设计是确保在每个高分子固载的微球上合成一个确定的化合物，这是通过一种所谓的"拆分–合并"技术来实现的（图11.4）。比如，利用20个蛋白原氨基酸和60步反应，可合成所有8 000个可能

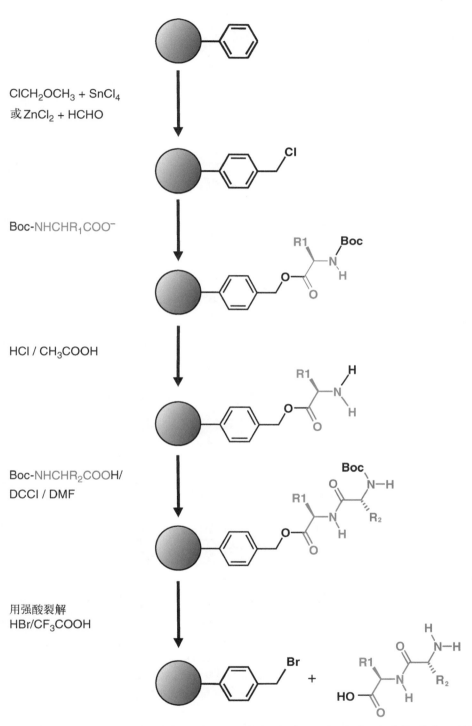

图 11.3　Merrifield多肽合成法是在以适当方式官能团化的高分子树脂上逐步进行分子组装的：首先，N端保护的氨基酸与氯甲基偶联（Boc＝碳酸叔丁酯保护基）。除去N端保护基后，胺基在二环己基碳二亚胺（DCCI）条件下，与第二个氨基酸缩合。由此形成的二肽的N端保护基可以脱去并再次延长骨架，同时该二肽也可以在强酸性条件下从树脂上脱除下来形成游离的二肽。

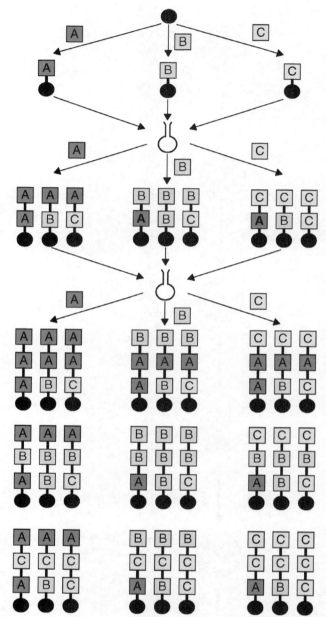

图11.4　利用"拆分-合并"技术，从一定量的树脂微球开始构建化合物库。它们被平均分配到 n 个反应管中，为了简单起见，以3个为例：第一个反应瓶中试剂A（如氨基酸A）与树脂偶联，试剂B和C同样地加入反应瓶2和3，下一步则是二肽的构建。为解决与不同氨基酸A、氨基酸B、氨基酸C反应的速度差异，只有一种可溶的反应试剂被过量加入固相联结的起始原料混合物中。第一步之后，这些装载了氨基酸的树脂合并且混合，然后再分配到3（或者更多）的反应瓶中，并进行下一步反应。对于多肽合成，氨基酸A被加入反应瓶1，氨基酸B被加入反应瓶2，氨基酸C被加入反应瓶3。这些树脂再次合并且充分混合，同时得到9种所有可能的负载二肽的微球。再次分开这些微球，并进行第三步反应。为了防止肽链被其他氨基酸延伸，氨基酸A被加到反应瓶1，氨基酸B被加到反应瓶2，氨基酸C被加到反应瓶3。至此，所有27种可能的三肽序列通过三步平行反应联结到树脂上，每个树脂微球上连有一个清晰的可鉴定化合物。该分子库可直接在高分子上进行测试，也可以从固相载体上切断，在溶液中进行测试。

的三肽：20个混合物，每个包含有400个分子。最终，每个确定的化合物在一个高分子微球上。这些高分子微球可以独自成批，并简单地机械分离并独立测试。

11.7　固相负载的化合物库中，哪个化合物具有生物活性？

我们对利用固相负载得到的化合物库，可直接以高分子固载的形式进行生物测试。利用噬菌体进行测试时，固载材料有影响测试结果的风险，比如立体位阻效应或者非特异的相互作用。此外，更重要的是测试蛋白质需要是可溶的，因此膜受体无法被测试。另外，化合物库可以从树脂上脱除。为此，树脂和化合物之间的偶联必须利用合适的"链接"，使得化合物库可以选择性地释放出来，比如利用低的pH或者紫外线的光化学法。然而，它同时必须不影响化合物库的构建，在合成过程中不被切断。最终从树脂上脱除时，产物必须不受影响。测试游离下来的产物当然更符合生理条件。将游离的化合物分散到大的空间或者嵌入到凝胶中达到空间分散，使得化合物与测试蛋白质在局部高浓度下发生作用，从而对那些不溶蛋白质（比如膜受体）的活性也可以测试。当然，高分子联结的化合物库机械操作的优势也随着化合物从树脂上切断而消失。

如果测得生物活性，我们还需要去测定是哪个化合物产生的活性。如果该库的合成是精确定位的，那我们便能知道是哪些化合物被测试了。活性化合物可通过溯源和重新合成部分库去缩窄范围。"一微球一化合物"技术可以在每个微球上得到一个确定的化合物，但我们依然不知道哪一个微球是我们需要的。只有在测试得到活性之后，我们才会去鉴定化合物，可以有很多方法来实现：通过分离相关的树脂微球并对化合物进行分析，然后在树脂上进行测试。如果化合物库是多肽或者寡核苷酸，多肽测序可以通过Edman降解（可在0.1 pmol下进行）进行，聚合酶链反应则可以（12.1节）放大并富集寡核苷酸。

更为精细的技术亦被使用，在合成过程中，化合物库可以在不同的链接基团上"生长"。单个化合物库可以在不同条件下（不同pH，或者不同波长下的光化学）从链接基团上释放出来。首先，化合物从第一个链接基团上释放出来并进行测试，接着将所需的树脂微球机械分离后，再将化合物从第二个链接基团上释放出来。该方法实际上用来"标记"树脂微球，因此可以被看作测试分离状态下化合物库的一个变种。树脂微球不同链接基团连接的化合物不需要完全一样。因此，受测多肽库可以通过作为标记的寡核苷酸连接到树脂微球上。卤代芳环同样被建议用作标记，因为它们即使在很小量的情况下，也可以通过质谱轻松识别。标记物甚至可以根据其序列或者其单体砌块的数目，用合适的二进制代码来进行编码。

标记树脂微球的技术需要相当多的合成工作来制备化合物库，库合成中的转化步骤与标记必须不能相互干扰，最终识别标记也需要许多操作步骤。使用溯源和重新合成的替代方法,也意味着需要额外去重复构建化合物库。所幸,同样的工作步骤可以反复运用,只需用到不同的试剂组合。考虑到可自动化,这肯定还是一个优势。

11.8　多样性的组合库：合成化学的挑战

这是上面提及概念的另一个方面。大量的有机反应被转移到固相合成中,对于每一个固相合成,都必须发展特别的策略,特异性的链接基团及合适的切断方法。每一个合成步骤都必须与保护基团、高分子载体和链接基团兼容。然而,与多肽和核苷酸相比,我们需要有一个全新的化学多样性维度。

精心设计目标分子的组合化学合成是必不可少的,限制来自可及性,即开发一个适当的合成方案,以及由此产生的库所期望达到的结构多样性。计算机方法可帮助选择一个"合理"的合成组分。如何得到最佳的组合呢？这高度依赖于构建的化合物库被测试的内容。化合物库如被用作常规目的的筛选,它应该具有"最佳多样化"。其构成根据普遍接受的标准概述如下：分子量、亲脂性、氢键给体和受体的均匀分布,以及疏水表面积的大小,这些特征对库中活性化合物的相似性或多样性非常重要(第17章"药效团和分子比对")。理想的库多样性也可以考虑受体的生物学特性(目标导向),分子对一个受体是"类似"或者"多样"的标准,对另一个受体来说不尽相同(17.7节)。鉴于组合化合物库将用于测试各种蛋白质,这里并没有绝对的多样性衡量标准。因此,组合化学在对目标蛋白质建立构效关系中具有重要的作用,不同位置的化学结构的变化必须能够快速地在合适的先导结构上进行。因此,我们必须设计并合成有针对性的化合物库。

11.9　G 蛋白偶联受体的纳摩尔(nmol/L)级配体

Chiron公司的化学家们利用"拆分-合并"技术合成了一个 N-取代的三聚甘氨酸(拟肽)库(图 11.5)。他们以 G 蛋白偶联受体(GPCR)为目标设计 N 上的取代基,这些受体是许多神经递质和激素的靶标。在构建拟肽库的时候,他们引入了至少一个芳香环和一个以羟基形式存在的氢键给体侧链(图 11.5,基团 A 和 O)。进一步,分子中引入一个碱性的 N 原子(X=H),这些结构与神经递质和激素相匹配。他们在剩下的第三个取代基位置(基团 D)上,选择了尽可能多样性的取代基组合。用这些基团,他们合成了由大概 5 000 个二肽和三肽组成的拟肽库。

在肾上腺素受体上对不同的混合物进行测试,其中 H—ODA—NH₂ 型的部分库活性最优,将其作为对化合物库溯源的起点。通过重新合成部分库,首先保持带羟基的侧链 O 基团不变,然后是多样性的 D 基团,最后是带芳香环的 A 基团。最终,化合物 11.7 被发现

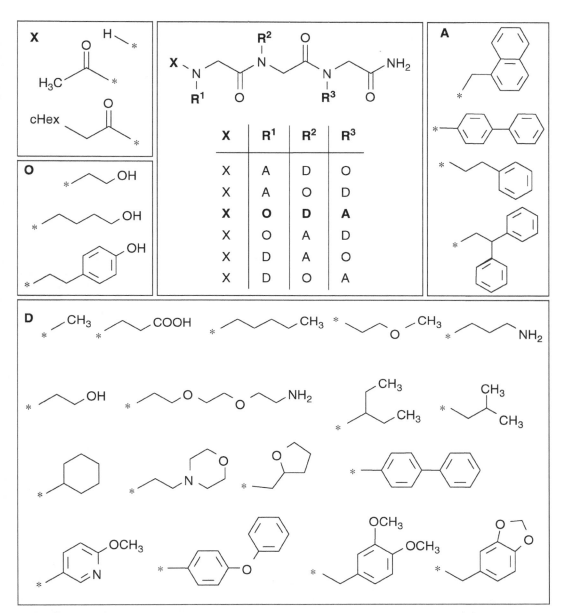

图 11.5 拟肽是 N 上被取代的寡聚甘氨酸。利用"拆分-合并"技术构建了由二肽和三肽组成的化合物库。在氮端的 X 基团上有 3 种结构，O 基团上有 3 种带有羟基的结构，A 基团上有 4 种带芳香环的结构，D 基团上选择有 17 个多样性的基团作为氮上的侧链。18 个混合物（A、O、D 上 6 种组合及 3 种侧链）可以得到大概 5 000 个二肽和三肽，其中 H—ODA—NH₂ 的库对 α 肾上腺素能受体有活性。首先对带羟基的 O 基团进行溯源，发现带有对羟基苯乙基的化合物活性最佳；接下去的合成轮次中，17 个部分库的组成中固定此 O 基团，并从多样的 D 基团中选择确定的基团。具有联苯基团或者二苯基醚结构的化合物活性非常好。继续在 D 位置带着这些基团进行后续工作。最后带有芳香基的侧链 A 给出 8 个独立的化合物。

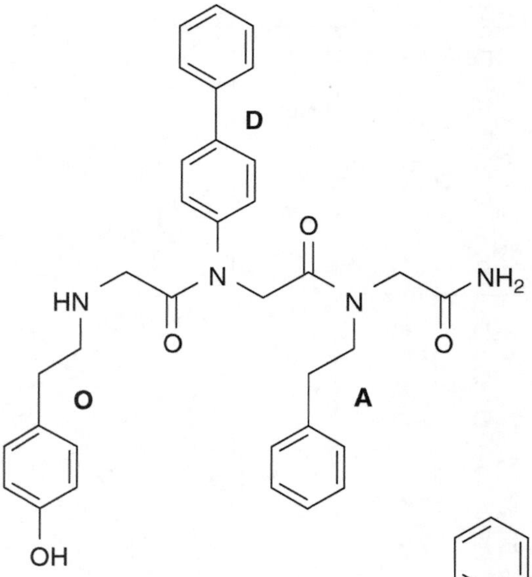

图 11.6　衍生物 11.7 是 H—ODA—NH₂ 库中活性最优的化合物，对 α 肾上腺素受体具有 $K_i = 5$ nmol/L 的活性。在阿片受体的测试中，对 H—ADO—NH₂ 库溯源发现化合物 11.8 具有潜在的高亲和性（$K_i = 6$ nmol/L）。甲硫氨酸脑啡肽 11.9 是阿片受体的活性配体。化合物 11.8 中的对羟基苯基和 11.9 中的酪氨酸侧链，以及化合物 11.8 二苯基甲基中的苯基部分和 11.9 中苯丙氨酸的苄基部分的相互关系很明显。酪氨酸和苯丙氨酸对甲硫氨酸脑啡肽的活性都很重要。

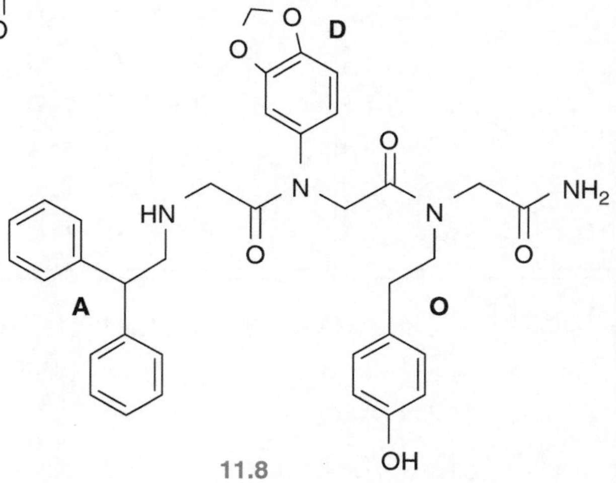

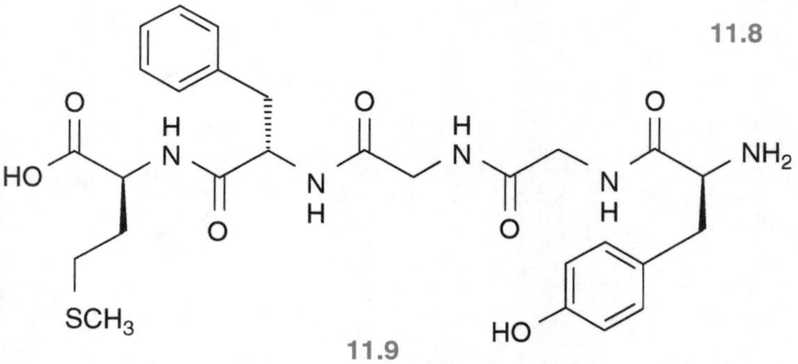

是 nmol/L 级别的配体（图 11.6）。

　　同样的拟肽库可以在另一个 GPCR，即阿片受体上进行测试。这次，我们在第一步发现 H—ADO—NH₂ 型的部分库活性最优。同样的通过溯源得到 nmol/L 级别的配体化合物 11.8。该分子在三肽的两端具有一个对羟基苯乙基部分和一个二苯基甲基基团。在对甲硫氨酸脑啡肽 11.9 的详细研究中发现，酪氨酸和苯丙氨酸对甲硫氨酸脑啡肽的活性非常重要。在三肽结构（图 11.6）上，这两部分都有类似的基团。

11.10 比卡托普利活性更优：从取代吡咯烷组合库中得到的苗头化合物

Affymax公司利用1, 3-偶极环加成反应，合成了包括约500个不同取代的吡咯烷的化合物库。首先，将树脂上连接上保护的氨基酸（甘氨酸、丙氨酸、亮氨酸和苯丙氨酸，图11.7），然后与4种不同的芳香醛形成亚胺，再与5种不同的双键发生环加成反应，形成五元杂环。最后，这些吡咯烷的氮再与3个不同的硫醇连接。

最后一步修饰是为了在血管紧张素转换酶（ACE，25.4节）上测试这些配体，该酶的抑制剂在C端含有一个官能团化的脯氨酸。对该库的反复溯源发现化合物11.10对ACE具有优秀的抑制活性（图11.7，$K_i = 160$ pmol/L）。它的结合明显比已上市的卡托普利更强，并属于活性最优的含有硫醇的ACE抑制剂。

11.11 平行反应还是组合化学，在溶液中还是在固相载体上？

固相载体上的组合化学使大量分子的自动合成成为可能，但同样面临一些问题。在树脂上测试活性或者溯源并重新合成库已经被提及，标签化则是一个优雅但费力的选择。一个避免对库进行溯源的方法是利用空间上独立的反应管的平行合成法，但它仍需要利用组合化学的优势。在整个反应序列中，每个反应管中的反应物和产物都一直很确定，如此，便省去了费力的溯源。起初，这一策略看上去不现实：如何把1 000个反应组分合理的转换到1 000个反应瓶中？为了达到这一目的，我们不能在经典有机化学的层面上考虑反应瓶。相反，人们开发了微型反应自动合成仪让所有反应步骤平行开展。另外，人们还发展了将树脂微球填入许多小反应胶囊（比如所谓的茶包或者"Kans™"），在溶液状态下，它们处于开放状态，但微球依然相对密封着。每个胶囊带有一个标签，通过无线电发射器读取。然后，所有的胶囊都被放置到经典的圆底反应瓶中进行普通的化学反应。这些胶囊可被机械分离，并与不同的反应试剂接触。在哪个胶囊上进行哪个反应序列，都被无线发射器系统登记。这样一来，每个分子可以很清楚地由每个反应胶囊的组合化学原理来制备，而实际上它又是平行合成的。这些单一的化合物接着可供测试。

固相合成与溶液化学相比，有其缺点。通常反应比较慢，且跟踪反应的分析手段更为费力。连接到固相材料上需要合适的链接基团，这样的锚定基团需要在测试前尽可能不留痕迹地移除。最重要的是，移除链接基团（无痕链接基团）时，不应该在库中留下任何可能无意中成为药效团一部分的官能团。连接和脱除链接基团的化学反应必须和合成固相库中的其他反应相互兼容，这会使得可用的化学受到限制。在合成化学中，人们更愿意用汇聚策略来合成分子。为此，人们开发了一种方法，使得最终产品的组分分别以独立的步骤进行，每个步骤都是并行的。后续的反应步骤中，之前得到的组分放到一起相互偶联

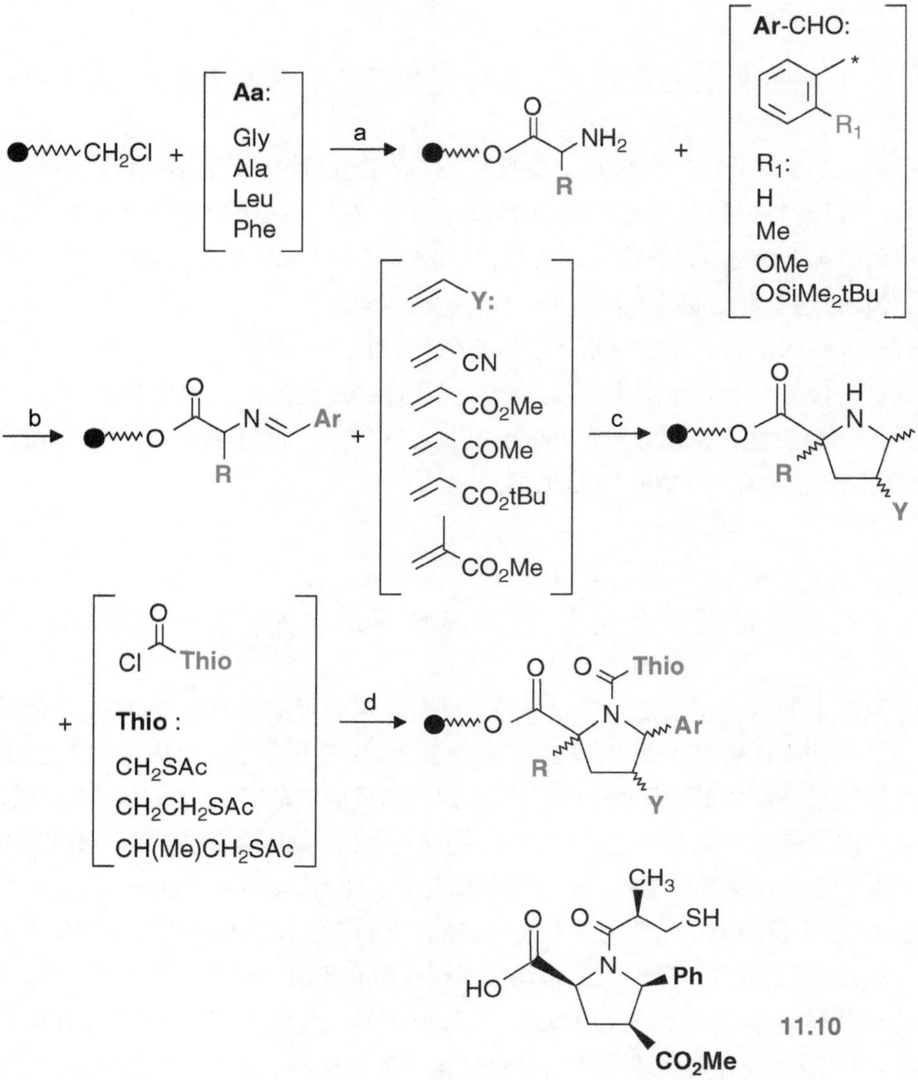

图 11.7 负载到树脂载体上的氨基酸 Aa，包括甘氨酸、丙氨酸、亮氨酸及苯丙氨酸。（a）将它们与4种芳香醛（Ar–CHO）反应转化为亚胺；（b）与双键在1,3-偶极环加成条件下反应得到吡咯烷；（c）最后一步，杂环上游离的NH与不同的硫醇化合物（硫醇–酰氯）反应；（d）利用"拆分–合并"技术，将分子库从高分子上释放出羧酸基团，并测试其对血管紧张素转换酶的抑制活性。通过重合成和新一轮测试，对该库溯源可以得到活性化合物。通过这一过程，得到高亲和力的抑制剂化合物 11.10。

得到最终产物。这样的策略更为高效，并比线性合成路线产率更高。

　　然而，汇聚合成策略，不能在树脂上按序进行。因此，对一些合成，载体已发生改变。这些合成的库并不是连接到固相载体上，而是连在与之反应的试剂上。这种方法保留了固相合成的优势，比如反应组分能很好地机械分离，在大大过量的反应试剂中反应容易进行，以及自动化反应。该方法的一大优势则是它可以实现汇聚合成。即使是剧毒试剂也可以应用，因为通过其与固相载体的紧密结合，可保证它的分离。对溶液化学的常规分析方法依然有效。

对于一些反应,尤其是关环或缩合反应,都有分子间反应相互竞争。为避免这一问题,需要使用高度稀释的反应条件。如果使用固相载体的试剂,由于其连接着固相载体且空间上隔离,反应的局部浓度便会降低。如果捕捉试剂连在固相载体上,那么捕捉反应产物发生的反应便会得到简化。机械过滤就可以分离捕捉试剂。类似的,产物也可以通过将其吸附到固相载体上而分离和纯化。酸和碱可以分别通过用固载化的胺或者磺酸处理而得到分离纯化。同时,金属配合物或者疏水性基团的黏附基团也已经被用于纯化组合化合物库。

如何进一步发展组合化学?反应容器的小型化和自动合成仪应该是一个重要的方向。"芯片实验室"的概念已经在生物分析方法中广泛应用,将较小的反应体积、集成的分离柱、小型阀门及由压电元素控制的泵整合在小的芯片上。让我们拭目以待这样的自动反应仪应用于未来的实验室。

11.12 蛋白质主动寻找其最优配体:点击化学和动态组合化学

蛋白质能自动识别最好的抑制剂吗?当蛋白质具有理想的构型时,抑制剂应该能够直接与目标酶的口袋形成最佳的相互作用。什么化学反应最可能适合这样的概念呢?它必须是一种可以在水介质中进行的反应,可靠的焓驱动,快速,并提供完全的周转。这样的反应,称为"点击化学",近年来在加州拉霍亚的Barry Sharpless课题组进行了深入研究。不饱和化合物的环加成反应(1,3-偶极环加成,DA反应);亲核取代反应,尤其是开环反应;非羟醛缩合型的羰基反应;以及对不饱和碳碳键的加成反应符合这些要求。这些可以利用组合化学的原理来应用。1,3-偶极环加成反应(Huisgen反应)可以很好地用来构建五元三氮唑和四氮唑杂环体系(图11.8)。1,4-二取代的1,2,3-三氮唑可在室温下,通过叠氮与炔烃在一价铜盐催化下,立体专一性地得到。1,5-二取代的三氮唑则可以在没有铜离子或者加入其他离子,如钌离子的条件下形成。反应可在很宽的pH范围(4~12)进行,这一反应类型可以延伸到四氮唑的合成。此时,需要以腈基作为亲偶极子,在锌离子存在下进行反应。

斯特拉斯堡的Jean-Marie Lehn研究组选择了另外一条路。他们通过合适的起始原料和不可逆反应,发展了"动态组合化学"的方法自发构建分子(图11.9)。所有可能的组合化学产物都来自不同的分子砌块混合物,它们之间建立了动态交换平衡,然后将目标受体(如某个蛋白质)加入该平衡体系中。此时,混合物中具有最好的蛋白质结合特性的组分具有优势,因为蛋白质捕捉了最好的结合配体并改变了平衡。它导致了一个自我延续的选择,选择最适合结合口袋的配体。以这种方式,添加的蛋白质几乎是自己寻找了最佳的抑制剂。

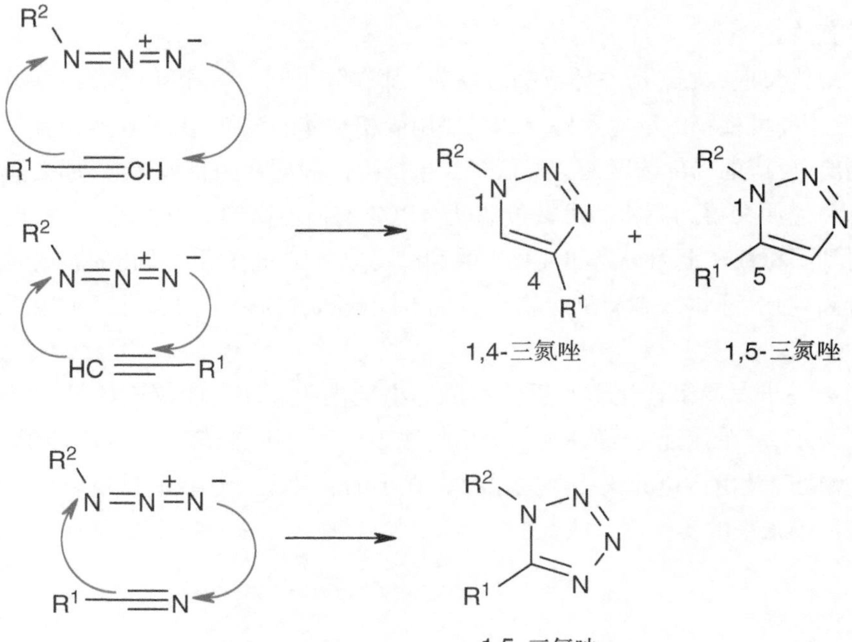

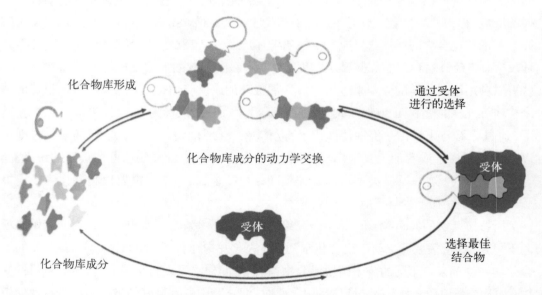

图 11.8　1,3-偶极环加成反应（Huisgen 反应）是一个典型的点击化学反应，可产生五元三氮唑和四氮唑的杂环。在一价铜盐的存在下，叠氮和炔烃室温下，立体专一性生成 1,4-二取代的 1,2,3-三氮唑；在没有铜离子而有钌离子的情况下，生成 1,5-二取代产物。当用腈基代替炔烃时，在锌离子催化下，可得到 1,5-二取代的四氮唑。

图 11.9　不同库组的混合物处于平衡条件下的动态组合化学。在平衡中可产生大量的产物，代表了对目标蛋白质"锁"的可能的"钥匙"。加入的受体蛋白质会与混合物中最佳的配体结合，并使平衡向增加该产物的方向移动。然后通过蛋白质结合从平衡中移除（参见 O. Ramström and J.-M. Lehn）。

　　点击化学也可以指向这样一个自选的合成过程。乙酰胆碱酯酶（AChE，23.7节）作为目标蛋白质加入作为Huisgen反应起始原料的可能的叠氮和炔烃混合物中，从可能的多样性反应产物中筛选出了达到fmol/L级的抑制剂。当使用苯基啡啶基团装饰一端，一个适合浅入口的塔克林头部基团与叠氮和炔在中间的hose-shaped结合口袋反应生成三氮唑（图11.10）。得到的产物很少，它们由起始化合物可能的位置决定。单晶结构可以由两个活性产物来确

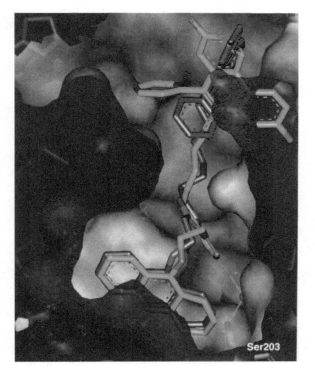

11.11　　　　　　苯基菲啶　　　　　　　　他克林　　　　　　　**11.12**

图11.10　从带有Ach-E适合的塔克林侧链的炔烃及AChE定制的苯基啡啶取代的叠氮得到的分子库。在乙酰胆碱酯酶（AChE）存在下得到的产物11.11（绿色）和11.12（灰色）被证明是有效的酶抑制剂。它们在五元环的拓扑学上有差异，用两种结构均可完成晶体结构的测定。蛋白质表面与配体11.12一起展示。两个配体都占据了AChE中管状结合口袋。化合物11.11通过一个水分子（红色球）与Ser203中的羟基官能团结合。

定，新形成的三氮唑通过一个水分子与蛋白质催化中心的Ser203形成氢键。没有优先形成焓变有利的三氮唑异构体，与Ser203的极性相互作用似乎是反应选择性的驱动力。

类似地，碳酸酐酶Ⅱ（25.7节）也被作为目标蛋白质用于筛选Huisgen反应的合适反应物。在这个情况下，炔烃部分首先通过苯磺酰胺的锚点与锌离子催化剂相连。然后，结构合适的叠氮化合物可与之在管道状的结合口袋中发生反应，产生nmol/L级的抑制剂。同样，这一策略也在HIV蛋白酶（24.3节）和ACh结合蛋白质上取得成功（30.5节）。目标导向的组合库被用作这些反应的起始原料，时间会告诉我们，这些原位抑制剂的合成将给实际药物研发带来什么意义。

11.13　概要

- 随着大大加速的化合物生物活性自动化筛选的发展，需要测试的化合物数目极大地增加，并促进了自动平行合成和组合化学的发展。
- 自然界通过组合氨基酸或者核苷酸生产大量多样性的化学大分子，将其折叠为3D序列。
- 由25个非氢原子组成的有机分子的化学空间可满足类药性质的需求，据估计有10^{27}个潜在候选物。
- 固相载体上的反应，通常在有机高分子树脂上，如交联的聚苯乙烯，通过分步的合成策略有序地在固相上构建分子。可实现完全转化和简易的纯化，最后一步从固相载体上释放产物。
- 发展了精细的合成策略，在固体载体上，利用有限的反应步数，从混合试剂中产生多种产物。使用精细的化学标记技术，建立详细的跟踪产物生成的策略。
- 对在固相载体上利用组合化学得到的化合物库的生物活性测试，需要复杂的从固相载体上脱离的策略，并对化合物库进行溯源。
- 设计和选择库合成的分子砌块是有目标导向的，并要考虑该库将要被测试的目标蛋白质的性质。
- 已经开发了多种方法，用于组合化学或平行合成，使化合物库底物在载体上固定，或在溶液中将试剂固定化，并建立化学库。
- 目标蛋白质可以加入到点击化学和动态组合化学的混合试剂中，在大量可能的反应产物中，蛋白质结合口袋会选择最好的结合化合物作为目标蛋白质的有效抑制剂或拮抗剂。

翻　　译：孙学锋

译稿审校：王建非

参考文献见二维码。

第 12 章
药物研发中的基因技术

工程师和作家们预测了很多科技方面的发展：Leonardo da Vinci除了描述了直升机的原理外，还描述了一些复杂的机械原理；在19世纪20年代初，Charles Babbage领先于他的那个年代设计了一款自动化计算机，直到160多年后，可以工作的可编程计算机的机械前驱才真正被制造出来；Jules Verne描述了潜艇和月球之旅；Hans Dominik描述了从原子核分裂获得能量。所有这些想象都变成了现实。我们这个时代最重要的发明，那就是基因技术，也是被想象出来的，就是Aldous Huxley在 *Brave New World* 一书中所描写的克隆两个基因相同的个体。然而，研究人员的愿景是尊重并遵守伦理道德的边界，即使有可行性，也不去尝试Huxley的设想。

随着基因技术方法的发展，将新的基因引入到细胞中，或者使基因扩增、交换或者敲除都是可以实现的。如果一个基因被敲除或者改变，细胞就不能产生这个基因原先表达的蛋白质。通过引入新的基因并且使用巧妙的方法加以选择，细胞将产生外源性产物：要么是有目的地修饰过的蛋白质，要么是一个全新蛋白质。对于许多疾病，分子水平上的病因是缺乏一些蛋白质，或者由于遗传导致的蛋白质突变。这里仅提及一些通常已知的例子。

- 由于胰岛素缺乏导致糖尿病。
- 特别的遗传性癌症（如家族性结肠癌、恶性黑色素瘤）。
- 亨廷顿舞蹈症，慢性形式的脑萎缩。
- 镰刀状细胞性贫血，一种产生畸形红细胞的遗传性疾病（12.14节）。
- 由于缺乏特定凝血因子导致的出血性疾病（12.14节）。

  有目的地产生随机蛋白质的可能性已经促使以下一些主要基因技术的应用。

- 基因和蛋白质的鉴定对于疾病的治疗起着关键性的作用。
- 发展了动物模型来验证治疗方案。
- 生产了用于治疗特殊蛋白质缺失疾病的蛋白质。
- 制造了单克隆抗体和疫苗。
- 制造了一些分子测试系统的蛋白质，确定了酶的三维结构和其他一些可溶性蛋白质的结构。
- 制造了一些具有靶向突变的蛋白质，替换了其中的一个或者多个氨基酸以便阐明酶的作用模式和表征受体结合位点。

- 针对特定患者的体细胞进行个体基因治疗。

本章还将简要介绍一些其他可能的应用,如操纵人类种系或农作物遗传变化以达到除草剂抗性,或延长果实的保存期限。

12.1 基因技术的历史和基础

基因技术的基础是在20世纪中期才被首次建立的。1953年, James Watson 和 Francis Crick 阐述了所有生物的遗传物质的三维结构:脱氧核糖核酸,也就是 DNA。随后我们从遗传转移机制的结构和生物合成蛋白质的遗传编码中获得了即时印证。几年之后, Werner Arber 发现了酶中的一类限制酶能够识别双螺旋链上的特殊位点,并且将 DNA 进行序列特异性切割。这个发现起初被看作一种好奇物,可后来事实证明这是基因技术中的一个非常重要的发现。使用限制酶对 DNA 进行选择性切割并且引入新的片段是可行的。紧接着,新的信息和原始 DNA 的合并,即遗传结构的重组,是通过噬菌体中的连接酶来完成的。DNA 测序技术也取得了决定性进展。不久之后,蛋白质的氨基酸序列不再是通过直接测定,而是从相应 DNA 的解析来推断。今天,测序是使用与 RNA 互补的 cDNA 来进行的(12.6节)。

1973年, Stanley Cohen 和 Herbert Boyer 第一次设法将细菌的基因组进行了重组(图12.1)。两年后,大肠杆菌菌株 K12 被发现,直到今天还在使用。其遗传构成的一部分缺失,仅在实验室条件下才可行。这种细菌可以任意地进行遗传操作,而不用担心它可能是有害的。英国科学家 H. Williams-Smith 和 E. S. Anderson 进行了彼此独立的自体试验,他们口服摄入了大肠杆菌 K12。他们证明这些细菌只能在消化道中生存很短的时间,并且发现大肠杆菌 K1 中的抗生素抗性基因在肠道菌群中不会被引入到正常大肠杆菌中。在加利福尼亚州阿西洛马会议上,专家们讨论了基因实验可能的危险,并且明确了不同安全风险的级别。1976年 Genentech 公司成立,它的创始人 Herter Boyer 不得不借了500美金作为启动资金。当1980年公司在股票市场上进行交易时,因为股票的价值,几分钟内 Herter Boyer 就变成了百万富翁。早在1982年, Genentech 公司就在市场上推出了第一种药物,这就是通过使用基因技术制造的人胰岛素(humulin)。

1983年, Kary Mullis 在基因技术方面作出了决定性的贡献,他在加利福尼亚州 Cetus 公司工作时,开发了聚合酶链反应(PCR),该公司成立于1971年。加热将双链 DNA 融化成单链,然后加入4种 DNA 核苷酸,以及与 DNA 序列开始时的区域互补的两个短的单链 DNA 片段,即所谓的引物。聚合酶可以用来在试管中合成新的 DNA。这就意味着从引物开始,一个新的双链便形成了(图12.2)。黄石国家公园温泉中一种特有的水生栖热菌的热稳定 DNA 聚合酶被用作参与 DNA 的合成。该步骤的每次重复将使原始 DNA 量加倍。

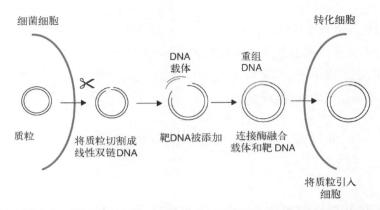

图12.1 遗传信息的基因重组技术原理。除了以环状质粒形式的染色体之外，细菌通常还含有额外的遗传物质，这些在基因技术中被用作引入外来基因的载体。质粒从细胞中取出，并且被从细菌中获得的限制酶进行序列特异性剪切。带有目标基因的靶DNA用相同的限制性内切酶处理后，在体外与重叠的单链DNA末端结合。DNA末端与DNA连接酶偶联，修饰的重组质粒被引入细菌细胞。用于基因技术的质粒载体除了含有复制所必需的DNA片段外，还含有用于识别和选择转化细胞的附加信息。在选择剂的存在下，只有含质粒的细胞生长。

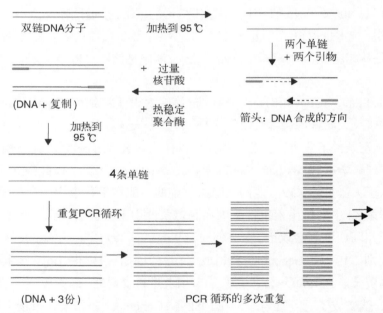

图12.2 聚合酶链反应产生DNA分子无限的相同拷贝。DNA被加热从双链分裂成了互补的两条单链。合成寡核苷酸具有大约20个碱基，即引物，其与这些DNA链互补，与相应的链杂交。每一个引物必须结合到两条DNA链的末端。引物设定扩增DNA的边界。此外必须使用过量的引物，因为在每个循环中，每个DNA双链需要一个对引物，它们未在稍后的周期中产生。在DNA聚合酶和过量的4种核苷酸存在下，引物是新的DNA合成所必需的。由于DNA链的相反过程和聚合酶的特异性，这种情况发生在相反的方向（虚线箭头）。新合成的DNA片段含有几百到几千个碱基对。结果是两个相同的双链DNA分子。加热之后，单链产生，并且上述的步骤被重复。因为DNA聚合酶是热稳定的。所以不必重复添加。上述步骤的每一次重复都导致了DNA的加倍。数量成倍数增长。10次循环产生1 000个DNA分子，20次循环产生1 000 000个DNA分子，30次循环产生10亿个DNA分子。通过这种方法，将单个DNA分子扩增到可生化分析的量。

在几小时内,数十亿甚至数万亿DNA分子可以从单个起始分子生产出来,这个量足够测定相关DNA片段。

PCR方法应用多样化。一个个体的全部遗传信息可以从一个单链DNA分子衍生而来。在医学诊断中,这用于证明遗传疾病、癌症、传染病和危险因素。PCR方法也用于在亲子鉴定和法医学中建立遗传指纹。

新的遗传信息不仅被引入到细菌细胞,而且被引入到酵母菌、病毒感染的昆虫细胞、甚至是哺乳动物细胞。一方面,生物体越复杂,比如从细菌到哺乳动物细胞,就越难在这些细胞中产生蛋白质。另一方面,昆虫和哺乳动物细胞具有一些优势:在功能上它们不仅可以产生小分子蛋白而且可以产生复杂分子蛋白质(如糖基化蛋白)。因此,在许多情况下,我们需要依赖这些生物体。

12.2 基因技术:药物设计中的关键技术

20世纪七八十年代是膜制备及受体结合试验的鼎盛时期。放射性标记配体被用来鉴定新物质的特异性结合。激素和神经递质是已知的最重要的受体,在某些情况下,它们在突触前和突触后也是存在显著差异的。它们的氨基酸序列和不同亚型在当时尚未知晓。相应地,当时的研究结果也不准确。

基因技术方法以几乎无限量的方式制备均质重组蛋白质。这在药物设计的第一步中发挥了重要作用:鉴定靶蛋白。该方法的发展导致部分功能未知或特异性未知的新受体的发现。接下来的步骤是在基因改造动物上来验证治疗概念。制备用分子测试系统的蛋白质和分离足够的蛋白质,以用于阐明蛋白质的三维结构是另外一项重要的贡献(第13章"结构测定的实验方法")。除了可以从血液或其他天然来源中分离出很少的蛋白质以外,大量蛋白质的产生依赖于基因技术。现在从动物或者人类血液中分离纯化蛋白质也是非常勉强的,因为病毒传播或被感染的风险很高。

基因技术提供了选择性产生蛋白质结构变异的可能性。点突变(定点诱变)的产生使蛋白质中的特定性质得到改善,并且酶的结合和催化性质可以被有目的地改变。膜结合受体可以通过逐点考察以确定哪些氨基酸负责维持蛋白质的三维结构,哪些氨基酸负责形成特定构象,哪些氨基酸在与配体结合方面至关重要。受体的三维模型可以通过这种方法产生,或者可以评估它们的相关性。

在许多情况下,为了改变蛋白质表面性质和有助于阐述蛋白质的三维结构,非常有必要引入定点突变。有时为了重结晶蛋白质,还必须改变单个氨基酸的电荷。有时,蛋白质的部分序列镶嵌在膜内时,而这种膜镶嵌会影响蛋白质的重结晶,因此要在实验之前将其去除。对于可溶性受体,去除个别结构域来使其结晶,并确定其结构是非常值得的。当然,这种修饰过的蛋白质必须始终具有它们的特殊功能,即与配体结合或者与DNA对接。

如果较难的结晶步骤完成了，大多数情况下，目前只用几周就可完成其结构的解析（第13章"结构测定的实验方法"）。

如果所有这些进步被认为是人类的贡献，那么问题来了：为什么广泛的社会阶层如此害怕基因技术？了解这些偏见需要一点点精力。随着基因技术的使用，理论上可以想象的几乎所有的东西都可能在遗传学领域得以实现。然而，人们对科学的信任不再像原子弹出现前那样无法动摇。过去，科学家往往低估了可能的风险，并搁置伦理关切。现在，科学家们仍然没有设法缓解公众的恐惧，我们必须认真对待这些恐惧，以负责任的态度建立新的信任。

12.3 基因组项目破译生物结构

整个人类基因组分布在23条染色体上。1990年，人类基因组组织（HUGO）准备30亿美元预算开始进行一个雄心勃勃的目标，那就是在15年内从DNA测序解码整个人类遗传密码。到1993年底，已经完成了第一批基因组图，后经进一步更新，到2001年，由于该研究结果仍非常前沿，整个基因组图由两个团队同时在 *Science* 与 *Nature* 杂志发表。

两个竞争团队遵循不同的策略。公共资助的国际团队选择了逐步缩小参数，逐步消化基因组和系统阐明完整基因组分析序列的方法。对人类而言，除了对应于基因的5%DNA外，另外95%测序的DNA其功能未知，被称为有些贬义的"垃圾DNA"。现在，我们知道这些领域在调控基因表达方面起着重要作用（12.7节）。私人融资团队追求的第二个策略利用了所谓的霰弹枪法。为此，扩增了较长的DNA链，然后将其切割成许多任意的小区段。在对这些片段进行测序之后，通过使用强大的计算机程序将序列重建成原始的长DNA链。当然，当切割段的序列显示出足够的重叠时，这种方式是有效的，这种技术被证明比通常的系统测序方法快得多。这种方法受益于越来越快的测序机器和强大的生物信息化程序的开发。最后，由于该方法的高度冗余，基因组必须用霰弹枪法多次测序才能保证该方法毫无缺点。有趣的是，霰弹枪的方式最终也被国际团队用于系统地阐明局部的序列区域。由于私营企业的初衷是为了对序列基因组进行专利保护，这两个策略之间的竞争是非常激烈的。2000年3月，美国总统克林顿宣布人类基因组无法获得专利，并声称基因组的应用是为了全人类的利益。

如何开始基因组测序？ 1995年春季，Craig Venter和他的小组通过使用霰弹枪法确定了流感嗜血菌细菌的整个基因组。编码1 749个基因的1 830 121个碱基对被测序。当时，单个病毒的完整基因组是已知的，但是Venter的测序工作是对独立生物的遗传信息的解码。随后，Venter的妻子Claire Fraser仅花了4个月就完成了对生殖器支原体基因组的580 067个碱基对序列的解码。

Venter和他的小组在整个基因组上使用了霰弹枪法，即所谓的"全基因组霰弹枪测序"。Venter最初的统计方法似乎是非常不寻常的和空想式的,以至于他申请美国国家卫生研究院(NIH)的研究资助被拒绝。这导致了基因组研究所(TIGR)和Celera Genomics公司的成立。在那里,Venter可以根据他的想法和计划来追求他的研究。最后,Venter的成功证明了霰弹枪法策略的可行性。

谁的基因组实际上被进行了测序?在这两个举措中,多个人的DNA被混合,并且有意地计算出个体差异,以这种方式确定人类基因组的"共有序列"。但测序工作并没有止步于人类基因组。酵母(*Saccharomyces cerevisiae*)、拟南芥(*Arabidopsis thaliana*)、水稻(*Oryza sativa*)、蛔虫草(*Caenorhabditis elegans*)、黑腹果蝇(*Drosophila melanogaster*)、黑猩猩(*Pan troglodytes*)、小鼠(*Mus musculus*)等多种生物体(表12.1)的基因已经被完整解析。同时,每周都有新的序列被解析出来。这提出了新的问题:如何管理这么多的信息?遗传信息如何转化为有用知识?生物信息学领域受到了挑战。计算机程序用于智能比较序列和分析代谢途径和信号级联已经存在。为了确定所有或至少许多序列的空间结构,人们建立了新的举措。所有真正的、天然存在的蛋白质的结构空间正在缓慢填充。人类基因组中一些蛋白质家族的代表性晶体结构已经被解析。因此,何时我们可以将基因图谱放在我们基因组中所有序列的目录旁边,就只是一个时间问题了。

表12.1 不同生物体基因测序举例

生物体	基因组大小[a]	基因
HI病毒	9.2×10^{3} [b]	9
HI-9.2病毒,噬菌体λ	4.85×10^{4}	70
肠道细菌大肠杆菌	4.6×10^{6}	4 800
酵母,酿酒酵母	2×10^{7}	6 275
针虫,秀丽隐杆线虫	8×10^{7}	19 000
华菜,拟南芥	1×10^{8}	25 500
果蝇,黑腹果蝇	2×10^{8}	13 600
绿色鱼,四面体鱼	3.85×10^{8}	
人类,智人	3.2×10^{9}	约25 000
普通蝾螈	2.5×10^{10}	
埃塞俄比亚肺鱼,雄蕊	1.3×10^{10}	
变态虫,阿米巴黛比亚	6.70×10^{10}	

注:a,碱基对数;b,单链RNA。

12.4 人类蛋白质组学的生物空间包含什么?

在对人类基因组进行测序后,出现了令人兴奋的问题,即所有这些DNA序列编码了什么基因产物？最初，人们认识到基因组不是静态的，而是不断变化的。只有这样，才能发生构成所有生物多样性的遗传变异。在进化过程中，遗传构成已经扩大。没有细胞核（原核生物）的简单单细胞生物体具有仅包含编码基因的圆形基因组。具有细胞核（真核生物）的单细胞生物，如酵母，具有较大的基因组，其中约20%为编码基因。多细胞生物体的基因组，如人类，是酵母的200倍（表12.1）。然而，编码基因的数量并没有大很多。还有一些生物，比如变形虫，其基因组比人的约大200倍；即使是微不足道的水蚤，其基因数量（31 000个）也超过了人类。所以，所谓的自然创作的杰作也不一定有最大的基因组。显然，在进化过程中只产生了少量的其他DNA序列，并实际编码了额外的基因产物。高等生物中的许多基因与较简单的物种相似。如果编码基因的数量从单细胞生物体到人类几乎没有增加，甚至编码的基因产物也是相似的，那么如何解释高等发育生物体基因组复杂程度的大幅度增加呢？答案不在于需要的基因产物的多样性，而是在于精准调节的基因表达调控中（12.13节）。在高等生物体中，特定基因和特定基因产物在什么位置和在什么时间来表达及合成，具有决定性的意义。人类DNA的95%不编码蛋白质，却包含了大量控制这种调控功能的序列和信号。因此，高等发育生物中的基因总数似乎没有增加，基因密度反而降低。平均来说，人类基因组中每百万个碱基对中有12个基因，而果蝇中的数量为118个，针叶蠕虫中的数量为197个，常见的水芹中的数量为221个。此外，人类基因组非常分散。对于生物体发育状态的调控，似乎不是基因的数量，而是如何使用它们，以及如何调节它们的活化才是起决定性作用的。还必须认识到，多细胞生物也需要大量的细胞分化成不同的器官。这些分化过程必须可靠地进行调节和控制。此外，高等生物体通过所谓的可变剪接实现其蛋白质组成的更大的多样性。生物合成后的翻译和修饰也起了重要作用。这一过程在低等生物中，如原核生物，观察到的程度要小得多。剪接过程就是将在DNA转录为RNA时的非编码蛋白DNA部分剪切掉。在选择性剪接期间，决定了需要剪切的片段和需要翻译的片段。以这种方式，一个DNA序列可以编码多种不同的蛋白质。

迄今为止，已经发现的具有最大基因组的原核生物是病原性阴道毛滴虫原虫。它的基因由1.6亿个碱基对组成。这种病原体通常通过性行为在人类中传播并引起尿路感染。其巨大的基因组在细胞中具有超比例的尺寸。因为其较大的表面积可以更好地黏附于阴道黏膜，这为病原体带来了优势。此外，免疫系统较难攻击和破坏这种超大尺寸的寄生虫。土壤细菌 *Sorangium cellosum* 的基因组带有1 300万个碱基和10 000个基因，其数量是其他细菌平均基因组数量的4倍。由于土壤细菌能够进行一些特殊的活动从而使其具有一些有益的治疗作用，因此我们可以从中做些什么。土壤细菌是一个多才多艺的复杂天然产物制造者，如用于治疗癌症的潜力巨大的化疗药物埃坡霉素。

根据2007年的分析，人类基因组包含32.5亿个碱基。它包含大约25 000个基因，其中几千个基因被认为是RNA基因（直到今天，其确切的数量也不是很清楚，因为目前只有92%的基因被完全测序）。早期的教科书中讲每一个基因产物都对应着一个DNA

序列,这个认识现在需要进行扩充。不能忽视的是,我们的基因组还包含数千个用于非编码RNA片段的基因,所得的RNA分子在我们的身体中完成重要的功能。值得注意的是,大量的tRNAs,在将基因组中的碱基对三联体读取和翻译成正确的氨基酸序列这一过程中作为信使分子。此外,已经表明,作为蛋白质合成分子机器的核糖体本身也主要由RNA组成。剪切体是用于去除基因组非编码区段的复杂机器,也包含RNA分子,即所谓的snRNA。还有更多的小RNA分子(snoRNA)负责加工和修饰其他RNA分子。

从那以后,在我们的基因组中已经有超过21 500个基因被翻译成蛋白质。然而,这些蛋白质的功能是什么目前尚不清楚。生物信息学对其生物化学功能的分类作出了巨大贡献,即区分蛋白质是否是酶(如蛋白酶、激酶或氧化还原酶),或者蛋白质是否是受体、离子通道或者转运蛋白。通过与已经注释的蛋白质的序列比较,人们可以发现一段新序列的功能及其归属的蛋白质类型。通常通过在蛋白质家族内进行所谓的多序列比较,人们可以认识到这些序列间显著的相似性。关于空间结构和折叠的信息(14.2节)可以通过相互关系进行分析,因为蛋白质的空间几何学比折叠的蛋白质链的顺序组合更加保守。通常,单独的一段序列或者特征性的序列片段会揭示蛋白质的特定生物化学功能。在不同物种基因间的蛋白质序列比较是另外一种进行蛋白质功能探究的有效工具。

从蛋白质序列及其生物化学功能的联系中,我们可以看出其分子功能。举例来说,它可以用来展示是否作为催化剂将多肽序列切割,是否可以降低代谢,或作为受体将信号转导到细胞。这种调节和控制对生物体的意义还有待阐述。特定蛋白质是否通过功能缺陷或功能失调而引起疾病也是不清楚的。纠正这些问题可能会产生一种成功的药物治疗方案。

在2001年的文特尔集团的*Science*出版物中,假设基因组编码了超过26 500种蛋白质。在那时,蛋白质的确定功能只与40%的基因序列相关。在其余基因序列部分,大约10%被检测为酶,另外12%被证明涉及信号转录,13.5%是核酸结合蛋白。其他大量的剩余序列分散在许多不同的功能中,如细胞骨架、表面受体、离子通道、转运蛋白、细胞外基质蛋白、免疫系统蛋白或其他蛋白质。7年后,这种认识需要重新定义一下。最大的蛋白质家族包含7 000多个成员,都含有锌指结构域(28.2节)。这些蛋白质在将DNA的序列片段转录成RNA中起重要作用,大多数锌指蛋白属于转录因子组。另一大蛋白质家族含有免疫球蛋白。这些由β折叠构成的结构域(32.1节)出现在很多抗体中。表12.2中列出了几个蛋白质家族,并在后续的章节中加以详细介绍:第23章"酰基酶中间体参与的水解酶抑制剂",第24章"天冬氨酸蛋白酶抑制剂",第25章"金属蛋白水解酶抑制剂",第26章"转移酶抑制剂",第27章"氧化还原酶抑制剂",第28章"核受体激动剂和拮抗剂",第29章"膜蛋白受体激动剂和拮抗剂",第31章"作用于表面受体的配体",第32章"生物药:肽、蛋白质、核苷酸和大环内酯类药物"。一类蛋白质家族经常与一类疾病(图12.3)相关,这种关联是非常有趣的,该关联列表在蛋白激酶(第26章"转移酶抑制剂")

一章中加以阐述。因此，目前制药行业的基础研究主要集中在蛋白激酶的控制和抑制上就比较好理解了。钙黏素就属于这一组。这些蛋白质对于稳定细胞-细胞的接触作用是重要的。它们在胚胎形态发生和信号转导中发挥作用，并介入细胞中细胞骨架的构建。G蛋白偶联受体、离子通道、胰蛋白酶样丝氨酸蛋白酶或RAS蛋白也属于可能与疾病相关的这一类蛋白质，特别是在发生遗传性改变时。

表12.2　人类基因组中蛋白质家族的实例及其成员数量

蛋白质超家族	数量
锌指（C_2H_2和C_2HC）	7 707
类蛋白激酶	876
类G蛋白偶联受体	784
α/β-水解酶	151
半胱氨酸蛋白酶	164
胰蛋白酶样丝氨酸蛋白酶	155
金属蛋白酶（"锌"），催化结构域	132
FAD/NAD（P）-结合结构域	79
细胞色素P-450	79
整合素α，N端结构域	51
细胞因子	52
核苷酸-磷酸二酯酶，催化结构域	50
类胱天蛋白酶	39
碳酸酐酶	23
类水通道蛋白	20
整合域	18
天冬氨酸蛋白酶	16
ClC-氯离子通道	16
枯草杆菌蛋白酶类	14

引自"http://hodgkin.mbu.iisc.ernet.in/ ～ human/"。

　　最后，我们还应该考虑人类基因组是如何与其他真核生物间相区分的。在有细胞核的生物体中已经发现了超过2 200个蛋白质家族，其中超过1 000个蛋白质家族在人类基因组中缺失。这些蛋白质家族中的大多数在相关生物体中承担了特定的功能，或在系统发育上起着重要作用。其中就包括在蛇、蝎子或昆虫中发现的毒液。植物中的蛋白质对植物具有非常特殊的功能，比如储存种子中的营养物或防止疾病。因此，在人类体内不存在的蛋白质所承担的生物功能与我们机体无关，但在低等生物中却起着十分重要的作用。

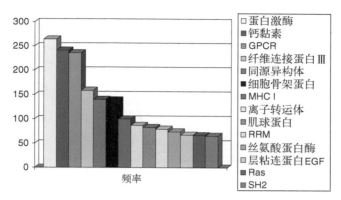

图12.3 经常与人类疾病相关的蛋白质家族的组成。GPCR：G蛋白偶联受体；纤连蛋白：在组织构建中的细胞外糖蛋白；同源框：影响形态发生的蛋白质；血影蛋白：细胞骨架蛋白；MHC I：参与免疫识别过程的主要组织相容性复合蛋白；肌球蛋白：控制肌肉的运动蛋白；RRM：RNA识别基因转录因子；胰蛋白酶样：丝氨酸蛋白酶；层粘连蛋白EGF：细胞外基质中的生长因子；Ras：肿瘤发生中的癌蛋白；SH2：磷酸化信号级联中的蛋白质结构域。

12.5 插入、敲除：治疗概念的验证

分子生物学提供了大量关于疾病如何发展及它们的病程如何受到影响的信息，寻找和开发新药的漫长路线就基于此。最后，可能会发现，即使计划的很好，也没有达到预期的临床成功。因此，有一个动物模型并在模型上对治疗概念进行早期验证是非常重要的。经典测试模型通常不可用，因为相应的疾病不会发生在动物体内。

自20世纪80年代以来，转基因动物越来越多地被应用于药理研究。这些动物中的一个特别的基因被全部或部分关闭，或被人类的基因替换。基因完全关闭的动物，意味着与基因相应的蛋白质会缺失或者丧失生物功能。杂交动物，由于其基因仅存在于一个父代个体中，与基因相应的蛋白质将被部分阻断。如果酶或受体的基因受到影响，抑制剂或拮抗剂的影响可以被模拟。可以在动物中观察到疾病的发生和进展，以及蛋白质抑制对疾病的影响。以这种方式，在开展较长的研究和开发过程之前，治疗理念的相关性就有保证了。特定蛋白质的增量可以通过基因的倍增来诱导。如果一个基因的缺失导致另一基因的过表达，这也将变得透明。增量形成的基因产物能够弥补基因关闭导致的功能缺失。在这种情况下，只有另一个基因产物的功能被阻止，原先计划的治疗原则才会起作用。这个问题在激酶的抑制中起重要作用（26.2节）。

一种非常特定的基因在所谓的敲除法中被关闭。该技术是由犹他大学的Mario Capecchi于1987年开发的。需要关闭的基因序列必须是已知的。人们需要生成一个结构同源但功能丧失的基因，如由于插入停止信号而导致功能丧失。将该基因导入动物中，在完全相同的位置替换原基因。该过程称为同源重组或基因靶向，特别适合在小鼠上进行这种操作，因为操纵其胚胎干细胞的技术尤其先进。一些外源基因，如人基因，也适合

被引入到小鼠中,这是由于小鼠的基因组和人类基因组惊人地相似。

为了产生转基因小鼠,人们需要处理雌性小鼠,以使它们产生大量卵细胞。受精后,干细胞在早期胚胎期阶段从胚胎中提取。将干细胞在体外培养,并将所需基因注入细胞。这种技术的产量比较低,因此开发了可以将非转染细胞进行分化的技术。为此,需要转染的基因与携带细胞毒素新霉素抗性的基因事先结合。当这些细胞用新霉素处理时,只有转染的细胞才能存活。这种胚胎细胞与其他小鼠的胚胎细胞相融合,改变的胚胎导致转基因小鼠的生成。替代母亲的后代是嵌合型的,也就是说,它们携带来自供体和受体小鼠的遗传信息。在这里我们选择具有不同颜色皮毛的小鼠,使得转基因小鼠可以通过其带有斑点的毛皮容易地被识别。

另一种方法是外源DNA可以直接注入早期胚胎阶段。基因随机融合的缺点是可能破坏另一基因,或者新基因未能表达,或者新基因与多个基因发生多重融合。育种第一窝的动物继续繁殖,要么产生基因混合的杂交动物,要么产生遗传上均匀的纯种动物。特别复杂的技术甚至允许选择性地打开和关闭新基因。以这种方式产生的转基因动物,可以被用作遗传性疾病的研究,如囊性纤维化、克罗恩病、苯丙酮尿症等。现在,对于癌症、糖尿病、类风湿性关节炎和阿尔茨海默病等疾病,具有不同或多种病因的相关动物模型已经具备。自从1988年美国专利局首先授予基因改造小鼠专利以来,一场关于生物是否可以获得专利的争议已经爆发。同时,还有基因技术改造动物的全部专利,包括欧洲和德国的专利,以及这些专利是否具有道德或法律效力的冲突。

12.6 分子测试系统的重组蛋白

早期,提纯的或富集的酶可用于体外测试,但仅在这些酶易于获得的情况下,如来自血液的人类凝血酶。在其他情况下,使用生物材料时需要考虑到其带来的所有风险,需要进行合理设计(19.11节)。有许多蛋白质分离不出足够的量或均匀的形式,这种蛋白质的序列测定和制备在今天来说很简单,令人难以置信的很少量(如几皮摩尔($1 \text{ pmol} = 10^{-12} \text{ mol}$)的量)就足以确定短序列的一级结构。在确定了氨基酸序列后,经过翻译程序,遗传密码可以重建成基因。在这样做时,必须考虑到多个碱基三联体可以代替特定的氨基酸(所谓的退化代码,32.7节)。合成一组单链寡核苷酸,理论上可以涵盖所有原始肽段。这些分子可用于在cDNA库中寻找互补序列。cDNA(互补DNA)是mRNA(信使RNA)的互补DNA。cDNA是通过反转录酶从mRNA中翻译获得,其仅含有蛋白质生物合成所需的序列(32.5节)。最后,通过使用PCR技术大量生产基因,氨基酸序列可以通过其碱基序列确定,因为寡核苷酸更容易进行序列化。

接下来,将该基因引入细胞中并大量增殖。少数情况下,在这个步骤会碰到困难。比如在大肠杆菌等肠道细菌中,或在酵母细胞中,只有可溶性蛋白才能增殖。一些蛋白质积聚在包涵体中, 它们必须在特定条件下才能被提取、溶解和重折叠。编码较小蛋白质的基因片段通常与另一种蛋白质的信息相结合, 因此两者被同时表达。在细胞中形成的较大蛋白质的复合物, 相比较小蛋白质, 能被更好地保护以免被代谢降解。在蛋白质的合成中, 非必需部分从蛋白质复合物上被切除。如果蛋白质的折叠未正确完成, 或者如果多条链(如胰岛素)必须通过二硫键连接, 则可能会出现问题。大的蛋白质必须与糖基结合以完成它们的功能(糖基化), 这必须在来自高等生物体的细胞中产生, 如在哺乳动物细胞中。昆虫细胞中复杂蛋白质的合成变得特别有吸引力, 这些细胞被所谓的杆状病毒感染, 其中所需的信息已被并入其基因组中。蛋白质和昆虫细胞的病毒代码提供了生产和随后的糖基化的能力。以这种方式, 在细胞中不仅可以产生酶, 而且还可以产生受体、离子通道和整个信号级联。

12.7　通过RNA干扰沉默基因

如何进行遗传改变物种生物种系的干预, 以便替代特定的缺失或有缺陷的基因, 从而可以替代基因产物(12.5节)? 可以以这种方式研究生物体中特定基因的功能。在开发有效的活性物质之前, 先要弄清楚有机体的基因序列, 如阻断特定基因产物。在20世纪90年代后期, 发展了另一种技术, 允许基因沉默而不介入生物体基因的分子生物学。这项工作由Andrew Fire和Craig Mello进行。由于他们的成就, 他们在2006年被授予诺贝尔奖。

基因存在于DNA中。对于基因表达, 基因组的编码部分被转录成mRNA。基于该复制的信息, 核糖体将碱基序列转化成肽序列。在20世纪80年代初, 出现了通过添加反向排列的RNA互补链(即所谓的反义链)来捕获单链mRNA上的翻译信息的想法。两条链可以杂交, 即它们可以结合形成匹配的双链, 即双链RNA。这种反义原则(32.4节)没有提供希望的突破结果。基因被部分地或微弱地抑制, 然而, 即使加入正常的RNA链也可以达到抑制基因。Fire和Mello怀疑正链和反义链都不会导致基因封锁, 而是无意中作为杂质添加的双链形式导致基因封锁。重新实验证实了这一假设。有趣的是, 甚至少量的双链RNA就足以使许多mRNA分子失去作用。另外, 当使用反义链时, 需要化学计量的量。这也表明约20个核苷酸长的短双链RNA片段足以使整个mRNA基因序列沉默。Fire和Mello将此现象命名为RNA干扰现象。发生了什么? 一种叫剪切酶的酶将双链RNA切成21～23碱基长的片段, 然后导致封闭。为此, 将双链RNA片段并入称为RISC(RNA诱导的沉默复合物)的酶复合物中并分离为单链。一条链离开复合物, 而另一条链保留在那里作为捕获mRNA分子的模板。

捕获链的序列允许RISC复合物用互补碱基序列识别所有mRNA并依次切割它们。最后, 它们被细胞等离子体中的酶消化。细胞选择性地仅消除含有与RISC复合物中的短RNA链互补的序列模式的mRNA。实际上, 这种基因阻断已被证明比反义技术更简单和更可靠。RNA 干扰甚至允许已知的基因被系统地阻止，从而对生物体造成决定性影响。RNA 干扰不但可用于目标分析，已经有生物技术公司想要用小 RNA 片段关闭致病基因。

另外还有一个更大的问题：如何将一个 22 碱基 RNA 分子运输到细胞至它应该发挥作用的地方？强电荷分子不能穿过细胞膜。为此，需要一个能达成此任务的特殊传送系统。对这种系统的研发正在进行深入研究，但问题远远没有得到解决。一种能选择性地将这种极性和核酸酶敏感性分子转移到细胞内部的可靠且高效的系统，对于疾病的治疗，可能会带来一种全新的和目前不可预见的新方法。

此处的目标是构建传递系统，能够将脆弱的极性 RNA 分子打包运送到细胞。这些载体的外层必须与细胞膜融合或选择性地透膜以到达细胞的内部。相应地，人们提出了使用人工聚合物作为包裹材料的设想，如聚乙烯二胺。聚合物主链上的正电荷可以结合并包封带负电荷的聚合物分子，如 RNA 或 DNA 砌块。其他系统试图使 RNA 或 DNA 分子通过将它们封装在膜状外壳中而可用于细胞。脂质体中的这种包装导致人造细胞选择性地黏附到靶细胞的膜上，然后脂质体以内吞作用过程与靶细胞融合。

进一步的问题是小的沉默 RNA 分子（siRNA）可能引起免疫应答的危险。解决这种问题的方案是通过对 siRNA 进行化学修饰。为此，RNA 分子被修饰，使得它们仍然可以最佳地与 mRNA 中所寻址的片段杂交，但在转运能力、免疫原性和稳定性方面具有更好的性质。为此，将核苷酸的核糖结构单元的 OH 基团替换为氟、甲氧基或氢。

当然，siRNA 研究还处于起步阶段。方法的潜力似乎令人印象深刻，因为它使用自然界中适用于基因调控的原则。如前所述，我们的基因组中有编码 microRNA 的基因，这些基因在长的范围内显示序列互补性。在结构上，它们以双链形式存在。它们被切割蛋白切割成小段，并且用于干扰 RNA。因此，这导致了另一种基因调控方式。对于外部施用的 RNA 片段的广泛治疗应用，当然需要满足一些重要的先决条件，如转运到宿主细胞和预防免疫应答。目前，该技术用于构建模型生物和研究关闭基因的结果。尽管如此，在体内条件下使用该方法的验证早已开始。

12.8　蛋白质组学和代谢组学

在 12.5 节和 12.7 节中描述的方法，追求的目标是转变致病基因或在疾病中发挥作用的基因。但是，特定的基因或基因产物是否涉及疾病过程呢？可以从细胞中的蛋白质组成中得到回答这个问题的决定性指标。此蛋白质组成一直发生动态变化，它被称为蛋白质组，并且在完全限定的条件下，在给定时间反映整个生物体的细胞中所有蛋白质的总体。如果我们专注于来自特定器官的细胞的蛋白质模式，生物体的代谢状态、发育阶段、细胞周期的时间点或周围的温度是重要的变量。疾病过程和药物治疗也改变了这种模式。在转录组中,所有理论表达的蛋白质都被编码为静态遗传信息。相比之下,蛋白质组在特定时间点反映蛋白质组成。基因组和蛋白质组之间的差异,以蝴蝶在其毛毛虫和成年阶段之间的区别来打比方的话,印象就令人非常深刻了。两者的基因组相同,但是蛋白质组显著改变,其以完全不同的表型形式表达。

对于疾病过程或其药物治疗,蛋白质组可用于比较健康,患病及药物治疗影响下的细胞状态。最初这似乎是一个非常复杂的、几乎无法解决的任务。细胞含有数千种蛋白质,其中许多在蛋白质表达后被修改。例如,序列中的第一个氨基酸被切割(25.9节),磷酸基团被转录(26.3节),糖结合单元被加入,二硫桥键偶联,辅基被加入,泛素或异戊烯基被加入(26.10节)。此外,发生替代的RNA剪接,其作为基因调节的机制进行,并且基于相对较少的基因进一步增加蛋白质组的多样性。所有这些都显著增加了蛋白质组成的多样性,与基因组组成相比可能达到5～10倍。然而,已经开发了一种复杂的分析方法,可以在特定时间点分析细胞的蛋白质组。首先,细胞必须以所有修饰过程突然停止的方式变性,以便得出关于细胞内容的结论。然后将细胞裂解物分离。蛋白质含有多种酸性和碱性氨基酸,当蛋白质通过质子化或去质子化达到整体电中性的状态时,其所对应的pH即为该蛋白质的等电点。等电点的大小取决于该蛋白质氨基酸的组成。进行蛋白质的色谱纯化时,将蛋白质添加到固相载体中,如聚丙烯酸凝胶板,然后施以一定的电压,如果该蛋白携带一定的电荷,其将向电性相反的一端迁移。通过这种方式,在凝胶板的一端到另一端,将形成连续的pH梯度,相应地,具有不同等电点的蛋白质实现分离。具有相同等电点的蛋白质在凝胶板中处于相同的位置,以混合物形式出现。随后,将凝胶板旋转90度,根据不同的原理,再次进行分离纯化。具体地,在该方法中将蛋白质进行加热变性,其携带电荷被十二烷基磺酸钠(SDS,一种富含阴离子的表面活性剂)所屏蔽,此时所有蛋白质从表观上看均携带相当的电荷。这些变性蛋白质通过施加电压实现再次分离。然而,这次的迁移速度是取决于蛋白质的分子量。迁移的方向垂直于第一次等电分离,从而导致最初处理的蛋白质组在固相载体上得到广泛的分布和较好的分散。通过使用这种双向电泳,可以分离成千上万个蛋白质。分离出的蛋白质的数量和序列组成需要进行表征。已经有许多不同的染色和荧光技术被开发用于定量分析。它们允许定量测定,特别是与不同状态的类似细胞的蛋白质组相比较。患病状态和健康状态下蛋白质的组成就是这样来定量比较的。这种方法也可以确定在药物影响下的蛋白质组是如何变化的(图12.4)。但是怎么样识别这种二维凝胶上每个蛋白质斑点中隐藏的信息呢?为此,需要从板中提取蛋白质并用胰蛋白酶消化。这个蛋白酶(23.3节)将变性蛋白质切割成小肽片段,并通过质谱加以分析。先进的技术加上计算机分析(以采用蛋白质碎片预先计算的模式)可以实现蛋白质的重建和序列表征。蛋白质组中的蛋白质由于疾病过程已被上调或下调,因此可以用这种方法来检测。然而,是表达模式的改变导致了病理状态,还是病理状态导致了表达模式的改变?这个问题尚待独立实验来回答。

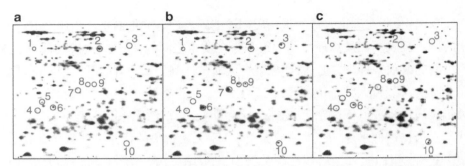

图 12.4　用于细胞蛋白质组分析的双向凝胶电泳。(a) 正常细胞的蛋白质组。(b) 病理改变细胞的蛋白质组。(c) 用药物处理后病理改变的细胞的蛋白质组。蛋白质浓度的变化由红色圆圈表示。最重要的是，在疾病状态下，3-、6-和7-位的蛋白质显著上调。药物治疗与一些病理变化相关，但蛋白质组的新变化(如2、8和10) 可能由副作用引起［图取自 Lottspeich F (1999) Angew Chem Intl Ed Engl 38:2476-2492 ］。

如上所述，细胞的蛋白质组可以在用药物治疗时改变。特定药物的作用是什么？如果使用来自同一化合物类的药物，其诱导效应是否也一样？奥地利维也纳的 Giulio Superti Furga 研究组对用于治疗慢性骨髓性白血病的3种激酶抑制剂(26.5节) 的性质进行了详细的研究。为此，药物首先必须配备化学惰性的锚定基团。找到正确的位置，并将锚点放在这样的活性物质上以使其行动方式不明显改变，要达到这一点当然是一个非常复杂的挑战。通常，分子支架上的多个位点需要为此目的逐个尝试。最后，药物通过锚定基团不可逆转地共价偶联到色谱柱上。配备了这些"诱饵"后，来自细胞裂解液的蛋白质组被加到柱子上。对固定化药物具有亲和力的蛋白质黏在柱上。最后，在这个下拉实验中检测到的结合子需要用上面介绍的技术从柱子上解离、分离并表征，这样就得到了对活性物质具有亲和性的所有蛋白质的组成。由于蛋白质的数量和它们在裂解物中的组成是高度可变的，因此很难初步得出它们和结合子的亲和力的定量关系。然而，可以根据活性物质的蛋白质相互作用来了解每种活性物质的特征。我们惊奇地发现，即使是为同一个治疗指标而开发的相同或相似物质种类的药物，在细胞中也展现了显著不同的蛋白质相互作用。这是一个令人印象深刻的发现，其评估和应用将需要大量研究工作。在12.9节中，我们将看到不同的功效、治疗偏差和患者的多种副作用都可以用这个现象来解释。

蛋白质组学分析技术(蛋白质组学) 也可用于临床诊断。不需要完全解析分析物，也可以通过大量识别"指纹"信息来发现其显著变化。肿瘤蛋白组成的变化揭示了肿瘤疾病。这些变化可以在非常早期得到识别，有望成为肿瘤治疗的一种有效方式。

类似于蛋白质组学的另一种技术是分析在生物体中产生的代谢物。代谢组学包括在特定时间点存在的所有代谢物(如代谢降解产物)。代谢组学技术试图量化代谢物组成，并根据这些信息得出关于细胞状况的结论。当细胞暴露于外源物时，这种方法特别有效。如果研究特定时间点的代谢物特征，特别是在病理生理或遗传改变的条件下，我们使用代谢组学。该技术的目的是对于来自尿液、血清或脑脊髓液等体液的细胞分子的组成给出一个结论。这可以成为一种更先进也更复杂的诊断程序，因此更容易在早期发现疾病。

这些技术还用于表征药物治疗的蛋白质,或分析细胞在药物处理中受到的巨大影响。这些技术还极有可能帮助我们更好地了解药物使用的总体效果,最终达到更高的治疗安全性标准。

12.9 芯片上的表达模式:微阵列技术

在基因组学、转录组学、蛋白质组学或代谢组学的分析中,数以千计的分子需要被表征,这个庞大的数据需要巨大的测量能力。因此,在20世纪80年代后期开始发展微阵列技术。数以千计的分子被加载到由玻璃、硅、金或尼龙制成(图12.5)的只有几厘米大的固载物上,以自动化的方式加以并行分析。这种技术只需要非常少量的生物分子。与此同时,这种技术非常成熟,在常规分析程序中得到应用。除了适当的表面制备技术,精确分析所需的可靠和标准化的分子固定技术外,也保证了该方法的成功。除了固定蛋白质和蛋白质结构域之外,还可以固定抗体、抗原、DNA、寡核苷酸和RNA。通常将蛋白质锚定在关注的蛋白质中,并且与锚定蛋白质共表达,如链霉作为所谓的融合蛋白。链霉就是通过生物素附着在芯片表面上。此外,还可以利用硫醇基团的化学反应,在已经有合适的反应基团的芯片表面,通过二硫键将蛋白质偶联到芯片表面。其他的策略可以使用氨基,如赖氨酸,将其与固载材料上的反应性醛基相偶联。为了测试分析物的组成,将可溶性混合物加入预制芯片中。如果在转换中发现了结合物,那么来自分析物溶液中的组分就连接在芯片表面。

这种结合在芯片上必须简单易测且容易操作。最初,染色和荧光是可以选择的方法(图12.5)。例如,绿色和红色的荧光染料,由于它们很容易被激发和检测,且操作简单,得到了广泛应用。如果红色和绿色荧光同时被激发,我们就能获得黄色这种混合信号。同时,表面等离子体共振技术取得了显著的发展(7.7节)。作为一种替代方案,该技术也被用于检测蛋白质的结合。此外,类似于ELISA方法的技术也得到了应用(7.3节)。

通常,微阵列技术用于分析生物系统的表达模式。为此,需要在不同的条件下研究细胞的转录,如在患病或健康状态下。成功锚定在芯片上的第一个分子是单链DNA寡核苷酸。为了研究特定状态下细胞的编码mRNA,通过使用反转录酶将这些分子翻译成互补DNA片段,即所谓的cDNA(图12.5)。将这些cDNA分子或所获得的cDNA片段固定在芯片上并切成单链。将单链mRNA(转录组分析)的细胞裂解物或由其制备的翻译的cDNA加入这样的芯片中,互补的mRNA链与锚定在芯片上的寡核苷酸片段杂交。在此过程中重要的是,待分析的样品根据其来源配备不同的荧光染料。例如,来自健康细胞的mRNA被标记为绿色,来自患病细胞的mRNA是红色的。在芯片上杂交后,激发时芯片上会有绿色、红色或黄色荧光的区域,以及没有荧光的其他区域。在荧光下发出黄色的区域表明来自健康和病变组织的mRNA分子已经结合。显然,结合在那里的mRNA在患病

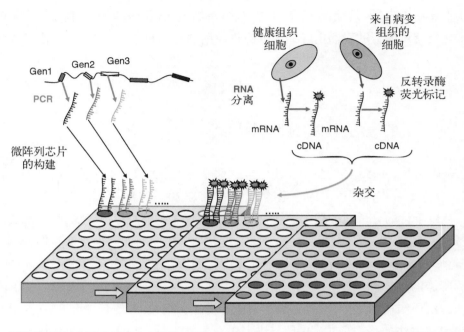

图12.5　用微阵列技术制造和测试表达模式。将来自生物体的个体基因片段切出并用PCR扩增（左上）。接下来，它们作为单链寡核苷酸固定在微芯片载体上（左下）。除了分离和扩增的DNA之外，还可以将从反转录获得的合成制造的DNA构建块或cDNA分子带到载体上。一种诱饵分子位于支架上的每个点上。从健康（绿色）和病变组织（红色）的细胞中分离RNA分子，翻译成mRNA，并转录成cDNA。cDNA提供有彩色荧光标记。然后将测试分子以单链形式加入微阵列，如果是互补的，则产生杂交（下中）。最后，在荧光灯下（右下）分析结合。黄色区域表明来自健康和病变细胞的mRNA分子已经结合。结合在那里的mRNA在健康状况和患病状态下表达。保持黑暗的区域表明，mRNA在健康状态或患病状态均不会上调。只有绿色荧光或只有红色荧光的区域表示来自健康和患病组织的细胞之间的表达模式的差异。

和健康状态下同样可用。没有荧光的区域表明健康和患病细胞都没有产生mRNA并结合在该区域。有绿色荧光或红色荧光的区域是有趣的，因为它们表示了健康和患病细胞之间表达模式的差异。以这种方式，可以发现涉及疾病过程的基因产物。如果存在错误调节，可以尝试用药物治疗来纠正这种状况。

12.10　SNPs和多态性：使我们有所不同

是什么使一个特定物种的单一生物有所不同，导致人口丰富多样？我们说人类基因组，但是存在许多有趣的偏差导致我们都看起来不一样，具有不同的特征。多态性，即基因组成的变化，导致观察到的多样性或形成不同种类的表型。最显著的表型差异是分为男性和女性个体。当然这并不是我们对人类所认识到的唯一的区别。许多序列变异发生在基因组水平的群体内。如果它们发生在超过1%的人口中，则说明是不同的等位基因，否则它们归因于非进化趋势的突变。比如，遗传多态性被认为是基因的插入或缺失，其中至少一个核苷酸已经部分或完全并入或丢失。然而，单核苷酸交换作为最常见的序列变异发生。这里使用术语 SNPs，这是单核苷酸多态性（single nucleotide polymorphisms）的缩写。与整个基因组相比，多态性仅包含非常小的部分。它们估计是整个基因组的1%，因此约有300万个碱基。其中，SNPs 是压倒性的部分，约占90%。因此，即使在人们之间观察到表型的巨大多样性，我们的基因组的绝大部分在整个人类中还是相同的。

在 SNPs 中，编码和非编码变化是根据这些观察到的交换是否被翻译成蛋白质来加以区分的。在基因组的编码区域，单个核苷酸交换可导致蛋白质序列的改变。在32.7节，将介绍碱基三联体翻译为蛋白质序列的具体操作。如果编码三联体中的一个碱基被改变，则其可以被翻译成相同的氨基酸，也可能导致不同基团的并入。这与有时多个三联体编码相同的氨基酸的事实相关。不同氨基酸并入蛋白质可以改变蛋白质的性质。例如，糖基转移酶的氨基酸部分对于我们拥有的血型是起决定性作用的。29.7节中将用一个例子介绍改变G蛋白偶联受体中几个氨基酸是如何对我们的嗅觉产生影响的。根据人类嗅觉的灵敏度不同和辨别物质能力的差异而分为不同的等位基因。

然而，不仅仅是编码区域中的 SNPs 导致了物种的差异，基因组非编码区段中的 SNPs 也导致基因调控的变化。在药物研究和治疗下，SNPs 也可能与其对表型无直接影响相关。假设一些 SNPs 对于疾病较敏感，或影响细胞对药物的反应。有一点必须考虑，SNPs 也可以出现在药物分子结合位点的区域中，其与天然底物的结合位点不一定相同。它们对活性物质的亲和力及其结合特征产生直接影响。因此，相比未能检测到 SNPs 的患者，活性物质在检测到 SNPs 的患者中可以发挥更强或更弱的蛋白质功能抑制作用。

12.11　个人基因组：获得个体治疗？

基因组测序、SNPs 和多态性的分析深刻地揭示了易感染疾病的来源，以及为什么药物具有较弱的耐受性和不同的副作用。它解释了在不同的患者中药物功效为什么可能发生剧烈的变化。我们进一步要问每个人的个体基因组序列能否为特定的个人和个性化治疗提供选择。这绝对不是空无的想法，在几年之内，每个人的全基因测序将在可控的价格和可接受的时间范围内成为可能。

长期以来，在医学上供体和受体的血型必须匹配才能输血。对于器官移植，基因组分析可以使搜索匹配的供体器官更容易。已经在基因组中发现特别高密度的 SNPs，特别是在编码蛋白质的区域中，在免疫系统中这些蛋白质在其表面上提呈抗原以刺激免疫应答（31.7节和32.2节）。个体的 SNPs 分析可以提示发生特定疾病的可能性。在这里，早期发现这种风险和生活方式的改变可能比任何治疗更好。目前已经有高分辨率的DNA芯片（12.9节）能够同时测定超过500 000个遗传 SNPs 标记物。例如，发现的 SNPs 可以显示出一些疾病的发展倾向，如老年人的阿尔茨海默病。对个人DNA序列的简单筛选能够使特定疾病模式的发展倾向被认知。

Craig Venter在自己的公司通过mRNA霰弹枪法确定了人类基因组,分析和发表了他自己的基因组数据。从这些基因数据的分析中,确定了肥胖和心血管疾病的发展趋势。他父亲59岁死于心脏病发作。根据这一分析,Venter决定采用他汀类药物作为降脂药物。通过个人的基因组数据,医生很容易从中得到患者是否显示SNPs模式的信息,该模式将导致个人对特定药物治疗的不耐受。此外,医生可以看到患者所属的代谢类别(27.7节)。这可以减少与多种药物同时治疗的不耐受性,并且能够对个人给药进行安全调节。它也可以帮助患者选择正确的治疗药物,特别是在同一种适用证有多种药物可用的情况下。

出于成本原因,个人治疗"个性化药物"发展的梦想将难以实现。即使在药物中加上另外一个甲基,也需要一套完整的毒理学和药理学研究来使之获得批准。它会吞噬数百万的开发成本。与往常一样,个体基因组的确定和阐明所有可想象到的潜在疾病的倾向都是有其弊端的。在治疗医师的手中,这个信息是一个有用信息。但是,如果未来的雇主看到待雇用员工的这些数据又会有何想法呢? 保险公司可能根据客户的基因组数据只接受无风险的客户,这会导致个人基因组成数据决定保险费的冷酷想法!

在推敲我们的遗传差异和可想象的药物治疗结果的同时,也不能忘记我们的胃肠道是数百万微生物菌群的家园。这对我们的健康、新陈代谢及对药物治疗的反应都起决定性的作用。个体胃肠菌群在出生时开始积累,并受到母体的重大影响。由于生活方式、饮食文化和对肠道区域微生物的接触有很大差异,肠道菌群差别巨大。举例来说,在印度、中国或欧洲,就发现与美国不同的微生物菌群。有趣的是,如果一个人在不同大陆间变换住所,肠道菌群也会发生变化。其他微生物引起次级代谢物的不同类型,并有助于取代健康平衡。个体之间的这些差异与使我们互相不同的遗传多样性一样重要。

12.12　遗传差异成为疾病

遗传疾病具有分子起源。有时候是一个基因被改变(等位基因),有时候是两个来自双亲的基因被改变。我们每个人都有大量这样的改变的基因,这是碱基随机交换的结果: SNPs。进化的原理正是基于这些随机突变。如果突变导致个人在环境中的适应性更好,那么生存繁殖的机会增加,然后以更高的概率再现那些基因。所谓的水平基因转移对无性繁殖的物种进化具有加速的作用。在那里,个体之间的DNA片段甚至是整个物种之间的被交换。交叉在有性繁殖方面起着重要的作用。在这种情况下,两个亲本的相邻基因序列任意交叉并进行新的偶联。没有突变和交叉,所有物种将保持绝对不变。在个别情况下,很多错误是进化的机制。其中一部分错误是遗传疾病的原因。在镰状细胞性贫血中,血红蛋白中的单一氨基酸(导致血液红色)被交换,血红蛋白A(HbA)β链中5位的谷氨酸被缬氨酸代替。改变的血红蛋白聚集体在红细胞中"黏"在一起。细胞崩溃,成镰刀状。纯合子携带者,即"病"基因同时遗传于父亲和母亲的个体,无法生存。杂合子携带者,携带"病"和"健康"基因各一个,会产生正常和改变的血红蛋白。这些人的寿命确实较短,但通常会达到繁殖成熟期。在疟疾流行的地区,遗传疾病有选择压力。镰状细胞性贫血的杂合性携带者比健康人更耐疟疾(3.2节)。在这里,我们见证了自然的伟大实验。它会如何结束? 甚至在人类干预的情况下,如果疟疾得到成功治疗,野生型 HbA携带者不再处于不利地位,镰状细胞性贫血的进化优势和随之而来的选择压力就会消失。这种遗传病可能在几代之后"灭绝"。另外,如果镰状细胞性贫血接受常规治疗或基因治疗,那么这些人将具有完全正常的"健康"红细胞。疟疾病原体可以再次繁殖。这种疾病的保护将会消失,这些人对疟疾的易感性会上升到正常的风险水平。

除镰状细胞性贫血外,还有 4 000 种其他疾病及其分子诱因至今未明。其他一些疾病,如囊性纤维化、苯丙酮尿症和遗传性凝血病相对频繁地发生。许多其他遗传性疾病是罕见的,有时只被描述过一次。在过去几年中,针对越来越多的疾病,如糖尿病、类风湿性关节炎、一些癌症、哮喘和阿尔茨海默病,已经建立了多因素遗传学原因。这些疾病的发生是由多个遗传改变同时存在引起的,或者至少是由它们引起的。

进化的机制也是耐药性发展的原因(4.8节)。这里,选择压力由药物或杀虫剂(如灭绝携带疟疾的蚊子)施加。由于其繁殖,细菌和病毒迅速适应"敌对"环境。真正严重的是反转录病毒,由于其突变率高,因此可以快速发展耐药性,因此一次突变即可使药物失效(第24.5节)。

12.13 表观遗传学: 生活和环境影响基因活动会在生命之书中作一个标记

对于生物体的发育而言,并不是只有存储在 DNA 中的遗传信息可以被翻译成关键的基因产物,同样重要的是,特定基因只能在特定时期,在特定的细胞中被读取到。社会因素和环境甚至也会影响基因并改变其行为。科学家们观察到以下斑马雀的例子。如果一只雄性斑马雀听到另一只雄性斑马雀的叫声,那么其 *EGR-1* 基因就会被强烈的表达。相比雀鸟已经听到的其他雀鸟的叫声,潜在对手的未知叫声导致了雀鸟 EGR-1 活性的强烈增加。EGR-1 本身是基因调控的关键基因,因此雀鸟的社会环境的变化导致了鸟类蛋白质表达模式的许多变化。这种反应有助于鸟适应新的变化,因为潜在竞争对手进入自己的领土对它来说是至关重要的。

多能胚胎干细胞可以分化成不同的细胞类型。例如,肝、脑和肌细胞具有相同的染色体组,但它们的功能截然不同。许多不同的表型来源于相同的基因型。这对于生物体的不同细胞类型在同一时间及生物体中不同时间的发育阶段而言是正确的。在这方面,对双胞胎的研究取得了显著成效。对遗传相同的双胞胎的比较研究表明,随着年龄的增长,尤其是不同的生活方式,表型的差异逐渐增大。因此,在基因型不变的情况下发生表型改变必然有其一定的机制。该机制调节转录过程，并将其转移到子细胞。该过程归属于表观遗传学的范畴。这种表观修饰产生了额外层次的信息，进一步调控着DNA基因的读取。

周围环境通过表观基因组对基因产生影响。养育经历、童年经历、化学物质或毒素的作用及压力都是基因活动暂时或永久性改变的表观遗传调控影响因素。如以下示例Agouti小鼠所示，这些信息甚至可以传递给后代。通常，这些啮齿动物是较小的、棕色的、瘦小的、非常敏捷的动物。所谓的 *Agouti* 基因包含在它们的基因中，其在活化后导致动物生病，皮毛变黄，并且它们变得贪婪和肥胖。这些生病的小鼠的后代，具有与父母一样的颜色，且与父母一样虚弱。美国北卡罗来纳州达勒姆市杜克大学的分子生物学家Randy Jirtle给怀孕的Agouti雌性小鼠喂食富含添加剂的特别饲料，如维生素B_{12}、叶酸、胆碱和甜菜碱。结果，这些雌性小鼠的大多数后代是棕色的、瘦小的、健康的。*Agouti*基因通过富含添加剂的饮食被关闭，但对啮齿动物的基因组序列没有产生任何改变。

在分子水平上，甲基化和乙酰化传递额外的表观遗传信息。与引起翻译的基因产物突变的遗传变化相反，表观遗传变化具有很强的动态成分，尤其是可逆的。在伸展状态下，细胞中有2 m长的DNA，这形成一种高度紧密的基本蛋白-组蛋白的形式。它们如珍珠排列成一串，共同组成染色质，它以最大的包装形式组成染色体。组蛋白是存在的最保守的蛋白质，如来自豌豆和来自母牛的含有102个残基的组蛋白H4只在两个位置上是不同的。

表观遗传改变修饰DNA的一种方式是通过甲基转移酶把甲基转移到胞嘧啶（26.9节），而得到5-甲基胞嘧啶。DNA中的鸟嘌呤碱基配对不受此修饰的影响，遗传密码保持不变。如果甲基化发生在DNA的启动子区域中，这导致相应的基因沉默。甲基化使得DNA不能被读取装置读取，有点类似于密码保护的计算机数据。如果这些基因片段中的启动子再次被甲基化酶去甲基化，则可能再次翻译成相应的蛋白质。作为第二个表观遗传改变，组蛋白可以被修饰。甲基、乙酰基和磷酸基团可以被组蛋白乙酰转移酶（HATs）等酶促转移到这些碱性蛋白的赖氨酸和精氨酸残基中。添加的乙酰基中和了赖氨酸（Lys）和精氨酸（Arg）残基（所谓的"组蛋白末端"）上的正电荷，使它们不能与DNA的带负电荷的磷酸基团有效地相互作用。添加的磷酸酯基具有更强的排斥作用。这些变化导致染色质密集度下降，这使得在特定地区阅读DNA更容易。转录和基因表达就是以这种方式被调节。相反，通过组蛋白脱乙酰酶（HDAC）切去乙酰基，或通过组蛋白的Lys和Arg残基的甲基化，这将导致染色质密集度增加，从而降低了在受影响区域DNA的可阅读性。

上述酶的失调与多种癌症的发展有关。因为表观遗传过程从根本上是可逆的，所以药物治疗有可能干预这些转移酶的失调功能。因此，针对不同甲基转移酶和组蛋白去酰基化酶的抑制剂的深入研究正在进行，后者在机制上与金属蛋白酶相当（第25章"金属蛋白水解酶抑制剂"）。希望这些抑制剂可以抑制致病性的表观遗传变化，并成为人类癌症治疗的有效药物。

12.14　基因治疗的范围和限制

1990年9月,4岁的Ashanti De Silva是首例接受基因治疗的患者,其双亲腺苷脱氨酶的等位基因是有缺陷的。由于这种酶对于免疫系统的功能至关重要,这导致这个小女孩患有严重的免疫功能不全,并且不能用经典方法来治疗。作为一种治疗方法,患者的白细胞用携带所缺失酶的正确信息的病毒反复感染。起初住院治疗并不断有感染风险的患者,后来成为完全健康的正常人。

基因治疗这一术语是指将基因导入患者细胞以替代缺陷或缺失基因的任何技术。这一技术原则上很简单。病毒每天为我们展示这一功能:它们将自己的遗传信息带入外来细胞,并使用它来编码自己繁殖所必需的几种关键酶。另外,它们还使用感染细胞的生物合成手段。反转录病毒,其遗传信息以RNA编码,将该信息翻译为DNA并将其整合到宿主的DNA中。在基因治疗中,将核酸片段插入到病毒的基因组中,此基因组所编码的蛋白质在患者中将要被替换。这些修饰的病毒基因被称为构建体,被病毒衣壳包围并被引入到患者的细胞中。这种技术可以在体外进行操作,即事先抽出的骨髓细胞或白细胞中,也可以在体内进行操作,如通过注射到肿瘤组织或特定器官中。腺病毒、疱疹病毒或反转录病毒都非常适合作为基因的载体,因为这些病毒可以将其自身的遗传信息转入哺乳动物DNA。尽管反转录病毒只能在细胞分化过程中转移其基因,但腺病毒可导致非分化细胞纳入并使用外来遗传信息。质粒、DNA和脂质体及纯DNA构建体目前也在试验中,其新信息转移到细胞DNA中的速率明显高于病毒。与此同时,1 000多种基因治疗临床研究正在进行中,大多数在美国,且绝大多数用于肿瘤治疗。癌症确实不是遗传性疾病,但从细胞到细胞遗传的遗传信息会造成"局部"遗传疾病。致癌基因是导致癌症发生的一大群蛋白质。肿瘤抑制基因编码的蛋白质能够干扰细胞的周期并使细胞分裂停止。这些蛋白质分子结构知识的迅速增长已经为肿瘤的基因治疗提供了许多方法。

其他疾病也适用于基因治疗手段。以内皮细胞过度生长并导致血管变窄为特征的心血管疾病的标准治疗方案是用气囊导管扩大血管。此方法虽然管用,但只是暂时的。几个月后,细胞再次增殖,下游地区的血流减慢造成危害。这里可以使用基因治疗。腺病毒可以在气囊导管治疗期间局部释放,它们携带着抑制内皮细胞分化的蛋白质的遗传信息,即所谓的视网膜母细胞瘤蛋白,内皮细胞可以不再增殖。

艾滋病患者因免疫系统受损而死于感染,即所谓的T细胞死亡。骨髓移植是一种可能的治疗方法。因此,供体和患者的免疫学特性尽可能接近是决定性的,许多人被淘汰不能成为可能的捐助者,更不用说动物了。那么动物有可能吗? 骨髓移植甚至器官移植的新方法是使用人源化的动物。为此,未成熟的人类骨髓细胞、干细胞被移植到动物中,如狒狒。通过用免疫抑制剂处理可防止外来细胞的排斥反应。人类受体将没有免疫反应的风险，而不是动物供体。人类细胞在动物中增殖后，细胞可以被安全地移植到人的"亲供体"中。

　　基因治疗会替代经典药物治疗吗？这绝对不可能。该技术非常费力，每位患者需要单独调整治疗。此外，到目前为止的结果有点令人失望，有时是毁灭性的。在儿科白血病的基因治疗中观察到患者的死亡。基因治疗将在特殊疾病的治疗中占据一席之地，因为它是一种有效治疗而非对症治疗。随着经验的积累及对可能风险的更好评估，对人类基因组的干预将成为这些疾病的可接受方案，因为它将有可能在这世界上一劳永逸地消除个别人及其后代的遗传疾病。

　　基因技术不仅解决了很多难题，同时也产生了很多新问题。创造"完美的人"（Homo Perfectus）的技术壁垒已经不复存在。但是，该技术的滥用风险也摆在人类面前。我们只能希望道德和常识阻止这种情况发生，但是严厉的法律法规更多地损害了基因技术的有益使用，而不仅仅防止其被滥用。管理者已经认识到这一点，并建立了技术框架，以便基因技术能够为人类的福祉而得到进一步发展。

12.15　概要

- 基因技术已经发展成为现代药物研究中的关键技术，因为它能够生产纯蛋白质、靶向诱变以阐明蛋白质的功能和机制性质或确认其结合模式、通过敲除或植入特定的基因来产生动物模型、使基因被激活或沉默、开展个体基因治疗。
- 基因技术建立的里程碑是：遗传密码的阐明、基因和基因产物的重组生产、聚合酶链反应。
- 人类基因组的测序揭示了人们基因的构成、基因产物的数量及其功能。同时，其他物种的数百种基因组也进行了测序，对个体进行了基因组分析。
- 人类基因组包含大约25 000个基因，其中22 000～23 000个被翻译成蛋白质。一些序列片段是非编码RNA，并且它们在生物体中（比如在核糖体或剪接体中）完成重要功能。约95%的基因组包含调控基因组的序列和信号。基因组的很大部分基因产物的功能分类已经完成。
- 为了研究阻断基因产物功能的相关性，即疾病情况下的蛋白质的相关性，特定的基因可以在动物模型中被敲除，主要是在小鼠中。基因也可能被转入。在药物研究中基因的这种开启和关闭是至关重要的，它为治疗、干预的相关性提供了决定性信息。
- 药物筛选的体外模型只能在蛋白质以纯品和高产量生产后才能进行。从细菌到哺乳动物细胞的各种表达系统可用于产生外源性蛋白，其通过相应的编码DNA引入细胞。

- RNA干扰可以导致基因沉默。因此,通常由剪切酶产生的少量双链RNA被并入酶复合物RISC中。RISC使用一条RNA二聚体片段作为模板,以互补序列捕获mRNA分子,并依次切割它们。通过这样做,消除了具有特定序列的mRNA。

- 为了在治疗中使用这一技术,我们需要大约22个碱基的RNA分子,其必须能通过膜转运到细胞中,这对于脆弱和高度极性的物种来说是一个艰巨的任务。此外,这些分子可能引起不必要的免疫反应。RNA分子的化学修饰旨在提高膜穿透性、免疫原性和稳定性。

- 蛋白质组反映了在精确定义的条件下、在给定时间内细胞中所有蛋白质,其组成在健康状态或健康与患病状态之间或在治疗性影响下动态变化并保持不同。

- 蛋白质组可以在任何给定的时间通过双向凝胶电泳分析,这结合了通过等电聚焦和SDS-PAGE分析的分离。表达模式的差异表明蛋白质参与疾病的情况。在服用药物情况下的后续调节可以发现可能的治疗策略。

- 药物分子连接在色谱固载上的下拉实验使研究的药物分子与蛋白质的相互作用可以被捕获,以便确定细胞中药物分子的相互作用。

- 生物分子可以固定在微阵列芯片上。尤以RNA、DNA和寡核苷酸锚定在这些芯片上,以便从混合物中提取互补的RNA或DNA序列。通过对锚定的饵料、序列和要"捕捞"的靶序列进行适当的荧光标记,可以以自动化的方式简便地检测结合并加以记录。因此,可以研究细胞的表达模式。

- 多态性,特别是单核苷酸多态性(SNPs)是物种基因组成分的变异。这些变化使得个体不同,并且一些SNPs赋予个体对于疾病的易感染性或抗性,并影响细胞对药物的反应。

- 个体基因组的差异可能是个性化药物治疗的关键,并且与需识别的特定易感染疾病模式密切相关。药物治疗的耐受性可能变得透明,或者可以将个体分成不同的代谢类别。

- 遗传差异可能是疾病发展的原因。在某些情况下,它们是由一种基因产物(如镰状细胞性贫血)中的单个氨基酸交换引起的。在其他情况下,疾病发展与多种因素遗传相关。

- 表观遗传学对于转录过程的调控,不是通过改变DNA的遗传序列,而是通过调控DNA中基因的阅读。生活方式、生活经验和环境通过表观基因组对基因产生影响。

- 甲基化和乙酰化以可逆的方式传输额外的表观遗传信息。DNA的碱基直接被甲基化,或者组蛋白上存储的DNA的密集度被改变,都可以使读取装置更多或更少地读取DNA信息。后一种方式通过转移乙酰基改变带正电荷的Lys和Arg残基的电荷。

- 基因治疗试图取代患者细胞中有缺陷或缺失的基因。这样可以消除个体及其后代的遗传病。通过病毒载体将核酸片段插入基因组，并在患者体内编码将被取代的蛋白质。基因疗法对于一些特殊疾病提供了一种途径，但也有风险。

翻　　译：吴嫣然　付志飞
译稿审校：王建非

参考文献见二维码。

第 13 章
结构测定的实验方法

　　在本章,我们将介绍配体和蛋白质结构测定的实验方法,在解析从有机小分子到蛋白质三维结构信息的技术中,最重要的有两种:晶体结构分析(X射线晶体衍射技术、冷冻电镜技术)和高分辨率磁共振光谱法。前一个方法起源较早,可以追溯到1912年Max von Laue的一个实验,劳厄及他的同事Walter Friedrich和Paul Knipping用硫酸铜晶体演示X射线的波的本质,同时证明了晶体的晶格结构,这比Wilhelm Rontgen发现电磁辐射(又称X射线或伦琴射线)还要早了17年。一年之后,William Lawrence Bragg和他的父亲William Henry Bragg从这些实验中得到了启发,测定了氯化钠的晶体结构。这项技术经历了多年的发展,今天可以测定由4 000个氨基酸残基组成的蛋白质结构。除X射线晶体衍射技术外,最近几年发展起来的冷冻电镜技术被应用于解析膜结合蛋白和病毒颗粒的结构,并被证实也是一种强大的晶体衍射技术。磁共振也是一个相对年轻的技术。它起源于1945年,美国的Felix Bloch和Edward Purcell研究组第一次观察到氢原子核在磁场中的共振吸收。从此开始,磁共振技术随着仪器设备的更新进步而发展,目前可以测定超过800个氨基酸残基的蛋白质结构。当然,为了进行测定,蛋白质必须被不同的同位素大量标记。

13.1　晶体:美在其外,内有乾坤

　　"晶体"一词让人第一时间想到排列有序的矿石或闪闪发光且有着完美切割的宝石。因此,晶体一般和没有生命的物质联系在一起,却不易与决定人类生命的分子结构联系在一起。这正如在20世纪50年代末,著名的天然产物化学家Leopold Ruzicka轻蔑地告诉时任苏黎世联邦理工学院有机化学系教授的Jack Dunitz时所说:晶体是一个化学坟墓。相反,邓尼兹和他的研究组在很多年里向大家展示出晶体不仅不是一个坟墓,而是研究分子结构、化学反应及其动力学的钥匙。

　　想到矿物,脑海中很容易浮现出单晶的具有规律性的结构构造。有机物也能形成具有美丽外形的晶体,大家可以联想到具有美丽的晶体外型的冰糖。那么这样规律的外形

是否代表它的内在结构呢？在回答这个问题之前，首先需要明确如何获得晶体。矿物质很容易形成晶体，并且可以在自然界中稳定存在上千至数百万年。而蛋白质等有机分子很少在天然状态下以晶体的形式存在，所以首先要找到让它们结晶的条件。

通常，晶体从溶液中长出。对简单的有机物，可以从溶液中结晶或者通过液态升华得到晶体。这些方法是从水中获得的启示，如湖水冻结成冰、结霜时形成了美丽的晶体。想从溶液中长出晶体，必须要找到一种能让化合物完全溶解的溶剂。通过改变条件，使溶液中要结晶的分子的浓度超过饱和点。如果这个过程发生得足够慢，就可以形成小的晶核，然后它们就可能长成大的晶体。众所周知，化合物的溶解性随着温度的下降而减小，所以可以通过改变温度使化合物浓度达到并超过饱和点。溶剂减少可以使溶液变得更加黏稠。另外一种方法是添加第二种溶剂，使得化合物的溶解性下降。如果两种溶剂的比例合适，也会逐步接近饱和点。对于有酸性或碱性基团的化合物，可以找到它以盐的形式析出的pH条件。由于强的离子相互作用，盐通常能形成更好的晶体，这叫做盐析。为此，可以往化合物的水溶液中加入盐，如氯化钠。盐进入溶液后，会被水分子的溶剂化球体所包围，以"消耗"掉部分包裹在化合物分子周围的水分子。这些水分子从同样被水溶剂化球体包围的化合物分子周围离开，使得化合物分子过饱和，开始结晶。

蛋白质比较复杂，一般仅溶于水，这是由于它是由氨基酸组成，表面携带了带电荷的离子基团。对于蛋白质也是一样，必须找到让它们可以周期性排列的条件。这可以通过缓慢地改变溶解蛋白质的水量来实现。根据蛋白质的疏水或者亲水性质不同，需要选择不同的改变水量的方式。对于疏水蛋白质，当水量增加时开始聚集，而表面有较强极性基团的蛋白质随着它们表面的水分子减少时开始聚集。为了得到蛋白质结晶，需要一些优化条件，可以调节合适的pH，选择合适的盐来进行盐析，尝试不同的温度，都可以用来优化结晶条件。除了盐之外，表面活性剂也可影响溶剂层，促进结晶。尽管如此，结晶仍是一种精细工艺。寻找合适的条件需要创造性和不懈的努力。到今天，结晶方法已经非常详尽，筛选数以千计的结晶条件这样烦冗的工作已经可以由机器人来完成。

有时，为了获得结构必须投入大量的精力。1995年，HIV整合酶，一个在病毒增殖中起关键作用的酶，在突变了40个位点后终于完成了结晶和结构测定工作。这些点突变改变了蛋白质表面的性质，使它们可以有序聚集形成晶体。

回到原先的问题：晶体整齐的外观是否能反映出其内在构造。从化学层面来讲，晶体是由均一的化学组分组成。每个有机分子或蛋白质就像是一个积木单元，只有这些积木单元在空间上整齐堆积，形成周期性阵列来填充空间，晶体才会形成。其实，人们在日常生活中常会使用一些堆积方法。例如，把方糖一层层地按同一方向摆放，才能放进盒子里，或者铺路薄片石按周期性的纹路整齐排列，才能完全铺满整个路面，不留任何空隙（图13.1）。

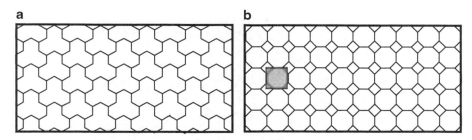

图 13.1　铺路薄片石完全覆盖一个表面。(a) 这只能通过具有特殊的几何形状,如平行四边形、长方形、正方形、三角形、六角形的铺路薄片石整齐排放才能实现。这些基本形状的凸凹处经调整后能完全互补。如果是等边五角形或八角形则不可能不留空隙,但八角形镶嵌正方形的薄片却又可以完全互补。正方形薄片沿两条对角线切出4个三角形。这样,4个三角形正好将八角形的四角补齐,形成一个正方形(b)。

　　一个铺路薄片石,当被合适地嵌入其他薄片石旁,就代表了晶格里的一个重复单元。晶体学家把这个重复单位称为单位晶胞,而这种有序的排列称为周期性的平移。在大多数简单的有机物晶体结构中,一个分子就是一个单位晶格(图13.2)。

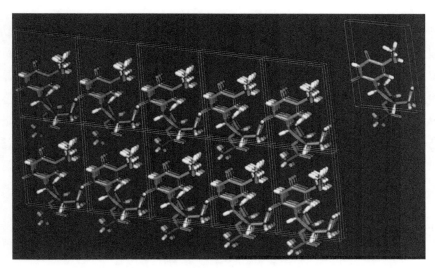

图 13.2　在多数简单案例中,分子堆积或晶胞可以通过在空间3个维度上平移分子来形成。其中的基本单元,又称单位晶格,实际是一个不规则的多角体,人为地把它划分成一个平行六面体(上方右侧,紫色)如果取晶体所有分子旁的一个点并将其连接起来,就形成一个三维的格子。

13.2　正如墙纸:对称性决定晶体堆积

　　单位晶格里可以包含复杂的组分,就像墙纸的图案,重复一个基本的图形从而填充了整个表面。结晶学家称这个基本图形为不对称单位。在图13.3中,这个基本图形是一个花枝。不是所有的花枝图形都可以通过简单的移动来形成,有些必须加上反射。一个花

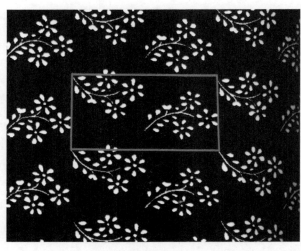

图13.3　一片区域不仅通过单纯的平移一个物体，即不对称单位来覆盖，其他的对称操作如反射、旋转也能被应用。这样就产生了该物体的多份拷贝。在上例中，花枝和它的镜像图片形成了一个单元（方格标出的区域，红色），这个单元可以通过规律性地平移来覆盖整个表面。

枝图形和它的镜像共同构成了单位晶格，然后才可以通过简单平移这对花枝图形来填充整个表面。除了反射，基本组成单元也能被旋转。通过反射和旋转，即对称性操作，不对称单位组成了单位晶格。而单位晶格在三维方向上层层堆积，形成一个有序的晶体点阵。即使是一个三维实体，单位晶格必须按照一个特殊的堆积形式才能完全填充整个空间。如果将单位晶格的基本类型和所有可能的对称操作结合起来，总共有230种可能性，晶体学家称它们为230种空间群。对于手性分子，如蛋白质，镜像反射是不存在的。所以蛋白质晶体只有65种空间群。

13.3　晶格的X射线衍射

Max von Laue利用晶体衍射证明了X射线（伦琴射线）的波动属性。为了便于理解，我们可以想象一下水波。当一滴雨水滴入水面，圆形的波纹从中心向四周传播。雨滴在落点处产生了一个叫做环形波的波纹。当间隔一定距离的两个水滴同时滴入水面，圆形的波纹从两个落点处向外传播。为了更好地观察实验，可以让水滴持续的落下，以保证水面持续的波动。当这两个向外扩散的圆形波纹会在某一点相遇时，会发生什么呢？那就是一个片层状的图样，水面的一部分保持平静而另一部分波动加剧（图13.4）。从横截面上看，水面以正弦曲线的形式移动（图13.5）。这两个波是如何碰撞并叠加的呢？如果一个波峰和另一个波峰相遇，或两个波的波谷相遇，波被放大。相反，如果一个波峰和另一个波的波谷相遇，它们相互抵消，水面保持平静。两波之间的水面，这种片层状图样的动静变化是由波的叠加造成，也称为干涉。条纹的密度取决于水滴落点间的距

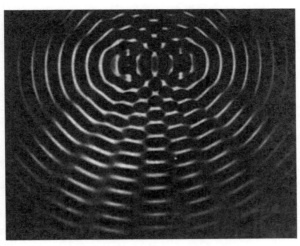

图 13.4 两个雨滴击打到水面上,形成圆形向外扩散的水波。两者的叠加产生了条带式的干涉图样。在这些条带区域,水面是平静的,其他地方水面波动更加强烈。

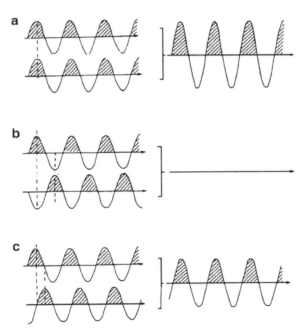

图 13.5 从横截面上看,水波按照正弦的方式推进。两个波峰的距离称为波长。水波顶点间的高度称为振幅。波与静止位置相交点的位置决定相位。(a)如果两列具有相同相位的波相遇,它们相互叠加,振幅加倍。这种情况发生在图 13.4 中水面波动更加强烈的地方。(b)如果两列波的相位差为波长的一半,波峰和波谷正好相遇,两列波相互抵消,这就是图 13.4 中水面平静的地方。(c)其他情况下,叠加时相位偏移形成了一个波,它的振幅在(a)和(b)两个极限之间。

离,由此产生的干涉图样同样包含了产生元波的中心点的相对位置信息。

如果平行的水波(如冲向海岸的波浪)冲击一个开着小口的屏障(如海港入口),半圆形的波纹会在屏障内侧扩散。如果屏障上有两个相邻的开口(双狭缝),每个开口后都会产生一个半圆波。这与两个雨滴的效果相似(图13.4)。双狭缝的波产生干涉,形成衍射图样。衍射图样的密度,也就是条带的向前推进,取决于双狭缝的几何关系。

晶格产生的衍射与水波的衍射在形式上是相似的,原理上也是相同的,只是叠加上更加复杂。可以考虑一个简单到只有一类原子的晶格。把X射线看做是射向晶体的平行波,它打在原子的阵列上,产生了类似雨滴滴入水坑的效果。X射线与原子周围的电子相互作用,使得每个原子都产生一个球面波。如同水面上的圆形波,这是空间上的球面波。这些球面波相互叠加,在离开晶体时形成一个改变了方向的波(图13.6)。形式上看,入射波和出射波有一个角度上的关联,等同于波在垂直于原子阵列平面的方向上射入后发生的波的反射。因此,三维晶格的衍射形式上可以被当做是晶格内某一平面的反射。

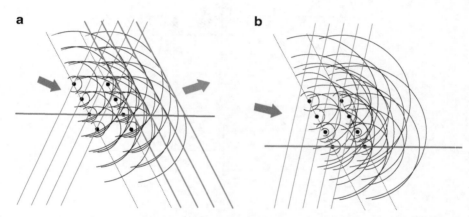

图13.6　一个波的前沿(蓝色)在一个平面上遇到一列原子(虚线上的黑点),该列上每个原子成为圆形波的起点。这类似于水滴击打水面的效果。该列原子后面形成的圆形波相互叠加,正如同水波的叠加一样(图13.4)。入射波从特定方向上入射,所有产生的圆形波具有相同的相位(a)。圆形波的叠加,导致离开晶体时一个新波阵面的形成(红色),角度也发生了一定变化。出射波相对于入射波的夹角,相当于入射波在标为绿色线上的原子列的反射。不同的入射方向,会引起圆形波产生的位置不同(b),即会产生相位差。这样的叠加无法产生一个新的波阵面。

一颗晶体可以被许多组平行的晶格面切割,每组平行晶面有不同的相对间隔和相对的原子占有密度(图13.7)。每个平行晶面的对应的反射波包含了其所在平面的几何学(距离)和相对占有率(散射强度)的信息。在X射线光束下,调整晶体的每一组可能获得衍射的平行晶面的取向,才能记录晶体的衍射性质。这部分繁重的工作现在已由电脑控制的衍射仪来完成。

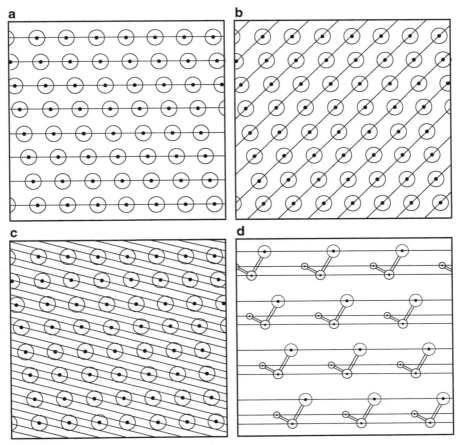

图13.7 一组平行平面穿过一个晶胞内所有原子（a, b, c）。每组平行平面的相对距离和原子占有密度都是不同的。在X射线衍射实验中，每组平面都会引起"反射"。为此，每次入射光束射入时，晶体都必须被放置在合适的角度，收集器才能捕获到出射光束。这样从几何学上可以计算出晶体内这组平行平面的空间定向。原子占有密度决定了这组平行面反射能力的强弱，出射波的强度（振幅）包含了这个信息。（d）分子晶体中不同类型的原子在空间上的相对关系是不同的。一组平行平面切过分子上所有原子（这里是3个原子）。从这些平面反射出来的波的叠加决定了出射波的强度。

13.4 晶体结构分析：对衍射图样的空间排列和强度的评价

一个简单的实验可以演示不同的晶格能够产生不同的衍射图样。这个实验需要准备一只激光笔和不同型号的针孔滤光器。针孔滤光器很容易获得，将图13.8所示的黑白打印的周期性队列缩小并打孔复制到高分辨率的摄影胶片上。这些小孔代表了一个二维周期性的晶格。激光束通过这些有针孔的胶片时发生弯曲并产生衍射，在屏幕上显示出图13.8所示的衍射图样。

前两张针孔滤光器，针孔的距离和对称性都发生了改变。在第三张和第四张上，分别具有3个或5个不同孔径的小孔单元的重复排布，它们代表了一个含有两种类型原子的分子。这些图形相邻排列形成周期性的格子。该格子和左侧第一幅图的尺寸是一致的，如果把衍射图片进行对比，可以看到它们光点强度的分布规律是不同的，这里面包含了构成格子的重复单元的构造，正是利用这个信息，我们才能测定晶体结构。

衍射图样上每个单独的光点，也就是衍射点，它的强度包含了分子的信息。用一个数学方法，傅里叶变换，能将衍射图样转化成原先的重复单元。傅里叶变换是许多正弦和余弦函数的叠加。各函数的比重是由衍射点的强度和相位决定的。这些特征的重要性已经在波的干涉（图13.5）中介绍过。由于相关的相位信息在衍射实验中不慎丢失，衍射仪只记录了衍射点的强度。缺失的信息称为晶体结构测定的相位问题。每个衍射点的相位只能通过合适的测量条件和计算的方法来重构。通常情况下，蛋白质中含有大的富电子元素（如重金属离子），如与组氨酸或半胱氨酸配位的金属离子。这些重原子在衍射图样上非常显著，故而揭示了它们在晶格中的位置信息。另外一种方法是利用反常散射。它是基于X射线与重原子的电子的特殊相互作用，这种作用会导致射向该原子的波反射出来时有一个相位差。简单地说，它的反射有一个延迟。这种效应与波长相关，能够用于测定相位。晶体在同步辐射（一种离子加速器，能够产生广泛波长范围的电磁辐射，包含X射线）用多个波长来进行衍射实验。反常散射需要蛋白质结构中含有重原子。金属蛋白可以直接适用，而其他蛋白质，需要采用其他方法。利用特殊的表达体系（12.6节）生产出硒代甲硫氨酸替代了甲硫氨酸的蛋白质。较重的硒在衍射实验中提供反常信号。对于小分子，可以通过强度分布直接重建相位，该方法称为直接法。这些方法已经被用于蛋白质结构测定。通常，一个已经获得的相关的蛋白质结构可以作为结构测定的起始模型（分子置换法）。这个模型在单位晶胞内用计算机模拟进行平移和旋转，直到计算出来的衍射图形和未知蛋白质的衍射图形互相匹配。

用这种方法只是在结构分析的早期获得近似的相位。总的来说，相位信息的重建是不可小觑的事。在20世纪60年代，计算相位需要耗尽一个科学家数年的时间。随着方法的改进和计算机性能的提升，现在这部分工作仅需数分钟就能完成。不过即使在今天，这一步对蛋白质结构测定来说仍是非常具有挑战性的。对于中等大小的蛋白质来说，结构的测定越来越程序化，而在这些都被程序化以前，从结晶到结构解析需要非常长的时间。尿素酶一直让科学家着迷不已。它是第一个成功结晶的蛋白质，Janes B. Sumner在1926年就完成了这部分工作。可是，它的三维结构第一次被解析出来是在1995年，整整70年后！

13.5 晶体衍射能力和分辨率决定了晶体结构的精确度

通过傅里叶变换获得了晶胞内的结构信息。它是用三维空间里的电子密度来描绘（图13.9）。测量得到的衍射图样的空间分辨率决定了电子密度图的质量。对傅里叶变换而言,就是有多少个具有准确振幅和相位,并参与叠加的波。在激光束产生的衍射图样上（图13.8）可以明显地看出,越靠近边缘,衍射点的强度越弱。可检测到的最边缘的衍射点决定了解析出结构的精确度。有机小分子的晶体很容易获得高的分辨率,因为它的电子密度图上每个独立的最高峰代表一个原子。如果晶格由于缺陷或无序会导致晶体质量下降,分辨率也会变差。蛋白质晶体的分辨率通常在1.5～3 Å。在最好的情况下,分辨率能达到和共价键键长相当,上限在苯环截面的尺度范围内。现在分辨率甚至能高于1 Å（图13.9）。这种情况下,很多的细节能被观察到,如单个的氢原子或侧链的多种构象。

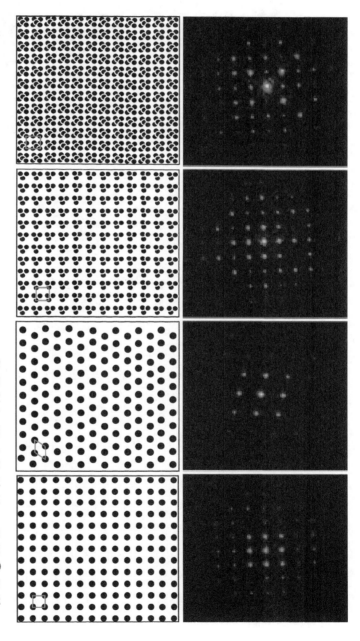

图13.8 穿孔的挡板和激光笔用于衍射实验。为此,用于演示的穿孔图案在尺寸上必须和激光的波长相当。穿过挡板产生的衍射图形位于该挡板的下方。左侧两张挡板上,所有小孔具有相同尺寸,代表了仅有一种类型的原子。穿孔图案从网状的方形变为有角度和取向的四边形,衍射图案反映了小孔之间的距离和对称性。右侧两张挡板,重复单元之间的距离与第一张挡板相同,而重复单元上图案的组成不同。它由多个小孔构成,代表了一个分子内不同的原子。第一、三、四张衍射图案（下）的衍射点的距离是相同的,而每个点的强度却有不同,这里面包含了重复单元的组分和几何学信息。

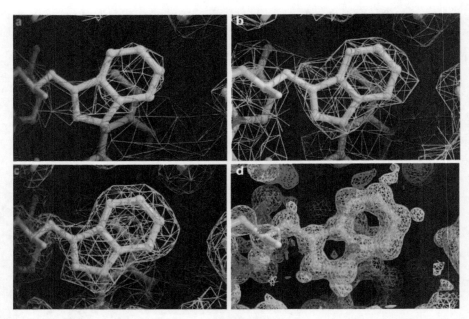

图 13.9　醛糖还原酶的晶体结构观察（27.4 节）。在设定的等高线水平下，围绕色氨酸的蓝色网格表示相应的电子密度图（1σ 水平上显示的 2F$_o$～F$_c$ 电子密度图）。（a）是分辨率为 4 Å 的衍射数据，通过傅里叶变换获得的电子密度图。从（a）到（d）分辨率依次提高：4 Å（a）、3 Å（b）、2 Å（c）和 0.66 Å（d）。最后一张的分辨率非常高，以致在电子密度差图中能够看到氢原子的密度峰（2σ 水平上显示的 F$_o$～F$_c$ 电子密度差图，黄色是正值，紫色是负值）。分辨率为 2 Å 的电子密度非常清楚，很容易在合适的位置搭建吲哚环；而 4 Å 分辨率下，搭建变得困难，容易出错。

　　在高分辨率的情况下，分子中的原子可以直接构建在电子密度的峰值处（图 13.10）。最初的构建很粗略，傅里叶变换获得的相位也只是近似值，峰值的位置仍需要进一步优化。这种优化被称为结构修正。为此，实验观察到的衍射图样和依据原始模型的原子位置计算出来的衍射图样进行对比。如果测量精确，实验获得的电子密度减去模型的球状原子的电子密度，剩余的是原子间共价键的电子分布（图 13.10）。当然，这只适用于分辨率非常高的情况下。分辨率较低时，如一个中度解析的蛋白质结构是无法直接将蛋白质的各原子构建在密度峰处的（图 13.11）。我们通常的做法是将整个蛋白链放进电子密度里。因为蛋白质是由 20 种不同的氨基酸残基构成，这些氨基酸具有特定的立体构象，可以帮助解析电子密度（图 13.11）。与小分子结构解析一样，结构模型不断地优化，结构数据也得到提升。

　　电子可以散射 X 射线。因此，原子周围电子的数量决定了该原子在产生的密度图中能否被检测出来，以及检测出来的准确性。氢原子外层只有一个电子，所以时常在电子密度中无法定位，即便定位，准确性也很低。在小分子的结构测定中，氢原子的电子密度可以被识别出来，而对蛋白质结构，只可能当分辨率高于 1 Å 时才有可能识别出氢原子的电子密度。对刚性分子骨架，如苯环上的氢原子，它的定位不是问题，因为它的空间位置受刚性骨架的限制。但对位于柔性基团或可被质子化或去质子化的基团上的氢，就困难很

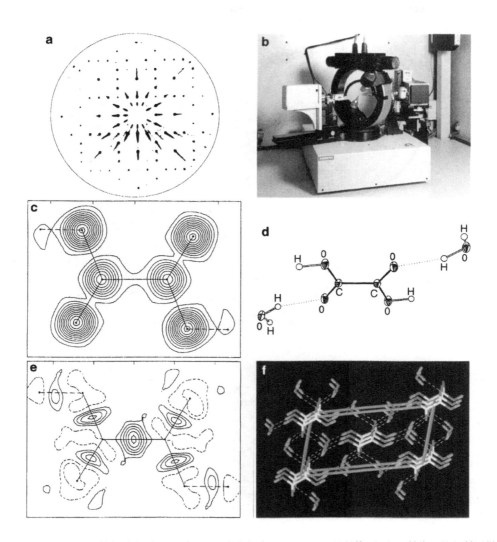

图 13.10　有机小分子的结构确定需要一颗至少一边边长为 0.1～0.3 mm 的晶体。（a）X 射线下的衍射图样（相比于图 13.8），呈现在照片底片或（b）通过衍射仪计数器记录获得。利用衍射图样，推导出产生衍射并且在晶体中周期性排列的分子。（c）用大致的相位，通过一次傅里叶变换，获得了三维的电子密度图，显示为波状外形的等高线图。最高点放置分子中的原子（这里是草酸分子）。（d）空间里电子密度的不确定性是由于原子的热力学运动造成，它用椭圆形表示，代表了该处原子占有的可能性为 50%。（e）高质量的晶体能提供原子间共价键的电子密度相关信息。（f）利用对称性操作，显示出晶格里的分子堆积。这里面包含了分子间非共价的相互作用信息。

多。最好能够知道如羧基是否离子化，是否以游离酸形式存在，以及氢原子的取向等信息。而这些信息仅能通过精确分析蛋白质结构中氢键参与者的空间构象来间接推断。

　　结构测定的精确度取决于晶体衍射数据的分辨率。即便蛋白质的结构像有机分子那样在电脑里显示出来，它的几何结构准确性却低很多。小分子测定的误差范围大约为：共价键 0.01 Å，键角 0.1°，二面角 1°～2°（第 16 章 "构象分析"）。蛋白质结构一般存在很大的误差，而且很难被量化。这种误差取决于结构是如何被优化的。电子密度不能揭示

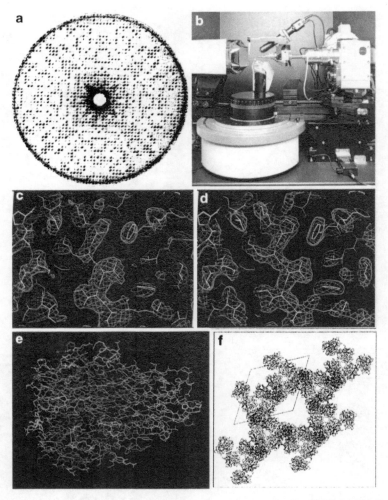

图13.11 （a）蛋白质晶体的衍射图样上显示出很多衍射点。这是由于蛋白质为大分子，晶胞体积更大，晶格面更多，衍射点也就更多。不过，高的溶剂含量和复杂大分子固有的柔性，引起晶体衍射能力的下降，数据分辨率变低。（b）大量的数据由衍射仪的平面检测器收集，它同时记录下所有衍射点的强度。（c）用起始模型的相位，通过傅里叶变换，获得了三维电子密度分布（蓝色网格）。该电子密度无法提供原子的准确位置信息。图中为依据电子密度图搭建出来的蛋白链［这里是肿瘤坏死因子（TNF）的一段β折叠］。（d）与小分子相似，搭建出的模型要经过修正，直到蛋白质里所有的原子都与密度图匹配。（e）用颜色标出整个分子的热力学运动情况。蓝-黄-红颜色的变化代表了运动的加剧。（f）利用对称性操作，显示出晶格里的分子堆积。空的区域被大量的水分子占据。热力学运动导致了它们位置的不确定，故而无法在电子密度图中显示出来。

每个原子的位置，因而电子密度中构建氨基酸时采用理想化的键长和键角。在后来的修正中，这些几何信息一直保留在预先设定的基于知识的数值范围内。侧链放置时，部分原子的类型是基于假设。基于经验的参数的应用，或尝试保持氢键网络一致。在评价蛋白质结构准确性时，上述因素都是需要被考虑进去的。晶体结构测定的结果是一个在时间和空间上"平均"的，可以用来代表晶体中所有分子的图像。经常发生的情况是，电子密度表明这个区域侧链的占有率降低，或者只能看见配体的一部分，以及双构象被辨认出来。有时,整个区域的电子密度缺失,表明该区域是"无序"的。这些都是晶体内存在多种构象分布的证据。这种无序可以是动态的,也就是说,相关基团可以在两个或多个方向上来回摆动。这种无序也可以是静态的,多种构象同时存在于晶体内。结构只是一个平均图像,无序实际上是分散于整个晶体内的多种构象。如果分子的一部分完全无序,也就是散布在各种方向上,它的电子密度通常会缺失。为了减少辐射带来的晶体损伤,结构在冷却氮气气流下,即100 K温度下测定的。这个温度使晶体内许多摆动被冻结,静态的无序可以被观察到。尽管如此,这样测定出的结构还是与室温或体温下的结构一致的。这可以通过比较磁共振光谱学(13.7节)和分子动力学模拟(15.8节)的结果来证实。

13.6 电子显微镜:用二维晶体构建膜蛋白结构

冷冻电镜是X射线结构测定的理想补充,因为它可以解决非常大的膜结合蛋白的结构问题。电子被用作射线源,它们能轻微穿透结晶的样品内部,比X射线更容易被吸收。分子对电子的散射能力强于X射线,因此可以应用在很小的晶体上。即使晶体像刀片一样的厚度,仅为有限的几层分子构成,也足够了。甚至单个分子也能成像,不过它的分子量必须达到百万道尔顿。对小一些的分子,则需要周期性的有序排列。此外,尽管已经有成功获得膜蛋白二维晶体的例子,但是,让晶体成长到足够大以满足X射线结构分析所需尺寸的晶体,也仅成功过几次,而且结晶时需要使用非常特殊的添加剂。

最近,使用脂质立方相结晶膜蛋白获得了成功。这种方法是依据经验混合脂质、水、蛋白质,以获得被水通道贯穿的脂质立方格。蛋白质分子可以在这种有结构又具柔性的基质里扩散,使晶体能够成核并生长。

除了容易获得晶体之外,相较于X射线,电子辐射有另一大优势。它可以被用于衍射实验,也能用于物体的直接可视化。X射线不能实现微观可视化,因为无法制造适用于X射线的聚光透镜。而对于电子却是可行的,因为它们能在磁场里被聚集。那为什么通常不用电子显微镜来观察分子呢?尽管相对X射线来说,电子射线的辐射较弱,电子依旧对样品有相当大的损害。而且,电镜所用的晶体仅有X射线结构分析所用样品的百万分之一大小。X射线的结构数据能用一颗单晶收集而来。相比之下,电镜所需的是数百到上千颗小的,常常仅有5 μm大的晶体。它们在高真空下被瞬间冻住,直接暴露于电子光束下。蛋白质只有经过特殊的处理,并在非常低的辐射量下,才能够抵御这种环境带来的伤害。因此,采集的图样通常有很高的噪声,必须对很多样品进行平均化处理。为了获得垂直于晶面平面上的精细分辨率,晶体必须在很多方向上进行测量,这样,结构中的信息细节会被丢失。电子衍射图上可以像X射线获得的晶体衍射图一样,用计算的方法进行修正。通过傅里叶变换,分子的电子密度图被获得。它的修正过程和X射线实验类似,而傅里叶变换所需的相位信息可以从图样中测定。

电镜技术发展时间较短,方法在不断改进,还有很多工作要做。一个结构的测定需要数年才能完成,仅有少数实验室拥有足够强大的电子显微镜。尽管如此,今天关于膜结合受体结构的知识通常是基于这种方法获得的(第30章"作用于通道、孔穴和转运蛋白的配体")。

13.7 溶液中的结构：NMR波谱的共振实验

许多原子核有角动量,或自旋。生物体系里有自旋的原子核有同位素 ^{1}H、^{13}C、^{15}N、^{19}F 和 ^{31}P。就像一个陀螺,这些原子核沿着自身的轴旋转。只要没有施加磁场,这些陀螺可以朝向任何可能的空间方向。而在磁场里,它们被强制对齐(图13.12)。玩具陀螺旋转,它在一个重力场里运动,这个力场有一个倾向性的方向。如果陀螺的自转轴与重力场的方向,即指向地心的方向,不是完全一致,陀螺将会摇摆。陀螺自转轴的末端呈现圆周运动,具有一个精确的角速度。这个角速度取决于陀螺本身的质量和几何形状。物理学上这种运动被称为进动。

有自旋的原子核和陀螺有着相似的表现。与宏观的陀螺相比,它们遵守量子力学法则。这意味着进动运动的旋转轴与施加的力场方向有一个特定的角度。对 ^{1}H、^{13}C、^{15}N、^{19}F 和 ^{31}P 原子核来说,进动运动的旋转轴只可能是平行或反平行于力场方向。平行方向

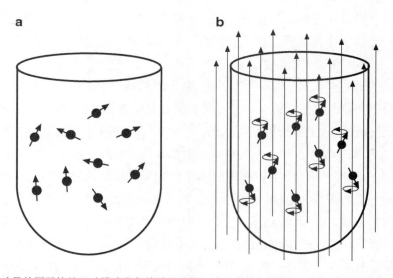

图13.12 有角动量的原子核的运动模式类似旋转的陀螺。在没有外加磁场时,它们随机地沿所有可能方向进行旋转(a)。而加上一个磁场后,它们会沿着平行或反平行于力场方向的旋转轴旋转(b)。进动运动是沿着施加的力场方向进行的圆弧运动。它的运动有平行和反平行于力场两个朝向,并且在这两个朝向上运动的能量有所不同。因此,两种状态的占有率略有不同。当施加一个频率相当于陀螺的自旋角速度的电磁场时,占有率将会反转。这种共振吸收可以被光谱仪记录下来,而它的频率取决于原子类型及其周围的化学环境。

比反平行力场方向在能量上更稳定。因此,统计学上,物质里有更多的原子核在平行地沿着场的方向上进行排列。如果在外在磁场上再增加一个磁场,它的频率和核自旋的进动频率相当,平行和反平行旋转的原子核的占有率会反转,同时样品的共振吸收能被记录下来。经过一段特定的时间间隔,样品能够回复到原先状态(弛豫)。

进动运动时,每种类型的原子核有特定的自旋轴角速度。这种角速度也取决于原子核周围的化学环境的组分。苯环上的碳原子就有与脂肪链上碳原子不同的共振频率。共振吸收的位置与标准参照的位置之间的差异,称为化学位移。此外,每个原子核能够感知相邻原子核的自旋方向,与相邻原子核的方向一致和相反在能量上是有差异的。这也会影响到被观察的原子核沿自旋轴旋转的角速度。这种基于相邻原子核方向或磁性状态的信息能够被传递数个相邻的化学键,甚至不需要共价键连接,直接在空间中进行传递。

为了测量一个磁共振光谱,样品的水溶液必须被放置在一个强磁场中。此外,一个可变的电磁场被施加在样品上。样品里原子核共振的频率,也就是当平行与反平行进行反转时,会被记录下来。这个波谱揭示了原子核周围组分和化学环境的信息。这包含了被研究的分子空间结构的信息。基于 Richard Ernst 的工作,在近30年里多维磁共振技术被开发出来。利用适当的测量环境和选择性地发射电磁场,原子核个体间共振频率的相互影响的信息能被分离开,并用来分析。无论何种方式诱导的相邻原子核磁性状态的信息传递都能够在多维光谱的信号形态上反映出来,并被记录为交叉峰。只有同位素氢 ^{1}H 接近100%天然丰度,依据统计学原理,可以假设 ^{1}H 原子核在分子中都是彼此相邻的。相比之下,^{13}C 和 ^{15}N 比较少,在统计学上认为它们在分子内直接相邻的情况非常稀少。原子核因磁场变化而导致的相互影响是光谱分析时所必需的,因此必须使蛋白质中合适的同位素足够多。为此,可以用同位素标记的物质(如葡萄糖或氯化铵)培养细菌,这样产生的蛋白质也被同位素标记。对于很大的蛋白质结构研究来说,甚至要获得重氢标记的蛋白质。如今,利用众多光谱技术,超过800个氨基酸残基的蛋白质光谱被成功解析。通过磁共振分析,可以获得以下问题的解答:

- 原子核的类型及它们所处的化学环境?
- 这些原子核直接共价连接的相邻原子是什么? 这些光谱参数还包含了相邻原子空间相对位置的信息。
- 多肽链的不同片段之间有怎样的几何关系? 这来自非共价连接的原子核磁状态的信息转移。

13.8　从光谱到结构: 原子间相对距离到几何空间的衍变

上节提到,通过对奥弗豪塞尔核效应(nuclear Overhauser effect, NOE)的研究,可获得分子内部在空间上相邻又非直接共价连接的原子之间的距离。实验测量得到的全部的在距离上的连接信息，包括分子内所有的共价键和所有被记录的分子内非共价相邻的距离，可以共同用于构建分子的结构（图13.13）。为此，人们使用"距离–几何计算"的方法获得原子的空间坐标。

通常，可以得到多个同时满足实验测定出的复合物分子的距离条件的结构模型。如果结构某一部分的光谱参数距离太大，以至于几乎没有分布，就很难获得唯一的原子空间排布。因此，要分子动力学模拟辅助构建合理的结构模型（15.7节）。这些分子动力学计算可以提供与光谱参数一致的，并且能量最低的分子的三维结构。在几乎没有光谱学信息限制的区域，需要搭建多个稍微不同的模型，因此磁共振光谱学家总是给出一系列的结构模型（图13.14）。

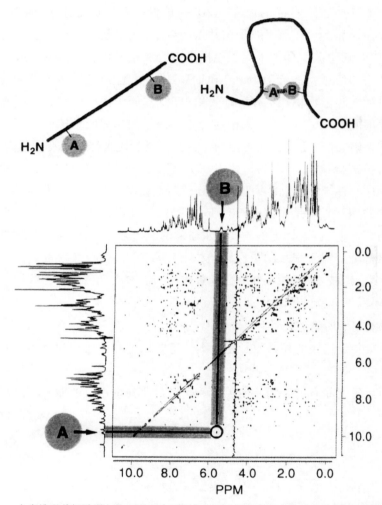

图13.13　一个多维磁共振波谱包含了分子内原子核（这里是牛胰腺中提取的胰蛋白酶抑制剂）空间相邻的信息。分子内非共价结合的原子间距离信息能从中图中的交叉峰中提取出来。每一个交叉峰所代表的光谱信号对应分子内的两个原子（如A和B）。这些原子在肽段中的位置可以从蛋白质序列（左上方）获得。交叉峰的强弱代表在折叠的肽段中原子核A和B的空间距离（右上方）。就像A、B原子那样，许多交叉峰被评估并换算成距离。

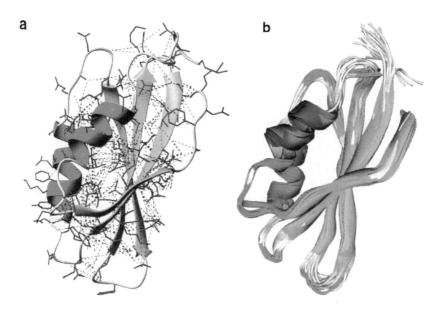

图13.14　磁共振结构的精确性取决于实验测定的原子距离的密度。这些距离来自实验提供的空间相邻而又不直接连接的原子磁性状态转换的信息（被称为奥弗豪塞尔核效应，简称NOE）。用连接信息和NOE提供的限制条件，可以产生多个结构模型。这些模型代表了分子与波谱参数一致的低能量的几何学信息。（a）显示了实验测量的鸟嘌呤核苷酸交换因子一个结构域的三维结构的NOE（黑色虚线）。为了使图更清晰，这里仅显示了长距离的NOE。大部分的氨基酸侧链被NOE的信息限制；许多代表原子位置的NOE没有显示。在一些只有极少距离能测定的区域（如绿色环肽链区或在蛋白质的末端），模型位置定义得不明确。有多个模型与实验数据一致。（b）蛋白质主链呈扇状分布，有大量NOE数据的区域（如螺旋和β片层中心），结构模型仅有些许差异。

　　人们通常试着去比较X射线和磁共振获得的结构的质量。这两个方法通过测量不同的属性，然后根据这些不同的属性得出分子结构。在直接对两种结构进行对比时候，这种差异必须被予以考虑。磁共振结构的精确性随着光谱距离约束条件的密度和频率而变化，而X射线结构则是主要依赖于衍射实验的分辨率。

13.9　晶体结构或NMR结构与生理状态下结构的相关性如何？

　　上述讨论的结构解析技术是在由分子堆积形成的晶体或NMR管的溶液中研究化合物分子的。那么，晶体或NMR管的溶液环境是否与生物体内的生物环境相关？柔性小分子的几何形状可以根据不同的环境而改变。它们在晶体、溶液或者蛋白结合口袋中呈现不同的形状。因此，这个问题也可以这样问，来源于化合物分子晶体的结构是否能够为该分子在蛋白结合口袋内的构象提供信息？可以从已知的超过500 000个化合物晶体结构中推断出一些关于有机化合物分子结构的基本原理。这些结构都存档在英国剑桥晶体数据中心，供科研工作者下载比较。在第14章"生物大分子的三维结构"和第16章"构象分析"中，对这些结构数据的统计评估为化合物及其相互作用的几何形状提供了宝贵的信息。这些信息与化合物在蛋白结合口袋中的构象也具有一定的相关性。

然而，蛋白质在晶体中的结构是否与其在生理状态下的结构之间是否存在巨大的差别，这种差异是不是甚至比溶液中的结构与生理状态下的结构之间的差别更大？许多蛋白质同时具有在溶液中测定的结构和晶体结构，并表明上述两种结构的相关性很大。它们之间的差异通常位于蛋白质表面。这种差异的出现也不足为奇，因为蛋白质表面氨基酸的侧链会与周围环境发生相互作用。因此，上述差异的出现并不奇怪。图13.11显示肿瘤坏死因子（TNF）的晶体堆积。晶体堆积时形成了显著的大孔洞。在这些区域，水分子松散的填充在其中，并且能够在很大程度上自由移动。因此，这些水分子不能在电子密度中被定位。蛋白质晶体质量的70%由这些充满水分子的通道组成。因此，蛋白质晶体也可以被认为是一种高浓度、有序的溶液。NMR测定也需要高浓度蛋白质。NMR测定中使用的蛋白质浓度远远高于生理状态下蛋白质浓度，但仍然比蛋白质晶体中的浓度低$1/100 \sim 1/10$。

蛋白质晶体的富含水的特性使小分子扩散进入晶体成为可能。小分子在晶体水通道中像在水溶液中一样的运动。在有利的情况下，小分子可以通过其中一条水通道直接进入蛋白质结合口袋。通过将蛋白质晶体直接放在小分子溶液中（浸泡），小分子可以通过水通道渗入晶体内部，扩散并停留在结合口袋。然后，浸泡过的晶体可以用于新的衍射实验，测量衍射点，根据该蛋白质的已知结构计算新的电子密度图。新的电子密度减去蛋白质的自身电子密度，就得到了结合配体的电子密度。配体的电子密度对于理解小分子化合物和蛋白质的相互作用非常重要。尽管实验测定的结构与其在生理状态下的结构是否相关还没有明确的答案，但是某些实例可以给人们一些启发，如血红蛋白在结晶后仍然可以可逆地吸收和释放氧气，嘌呤核苷磷酸化酶（PNP）在结晶情况下仍然具有催化活性（图13.15）。

更为有利的证据来自爱丁堡大学Malcolm Walkinshaw研究组。他们对肽酰脯氨酸异构酶Cyp在晶体状态和溶液状态的定量分析取得了一致的结果。在实验中，他们将蛋白质晶体浸泡在含有不同浓度的抑制性脯氨酰二肽溶液中，然后通过晶体学实验测定这些晶体中该抑制剂的占有率。最后，根据占有率数据确定得到的结合常数与在溶液中功能试验测定的抑制常数是一致的。

使用更强的来自同步辐射光源的X射线（也称为劳厄技术）可以快速收集衍射数据。该技术使观察酶学反应中稳定的中间状态成为可能。使用该方法，可以观察到乙酰胆碱受体（30.4节）二维晶体结合天然配体前后的结构变化。上述实验和其他实验已经证明，晶格中蛋白质的状态与生理状态下的活性状态应该是非常相似的。

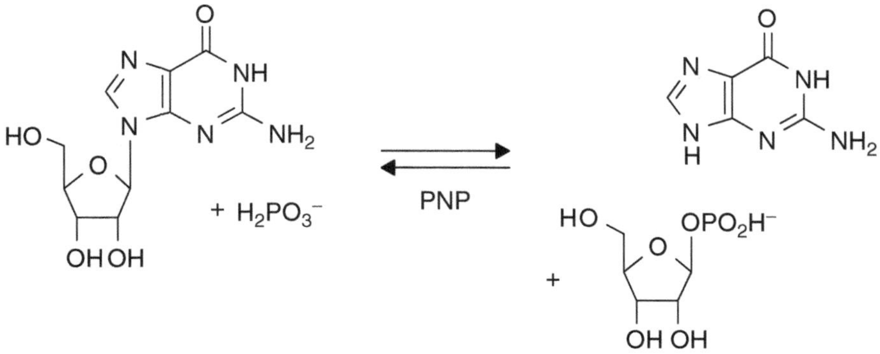

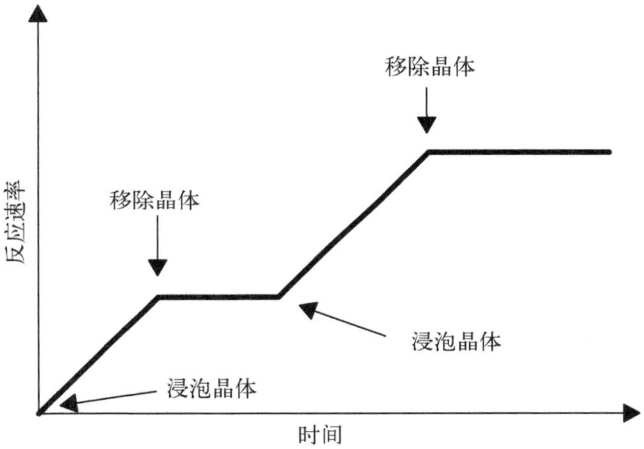

图13.15 嘌呤核苷磷酸化酶（PNP）催化鸟苷和磷酸反应生成鸟嘌呤和核糖-1-磷酸。将蛋白质晶体置于底物溶液中，反应开始。这也可能是由于晶体部分溶解造成的。从溶液中移除晶体，反应停止。把晶体放回溶液中，反应继续进行。这个实验表明结晶状态下酶也具有催化活性。因此，晶体中的酶具有生理状态下的活性形式。

13.10 概要

- X射线晶体学和NMR光谱学是测定分子空间结构的最有效的方法。前者需要生物分子在晶体中周期性排列，后者通常以同位素标记的形式在溶液中进行研究。
- 晶体需要在特殊条件从饱和溶液中生长。分子在空间上周期性排列，并且在3个方向上平移对称堆积。通常以一个分子代表不对称单位，除平移外，对称操作还包括镜面反射，二/三/四/六重轴旋转和反转。
- 晶格可以衍射X射线。晶格衍射可以理解为从晶格中的原子的位置上发出的环形波的三维干涉。三维晶格衍射现象实际上可以处理为晶面上的多重反射。
- 晶格衍射产生的元球面波在各种反射中叠加。它们的相对相位不能通过实验测定，必须通过复杂的相位解析方法生成。获得相位后，通过傅里叶变换，从测定的衍射点计算得到晶体中电子密度的空间分布，并根据电子密度中构建分子模型。

- 晶体的衍射能力和分辨率决定了结构的精确度。对于蛋白质晶体，分辨率通常在1.5～3 Å。在分辨率为1.5 Å的结构中，蛋白质分子的结构单元如苯环，且单个水分子是清晰可见的。在分辨率为3 Å的结构中，只有蛋白质分子的整体拓扑结构被解析，水分子通常被忽略。
- 晶体结构是晶体中所有蛋白质分子在空间和时间上的平均结构。增强B因子可以用来评估蛋白质分子内部的移动性。
- 冷冻电镜是通过衍射实验确定膜结合蛋白结构的另一种方法。衍射数据是从数以千计的非常薄的微晶收集来的。
- NMR光谱记录了强磁场下磁性原子核的共振，如 ^1H、^{13}C 或 ^{15}N。附加的磁场诱导出平行与反平行的核自旋取向之间的转换。这些转换发生的频率取决于分子内的化学环境，因此光谱参数包含溶液中分子三维结构信息。
- 将记录的光谱参数互相参照叠加，可以转换成距离图。使用距离几何方法和分子动力学模拟可以得到蛋白质的空间结构。
- 多个实例显示，NMR计算的结构和从晶体解析的结构基本一致。两者的差异主要集中在暴露在蛋白质表面的氨基酸残基。
- 蛋白质晶体的含水量高达70%，其中大的水通道可以贯穿晶体，小分子可以通过这些通道扩散并进入结合位点。通过浸泡处理可以容易地测定小分子配体的结合模式。
- 蛋白质的晶体结构在推断其在生理条件下的状态的重要性被论证。例如，结晶状态下酶促反应也可以发生。

翻　　译：李颖洁　黄　炜　安　娇
译稿审校：孙宪强

参考文献见二维码。

第 14 章
生物大分子的三维结构

在药物设计中,通常会重点关注分子量小于500 Da的有机小分子。这些小分子可以和生物大分子受体相互作用并对生物大分子的性质产生影响。另外,受体也可以决定结合的活性配体的性质。只有同时理解了配体和受体的性质之后才能对两者之间的相互作用进行选择性干预。继上一章生物大分子结构测定的方法,本章将介绍生物大分子结构的原理和性质。蛋白质由20种氨基酸组成(附录)。两个氨基酸通过酰胺键形成二肽,然后进一步形成更大的多肽和蛋白质。

14.1 酰胺键:蛋白质的骨架

具有酰胺键的最简单的分子是甲酰胺,结构如图14.1所示。蛋白质中含有大量的酰胺键,如在鼻病毒外壳中有超过50 000个酰胺键。甲酰胺的碳、氧和氮原子之间的键长可以从晶体结构中得到。气态甲酰胺的微波波谱也可以提供上述键长,但得到的键长长度与晶体结构中的键长有差异。这主要归咎于在气相中,甲酰胺是"隔离的",也就是说,它不会受其邻近处的任何分子的影响。与晶体甲酰胺相比,气态甲酰胺的C=O双键较短,C—N单键较长。在晶体中,甲酰胺分子不是以"隔离"状态存在的。相邻分子之间带氢原子的官能团(如NH或OH)和电负性杂原子(如N、O,4.2节)通过非共价的氢键连接起来。显然,氢键网络会导致结合到其中的分子的几何形状发生变化,原子之间的电子密度发生偏移,导致C=O双键更长更弱。同时,C—N单键变得更短更强,进而形成了酰胺键的平面结构,使得很难围绕该键扭转分子。

酰胺键是蛋白质的基本组成单元。沿着多肽链的每第三个化学键都是酰胺键。正如在甲酰胺中看到的,酰胺键具有平面几何形状,即可以通过其原子定义酰胺平面。多肽链的折叠和蛋白质的空间结构由酰胺平面之间的夹角决定(图14.2),其刚性和平面性决定了具有三维空间折叠结构的蛋白质的稳定性。在蛋白质中,酰胺键只有反式构型。多肽链唯一的导致构象变化的自由度是围绕酰胺平面的旋转。这些旋转(第16章"构象分析")发生在位于两个C_α原子之间的化学键上。正如上一段中提及的,在气态

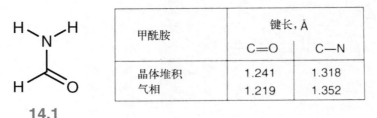

甲酰胺	键长, Å	
	C=O	C—N
晶体堆积	1.241	1.318
气相	1.219	1.352

14.1

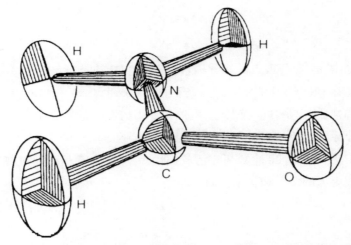

图14.1 甲酰胺14.1是具有酰胺基团的最小分子，其分子结构如图下半部分所示。分子在固体状态下可以不停地振动，导致其电子云密度分布在更大的面积上，并可以使用包含原子出现50%概率的椭圆来表示。在晶体中，相邻分子的羰基和酰胺基之间形成两个氢键。广泛存在于分子间的氢键网络稳定晶体结构并使酰胺基极化。晶体结构和气态中甲酰胺的键长（Å）不同（上部）。

和晶体甲酰胺之间的键长比较中所示，氢键网络提高了多肽链中酰胺键的刚性。

14.2 蛋白质在空间折叠形成α螺旋和β折叠

通常 C_α 原子周围的两个二面角用 Φ 和 Ψ 来描述，它们一般在两个范围内取值。这些范围与多肽链所处的螺旋或折叠片的形状有关（图14.2）。在右手螺旋中，所有羰基和氨基都指向同一方向（图14.3）。它们之间形成了氢键网络。α螺旋中的每个氨基酸与序列中的接下来第四个氨基酸相互作用。α螺旋中酰胺键的极性基团的这种单向取向对其静电特性产生了影响（15.4节）。α螺旋由来自一段多肽的氨基酸组成，而β折叠片需要至少来自两段多肽的氨基酸组成。两条β链可以相对于多肽链以平行或反平行方向彼此结合（图14.4）。沿两种方向形成的β折叠片的氢键网络和α螺旋的氢键网络存在差异。侧链在β折叠片的上方和下方交替出现。整条β链自身产生轻微扭曲。因此，当从侧面观察时，多条β链组成的β折叠片发生扭曲（图14.5）。

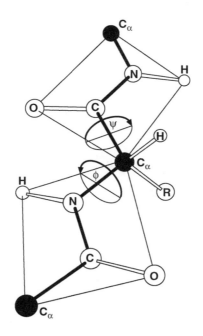

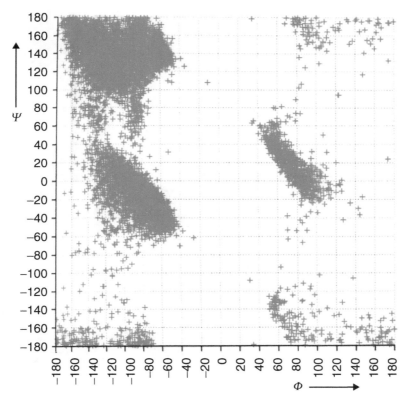

图14.2 多肽链的空间结构由酰胺平面的相对取向决定(上图)。两个酰胺平面之间的扭转用二面角 Φ 和 Ψ 来测量。二面角不能取任意数值,而是限制在一定数值范围的一些组合。拉氏构象图(下图)绘制出了沿着肽链的二面角的数值组合的分布。α螺旋(图14.3)的二面角组合位于图中间左方,β折叠(图14.4)的二面角组合位于图左上方。

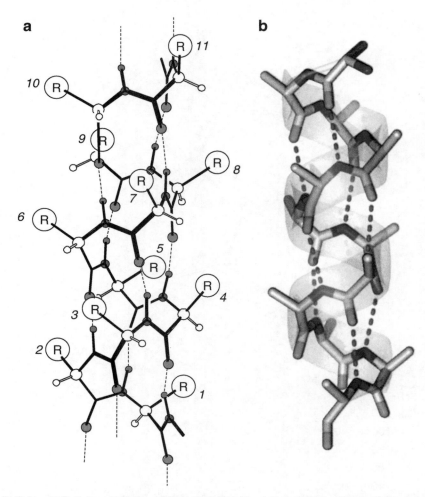

图14.3　α螺旋是一种常见的二级结构。多肽链形成螺距为7 Å的右手螺旋，每圈上升为3.6个氨基酸残基（a）。所有羰基（氧用红色表示）指向平行于螺旋轴的相同方向。氨基（氮用蓝色表示，氢用浅蓝色表示）指向相反方向。这些基团之间形成氢键网络（紫色虚线）（b）。C_a原子上的侧链（R）位于远离螺旋轴的外侧。这些侧链在α螺旋表面上旋转延伸形成典型的沟纹模式。这种"螺旋轴-沟纹"模式决定了蛋白质中α螺旋的相互堆积。

　　除了上述两种常见的二级结构之外，扭转角还有其他常见组合。在空间中折叠成球状结构的多肽链必须改变方向。这在所谓的转角区或环肽链区中实现。转角可以根据所涉及的氨基酸数量和结束转角的相互作用类型进行分类。环肽链沿多肽链方向形成C＝O … H—N氢键，反向转角中氢键供体和受体的方向则相反，开放转角由范德瓦耳斯力和极性相互作用保持稳定（图14.6）。Oliver Koch最近评估总结了158个转角类型。

　　什么因素会影响蛋白质的折叠？氨基酸具有亲水和疏水侧链。疏水基团倾向于被包埋在蛋白质的内部（4.2节）。当多肽链在水溶液中折叠时，疏水氨基酸聚集以减少其共同的疏水表面。这就是为什么疏水性氨基酸主要出现在蛋白质的内部。在二级结构中

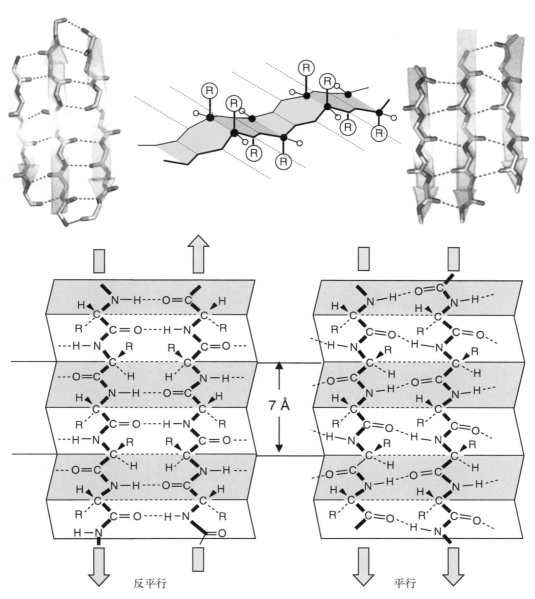

图14.4 第二个重要的二级结构,β折叠由多肽链的多个部分组成舒展构象(图上部)。β折叠可以平行或反平行折叠。它们通过氢键(紫色)彼此交联。这种片状结构呈锯齿状皱纹,称为β折叠片。氨基酸侧链在β折叠的上方和下方交替出现。

主链酰胺键的极性基团全部形成氢键。极性氨基酸的侧链仅当与附近的另一个氨基酸形成极性相互作用时才出现在蛋白质内部。否则,它们将定位在蛋白质表面并指向周围的水环境。蛋白质也可以跨越细胞膜。在接触膜的区域,它们具有大的疏水性表面(14.7节)。如果考虑到蛋白质内部的堆积密度,则其与有机小分子晶体中的堆积密度在同一水平。两者中决定分子堆积的相互作用是完全相同的。

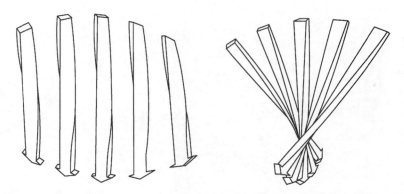

图 14.5　由多条平行链形成的 β 片层发生右旋扭曲。为简化起见，单条 β 链用箭头表示。箭头的内部旋转可以显示出扭转方向。该图从两个垂直方向显示 β 折叠片。

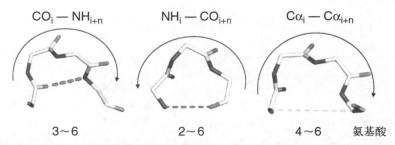

$CO_i — NH_{i+n}$　　　$NH_i — CO_{i+n}$　　　$C\alpha_i — C\alpha_{i+n}$

3～6　　　　　　2～6　　　　　　4～6　　氨基酸

图 14.6　球状蛋白的多肽链在环肽链区或转角区域方向反转，已经发现了许多转角模式。它们由 2～6 个氨基酸组成。普通转角（左）沿多肽链方向上形成 C＝O … HN 氢键（紫色）。反向转角（中）的氢键方向则相反。另一类开放转角（右）通过范德瓦耳斯力和极性相互作用保持稳定。

14.3　通过折叠花式和结构域从二级结构到三级结构和四级结构

　　蛋白质的二级结构组成折叠花式。例如，一个 α 螺旋、一个 β 链和另一个 α 螺旋组成一个折叠花式。多个折叠花式构成结构域并组成蛋白质的三级结构。结构域由 α 螺旋、β 折叠片或两者共同组成。结构域通常具有特定的功能。许多蛋白质由单一的结构域组成。复杂的蛋白质可以由多个结构域组成。四级结构由多条单独的多肽链组成（如血红蛋白）。

　　尽管 20 种氨基酸组合成序列可以实现巨大的多样性，但结构域中可能的折叠模式相当有限。这使得我们可以推测存在多少种折叠模式。在已知的所有晶体结构中，已经发现了 1 150 种不同的折叠模式。尽管作出了巨大的努力，过去几年也没有发现新的折叠模式，所以可以假设有 1 200 种稳定的折叠模式。这个数字基本上是基于球状的蛋白酶和转运蛋白的数据。约 30% 属于图 14.7 所示的类别之一。截至本书（英文版）出版为止，已知的膜结合蛋白结构大约有 100 个。根据这些例子难以对膜蛋白中可能发现的新的折叠类型进行估计。

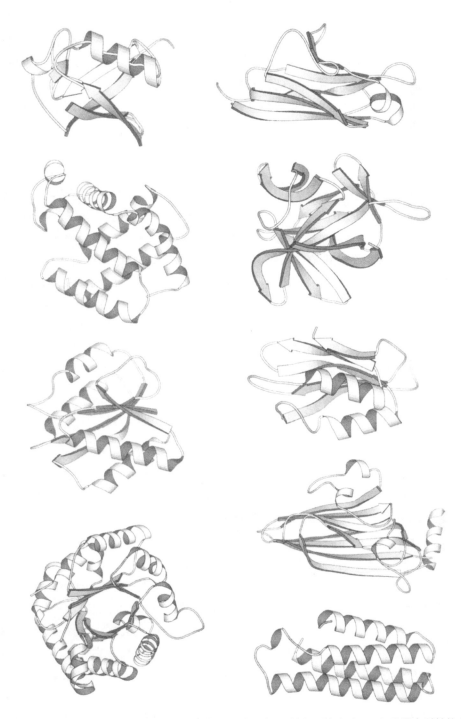

图14.7 多肽链的走向，α 螺旋用螺线表示，β 折叠片用箭头表示，转角用线表示。已知的蛋白质结构中约30% 属于图中所示的类别之一。第一种折叠模式（左下角）是"TIM桶"，其上面的是开放的折叠片结构。

在药物设计中，配体与蛋白质之间的相互作用最受关注。因此，化学家通常仅仅考虑在结构上伸入到结合口袋中的氨基酸。然而，结合口袋附近的蛋白质折叠模式也可以对结合口袋的性质产生影响。例如，朝向结合口袋的螺旋决定了局部静电势，这也可以用于设计仅结合特定折叠类型的蛋白质的选择性配体。

尽管结构测定的技术和方法已经取得了很大进展，对重要蛋白质的结构解析仍可能失败。但是，我们可以解析与其相关的蛋白质的结构，并在此基础上建立所需蛋白质的模型（20.5节）。为此，我们需要知道关于蛋白质的构建和折叠的原理，从而理解蛋白质的哪些部分稳定了骨架，哪些部分决定了功能，以及哪些部分决定了同源蛋白之间的差异。

我们不对这些原理作过于深入的讨论，仅以β桶的折叠模式为例进行说明。多条β链组成的拉伸的β片层可以发生内部扭曲（图14.5）。如果8条这样的β链相互排列在一起，就可以形成圆筒。在已知结构中，我们经常发现这种由8条或更多条β链组成的筒状折叠模式。图14.8所示为这种折叠图案的几种变形，显示了多肽链是根据那些原理如何在空间上折叠的。

在图14.8的示例中，环肽链作为β桶中β链之间的连接元件。此外，α螺旋也可以作为连接元件（图14.7）。桶状结构在表面上形成，连接的α螺旋沿其表面分布。这种折叠模式首先在三磷酸异构酶中发现，因此称为TIM桶（图14.7）。另一种重要的折叠类型是由α螺旋和β折叠片段组成的开放片状结构（图14.7）。在这个折叠类型中，β折叠片不闭合形成圆柱体，而是保持开放状态。α螺旋位于β折叠片的上下方。

14.4 蛋白质的结构和生物学功能是否相关？

蛋白质的结构如何与其功能相结合？例如，是否所有的蛋白酶都有显示相同的折叠模式？大量具有明显不同功能的酶都属于TIM桶结构或开放折叠片结构。许多氧化酶、异构酶、激酶、醛缩酶、合成酶、脱氢酶和蛋白酶属于这两个类别。它们从共同起源开始，向不同方法分化。因此，蛋白质的功能不一定与特定的折叠模式有必然联系。如果进一步分析酶的结构，同一个折叠类型的酶的催化位点处于相同位置。TIM桶结构的催化位点在C端，开放折叠片结构的催化位点在从上至下的连接螺旋发生拓扑学变化处（图14.9）。

决定蛋白质功能的氨基酸位于相邻的折叠片和螺旋之间的环肽链区中。为什么蛋白质的折叠模式与其功能分离？其实这是一个非常有效的进化策略。这样可以将结构域中能够稳定折叠的氨基酸与决定蛋白质特定功能的氨基酸分离，使蛋白质在两个方面同时优化：① 蛋白质骨架在特定折叠模式中的稳定性；② 决定蛋白质特定功能的氨基酸序列。

将决定功能性的氨基酸放置在对蛋白质的结构贡献较小的环肽链区是十分明智的，这样可以实现同时优化上述两个任务的目的。因为在二级结构元件中改变单个氨基酸可能使整个折叠模式不稳定并导致折叠停止。如果用于功能优化的氨基酸位于不影响蛋白质骨架稳定的位置上，那么在功能优化的同时，骨架蛋白不会受影响，就避免了蛋白质折叠不稳定甚至蛋白质折叠停止的情况。

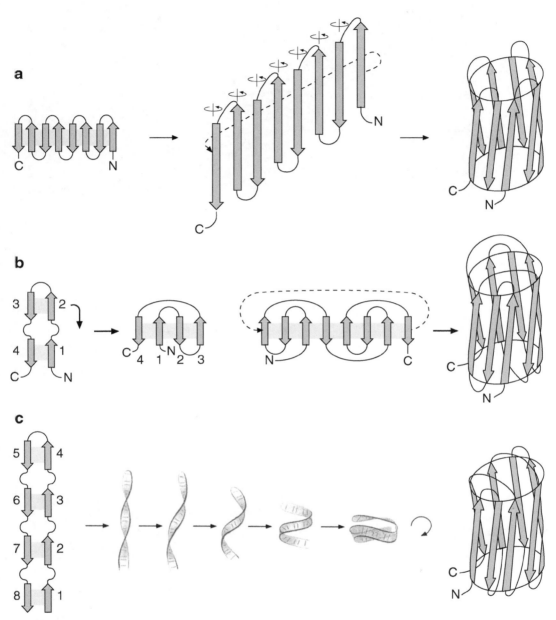

图 14.8 不同折叠模式的 β 桶结构可以被认为是由环肽链区分开的 8 个 β 折叠（箭头）组成的多肽链结构。(a) 当 8 条 β 链按照齿形图案折叠时，形成上下桶。反平行 β 链之间形成氢键，闭合为桶状结构。(b) 多肽链的 4 条 β 链彼此相邻排列，使得第一链与第四链相互作用，第二链与第五链相互作用。然后两个片层的 1 号 β 链排列放置在 2 号 β 链相邻位置。这种多肽链的走向让人联想到希腊花瓶上的雕刻，因此这种模式被称为希腊钥匙。两个希腊钥匙可以组合成希腊钥匙桶。(c) 另一个折叠模式的 β 桶结构由内部扭曲的双 β 折叠形成。多个双 β 折叠组合成一个称为果冻卷的桶状结构。

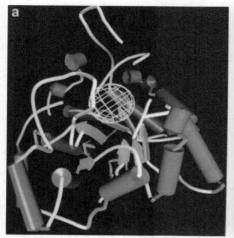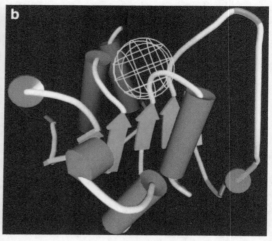

图 14.9 决定折叠模式和蛋白质功能的氨基酸位于不同区域。(a) 结合与转化底物的催化位点（黄色球体）位于TIM桶型结构的末端（α螺旋：红色圆柱体；β链：浅蓝色箭头）。末端通常具有盖子结构。围绕该"盖子"（灰色和绿色）的环肽链上有决定功能的氨基酸。(b) 开放折叠片结构中决定功能的氨基酸位于从上至下的α螺旋发生拓扑学变化的环肽链区。

　　将这一原理发挥到极致的一类蛋白质是免疫球蛋白。作为抗体，它们识别并结合外源性物质，即抗原。为了清除抗原，必须在几天内产生具有高度特异性结合口袋和高亲和力的免疫球蛋白。被识别的物质可能是从有机小分子到蛋白质的任何物质。尽管如此，基于人类的大约25 000个基因可以形成约10^{12}个不同的可变序列。这个实现高度多样性的高难度任务被免疫系统细胞解决。在淋巴细胞成熟期间，使用不同可变基因片段的组合和片段中大量交换氨基酸。以这种方式，在桶状折叠片结构的稳定骨架上形成可变环肽链区（图14.10）。这些生物大分子（所谓的生物药）的治疗价值已被人们认识到。许多人源化抗体在新疗法的开发中被发现（32.3节）。

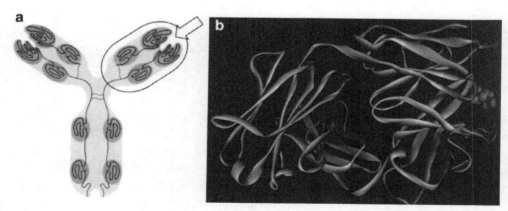

图 14.10 免疫球蛋白形成高度特异性的结合口袋，识别外源性物质的抗原。结合口袋结构的高度多样性通过环肽链区中的氨基酸变异来实现。免疫球蛋白具有Y形结构，可分为躯干（恒定的F_c结构域）和两个相同的F_{ab}分支（a）。F_{ab}分支的多肽链折叠成桶状结构。抗原结合位点以箭头标示。(b) 是（a）中的圆形区域的放大图。位于右侧（有色）负责识别外源性物质的环肽链像手指一样抓住抗原（深红色）。

14.5　蛋白酶对底物的识别和剪切：精致的结合口袋

蛋白酶剪切多肽链，起到酶促降解作用；或者通过蛋白质的剪切，使非活性的前体蛋白形成活性蛋白或活性肽。蛋白酶在其催化位点对底物进行剪切（14.6节，第23章"酰基酶中间体参与的水解酶抑制剂"，第24章"天冬氨酸蛋白酶抑制剂"，第25章"金属蛋白水解酶抑制剂"）。为了专一识别特定的底物，蛋白酶分子表面存在多个结合口袋。这些位于结合口袋的氨基酸与底物的侧链结构互补，使得底物位于催化位点周围。1967年Israel Schechter和Arieh Berger提出一种命名规则，来描述这些结合位点（图14.11）。从N端开始，底物肽的氨基酸位置分别被记为：P_3、P_2、P_1、P_1'、P_2'、P_3'，等等，依此类推。位于P_1和P_1'之间的位置为蛋白酶的剪切位点。蛋白酶分子上结合P_1位点氨基酸侧链的口袋被命名为S_1，依此类推。

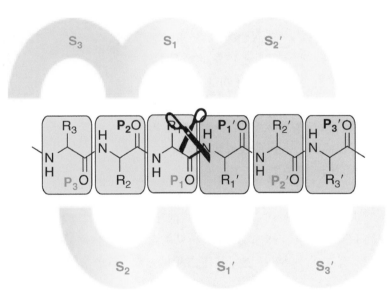

图14.11　从底物肽的N端开始，剪切位点左侧的氨基酸位置分别被记为：P_3、P_2、P_1…；酶分子上相应的结合口袋分别被记为：S_3、S_2、S_1…；剪切位点右侧的氨基酸位置分别被记为：P_1'、P_2'、P_3'…；相应的结合口袋分别被记为：S_1'、S_2'、S_3'…。

最初，这个非常有用的命名法中的氨基酸位置和结合口袋是完全对应的。而对于特定的酶，这些被标记的口袋并不意味着结合口袋真的存在。在三维结构中，两个结合口袋可以作为一个大的结合口袋出现。丝氨酸蛋白酶凝血酶中的S_3和S_4结合口袋确实只有一个大口袋（23.3节）。也有可能底物氨基酸在酶中并没有互补的结合口袋，而是突出在水溶液中。

14.6 从底物到抑制剂：底物库的筛选

具有巨大多样性的多肽库非常容易被合成（11.5节）。如果在多肽上连接一个探针，一旦探针被释放就会产生颜色或者荧光变化（7.2节），那么被标记的多肽就能够用来确定蛋白酶的底物特征。为了确定蛋白酶的底物特异性，就可以把一个大型的多肽库提供给这个蛋白酶（11.1节），然后确定出被剪切的比较完全的多肽。图14.12中给出了一组被标记的组成已知的四肽，它们能够很好地分别被胰蛋白酶、Xa因子、纤溶酶和糜蛋白酶剪切。带有如精氨酸或赖氨酸的碱性侧链的多肽能够很好地被胰蛋白酶、纤溶酶和Xa因子剪切。Xa因子基本上可以特异性剪切P_1位置为精氨酸的多肽。而糜蛋白酶的作用完全不同，它喜欢剪切P_1位置为芳香族氨基酸，如酪氨酸、苯丙氨酸和色氨酸的多肽。P_2到P_4位置的氨基酸的选择性不如P_1显著。对于胰蛋白酶，如果四肽P_1位置为精氨酸，而P_2位置为支链氨基酸，如苯丙氨酸、酪氨酸、色氨酸、异亮氨酸或者缬氨酸，其剪切作用将会非常弱。胰蛋白酶也不太偏爱剪切P_2位置为带碱性侧链的氨基酸的四肽，而其对P_3和P_4位置的氨基酸没有选择性。对于Xa因子，它偏好性地剪切P_2位置为甘氨酸的四肽，其对P_3位置的氨基酸没有选择性，而对P_4位置的氨基酸选择性更强。此类实验能够揭露出蛋白酶对底物的识别特性。酶和底物之间通常具有性质互补的特点，这能在抑制剂的设计时候激发灵感。

这个设计思路已经被加州大学伯克利分校的Jonathan Ellman研究小组应用到半胱氨酸蛋白酶上。他们合成了一系列在被剪切位置的N端带有荧光标记的底物，而在底物分子的另一边则带有不同的有机官能团。如果底物分子能被蛋白酶剪切，那么其有机官能团肯定与酶分子的结合口袋结合。因此，酶对底物分子的转化表明了被测试分子与酶分子的结合。该方法可以很好地用于对化合物的筛选。通过这种方式发现的化合物可以很容易地通过化学方法转变成抑制剂。例如，如果被剪切的酰胺键被替换为醛官能团，就可以开发一种与多肽几乎没有共同之处的半胱氨酸蛋白酶抑制剂（23.9节）。

14.7 当晶体开始舞动起来：从静止的晶体结构窥探其动态变化及反应特性

从晶体结构中，我们可以提取出什么样的分子动力学和反应特性的信息？即使在固体中，分子振动也是可见的，这点可以通过电子密度的清晰程度反映出来。如果一个分子参与到反应中，旧的化学键被打破，新的化学键形成。酰胺键的形成和裂解是生化过程中的核心任务。分子14.2含有一个酰胺基团和酯基（图14.13）。如果让这种化合物的晶体受热，在固体状态下，将会发生反应生成分子14.3。在初期的晶体结构中，该分子的几何形状是有利于反应进行的。

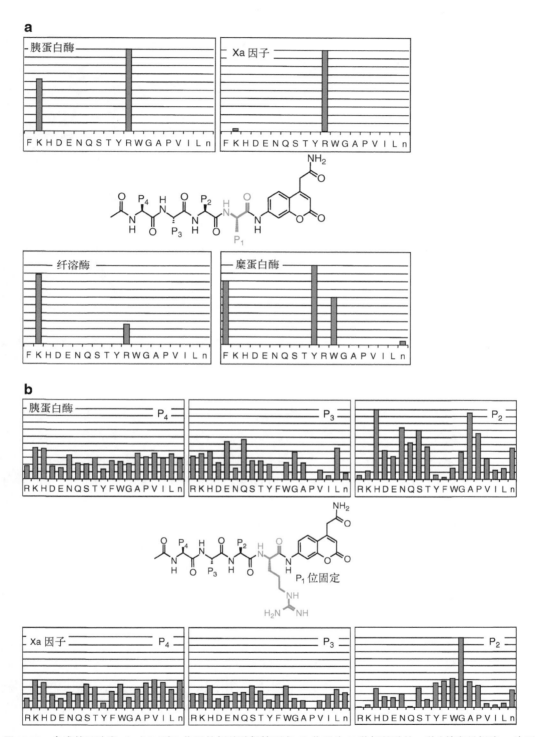

图14.12 合成的四肽库。(a)P$_2$到P$_4$位置的氨基酸保持不变,P$_1$位置为19种氨基酸的一种(单字母标注,n为正亮氨酸)。胰蛋白酶在精氨酸或赖氨酸后剪切多肽,Xa因子在精氨酸后剪切多肽,纤溶酶在赖氨酸后剪切多肽。(b)如果P$_1$位置为精氨酸,其他位置氨基酸不确定时,胰蛋白酶对P$_2$、P$_3$和P$_4$位置的氨基酸几乎没有选择性,而Xa因子偏好性地剪切P$_2$位置为甘氨酸的四肽。

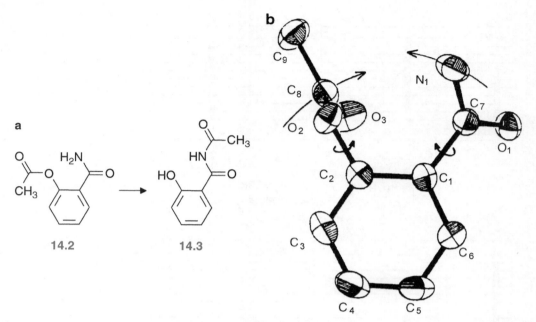

图 14.13　如果让 14.2 分子晶体受热，则该分子的酯羰基与酰胺基团的氨基反应，在 N_1 和 C_8 原子之间形成酰亚胺键，生成 14.3（a）。在反应中，一些潜在的分子振动肯定在反应中消失（b）。同时 C_8 和 O_2 之间的酯键在反应过程中被剪切。

　　化学反应中官能团几何定向的变化信息，对于理解伴随发生的结构变化非常关键。这是设计过渡态类似物抑制剂的前提（6.6 节和 22.3 节）。鉴于酰胺键的形成或裂解，不免提出问题：在亲核反应过程中，氨基从哪个方向进攻羰基碳以形成新的化学键？

　　在 20 世纪 70 年代，Hans-Beat Burgi 和 Jack Dunitz 开始从晶体结构中提取反应过程中的几何变化信息。在电影和电视出现之前，人们开创性地使用一些技巧，如像翻书页一样翻开不断变化的画面（图 14.14），使图片上的物体运动起来，以赋予一个动态故事影像。让我们想象一下，由于频繁使用，小书的页面已经分崩离析，变得混乱了。你必须使之再次按照正确顺序排列。此时，就需要一个排序标准。而组织结构数据来描述一个化学反应也是类似的。从已知晶体结构的数据库中搜索特定的晶体结构，其中氨基在羰基附近，如分子 14.2 结构所示（13.9 节），最后把它们按一定的逻辑顺序排列（图 14.15）。

　　通过对晶体结构数据的系统性比较，可以有助于直接理解分子的结构特征，如获取最佳构象（16.4 节）。同样，也可以对非共价相互作用的几何结构进行评估。组氨酸的侧链咪唑环含有两个氮原子，在中性条件下，其中一个氮原子是氢键受体，另一个是供体。在低分子量晶体结构数据库中，有数百个含有咪唑环的分子结构，实际上，这些结构中的咪唑环通常是与相邻分子存在受体和供体的相互作用。基于它们共同的咪唑环，将所有这些结构彼此叠合（图 14.16），就会发现咪唑环的氮原子对应的氢键搭档在哪个空间朝向。在药物分子的从头设计过程中，可以通过以上方法预估在蛋白质结合位点负责与配体官

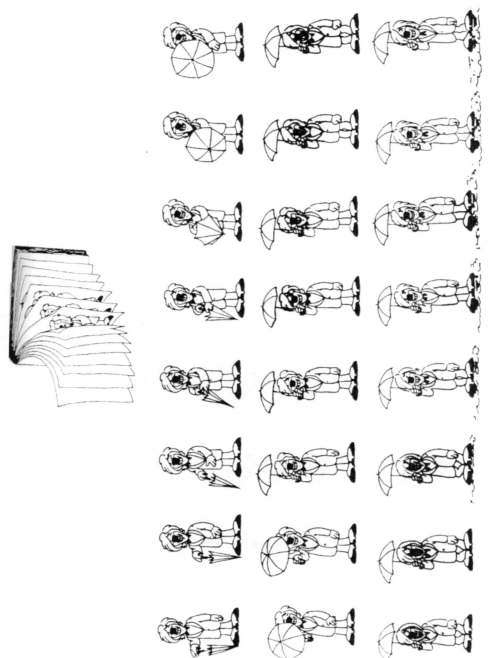

图 14.14　如果这本故事书的页面翻页足够快,就会给人一个动感的印象。

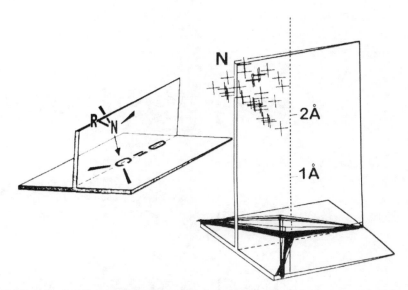

图 14.15 通过亲核加成，酰胺键得以形成或断裂。在反应过程中，亲核试剂，如氧或氮原子，接近平面的羰基碳原子，抬升 3 个相邻原子组成的平面，形成四面体构象。在低分子量晶体结构中，发现了氮原子通过一个单键及范德瓦耳斯力靠近羰基的例子。通过叠合这些数据，可以推断亲核氮原子从"背后"接近羰基，使得羰基碳向亲核试剂方向迁移出平面。这种反应的几何结构也决定了各种水解酶催化中心的结构组成（22.3 节）。

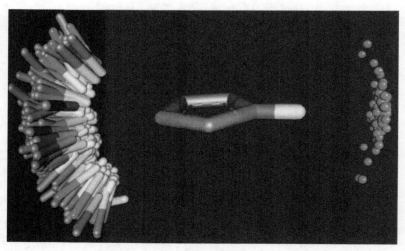

图 14.16 低分子量化合物的晶体结构的叠合，提供了咪唑环的氮原子周围可能的氢键供体（左）和受体（右）的几何轮廓。可相应找到所有具有咪唑环的结构，其两个氮原子中至少一个参与形成氢键。这些结构的叠合就显示了相互作用基团预期出现的位置。

能团可能的相互作用位置（第 20 章"蛋白质模拟和基于结构的药物设计"）。此外，这些信息对于比较分子的结合性质（第 17 章"药效团和分子比对"）及探索其结合口袋中特定的配体结合位点（热点）是必要的。剑桥大学的晶体数据中心建立的 Isostar 数据库含有大量此类关于几何接触和空间分布的信息。

14.8　解决同样问题的方案：具有不同折叠的丝氨酸蛋白酶有同样的功能

在14.4节中已经指出，决定蛋白质折叠和功能的氨基酸位于结构的不同部位。对于具有同样功能的酶，大自然有同样的解决办法：通过不同的折叠。

在第23章"酰基酶中间体参与的水解酶抑制剂"，将会详细地讨论丝氨酸蛋白酶的功能和治疗意义。对于丝氨酸蛋白酶，其由3个氨基酸组成的催化三联体，在加速酰胺键水解过程中起关键作用。丝氨酸蛋白酶的催化三联体由丝氨酸、组氨酸和一个酸性氨基酸，如天冬氨酸或谷氨酸组成，形成典型的空间构象。这类构象的几何特征能够形成亲核反应所需要的特定狭小空间（14.6节和23.2节），是酰胺键的裂解的理想环境。

胰蛋白酶由两个桶状亚基组成（图14.17a），催化位点位于两个亚基的界面。枯草杆菌蛋白酶是另一类丝氨酸蛋白酶，属于开放式折叠片结构，催化三联体位于折叠片边缘处的环肽链区（图14.17b）。如果将这些参与催化的氨基酸从蛋白质结构中抽提出来并进

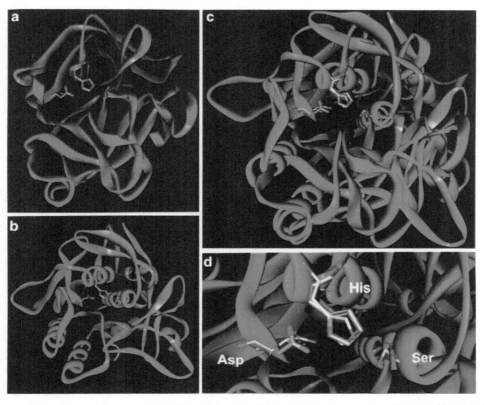

图14.17　胰蛋白酶（a，红色）和枯草杆菌蛋白酶（b，绿色）都是丝氨酸蛋白酶。它们的催化三联体均由丝氨酸、组氨酸和天冬氨酸组成。然而，这些功能确定性氨基酸是位于完全不同的折叠模式中。在右上图中，显示了两个蛋白质的肽链彼此叠合（c）。尽管如此，催化三联体氨基酸的侧链处于相同的空间位置（d）。多肽链的走向用彩色飘带表示，同时也显示了3个催化氨基酸侧链的空间构象。

行空间叠合,很明显这些催化三联体具有相同的几何形状。除了所述的酶之外,在脂酶和酯酶中也存在这种催化三联体（23.7节）,它们也剪切肽键或酯键。虽然它们呈现出不同的折叠,但是其催化三联体的几何构象仍然相同。

14.9　DNA结构作为药物靶点

我们的遗传信息编码在分子上。DNA是一个线状的分子,直径约为20 Å,舒展状态下长达2 m。DNA分子形成双螺旋结构（图14.18）。在DNA分子外侧,由核糖和磷酸组成的聚合链紧紧围绕碱基对。碱基通过氢键——互补成对,嘌呤碱基（腺嘌呤A和鸟嘌呤G）总是与嘧啶碱基（胞嘧啶C和胸腺嘧啶T,在相关的RNA分子中,胸腺嘧啶被尿嘧啶U代替,图14.18、图14.19）相互作用。沿着双螺旋的中心轴,每旋转1周有10个核苷酸,每一转的高度（螺距）为34 Å。两条聚合链相互缠绕,在分子表面形成两个不同尺寸的大沟和小沟（图14.18）。如果沿着双螺旋的大沟和小沟,从侧面观察DNA,就可以看见碱基对的特征。小沟中有3个作用特征决定与其他分子的相互作用,而在大沟中则有4个。有趣的是,在大沟中每个碱基对都是暴露的,所以能识别出明确的碱基序列;而在小沟中,只能区分AT/TA或GC/CG之间的区别（图14.19）。

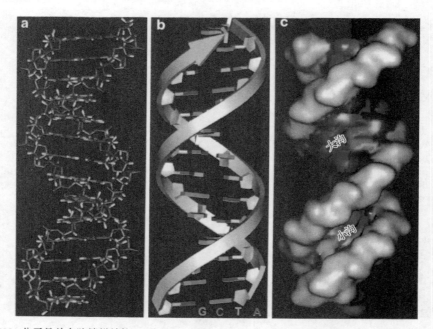

图14.18　DNA分子是单台阶楼梯结构。1个碱基对形成一步台阶。核糖磷酸链像双栏杆一样挂起台阶。在DNA分子表面,形成1个大沟和1个小沟。（a）一段由14个碱基对组成的DNA片段;（b）片段的示意图,核糖磷酸骨架以灰色箭头表示,胸腺嘧啶、腺嘌呤、胞嘧啶和鸟嘌呤分别用浅蓝色、红色、紫色和浅绿色表示;（c）DNA分子表面的模型,其中强调了大沟和小沟之间的尺寸差异。每个碱基根据它们的相互作用特性顺序排列（蓝色:氢键供体;红色:氢键受体;灰色:疏水作用）。

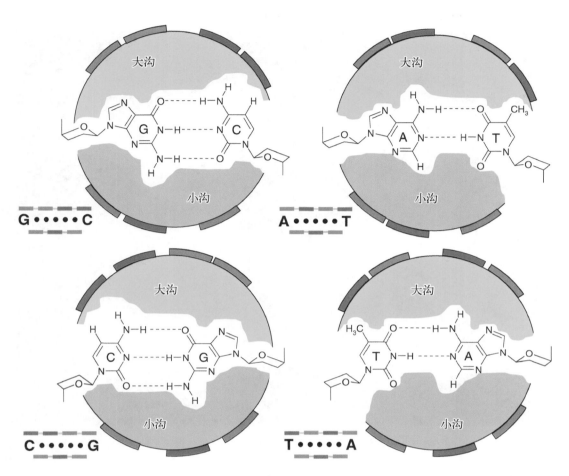

图14.19 DNA分子上的碱基对。DNA分子上的碱基对: 胞嘧啶(C)与鸟嘌呤(G)、胸腺嘧啶(T)与腺嘌呤(A)通过氢键互补形成双螺旋的各个台阶, 每个碱基都含有核糖磷酸基团, 使得双螺旋结构具有小沟(绿色)和大沟(黄色)(图14.18)。如果沿着螺旋轴看, 在大沟中可以看到4个作用基团, 作为氢键供体(蓝色), 受体(红色)或具有疏水性(灰色)。在小沟中存在3个相同的作用基团, 如果试图从小沟读取相互作用模式, 碱基对GC或CG、AT或TA则被识别为相同, 其作用模式不可能被区分。然而在大沟中, 参与相互作用的基团都暴露在外, 其作用模式是清晰明确的。因此, 蛋白质从大沟读取DNA信息。

　　每3个相邻的碱基对编码1个氨基酸(32.6节)。为了准确无误地读取DNA信息, 调节基因表达的蛋白质(所谓的转录因子)从大沟侧面读取信息(28.2节), 这样才有可能明确地读取遗传密码(AT、TA、GC、CG)。由于很多磷酸基团都朝向外侧, 导致DNA分子富含电荷, 这些电荷主要通过与镁离子形成离子对而被中和。由于其在遗传信息传达中的重要作用, 几种重要药物通过作用于DNA发挥作用。这里简单介绍两个例子, 活性金属配合物顺铂分子14.4可以与DNA分子上两个相邻的核酸碱基上的氮原子交换其两个氯原子(图14.20), 致使DNA分子扭曲, 从而导致其序列信息不再可读。顺铂及其类似的衍生物如卡铂, 作为有效的化学治疗剂被应用在癌症治疗过程中。柔红霉素14.5是另一类具有不同作用方式的药物代表, 但它同样阻止了DNA碱基对的阅读, 该分子的平

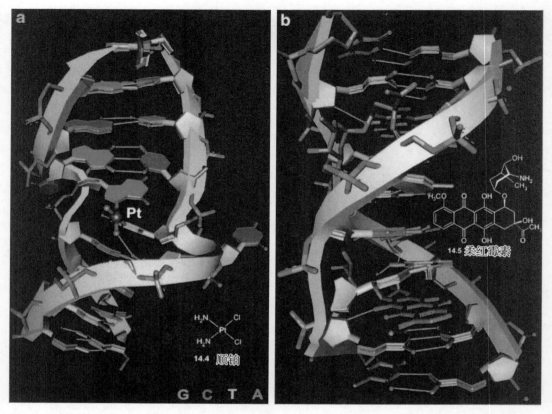

图 14.20 与顺铂 14.4（a）反应后或插入柔红霉素 14.5（b）的寡聚 DNA 片段的晶体结构。在这两种情况下，DNA 分子严重扭曲，在细胞分裂时其遗传信息不能被读取。顺铂用其两个氯原子替换 DNA 上相邻的两个核糖碱基（这里是鸟嘌呤）的氮原子；柔红霉素用其四环平面结构部分，插入两个相邻的碱基对之间，沿着螺旋轴打开 DNA，其氨基糖部分结合在 DNA 小沟中。

面部分深深地插进两个相邻的碱基对之间，沿着螺旋轴打开 DNA 分子链，导致 DNA 的结构变形（插入）。这种经静脉内给药的细胞抑制剂常用在急性白血病的组合治疗方案中。许多天然产物也通过"插入"机制来实现其抗菌活性。其他药物研究方法尝试使用 DNA 片段进行治疗，这些修饰的寡核苷酸治疗剂在 32.4 节中进行讨论。

14.10　概要

* 蛋白质的多肽链上每第三个键为 1 个酰胺键，这是构成蛋白质骨架的基本结构单元，平面的酰胺键的空间顺序排列决定了蛋白质的整体结构。
* 酰胺上氨基和羧基形成的氢键以特定方式排列，从而形成 α 螺旋和 β 折叠结构。多肽链在空间上通过转角改变走向，赋予了蛋白质显著不同的空间几何结构。
* 螺旋、折叠片层和转角这些二级结构元素，组装成基序和结构域，从而形成蛋白质的

三级和四级结构。

- 蛋白质功能不一定与特定的折叠模式相关联，而对于同一折叠类型的蛋白质，其配体结合位点和催化位点均处于相同位置。
- 大自然的进化使稳定结构折叠的氨基酸和决定蛋白质特定功能的氨基酸区分开来，从而保证蛋白质在两个方面的分别优化。
- 蛋白酶通过剪切位点两边精致的结合口袋来特异性地识别底物多肽序列。
- 带有可光度测定的或者荧光标记等修饰，并且可被蛋白酶剪切的多肽库能够帮助我们更好地阐述不同蛋白酶的底物特征。
- 将多个晶体中的分子结构按照动力学顺序排列可以揭示催化反应的动态过程。
- 催化特定化学反应的氨基酸残基的空间排列是高度保守的，即使在不同折叠类型的蛋白质上也可以存在类似构象。
- DNA分子编码遗传信息。两条核糖-磷酸多聚链缠绕在连续互补的碱基对上形成双螺旋结构。双螺旋中心的碱基通过氢键配对，使得DNA的两条链互补。核糖-磷酸多聚链之间形成1个大沟和1个小沟，只能从大沟读取编码碱基对。

翻　　译：李颖洁　黄　炜　安　娇
译稿审校：孙宪强

参考文献见二维码。

第 15 章
分子模拟

在化学学科中，分子通常以其二维分子结构形式来表达。实践证明，这种表达形式是非常有效的，这在很大程度上归功于化学家能够快速理解和识别分子结构的能力。然而二维形式的结构也有自身的局限性，尤其是它不能直观地展现分子的三维结构。而三维结构对于药物的物理、化学和生物学特性及药物设计都是非常重要的，因此，结构测定（第13章"结构测定的实验方法"）就显得特别重要。无论何时，只要有可能，都会参照已知活性化合物和靶蛋白的三维结构来解释结构与活性之间的关系（构效关系）。尽管如此，很多时候却没有现成的三维结构。在这些情况下，只能采用模拟的三维结构来解释实验结果。

15.1　三维结构模型是化学研究的利器

三维模型的应用可以追溯到Jacobus H. van't Hoff和Joseph Le Bel。另外，在Emil Fischer的自传 *Aus meinem Leben* 中也有关于三维模型的描述。在这本书里，他这样记述了自己在意大利度过的一个假期：

在1890年末到1891年初的那个冬天，我忙于弄清楚糖的立体结构，但还是没有完全弄清楚。在博尔迪盖拉（Bordighera）的时候，我想到了戊糖的立体结构或许与三氧戊二酸的结构有关联。由于缺乏一个模型，我还不知道三氧戊二酸在理论上对研究糖的立体结构有多大程度的帮助，所以就这个问题我请教了Baeyer。他以极大的热情来处理我这个问题，并直接用面包球和牙签将碳原子构造出来。但是经过多次尝试之后，他放弃了，显然是由于太困难了。后来在维尔茨堡（Würzburg）我将模型考虑好之后设法找到了令人信服的解决方案。

Linus Pauling提出了用α螺旋作为蛋白质二级结构的论点。

Linus成功的关键在于他掌握了结构化学的基本规律，只盯着X线片是不可能发现α螺旋的。相反，重要的技巧是要知道哪些原子喜欢排列在彼此旁边。这项工作的主要工具是一套表面上类似于学龄前儿童玩具的分子模型，而不是铅笔和纸张。

诺贝尔奖得主James Watson在他的书 *The Double Helix* 中描述了Pauling的方法。Pauling的成功也是基于他对理论化学知识的精通。Pauling知道酰胺键具有1个刚性平面的结构,而他的竞争者William Bragg、MaxPerutz和John Kendrew则认为酰胺键是柔性的。James Watson和Francis Crick与Pauling以同样的方式来研究DNA的结构。

我们找不到任何理由来说服自己不像Pauling那样来探索DNA的结构,我们所要做的就是做出一套分子模型来摆弄,若是幸运,将摆出一个螺旋结构。

使用分子模型肯定不是纯粹的娱乐,书中写道:

我们最初使用模型的情况并不乐观,即使只涉及15个原子,它们仍然从控制距离的夹子中掉落下来。过了很多天我们还没有建立起任何像样的模型,我们不仅缺乏像嘌呤和嘧啶这样的组分,而且还不知道如何组装磷原子。我们的机械师至少需要3天才能制作出一个最简单的磷原子模型。

有了这样的时代背景,Watson和Crick的成就更加令人信服。他们由于阐明了DNA的双螺旋结构,获得了1962年度的诺贝尔奖。这个例子强调了模型在科学研究中的重要性,用Francis Crick的话来说:"一个好的模型是无价的。"

15.2　分子模拟的策略

与20世纪50年代和60年代相比,今天的电脑有着快速处理图形文件和高速计算的能力。目前已有专门的软件用于处理分子模型,并且已经建立了分子模拟这一新的领域,包括显示和处理分子的三维结构,以及分子物理化学性质的计算。表15.1总结了一些分子模拟中最重要的技术方法。

表15.1　药物研究中最重要的分子模拟方法概览

技术	目标
交互式计算机图形显示	显示三维结构
小分子模拟	产生三维结构(CONCORD,CORINA)
	分子力学-力场
	分子动力学
	量子力学技术
	构象分析
	计算物理化学性质
分子比对	根据相似性叠合分子
	比较体积
	3D-QSAR(如CoMFA法)

续　表

技术	目标
蛋白质模拟	序列比对
	蛋白质同源模建
	蛋白质折叠模拟
蛋白质–配体相互作用模拟	结合常数计算
	分子对接
配体设计	三维数据库搜索
	基于结构的配体设计
	从头设计
	虚拟筛选

从原理上来说，我们可以从两方面开展分子模拟。一种可能是从实验数据来推测研究对象的三维结构和物理化学性质。另一种是用第一性原理的方法进行尽可能准确的预测，如量子化学法和力场计算法。在实践中，两种方法可以同时使用，并且越来越多地联合使用。当存在相关的三维结构被实验确定时，应该尽可能地利用这些结构来构建模型。另外，量子化学和分子力学方法也是广泛适用的，并能提供可靠的结果。

三维结构模型的构建分为3个步骤：

● 生成起始模型。

● 优化和分析。

● 使用模型。

在生成起始模型时，应该尽可能与实验的结构接近。为了达到这一点，可以参考活性物质的晶体结构。剑桥晶体学数据库存储着实验确定的小分子三维结构，可以拿来用于搜索与目标小分子最接近的小分子结构，然后通过力场计算来优化分子。

以分子模型工具包中的数据库为基准，标准的软件可以将二维分子结构式转化为三维立体结构。这些"分子构建工具包"中有键长、键角及常用片段的立体结构列表，通过这些数据，可以根据复杂的规则体系来构建分子的三维结构。它们能在刹那间从二维分子式确定其三维结构。表现最为突出的两个软件包是由得克萨斯州奥斯丁（Austin, Texas）的 Robert Pearlman 开发的软件 CONCORD 与来自 Erlangen 大学的 Johann Gasteiger 和 Jens Sadowski 开发的 CORINA。这两个软件都用于生成小分子的三维结构。然而蛋白质的三维结构无法通过这些软件构建，那需要更加复杂的技术（20.1 节）。

15.3　基于知识的方法

分子模拟中最常用的方法可能是基于知识的方法。对实验确定的分子结构、晶体堆积、蛋白质结构、蛋白质序列及通过蛋白质-配体复合物总结出结构-活性关系等方面的知识积淀，都可以用来解决相关问题。科学家为了应用计算机程序的方法来模拟实验方法，初期需要收集和分析尽可能多的实验数据。剑桥晶体学数据库是重要的信息来源，其中有500 000多个小分子的晶体结构。蛋白质数据库（PDB）包括有80 000多个蛋白质和DNA结构。分子的物理化学性质也可在数据库中查到，如Beilstein数据库中有1 000万种化学结构，其中20 000多种化合物带有pK_a数据。最大的挑战是如何从海量的数据库信息中提取出问题的答案。此外还需要考虑到不同来源的数据可能存在的一些错误。

关于DNA序列的数据在近期急速增长，数以百计的基因组已被测序，并且每周都在更新。在近乎无限数目的序列中进行搜索只能通过智能化的搜索流程来实现。基于知识的方法在分子模拟领域和蛋白质结构的模拟中起核心作用。

15.4 基于力场的方法

基于力场的方法，或称为分子力学，是一种基于经验的计算分子立体结构的方法。基于力场计算的目的是要确定1个分子或几个分子复合物的低能三维结构。原子之间的作用力，包括共价相互作用力和非共价作用力，都以可解析的合适的参数形式来描述。分子力学的核心思想是假定分子的键长和键角都在标准值附近振动。空间相互作用，即不直接相互连接的两个原子的排斥作用，可导致某些键的长度和角度不在最理想的状态，这些排斥相互作用力可以归属于范德瓦耳斯相互作用。在1946年，首次提出的3个术语：范德瓦耳斯相互作用、键伸缩作用和键角变形作用，用于计算分子的结构和能量。然而在当时却很难进行这种计算。在计算机性能提高之后，分子力学的重要性才显现出来。除了最初提出的3项相互作用之外，目前经典的力场还包含围绕二面角旋转的能量贡献（图15.1）。此外，许多力场还包含静电相互作用这一项，为此必须为每个原子分配点电荷。这些电荷的总和就是整个分子的形式电荷，多数情况下分子的形式电荷为零。

对于静电相互作用，可以用库仑定律来计算，该定律阐明了电荷之间的相互作用与它们之间距离的平方成反比，或者说势能与距离成反比。电荷的分配与正确介电常数（ε）的选择对于正确计算静电相互作用至关重要。介电常数在库仑方程的分母中，在水介质中$\varepsilon=80$，在真空体系中$\varepsilon=1$。因此，在水中的静电相互作用衰减得非常迅速，而在真空体系中它们的作用范围更大。这也导致在蛋白质的力场计算中，选择正确介电常数是非常困难的。研究人员已经尝试过在$\varepsilon=4\sim20$的很多数值。这些常数有时被认为是依赖于环境的，在蛋白质表面附近会选择比在蛋白质内部更大的介电常数。对于范德瓦耳斯相互作用，可以用Lennard-Jones势能来近似描述。其中原子与原子之间的吸引相互作用

$$E = E_{键长} + E_{键角} + E_{扭转} + E_{非共价}$$

$$E = \frac{1}{2} \sum_{键} K_b (b - b_0)^2$$

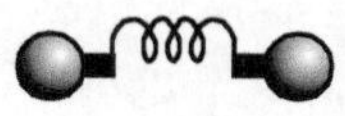

$$+ \frac{1}{2} \sum_{键角} K_\Theta (\Theta - \Theta_0)^2$$

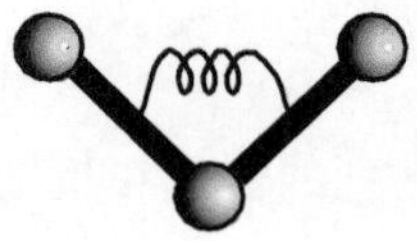

$$+ \frac{1}{2} \sum_{扭转角} K_\Phi [1 + \cos(n\Phi - \delta)^2]$$

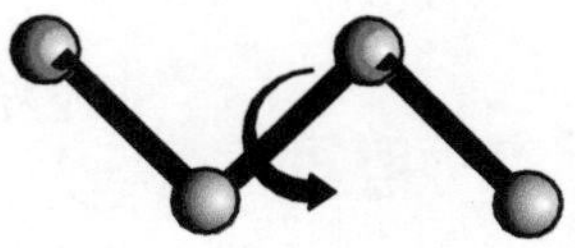

$$+ \sum_{非键原子对} (A_{ij} r_{ij}^{-12} - C_{ij} r_{ij}^{-6} + q_i q_j / \varepsilon r_{ij})$$

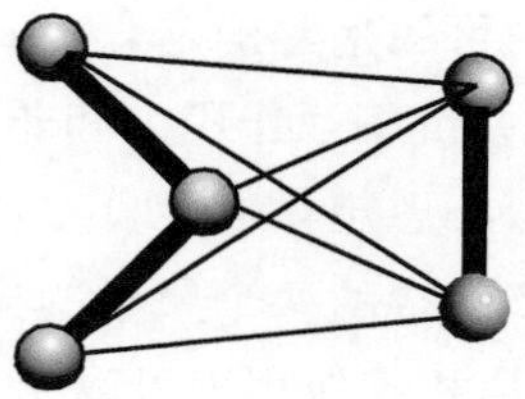

图15.1　E是一个分子或几个分子复合物的总能量，由多种能量项组成。第一项描述了化学键在拉伸或压缩时的能量变化，图例中用力常数K_b和平衡键长度b_0作为参数描述了所谓的谐振势。第二项描述了键角函数Θ对能量的贡献，谐振势同样用力常数K_Θ和平衡常数Θ_0来描述。第三项描述了随着二面角改变导致的能量变化。最后一项代表非共价相互作用，是由3项相互作用的总和决定。其中第一项A_{ij}/r_{ij}^{12}总是正值，随着距离的减小迅速上升，它描述了原子之间在过分靠近时的排斥。$-C_{ij}/r_{ij}^6$的贡献总是负值，它描述了原子间相互吸引的作用，也称为色散相互作用。这一项随着距离r_{ij}的增加而接近零，但比排斥项变化的慢。极性分子之间的其他吸引相互作用与$1/r_{ij}^6$成比例（有关势能的描述见第18.12节，图18.5）。最后一项$q_i q_j / \varepsilon r_{ij}$描述了基于库仑定律的静电相互作用，它是基于点电荷模型，介电常数为ε。去除静电项，非共价作用对于总能量的贡献，称为范德瓦耳斯力。

力以$1/r^6$的比例衰减，排斥作用则以$1/r^{12}$的比率下降（图15.1）。这两项组合的结果是，在原子相互靠近时的作用力变化幅度非常大，而当距离越大其越接近零，在中间经历势能最小值（图18.5）。除了以$A/r^6 \sim C/r^{12}$的梯度变化外，力场中也存在其他形式的依赖距离的梯度变化或者指数变化的势能项。

　　力场是通过与实验数据和高精度的量子力学计算结果校对得出的。小分子的三维结构及红外和拉曼光谱都可以用来衍生出力场常数。显然两个碳原子之间的单键必须使用不同于双键的参数。因此，在力场中会为每种元素分配多种不同的原子类型。参考有机小分子的晶体堆积方式可以提供非键相互作用信息。不同的pH条件下,氨基酸或活性化合物的许多官能团(所谓的可滴定基团)可以发生质子化或去质子化的状态变化。这些质子化的状态对分子间相互作用强度有着决定性的作用。官能团的酸度或碱度基于pK_a值,其表明了一个基团容易接受或释放质子的程度。这个性质在很大程度上取决于该基团所承载的点电荷,以及该基团紧邻原子的带电状态。因此,如果改变官能团周边的环境,则其pK_a值发生变化。例如,当羧酸接近正电荷时,羧酸的酸性增强。与之相反,如果带部分负电荷的基团在附近,它们的酸性特征就会发生变化。在力场计算过程中,必须考虑这种影响,以使其可以尝试用来预测蛋白质-配体复合物的质子化状态。通过评估可滴定基团所有可能的质子化状态组合来确定其形成复合物时的能量贡献,可以评估官能团pK_a值的偏移。

在第4章"蛋白质-配体相互作用是药物效应的基础"中强调了水作为结合助手在形成蛋白质-配体复合物时的重要性。复合物形成会导致参与形成复合物分子的溶剂化条件发生变化,在力场计算中必须考虑这一点。为此,力场通常还需联用其他计算溶剂化能的方法。新的方法,如MM-PBSA或MM-GBSA,都采用表面积分的方式计算这部分贡献。

起始构象的选择对于任何力场计算都很重要,通过力场计算使其能量最小化。从高能的构象开始,力场计算将构象能量沿"下坡"路走到多维能量表面中的一个局部最小值(16.2节)。如果从两种不同的构象为起始构象,则所得到的最小化能量结构也可能不同。有许多分子,尤其是蛋白质-配体复合物,可能会呈现多种不同的低能构象。因此建议从不同的构象开始进行多次力场计算。

15.5　量子化学方法

在量子力学方法中,通过使用薛定谔方程计算分子的电子排布。然而,它的数学解析解只能在计算简单的分子,如氢原子或氢的分子离子H_2^+,才能得到答案。对于具有多个电子的分子,必须使用近似的方法来解决量子力学的"多体问题",最常用的近似是Hartree-Fock方法。在这里多体问题被分解成为多个单体问题,分子内的电子-电子相互作用总和被可以迭代优化的有效场取代,正是由此得出常用的名称SCF(自洽场)。该模型中的每个电子能"感受到"除了来自原子核势能之外的剩余电子平均势能。分子中每个电子的状态由只针对单个粒子的方程来描述,即所谓的原子轨道(AO)或分子中的分子轨道(MO)。整个分子的波函数就是用分子轨道的反对称乘积来表示,在使能量最小的条件下优选轨道得到Hartree-Fock方程。Hartree-Fock方法的主要缺陷是忽略电子的相关效应,虽然可以用更精细的方法进行纠正,但是计算时间会大量增加。

量子力学的从头计算可以直接计算分子结构和电子密度分布及分子性质,不需要像力场计算那样需要一些假设。多数情况下很难对原子的杂化状态先验地进行预测,如胺和磺酰胺,通常不可能预测与氮结合的原子是否在同一平面,或者氮原子是否处在类似金字塔的构象中。在力场计算中,必须从一开始就指定原子的原子类型(即在上述情况下假设它应该是平面还是锥形氮原子),如果原子类型选择错误,结果当然是无意义的。量子力学计算不需要这样的假设。

大多数力场使用点电荷模型来描述静电相互作用。一种得出原子电荷的方法是通过量子力学方法来计算小分子基团的静电势,随后转化成一组局部电荷指定给不同的原子核,这样通过量子力学计算得到的电荷就尽可能精确,这些电荷可转移到针对大型体系的力场计算中。

在药物设计中量子力学计算的另一个重要应用是通过计算小分子的构象能量来校准力场,目前蛋白质和多肽的力场就是基于量子力学计算小肽的构象能量而开发出来的。

与力场方法不同,量子力学方法能够考虑由相邻基团影响引起的电子密度极化效应。例如,α螺旋中的酰胺键偶极子都具有相同的取向,这些偶极的加和产生了很大的总偶极矩,结果大量汇集的偶极子可以使位于螺旋末端的其他基团极化,而这种诱导偶极在力场方法中没有完全描述。然而对于量子力学方法来说,这却不是问题。另一个重要的应用领域是化学反应,除了少数特殊情况外,力场的方法几乎不能参数化,在这里量子力学是唯一可能的理论计算方法。

量子力学方法要比力场方法缜密得多,它们通常被称为从头计算法,其精确度决定了它消耗时间巨大。因此,这些技术在处理大体系时会遇到麻烦。为了解决这个问题,其他一些对计算要求较低的方法也相应出现。这就是一些所谓的半经验方法,在这些方法中,从头计算方法中一些限速步骤的积分,被可快速计算的近似代替。尽管精度有所降低,但由于大大节约了计算时间,常规的半经验方法可以应用于活性分子和蛋白质的计算。密度泛函理论代表了另一种更快的从头计算方法。利用该方法,多体系统可以在基态下计算出依赖于位置的电子密度分布,避免了在多体系统中对薛定谔方程进行完全解,然后从电子密度导出所有的性质。针对蛋白质-配体体系的此类计算方法也取得了一些发展,比如用量子力学方法处理核心区域,如结合位点或催化反应中心;而周围区域用更快的力场方法(QM/MM方法)来近似计算。

15.6 计算分子的性质

分子力学或量子化学计算给出的初始结果是一组定义分子三维形状的原子坐标,这可以用来做什么呢? 其中一个重要应用就是确定构象的能量:这是与分子不同构象之间相比之后的相对能量(16.1节)。

　　分子的另外两个性质也可以通过计算得出：分子的形状和大小及其电子特性。当前使用的分子图形显示软件都具有显示分子空间结构的多个选项。最重要的显示方式如图15.2所示。

　　最常用的表示方式是以线条或棍棒表示（Dreiding模型），有时原子也显示为小球体。不同原子在表示时有一套通用的颜色编码：氮原子为蓝色、氧原子为红色、硫原子为黄色、氟原子为绿松石色、氯原子为绿色、溴原子为棕色、碘原子为紫色。氢原子显示为白色，但为了清楚起见，通常它们被省略。碳原子通常以黑色或灰色显示。在本书的大部分图中，属于蛋白质的碳原子以橙色显示，属于配体的碳原子显示为灰色。另一个显示方式是空间填充模型。在这种方法中，原子的范德瓦耳斯表面被展示出来，每个原子核显示为

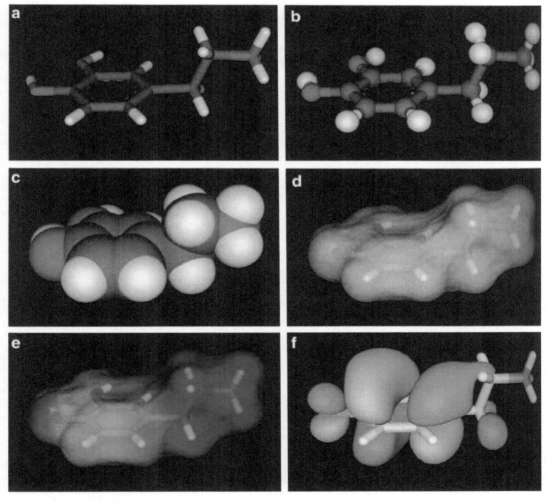

图15.2　多巴胺的不同计算机图形显示（1.4节，结构式1.13）。碳原子为灰色，氢原子为白色，氮原子为蓝色，氧原子为红色。（a）Dreiding模式。（b）球棍模型。（c）填充模型（CPK表示）。（d）溶剂可及表面。（e）投射在表面上的静电电势（带正电的区域是蓝色的，带负电的区域是红色的）。（f）针对不带电荷的多巴胺分子计算的最高占据分子轨道（HOMO）。波函数的蓝色或红色区域表示波函数的对称性不同。

一个球体,其大小对应于原子的范德瓦耳斯半径。这些半径的数值来自晶体堆积或非常精确的从头计算。这种表征也称为CPK模型(以科学家Corey、Pauling和Koltun命名)。

此外还有其他一些显示表面的方法(图15.3),如溶剂可及表面,在对蛋白质的显示中特别有用。本书中最常用的蛋白质展示形式是半透明的白色表面。图15.3a中的范德瓦耳斯表面给人的印象是,在用箭头标记的位置上存在裂缝,然而这个缝隙如此狭窄,没有其他的原子可以进去。而溶剂可及表面(图15.3b)的显示方法就不会产生这样的问题,它是通过在分子的表面上以1个半径为1.4 Å的球体,也就是水分子的尺寸,进行滚动而产生的,因此看起来更流畅。如果表面上出现低洼处,意味着小分子(至少是水分子)可以进入那里。Lee-Richards表面使用较少但非常有用,这种显示方法中配体原子与蛋白质表面能够直接贴合在一起(图15.3c)。

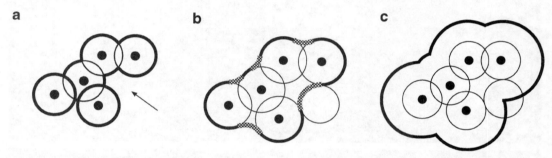

图15.3 分子表面的定义(a)范德瓦耳斯表面。箭头标志着发现缝隙的地方,但它太小,不能容纳水分子。(b)溶剂可及表面。(c)Lee-Richards表面。

分子表面也可以着色。例如,可以分配给每个原子类型不同的颜色,然后表面颜色就可依据与其距离最近的原子颜色而定。根据其他性质(如静电或疏水势)使分子表面着色的显示方法也很有指导意义。

15.7 分子动力学:模拟分子运动

我们对在体温下(约为310 K)的分子运动有着执着的兴趣,这比其在0 K上的静态要有意思得多。为此,我们还需要考虑分子势能之外的动能。分子在室温下以不同的构象自由地扩散。在蛋白质与配体相互作用中,它们两者的柔性和适应性都发挥了重要作用。配体结合到蛋白质的先决条件是配体呈现出对应于结合口袋形状的构象。另外,蛋白质表现出一定程度的柔性。例如,表面上的侧链可以采取不同的构象,或者整个结构域可以相对于彼此移动。蛋白质和配体在构象上的相互适应在蛋白质-配体复合物的形成中起到了非常重要的作用。

分子动力学模拟（MD）就是描述这些效应的理论方法。在分子动力学模拟中，原子和分子在指定的分子力场控制下进行运动。假定粒子之间的相互作用遵循经典力学规律，在模拟中同时对所有原子运动的牛顿方程进行平行和逐步地求解。在计算过程中，每个原子感受到的力是它与其他所有原子相互作用力的加和，而计算两个原子之间的作用力时不考虑其他原子的影响。

在实际应用中，首先要产生起始构象（图15.4）。如果有实验测定的结构，如蛋白质-配体复合物的晶体结构，那就可以用作起始构象。为了考虑周围的水环境，需要将复合物浸入到水盒子中，即用大量的水分子进行包裹。此外，还需要添加足够数量的离子以保持整个系统处于电中性状态。为了防止"墙壁"产生的边界效应，在水盒子周边需要使用一个名为"周期边界条件"的技术。如果模拟的蛋白质复合物接近这样的边界并想要离开水盒子，则计算机在处理该过程时就好像复合物从另一面重新进入体系，从而在形式上消除了水盒子的边界区域。

在实际模拟开始时，每个原子被赋予随机取向的起始速度。速度大小的选择与期望的温度［玻尔兹曼分布（Boltzmann distribution）］相对应。然后可以计算出周围所有原子作用在特定原子上的力，在设定的时间间隔下，用牛顿运动方程计算出该原子的下一个位置。以此来一步一步随着时间的推进来计算后续的位置。每一次位置更新的时间间隔（步长）通常为飞秒（$1 \text{ fs} = 10^{-15} \text{ s}$），这个步长很小但很有必要，因为在分子水平上有很多超快过程发生。原子的坐标在每次位置更新时都被记录下来，这样累积下

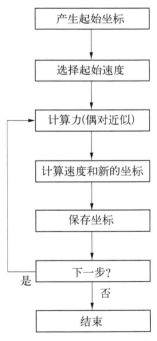

图15.4　分子动力学模拟的示意图。起始构象是实验确定的结构或使用力场优化的构象。首先为每个原子分配适当的起始速度，然后用这些起始条件对运动方程进行逐步求解，同时定期保存坐标。

来可得到几个纳秒时间尺度内原子位置随时间的更新，即"轨迹"。10 ns足以追踪氨基酸侧链的运动，有时甚至是蛋白质结构域的运动。然而这个时间尺度还远远不够用来描述活性化合物扩散进入蛋白质的结合口袋，为此需要更长的模拟时间。蛋白质的折叠也难以用这种技术进行模拟，蛋白质折叠所需的时间在20 ms～1 h，即使是最快的计算机，一个步长（1 fs）的计算仍然需要几秒的处理时间。为了解决这些问题，具有更多特定架构的新算法和计算机正在被开发，在可预见的将来这种长时间尺度的模拟将得以实现。

分子动力学模拟的另一个应用是结合亲和力的计算，原则上可以计算给定系统的自由能 ΔG。从统计热力学的角度来看，所谓的配分函数（德语：Zustandssumme）就是为此定义的，其考虑了系统所有可能构象的能量贡献。通过确定多种状态的分布和相对总量来自动计算系统的熵贡献。不同配体在游离态与结合态的能量差异在蛋白质–配体相互作用中是特别有意义的。经验表明，只有在计算两个相似配体之间结合自由能差的结果才是可靠的。在现代应用中（如7.4节，为了筛选目的），特别是需要评估大量数据的情况下，难以通过MD的计算来估计结合亲和力的大小。许多简单的经验方法因为速度更快而经常采用，并可以得出相似精确度的亲和力。

15.8　柔性蛋白质在水中的动力学

分子动力学模拟最重要的应用无疑是追溯溶液中1个或多个分子的运动。例如，可以研究蛋白质的结合口袋或配体的哪些部分在蛋白质–配体复合物形成时是刚性的，哪些部分是柔性的。

醛糖还原酶已被证明是非常柔性的蛋白质，它的结合口袋能够以多种方式来适应配体的形状。该属性与该蛋白质的生物学功能有关，它可以还原非常宽泛的醛类底物。其作为药物作用的治疗靶标的确切功能和作用在27.5节中有讨论。蛋白质的高柔性和适应性对药物设计构成了特殊的挑战。从许多测定出的晶体结构可以看出，醛糖还原酶的蛋白质构象很有可能处于动态平衡的状态。配体从该平衡体系中选出适合的蛋白质构象，并且在结合时稳定该蛋白质构象。这些推测也特别适用于GPCR，它们在第29章"膜蛋白受体激动剂和拮抗剂"中有介绍。

Matthias Zentgraf对醛糖还原酶进行了大量的分子动力学模拟，所得结果与测定的晶体结构一致。在不同蛋白质–配体复合物中构象一直改变的氨基酸残基，在MD模拟中也被证实是十分柔性的。如果仔细观察模拟的轨迹，会发现蛋白质在上述晶体构象之间不停转换。另外有些构象发生了十分微小但很关键的构象变化，如结合口袋中的小区域被打开，使其能够容纳在原配体上添加的甲基或苯环的分子。这些信息可以直接用于新型抑制剂的设计。

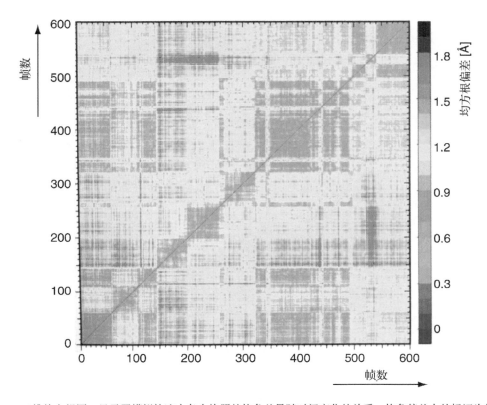

图15.5　二维均方根图。显示了模拟轨迹中各个快照的构象差异随时间变化的关系。构象偏差大的标记为红色，中等偏差的为绿色，偏差小的为蓝色。沿主对角线可看到绿色标记的方形区域，即复合物在某一代表性构象下停留的时间，转换到下一方形区域意味着复合物跳转到一种新的构象。若主对角线方形以外区域的颜色较红，则表示该构象偏离先前采用的构象。若对角线方形以外区域为绿色，则构象与之前出现的某一状态差别不大。有了这样一张图，可以看出复合物是在哪些代表性构象之间切换的。

　　为了展示蛋白质柔性的概况，要计算出原子位置沿轨迹从一个模拟状态到下一状态的变化，就像摄影胶片一样，这些复合物的瞬间照片被称为"快照"（snapshot）。这样蛋白质经过一个特定时间的波动使其从一个构象翻转成另一个构象就变得容易理解了。在后续的过程中，蛋白质可以返回到原始构象或翻转到另一个低能构象，这种变化如图15.5所示。从这张图中可以看出，蛋白质要花费一定的时间在多个构象之间转换。如果将这几类构象中代表性构象彼此叠合，就能很好地显示结合口袋中哪些基团的柔性较强。例如，来自两个相邻苯丙氨酸（Phe121和Phe122，图15.6）的侧链的构象具有很高的关联性，在结合口袋中它们可以相互摆脱从而打开一个之前是密闭的新空腔。在药物设计中利用这些信息可以设计新的抑制剂来占据新的结合口袋，由此可以提高对靶蛋白结合的亲和力或选择性。如图15.7所示配体已经添加了额外的苄基（红色）可以最佳地填充到图15.6（浅蓝色）中所示新打开的空腔。

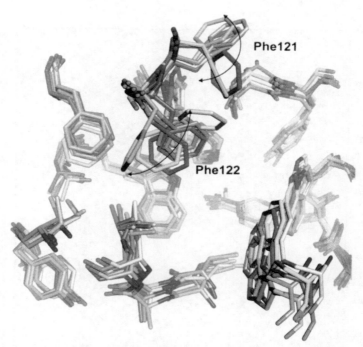

图15.6　将对应于图15.5中主对角线上不同正方形区域代表性的构象叠合在一起，可以看出苯丙氨酸Phe121和Phe122的侧链可以在结合口袋中发生大幅运动。这样蛋白质也可以采用其他构象，能在结合口袋中打开一个新的疏水空腔（如浅蓝色显示的构象）。

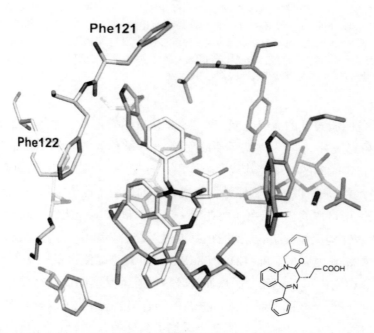

图15.7　当苯丙氨酸的侧链摆动时（图15.6中的浅蓝色构象），蛋白质在其运动轨迹上呈现出新的疏水口袋。这个口袋可以被配体占据。为此将苄基加入所示的苯二氮䓬类抑制剂的骨架上，在模拟中苄基可以占据打开的结合口袋。

15.9 模型和模拟:区别在哪里

总结本章时,应简要比较和对比"模型"和"模拟"这两个术语。分子模型用于处理实验困难或不可能解决的问题。例如,分子会选取什么不同的构象?这个问题目前难以通过实验回答。又或是,可能的候选药物是否适合蛋白质的结合口袋?此类只能用烦琐的实验来解决的问题。模型的使用是每个学科的基本组成部分。在化学中,模型一直发挥着核心作用。可以参见第23章"酰基酶中间体参与的水解酶抑制剂";第24章"天冬氨酸蛋白酶抑制剂";第25章"金属蛋白水解酶抑制剂";第26章"转移酶抑制剂";第27章"氧化还原酶抑制剂";第28章"核受体激动剂和拮抗剂";第29章"膜蛋白受体激动剂和拮抗剂";第30章"作用于通道、孔穴和转运蛋白的配体";第31章"作用于表面受体的配体"和第32章"生物药:多肽、蛋白质、核苷酸和大环内酯类药物"。在蛋白质-配体复合物的晶体结构基础上建立的模型为药物设计做出了重要的贡献,特别是在筛选预合成候选分子方面。

术语"模拟"是用模型进行计算,对于给定的数学模型,计算机可以快速评估多个选项或变量组合,以更好地了解系统。在理论和实验的基础上,计算机模拟被称为精确科学的第三大支柱。

在药物设计方面也不要有太高的期望!不可忽视的是,合理的模拟要求基本的模型是准确的,同时对模型的局限性也要有很好地理解。模拟在工程科学的许多领域确实得到了很好的应用,尤其在汽车或计算机芯片的设计中起着非常重要的作用。然而,化学中的东西比较复杂。目前的分子模型可以将配体合理地摆放在蛋白质的结合口袋中并对其结合能力进行排序。它们也可用于设计改进结合配体的性质。尽管如此,目前的模型通常不够准确,还不足以准确地模拟蛋白质-配体复合物从而确定结合能。鉴于这一领域的重要性,必须付出更多的努力来收集实验数据以改进模型。

15.10 概要

- 总而言之,模型已经被广泛应用于化学领域,特别是现代药物设计中。计算机图形学是一个通用的工具,可显示分子的结构和模型,并将各种属性分配和/或叠加到分子上。

- 对结构进行计算从第一性原理开始,尽可能与物理学理论保持一致。这是通过量子力学计算完成的。由于这些方法很容易变得复杂,在计算上难以进行处理,经验的方法应运而生。经验方法基于更简单的物理学,通常是经典力学,其将分子中的原子作为点电荷进行处理,并用与弹簧类似的谐振势相互连接。

- 只有存在足够的实验数据并可用于参数化和校准时，才能很好地使用经验方法，为此已开发了收集有分子性质数据的大数据库。
- 分子力学基于经验力场来计算分子构象。力场中包含多个能量项，可通过化学键或空间位置对分子间相互作用进行描述。围绕单键旋转的扭转能垒可用特定的势能描述，此外非键相互作用借助特殊的势能来处理。
- 量子化学方法的准确性和所需的计算能力取决于所计算的原子或分子轨道基组的复杂程度。将计算的某些部分用经验数据进行参数化，可以显著降低计算量。密度泛函理论是一种较快的计算方法，此类方法通过计算电子密度分布代替电子轨道的计算。已开发出量子化学与力场组合的方法，用于处理蛋白质–配体复合物等复杂的体系。
- 分子的性质可以显示在分子表面上，如电荷。定义了不同类型的分子表面，如范德瓦耳斯表面或溶剂可及表面。
- 分子动力学模拟通常基于从经验力场推导出的势能参数。通过求解牛顿运动方程，可在动态条件下考虑分子的性质，通过分析分子轨迹可评估分子随时间变化的运动情况。
- 分子动力学模拟可研究蛋白质在其配体结合位点附近的柔性，这种模拟能显示出蛋白质具有多重构象，能结合各种不同的小分子配体。
- 计算机模拟能够枚举出不同测试条件下可能的分子性质，有助于阐释实验结果，或帮助预测分子性质，从而更好地规划下一个实验。

翻　　译：胡国平
译稿审校：龚　珍

参考文献见二维码。

第 16 章
构象分析

  使用球棍模型套件组装一个分子结构时，能够直接对某一单键进行旋转操作。此时，该分子就能获得不同的形状，按照化学家的说法，也就是转变成了不同的构象（conformation）。在真实的分子中，因为势能的约束，并不是每个化学键都可以自由旋转的，这使其在键旋转的过程中倾向能量较低的优势构象。这里以最简单的正丁烷为例（图16.1），中间的扭转角（torsion angle）或二面角（dihedral angle）决定了两端甲基之间的相对距离和方向。当正丁烷旋转至两端甲基对应的二面角为180°时，称为反式（trans）

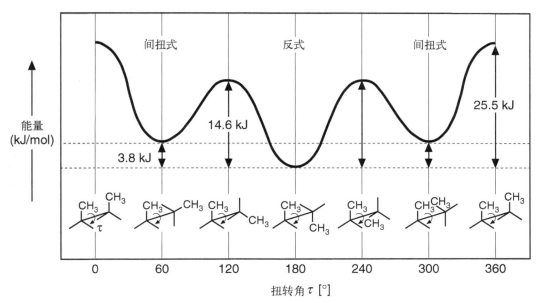

图16.1 正丁烷（$CH_3CH_2CH_2CH_3$）由4个碳原子线性连接而成。如果中心C—C键旋转后使两端的甲基互相重叠，则中心C—C键的扭转角度为0°。当扭转角为60°时，后端的甲基处在前端甲基和前端氢原子中间，这个状态称为间扭式（gauche）构象。120°时，两端甲基和氢原子互相交叉重叠，180°时，两端的甲基完全处于互相对立位置，此时是能量最优状态，即反式（trans）构象。从此点开始，旋转的过程是镜像对称的，至360°起始位置结束。处在120°和240°的构象能量要比180°时高出14.6 kJ/mol。处在60°和300°的间扭式构象为次优构象，比最低能量高出3.8 kJ/mol。如果构象优化方法只能朝低能搜索，那么在110°、130°和250°的初始位置优化就能够得到3个势能曲线上的能量低点。

构象，若前端碳原子相连的甲基和后端碳原子相连的氢原子相互扭转角度为120°或240°时，则为重叠式（eclipsed）构象，由于此构象的前后端原子近距离靠近，致使空间立体位阻较大，使得此类构象并不能稳定存在。当扭转角度为60°或300°时，两端原子呈现为交错式（staggered）构象，虽然能量上更加稳定，但由于两端甲基空间位置上的邻近（又称为间扭式"gauche"），此类交错式构象并不如反式（trans）构象稳定。最后，在扭转角为0°和360°时呈现的构象，由于两端甲基彼此最靠近，这不是优势构象。

16.1 多个可旋转键产生大量的构象

在对连接原子和基团的可旋转键进行360°旋转过程中，会出现多个能量高点和能量低点，且彼此之间的能量值也不相同，其中最低处称为全局能量最低点，其他能量较高的极小点则称为局部能量最低点。分子在自然状态下呈现的构象会对应能量低点，因此熟悉这些能量低点就显得很重要。为了找到能量低点，必须开发一系列的计算方法。一个可能的方法就是系统性地考虑所有可旋转键，如以10°为旋转步长，在某一力场中对每一次旋转进行分子能量的计算，所产生的那些能量低点构象就对应该分子所呈现的多种构象。

大多数类药分子拥有许多单键，即不仅只有一个可旋转键。对于每个单键，其扭转角度也可以有多个值，如果对分子内所有可旋转键的不同扭转角度进行组合，会导致组合数目成倍增长。前文已述正丁烷中的每个可旋转键有3个局部能量最低点（±60°，180°和300°），此处以正己烷为例，其有3个可旋转键，于是我们就能得到3×3×3＝27个局部能量最低点。如果以10°旋转步长进行系统性搜索来得到能量低点，就需要评估36×36×36＝46 656个构象。原则上，每个构象的能量都必须被计算出来。但并不是每个系统搜索出来的构象都是合理的。其实分子内部的一部分结构片段构象会正常旋转折叠，而另一部分结构片段在模拟的过程中会互相冲突碰撞，计算机可识别这些具有碰撞的分子构象并且不对其进行计算。可以想象的是，随着可旋转键的增加，系统性搜索出的局部能量最低点及其构象的数量也将急剧增加。

16.2 优势构象是某个分子的局部能量最低点

在第15章"分子模拟"部分阐述了用分子力场或者量子力学对分子构象和能量的计算方法，用这类方法可以从分子内可旋转键的多种扭转角度组合中找到能量较低的优势构象。用于搜索出低能构象的数学方法仅局限于沿着势能面的趋势往下搜寻（15.5节）。这里再次以正丁烷的势能面为例，假如以130°为起始扭转角/二面角值，优化的结果就是反式（trans）构象；以110°为起始扭转角/二面角值，优化的结果就是间扭式（gauche）构象，这样就能找到2个优势构象，其实第三个优势构象也是镜像的间扭式（gauche）构象，是以350°为起始扭转角/二面角值时优化得到的，这样就找到了这个最简单分子中的全部3个优势构象。

那么该如何处理复杂的分子呢？原则上也是一样的，因为不明确那些可旋转键处于多大扭转角度时会产生低势能点，也就是稳定构象，所以起始优化的范围应包括各个单键的多个扭转角度，且每一次角度优化都是朝着低势能进行，势能面上的低点就是通过这种方式找到的。那么，如何确定有效的初始扭转角度就成了一门学问。对于大分子而言，这是一项烦琐的任务，这就像一位徒步旅行者在延绵千里的山脉中，如何去探寻那最深的山谷。

这里以单磷酸腺苷（16.1节）为例（图16.2），专注分析位于五元核糖环与腺嘌呤上氮原子连接的一个单键，以及五元核糖环与磷酸侧链连接的3个单键。那么这个分子将会呈现怎样的构象？在系统性搜索的过程中，对开链上的单键以10°的步长进行旋转，对于核糖环的构象，只考虑其闭环时的状态。为了获取存在构象的大致情况，计算每个生成构象中腺嘌呤骨架和磷原子的中心距离，其中距离在4.5～9.3 Å就有超过300 000个构象，通过计算范德瓦耳斯能（第15章"分子模拟"）可估算任意构象的内能。此类计算能够很快完成，这300 000个初始构象的能量值处在0～64 kJ/mol。当然，这些结构还并不是处于势能局部最低点。为了得到局部能量低点，就需要对每个初始构象进行优化（如图16.1中正丁烷的势能曲线）。这样优化得到的一系列构象还要进行比较，以确认是否从不同的初始结构中得到了同一局部能量最低点。但优化300 000个初始构象是一项繁重的任务，就像徒步者沿着每个山丘往下走寻找最低谷，如果他能长生不老，也许能搜寻到最终结果。但问题是，有没有更加简单有效的搜寻方法？

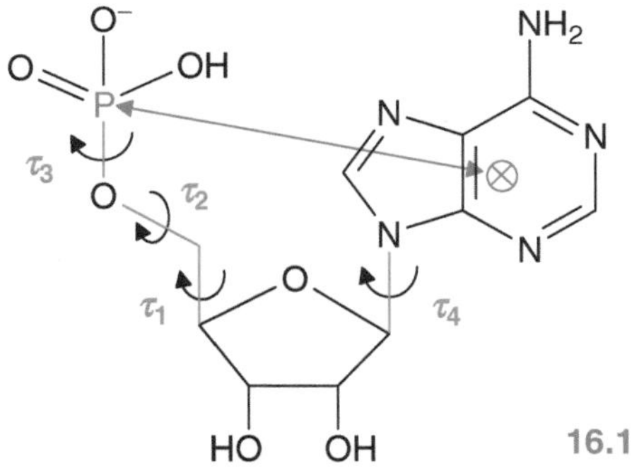

16.1

图16.2 单磷酸腺苷（16.1）构象具有柔性的核糖环和4个开链扭转角 $\tau_1 \sim \tau_4$。构象分析过程就是围绕这些扭转角的中心进行转动。为了粗略描述所产生的构象，计算了侧链上磷原子和腺嘌呤骨架（⊗）的距离。

16.3　怎样有效地扫描构象空间？

　　有时候扔骰子比系统性查询更快捷有效！徒步者可以随机选取一些山群然后找到其邻近的低谷，运气好的话，无须付出太多努力，他也许会找到最低谷。在构象分析中非常流行的蒙特卡罗方法（Monte Carlo methods）就是采取此类算法，也就是构象搜索中的初始扭转角度是完全随机选取的。分子动力学（molecular dynamics）则提供了另外一种方法，如徒步者可以登上一架飞机，在各山峰之间高速飞行，若遇阻碍则改变方向，设定时间间隔后，徒步者从飞机上跳下，着陆于低谷基地。所以飞机飞得越高，遇到的山尖阻隔也就越少，横贯各山峰的速度也就更快。在分子动力学的模拟过程中，可产生分子轨迹（15.8节），且在预设的时间间隔内保存了对应构象，作为构象分析中能量优化的起始构象。通过提高温度（类似于飞得更高），在更短时间内就能得到大量的构象空间。

16.4　是否有必要搜寻全部构象空间？

　　之前考虑的分子均处于隔离状态，如果其处于蛋白结合口袋的环境中，它们的构象变化又是怎样呢？原则上来讲，它们的构象柔性是没有变化的。但是由于结合口袋中静电作用和空间位阻效应，也许产生的低能构象与隔离状态中不同，其拥有的能量值也就不一致。这就产生了一个问题，是否有必要分析结合口袋中配体的所有扭转角情况。如果能量低点倾向于部分扭转角，那么就可以在这些角度周围进行限制性搜索。例如，徒步者可以判断村庄主要坐落在山谷里，几乎不位于山峰或斜坡上。因此，所有的村庄都可作为徒步者优化搜索的起始点。

　　位于蛋白结合口袋中的配体受到邻近氨基酸的定向作用影响，这与晶体结构中的有机分子类似。晶格中小分子构象受到周围小分子组成的环境影响（第13章"结构测定的实验方法"），而在蛋白结合口袋中，这种影响来自结合口袋中的氨基酸。有趣的是，蛋白质内部与晶格中的有机分子有着非常相似的分子堆积密度。正如本书13.9节所述，大量有机分子的晶体结构已知并且存储在一个数据库①。但经验告诉我们，晶格结构中柔性分子的构象经常与蛋白结合口袋中分子的构象不一致或不怎么相似，在液相中的分子构象也有这样的情况。

　　虽然不能直接从该分子在晶格中或者液相中的结构来推断它与受体结合时的构象，但是，晶格中分子的结构提供了许多有价值的信息。例如，可以不必考虑分子全部扭转

————————

① 译者注：此处的数据库是指 Cambridge Crystallographic Database。

角,而是关注部分扭转角。正丁烷中心扭转角的势能图详见图16.1,如果从小分子晶体结构数据库中提取多个C—CH₂—CH₂—C片段的扭转角,它们的构象分布集中在势能曲线的局部能量最低点。单磷酸腺苷(16.1)具有4个开链扭转角$\tau_1 \sim \tau_4$(图16.2)。核糖环与腺嘌呤骨架连接形成扭转角τ_4,磷酸片段中带氧的磷原子与该链上的碳原子形成了τ_3,在晶格数据库里很大一部分结构存在此类扭转角,也就是说,当考虑足够多的晶体结构时,这样的片段就会出现在不同的环境中。对那4个扭转角$\tau_1 \sim \tau_4$检索到的频率分布(柱状图)详见图16.4。结果表明许多扭转角都有其偏好的角度值,这里主要是τ_1、τ_2、τ_3。此时会有疑问,为什么蛋白质-配体复合物晶体结构中的配体构象的统计分布并没有规律呈现。遗憾的是那些数据的多样性有限,通常也没有足够精确的数据来进行合理的评估。尽管如此,目前的对比研究显示蛋白质-配体复合物和小分子晶体结构中扭转角具有相同的倾向性(图16.3)。

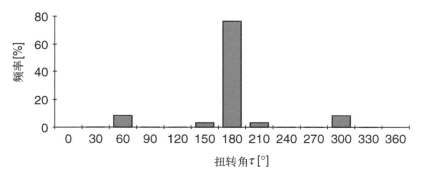

图16.3 来自小分子晶体结构数据库C—CH₂—CH₂—C片段的扭转角度分布,主要聚集在60°、180°和300°,大多数值则为180°。0°~360°扭转角的相对分布频率是以百分比的形式记录的。最大分布点是正丁烷(图16.1)势能曲线上的能量最低点。

我们可以利用分子偏向某些特定扭转角的特性来进行构象搜索。核糖环与腺嘌呤骨架连接形成扭转角τ_4具有宽泛的角度值分布,针对这种情况,不能减少构象搜索量。对于扭转角$\tau_1 \sim \tau_3$则会好一些,因为此处$\tau_1 \sim \tau_3$有特定的偏好角度值,如果构象搜索限制在这些角度值中,并且在这些角度附近以10°为步长,其中腺嘌呤骨架和磷原子的中心距离设定为5.9~9.3 Å,作为非限制区域,这只需要生成6 340个构象。若只对这些构象进行范德瓦耳斯能计算,得到的能量值为0~16.3 kJ/mol。对比16.2节的结果,这里去除掉了所有非优势构象。

如何确定这种限制性搜索所覆盖的部分构象空间中,包含了与受体结合时候的小分子构象?单磷酸腺苷16.1经常出现在蛋白质复合物中辅助因子的子结构中,因此有足够多的受体结合构象信息来研究此案例。蛋白质晶体结构中的辅助因子处于受体结合状态,其腺嘌呤骨架和磷原子的中心距离为5.9~9.2 Å,涵盖了系统性搜索中的相同范围。因此可以推断,这种限制性搜索能够生成足够多的构象来很好地得到单磷酸腺苷结合状

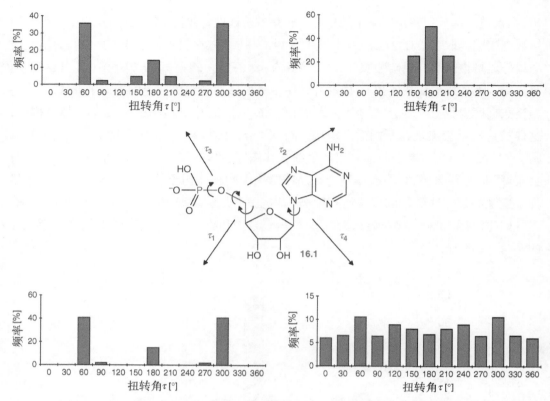

图 16.4　单磷酸腺苷小分子晶体结构中开链扭转角的频率分布。各扭转角柱状图对应检测分子的相应扭转角，其中扭转角 $\tau_1 \sim \tau_3$ 的角度具有明显偏好，而扭转角 τ_4 的角度分布则较广泛。可利用此特征来进行构象分析，如限定扭转角 $\tau_1 \sim \tau_3$ 的角度在偏好范围内搜索。

态的局部能量最低点。返回至最初讨论的正丁烷例子（图 16.1），此例的初始构象有特征分布，通过此特征分布能够搜索出所有能量低点。

16.5　搜索出受体结合状态下局部能量最低点的难点

前节已叙述，系统性构象搜索得到的局部能量最低点是通过力场对所有生成构象优化产生的，但这种方式也许会带来一些问题。为了描述这个可能的问题，我们以另一个分子，即与柠檬酸合酶结合的柠檬酸 16.2 为例。柠檬酸分子中的 3 个羧基和蛋白质中 3 个组氨酸及 2 个精氨酸残基形成了 7 个氢键（图 16.5）。如果只考虑自由状态下而不是与蛋白质结合状态下的柠檬酸分子，其呈现的构象具有饱和的分子内氢键（15.5 节）。显然，在自由状态下，不管以何种构象为出发点，最终优化得到的能量最低构象都应该有分子内氢键。但与蛋白质结合时，此类配体内氢键很少出现。因此，隔离状态下优化得到的分子构象与蛋白质结合状态中的构象没有必然关联性。

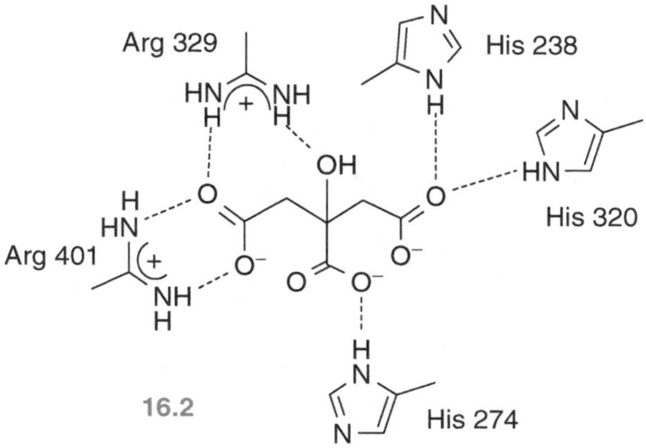

图 16.5 柠檬酸 16.2 和柠檬酸合酶之间的反应,结合的柠檬酸与 3 个组氨酸及 2 个精氨酸残基形成了 7 个氢键。

一般情况下,配体在与蛋白质结合的构象中极少有分子内氢键。配体上的氢键供体或者氢键受体基本上都参与了蛋白质残基的相互作用。为了规避分子内氢键形成的问题,可以忽略初始结构的优化,并且所有系统性搜索产生的构象均可用来做进一步对比(第 17 章"药效团和分子比对"),但这样一来就需要检查许多构象,计算量之大会严重限制这种比较的使用范围。另外,这种方法产生的结果有可能是非常扭曲的构象。还有一种做法是在优化过程中忽略负责分子内氢键形成的力场参数,但这种力场的可信度就有待商榷了。另外一种做法是尝试总结系统性搜索出的构象,相似的一类构象只需要选取一个代表性构象来描述。

16.6 利用基于知识的方法来有效地搜索相关构象

基于知识的方法首先是对实验获取的构象进行分析,然后产生与实验信息一致的新分子构象。按照这种方法,许多冗余的构象在一开始就不会被产生。这里再次以单磷酸腺苷 16.1 为例,基于知识的方法会识别柔性的五元环和四个开链可旋转键,五元环的能量优势构象可以从数据库中选取。例如,有机小分子晶体数据库里面就包含各式各样的环状体系。此例中,利用这种方法共推荐出 5 个能量最优的构象,其中 2 个实际上对应与蛋白质结合的辅助因子。对于该分子中 4 个开链的可旋转键,上述方法利用了扭转角 / 二面角的频率分布进行处理(图 16.4)。初始构象只针对那些具有显著频率分布的角度区域,但这种分布仍然是很粗略的,最后,生成的构象通过调整扭转角来优化,应避免非共价原子之间的碰撞。与此同时,调整的二面角值尽量保持偏好的角度。上述方法可得到相对较少量的构象,它们主要分布在构象空间的某一部分,且与受体结合中的构象相关(图 16.6)。

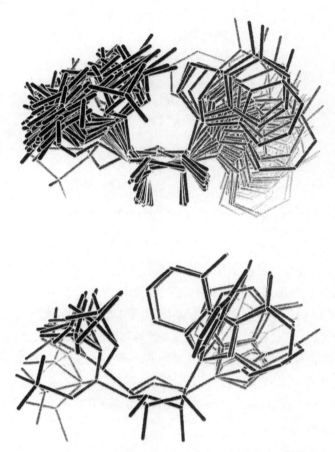

图 16.6　上方图为 81 个实验获取的蛋白质-配体复合物构象叠加在一起，展示了单磷酸腺苷 16.1 在蛋白质结合状态下的空间分布。其中核糖环位于中心，其构象主要有两种。腺嘌呤位置偏上方，柔性的磷酸链部分则偏左下角。图的下方是基于知识的方法生成的 14 个构象，这与上方的构象范围类似。

16.7　构象搜索的结果是什么？

　　许多类药分子是柔性的，它们可根据周围的环境呈现出显著不同的构象。通常情况下，与隔离状态比较，受体结合状态下的分子构象并不是能量最优的构象，但是会处于能量优势区域。所以对于构象分析，也就没必要搜寻能量最低点，而是找到结合状态下的"相关"能量低点。若知道搜索的标准，若是运气好，也许会找到"相关"合适构象。在难易程度上，搜索能量最优构象和结合状态下的合适构象是没有任何区别的。搜索先导化合物构象的重要工具就是与蛋白结合口袋进行对接，处理对接的程序必须能够处理构象问题。其实目前已经发展了很多有效的对接方法，尤其针对类药分子。

16.8 概要

- 类药分子具有多个可旋转键,围绕这些键的旋转可产生众多不同的构象,主要对应分子势能面上的局部能量最低点。
- 类药分子的受体结合构象,是药物设计须考虑的起点。因此,许多方法被开发出来处理构象分析,对每个单键的扭转角按照一定角度递增进行系统性搜索,会产生大量的构象,然后需要优化至势能面的局部能量最低点。
- 类药分子的构象经常随着环境的改变而改变。小分子处于蛋白质结合状态下的构象,不同于其处于溶液、气态或游离分子结构时的构象。
- 探索小分子内的可旋转片段,并使用统计方法分析各晶体结构数据库的这些片段,结果显示许多片段具有特定的扭转角倾向。可以利用这种知识进行更加有效的构象搜索。某个可旋转键中并不是所有的扭转角值都需要分析,而是可以限定在角度偏好的区域进行搜索。
- 对于蛋白质结合状态下,类药分子构象搜索的另一个障碍是该分子会与环境相互作用。此处环境为蛋白质的结合口袋,经常是极性的且与配体形成多个氢键。
- 使用基于有机小分子扭转角偏好知识的方法可显著提高构象搜索的效率,尤其是针对分子对接、分子比较或基于药效团的数据库搜索。

翻　　译:熊修明

译稿审校:龚　珍

参考文献见二维码。

第四部分

构效关系和设计方法

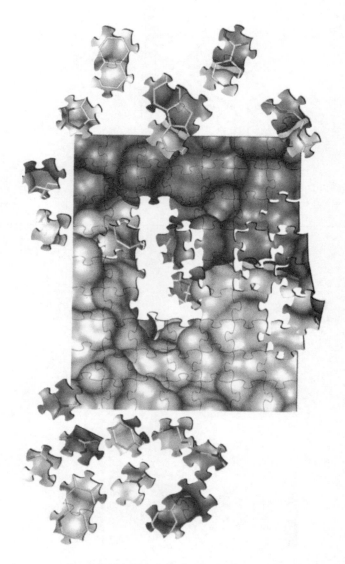

　　药物设计发展到今天，已经得到了许多计算方法的支持。这些计算方法像一块块拼图，参与拼接并支撑了药物设计的整个流程，包括第一个设计假说的提出到临床候选药物的产生。图片来自2005年作者的研究小组在德国马尔堡Rauischholzhausen酒店参加会议时的海报。

第 17 章
药效团和分子比对

Emil Fischer 的"锁-匙"模型（4.1节）展示了一个活性化合物和它的受体之间特定的相互作用。如同钥匙插入锁孔时，钥匙的凹凸之处与锁芯刚好匹配来开锁一样，带有特殊片段的活性物质在结合口袋中与氨基酸发生相互作用从而产生药效。在药物设计中，经常将相似的分子加以比较以获取结构设计上的新灵感。本章介绍了一些实现分子间比较的标准。此外，这些标准还可用于在数据库中检索与蛋白质有相同结合方式的替代分子。

17.1 药效团将药物分子锚定在结合口袋里

结合口袋的结构决定了哪些官能团是配体结合所必需的，配体中这些官能团的空间取向被称为药效团（8.7节，图8.9）。由于药效团在药物设计和模型假设中十分重要，Camille G. Wermuth 早就建立了药效团的IUPAC（国际纯化学和应用化学联合会）官方定义（表17.1）。定义表明，配体必须具有能够与蛋白质进行相互作用的官能团，这些官能团确定了独立于分子骨架之外的药效团空间。它们可以是能够形成氢键的基团和疏水基团。此外，还需要仔细区分分子中正负电荷基团。基于一组结合模式相似的配体衍生出的药效团，通常被称为"基于配体的药效团"。反之，将蛋白质结构作为出发点分析哪些氨基酸官能团存在结合口袋里。蛋白质结构决定了配体可以与其结合的性质，即决定了配体药效团与蛋白质成功结合的空间排布方式。此类方法衍生出的药效团被称为基于受体的药效团。与"锁-匙"模型不同，配体和蛋白质的结合是柔性的，配体药效团的官能团必须朝向蛋白质中与其作用的基团，因此详细了解配体构象性质是非常必要的。只有这样，才能预测配体是否具备与蛋白质发生相互作用所需的构象。从受体角度，结合口袋的几何结构能够适应配体的形状，这与手套如何做到贴合佩戴者的手类似（诱导契合，4.1节）。结合口袋存在于蛋白质内部或表面的沟槽里，蛋白质在这里发生的构象变化看似微小，实则具有决定意义。15.8节展示了一个尝试使用分子动力学模拟来研究蛋白质结构可诱导性的例子。

表17.1 药效团IUPAC官方定义

药效团是空间和电子特征的集合,确保分子与特定生物靶标结构产生最佳超分子作用,并触发(或阻止)其生物反应

药效团不是一个真正的分子,也不是一个官能团的组合体,而是一个抽象的概念。它解释了一组化合物与靶标结构间共同的分子相互作用能力

药效团是一组活性分子具有的最大共同特征。该定义舍弃了药物化学文献中常见的滥用药效团行为,譬如将简单的化学官能团如胍基,磺酰胺或二氢咪唑(咪唑啉)或典型的结构骨架如黄酮、吩噻嗪、前列腺素或类固醇等命名为药效团

药效团由药效特征元素定义。这些特征元素包括氢键、疏水性和静电相互作用,而静电相互作用由原子、环中心和虚拟点定义

引自"Wermuth 等(1998), Pure Appl Chem, 70:1129−1143"。

17.2 药物分子的结构叠合

现在,我们假设有一个受体结构未知的药物靶点。因为受体结构未知,所以配体对蛋白质结构的诱导作用只能被忽略,下面举例对此进行阐述。灌木印防己(anamirta cocculus)的果实鱼浆果含有萜烯苦毒宁17.1(picrotoxinin),易引发抽搐。该化合物影响氯离子通道(30.5节),对中枢神经有刺激作用。过去曾用做安眠药服用过量的解毒剂,但由于毒性太大,今天已经没有治疗疾病的意义了。它的结构通过晶体结构学的方法测定得到,如图17.1。

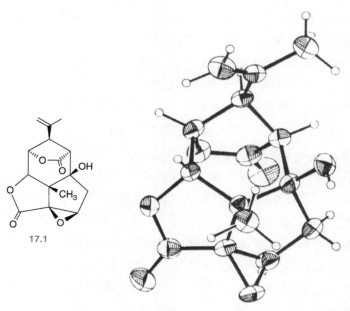

图17.1 苦毒宁17.1是鱼浆果提取物,具有中枢神经刺激作用。它的结构和空间架构通过X线结构分析确定。

　　在苦毒宁环状的核心结构上做修饰,从而合成了一批活性和非活性的衍生物(图17.2)。单个衍生物的空间结构可以由母体化合物的晶体结构在计算机上构建获得,然后将这些结构进行叠合来识别结构差异。叠合时将分子在基于配体的药效团模型中被视为等效的部分放在一起。活性分子之间的叠合、非活性分子之间的叠合,以及两类分子共同体积之间的叠合见图17.3。计算出两类分子共同体积之间的差异,这些差异描述的是仅被非活性分子占据的空间区域。

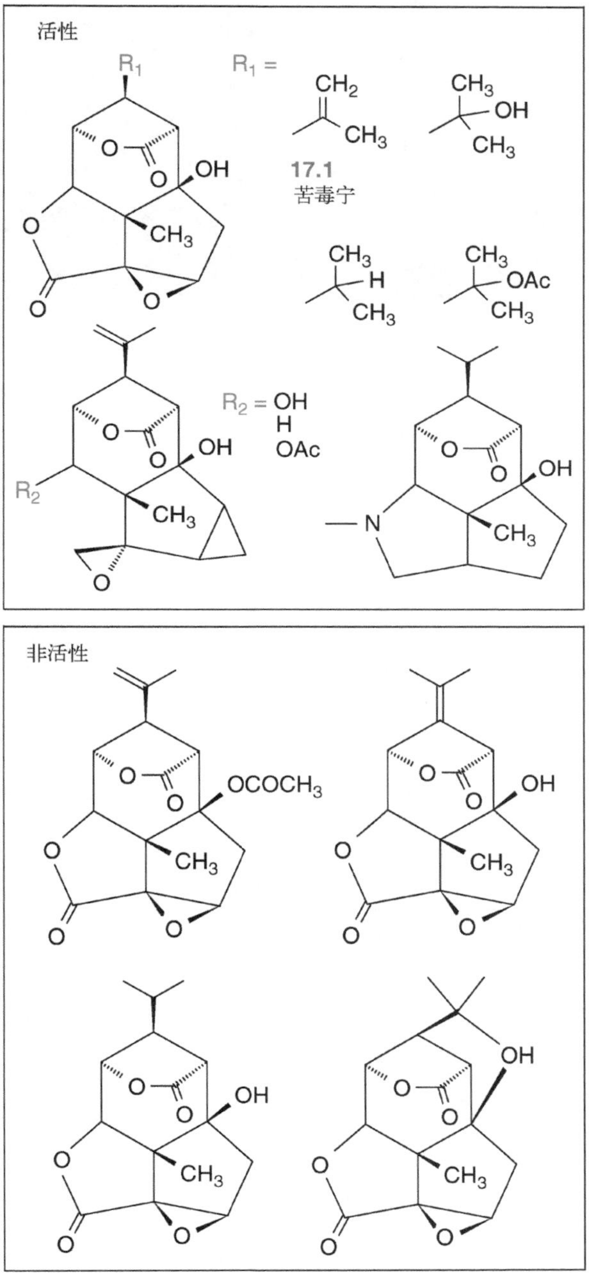

图17.2　以苦毒宁17.1为起始原料合成的活性和非活性衍生物。

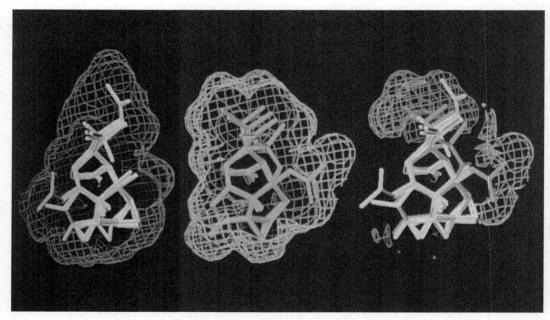

图 17.3 苦毒宁活性衍生物（黄色）和非活性衍生物（蓝色）空间结构叠合。红色网格显示了活性衍生物周围一致的体积，蓝色网格显示了非活性衍生物周围的总体积。两个体积之间存在不同之处，多余的体积（绿色）显示的仅是非活性衍生物占据的体积。这些衍生物缺乏活性的原因可能是想要占据已被受体蛋白占据的区域，而活性衍生物在这个区域没有发生立体碰撞。

17.3 分子体积的逻辑运算

从以上比对的体积中可以提取出哪些信息呢？这里存在一个工作假说，即假定分子的大小不超过最大可用空间时才能被蛋白质结合。那么，最大可用空间有多大？为了了解这一点，我们考虑了所有活性衍生物的共同体积，并将其与所有非活性衍生物的共同体积进行比对，得出分子缺乏活性的一个可能原因是分子在结合口袋里的位置被蛋白质占据了。

活性衍生物和非活性衍生物之间的体积比对提供了受体口袋可能的形状，这对药物设计很有帮助。如果真的找到一类化合物的"排除体积"，那么就可以在合成该类化合物之前，先检查它是否占据了这个"排除体积"。

刚性结构的苦毒宁衍生物进行叠合较为简单。然而对于柔性分子，我们不能期望二维结构向三维结构的转换过程（第 15 章"分子模拟"和第 16 章"构象分析"）产生出的小分子构象的药效团空间对应放置在合适空间位置上。因此，需要解决以下两个问题。

● 必须确定不同分子中彼此对应的基团及其相应的药效团特征。

● 需要一些技术来引导分子产生合适的构象，以使得不同分子中药效团的等效基团有类似的空间取向。

17.4 构象转变对药效团的影响

解决第一个问题必须考虑活性物质的官能团与受体结合的相互作用。官能团需要与蛋白质形成氢键和疏水相互作用。这种情况下,官能团的相似性意味着它们可以与蛋白质形成类似的相互作用。为了在空间上定义药效团,至少需要3个相互作用的基团。这好比用手在空中抓物体(比如马铃薯),如果只用两只手指,这个物体在三维空间上仍然可以绕一个轴旋转。相反,3个点则可以将其在空间上固定住。在指定药效团时,同类化合物的实际经验通常是十分有用的。例如,血管紧张素转化酶(angiotensin-converting enzyme)抑制剂(图17.4和25.5节)需要一个末端羧基、一个羰基和一个可以与催化锌离子配位的基团。

不同分子中假定的等效基团是否具有相同的空间取向,这该如何确定呢?在计算方法中,这些等效基团通过分配的"虚拟"弹簧来连接彼此,同时,将这些弹簧拉在一起可以增加空间重叠。为避免分子几何形状扭曲,同时还需要考虑分子自身力场作用(第15章"分子模拟")。以类固醇17.2和它的3个衍生物17.3~17.5(图17.5)为例,它们都是麦角甾醇生物合成酶的配体。在标记相同数字的原子间施以弹力,弹力最小化和4个分子自身力场作用促使了如图17.5所示的叠合。

遗憾的是最终的解决方法往往取决于起始条件。如果在一开始计算时,分子的空间取向或构象不同,则可能导致最终的叠合也不同。起初看到这个观点可能有些难以置信,但我们别忘了分子不仅受"虚拟"弹簧力的影响,同时也受自身力场作用。计算分子力场极小值的问题在第16章"构象分析"中已经提到过,在这里也能发挥重要的作用。第16章中徒步旅行者的例子可以帮助我们解释这个问题。他站在山顶,想到可能是最深的山谷。同时,他迫切地渴望在酒吧里和来自不同山峰的朋友见面,这使得他感受到一股"额外的力量"。他看到许多酒吧坐落在多个山谷中,但是要怎么选择呢?对于一个普通的约会地点,他也可以接受一个不那么深的山谷。徒步之初,他以最陡的方式快速下降。过了一会儿,其他的山谷已经看不到了,如果最后到达的不是之前选择的酒吧,他也没有力气再去寻找其他的酒吧了。但如果他从其他的山顶出发,或许能找到了一个较深的山谷,找到他选择的那间酒吧,见到他的朋友们。徒步旅行者在起始条件选择的问题上与分子"虚拟"弹簧力是相似的。如何确认找到的是最好的解决方法?仅需要借助一个实验来确认。为此,需要先合成一批并环结构的刚性分子,这些刚性分子赋予了药效团固定的空间排布。如果它们也具有活性,那么这些刚性几何结构展示的则是正确的药效团(17.9节)。

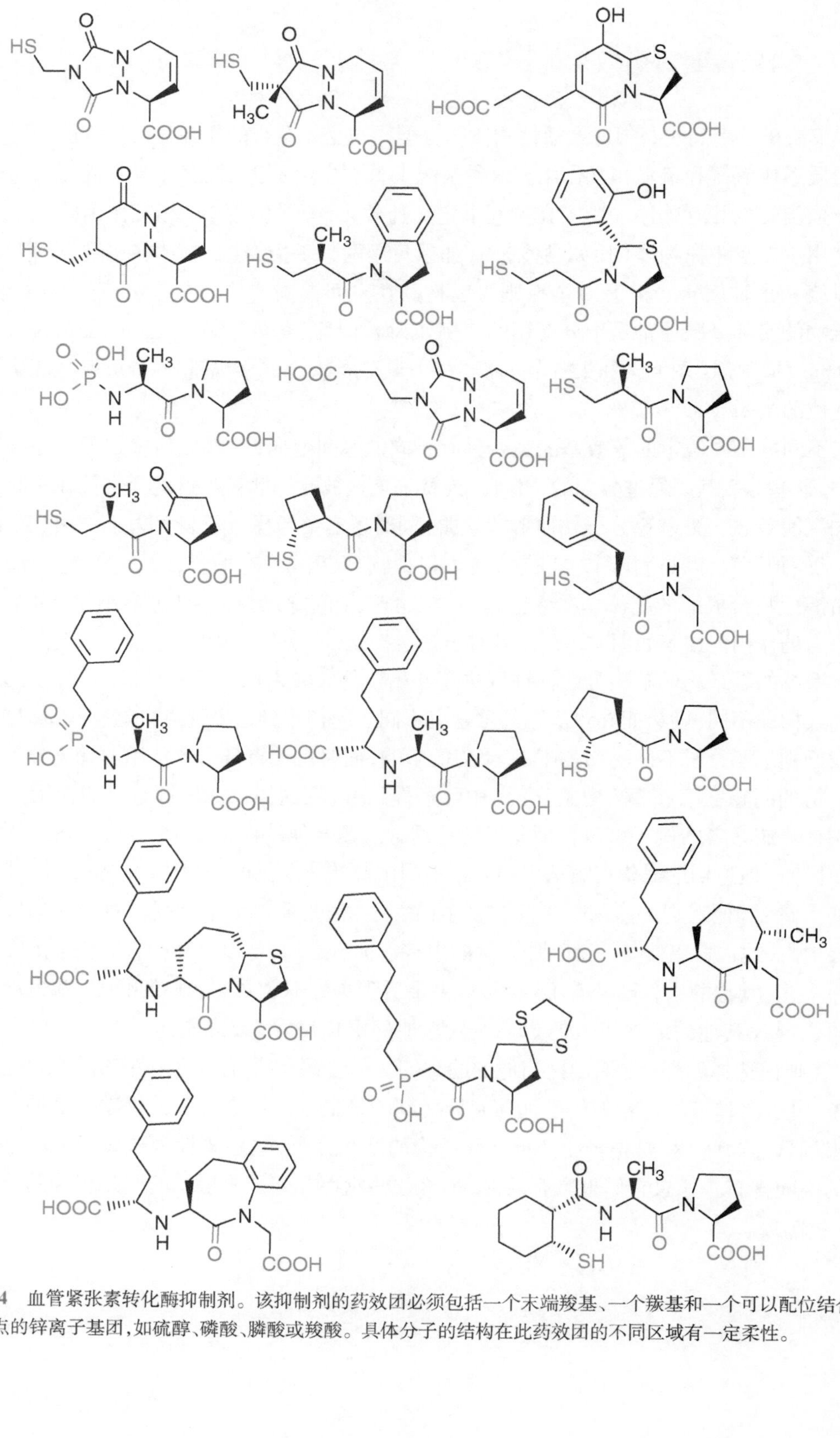

图 17.4 血管紧张素转化酶抑制剂。该抑制剂的药效团必须包括一个末端羧基、一个羰基和一个可以配位结合催化位点的锌离子基团，如硫醇、磷酸、膦酸或羧酸。具体分子的结构在此药效团的不同区域有一定柔性。

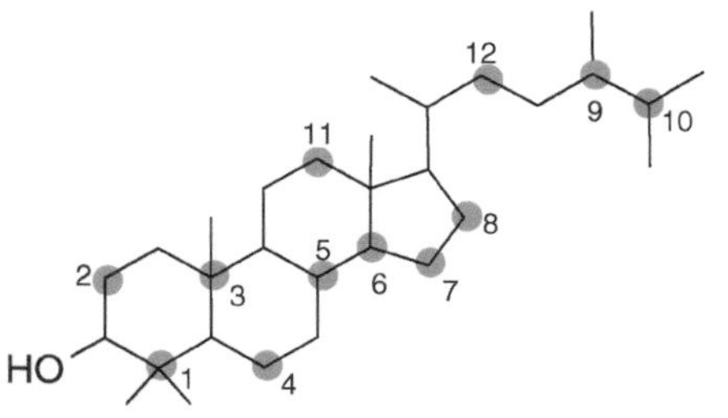

17.2

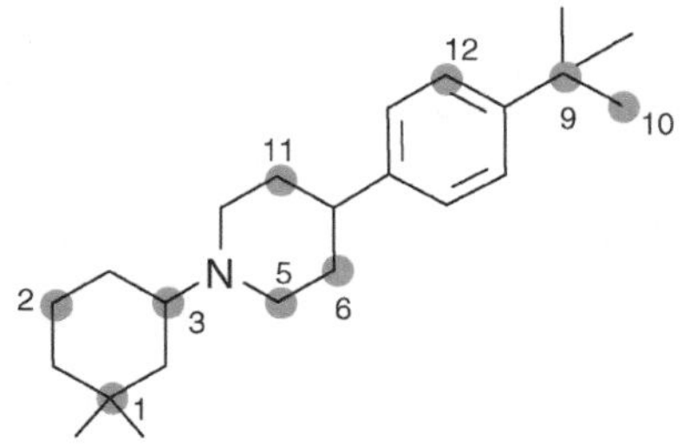

17.3

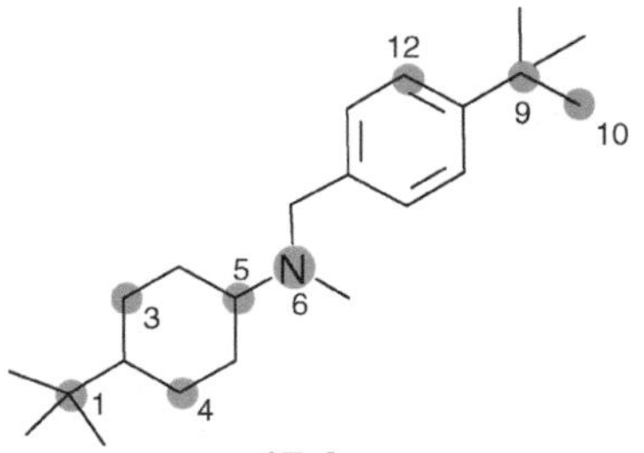

17.4

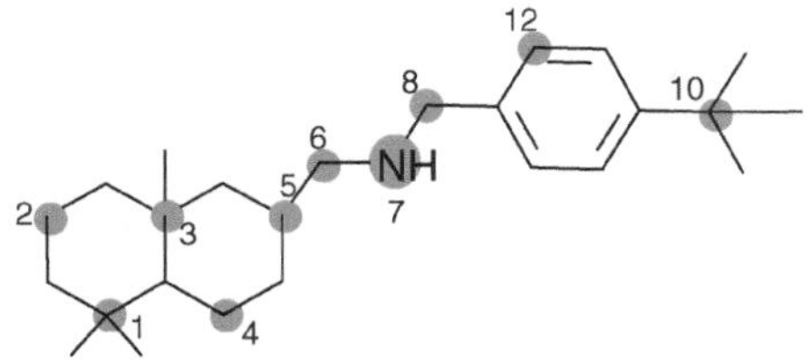

17.5

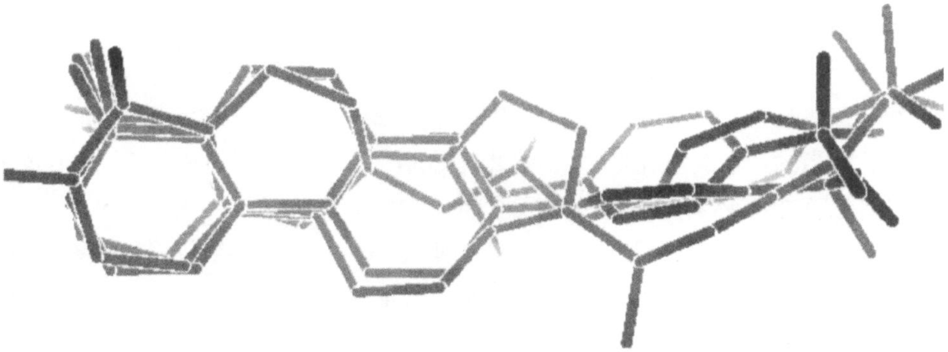

图17.5 “虚拟”弹簧将类固醇17.2及其衍生物17.3～17.5上标有数字的原子连接起来。结构叠合（底部显示）由弹簧力决定，同时还需要考虑分子力场作用。

17.5 系统构象搜寻和药效团假说：“活性类似物方法”

第16章主要介绍了构象分析，里面描述的搜寻构象的方法（如围绕特定单键旋转）是否可用于寻找药效团？早在20世纪70年代末Garland Marshall就提出了“活性类似物方法”（active-analogue approach）。首先，必须给数据集中所有的分子指派药效团，定义等价基团，即定义哪些基团之间是等价的；然后对数据集中的第一个化合物（化合物一般按照活性高低进行排序）进行系统构象搜寻，确定不同构象的药效团中官能团之间的距离，并记录下来。因为分子的构象不能是任意的，所以官能团之间的距离范围也有限制。对数据集中的第二个分子也采用类似的方法进行搜寻。原则上，只有在第一个分子中出现过的距离范围必须进行搜寻,第二个分子搜寻中得到的所有距离都可能在第一个分子搜寻中出现过。如果能排除某些特定的距离范围,那么"允许的"范围就会减少。最后对数据集中所有的分子都使用该方法进行分析。

如果分子的构象柔性集中在部分骨架结构上,药效官能团就有机会保持一个或少数几个不同的空间构型,配体药效团可能的结合形状便由此产生,之后再进行结构优化。"虚拟弹簧"方法非常适合这种情况,因为这种方法更加接近最终解决方案。很容易想象,这些分子的研究顺序决定了研究方法的有效性。理想情况下,数据集中的大多数刚性分子是首批研究对象。若幸运,这将限定大部分可能的构象空间,得到的距离范围也较少。Garland Marshall 和他的研究小组持续使用限制性系统搜寻法,在1987年提出了ACE抑制剂(图17.4)与受体结合的构象模型。更值得一提的是,多年之后他们不仅亲自验证了该模型,而且证实该模型的误差范围小到惊人。因为来自这个数据集的抑制剂和酶结合的晶体结构被成功解析,这个验证工作也随之完成(25.5节)。

17.6 分子的识别特征和分子的相似度

问题在尝试对各个分子的比较的过程中,前面章节提到的描述分子性质的概念是否真正得到了恰当的考量? 决定哪些官能团归属于哪一个药效团的"特征"并不容易。所有分子的类似官能团必须有相似的空间取向。在血管紧张素转换酶(ACE)抑制剂(图17.4)的例子中,分配官能团时就存在这样的问题。一些衍生物含有两个羧酸基团,在与其他抑制剂比较之前,必须明确地将其分配给药效团。

小分子配体与蛋白质的结合是一个靶向相互识别的过程,二者必须互相匹配,从而形成很好地相互作用,配体上具有互补识别特征的部分决定了与受体的结合。"识别特征"是对分子之间特异性相互作用产生贡献的所有特性。到目前为止,从分子骨架中只能直接得到某些性质和相似性。但这就足够了吗? 如果我们只通过自己的"骨架",也就是骨骼来认识自己,世界将会怎样? 仅仅依据这些信息甚至连男性和女性都无法直接区分! 所有在人际交往中表现出的吸引力,如外表和个人魅力将不复存在。至此,对于分子的考虑还是基于"骨架"进行的,但在骨架水平不足以准确描述配体与受体间的相互作用。即使是分子间的识别也要通过其形状及暴露在周围环境的分子表面来实现,并形成相互作用的,下面的例子可说明这一观点。甲氨蝶呤17.6(MTX)和二氢叶酸17.7(DHF)都与二氢叶酸还原酶结合(图17.6和27.2节)。两个分子的侧链几乎相同,但杂环是不同的。从磁共振光谱研究可知MTX是以质子化的形式与蛋白质结合的。当考虑化学结构时,很容易将两个杂环直接叠加在一起,二者具有良好的骨架等同性,并且其中的杂原子能彼此重合。然而,受体并不识别看似骨架等同的分子,分子表面的相互作用反而更为重要。极性分子如MTX或DHF通过氢键与蛋白质结合,图17.6中的箭头表示氢键供体和受体基团。指向分子的箭头代表了分子的氢键受体基团暴露在外,朝外的箭头代表分子的氢键供体暴露在外。首先,两个分子放置在空间中,根据原子-原子直接匹配的原则进行叠合(图17.6a)。接下来,忽略分子的基本骨架,只考虑氢键供体和受体基团的分布情况,这样比对之后发现两个分子间并没有确切的等同性(图17.6b)。我们再考虑另一种可能性,将其中DHF的杂环沿着杂环和侧链之间的键进行翻转,两个分子的空间重叠不是最好的,但二者暴露的氢键供体和受体基团模式更为一致(图17.6)。如果换成其他构象,分子的识别特征将完全不同,即使训练有素的人也难以从化学结构中看出这种差异。

模型虽好,但它们正确吗?只有实验可以回答这一问题。对于这个例子,幸运地是有DHFR与两个配体的复合物晶体结构。如图17.7中的结合三维结构所示,主链中的一个天冬氨酸和两个羧基与两个水分子在结合口袋中起识别作用,水分子介导配体和蛋白质之间的氢键。实验测定的结合方式表明,利用氢键特征相似性概念得出了正确的结论。第一眼看去两个配体在结合口袋中的取向好像是“非等同的”,看起来很令人意外,但通过蛋白质-配体相互作用就能得到合理的解释。进行分子比较时必须比较决定相互识别

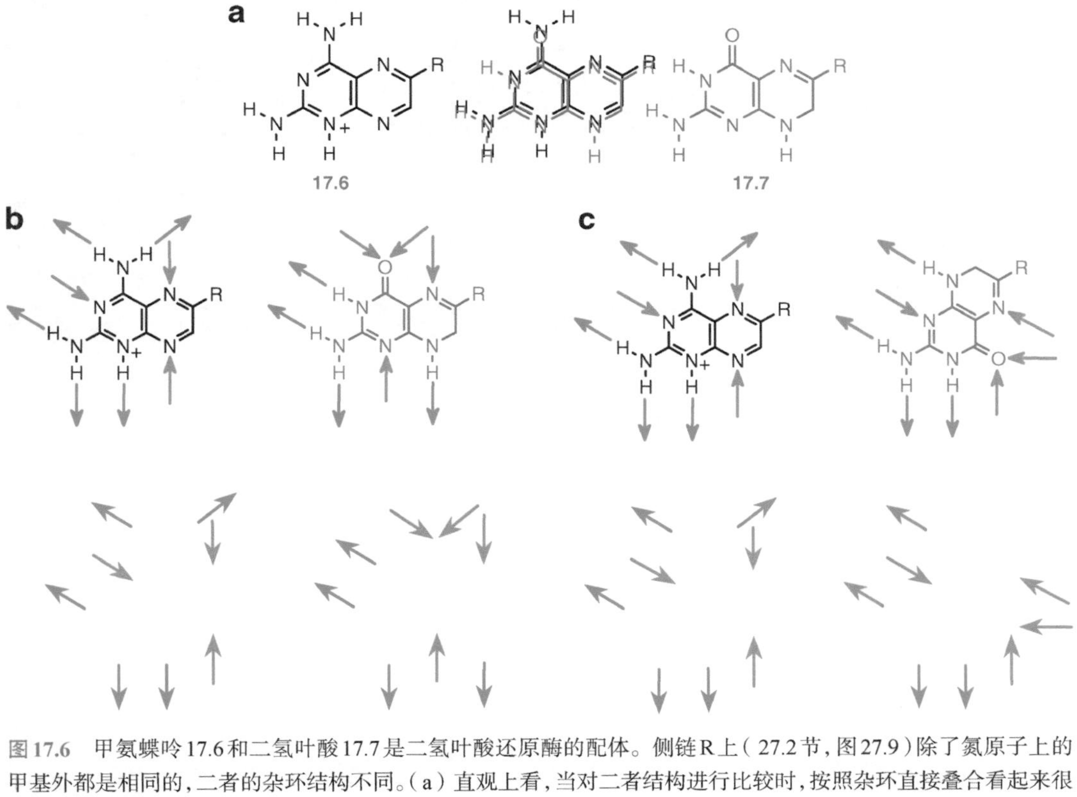

图17.6 甲氨蝶呤17.6和二氢叶酸17.7是二氢叶酸还原酶的配体。侧链R上(27.2节,图27.9)除了氮原子上的甲基外都是相同的,二者的杂环结构不同。(a)直观上看,当对二者结构进行比较时,按照杂环直接叠合看起来很合理,杂原子相互配对。(b)氢键特征用分布在分子周围的箭头标记。当存在氢键受体时,箭头指向分子,存在氢键供体时,箭头朝外。如果隐藏分子的骨架,关注氢键供体和受体的分布,我们可以看到经杂环直接叠合的原子-原子重叠看起来等同性不高。(c)相反,如果17.7中的杂环围绕环和侧链R之间的单键翻转,得到的氢键供体和受体模式等同性更能令人信服。

的分子特征,也只有这样才算是真正的比较! 值得注意的是,上述想法是在被提出了8年之后才得到实验证实,这是模型假设成功的一个范例。

除了氢键之外,其他性质也可作为分子识别过程中定义相似性的附加标准。计算杂环体系DHF和MTX的静电势(第15章"分子模拟")(图17.7)也得到了非常相似的结论。除了先前提到的氢键特征和静电势之外,立体空间的填充和两个配体表面疏水性质的分布也起着重要作用。当对分子进行叠合并预测它们在结合口袋中的可能构象时,同样也必须要考虑构象的柔性。

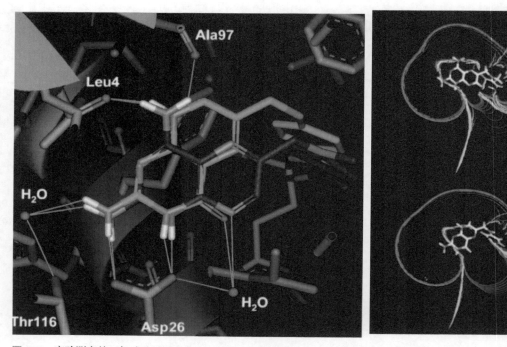

图17.7 实验测定的二氢叶酸还原酶中甲氨蝶呤(碳原子标记为绿色)和二氢叶酸(碳原子标记为灰色)结合模式。结合口袋中配体的杂环通过氢键与一个氨基酸上的羧酸基或羰基相互作用。两个水分子(红色球体)介导配体和蛋白质之间额外的氢键,图17.6中讨论过的结合模式差别在这里可清楚地看到。右图显示甲氨蝶呤(上)和二氢叶酸周围的静电势。配体的空间构象经晶体结构分析测定,从定性的角度看,在这种构象下二者的静电势非常相似。

17.7 基于识别特征的自动分子比较和叠合

是否可以考虑用在17.6节中提到的所有特征来叠合分子进行相互比较? 为此,首先必须计算所有特征的相似度,这与空间距离函数有关。随后可优化各个特征在空间上的叠合情况,寻求最大的特征相似度。Simon Kearsley和Graham Smith开发的程序SEAL能确定分布在分子骨架上不同特征的空间相似度,按照特征相似度同时考虑分子重叠体积进行排序。通过这种方法,正确预测了MTX和DHF的叠合,结果与实验一致。在此分析过程中也考虑了构象的柔性。可采用预先计算好的构象进行相互比较,OpenEye的Anthoy Niccols开发的程序ROCS已经实现了这一点。此外,来自德国圣奥古斯汀(St. Augustin)的Christian Lemmen在程序FlexS中采用了一种不同的方法。首先采用一系列与特征关联的高斯函数来描述参考配体,分子被表征为药效团特征在空间上的密度分布,然后通过与参考配体的叠合比较,将该分子解卷积成片段。核心片段直接被放置在参考分子之上,其高斯函数与参考分子尽可能优化重合。然后其他碎片附着在核心片段,直到重建完整的配体。在这个过程中,要细致地添加碎片使得对应的高斯函数优化拟合,与此同时也要考虑配体的构象柔性。

分子相似性的分析方法中也存在一些问题。假设已发现了定义相似性的所有相关特征,那么化合物需要具备与参考化合物多大的相似度,才足以使受体产生可比的生物效应?这正如有一个玩具,孩子们试图通过预设的孔洞将不同形状的片材推入一个盒子里,即所谓的"形状分选机"。对于每块片材,无论是立方体、长方体、圆柱体,还是椭圆柱体,都有一个对应的孔。在考虑相似性时,就很可能将立方体和长方体,或圆柱体和椭圆柱体分为一组,因为它们具有相似的形状。如果试图将这些部件推过形状分选机的孔洞,则很容易发现长方体不仅可以刚好通过方孔,而且用一点力还可以穿过椭圆柱体的孔。立方体只是稍微大一点,除了方孔之外,还可以通过圆柱体的孔。由此可问,长方体和椭圆柱体,或立方体和圆柱体是否彼此相似?对于这个问题,分子的相似度应该用与之结合的受体来校准,因此这总是一个相对的值。

塞奥芬和反式塞奥芬(5.5节,公式5.23和公式5.24)的区别仅在于酰胺键的空间序列不同,它们对嗜热菌锌蛋白酶和中性肽链内切酶(NEP)24.11具有几乎相同的结合亲和力,因此,有人可能将它们分为相似的一类。但是锌蛋白酶ACE与塞奥芬的结合强度比反式塞奥芬的强度至少高100倍(5.5节,图5.10),相对于这种酶来说,这两种物质是不相似的。在寡肽结合蛋白A(4.1节)中是另一个极端情况,它与每个包含Lys–Xxx–Lys中心部分的三至五肽的亲和力几乎相等。原则上,在进行相似性分析时仅需要知道结合位点的形状,只有这样才能定义所需要的小分子。然而,在许多药物设计项目中,受体的结构仍然未知。这种情况下就别无选择,只有逐步通过模型假设和实验测试,最终近似得到受体对结合小分子结构的要求。

17.8 刚性类似物显示生物活性构象

第16章"构象分析"的概念表明,许多类药性分子很容易产生大量的构象。如果要比较所有构象,这将需要很大的计算量。那么怎样才有机会得到配体的结合构象?当数据集中的一个化合物刚性很强,限制了药效团在空间中可能的排列,或者分子在其骨架以外的区域是刚性的,就比较容易得到结合构象。图17.8显示了类固醇17.2与上述抑制剂

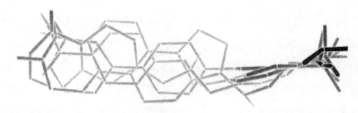

图17.8 根据其分子特征的空间比较对类固醇17.2和3种抑制剂17.3～17.5进行叠合。与使用"虚拟"弹簧力的方法不同,该方法不需要预先定义分子间官能团对应的位置,通过对不同构象进行相似性比较能自动产生官能团的对应关系。

17.3～17.5的结构叠合情况,是通过对这些化合物的多个构象进行相似性分析得到的,与"虚拟"弹簧力的计算结果非常相似。然而,这个方法具有很大的优势:不需要预先定义分子之间各个官能团对应的位置,而弹簧力需要。通过对分子上特征相似性的比较,可自动生成这些官能团的对应关系。

17.9 如果缺少刚性类似物:模型化合物阐明活性构象

上一个例子中有一个刚性很强的参考化合物。如果没有那样的参考化合物,应该如何进行分子比较呢? 在这里只有借助实验帮助,需要设计合成刚性类似物并进行生物活性测试。如果它们仍然对受体有亲和力,则可以认为该化合物是一个"被冻结"的活性构象。

下面我们举一个例子来说明如何通过合成刚性模型化合物来探测配体的受体结合构象。钙通道阻断剂硝苯吡啶17.8(2.5节)包含多个可旋转键(图17.9),因此可能存在很多构象。苯环相对于二氢吡啶环的构象是怎样的? Bayer公司的Wolfgang Seidel通过环化策略合成衍生物17.9并测定了晶体结构,非常巧妙地阐明了这个问题。另外内酯环的大小会影响衍生物的生物活性。在含有六元内酯的化合物中,苯基和二氢吡啶环实际上处于同一平面,相反,苯环与十二元环衍生物中的二氢吡啶环垂直。该化合物的亲和力比六元内酯衍生物要大约高5个数量级。因此,可以认为硝苯地平在发挥效应的活性构象中,苯环和二氢吡啶环是彼此垂直的。

知道了这个问题的答案之后,就可以设计出更多的化合物,并构建与蛋白质结合条件下对应的活性化合物叠合模型。这种叠合对三维构效关系的研究有着决定性的意义。在29.4节中的一个例子显示了如何通过固定配体的生物活性构象来支持分子设计的。

17.10 药效团取决于蛋白质结构:结合口袋的"热点"分析

在17.1节已经指出药效团也可以从蛋白质结构衍生出来,Peter Goodford的计算机程

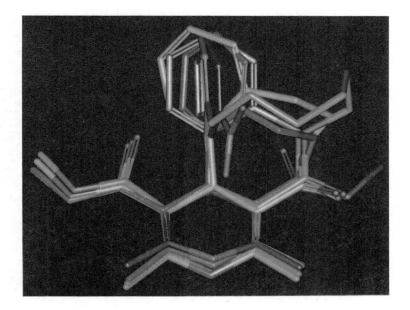

17.8 硝苯吡啶   **17.9**

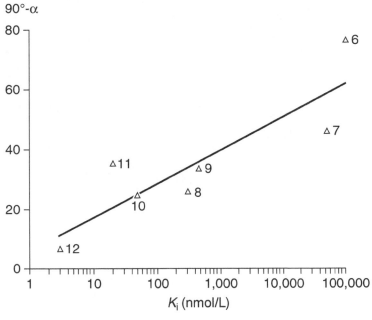

图17.9　钙通道阻断剂硝苯吡啶17.8含有多个可旋转键。苯环可以与二氢吡啶环的平面重叠或彼此垂直。为了区分不同的可能性,合成了不同环大小的内酯化合物17.9并确定其晶体结构。在六元环内酯(橙色)化合物中,苯环大致平行于二氢吡啶环($\alpha \approx 0°$)。环的尺寸增大,两个环之间的角度也同时增长,到十二元环衍生物(绿色)时二者取向垂直($\alpha \approx 80°$)。六元环类似物几乎无生物活性,到十二元环时活性增加近5个数量级。因此,硝苯地平(灰色)的生物活性构象需要保持两个环保持垂直取向。

序GRID就是其中一种常用的工具。它计算蛋白质结合口袋中潜在配体上官能团的有利位置。这些官能团可能是羧酸基、羟基或脂肪族碳原子等。这些官能团潜在的功能已经通过有机分子的晶体结构进行了确定，并嵌入到了GRID软件中。GRID计算的结果是一组分配到结合口袋中网格交叉点的相互作用能，这种能量可以通过图形界面显示，如用等势图形式显示超过阈值能量的点，可给出潜在配体官能团的热点区域。图17.10显示了嗜热菌蛋白酶中对芳香烃碳原子或羟基氧原子相互作用有利的区域。用一组不同的探针在蛋白质口袋的表面进行探测，如水分子、芳香烃碳原子、氢键受体或供体、带正电荷或带负电荷的基团，进而确定口袋中各个格点区域的性质。计算结果就包含了有关结合口袋的形状和静电特性等有价值的信息。

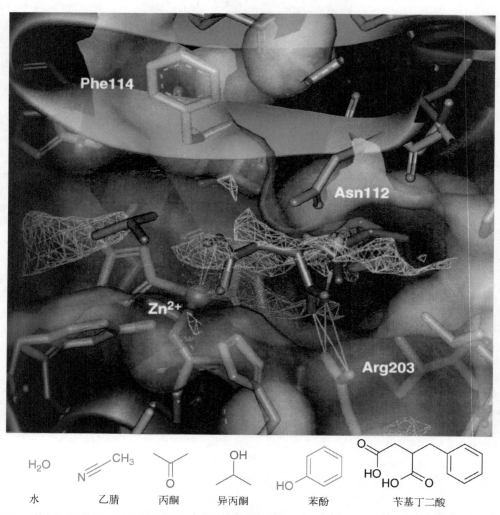

图17.10　嗜热菌蛋白酶的结合口袋的分析。通过计算得到芳香烃碳原子（白色）和羟基氧原子探针（红色）作用有利的区域。晶体结构中有图7.8中所提到的片段，可通过允许探针分子扩散到蛋白质晶体来测定。计算的热点与晶体学中测定的分子探针位置能很好地对应。

　　另外一种分析蛋白质结构方法的基本原理,是基于蛋白质-配体复合物中非键相互作用与有机小分子晶体堆积中作用力具有相同的物理本质。后者尤其对相互作用的研究有利,因为有机小分子的晶体结构测定精确度往往非常高。剑桥数据库中存储了超过50万个小分子晶体结构(13.9节)。这是一个理想的获取相关可靠数据的数据集,可用来进行统计分析和配体设计(14.7节)。让我们假设在蛋白质上有一个伸到结合口袋中的羧酸基团(—COO—),与之作用的基团必须在哪里才能形成有利的相互作用?为了回答这个问题,可以先搜寻剑桥数据库,找出具有羧酸基团的化合物。然后对于每个搜索到的羧酸基,保留与之形成氢键的基团位置。最后,将所有找到的羧酸基团完全叠合,这样与之形成氢键的基团也就叠合起来了。氢键供体基团的分布情况(图17.11)

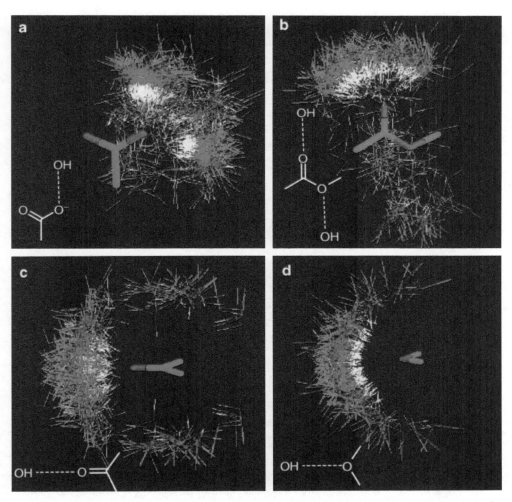

图17.11　分布在羧基(a)、酯基(b)、羰基(c)和醚基(d)周围的氢键空间结构(碳是绿色,氧是红色,氢是白色),这些与羟基供体OH形成氢键的核心基团结构取自剑桥数据库。根据核心基团的结构进行叠合,不难看出氢键相互作用的结构变化很大,但也可以发现具有偏好的取向。还可以看到,如酯基(b)周围的相互作用模式并不是在羰基(c)和醚基(d)周围分布的基础上进行简单地叠加。

提供了氢键空间结构允许的区域等有价值信息。随后，通过与蛋白质中羧酸进行匹配，可将这种分布叠合到蛋白质结构上，除去与蛋白质其他原子重叠的区域，这样就能发现结合口袋中形成氢键基团能量最有利的区域。图 17.12 中将这些分布与蛋白质-配体复合物进行比较，不出所料，在复合物中发现的氢键空间结构与有机分子晶体堆积中发现的氢键范围非常一致。对蛋白质中发现的所有基团进行统计分析，可得到蛋白质-配体复合物完整的非键相互作用规则。这些规则在剑桥晶体数据中心被编入了 Isostar 数据库，一旦这些基团在蛋白质中出现，就可以用 SuperStar 程序绘制结合热点等势图。

　　基于知识的势是另一种基于蛋白质的药效团方法。首先评估所有蛋白质-配体复合物中各种接触的空间结构，整理得到配体基团与蛋白质氨基酸之间特定接触出现的频率分布情况。再将该统计频率分布与平均参考状态关联，则可计算得到能量函数，其中假定比平均分布出现频率更高的接触对能量有利，出现频率很低就认为对能量不利。这种统计势已被整合到打分函数（DrugScore）中，同样也可用于结合口袋的分析，帮助找出配体结合的热点。

　　MCSS 方法由 Martin Karplus 研究小组开发。首先将几千个随机探针分子（如丙酮、水、甲醇或苯）放置在一个结合口袋里，然后启动计算机模拟，在力场的驱动下，这些单探针分子进入最佳的位置。每个探针分子都与蛋白质发生相互作用，但探针分子彼此之间并不考虑相互作用。最后计算得到探针分子的频率分布，对该分布进行分析评估，可得出与蛋白质作用的热点区域。把这些热点区域整理成一个复合图形，就能得到一个基于蛋白质的药效团模型。

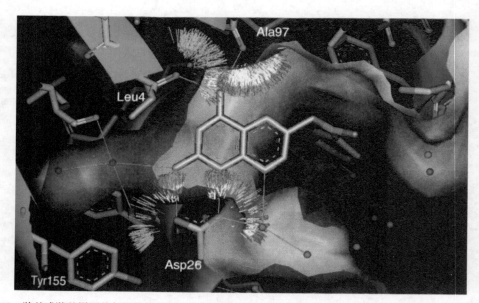

图 17.12　羧基或羰基周围的氢键供体基团（碳为白色，氧为红色，氮为蓝色）分布与甲氨蝶呤和二氢叶酸还原酶复合物三维结构的叠合（图 17.7）。将上述分布应用到 Asp26 的羧基和 Leu4、Ala97 的羰基上，发现图中蛋白质和配体之间形成的氢键与有机小分子晶体结构中经常出现的氢键结构范围重合。

17.11　用药效团模型搜索数据库产生新型先导化合物

药效团可以用来搜索数据库，寻找能够与蛋白质结合口袋匹配的潜在候选化合物。参考药效团可来自一组叠合好的配体，也可来自定义其结合特征的参考蛋白质。如何进行数据库搜寻，以及在搜索过程中能发现什么，这都取决于数据库本身存储了多少信息。如果仅收集了二维结构，则可搜索得到具有特定官能团或子结构的所有分子。基于分子拓扑学，可定义不同标准来确定分子之间的相似度。若是药效团的定义非常广泛。例如，具有酸性基团和碱性氮原子的芳香化合物，就会找到大量的分子。然而，这些基团之间的相对空间距离很重要，在搜寻二维数据库时不会考虑这些信息。Matthias Rarey 和 Scott Dixon 开发了特征树（Feature-Trees）方法，可以根据拓扑标准筛选大型数据库。尽管这种方法没有比较化学结构式的连接信息，但数据库中化合物预先根据特定特征的拓扑序列进行了分类，如存在氢键供体基团或疏水环状结构的分子分别被归类。这种方法可非常快速地比较分子，并在可比拓扑序列中找到具有药效团特征的候选化合物。

如果数据库包含三维分子结构信息，可用药效团的空间模式进行搜索。例如，剑桥有机小分子晶体结构数据库（13.9 节）就可用于这种搜寻，这样分子的构象是实验测得而且能满足药效团特征要求的。在搜寻 HIV 蛋白酶配体（24.3 节）时，由已知蛋白酶晶体结构得出药效团模型，并对剑桥数据库进行搜索。详细结果在 24.4 节（图 24.16）中列出。它激发了 Dupont-Merck 研究人员的灵感，最终开发出一种全新的非肽类 HIV 蛋白酶抑制剂。

现在，由二维结构式产生的三维结构数据库是常用的实验结构数据库。在另外一些方法中，分子空间结构是在搜寻期间快速生成的（15.2 节）。对于剑桥数据库中大部分化合物，每个分子只保存一个构象，但实际上分子可采用许多不同的构象（第 16 章 "构象分析"），除非数据库中柔性分子恰好处在 "正确" 的构象，否则在搜索过程中必须考虑分子的柔性。详尽地搜索需要耗费大量计算时间，如活性类似物方法。由此开发了更为快速的算法，可先确定分子上特定的药效团是否可能落在预设的距离以内，只要估计最小或最大可达到的距离即可。Tripos 公司的 UNITY 程序就已经实现了这个概念，将预先计算好的化合物多个构象保存到数据库中，关键在于保存的构象要尽可能代表性地分布在整个构象空间（16.6 节），然后检查每个构象是否与所定义的药效团匹配。后来 Accelrys 公司的 Catalyst 程序也采用了这个概念。

不能期望这种数据库搜寻能直接提供候选化合物进行临床试验，但作为一个创意生成器，它能引导药物研究人员发现新颖的先导结构，并可将化合物的合成计划推进到完全不同的方向。如今在虚拟筛选过程中通常需要进行大量的数据库搜寻（7.6 节），可筛选专有化合物库或可通过商业购买的化合物库。旧金山市（San Francisco）加州大学旧金山分校（UCSF）的 John Irwin 和 Brian Shoichet 开发了 ZINC 数据库，收集了目前可商业购买的化合物，并用于数据库搜寻。筛选之前可先用预设条件对数据库进行过滤，从数百万个化合物中得到所需要的子集，节约筛选时间。这个化合物库的主要优点：筛选得到的目标化合物可直接购买并进行实验测试。通过这种"购买发现先导化合物"的策略，已经找到了许多新颖的先导化合物候选结构（21.7节）。

17.12　概要

- 结合口袋的结构决定了配体上的哪些官能团对蛋白质结合是必需的，配体或蛋白质结构均可作为推导药效团的起点。
- 对一系列相关化合物中活性和非活性小分子配体进行叠合，可定义虚拟结合口袋的允许和排除体积，这种体积的差异对配体的设计优化有指导作用。
- 分子叠合中特别的挑战在于柔性分子可采用不同的构象。在叠合过程中分子必须是低能构象，或者需要考虑多种构象。
- 一系列分子可以通过指定的药效基团进行叠合。在活性类似物方法中对所有开链单键进行系统地旋转，可得到共同的分子叠合模型。
- 注意不要被化学结构相似的分子所欺骗，相反，结合口袋的相互作用官能团对分子识别才是重要的，而不是骨架本身。不能低估水在结合中的作用。
- 进行分子叠合时也必须考虑到分子识别的特征。
- 合成结构刚性的类似物（或多个类似物）可以帮助定义和验证药效团模型，确定生物活性构象。
- 用不同性质的小分子探针探测蛋白质的结合口袋，可找到结合"热点"区域。这些信息可告诉我们怎样的分子可成功与靶标蛋白质结合。
- 剑桥数据库的晶体结构给出了各种相互作用偏好的官能团和结构参数等信息，这些与蛋白质-配体复合物高度相关，因为小分子晶体堆积中的作用力与活性化合物和蛋白质之间的非键相互作用本质相同。
- 可用三维药效团作为提问筛选各种数据库，通常先筛选可商业购买的化合物。如果有化合物对所关注的蛋白质有潜在的活性，可购买并进行生物测试，希望能成为先导化合物发现的一个起点。

翻　　译：雷　灿　李　强
译稿审校：龚　珍

参考文献见二维码。

第 18 章
定量构效关系

定量构效关系（QSAR），旨在定量描述化学结构和生物活性之间的相关性。其研究对象是作用于相同生物靶点的、具有相同的作用方式的一系列化学物质。例如，可以对某类与特定蛋白质结合的具有类似结构的抑制剂进行比较，但不同的降血压药物之间不能相互比较，因为它们作用在不同的靶蛋白上，且具有不同的作用方式。因此，相关性的模型建立必须基于同一测试模型，不同测试模型之间不具备相关性。

化学结构与生物效应之间的相关性是基于药物与生物大分子作用的相对效力的差异，取决于药物的理化性质的差异这一合理假设。在第一假说中假定了活性物质对其受体亲和力与其相对效力正相关。利用数学模型描述物质生物活性的概念是从这个方法推导出来的。

对于研究的系统，可以认为系统越简单，越容易得到定量构效关系。在某种程度上，这对体外系统是有效的，诸如化合物对酶的抑制或者与受体的结合，就可仅参照化合物对蛋白质的亲和力。越复杂的系统越需要考虑不同的过程，如口服给药会影响动物的中枢神经系统。这些不同的过程包括吸收、分布、穿透血脑屏障、进一步转运到靶组织、代谢、消除。这些过程相互重叠并且与受体的实际效应相关。原则上，其中每一步都需要独立的构效关系。为每一步建立相关有效的模型需要相应的测试系统来分别检查不同的步骤。在特定情况下，可以用一个简单的方程来描述一个复杂的多步骤过程。若其中某一过程能主导整个构效关系，则用简单的方程表示即可，如血脑屏障穿透。

18.1　生物碱的构效关系

南美箭毒毒素（South American dart poison tubocurare，7.1节）是第一个作用方式被阐明的治疗药物。1852年，Claude Bernard发现这种季铵盐生物碱会引起肌肉麻痹，但是神经和肌肉一样保持独立兴奋。因此，箭毒必定作用于神经和肌肉之间的连接处。苏格兰药理学家Alexander Crum-Brown和Thomas Fraser花费了大量的时间研究生物碱上的氮原子（图18.1）以不同方式季铵化导致的生物效应。1868年，通过观察生物碱转变前后完

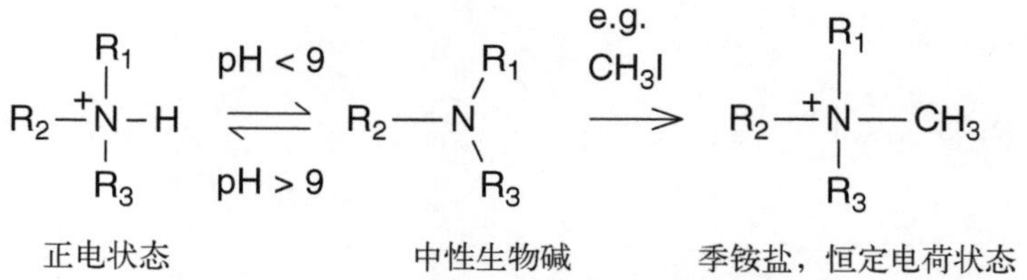

图18.1 叔胺的质子化取决于介质的pH（左侧）。另外，氮原子的季铵化导致化合物带正电荷（右侧）。

全不同的效应，他们制定了一个普适的方程来描述构效关系（方程18.1）。

$$\Phi = f(C) \tag{18.1}$$

这个方程很简单，生物活性 Φ（希腊字母 Phi）是化学结构 C 的函数。那时，碳原子的四面体结构尚未澄清，许多有机化合物的组成，尤其是复杂的天然产物的组成，是完全不为人知的。

18.2 从 Richet、Meyer 和 Overton 到 Hammett 和 Hansch

1893年，Charles Richet 发表了一篇关于有机化合物毒性的研究论文。通过比较乙醇、二乙醚、氨基甲酸酯、三聚乙醛、戊醇和苦艾酒提取物水溶性对犬的致死剂量，他得出 "plus ils sont subles, moins ils sont toxiques" 的结论，即溶解性越好，毒性越低。这是水溶性和生物活性呈线性反比关系的第一个证据。

在20世纪之交，药理学家 Hans Horst Meyer 和植物学家 Charles Ernest Overton 发现了独特的麻醉脂质理论，总结为3个重要方面。

- 具有亲脂性并且可以分布在生物系统中的所有化学惰性物质具有麻醉作用。
- 神经细胞中发生的生物效应，是由于脂肪在其功能中起重要作用。
- 麻醉药的相对效力取决于它们在脂肪和水的混合物中的分配系数（19.2节）。

Crum-Brown、Fraser 和 Richet 的工作，或者 Meyer 和 Overton 的贡献可以看作是定量构效关系的起源。事实上在制定麻醉理论之后，又发现了许多其他线性和非线性的方程用于描述亲脂性的相关性，并因而发现了生物活性与"脂肪亲和力"有关。但所有这些活性都是相对非特异性的"膜"效应。

20世纪30年代中期，Louis P. Hammett 阐述了取代基的电子性质和芳香族化合物的反应性之间的关系。吸电子和给电子取代基对芳环的电子密度的贡献总是恒定的。它们由取代基的电性参数 Hammett 常数 σ 决定。接受电子的取代基具有正 σ 值，如硝基、氰基和卤素。给电子取代基具有负 σ 值，如羟基、氨基、甲氧基和烷基取代基。吸电子取代基增强了苯甲酸和苯酚的酸性，减弱了苯胺的碱性，并且加速了苯甲醚的碱性水解；给电子取代基则产生相反的影响。

对芳香族化合物的每种反应类型必须加上独立的反应常数 ρ。使用方程18.2，后来常被称为Hammett方程，任意反应的平衡常数 K 可以通过 ρ 和 σ 进行计算。R–X 和 R–H 分别代表被X基团取代和未取代的芳香化合物。

$$\rho\sigma = \log K_{R-X} - \log K_{R-H} \qquad (18.2)$$

吸电子和给电子取代基影响杂原子上的电子密度并降低或增加其形成氢键的能力。除此之外，这也从电子层面解释了为什么芳香取代基会对药物分子生物活性有影响。因此，Hammett方程对那些想基于他们的概念得到定量构效关系的药物化学家和生物学家来说是一个挑战。许多课题组努力寻找生物活性和Hammett常数 σ 之间，或者 σ 和/或 ρ-类似取代基之间的关系，并且推导出生物系统的测试参数。尽管有个别有趣的结果，但是不能建立普适的规则。

Corwin Hansch 和 Toshio Fujita 在1964年发表的一篇文章奠定了定量构效关系的基础。在这篇文章中，他们描述到：

- 亲脂性参数 π 的定义，类似于Hammett方程中的电子参数 σ。
- 模型中不同参数的组合。
- 描述非线性的亲脂性–活性关系的抛物线模型的制定。

18.3 亲脂性的测定和计算

Corwin Hansch 曾经研究了苯氧基乙酸的构效关系，其对植物具有生长刺激作用。除了它们的生物活性外，他对它们的亲脂性特别感兴趣。在实验中，亲脂性可以通过其在辛醇/水环境中的分配系数来测定（19.1节）。他在分析数据时发现辛醇/水分配系数 P 的对数可以用来描述分子的亲脂性，其可通过分子各部分基团贡献的总和得到。类似于Hammett方程，Hansch定义了一个亲脂性参数 π（方程18.3）。这里 R–X 和 R–H 与其在方程18.2中具有相同的意义。方程18.3中缺少特定反应参数 ρ 是由于 π 值基于单一的分布系统：正辛醇和水。

$$\pi = \log P_{R-X} - \log P_{R-H} \qquad (18.3)$$

选择正辛醇是出于理论和实践的原因。正辛醇由一个长的脂肪链和一个既可作为氢键受体又可以作为氢键供体的羟基构成，因此，其结构在一定程度上类似于膜脂质。正辛醇还能溶解大多数有机化合物，虽然它的蒸汽压很低，但很容易除去。此外，正辛醇紫外吸收范围较广，这使得实验检测十分方便。在亲脂性参数 π 的帮助下，可以计算出新化合物的 $\log P$ 值和亲脂性。为此，必须知道基本骨架的亲脂性和取代基的 π 值。这样即使没有实验测定每个化合物的分配系数，也能通过预测得到较好的相关性。除了所有重要取代基的 π 值之外，还可利用文献中大量的实验测定的辛醇/水分配系数。

18.4　亲脂性和生物活性

　　亲脂性在描述生物效应对化学结构的依赖具有压倒性的作用。因此，在许多定量构效关系中应作为主要的因素。这很容易理解，因为生物系统由脂质膜间隔开来的水相组成。因此，亲脂性会决定小分子在这种系统中的转运和分布。对于极性物质来说，脂质膜形成了其不可逾越的障碍。只有具有中等强度的亲脂性物质才有可能迁移到水相及油相中，从而在靶组织中达到足够的浓度（第19章"从体外到体内：药物吸收、分布、代谢、排泄及毒理学性性质的优化"）。尽管可溶性蛋白质表面具有绝大多数极性氨基酸残基，但在配体的结合位点处或多或少埋藏了一些极性和非极性区域。配体的疏水部分结合到口袋的疏水部分。这些疏水表面区域的大小通常是有限的。配体亲脂部分的大小和形状必须与结合口袋的疏水表面互相匹配。因为通常结合在这些口袋的天然配体本身具有足够的水溶性，所以结合口袋的亲脂性区域的尺寸是有限。这也导致了为什么通常需要复杂的非线性方程来描述亲脂性-活性关系。许多亲脂性-活性的线性和非线性关系描述了相对非特异性的生物效应，如麻醉、杀菌、抗真菌和溶血等作用，在这里不再进一步讨论。其他构效关系如描述生物系统的运输和分配，这类构效关系将在第19章"从体外到体内：药物吸收、分布、代谢、排泄及毒理学性性质的优化"中讨论。

18.5　Hansch 分析和 Free-Wilson 模型

　　1964年Corwin Hansch和Toshio Fujita推导出一个比理论上更直观的可以定量描述构效关系的数学模型，称为Hansch分析（方程18.4）。

$$\log \frac{1}{C} = -k_1 (\log P)^2 + k_2 \log P + k_3 \sigma + Kk \tag{18.4}$$

　　在方程18.4中，C是诱导特定生物效应的摩尔浓度。当与一系列物质相关时，它是等效摩尔剂量（equieffective molar dose）。$\log P$是辛醇/水分配系数的对数，σ是Hammett常数。$\log P$的平方可以定量描述亲脂性-活性的非线性关系，对于线性相关的情况时，此项可以被忽略。

　　系数k_1、k_2、…和k可以通过回归分析（regression analysis）法确定。因此，Hansch分析建立了生物活性与理化参数之间定量关系的假设模型。生物数据是有缺陷的，理化性质也是如此。尽管如此，理化性质的可靠性通常大于生物数据的可靠性。通过回归分析，使得所有被研究的化合物的实验活性与预测活性之间的方差之和最小化，并用这个方差之和作为判断模型的质量重要标准。

N, N-二甲基-β-溴苯乙胺18.1（表18.1）的抗肾上腺素效应的定量构效关系可以作为一个例子。根据其结构，这些化合物或多或少具有逆转肾上腺素剂量的激动作用。C值是拮抗剂降低肾上腺素50%功效时的剂量，可以用Hansch模型描述数据，如图18.2所示。

表18.1　N,N-二甲基-β-溴苯乙胺（18.1）的间位和对位取代的生物活性（静脉注射大鼠，mol/kg的C）

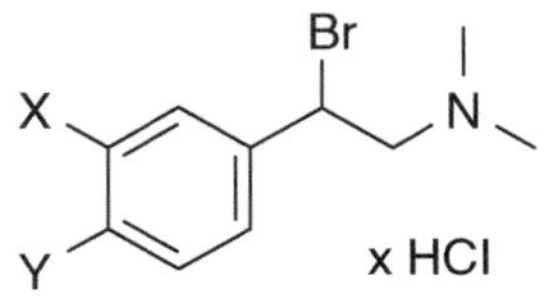

间位（X）	对位（Y）	log 1/C
H	H	7.46
H	F	8.16
H	Cl	8.68
H	Br	8.89
H	I	9.25
H	Me	9.30
F	H	7.52
Cl	H	8.16
Br	H	8.30
I	H	8.40
Me	H	8.46
Cl	F	8.19
Br	F	8.57
Me	F	8.82
Cl	Cl	8.89
Br	Cl	8.92
Me	Cl	8.96
Cl	Br	9.00
Br	Br	9.35
Me	Br	9.22
Me	Me	9.30
Br	Me	9.52

通过推导的方程，可以用数学模型对整个数据集进行描述。溴离去形成碳正离子，并且该物质不可逆地与肾上腺素受体结合。因此，在Hansch方程（图18.2）中可以找到σ^+

项，其极好地描述了这种反应类型。亲脂性取代基增加生物活性（正π项），吸电子取代基降低生物活性（负σ^+项）。因此，亲脂性的给电子取代基，如大的烷基取代基，应该是活性最佳的。其次，在一定限度内，可以预测其他化合物的效应。内推法，即基于非常相似的取代基得出的结论，具有比外推法更好的可靠性，这是在参数空间之外进行的预测，如对于高亲脂性、较大极性或者更大的取代基。作为第一个近似值，可以这样说，统计参数r（相关系数）、s（标准偏差）和F（Fischer值）中（图18.2），相关系数r应该接近于1.00，标准偏差s应尽可能地小，并且F值应尽可能大。标准越好，定量模型就越好，也就是说，实验值和计算值更加一致。

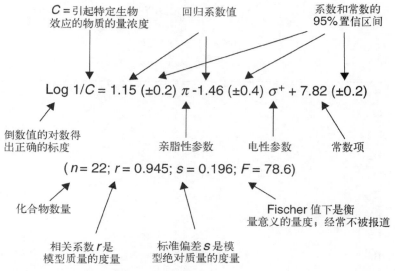

图18.2　QSAR方程提供用于预测生物活性的定量模型的各个参数，参见于N,N-二甲基-β-溴苯乙胺取代基的情况（表18.1）。

同样在1964年，Hansch和Fujita、S. R. Free和J. W. Wilson分别独立开发了一种完全不同的构效分析模型。因为原来的方法较为混乱，难以使用，而在这里只讨论一个变体，即后来由Fujita和T. Ban提出的Free-Wilson分析（Free-Wilson analysis）。Free-Wilson分析假定一个参考化合物本身对生物效应μ具有特定的贡献，而这个化合物来自一组化学结构相关的物质，且通常是未取代的起始化合物。该骨架上的每个取代基对生物活性提供"附加的和恒定的"贡献a_i（图18.3）。因为没有考虑分子中其他位置的结构变化，所以称为附加贡献，而恒定的贡献是因为在分子的这些位置发生的特殊的结构改变是很重要的。尽管这些假设相对简单，Free-Wilson分析还是为许多构效关系提供了良好的定量模型。与Hansch比较性质的分析相反，Free-Wilson分析是真正的"构效分析"，因为编码结构信息的参数（存在为1，缺失为0）与生物效应相关。这容易实现，但前提是结构和生物数据必须是已知的。不幸的是，Free-Wilson也有缺点。

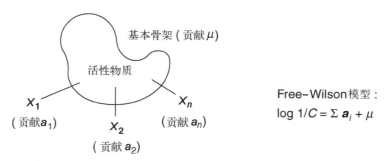

图 18.3 Free-Wilson分析使用基团贡献的附加性来描述生物活性。因此，显示在方程中的生物活性由基本骨架 μ 的活性和取代基 X_i 恒定的基团贡献 a_i 组成。

- 结构变化必须存在于至少两个不同的取代位置，否则将不会有足够的自由度来使用统计学方法。
- 通常是大量的变量减少了分析的预测价值和可靠性。
- 预测只有在分析中已经考虑过取代基的组合，而非新的取代基的情况下才是可能的。

如果 Free-Wilson 分析用于上述抗肾上腺素苯乙胺实例，则获得表 18.2 中的骨架和取代基贡献。即使是快速浏览，也很容易发现从氟到氯，从溴到碘的值即亲脂性的影响是增加的。尽管亲脂性相近，但甲基和氯取代基却是不同的，这是因为它们具有不同的电子性质。间位和对位电子影响的差异也遵循这一规律。因此，Free-Wilson 分析确实具有分析取代基效应的优点。

表 18.2　Free-Wilson 基团对抗肾上腺素苯乙胺的贡献

位置	H	F	Cl	Br	I	Me
间位	0.00	−0.30	0.21	0.43	0.58	0.45
对位	0.00	0.34	0.77	1.02	1.43	1.26

$\mu = 7.82$
$(n = 22; r = 0.97; s = 0.19)$[a]

注：a 表示有关这些值的说明（图 18.2 ）。

18.6　分子空间构效关系

如上一节所示，尝试将构效关系与物质特异性参数相关联构建模型，这些参数，如体积、极化性或亲脂性是对于整个分子或特定的取代基计算或测量的性质。这些描述符（descriptors）只能包含十分有限的三维结构（3D结构）信息。因此，在当今蛋白质-配体复合物的空间结构信息越来越多的背景下，QSAR方法集中于从三维结构中得到的参数。一般情况下这种方法的目标是计算结合亲和力。这些技术也可用于其他生物学性质的描述，如生物利用度或代谢反应性（第19章"从体外到体内：药物吸收、分布、代谢、排泄及毒理学性质的优化"）。为了将它们与上述经典的QSAR技术区分开来，将它们称为3D-QSAR方法。

理想情况下，最好可以直接从活性物质的三维结构中读取参数，并且可用于得出关于它们的结合亲和力的结论。然而，这些参数和活性之间的相互作用非常复杂，甚至今天也不能完全理解。此外，还有许多其他生物体系需要应用3D-QSAR方法，但相关靶蛋白的结构是未知的。许多药理学相关的受体是膜结合的，其结构测定是非常困难的。然而，其结构的信息是估算配体与受体结合形成复合物产生结合亲和力的先决条件（第4章"蛋白质-配体相互作用是药物效应的基础"）。因此，我们不可能从这些不完整的数据中计算出结合亲和力的绝对值，而是应该重点关注活性化合物间相对亲和力的差异。物质特定参数的逐渐变化则与生物数据相关。

18.7　结构比对作为分子相互比较的先决条件

在经典的QSAR技术中已经考虑了关于分子空间结构的假设。取代基的不同位置，例如，芳环的间位和对位通常由特定参数描述。它们以这种形式被加入Hansch方程及Free-Wilson分析中（18.5节）。此外，取代基的不同构型，如立体异构体的构型，也在经典的QSAR模型中进行了定义。为了使用这些参数，假定分子在假想的结合口袋中有类似取向，比如所有的邻位取代基在一系列邻位取代的衍生物中朝向"同侧"。在这个假定条件下，化合物在空间结构上是与活性物质叠合的。这才有充分的理由将生物活性和三维结构关联起来以构建三维构效关系。在对进行化合物叠合时，化合物的取向应尽可能准确地接近其在结合口袋中的相对取向。在第17章"药效团和分子比对"中讨论了这种技术，其可用于计算这些空间叠合。

18.8　结合亲和力作为化合物属性

除了三维结构外，还可以使用哪些物质特异性特征来将三维结构的性质与结合亲和力相关联？如第4章"蛋白质-配体相互作用是药物效应的基础"所述，结合亲和力（binding affinity）由焓（enthalpic）和熵（entropic）组成。焓贡献包含所有蛋白质与配体之间的相互作用，主要包括范德瓦耳斯相互作用（范德瓦耳斯力，15.4节）或静电相互作用（库仑势能）。熵贡献的重点是在研究系统的不同自由度上的能量排序和分布的情况。在没有形成复合物时，蛋白质的配体及结合口袋被水分子溶剂化。形成复合物之后，与这些水分子的焓相互作用丧失，取而代之的是配体和蛋白质之间的相互作用。我们只对同一数据集中的分子间的相对差异感兴趣。因此,在影响结合的所有因素中,所有相似的效应都被忽略。这种忽略当然是一种粗略的简化,因为蛋白质在配体结合时溶剂化状态会被改变,水分子从结合位点移位。配体诱导的结合口袋中侧链的适应性或甲基和侧链(4.10节)的旋转自由度的变化是可想象的。对于数据集中的所有分子,这些效应要么不考虑,要么就视为相同。这个假设对许多情况大概是有效的。然而,许多新研究清晰地表明一系列化合物中影响蛋白质或配体动力学的变化通常不是恒定的,这种情况下方法会失败。

在开始时只应考虑活性物质在结合口袋中的范德瓦耳斯和静电相互作用。但是,如何比较一系列配体的这些性质?第一种方法是由 Hans-Dieter Höltje 和 Lemont B. Kier 开发的。然而,用这种方法构建模型的决定性前提是需要选择结合口袋中配体周围氨基酸侧链的空间位置。为了去除这种必须条件,在1978年 Richard Cramer 和 M. Milne 开发了另一个方法,他们将分子限定在格子内,以探针来探测配体的性质,并产生模型。10年后,这个方法发展成为一般适用的 CoMFA(comparative molecular field analysis,比较分子场分析)方法。尽管在应用中存在许多理论和实践上的缺陷,但该方法还是被迅速接受。今天,它的各种不同改进版本仍在被应用。

在进行上述的分析之前,应该进行一些基本的考虑。配体提供的范德瓦耳斯力和静电相互作用是否考虑到了它的全部贡献以得到正确的亲和力排序?如已经提到的,结合亲和力由焓和熵贡献组成。通过探针对这些性质进行取样来映射相互作用,肯定会提供一个分子能够如何进行有利相互作用的量度。熵贡献有多充分地被考虑?熵贡献中相当一部分是由溶剂化(solvation)和去溶剂化过程(desolvation processes)组成的(4.6节)。这些过程改变了配体周围和结合口袋中的局部水结构。在溶剂化状态下,靠近配体疏水表面的小空腔里的水的构造比其在水相中更有序。这些配体从水相中转移到蛋白质的结合口袋中立即导致一定数量的水分子采用降低有序排列的状态。这增加了系统的熵,并促进了结合过程的自发性。涉及该方法的水分子数目取决于配体疏水表面的大小。此外,当配体结合时,水分子移位出结合口袋也使得系统的紊乱度增加,并相应地增加了系统的熵。在上述近似法中,假定该数据集中所有分子的水相关效应相同。因此,在相对比较中不考虑它。此外,分子可以在水溶液中"自由"移动并采取不同的构象。然而,在结合口袋中,它主要固定在一个特定的构象。旋转、平移、构象自由度丢失和系统熵丢失。想要得到正确的亲和力,这些影响都要被考虑。

18.9 如何进行 CoMFA 分析?

最重要和最常用的三维构效分析方法就是 CoMFA 方法。首先,在进行 CoMFA 研究时需要选择合适的化合物数据集(data set)。该数据集应包含50~100个具有整体几何形状相关的化合物。还应确保所有物质结合在同一蛋白质的相同部位,并且已知所有物质的结合亲和力。配体必须在其结构变化方面具有一定的多样性。它们的结合亲和力应该分散在3个以上数量级（three orders of magnitude）。对所有分子生成构象（第16章"构象分析"），并通过第17章"药效团和分子比对"中讨论的技术进行叠合。作为通用规则，考虑蛋白质的空间结构（如果已知），并且配体在结合口袋中相互叠合。最后，叠合的分子被嵌入一个宽大且具有边界的格子中（图18.4）。格子的交点显示1 Å或2 Å的格点间距。探针，即具有氢、碳或氧性质的原子或者具有正式电荷的颗粒被置于每个格点。计算该探针和数据集中的每个分子之间的相互作用能。网格上的集体交互作用被称为分子的相互作用场。这也是这种方法名称的来源。最后，将数据集中分子的场进行相互比较。如果盒子的尺寸为10～20 Å，并且施加了1～2 Å的网格间隔，所处理数据集的每个分子有数以千计个对应的场值。大量的数据意味着这些场可以非常透彻的评估配体。

18.10　分子场作为比较分析的标准

在力场中，范德瓦耳斯势能以Lennard-Jones函数表示，静电相互作用由库仑势能（图18.5）描述（15.4节）。如果探针和分子的原子之间的距离接近零，则Lennard-Jones和库仑势能趋向于无穷大。带相同电荷的粒子，库仑势能接近无穷大，带相反电荷的粒子，库仑势能为负无穷大。这些值在靠近表面或位于分子内部的网格处达到极高的场效应。在CoMFA分析中必须避免这种情况。因此，高于或低于特定阈值的场贡献被设置为预定义的截止值。根据这些程序，可以计算Lennard-Jones或库仑势能。例如，脂肪族碳原子可用作探针。赋予这些探针正电荷或负电荷以研究分子的静电特性。Peter Goodford的GRID程序已在17.10节被介绍。许多描述不同官能团的大量探针形成的分子场可以用这个程序计算出来。在区域内，对于每个预定义的探针，探针和被检测的分子之间的有利或不利的相互作用都被估算出来。

除了探测分子的立体和静电特性场外，其他场也可以被定义。上述18.8节，讨论了用分子的疏水表面表征熵贡献的一个措施，特别是从水相转移。Donald Abraham的研究小组开发了分子场，可以探索分子的疏水性质（HINT程序）。疏水性质通过非常相似的距离相关函数来计算，得到的分子场描述了分子表面上的亲脂性分布。

18.11　3D-QSAR：分子场与生物特性的相关性

假设已经计算了数据集中每个分子的多个分子场，并尝试计算它们与结合亲和力的相关性。这些差异如何表达？为此，我们想考察取代苯衍生物的3个假设实例。

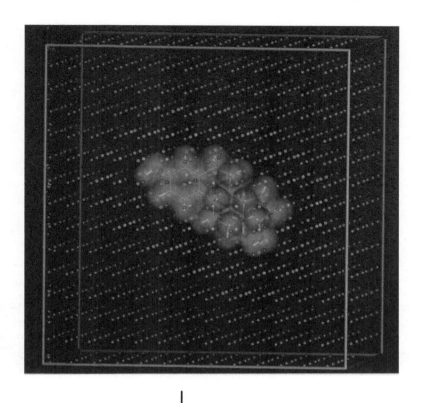

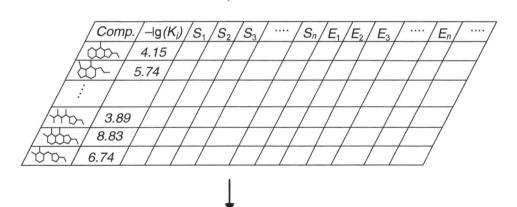

$$-\lg(K_i) = y + a\,S_1 + b\,S_2 + c\,S_3 + \cdots + h\,S_n + k\,E_1 + m\,E_2 + n\,E_3 \cdots + z\,E_n$$

图18.4 生成广泛涵盖分子的分子场计算网格。格点的颜色利用其与配体的距离进行颜色编码的(红色＜黄色＜绿色＜蓝色＜灰色)。在格点处计算所选场的贡献,网格间距为1～2 Å。网格中每个格点的场贡献($S_1, S_2, \cdots, S_n, E_1, E_2, \cdots, E_n$)记录在表格中。对数据集中的所有分子进行分析。结合亲和力被并入表中,如$-\lg(K_i)$。使用适当的系数($a, b, \cdots, z$)对场贡献进行加权,并使用特殊的统计方法PLS分析它们与亲和力的关系。最后,用一个方程来描述哪一个格点以多大的权重来贡献生物活性的,就是得到的最终模型。

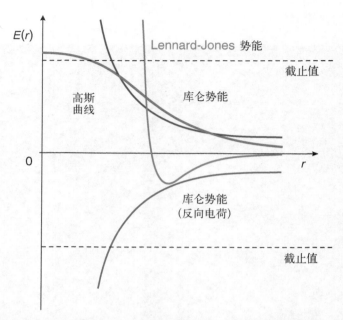

图 18.5　Lennard–Jones 势能（绿色）是在电荷之外的描述两个原子的分子间相互作用的模型。势能为负时对应于相互吸引，正值对应于颗粒的排斥。如果相互距离变为无穷大，则势能接近零。在原子互相接近时，因为极化状态的改变，出现势能最低点。在更短的距离处，由于原子-原子的排斥，其急剧上升到正无穷大。库仑势能（蓝色）仅考虑在原子核上以点电荷形式存在的静电相互作用。对于电性相同的带电粒子，当距离无穷小时，它也接近无穷大（蓝紫色曲线）。对于带相反电荷的原子，产生负无穷大值（蓝色曲线）。库仑势能的双曲线形式不那么陡峭，使得粒子在较大的距离上仍然可以"感觉到"彼此。在 CoMFA 分析中需要设定势能的阈值。采用钟形曲线（这里仅显示"钟"的右半部分）的高斯函数描述了在 CoMSIA 模型在此背景下的粒子之间的相互作用势能的距离依赖性。随着粒子之间距离的消失，曲线达到其最大值，但这仍然是有限的。

- 首先，应该改变化合物系列中苯环上的所有取代基，使得当用正电荷探针扫描时导致取代基附近越来越大的场效应。如果结合亲和力增加与场贡献增大相同，这将反映在定量分析中。这意味着在该分子区域中正电荷基团增加的衍生物是更有效的物质。
- 第二个例子有所不同。现在苯环取代基被赋予正或负部分电荷。它们的变化对底物的效力没有影响。定量分析表明静电场贡献的变化与生物活性无关。可能的解释是这种效应和另一个性质。例如，取代基的大小，相互抵消了它们的影响。还可能是生物活性受到取代基其他特性的影响，如其疏水性。
- 在第三个案例中，取代基的静电特性对于与受体结合是非常重要的，其根本不应该在所检查的位置上变化。可能存在不同的取代基，但是它们都具有相当的点电荷。分析这些基团附近场贡献的模型不能识别差异性，因此也不与结合亲和力相关。实际上，在分子骨架特定位置上的一类取代基对于结合是非常重要的，但是在分析中却显得微不足道。这与 QSAR 分析仅执行数据集中的相对比较有关。

这些例子仍然是易于实现的。可问题是，通过分子场这个看似绕远的方法分析出这种乏味的相关性是否真的需要。在实践中情况更复杂，尤其是如果考虑不同骨架的分子。在分子叠合中,取代基不完全相互匹配。它们的贡献必须被描述为空间中的场,只有这样才能被评估。无论如何,这些例子强调了仔细规划分析的重要性。必须选择数据集中的结构,使其具有的取代基及其特性有最大可能的变化。

18.12 比较分子场分析结果的图形解释

如果根据多维矩阵来描述场的全部贡献,则不能直接用回归分析来提取变量的相互依赖关系,如结合亲和力。PLS分析(partial least squares,偏最小二乘法)是从大量数据中提取相关和解释因素,即所谓的PLS向量的统计方法。在CoMFA分析中,这些向量描述了与实验确定的亲和力最相关的场的面积。结果是一个类似于经典QSAR方法结果的方程。其显示了各个场的特定网格在多大程度上有助于约束亲和力。在分析过程中,必须对场的网格数进行评估,必须严格监测所得结果的统计学意义,并通过特定的测试:交叉验证,检查其显著性。

从数据集中随机提取一个或多个化合物。用剩余的化合物构建模型,并用该模型预测提取化合物的亲和力。在最简单的情况下,重复多次化合物的提取,通常直到所有的化合物都被提取一次。预测的性能代表了模型的可靠性和显著性的度量。获得的结果可以用从偏离预测值的平方来,即q^2来表示。其值从$-\infty$到$+1$。$+1$表示获得了完美的模型。所有预测值与测定的结合亲和力完全一致,没有偏差。$q^2 = 0$表示模型的预测值不比任何模型好,仅与所有亲和力的平均值一样。如果q^2为负值,模型比平均水平差,也就是比没有模型差。因此,当q^2值高于$0.4 \sim 0.5$时,模型才被认可。

模型检验中必须进行的另外一个步骤是用模型对训练集进行预测。为此,需要与训练集中包含分子相似的测试集,但不用于训练。预测这些分子的结合亲和力。只有这个数据集的相关系数与训练集相似时,模型才具有足够的预测能力。

得到的模型可以用来估算尚未合成的新化合物的亲和力。可以将这些化合物的可能构象进行叠合,使其落在训练集定义的网格区域内。接下来,计算它们的场贡献。通过使用由训练集CoMFA导出的相关性,可以计算哪些网格相对于新化合物的结合亲和力具有预测能力。

CoMFA技术确立了活性数据和分子性质之间的相关性。可以从训练集的相对比较中导出涵盖新分子性质的模型。只有当新分子的结构变化保持在模型的覆盖范围内时,才能进行相关的预测。换句话说,该模型不能预测训练集中没有结构变化的区域。CoMFA模型在分子的场贡献之间内推,对数据集未覆盖的区域进行外推是不可能的。

CoMFA分析的结果可以用图形来评估。模型中,已知在哪个网格获得了场贡献并有助于解释结合亲和力。这些贡献的等势图可以根据不同场的重要性来展现。它们表示分子周围的体积区域,其中场贡献的变化与数据集亲和力的变化并驾齐驱或相反。这些等势图（contour maps）极大地支持了新活性物质的设计（18.14节）。它们预示先导结构的性质必须改变的位置，从而可以实现亲和力的增加。

18.13 CoMFA分析的范围、限制和可能的扩展

在CoMFA分析中，通常只评估范德瓦耳斯和静电场贡献。通过计算疏水表面的大小，疏水场可以被量化，并部分考虑为熵对亲和力的贡献。由于CoMFA评估在没有明确使用疏水场的情况下产生相关模型，所以这些疏水场贡献必须至少部分地包含在Lennard-Jones和库仑场中。当增大不带电的立体空间位阻基团时，如从甲基到丁基，分子的亲脂性增加。这里立体场效应的变化可以正确反映亲脂性表面，与静电性质的相关性也是可想象的。一般说来，分子的疏水部位携带很少的部分电荷，带正电或负电荷的基团表示亲水区域，以这种方式，可以通过电荷的差异来量化亲脂亲水表面区域。

CoMFA模型未解释的偏差除了实验错误外，还包括所有未充分描述的结合贡献。这包括化合物结合于蛋白质时蛋白质的结构对应性调整。来自结合口袋中的活性物质的构象被固定时候的熵贡献，以及结合口袋中配体的残余移动性在任何场中也没有被考虑。

除了这些不足之外，这些场本身也带来了一些问题。由于它们的数学函数行为，因而在分子表面或内部获得非常大和/或非常小的值（图18.5）。因为Lennard-Jones势能在接近原子时比库仑势能增加得更快，所以两者都可以在与分子的不同距离处实现任意设定的截止值（18.10节）。在通常选择网格间隔为2 Å的距离内，急剧升降的Lennard-Jones势能可以从近乎为零变化到截止值。这些不连续性和表面附近的被忽视区域可能会对解释产生重大问题。此外，在各个场中它们经常导致难以解释的零散等势图。

这些场的不足刺激了对其他解决方案的寻求。在一种方法中，通过使用它们空间中的立体和理化性质与结合亲和力相关联来研究分子的相似性（CoMSIA方法，比较分子相似性指数分析，comparative molecular similarity indices analysis）。分子依照CoMFA方法进行叠合。然后，它们的相对相似性通过其与探针，如碳原子的关系来确定，因为每个分子的相似性在周围网格的交叉处用探针进行采样。探针和分子之间的相似性度量是以距离相关的方式定义的。因此，选择了高斯函数（Gaussian function）（图18.5）。与上述电位的双曲线相反，高斯钟形曲线用于减小距离有限值而不是无限大。截止值不需要设置。对于许多不同的性质，在所有的格点确定相似度。先决条件是性质必须用基于原子的值来描述，如部分电荷或原子体积。所有的性质都使用相同的距离依赖关系，获得性质特异的相似性场（similarity field），这些场与结合亲和力相关。场贡献的解释类似于CoMFA方法，这种方法的优点首先在于可解释性和保留等势图。如果叠合分子区域中特定性质与结合亲和力显著相关，则该区域得到增强。相比之下，CoMFA方法等势区域在分子之外，其中性质揭示了影响亲和力正面或负面的场贡献变化。截止值的设置却覆盖了表面

附近这些场贡献的整个区域（图 18.5）。

　　在靶蛋白的结构不可作为参考的情况下，优先用 3D-QSAR 方法建立构效关系。如今，越来越多的靶蛋白的晶体结构可用，因此，该技术越来越多地用于靶蛋白结构确切已知的情况下。3D-QSAR 作为一种能产生合理且和相关的物质叠合的方法，用于比较物质的生物活性构象。这也带入了相应的问题，配体周围蛋白质环境的信息仅仅用来叠合分子，然后在比较场分析中放弃这个有价值的数据却没有被应用。为了解决这一问题，已经开发了考虑这些信息的方法。欧洲分子生物学实验室（EMBL）Heidelberg 分部的 Rebecca Wade 课题组开发了 COMBINE 方法。在这个方法中，他们使用一组模建的蛋白质-配体复合物来计算出一个数据表。它包含数据集中测试分子的各个配体原子与蛋白质周围的氨基酸残基和水分子之间的相互作用能。通过使用类似于 CoMFA 方法的技术来解释这个巨大数据表。通过 COMBINE 方法获得相关模型的图形揭示蛋白质的哪些区域占决定性贡献来解释配体数据集中的亲和力差异。这些细节的处理非常有价值，但它们对设计出更高亲和力的分子仅具有一点点帮助。

　　Marburg 的 Holger Gohlke 开发了 AFMoC（adaptation of fields for molecular comparison，分子比较场适应）方法，可以将有关蛋白质环境的信息转移到基于场的模型中，仍然保留了配体结构优化的场贡献直观解释的优点。为此，通过使用经验打分函数（DrugScore）（17.10节）在类似 CoMFA 的网格上生成值。DrugScore 是通过在每个格点放置原子探针得到的，所得值反映了蛋白质环境，并且网格已被"预极化"。通过使用对接和叠合技术，将训练集的配体放置在该网格上。仅当配体的原子落在蛋白质环境已经预测到这种原子类型的网格的区域时，场效应得到增强。在其他情况下，网格上的相互作用贡献减少。以这种方式，与 CoMFA 方法类似对于整个训练集生成数据表。相应地，该表被评估并得到一个 QSAR 方程。各自的贡献可以显示在网格上，它们表明特定原子类型在哪里增加或减少亲和力。

　　类似的场分析也用于配体间选择性差异（selectivity differences）的相关性和预测。许多酶具有亚型，因此，它们的结合口袋具有相似性。因而，配体显示出这些亚型的渐变亲和力或"选择性谱"。如果要优化配体以改善选择性，则必须已知导致性质改进的位置。为每一个同工酶构建一个 3D-QSAR 模型，可以计算该亲和力的差异并用于模型作为要预测的值，或者可以构建两个相关模型，并在每个格点相互减去场贡献。用两种方法获得的模型都可以用图形方式解释。等势图显示了分子在何处及如何被改变，以提高其对于一种或其他同工酶的选择性。

18.14　方法的应用：碳酸酐酶抑制剂的比较分子场分析

　　今天比较场分析已经成为药物研究的传统方法。例如，检验抑制剂与碳酸酐酶 I 和碳酸酐酶 II 的结合。该酶的生物学功能详细描述见 25.7 节。亚型的序列一致性为 60%。

训练集中的配体来源于图18.6所示的母核结构。首先，通过将配体对接到蛋白质中产生叠合模型（图18.7）。酶的漏斗形结合口袋以各种方式被配体占据。通过CoMFA、CoMSIA和AFMoC 3种方法获得较好的相关模型。这些模型在独立于训练集的测试集上也实现了令人信服的预测能力。

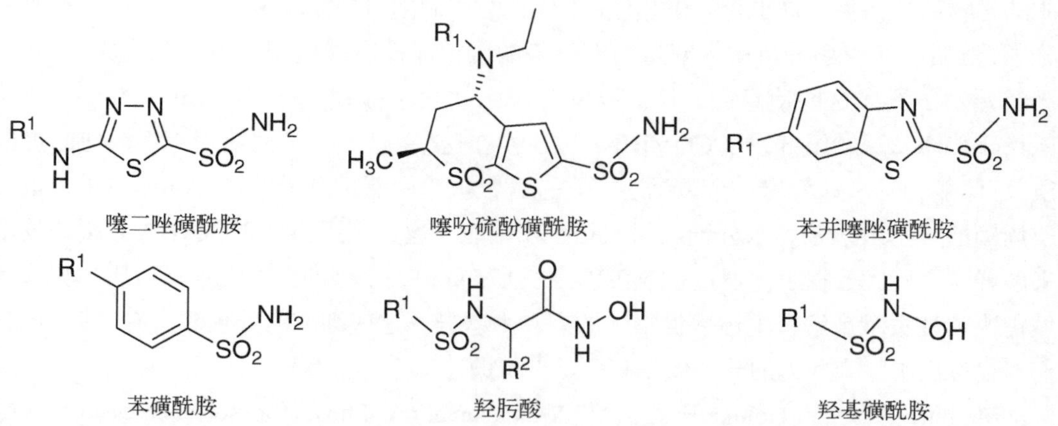

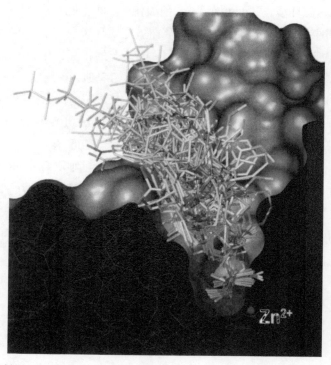

图18.6　用于不同场分析的抑制剂骨架建立亲和力（$pK_i[CA \, II]$）和选择性模型（$pK_i[CA \, II] - pK_i[CA \, I] = \Delta pK_i[CA \, II - CA \, I]$）去描述CA I 和 CA II 的抑制性。在标记为R₁和R₂的位置上改变不同的取代基。

图18.7　数据集中的抑制剂在CA II漏斗形结合口袋中的叠合。锌离子显示为蓝灰色球体，碳是淡黄色，氧是红色，氮是蓝色，硫是橙色，氢是白色。

关于抑制CA Ⅱ的受体性质的轮廓如图18.8所示。数据集中的分子表现出受体功能的区域显示为红色区域,其具有较低的效力。另外,蓝色区域的受体功能提高了效力。具有在红色不利区域中取向的SO₂基团受体功能的化合物18.2是弱CA Ⅱ抑制剂。此外,NH基团在蓝色区域,应由受体占据。化合物18.3,其效力大约高出4个数量级,将18.2中氧原子占据的区域空出,并将其噻二唑环定向在所需的受体功能方向。它实现了对靶酶更好地抑制。就像受体性质一样,可以生成空间、静电、疏水和氢键供体性质的等势图。对它们的评估有助于在显现特定性质对于改善或降低结合亲和力的情况。这种相关分析有助于合成化学家以定制的方式优化先导化合物结构。

导致CA Ⅰ和CA Ⅱ之间选择性差异的空间特性的等势图(图18.9)。使用抑制剂占据绿色区域提高了CA Ⅰ的选择性。另外,空间填充黄色区域提高了CA Ⅱ的选择性。化合物18.4与两种亚型非选择性的结合并具有相同的亲和力,但化合物18.5可以明确区分两者。所示模型纯粹来源于配体结合数据的相关性。数据集中分子的相对叠合是在蛋白质的结合口袋中完成的。因此,应该更仔细地检查这个结合口袋周围的蛋白质环境,看看衍生轮廓是否合理。如果比较两种亚型之间的氨基酸残基,显然CA Ⅰ具有两个大的残

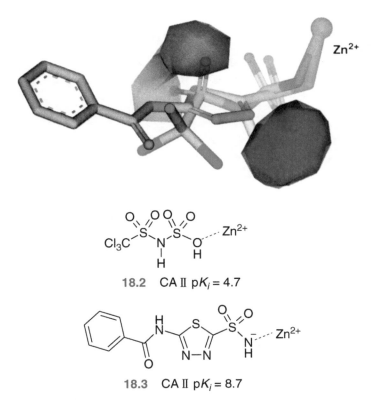

18.2   CA Ⅱ pK_i = 4.7

18.3   CA Ⅱ pK_i = 8.7

图18.8   氢键受体结合贡献的等势图。用氢键受体基团占据红色轮廓区域的抑制剂不能很好地抑制CA Ⅱ,但是用氢键受体基团占据蓝色区域会导致值的增加。化合物18.2的磺酰胺基团的氧原子都占据红色轮廓区域,这对于氢键受体性质是不利的。另外,化合物18.3使这些区域空置,将其基本氮置于蓝色区域附件,有利于氢键受体基团的占用。

基Phe91和Leu131，其限制了结合口袋的左下部分。抑制剂在CA I中的空间比在CA II中少。事实上，该区域的比较场分析产生黄色轮廓（近91位），占据这里对于CA II是有利的。CA II还为204位置旁边的抑制剂提供了大量的可用空间，这是由较小的Leu204而不是Tyr204所占据。可见黄色轮廓表示占据该区域是有利的。抑制剂18.5在CA II上相当有效，其五氟苯基正好位于该区域（图18.9，右图）。在131位置（Leu131/Phe131）附近，黄色和绿色区域直接相连但空间分离，其占据率分别适用于CA I和CA II抑制剂。化合物18.4，几乎不能区分两种亚型，两者均匀地占据上边缘。此外，几乎所有区域都没有占用，应该导致CA I或CA II因空间原因而更好地抑制。因此，这种化合物没有特定选择性的原因可见一斑。

最后，应该考虑到更好区分化合物18.6的结合（图18.10）。在训练集中对配体的氢键受体性质的评估表明，具有氢键受体基团的红色区域地占据将有益于CA II的选择性。使用此性质填充蓝色轮廓可以增加CA I的效力。化合物18.6将内环SO$_2$基团的氧原子

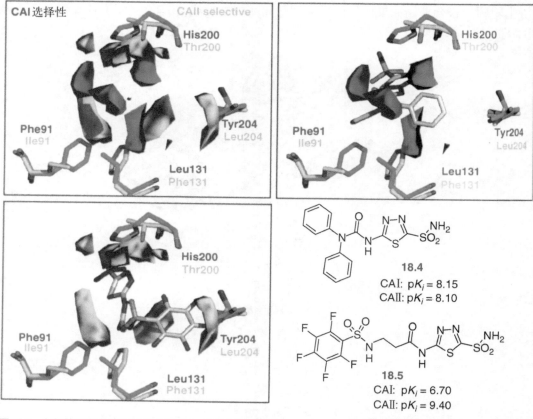

图18.9 空间填充黄色轮廓区可以提高CA II抑制的选择性。用立体决定基团填充绿色区域导致对CA I的选择性增加（左上）。化合物18.4实际上几乎没有特别区分选择性区域；该化合物不是同工酶特异性（左上和右上）。另外，化合物18.5占据204位置相邻的黄色轮廓区域，导致CA II选择性的增强。化合物18.5抑制CA II比CA I更有效。

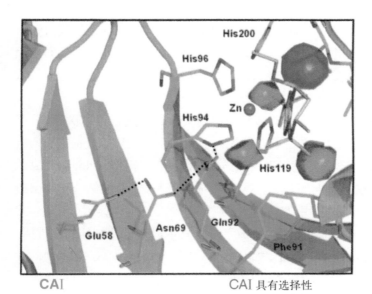

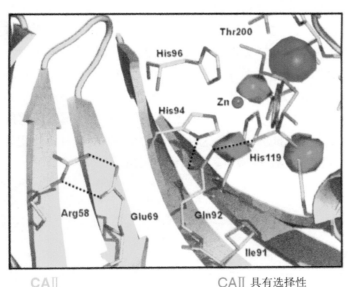

图18.10　与CA I相比，化合物18.6更显著有效地抑制CA II。其砜氧原子位于一个红色轮廓区域附近，其填充导致CA II结合的选择性增加。有趣的是，在两种亚型中，Gln92在这个区域被发现。然而，仅在CA II中该基团可用于接受来自抑制剂的氢键，其将有助于结合亲和力。CA I中相应的残基参与了与相邻氨基酸的氢键网络。因此，它不可用作结合组分，并且后果是CA I结合亲和力的下降。

CAI:　pK$_i$ = 4.30
CAII:　pK$_i$ = 8.05

置于红色CA II-选择性区域附近。此外，谷氨酰胺在CA I及CA II中都是相邻的92位置。该氨基酸可以通过其酰胺基团的NH$_2$基团从抑制剂中接受氢键。然而，只有CA II允许这种结构情况。在CA I中，Gln92邻近Asn69和Glu58。Gln92[①]的羧酰胺基与这些残基形成连续的氢键网络，并与His94形成氢键。因此，NH$_2$[②]基团不能用于与结合的抑制剂相互作用。这表示在该位置放置含氢键受体功能的抑制剂具有较差的结合亲和力，

① 译者注：原文Glu92错误，改为Gln92。
② 译者注：原文NH错误，改为NH$_2$。

如化合物 18.6。CA II 的情况完全不同。Glu69 和 Arg58 的相邻基团彼此形成内部盐桥。因此，它们不能作为 Gln92 的氢键作用使用。Gln92 的酰胺基团通过其酰胺上的 CO 基团与 His94 形成一个氢键，其 NH_2 基团可用作与结合配体相互作用的氢键受体官能团。这导致显著增强与 CA II 的结合并且表现为选择性优势。

　　Marburg 大学的 Alexander Hillebrecht 对碳酸酐酶抑制剂数据集进行了再次评估，强调了三维、二维和一维 QSAR 分析之间的区别。首先，用 MOE 程序计算了数据集中所有分子的 32 个所谓的一维描述符。这些是基于表面的描述符，其描述亲脂性（$\log P$）、摩尔折射（因此偏振）和部分电荷在分子上的分布。这 32 个描述符与 CA II 的结合亲和力或 CA I 与 CA II 之间的选择性差异相关，用以建立 QSAR 模型。在另一个模型中，将化学式（所谓的分子图）中的连接用作描述符。为此，生成了分子式中所有键的拓扑连接性树，并且沿着键连接"走"，计算特定连接的频率，如 N-S-S-C-N 或 C-N-C-C-C 序列的发生（所谓的 MACCS 密钥）。总共评估了 166 个不同连接片段的频率。

　　这样的描述符间接地编码数据集中各个抑制剂的分子组成，如上述的 Free-Wilson 分析中所介绍的那样（18.5 节）。综上所述，这些拓扑二维描述符与结合亲和力或选择性数据相关。可以使用一维和二维描述符推导出好的相关模型。基于一维描述符的模型证明不具有预测性。如果尝试预测不在数据集中的分子，则模型是失败的。拓扑描述符获得更好的结果，它们具有一定程度的预测能力。但在比较领域分析中，它们的表现还是不如上述的三维描述符。该比较显示，增加模型的复杂性和描述符结构的有效性增加了它们对于非训练集的新分子的结合性质的预测能力。正是这种预测能力和将模型直接转化为化合物的设计或修饰方案的过程，使得 QSAR 模型对药物设计有价值。

18.15　概要

- 定量构效关系概念不是新的。它在 19 世纪被定性地描述，后来由 Hansch 和 Fujita 定量描述。尝试用数学模型来描述构效关系。
- 在一系列结构密切相关的测试化合物中，诱导特定生物学效应的等效剂量与依赖于辛醇/水分配系数和 Hammett 常数的对数的线性或平方相关，其描述了给定骨架上取代基的电子性质。数学相关模型通过回归分析计算。
- 已经开发了 3D-QSAR 方法来考虑和关联超越分子拓扑的活性物质的空间结构。
- 相互叠合的测试分子被嵌入规则间隔的晶格中，并且通过相互作用探针研究它们的性质。将其系统地放置在所有格点处，并且通过使用距离依赖性性质计算叠合分子周围相互作用场。
- 通常对 Lennard-Jones 和库仑势能进行评估，并且通过偏最小二乘法将训练数据集的所有分子生成相关数据表。

- 得到的CoMFA相关模型可用于预测训练集之外的新配体的生物学性质。必须确定严格监控得到的相关性的统计学意义标准。
- 可以应用数学上不同功能形式的Lennard-Jones和库仑势能之外的其他性质场。关于结合亲和力的预测,必须重视包含特别难以反映的熵贡献的性质场。
- QSAR分析仅针对所考虑的生物学特性进行分子的相对比较。如果与该描述符相关的性质在系列中变化,则只能期望系列间特定的描述符。QSAR方法只能内推,不能超出训练集反映的分子性质的范围。
- 比较分子场分析可以用图形方式进行评估。结果显示为分子周围的轮廓,并指示特定性质的变化与数据集中的生物学特性的变化平行或相反的位置。
- 图形信息可以直接转化为分子的设计和修饰,从而支持药物化学家以系统的方式优化给定先导结构。

翻　译:张　臣
译稿审校:龚　珍

参考文献见二维码。

第 19 章
从体外到体内：药物吸收、分布、代谢、排泄及毒理学性质的优化

一个化合物能成为药物，一个重要的前提是该化合物能与治疗相关的生物大分子结合位点发生相互作用。另一个重要的前提是该化合物能通过重重障碍最终到达靶组织。该化合物首先需要穿过水相并透过各类生物膜，根据化合物水溶性和脂溶性的不同，最终会抵达生物体的不同器官和组织。化合物经代谢酶发生生物转化。在发生结合反应或被降解后最终通过肾脏、胆汁和/或肠道被清除（9.1 节）。

药物的生理学活性称为药效学，与之相对，影响药物的 ADME 参数（包括吸收、分布、代谢和排泄）的所有过程之和被称为药代动力学。简而言之，药效学可以被认为是"药物对有机体的作用"，药代动力学则被认为是"有机体对药物的作用"。过去几年来，这两个词汇的定义已经被逐渐淡化。"药效学"这个词汇已经越来越多地扩展到药代动力学领域，这是因为人们在该领域的知识积累日新月异，人们逐渐认识到多种转运体或代谢酶系可以直接影响药物在体内的吸收、分布或代谢等性质。越来越多相关酶的结构被成功解析，并已借此建立了明确的构效关系（27.6 节和 30.7 节）。

任何一个生物体的药代动力学参数，以及药物吸收、分布和排泄等过程随时间的变化都可以用数学模型描述。每个药物在进入临床试验之前都需要对其药代动力学性质进行充分的研究，并制定详细的给药方案，而在评价人体耐受性和有效性的 I / II 期临床研究中药代动力学的研究显得尤为重要。人体代谢产物的分离和鉴定有助于找到与人代谢特性最为相似的动物种属用于后续毒理学研究，包括潜在的致畸作用和致癌作用研究，并同时对人体主要代谢产物进行安全性评价。

在进行合理设计新活性化合物过程中，药代动力学性质和毒理学性质的研究始终存在一个很大的问题：因为需要大量的实验资源、且成本高昂，只有那些有望推进到临床开发的少数化合物开展这些研究。该策略带来的风险是：在药物开发后期才发现化合物药代动力学性质欠佳，而在此之前已经为该药物研发投入了巨资。在 20 世纪 90 年代中期，一项研究表明许多药物开发失败的原因都是因为药代动力学性质不佳或安全性不足。正因为如此，在过去 15 年里人们开始研究如何利用体外模型预测化合物的吸收、分布、代谢、排泄及毒理学性质。人们不再纠结于单个化合物的药代动力学细节，而是试图总结不

同化合物的性质如何影响药代参数。这样的转变有助于人们更全面地了解化合物结构和药代动力学性质之间的关系，由此产生了一批经验规律及无数计算机模型应用于当今的早期药物设计中。

19.1 化合物转运速率常数

分配系数 P 是测定化合物在不同亲脂性介质中的分布情况（18.3），该定义仅适用于平衡体系。化合物在水与正辛醇两相的分布被认为是一种经典的评价系统，它考察了化合物以非离子化形式在两相中浓度的比值。此外，在测试过程中需调整体系的pH以使待测定化合物最大限度地以非离子化形式存在。通常取对数值，以 log P 表示。

$$\log P\,(\text{正辛醇}/\text{水}) = \log \frac{\text{浓度（溶解的化合物）}_{\text{正辛醇相}}}{\text{浓度（溶解的化合物）}_{\text{水相中的非离子}}}$$

生命体系统是一个动力学控制的开放系统，可短暂地处于动态平衡状态。这种情况与色谱过程相似：某物质以固定的速率在固定相和流动相之间交换，而流动相的运动不断打破局部平衡。与相对简单的色谱条件相比，生命体系统中有着为数众多的"相"。药物会分布到上述的所有"相"中。与此同时，药物在体内被代谢转化为不同的代谢产物。

为了分析这些动态平衡，我们必须知道受试化合物从水相到油相和从油相到水相的动力学平衡常数。令人惊讶的是，早在20世纪70年代中期，Bernard Lippold就首次使用有机物进行了这项基础研究试验，随后Han van de Waterbeemd也重复了这一试验。Lippold的试验使用一个三相体系：水/正辛醇/水（图19.1）。将化合物加入其中一个水相中，然后在不同时间点测定化合物在不同相中的浓度，得到浓度与时间的关系。由此计算化合物从水相到正辛醇相的平衡常数 k_1 和从正辛醇相到水相的速率常数 k_2。

除了公式19.1描述的分配系数 P 之外，公式19.2也展示了 k_1 和 k_2 之间简单的线性关系，其中 β 和 c 是取决于实验体系而非化合物结构的常数。

$$P = \frac{k_1}{k_2} \tag{19.1}$$

$$k_2 = -\beta k_1 + c \tag{19.2}$$

速率常数 k_1、k_2 和分配系数 P 的关系可以由以下两个方程推导（公式19.3和公式19.4）。

$$\log k_1 = \log P - \log(\beta P + 1) + \text{常数} \tag{19.3}$$

$$\log k_2 = -\log(\beta P + 1) + \text{常数} \tag{19.4}$$

图19.2展示了Han van de Waterbeemd通过实验测定的20个磺酰胺及其15个进一步取代化合物的 k 值。后者包含了分子量相差很大的中性、酸性、碱性甚至正电性的季铵盐

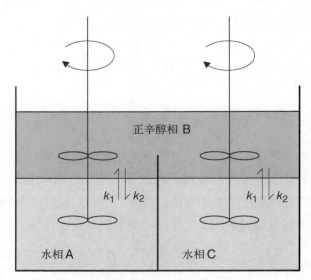

图 19.1 三室系统用于测定速率常数 k_1 和 k_2。实验开始时受试化合物溶解在水相A，然后在不同的时间点测试受试化合物在A、B和C 3相中的浓度直至达到各相平衡。

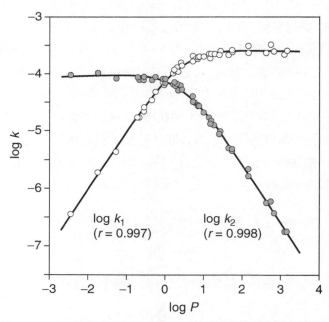

图 19.2 测定分子量为100～500 Da的20个磺酰胺及其15个进一步取代化合物的转运常数 k_1 和 k_2。曲线和相关系数 r 由实验数据代入公式 19.3 和公式 19.4 后得到。

化合物。由此绘制的特征曲线表明,对于极性相对较大的化合物,其从水相到有机相的速率常数 k_1 取决于化合物的分配系数 P。这个过程是由热力学控制的,即 k_1 随着化合物亲脂性的增加而增加。当 k_1 达到最大值时,化合物的分布也达到顶点,亲脂性更强的化合物并不意味着可以更快速地进入有机相。化合物从有机相到水相扩散的常数 k_2 也有类似的性质。化合物的化学结构在这两种情况下都对分配系数 P 起到了决定性的作用了。由于速率常数受扩散影响,因此化合物的分子大小必然影响速率常数。根据 Fick 扩散定律,化合物的扩散应与分子粒径成比例,或者近似与体积的立方根成比例。由于有机药物分子大小相差不大及其空间构象的灵活性,这种效应很可能被实验误差的噪声所掩盖。此外,辛醇/水系统非常简单,仅仅是略微接近复杂的真实膜系统。因此,现在越来越多地使用 PAMPA 或 Caco-2 模型（ 19.6 节 ）等相关性更强的体外模型收集实验数据,并展示出更复合的相关性。显然,化合物如何分布及结构导向的跨膜过程是十分重要的,将在后面的章节里详细叙述这些性质如何同时影响化合物的渗透和分布。

19.2 有机分子的吸收：模型和实验数据

化合物从水相渗透通过脂膜的速率常数由另外一个公式描述（公式 19.5 ）。在这个公式中,速率常数 k_1 和 k_2 分别表示化合物从水相进入有机相及从有机相进入水相的扩散速率。

$$\log k = \log k_1 + \log k_2 + 常数 \tag{19.5}$$

这个公式也可以用来粗略模拟多房室系统间的转运过程,通过建立模型计算任意复杂系统证实了该结论。化合物在不同相中的转运与其总亲脂性之间存在双线性关系。对于多种不同类别的药物,如巴比妥类,通过简单的体外模型实验揭示了这一性质（图 19.3,底部 ）。在渗透通过有机膜的过程中,$\log k$ 值随 k_1 值增加而线性增长,k_2 值保持不变。而在达到最大值后,$\log k$ 值又随着 k_2 的减小而线性减小,k_1 值保持不变。Hugo Kubinyi 在所谓的 "双线性模型" 中对这种关系进行了定量总结,确定了非线性回归方程（公式 19.6 ）,其中 a、b、β 和 c 都是常数。

$$\log k = a\log P - b\log(\beta P + 1) + c \tag{19.6}$$

化合物在胃肠道中的吸收也观察到了完全类似的行为（图 19.3,中 ）。适合口服给药的活性药物必须有适中的极性。相对于高极性和非极性化合物,具有中等亲脂性的化合物更容易穿过血液-胎盘屏障（图 19.3,上 ）。化合物透过血脑屏障的能力与其亲脂性的非线性关系显得尤为明显（图 19.4 ）,当 $\log P$ 在 1.5～2.5 时,其血脑屏障的渗透性最好。对于中枢神经系统（ CNS ）药物,为了提高其透过血脑屏障能力,$\log P$ 值最好控制在 2 左右。

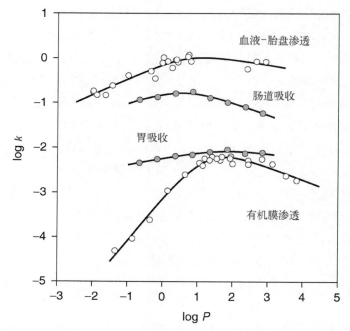

图19.3 药物转运的速率常数 k 与其亲脂性呈非线性关系。这适用于简单的体外模型及生命体系统。底部的曲线表示在体外吸收模型中巴比妥类药物从水相透过脂质膜进入另一侧水相的转运速率常数 $\log k$。中间的两条曲线（灰点）表示结构类似的氨基甲酸酯在大鼠胃（胃吸收）和肠道（肠道吸收）吸收时其亲脂性和速率常数 k 的关系。上面的曲线则表示不同药物从体循环进入胎盘的情况。在所有案例中，$\log k$ 的增加取决于 $\log P$，具有中等亲脂性的化合物或多或少地展示了最大值。对于非极性物质，这条曲线下降很快，在极少数情况下可以达到一个平台期。相对于巴比妥类药物在体外的转运曲线，化合物在胃肠道吸收和透过胎盘的曲线更为平直，这是因为体外实验中没有脂质屏障。

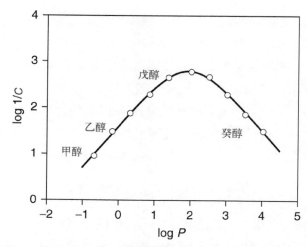

图19.4 同系列的伯醇对大鼠的神经毒性（C=引起特殊毒性作用的摩尔浓度）与其通过血脑屏障的能力相关。极性物质绝大部分都保留在血液循环体系中，相反，具有中等极性的化合物可以轻易到达中枢神经系统。因此，甲醇和乙醇都没有明显的神经毒性。甲醇较强的一般毒性（致失明）不是其本身作用本身导致的，而是由其毒性代谢产物甲醛和甲酸（酸中毒）造成的。短链醇[如戊醇（AmOH）]展示了较强的神经毒性，而高亲脂性的癸醇（DecOH）则展示了较弱的毒性。

19.3　氢键的作用

最近几年，上节里提到的化合物的吸收依赖于正辛醇/水分配系数的简单观念备受质疑。正辛醇确实是一个可以在许多方面模拟脂质膜的模型（4.2节），但它不能完全模拟氢键的影响。当正辛醇/水体系达到平衡时，有机相中含有相当数量的水，正辛醇和水的摩尔比为4:1。因此，拥有极性、溶剂化基团的物质不需要完全从水壳中释放出来就能进入正辛醇相，但是要进入生物膜则明显不同。除了亲脂性的影响外，能形成较多氢键的化合物展示了更差的膜渗透性。同理，配体必须从水壳中释放出来才能与蛋白质结合位点结合。

水/环己烷体系可以更好地模拟这个过程。由于环己烷的非极性特质，化合物从水中转运到环己烷的过程中必须脱去水壳。多年前，根据不同官能团在环己烷/水体系中（损失水壳）和辛醇/水（不损失水壳）体系的分配系数的差异，P. Seiler推算出了增量I_H（公式19.7）。I_H值表示官能团形成氢键的趋势。

$$\log P_{cyclohexane} + \sum I_H = 1.00\log P_{octanol} + 0.16 \qquad (19.7)$$

Seiler的概念在很大程度上被忽视了。1988年Robin Ganellin及其同事描述了不同化合物的CNS "生物利用度"（即化合物通过血脑屏障的能力）与$\Delta \log P$值线性相关。$\Delta \log P$值是化合物在环己烷/水体系和正辛醇/水体系中$\log P$值的差值。多肽的生物利用度也与$\Delta \log P$值近似相关，或者与可以参与形成氢键的基团数目相关。实际上，肽链上的所有—NH—基团甲基化后的化合物就具有良好的生物利用度。化合物具有良好膜渗透性与其在结合部位具有高亲和力的先决条件是相似的（第4章 "蛋白质-配体相互作用是药物效应的基础"），同样地，释放结合较紧密的水分子的需求对化合物与靶标蛋白的亲和力有不利的影响。

关于模拟化合物通过脂质膜的渗透性，其他几种分配体系，如庚烷/乙二醇体系被提议作为正辛醇/水和环己烷/水体系的替代选择。但这些系统仍然无法正确模拟具有内部亲脂性区域和外缘极性、带负电荷的膜结构。另有一个方法是测定化合物的膜/水分配系数，然而这在实验上相当费力。因此，人工膜或脂质体经常作为模型被使用。

19.4　酸和碱的分布平衡

很多药物是酸（HA）或者碱（HB），它们通过解离（公式19.8）或质子化（公式19.9）以两种形式存在；一种是非极性中性形式，另一种是极性离子形式。离子化物的分配系数通常比相应的中性分子低3～5个数量级。

$$HA + H_2O \Longrightarrow A^- + H_3O^+ \qquad (19.8)$$

$$B + H_3O^+ \rightleftharpoons BH^+ + H_2O \qquad (19.9)$$

　　酸及其阴离子在两相体系中的分布平衡取决于其pK_a值、水相的pH及化合物的分配系数P_u和P_i（图19.5）。每相中所有组分必须先达到互相平衡以达到总体系的最终平衡。分配系数P和pH（pH–分配性质）的关系通常呈S形曲线。在化合物以中性不带电荷的形式存在时可以观察到平台期，但随着pH的变化化合物开始带有电荷，可以由其在有机相中的分布测得分配系数（图19.6）。荷电物质与反离子形成离子对后进入有机相，反离

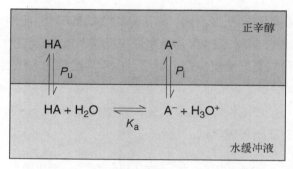

图19.5　酸HA在两相体系中的分布和解离平衡（公式19.8）。K_a是解离常数，P_u和P_i分别是化合物未解离（中性）和离子（带电荷）形式的分配系数。因为P_u和P_i之间通常存在几个数量级的差别，在许多情况下P_i可以被忽略，从而极大地简化相应的数学模型。

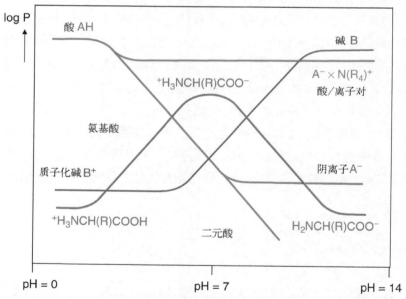

图19.6　酸和碱的分布平衡与pH的关系，即所谓的pH分布行为，遵循简单的规则。一元酸或一元碱通常表现为S形曲线，而二元酸如草酸，其分配系数随着pH的增加而减小。存在亲脂性的反离子情况下，如水杨酸季铵盐，其离子对的分配系数就非常高。氨基酸的中性支链上连接一个碱性的氨基和一个酸性的羧基，因此，它在等电点时的分配系数最高。在这种情况下，化合物主要以两性离子的形式存在，除此以外，化合物处于更高或更低pH情况下以中性形式比居多。

子可以是使化合物成盐的相应离子，也可以是来自溶液中过量的离子。离子对的分配系数完全取决于反离子的亲脂性。水杨酸季铵盐的分配系数仅比水杨酸的中性形式略低，但水杨酸钠盐则完全不能进入有机相。氨基酸和其他同时具有酸碱基团的两性化合物的pH–分配系数最大值在化合物的两个可离子化基团的pK_a值之间，即化合物以两亲离子形式存在的时候（图19.6）。

根据化合物中性状态下的$\log P$值和pK_a值可以计算化合物在中性pH下的分配系数。这些理论可用来评估新化合物的吸收和分布特性。当然，这只适用于那些没有转运体参与跨膜转运的药物。（22.7节和30.7节）

由于pK_a值的重要性，目前在药物研发中通常采用电位滴定法测定。然而，我们仍然忽略了酸和碱pK_a值的定义，那就是在水溶液中测到的才是真实值。有机溶剂的添加会引起介电常数改变，导致pK_a值发生偏移（4.4节）。在蛋白质结合位点或膜内部介质中更是如此。在个别情况下，可以采用NMR波谱法和恒温滴定量热法测定pK_a值。

19.5 酸和碱的吸收行为

活性物质的吸收，如从肠道进入血液，依赖于周围环境的pH和化合物本身的pK_a值，就像化合物在水缓冲液和有机相之间的分布一样。化合物的吸收行为与其分布过程非常类似。20世纪50年代，Brodie、Hogben和Schanker总结出pH分配理论去描述这一现象：化合物的吸收与pH相关，pH–吸收行为与pH–分配行为是一致的（19.4节）。这一理论在研究几种酸和酚类化合物在pH6.8的大鼠结肠的吸收速率常数的实验中得到了证实。几种强酸如5-硝基水杨酸（$pK_a = 2.3$）、水杨酸（$pK_a = 3.0$）、间硝基苯甲酸（$pK_a = 3.4$）和苯甲酸（$pK_a = 4.2$）等的中性形式展示了类似的亲脂性，其$\log P$值在$1.8 \sim 2.3$。而在接近中性pH的实验条件下，这些化合物大部分以解离形式存在，只有小于0.1%的化合物以中性形式存在。因此，它们的吸收明显比具有相同亲脂性的弱酸性酚类物质如对羟基苯丙酮（$pK_a = 7.8$）和间硝基苯酚（$pK_a = 8.2$）等慢，后者在pH6.8时90%以中性形式存在。

中性形式可以扩散通过膜结构；离子形式水溶性非常好。这两种形式在水性介质和两相边界可以快速达到平衡。当化合物的pK_a值与pH7相差不超过2～3个单位时，0.1%～1%的化合物以中性形式存在于水相中，并可渗透通过细胞膜。在水相中，通过解离平衡可迅速重新生成中性形式化合物（图19.7），并可快速有效地在生物体中完成分布，而且pK_a值越接近中性pH7的化合物的分布速度越快。这也解释了为什么许多药物是有机酸或碱。由于胃和肠中pH的巨大差异，中性、酸性或碱性化合物可以在胃肠道的某一段得到较好吸收。但如果化合物pK_a值和生理pH相差太多，如pK_a值非常高的脒或胍，其吸收就是个难题。两性离子化合物的吸收同样也是个难题，如氨基酸及分子中存在多个酸性或碱性基团的化合物。因为跨膜吸收后血液及组织存在化合物扩散的巨大空间，它们大量地从胃肠道扩散到血液或组织中，而反方向的扩散可忽略不计（图19.7）。

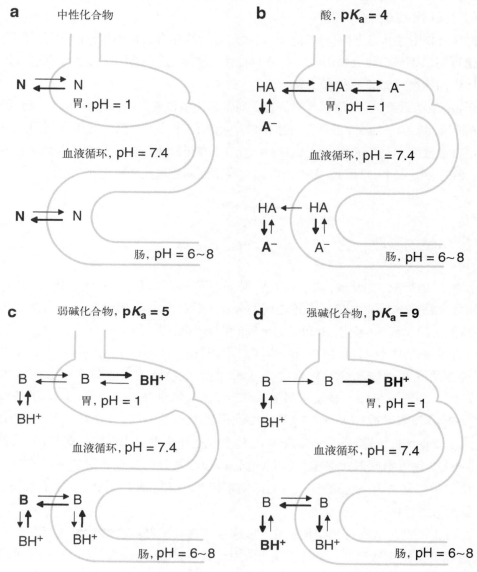

图19.7　（a）中等极性的中性化合物N在胃肠道吸收良好，可迅速地分布到循环系统中，其反向的转运可忽略不计。（b）只要极性不是太大，有机酸HA（pK_a=4）容易在胃部吸收，因为绝大部分化合物在胃中以中性形式存在。在血液中化合物以阴离子形式存在，血液中游离酸的浓度远低于胃部，形成了浓度梯度，从而促进了化合物在胃部的吸收。由于化合物在小肠主要以离子形式存在，故在小肠的吸收较慢。（c）弱碱性（pK_a=5）化合物在胃中主要以极性质子化形式存在，不易通过胃吸收，但在小肠中主要以中性形式存在，故容易通过小肠吸收。（d）pK_a=9的强碱无法通过胃吸收。解离平衡表明该化合物在肠部也主要以质子化的形式存在，但存在适量的非极性形式，故可被小肠吸收。当化合物$pK_a > 11$时，中性形式的浓度过低，导致化合物难以被吸收。

在pK_a与pH7相差3个单位以上的强酸化合物以中性形式被吸收的程度与$pH-pK_a$的差值相关，而强碱化合物的吸收则与pK_a-pH的差值相关。但也有例外的情况，如高亲脂性化合物需要更详细地描述其pH吸收行为。以中性形式存在的这类化合物一旦靠近细胞膜就会被吸收进入脂相中，它们不断地从水相中已建立的解离平衡中被清除，但被打破的解离平衡又会很快重新建立，补充新的中性形式化合物。因此，化合物能够源源不断地从水相中进入细胞膜。少量不带电的中性形式化合物是整个过程发生的关键。化合物进入脂质层的速率并不取决于其中性形式的浓度（通常很低），而是取决于：

- 化合物总浓度。
- 解离平衡的速率常数。
- 化合物的扩散常数。

因此，在生物体系中可观察到亲脂性酸和碱与pH–分布性质相关的pH–吸收行为的偏移，这被称为pH偏移。这种偏移总是向着中性pH移动，也就是酸向着更高的pH偏移，而碱向着更低的pH偏移（图19.8）。酸或碱的亲脂性越强，其吸收行为的偏移就越厉害。当判断一个化合物的吸收情况时，不能只考虑$\log P$值或pK_a值，必须综合考虑这两个因素。对于新药的设计，这意味着当一个化合物的分布性质不佳时，也就是pK_a值过高或过低，可通过增加亲脂性来加以改善。为了更好地表述分布平衡的pH依赖性，引入分布系数D作为分配系数P的补充。引入这一参数后，化合物在两相中离子化和非离子化形式的总浓度比值得到评价。pH的测量也随之调整为在缓冲液中进行，这样加入受试化合物后体系的pH不会发生偏移。通常使用分布系数的对数即$\log D$来描述。

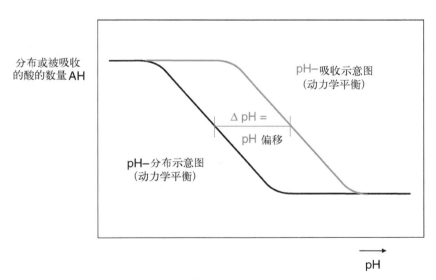

图19.8 亲脂性酸的吸收依赖于pH，其吸收曲线（红色曲线）明显偏离于pH分布曲线（黑色曲线，图19.6）。虽然pH–分布行为对于平衡体系是有效的，但在吸收中会达到一个稳态平衡。即使在较高的pH时，也就是存在少量的中性分子，这些分子仍可被迅速吸收。因为高浓度的阴离子和不断调整的解离平衡，可以维持中性形式所需的最小浓度。这种pH–吸收行为的偏移被称为pH偏移。在亲脂性碱中也观察到类似的偏移，只是方向相反。

19.6 什么是药物最佳的亲脂性?

亲脂性在药物成药性评估中扮演重要角色,影响药物的吸收、分布、代谢和排泄。除了通过转运体吸收的化合物外,亲脂性较高的化合物通常吸收也更好,这种优势受限于化合物在水相中的溶解度,因为溶解度随着亲脂性的增加快速降低。溶剂化焓和活性物质在胃肠道中的溶解速率对生物利用度也有决定性影响。这些因素取决于晶体中的分子间作用,并且可能因为多晶型化合物晶型的改变而发生巨大的变化。因此,在预测生物利用度时,除了化合物的亲脂性和溶解度,还需要加上熔点这一参数。对于标准药房制剂即最终的药物制剂,除了溶解度外,药物的溶解动力学行为也是非常重要的,它决定了化合物在经过胃肠道时进入溶液中的总量,这个量可以通过不同手段来提高,如:

- 通过将晶体磨成小颗粒来增加表面积(微粉化)。
- 获得具有更好溶解度的晶体。
- 在特殊条件下结晶得到更均匀的(通常更小)尺寸或有晶格缺陷的晶体。
- 改变盐型。
- 加入调节溶解性的添加剂。
- 将药物以无定形固溶体形式嵌入到易溶多聚物中。

因为溶解度的重要性,近年来科学家们已经建立了溶解度的高通量测量方法。

细胞培养物也越来越多地作为体外模型用于考察化合物的吸收情况。将人结肠癌细胞(所谓的Caco-2、HT29或MFCH细胞)接种在双室系统中,连接成片形成致密的单层细胞。活性化合物的转运可以双向进行,即所谓的顶侧或基底侧。由于这些细胞也表达转运体,也可用以研究化合物的特殊转运机制。这些模型不太适用于化合物代谢的研究,因为代谢酶(27.6节)在这些细胞的表达量非常少。

相关的体外实验模型还被开发用于研究血脑屏障的渗透性。这些实验通常劳神费力,而且其结果往往只能用来比较一系列结构类似的化合物。可以构建人工膜(PAMPA,平行人工膜渗透试验)测试系统进行高通量筛选。此外,也可以通过表面等离子体共振评估化合物在脂质体的渗透性。

当通过实验测定不同物质的吸收时,从饱和溶液中得到的结果不应与浓度远低于饱和溶液中的结果进行比较。由于亲脂性化合物的溶解度较低,它们在溶液中的浓度很小,从而看似吸收很差。对于所有测试化合物使用相当的浓度,亲脂性物质也可以显示出改善的或较好的吸收。所以对在不同实验条件中得出的结果进行比较往往会得出错误的结论。当吸收和生物利用度这两个术语被错误地应用时,会导致进一步的混淆(9.1节)。一个化合物的吸收非常好,但其生物利用度仍可能很差。分子量大于500~600 Da的亲脂性化合物通常吸收较好,但它们从胆汁中快速排出,这通常发生在化合物被小肠吸收后第一次通过肝脏(首过效应,9.1节)时。为了得到好的生物利用度,亲脂性必须不能太高。排泄途径也取决于亲脂性。一般而言，亲脂性非常高的化合物代谢更快，但其安全性也更令人担忧。亲水性化合物和极性代谢产物（包括极性基团的结合物）通常经肾排泄，而亲脂性化合物通常经肝，再经肠道排出。亲脂性化合物通常还发生氧化代谢，可能产生毒性代谢产物。

与膜结合受体或离子通道相互作用的物质如果能富集在膜周围，将更容易接近靶标。为此，化合物应该是亲脂性的或者拥有一个大的亲脂性基团，帮助这些化合物锚定在膜上（4.2节，图4.2）。

19.7 预测 ADME 参数的计算机模型和规则

除了建立合适的测试模型系统地记录决定药代动力学性质的参数外，科学家还花费了大量的精力建立规则和计算机模型来预测ADME性质。不得不首先提的是Pfizer公司Chris Lipinski总结的"五规则"。根据该规则，一个活性化合物不应违反表19.1"五规则"中的两项以上。这些简单的规则来自经验总结，被广泛地应用于送筛化合物的预选。Tudor Oprea进一步精炼了这些规则，并拓展了其范围以涵盖特定结构模块，如特定大小的环的最大数量。CLOGP、ACD/pK_a和Pallas/pK_a等程序也被建立并用于估算亲脂性和pK_a值。为了预测溶解度，科学家们尝试计算化合物的溶剂焓。渗透、吸收和生物利用度的预测都是基于经验相关的模型。因此，需要把实验数据与化合物结构建立联系，应用的方法来源于第18章"定量构效关系"中提到的QSAR模型。选择直观的描述符建立的模型可以预测各种性质。通常会引入由分子表面衍生的化合物参数，这些参数被认为对化合物的性质具有决定性的影响。除了常用的回归分析，如神经网络、紧邻算法分类器和决策树等较新的数学模型及支持向量机等机器学习技术也被应用。除了易于使用的"五规则"（表19.1），药物的合理设计也需要考虑以下规则：计划作用于外周的物质需具有相对较大的极性，如心血管药物。当然，也必须保证具有一定程度的亲脂性以利于吸收。而为了避免中枢神经副作用，或者产生毒性代谢产物，亲脂性也不能太高。就如箴言所说：牺牲一点活性总比带来其他所有问题好。对药物而言，拥有足够宽的治疗窗口比拥有皮摩尔级别的药物活性更有意义。作用于膜结合蛋白和中枢神经系统的物质，其Log P值应大于1。为了避免产生毒性代谢产物，建议引入下列基团或代谢位点。

表19.1 "五规则"的内容

分子量 ≤ 500 Da
分配系数 log P ≤ 5
氢键供体 ≤ 5
氢键受体 ≤ 10

- 容易发生结合的基团,如羟基、氨基或羧基。
- 预先设计的发生代谢裂解的位点,如酯键和酰胺键。
- 生成无毒性并易排泄的代谢产物的可氧化基团,如甲基。

当然,上述策略不能被夸大其用,否则可能导致化合物的排泄速度过快。在临床上,生物半衰期低于一定数值将导致药物无法用于治疗给药。

从结构角度考虑希望得到的化合物性质诸如最优的生物利用度,足够长的生物半衰期且不产生毒性代谢产物通常会给寻找新的活性化合物带来困难。基于结构的药物设计最初专注于配体与其结合位点的匹配。在这个阶段,通常没有充分考虑药代动力学和代谢方面的问题。在临床前成功的化合物优化后所遭遇的挫折、甚至是临床试验最后时刻的失败,都重重地惩罚了这类过于片面的药物研发策略。由于现在可以越来越多地得到转运体、离子通道和代谢酶的空间结构,基于结构的药物设计也可以直接将设计好的配体在这些平台上进行交叉测试。

与钾离子转运 hERG 离子通道的结合将封闭该通道,可能导致致命的心律失常(30.3节)。因此,科学家建立了用于预测化合物与 hERG 离子通道结合的 QSAR 模型,同时也开发了直接在离子通道结构模型上对接入配体的方法。另一个最近通过结构表征的体系是膜结合糖蛋白 gp170,它是一个可以将药物排出细胞的转运体(30.8节),药物最好是尽量避免与该蛋白质发生作用。另外一个值得注意的酶家族是 P-450 代谢酶(27.6节),药物如何与这些酶发生作用及如何被代谢是这个领域研究的重点,有待基于结构的药物设计策略在该领域大展拳脚。

19.8 从体外活性到体内活性

对于有效物质的活性测试,通常先通过一些简单的体外模型进行筛选,如酶抑制、受体结合、细胞水平测试,然后进入器官或动物模型进行体内测试。一般来说,首选最简单且结果可用于预测动物或人体活性的实验模型。这就要求在不同的模型之间建立定量关系,也就是所谓的活性-活性关系,用于阐述各种生物活性表述方法之间的联系,如体外数据和体内数据间的关系。在最理想情况下,甚至可以通过体外抑制实验中的受试物与靶点的结合亲和力数据推测受试物在人体中的治疗效果。

确立简单的测试模型和治疗效果间的相关性通常比构效关系的研究更加重要。在找到这种相关且可定量的关系后,才能用经济、快速的测试代替费时、费力的动物实验。采用这种策略,不仅能够大幅度减少实验动物的使用量,还可以借助体外自动化分子测试系统的稳定性优势,可靠的表征受试物的活性。

19.9　天然配体通常是非特异性的

在对一个活性物质进行生物测试前，需要考虑清楚以下问题：想达到什么样的治疗目标？如何实现这个目标？疾病治疗的理念源自人们对疾病发病机制的病理生理学认知。使用药物对病理过程进行干预应该尽量使机体恢复到正常的生理状态，在这个过程中需要解决的问题是：为了模仿酶或受体的天然配体，活性物质必须展示出足够的选择性和明确地对靶标的亲和力。

内源性物质发挥功效通常显示出两方面的特点：效应的特异性和明显的区域特异性。激素由机体的某一部位释放出来后，可以通过系统循环到达机体另一个完全不同的部位发挥作用。其他诸如神经递质，只能在其产生的局部发挥作用，具有严格的区域性。如果以钥匙和锁来比喻这种关系（4.1节），天然底物更像是一把"万能钥匙"，可以打开不同的锁。某些底物只在其生成的区域发挥作用而在完成任务后马上被清除。神经元合成并储存神经递质，受到刺激后将神经递质释放到突触间隙（22.5节）。神经递质通过与特异性受体结合，刺激邻近的神经元，而这种效应在神经递质被细胞重吸收或被诸如单胺氧化酶（胺）、酯酶（乙酰胆碱）或蛋白酶降解后则快速减弱。

大自然的高效率在小分子的多功能性上表现得淋漓尽致，如肾上腺素和去甲肾上腺素（1.4节）既能作为激素也可以作为神经递质发挥作用。机体内存在大量配对这两个分子（肾上腺素、去甲肾上腺素）的不同受体或受体亚型，这表明可以通过同一个分子实现完全不同的生理功能的调节。基因水平可以非常容易通过重新编码特定受体的氨基酸序列从而改变其结合区域，而对需要经过多步酶催化的复杂生物合成反应才能得到的非肽类配体的合成则困难得多。因此，几乎所有的神经递质和大部分的激素都是从一个共同的诸如氨基酸代谢中间体通过简单的反应合成。另外，甾体激素也证明大自然可以通过一系列相似的化学结构和进化或结构相关的受体实现不同的生理作用，如雌性激素、促孕激素、雄性激素、糖皮质激素和盐皮质激素。

通常，空间分布不同的受体-配体的生物合成或释放，以及酶或细胞膜受体的分布对生理效应的特异性起到决定性的作用。同一个配体可以通过与区域限制性的底物或者不同的受体结合来实现不同生理作用。在这个过程中，不但不同的器官和区域有差别，细胞个体和细胞器也有差别。例如，大鼠的大脑内不同区域多巴胺的浓度差别巨大。在控制运动和嗅觉系统的尾状核（Lat: *Nucleus caudatus*）突触部位多巴胺的浓度高达100 ng/mg蛋白质，而大脑的其他部位多巴胺的含量在0.2～10 ng/mg蛋白质。即使在中脑的黑质中，多巴胺的浓度也只有5～6 ng/mg。正是该区域中的多巴胺神经元的退行性改变导致人类患上帕金森病。从标记实验也可以看出，在大脑或者其他组织中的不同区域中受体亚型的分布区域和密度差异性也非常大。

19.10　药物作用的特异性和选择性

药物作用的特异性需要达到什么程度？这个问题并没有绝对答案。因为活性化合物通常通过口服或静脉给药，这表明它们作用于全身系统。它们要无限制地接触某一器官或特定房室，就必须具有高特异性。无论如何，药物作用必须具有特异性才可能同时保证疗效和安全性。

以酶抑制剂为例，最理想的状况是特异性地抑制目标酶。如果某些非选择性抑制剂同时抑制丝氨酸酶或金属蛋白酶，那么将会导致生物体功能的紊乱。例如，用于降低血栓形成的溶血酶抑制剂不能同时抑制和溶血酶十分类似的纤溶酶，因为纤溶酶负责溶解纤维蛋白，分解已经形成的血栓。然而，激酶抑制剂（26.3节）的情况又有所不同。因为激酶家族在功能上的相似性，当某一个亚型的激酶被抑制后，家族中的其他激酶可以代偿它的作用，从而导致治疗失败，所以反而是需要可以同时抑制整个激酶家族的广谱激酶抑制剂。抗菌和抗寄生虫药物也需要可以抑制多种寄生物的同工酶的广谱抑制剂（24.7节）。

受体激动剂或拮抗剂同样需要高选择性。比如，用于治疗哮喘（29.3节）的β受体激动剂必须只选择性作用于β_2受体，这样才可以避免引起心跳和血压升高的副作用。很多时候，只使用一种药物可能无法达到希望的疗效。例如，在动脉高压的治疗中就通常采用多种药物共同治疗（22.10节）。对更加复杂的、由多因素引发的疾病的治疗，必须考虑到多种发病机制。而采用多种药物联合治疗时每个药物的给药剂量相对较低，因此治疗时可能观察不到由单个药物所引起的副作用。

对作用于中枢神经系统的药物来说，特异性显得至关重要。基因技术的发展已经为我们提供了大量关于受体的信息，但同样也带来了困惑。我们已经精准研究清楚了某些化合物的受体性质。我们知道要模拟某一特定类型的效应必须达到何种特异性。但在很多实例中，我们并不清楚哪些性质的优化可以实现更好的疗效。有一个案例可以很好地说明这一点：镇静药物和许多抗抑郁药物（1.6节）都作用于神经元受体。用于治疗精神分裂的经典镇静类药物氯丙嗪19.1和氟哌啶醇19.2是非选择性多巴胺受体拮抗剂（表19.2）。混合型镇静剂/抗抑郁药舒必利19.3同时作用与D_2和D_3受体。上述药物在使用中都会引发肌肉骨骼系统的副作用，类似症状在帕金森病中也能观察到，而这是由多巴胺缺失所造成。正是由于它的作用机制，镇静类药物的副作用曾被认为是抑制多巴胺受体后不可避免的结果。但是一种非典型的镇静药氯氮平19.4的出现改变了这一认识（图19.9），它在治疗中没有观察到上述副作用。现在我们知道相对于其他的镇静药物，氯氮平对D_4受体的抑制活性远远高于D_2和D_3受体。在接受治疗的患者中，当氯氮平的浓度达到对D_4受体的治疗剂量，同时在患者的大脑脊髓液中也能被检出时，其对5-羟色胺和毒蕈碱受体的结合能力甚至更高，正因为如此，氯氮平的镇静作用可能归功于其对这些受体的共同拮抗作用。

表 19.2 　天然神经递质多巴胺与 D_1 型多巴胺受体有高结合力。经典安定药物氯丙嗪 19.1、
　　　　 氟哌啶醇 19.2 和舒必利 19.3 与氯氮平 19.4 有一点不同：它们对 D_4 受体的选择性抑
　　　　 制作用远远低于氯氮平

| | 多巴胺受体结合力, K_i, nmol/L | | | | |
| | D_1 型 | | D_2 型 | | |
底物	D_1	D_5	D_2	D_3	D_4
多巴胺	0.9	< 0.9	7	4	30
氯丙嗪 19.1	30	130	3	4	35
氟哌啶醇 19.2	80	100	1.2	7	2.3
舒必利 19.3	45 000	77 000	25	13	1 000
氯氮平 19.4	170	30	230	170	21

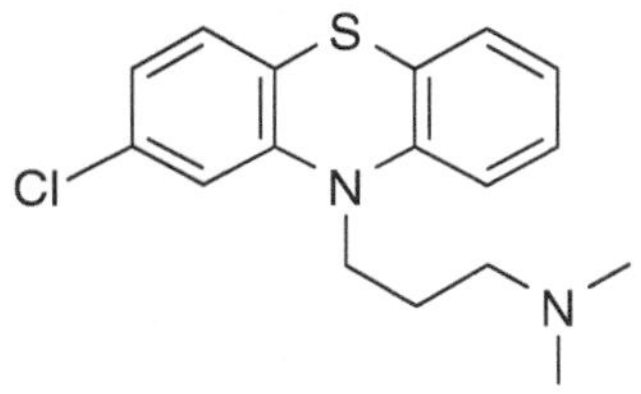

19.1 　氯丙嗪

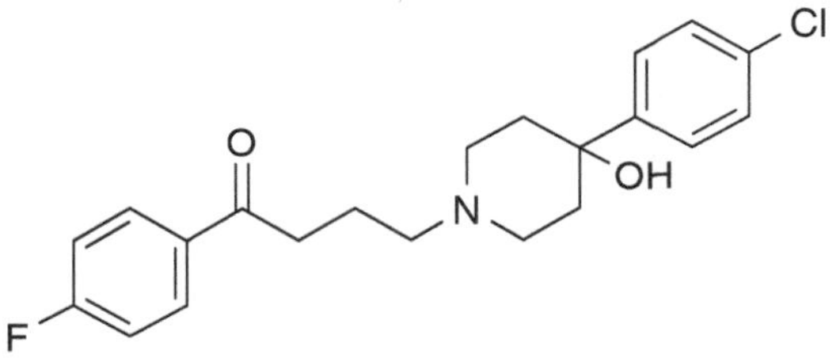

19.2 　氟哌啶醇

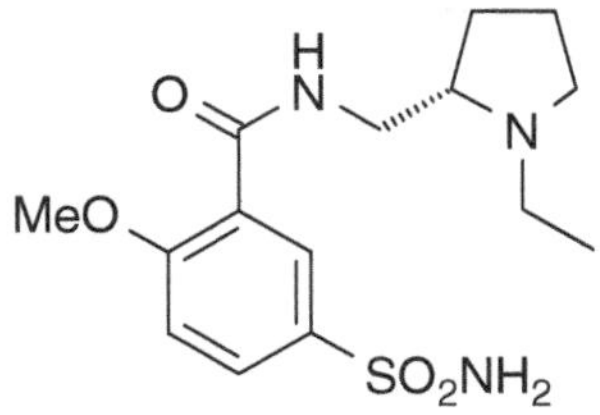

19.3 　舒必利

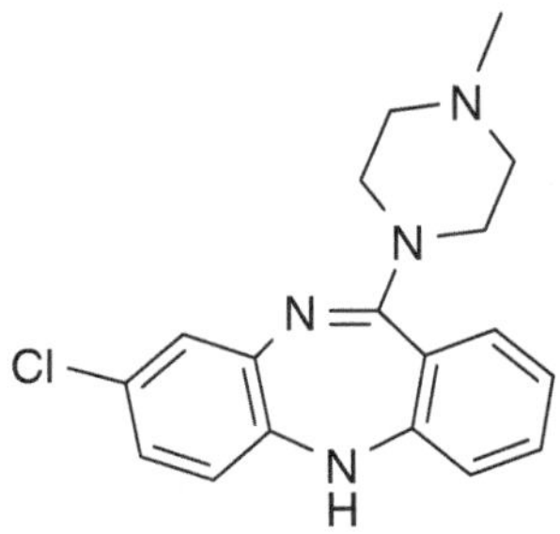

19.4 　氯氮平

图 19.9 　氯丙嗪 19.1、氟哌啶醇 19.2 和舒必利 19.3 等镇静药有与多巴胺拮抗相关的典型副作用。与上述化合物结构不同的氯氮平 19.4 与多巴胺受体的结合行为及其展示的副作用也不同（表 19.2 ）。

　　许多药物因为无选择性地作用于许多完全不同的受体而被认为是"脏药"。站在药理学家的角度看，这种描述是合理的。但对于药效好坏的概括性描述不能由此而定，往往这些"脏药"对多个受体起到的平衡作用，这对于疗效而言是个好消息。最近，这些化合物被认为是"药理学中的宝藏"并带来"复合药理学"的定义。总之，只有在药物临床试验阶段及随后广泛应用于患者后才能最终判定这些化合物是否是好药。

不同物种间酶和受体的差异同样为实现治疗的选择性提供了可能。如果要特异性清除某种生物体，那么种属差异就显得对治疗尤其重要，如抗生素、抗真菌药物、抗病毒药物和抗寄生虫药物等。为了避免对人体产生副作用，可以通过足够的选择性或选择在更高级生物体中不存在的作用靶点，针对细菌、真菌、病毒或寄生虫代谢途径进行靶向攻击。

19.11 从小鼠到人：动物模型的价值

定量化的活性−活性关系不但为从动物到人的药效推测提供参考，也为不同生物模型之间的比较提供了依据。文献报道了大量的相关案例，我们在这里只列举一些典型例子。

在不同的多巴胺受体结构被表征之前，科学家就调查研究了25种临床使用的镇静药物（19.10节，表19.2）在体外模型、动物实验及人身上的作用效果，试图揭示这几种模型之间的相关性。两种放射性标记的配体被用于该试验：多巴胺和氟哌啶醇19.2（19.10节，图19.9），其中多巴胺选择性作用于D_1受体而氟哌啶醇对D_2受体的亲和性则更好。研究表明，在临床上镇静类药物的平均给药剂量与D_2受体氟哌啶醇19.2的置换程度显著相关，而要置换D_1受体多巴胺则需要更高剂量的药物。但实际上这些数据之间的关联并不

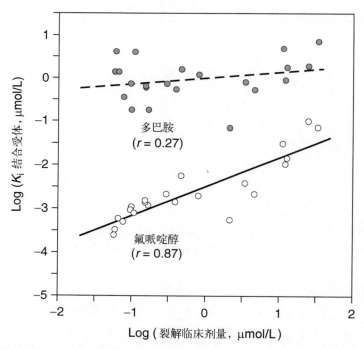

图19.10 激动剂多巴胺与D_1型受体的结合力更高（表19.2）。然而，很早人们就发现在膜匀浆结合试验中，临床使用的安定药物的疗效与氟哌啶醇的置换程度更为相关（$r = 0.87$），而与多巴胺的结合关系则不明显（$r = 0.27$）。

存在。不止临床疗效，甚至用于测试药物镇静效果的动物模型的数据（表19.3）也表明，其与D_2配体氟哌啶醇的被置换程度更为相关。随后的研究表明，该研究受限于缺乏对单个受体的配体专一性，而且不同受体亚型在牛脑匀浆中并未标准化配置，因此影响了实验结果。所有化合物在"脏的模型"中使用了"脏的配体"进行配体结合实验。现在，活性化合物的性质可以在由基因技术得到的单一亚型受体中进行准确的表征。

表19.3　25种不同镇静药物的临床药效（图19.10）与不同用来评价多巴胺和氟哌啶醇置换的动物模型中镇静效果的相关性。置换D_2配体氟哌啶醇相对置换D_1配体多巴胺的实验在临床数据和动物实验的结果关联性更好（r=关联系数）

模型	多巴胺置换的关联系数（r）	氟哌啶醇置换的关联系数（r）
人的平均临床给药剂量	0.27	0.87
给药阿扑吗啡后动物常规行为的抑制（大鼠）	0.46	0.94
给药安非他明后动物常规行为的抑制（大鼠）	0.41	0.92
阿扑吗啡导致的呕吐保护行为（犬）	0.22	0.93

　　不同药效模型之间的相关性很大程度上取决于采用何种模型动物。例如，对兔、羊、猪和人的肺动脉和静脉的研究表明兔和人的血管比较容易受去甲肾上腺素的影响，而羊和猪的动脉则对去甲肾上腺素敏感度较低。猪静脉对所有测试的去甲肾上腺素的剂量都没有反应。使用乙酰胆碱作为激动剂进行这个试验得到的结果显示种属差异性更大，另外，使用动物模型时必须牢记人和动物之间还存在代谢差异，这些差异可能影响最终的试验结果。

　　速激肽是一种可以激活许多生理和病理过程的短肽，主要作用于疼痛和哮喘等生理过程。它作用于NK_1、NK_2和NK_4受体亚型，也可以特异性与3种肽类激动剂P物质、神经激肽A和神经激肽B（10.7节）结合。一种非肽类NK_1受体拮抗剂CP96 345 19.5在两种人细胞U373和IM9、豚鼠和兔细胞膜试验中具有很高的受体亲和性，可以取代P物质。而P物质结合亲和力相近的小鼠、大鼠和鸡的大脑细胞膜试验中，CP96 345取代P物质后的结合亲和性却有很大差别，其IC_{50}值增加50～600倍（表19.4）。序列特异性点突变实验表明激动剂P物质和拮抗剂CP96 345与受体的结合部位不同（29.7节）。

　　考虑到受体蛋白在多个不同位置的氨基酸序列不同，人与不同动物种属之间的差异也就不足为奇了。如精确完成3D结构测定对结构研究的重要性一样，在分子测试系统中使用人源化蛋白异常重要（第13章"结构测定的实验方法"和第14章"生物分子的三维结构"），这一点体现在天冬氨酸蛋白酶肾素上尤为明显（24.2节）。抑制剂瑞米吉仑19.6和阿利吉仑19.7被用于测试不同种属的肾素活性。结果显示它们在很低浓度下就可以抑制人和两种灵长类动物的肾素，但是却需要在很高的浓度下才能抑制在心血管药理实验中被广泛使用的大鼠和犬两个动物种属的肾素（表19.5）。瑞米吉仑可以在经典的降血压测试中展示出活性，但被认为是活性极低的化合物。对小鼠和人肾素X射线结构分析

表 19.4　不同来源的细胞中，与 P 物质及其取代物拮抗剂 CP 96 345 19.5（使用消旋体开展实验）的结合能力

19.5　CP 96 345

测试模型	底物 P 的结合力（IC_{50}, nmol/L）	19.5 对底物 P 的置换能力（IC_{50}, nmol/L）
人细胞系 U373	0.13	0.40
人细胞系 IM9	0.22	0.35
豚鼠大脑	0.07	0.32
豚鼠肺	0.04	0.34
兔大脑	0.16	0.54
小鼠大脑	0.19	32
大鼠大脑	0.20	35
鸡大脑	0.26	156

表 19.5　瑞米吉仑 19.6 和阿利吉仑 19.7 对人和其他动物种属肾素抑制活性比较

19.6　瑞米吉仑　　　　**19.7　阿利吉仑**

肾素来源	瑞米吉仑（IC_{50}, nmol/L）	阿利吉仑（IC_{50}, nmol/L）
人	0.8	0.6
猴	1.0	1.72
犬	107	7
大鼠	3 600	80

对比表明，它们在多肽抑制剂主链上的保守结合模式与其他天冬氨酸蛋白酶上一致，但是不同种属间结合口袋边缘存在细微差别，这主要是由于氨基酸序列不同而导致的。

人和大鼠的5-羟色胺受体5-HT$_{1B}$和5-HT$_{1D\beta}$亚型的氨基酸序列有90%以上是一致的。如果考虑单个氨基酸的关系，其同源性超过95%。尽管相似性很高，一系列活性物质对这两个受体的亲和力却相差非常大。而这种差异只是由于一个氨基酸的不同所导致：355位的苏氨酸被天冬酰胺酸替代（图19.11）。从亲和力的角度看，人的受体可以仅仅因为这一个氨基酸的点突变即可转换为大鼠的受体。该氨基酸发生变化后，受体对β受体阻滞剂普萘洛尔和吲哚洛尔的结合活性提高了3个数量级，而对其他许多配体的亲和力则明显下降。虽然不是非常有说服力的一个例子，但也可以推断出这两个β受体阻滞剂也会和突变后的5-羟色胺受体结合。

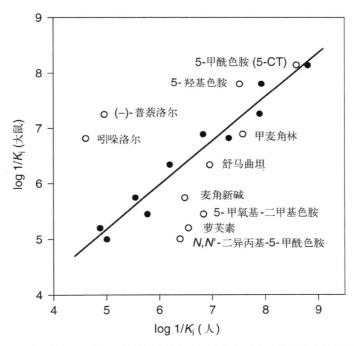

图19.11 不同血清素受体配体和β受体阻滞剂普萘洛尔和吲哚洛尔对来自大鼠和人的结构相似的5-羟色胺受体有着非常不一样的结合力。空心圆代表了野生型人受体，它们在图表中的分布没有规律（关联系数r=0.27）。如果人受体中的一个氨基酸替换为大鼠受体中相应的氨基酸，其结合行为也会发生改变。与配体亲和力所对应的是，人的受体变成了大鼠的受体。在图表中以实心圆表示Asn355突变体（关联系数r=0.98）。

19.12 毒性和副作用

临床前研究中最困难的环节之一就是依据从其他种属得到的化合物毒性数据预估可能在人身上出现的毒性作用。这个环节必须在临床试验开始前完成，以评估在人体试验中可能遇到的风险。是否存在没有毒性和副作用的药物呢？ Paracelsus在16世纪就给出了答案：所有物质都是有毒的，不存在没有毒性的东西。有毒与否由剂量决定。Friedrich Schiller说过：绝望的魔鬼才需要大胆的用药。药理学家Gustav Kuschinski总结道：如果说某个化合物没任何有副作用，首先就要质疑这个化合物是否有治疗效果。

表19.6　麦角酸二乙胺（LSD，2.5节，图2.8）在不同动物种属和人体的急性毒性（LD_{50}=动物半数致死剂量）

种属	毒性（LD_{50}，mg/kg）
小鼠	50~60
大鼠	16.5
兔	0.3
大象	$\ll 0.06$
人	$\gg 0.003$

化合物必须在多个动物种属中确定急性毒性和在至少两个动物种属中确定长期毒性后才可以进入临床一期健康志愿者的耐受性试验。长期毒性实验的动物种属应该选择与人体药代动力学和代谢性质最为接近的种属。

猫和豚鼠对强心苷极度敏感，因此之前被用于预测这类化合物在人身上的作用，而大鼠的敏感度则较低。迷幻药麦角酸二乙胺（LSD 2.21，2.5节）在不同动物中的毒性差别很大。一项测试LSD对大象的迷幻作用的实验最终导致了悲剧的发生。该实验的目的是获得LSD对大象有迷幻作用但没有毒性作用的剂量，但是即使十分保守地估算了剂量，大象在给予了0.3 g LSD（等于0.06 mg/kg）后的几分钟内死亡。相对于对LSD不十分敏感的小鼠（表19.6），大象的敏感度超过其1 000倍。这个实验没有再重复。LSD的发现者Albert Hofmann自己服用了0.25 mg LSD，剂量是远低于杀死大象剂量的0.003 5 mg/kg。尽管如此，还是可以假设LSD对人的安全性高于大象。LSD对人直接致死剂量仍然是未知的，目前只有服用LSD后在迷幻状态下发生自杀或意外事故死亡的个案。

最终流入环境的有毒化合物的毒性得到了严格的调查研究。取代氯酚类化学品如果不严格控制其降解会导致氯化二苯并二噁英和呋喃的生成。意大利塞维索化学污染事故就是这样的一次事故。许多化学品在燃烧过程中也会生成毒性氯化二苯并二噁英和呋喃。由于2，3，7，8-四氯二苯并二噁英19.8（TCCD，"塞韦索二噁英"）的高毒性，它是被研究得最为彻底的化合物之一。即使如此，不同种属动物对它的敏感度也不一样（表19.7）。在仓鼠和豚鼠这两种相近的种属间它的毒性剂量相差3个数量级。因此，由动物实验推断这个化合物对人的毒性剂量十分困难。如果从灵长类动物外推到人，TCCD被划分为基本无毒性化合物。在人体上，急性毒性的LD_{50}值的定义绝对是不合适的。为了排除每百万人中的一例死亡案例，必须推断或计算出"$LD_{0.000\,01}$"。因为TCCD具有明确的致基因突变作用，它对人的长期伤害被列为首要研究目标。在本案例中，能否确定一个绝对的无作用水平，即最低的无毒剂量仍然是一个疑问。与评估天然毒性化合物、天然放射性化合物、宇宙辐射等甚至是滥用酒精和尼古丁造成的危害相比，评估与环境相关的化学品的潜在毒性完全不同，因为这相当于将一些非常容易引起公开争论的话题公之于众。

表19.7 四氯二苯并二噁英19.8在不同动物种属中的急性毒性

19.8 2,3,7,8-四氯二苯并二噁英

种属	毒性（LD_{50},mg/kg）
小鼠	114～280
大鼠	22～320
仓鼠	1 150～5 000
豚鼠	0.5～2.5
貂	4
兔	115～275
犬	＞100＜300
猴	＜70
人	?

在人们讨论化合物构效关系以预测化合物可能的致突变和致癌性时，不得不提一个很困难的问题。这些实验的确可以提供非常有价值的信息，但在个案中，这些结果既不能预测阳性结果也不能预测阴性结果。

建立一个具有足够可靠性、能预测毒性和致癌性的理论模型非常困难。化合物产生活性的机制非常多元化，同时化合物的结构与构效关系（通常只对某一特定骨架化合物类型适用）也非常不一样。如今，毒性实验、癌性实验和致畸性实验的标准已经非常高。按照如今的标准，以下这些过去发生的医药界的灾难案例几乎不会发生。

- 20世纪30年代晚期磺胺类药物导致的早产儿和新生儿脑损伤和死亡。
- 使用二甘醇作为磺胺的溶剂导致美国超过100例死亡事件［这一事件促使食品与药品监督管理局（FDA）的成立］。
- 延长和过度频繁地使用止泻药物导致日本数千例SMON（亚急性脊髓视神经病）的发生。
- 20世纪50年代末期沙利度胺（反应停）导致全世界范围内将近10 000例畸形婴儿的出生。

即使如此，有组织犯罪团伙操控的、依托互联网的假药泛滥和对经济利益的鲜廉寡耻

地追求仍会在当今社会造成灾难。2008年9月中国就发生了含三聚氰胺的婴儿配方奶粉（三聚氰胺可以使劣质的或稀释过的牛奶的蛋白质含量看起来很高）导致数千名幼童和婴儿生病甚至少数死亡的案例。

目前在许多国家除了对药物制订了严格的测试指南，也有一套登记和调查副作用的体系。对上市药物导致副作用因果关系最轻微的质疑也会导致公开声明或警告甚至撤销药物的上市许可。

预测化合物毒性的难点之一就是确定毒性化合物是如何生成的，尤其是反应性代谢产物，即使其生成的量非常小。正如在9.1节和19.6节所讨论到，在精细优化的药效学和药代动力学性质之外，一个理想的药物应该包含预先设计好的酶切和/或结合位点。药物设计时如能尽可能地满足上述条件，就能将药物发生副反应的风险降至最低。

一些毒理学研究遭遇这样的困境，因为在某些毒理实验中使用了非生理性的高剂量给药，导致外推到人时毒性被高估。另外，即使是最全面的研究也不可能完全排除药物在上市后大规模应用中发生极为罕见的严重副作用的风险。目前即使最认真仔细的临床前和临床研究也无法发现发生率低于万分之一的副作用。

长期服用药物的使用不当，尤其会导致毒副作用的发生。长期服用的疼痛药物的使用量可能达到千克级别。以非那西汀为例（2.1节），这个具有良好疗效和耐受性的药物就因为使用不当（滥用）会导致肾损伤而被迫退市。

19.13 动物保护和替代的测试模型

早在1780年哲学家Jeremy Bebtham就讨论过动物的权利，100多年前曾举行过反对动物实验的大规模抗议浪潮。1875年，著名的动物保护主义者Frances Power Cobbe在英格兰成立了第一个反对动物活体解剖的协会，她们要求在实验过程中对动物进行麻醉，并在一年后促使第一个动物保护法律的制定。1879年，国际消除虐待科学实验动物协会（International Society for the Abatement of Scientific Animal Torture / Internationale Gesellschaft zur Bekampfung der Wissenschaftlichen Thierfolter）在德国成立，美国反对活体解剖协会随后于1883年成立。20世纪70年代，动物保护主义者进行了暴力抗议，强行放走实验动物并攻击科研工作者。1975年Peter Singer所著的 *Animal Liberation* 被动物保护主义者视为圣经。一个广为传播的故事就是猎人捕捉动物然后卖给制药公司。然而，任何药理学家都清楚来自健康状况未知的且种属混杂的动物实验结果是完全没有用处的，因此，即便在药物研发的最初阶段，都不能使用这些贩卖来的动物。

20世纪60年代，与动物保护运动同时发展起来的动物替代性实验主要由膜匀浆结合实验和细胞水平的测试所组成。因为高昂的动物饲养和管理成本，以及基因技术的快速发展，实验动物数量在近几十年大为下降，如7.5所述，人们更多地使用蛔虫、果蝇和斑马鱼等低等动物进行药物筛选实验,这些实验所受到的伦理学限制相应更低。

超过50%的实验动物被用于药物测试,12%～15%的动物用于医疗手段的探索和识别环境危害的基础研究。大约一半的实验动物是小鼠,另一半主要是大鼠和其他啮齿类动物,以及一小部分鱼和鸟类。只有约1.5%是猫、犬、猪和其他动物,这几种动物主要被用于法规所要求的长期毒性研究。

由于制药公司比过去研究更多化合物的生物活性,这使得实验动物的使用数量有了显著地降低。如今可通过自动化体外实验每年详细表征成千上万个化合物的性质,而这些化合物中只有一小部分会进入到动物实验。当然,在法规要求的证明药物有效性及安全性的实验中动物的使用数量是日益增加的,这些实验无法避免使用动物。

19.14 概要

- 除了对靶标蛋白的高活性和选择性外,一个成功的候选药物必须还要有良好的药代动力学性质。这综合了影响药物吸收、分布、代谢和排泄及毒副作用的全过程。
- 由于高昂的成本及巨大的实验投入,只有少量的进入开发阶段的候选药物才会进行全面的药代动力学和毒理试验。在先导化合物优化阶段,使用大量的实验方法研究化合物结构与ADME及毒理性质之间的关系,以降低因为药代动力学研究不够充分而造成药物在后期失败的可能性。
- 活性化合物必须穿透多个脂质膜屏障和水相隔室才能从给药部位到达靶标蛋白。为了实现足够的药物分布,化合物必须具有适当的亲脂性。这一性质可以由化合物在脂相和水相的分布系数表示。最简单的模型是测试化合物在正辛醇和水中的分布。
- 更为复杂的模型被开发用于建立化学结构与渗透性之间的联系,考虑药物分子在跨膜过程中释放水壳及形成氢键的能力显得尤为重要。
- 许多药物都属于弱酸或弱碱,根据所处环境的pH,它们在解离平衡中要么更多地以脂溶性的中性形式存在,要么主要以极性离子形式存在。因此局部的pH对这些化合物的细胞膜渗透性影响很大。
- 因为从胃部到肠部pH逐渐改变,弱碱性或弱酸性药物可以在胃肠道中的某一段适合的pH下以中性形式渗透吸收。
- 由于化合物的解离平衡,酸性或碱性药物分子的一小部分以中性形式透过细胞膜。中性分子持续从水相透过细胞膜,并通过解离平衡快速得到补充。
- 对药物亲脂性的调整会很大地影响其药代动力学特性。通常来说,药物的亲脂性越高,其吸收越好。然而追求高亲脂性的同时却会降低药物的水溶性。使用人大肠细胞薄膜建立起来的模型可以研究这一性质,同时也可以研究转运体对药物吸收的影响。
- 活性化合物最初在简单的体外模型中测试,一般先在细胞水平进行筛选,然后进入到动物模型,而动物模型之间必须建立起活性-活性关系。理想的情况是通过动物模型得到的结果可以用来预测人体疗效,这样可以标准化实验数据和降低实验动物数量。

- 内源性物质发挥功效通常显示出两方面的属性:效应的特异性和明显的区域特异性。有些物质具有高度特异性,它们可以通过体内转运到达各个靶器官发挥作用;其他一些物质则在被合成后马上作用于合成部位邻近的靶蛋白上,对这些物质就没有高特异性和选择性的要求。

- 通过口服或静脉给药的药物作用于机体所有器官,无法针对特定的器官或细胞发挥作用。这一缺陷必须由化合物具备足够的特异性和选择性来弥补。药物对蛋白质亚型的高选择性或是对整个蛋白质家族的广谱活性取决于作用机制和靶标蛋白的生物学功能。

- 药物在进行人体试验之前必须先进行动物实验。为了更可靠地从动物模型推算到人体,实验动物种属的选择十分重要。甚至人和不同种属动物的代谢也可以非常不一样。

- 药物对动物和人的治疗效果的差异与不同种属间构成靶标蛋白的氨基酸序列的微小差异相关。

- 临床试验前,药物人体毒性的推测建立在其他种属动物的毒理学试验数据上。长期毒性实验通常使用两个动物种属进行,而且必须选择与人药代动力学和代谢性质最为接近的动物种属。

- 不同种属动物对活性化合物的敏感程度不一样,在毒性测试中也经常显示出数量级的差异。

- 现在,对化合物的毒性、致癌性和致畸性测试的标准非常高。历史上曾经发生的由这些副作用导致的灾难性事故在现在基本不会再发生。

- 即使是最全面的毒理研究也不可能完全消除新药在大规模使用后极低概率的严重副作用发生的风险。

- 许多动物实验被更具确定性的膜匀浆结合实验及细胞水平测试所代替。动物实验由高等动物逐渐转向,如蛲虫、果蝇和斑马鱼等低等动物。如今,大部分的动物实验都是法规所强制要求的毒理学实验。

翻　译:曾文琴　朱珍珍
译稿审校:沈　良

参考文献见二维码。

第 20 章
蛋白质模拟和基于结构的药物设计

　　基于结构的药物设计侧重于搜索、设计和优化小分子,将其合适地放置在靶蛋白结合口袋中,以形成对结合能有利的相互作用。为了达到这一目的,首先,详细分析靶蛋白,评估其结构及相关蛋白质的所有信息。接下来,彻底研究结合口袋的性质,寻找最佳的结合区域。发现先导化合物的方法有两类,一类方法是,使用实验技术和计算机方法从筛选库中发现先导化合物(第7章"先导化合物开发涉及的筛选技术");另一类方法是,从结合口袋中的一个"种子"化合物开始,通过逐步迭代设计,"生长"成为有效的配体。该方法使用快速分子对接技术产生合理的对接构象,然后使用打分函数评价对接构象是否对能量有利。

　　然而,使用基于结构药物设计的先决条件是认识靶蛋白的三维结构。结构测定领域取得了令人印象深刻的进步,许多与治疗相关的靶蛋白三维结构被解析,或者是在项目初期被解析(第13章"结构测定的实验方法"和第14章"生物大分子的三维结构")。尽管如此,许多令人关注的靶蛋白三维结构仍然无法通过实验方法测定,这是一个不容忽视的事实。

　　通过人类基因组测序,我们已经知道了所有人类蛋白质的序列。许多病原体的基因组也已经被确定,每周还会有新的基因组被报道。如何将信息领域取得的巨大进展应用于新药的开发设计呢? 不幸的是,从蛋白质的一级结构(即氨基酸序列)到三维结构的道路仍然非常困难,甚至在今天,唯一可信赖的方法就是实验测定结构的方法(第13章"结构测定的实验方法")。从头预测三维结构的方法是比较热门的基础研究课题。要做到可靠、常规使用,并且保证结构的精确度达到基于结构药物设计的要求,仍然有很长的一段路要走。"折叠问题",即仅从氨基酸序列预测蛋白质的三维结构,仍然没有得到解决。然而,我们越来越多地遇到如下情况,目标蛋白质的结构未知,但是另一个相关蛋白质的结构已知,在这种情况下,可以基于已知生物大分子的空间坐标构建未知蛋白质的模型。因此,至少从基础研究的角度,可能会发现,寻找蛋白质折叠的自然法则,这一令人兴奋的问题,将逐渐变得不再那么重要。

20.1　基于结构的药物设计开创性研究

　　大部分与疾病治疗相关的蛋白质的结构都是过去15年测定的, 令人印象十分深刻的一项工作便是20世纪70年代进行的第一个基于结构的药物设计。这一领域的先驱者是 Chris Beddell 和 Peter Goodford, 他们于1973年在 Wellcome Research Laboratories 开始研究配体设计方法。血红蛋白（hemoglobin）是当时唯一已知与病理生理学相关并且结构已知的蛋白质, 所以两位科学家选择其作为研究对象。这项研究的目标是找到一个类似于二磷酸甘油酸20.1（DPG, 图20.1）的配体发挥别构调控作用, 治疗致命镰状细胞性贫血的纯合子患者（12.13节）。DPG在红细胞中合成, 与血红蛋白结合并降低其对氧的亲和力, 这样在肺中吸收的氧可以在其他组织中得到释放。

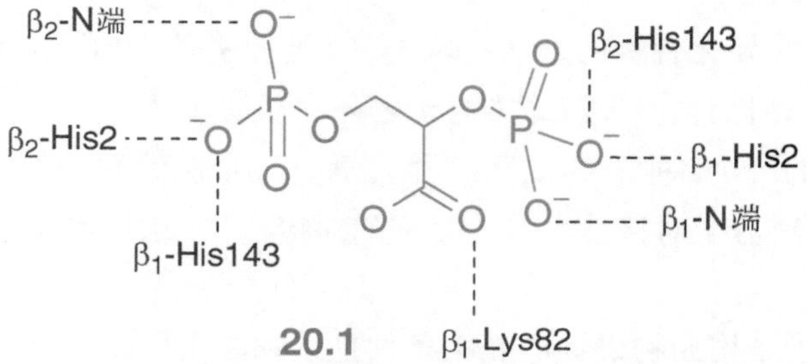

图20.1　二磷酸甘油酸20.1（DPG）和血红蛋白别构位点的结合模式示意图。配体通过许多电荷辅助的氢键（N端氨基、His2、Lys82和His143）与 β_1 和 β_2 亚基结合。

　　与DPG结合的血红蛋白口袋含有大量带正电荷的氨基酸（图20.1）, 因此, 一个理想的配体应该含有带负电荷的基团, 类似于DPG, 可以和血红蛋白形成多个盐桥, 但是这种化合物不能穿过红细胞膜。因此, Wellcome研究小组考虑设计一个以其他方式与血红蛋白形成相互作用的结构, 他们选择含有反应基团的化合物, 可以和结合口袋中赖氨酸的氨基或末端缬氨酸反应。研究人员根据这一想法设计出了一个以二苄基-4, 4′-二醛20.2（图20.2）为母核的化合物, 其含有两个合适间距的反应基团, 可以分别和两个氨基酸的氨基形成席夫碱（Schiff base）, 其假定的结合模式如图20.3所示。化合物20.2被合成, 但是溶解性太差, 难以进行测试。在化合物20.2中引入羧基, 得到化合物20.3, 溶解度得到了很大提高。此外, 这种含有羧基的化合物可以与蛋白质赖氨酸侧链形成额外有利的相互作用。化合物20.4和20.5是相应醛的亚硫酸氢盐加合物, 活性已被测定, 确实显示出所期望的别构效应。在镰状细胞疾病中, 脱氧血红蛋白发生聚集, 导致细胞变形。这些化合物可以与氧合血红蛋白结合并增加其亲和力, 稳定氧合物, 是红细胞变形的有效抑制剂。对二苄基二醛的定向改造是第一个合理的、基于结构的蛋白质-配体设计实例。

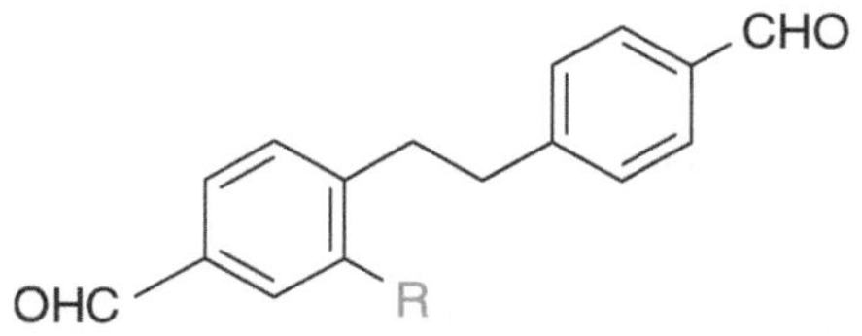

20.2 R = H

20.3 R = OCH₂COOH

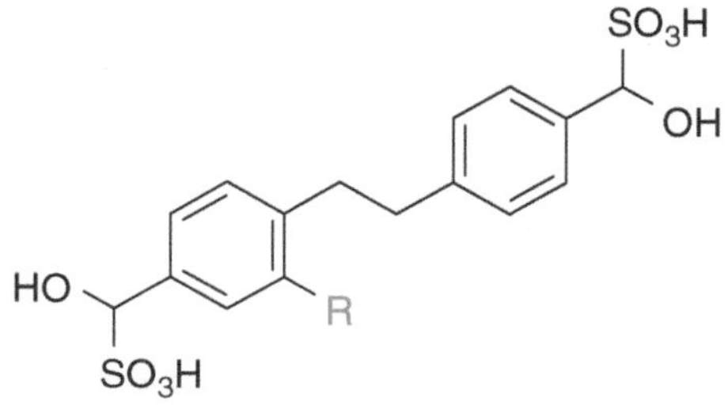

20.4 R = H

20.5 R = OCH₂COOH

图20.2 由Beddell和Goodford开发的二磷酸甘油酸竞争性血红蛋白配体20.2 ～ 20.5的结构。

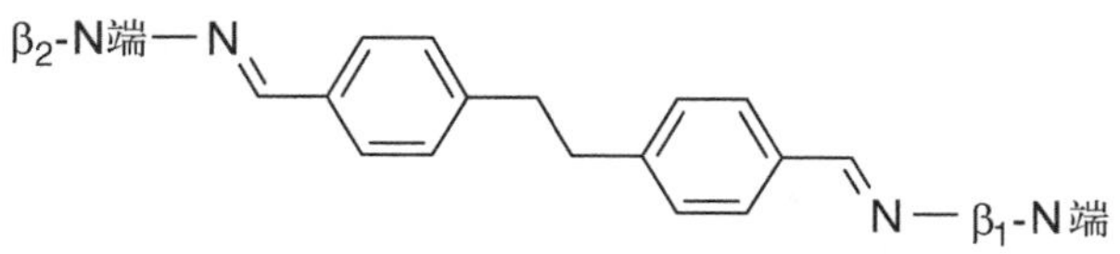

席夫碱 20.2

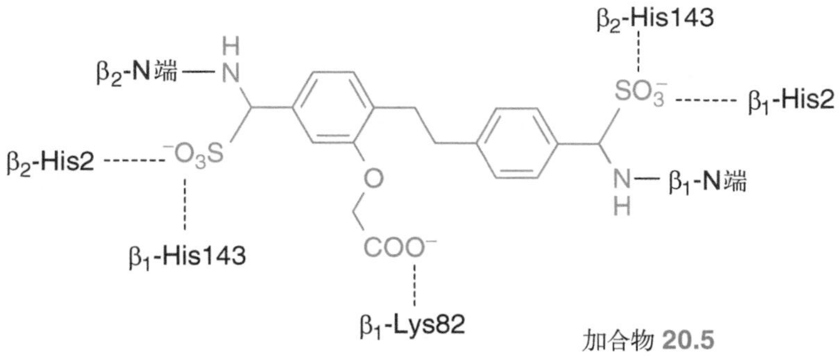

加合物 20.5

图20.3 化学反应后形成席夫碱或亚硫酸氢盐加合物的血红蛋白配体20.2和20.5假设结合模式。两个化合物可通过血红蛋白的N端氨基与β₁和β₂亚基共价结合。化合物20.5还可以通过带电基团与His2和His143的氨基酸侧链、β₁亚基的赖氨酸形成氢键。

20.2 基于结构的药物设计策略

在蛋白质三维结构已知的基础上设计配体，第一步就是对该蛋白质结构进行精确分析。蛋白质结合口袋是什么样？热点区域在哪里，即配体官能团结合在哪里特别好？如今，可借助计算机程序进行这项分析，搜索蛋白质表面获得不同官能团合适的结合位点。

这些方法在17.10节中已做过介绍。

实验方法也可以帮助搜索热点区域，X射线结构分析和磁共振（NMR）光谱就是特别合适的方法（7.8节和7.9节）。Alexander Klibanov和Dagmar Ringe最先描述了这一方法，他们最初在水溶液中生长弹性蛋白酶晶体，测定X射线晶体结构，然后将晶体浸泡在有机溶剂乙腈中，并再次测定其三维结构。蛋白质整体结构未变，但是溶剂的分布区域发生了明显变化，水溶液中晶体结构的部分水分子被乙腈替换，其他水分子保持原来的位置。因此，这个实验可以区分可替换和不可替换的水分子，与蛋白质结合的强弱有关；而且，还可以测定出有机溶剂的结合位点，有助于寻找和绘制蛋白质口袋中对能量有利的结合位点。Abbott公司借助小分子探针和磁共振（NMR）光谱表征结合位点。

通常，靶标蛋白质晶体结构被解析时，一些初始化合物的结合力通常已知。基于蛋白质结构，可尝试通过第一批配体最初的构效关系，总结得到蛋白质和配体必要的相互作用。如果通过高通量筛选进一步发现了其他化合物（7.3节），可将其对接到结合口袋中，为后续的结构优化提供思路：找到结合口袋中尚未被已知配体占据的区域，利用与这些新发现的区域形成额外的相互作用来合理改造化合物，获得活性更好、选择性更高的配体。也可从三维结构提供的信息中得到对配体分子结构进行简化的方法：通常可以去除未与蛋白质形成有利相互作用的抑制剂取代基，或有目的地改造这种取代基，以提高候选药物的溶解性、亲脂性或运输和分布（ADME）性质。（第19章"从体外到体内：药物吸收、分布、代谢、排泄及毒理学性质的优化"）。

原则上，通过设计得到新活性物质的方法有两种：一是通过筛选技术发现已知先导化合物结构并对其进一步改造（第7章"先导化合物开发涉及的筛选技术"），另外则是尝试发现一个全新的化学结构（20.10节）。改造已知结构的优点是可以较快地得到更有效和选择性更好的蛋白质-配体，此外，具有已知三维结构的蛋白质可以提供更有意义的构效关系，然而，改造得到的新分子可能和初始先导化合物结构非常接近。酶与多肽抑制剂复合物的三维结构在改造初期一般已经得到解析，修饰的先导结构通常也是多肽，然而按照前文所描述的条件（第10章"模拟肽"），得到口服药物的道路可能会很长。第二种方法以从头设计为代表，相应的技术会在本章末介绍。从头设计可以得到一个全新的非肽结构，但是，这种方法会产生大量各种可能的结构，而难以对这些结构进行合理的优先级排序。

迭代方法是基于结构药物设计成功的最重要的先决条件。配体是基于蛋白质的三维结构被设计出来，然后被合成并进行活性测试。在有良好结合的情况下，可尝试测定新化合物结合的蛋白质-配体复合物三维结构，这个结构就是下一轮设计周期的起点。这一方法的概述如图20.4所示，其最大优点是设计过程中假设的所有步骤都可以在每个周期中得到验证，与原始设计不同或可能掩盖正确构效关系的新颖的结合模式会立即呈现出来。还有必要确定一个与蛋白质结合不好的配体复合物三维结构，这个三维结构通常能解释为什么配体结合不好，获得的信息可成为对新结构的建议。

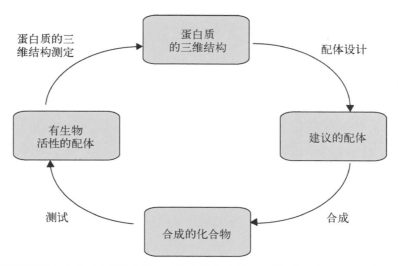

图20.4　药物设计周期的起点是确定靶蛋白的三维结构,该信息用于设计新的蛋白质-配体、合成和测试。如果这些配体有活性,则可确定它们和蛋白质复合物的晶体结构。在这些结构基础上,在下轮设计周期中设计出结合更好的配体。

20.3　实验测定的蛋白质复合物数据库检索工具

在过去几年中,实验测定的蛋白质结构数量呈指数增长。1988年,蛋白质数据库(PDB)中共有200个三维结构,迄今为止,蛋白质和蛋白质-配体复合物的数量超过了89 000个[①]。蛋白质三维结构数量的快速增长推动了将结构信息用于新型活性化合物设计的方法的发展。大多数可用的实例仍然是球状水溶性酶,而新型的膜结合蛋白数量正在稳步增加。为了真正应用这些结构,就需要一些数据库的工具来检索、关联、分析这些结构并且将其图形化。我们知道很多程序可以用来比较蛋白质的序列和折叠结构。数据库Relibase可用于分析蛋白质-配体复合物,如搜索蛋白质序列模式、比较与其结合配体的相关性。该数据库能自动叠合蛋白质、寻找结合口袋最佳叠合方式、系统评估叠合的结构。哪些氨基酸参与配体的相互作用? 配体的哪些官能团与蛋白质氨基酸相互作用? 结合口袋中的哪些侧链有固定构象,哪些侧链有高度柔性? 除此之外,蛋白质和配体界面处的水结构需要进行详细的研究,统计学结果显示2/3蛋白质-配体复合物中至少有一个水分子参与配体结合,说明在模拟中水分子的重要性。不幸的是,即使在今天,我们要对水分子进行充分处理的概念仍然处于初级水平。

---

① 截至2017年12月,蛋白质数据库(PDB)中共有135 966个三维结构,其中蛋白质和蛋白质-配体复合物的数量超过了102 000。

20.4　蛋白质结合口袋的比较

另有一个重要的问题是结合口袋的形状和组成，具有相似氨基酸组分的蛋白质是否会有形状相似的结合口袋呢？在这里，我们重点关注的是暴露基团（如指向结合口袋的氢键供体或受体）物化性质的相似性，而忽略氨基酸的具体原子组成。蛋白质口袋的形状和表面，以及暴露基团的性质可通过比较结合口袋的程序来描述。蛋白质的这些暴露基团通过识别和结合小分子配体或多肽（如蛋白酶）来实现其功能。小分子一旦结合，就在酶的作用下被化学修饰，并且在受体内引起某种效应，如稳定蛋白质激活或非激活构象，实现信号传导。对结合口袋的相似性探索有助于研究蛋白质之间的功能相似性，揭露意想不到的交叉反应——这通常是产生副作用的原因，这与蛋白质之间是否存在序列或折叠同源性无关。评估结合口袋的相似性和差异性，可找到改造配体的方法，得到靶蛋白所需的选择性。如果能检查和比较相似口袋中结合配体或配体结构片段，就可能产生对新配体设计有价值的想法，也能激发其他想法，如在先导化合物结构优化中使用电子等排体。搜索数据库Relibase中的Cavbase引擎，可实现口袋相似性比较。

20.5　高序列同源性有利于建模

三维结构是基于结构的药物设计方法不可或缺的先决条件，但不是所有的蛋白质都有晶体结构，对于结构未知的蛋白质，我们就需要用计算的方法构建其结构。那么从给定的序列构建未知的蛋白质模型需要什么条件呢？

来自不同种属具有相似功能的蛋白质氨基酸序列不同，随着不同种属在进化树中距离增大，这些差异也有所增加。以细胞色素c（图20.5）为例，这个蛋白质广泛分布于线粒体中，在呼吸链中起核心作用。细胞色素c由一条多肽链组成，包含（100±20）个氨基酸，图20.6中的3个细胞色素c，虽然肽链长度和组成不同，但是具有非常相似的折叠模式。进化相关的人类和黑猩猩的蛋白质具有100%序列同源性，相比之下，酵母菌与这些哺乳动物只有45%的序列同源性。如果同源性很高，仅有少量突变，就比较容易构建模型，若序列同源性超过90%，构建模型的准确度可达到实验结构测定的误差范围之内（13.5节）。如果序列同源性下降，构建模型就不太准确，在同源性为50%时，坐标的平均误差达到几埃；同源性在25%～30%时，模板蛋白质与模建蛋白质之间的结构相似性都很难被确认。

同源蛋白质序列差异主要来自蛋白质表面的环肽链区域（loop regions），而这个区域对蛋白质折叠并不重要（14.4节）。蛋白质内部替换对结构有很大影响，只有体积和

```
(a)  NEGDAAKGEKEF-NKCKACHMIQAPDGTDIKGGKTGPNLY
(b)  -EGDAAAGEKVS-KKCLACHTFDQGGAN-----KVGPNLF
(c)  --GDVAKGKKTFVQKCAQCHTVENGGKH-----KVGPNLW


(a)  GVVGRKIASEEGFKYGEGILEVAEKNPDLTWTEANLIEYV
(b)  GVFENTAAHKDNYAYSESYTEMKAK--GLTWTEANLAAYV
(c)  GLFGRKTGQAEGYSYTDA-----NKSKGIVWNNDTIMEYI


(a)  TDPKPLYKKMTDDKGAKTKMTFKMGKNQADVVAFLAQBBP
(b)  KDPKAFVLEKSGDPKAKSKMTFKLTKDD--------EIEN
(c)  ENPKKYI--------PGTKMIFAGIKKKGER-------QD


(a)  BAGZGZAAGAGSBSZ
(b)  VIAYLK------TLK
(c)  LVAYLKSATS
```

图20.5　3种细胞色素c的一级序列（使用典型的单字母代码显示），分别来自（a）反脱氮副球菌硝化细菌（134个氨基酸），（b）深红螺菌蛋白菌（112个氨基酸），以及（c）金枪鱼的线粒体（103个氨基酸）。蛋白质的长度和组成都不同，序列比对能显示出最好的同源性。序列中不变的或保守的位点用粗体标记。缩写代表A (Ala)，C (Cys)，D (Asp)，E (Glu)，F (Phe)，G (Gly)，H (His)，I (Ile)，K (Lys)，L (Leu)，M (Met)，N (Asn)，P (Pro)，Q (Gln)，R (Arg)，S (Ser)，T (Thr)，V (Val)，W (Trp)，Y (Tyr)。破折号代表其他蛋白质引入额外氨基酸（插入）的序列。红色条状显示序列区域倾向于螺旋结构。

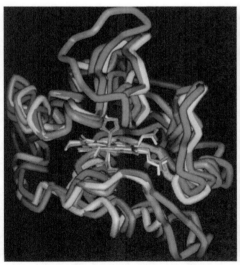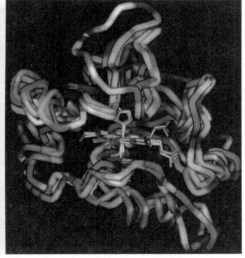

图20.6　图20.5中3种细胞色素c的折叠构象的飘带模型叠合示意图。蓝色代表脱氮副球菌，红色代表深红螺菌，黄色代表金枪鱼（左侧）。细胞色素通过组氨酸和甲硫氨酸结合到铁-血红素中心。通过X射线晶体学测定结构，结构差异特别发生在环肽链。右图展示的是相同的叠合，不同的是，在此图中各个氨基酸用颜色编码。所有3个飘带模型中的相同颜色表示不同位置上的氨基酸相同。颜色编码：丙氨酸（浅灰色），缬氨酸（黄绿色），甘氨酸（白色），异亮氨酸（翠绿色），亮氨酸（橄榄绿），脯氨酸（粉红色），苯丙氨酸（紫色），酪氨酸（暗紫色），色氨酸（浅紫色），天冬氨酸（深红色），谷氨酸（酒红色），天冬酰胺（绿松石色），谷氨酰胺（蓝绿色），赖氨酸（蓝色），组氨酸（淡蓝色），精氨酸（中蓝色），丝氨酸（浅橙色），苏氨酸（暗橙色），半胱氨酸（浅黄色），甲硫氨酸（深黄色）。

物化性质相似的氨基酸能使蛋白质保持结构，如用亮氨酸替换异亮氨酸。在氨基酸内部替换一个氨基酸时，通常伴随附近一个或多个氨基酸互补替换，尤其是位于蛋白质内部的通过盐桥稳定的极性氨基酸，在新蛋白质突变体中，这些氨基酸将建立一种稳定的排列。在折叠时，空间上接近的氨基酸残基不一定是在序列上接近的，因此这种结构识别相当复杂，蛋白质内部的突变可导致蛋白质的结构单元发生扩展、空间移位甚至扭曲。

如果序列同源性非常高，只替换几个氨基酸侧链，通过与已知蛋白质结构中处于相似环境的氨基酸比较，就可以得到这些被替换氨基酸的构象。随着序列同源性降低，必须考虑环肽链的插入和缺失，即多肽链的扩展或收缩。对于这种环肽链构象的预测，已有程序对已知蛋白质结构数据库进行整理，可以在模型构建时预测这部分结构的构象。在预测过程中，根据长度和序列，环肽链的构象可以分成不同的类型，这些构象可通过计算机程序来调用，以构建环肽链的三维构象。蛋白质模型的验证遵循经验规则，即检查构建的几何结构是否与实验数据一致。例如，必须确保疏水性的基团指向内部，亲水性的基团大多数指向外部（膜蛋白等特殊情况除外）；检查氨基酸基团之间的接触表面，将选取的扭转角与典型值进行比较。

20.6 序列同源性较低时，二级结构的预测和氨基酸残基的替换倾向性有助于构建模型

如果已知蛋白质和建模蛋白质之间序列同源性低于30%，同源模型就会很难被构建，须利用所有信息来构建模型。试图预测模建蛋白质的部分聚合链，特别是二级结构单元是可能的（14.2节）。如果评估某个特定氨基酸在螺旋、折叠片或环肽链出现的频率，就会找到显著的差异性，如脯氨酸被认为是"螺旋破坏者"，经常出现在螺旋的第一个转弯处，如果出现在螺旋的其他位置，就会破坏螺旋的几何结构并引起扭结。为了确定特定序列片段是否折叠为螺旋、折叠片或环肽链，就要评估多个相邻氨基酸的位置偏好（重叠区域）。

通过这种方式分析，在构建结构时，可将目标序列与几何结构已知的参考蛋白质进行比较，确定其二级结构单元。如果同源蛋白质家族不止有一个已知的三维结构，而是有多个已知结构，可尝试通过多重序列比对构建最可能的二级结构，并把它作为结构已知蛋白质和结构未知蛋白质序列相互比对的参考。

这种比较的可靠性有待提高，20世纪80年代，伦敦和剑桥的Tom Blundell小组整理了一套各个氨基酸相互替换概率的规则，除了氨基酸物化性质外，还分析了局部构象性质、主链和侧链的取向、溶剂分子可及性及氢键参与程度。在进行特定的氨基酸替换时，需要考虑在DNA序列水平上发生突变的可能性，对于三维结构已知的蛋白质，这些性质

很容易确定。通过比较一组同源蛋白质的结构,可以确定氨基酸相互替换的概率,如与其他氨基酸相比,甘氨酸没有侧链(附录图),因此,它可以在聚合物链中形成各种构象,其他氨基酸由于空间原因则很难做到。当聚合物链的方向发生改变时,可能采取接近蛋白质表面的构象,其中甘氨酸构象的柔性起着重要作用。暴露在溶剂中的甘氨酸具有特殊的扭转角,这已被证实在同源蛋白质之间是很保守的,因此蛋白质建模序列比对时可搜索这种保守甘氨酸,它们代表了序列匹配的锚点。可以建立许多其他类似的规则,作为识别结构决定序列区的标准,然后将其用于要建模的序列。即使序列同源性很低,也可以识别目标序列与已知三维结构蛋白质之间的结构同源性,并将其作为一个条件并入同源建模。当建模G蛋白偶联受体(最重要的一组膜结合受体)时,就要考虑其他标准,必须保证跨膜螺旋区的疏水性氨基酸指向膜环境。同源建模程序实现了高度自动化,巴塞尔(Basel)的Biozentrum建立了一个服务器,可以将提交的序列自动转换成三维结构;旧金山(San Francisco)的Andrej Šali小组开发的Modeller软件能够用计算机分析整个基因序列,并同时实现蛋白质模型的构建。尽管是粗糙的结构,其中许多结果可能不正确,但是这种方法允许对蛋白质识别的决定因素进行相似性搜索,可以发现蛋白质之间可能的相互作用,或代谢途径中的共同点。

当同源性很高时,蛋白质建模能够提供很好的结果,尤其是蛋白质主链的构象折叠。如果结合口袋在环肽链(14.4节),尤其是其同源蛋白质的同源性不高时,这些区域中模型往往不能达到期望的精确度。如果在模型构建期间将配体放置在假定的结合区域中,则可以提高精确度。最后,必须使用适当的能量函数以迭代的方式优化模型和位置,这样构建的G蛋白偶联受体模型(29.2节)足够精确,可成功地用于虚拟筛选。

20.7　配体设计:播种、扩展和连接

对实验测定或模建蛋白质的结合口袋进行分析以后,下一步就是实际的配体设计。计算机辅助设计的各种方法可用于设计新的蛋白质-配体。第一种方法是提前从数据库中成功筛选出配体,然后用对接程序将其放置在结合口袋中(图20.7),一般数据库中候选分子大多数都是类药分子(7.6节)。第二种方法是从结合口袋中的一个"种子"(起始片段)开始,配体在结合口袋中逐步生长,这是大多从头设计软件的方法,第一个"种子"的放置尤其重要。当结合口袋存在特定热点区域,后续优化工作都从这个区域开始时,这种方法特别成功。与带电氨基酸形成盐桥或与金属离子中心形成配位特别适合这种方法,如这一方法已成功应用于丝氨酸蛋白酶胰蛋白酶(23.4节)、凝血酶及含锌碳酸酐酶(25.7节)。第三种方法是在结合口袋中放置多个片段,然后尝试用大小合适的连接片段将匹配好的分子片段彼此连接,这个策略可以通过"SAR-by-NMR"方法成功应用数次(7.8节)。

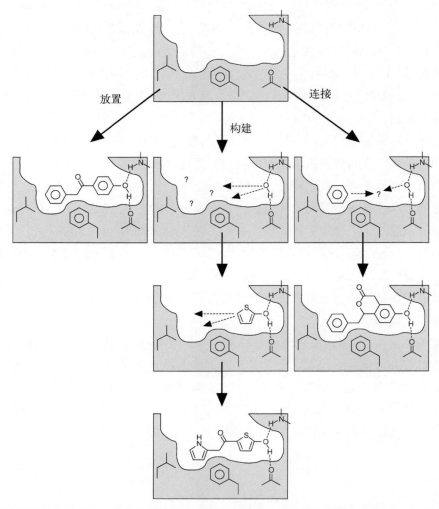

图20.7　配体设计的潜在策略。在分子对接过程中，将配体完整的三维结构放置在结合口袋中（左图，插入）。新分子构建过程如中图和右图所示，原则上有两种方法：一种方法是先将一个分子片段当做种子放置在口袋中，然后一步步连接上其他基团（中图）；或者，将多个小分子片段独立放置在结合口袋中，然后彼此连接（右图）。

20.8　将配体对接入结合口袋

　　分子对接是尝试使用计算机将潜在的蛋白质-配体匹配到结合口袋中的一种计算机程序。对接程序从一个预编译的分子库中连续地取出候选分子，为每一个分子生成一个三维结构，如果遇到柔性分子，可以先保存多个构象，或在对接运行时快速产生多个构象，然后将每个构象都匹配到结合口袋中。首先，舍弃不能与蛋白质结合的结构；然后，舍弃有明显问题的结构，如在假设的对接模式中与蛋白质存在静电排斥。通常，对接程序会产生多个对接模式，可根据产生的结合构象进行打分，评估其亲和力。

Irwin Kuntz是对接程序领域的先驱,他带领加利福尼亚州立大学(UCSF)旧金山分校(San Francisco)的科研小组开发了对接软件DOCK。在1982年的原始版本中,这个软件仅考虑了配体和蛋白质之间的几何互补,结合口袋形状由一组不同的球体近似表征,使口袋被完全填充,然后使用数学方法将待测试的配体对接于分布的球体上,用互补性作为打分函数,即测量配体-蛋白质间的直接接触。自第一版问世以来,DOCK已经得到进一步发展,如今,这个软件不仅使用力场进行打分和计算去溶剂化贡献,通过考虑可旋转键,配体的柔性对接也可以实现。波恩(Bonn)德国国家信息技术研究中心生物信息学算法和科学计算研究室(GMD)的Matthias Rarey开发了不同的对接软件。FlexX软件是第一个可以在对接过程中快速处理配体柔性的软件,它将待测试的配体分解成单独片段,随后使用与LUDI程序中非常相似的定位算法(20.10节),在对接第一个分子片段以后,配体可在结合口袋中成功进行结构重建,同时考虑可旋转键产生的不同构象,该软件保存了各扭转角偏好的参数,类似于16.6节中的表述,在这一步对构象能量进行评估。由圣地亚哥拉霍亚市(La Jolla, San Diego)Scripps研究所Art Olson小组开发的Auto Dock软件,使用基于格点的算法进行对接,通过使用与GRID软件类似的力场函数(17.10节),将嵌入到结合口袋中的格点赋予相互作用能,随机选择一个构象作为起点,将配体在格点上移动直到找到最佳构象,同时围绕可旋转键进行扭转,在这个过程中,它会"感觉到"与蛋白质的相互作用势,由于格点上的相互作用势已预先计算得到,所以该算法运行速度很快。英国谢菲尔德(Sheffield)大学的Peter Willett课题组的Gerrith Jones开发的GOLD软件也使用格点进行对接,但相互作用势已根据晶体数据被参数化,GOLD使用遗传算法优化构象。同时,已有大量的对接软件出现,各个软件的策略都稍有不同,但都基于上述概念。另外,一些软件的策略是生成一定数量的刚性配体构象,然后将其作为刚性物体进行快速对接。

目前有3个主要问题限制了对接,一是对所产生构象的能量计算,这一问题将在20.9节中特别讲解;另一个问题是水在配体结合中起决定作用(20.3节),但即使在今天,对接过程中没有一个真正令人信服的处理水的解决方案;最后一个问题是蛋白质的柔性(15.8节),通常蛋白质的侧链会发生微小的变化,同时结合口袋的形状也会稍微改变,事实上,这些变化虽然不大,但已经是对接软件难以处理的问题。

20.9 打分函数:对产生的构象进行排序

对所产生的结合构象进行相应的打分,对基于结构药物设计中所有的从头设计方法是必不可少的。从许多看似合理的几何构象中,必须凸显那些与实验所发现的情况非常吻合的构象。第4章"蛋白质-配体相互作用是药物效应的基础"已经描述了焓和熵的贡献,根据本章的描述,即确定配体对其靶蛋白的亲和力。打分函数的目标是从给定相互作用构象中快速得到预测的亲和力值,该理论已经说明,一个单一的构象不足以解决这个问题，摩尔能量由分子的一组有限构象集合确定，这些构象被分配在被称为"系综"的多种状态中，各状态中分布的构象数量不同。一些方法在计算中试图考虑这种现象，理论上来说这是最正确的方法。对系综的平均能量贡献进行加和（通常取自分子动力学模拟轨迹，15.7节），然后推导出小分子结合前后的配分函数的比值，并估算自由能 ΔG[①]（4.3节），但这种方法计算量很大，非常耗时，在现有基于结构的设计中很少使用。

相反，使用基于回归的打分函数已经成为一种替代方法，假设某一特定状态中的构象非常多，那么在打分函数中只考虑一种状态是合理的。考查最能确定结合亲和力的焓和熵贡献，这种方法类似于建立 QSAR 方程（18.2节），能量方程由各项贡献组成，分子描述符被认为能正确反映各项贡献。这里存在一个错误的假设，就是将各项对自由能[②]的贡献直接相加（4.10节）。方程中各项都有可调整的加权因子，与 QSAR 方程一样，通过数学方法，用训练数据集对加权因子进行优化拟合。训练集由晶体结构已测定的蛋白质–配体复合物组成，实验的结合亲和力也已知。

第三种方法遵循所谓基于知识的概念。在17.10节中，评估了蛋白质–配体复合物晶体结构中各个原子对接触距离出现的频率，将"正态分布"定义为参考状态，那么所有出现频率高于平均值的接触距离都归类为对能量有利，所有很少出现的接触距离都归类为对能量不利。接下来，通过求导得到一组配体与相同参考蛋白质的相对能量排序，使用已知构象和亲和力数据集进行训练，类似于基于回归的打分函数，可以得到预测的亲和力值。基于回归或知识的打分速度非常快，同时还开发了多种打分函数，但是没有一种是最完美的，必须在不同的情况下检查哪种打分函数对所研究的蛋白质体系最为合适。

20.10　从头设计：从 LUDI 到自动装配的全新配体

第一个用于逐步从头设计的软件是 GROW，由 Upjohn 公司的 Jeffrey Howe and Joseph Moon 开发。GROW 主要将肽作为先导结构，在结合口袋中，将酰胺基团放置成有利的构象，下一个氨基酸逐步加到起始酰胺基上。在每一步中，会快速产生所有20种蛋白质氨基酸大量不同的构象，并连接到种子氨基酸上，对于每一个氨基酸，将最好的连接构象保留至下一步，这样 GROW 在结合口袋中以逐步增加肽链长度的方式构建多肽配体。

20世纪90年代，BASF 公司的 Hans-Joachim Böhm 开发了 LUDI 软件，基本思想是，从具有预先计算的三维结构数据库中读取小分子或分子片段，将它们放置在结合口袋中，与蛋白质形成氢键，疏水口袋填充非极性基团，该软件需要输入蛋白质坐标及片段或类药分子的三维结构库。

---

① 原文为 free enthalpy ΔG。

② 原文为 free enthalpy。

相互作用位点的预先计算起决定性作用,根据匹配点或方向向量将它们放置在氨基酸包围的结合口袋中(图20.8),该软件使用源于有机小分子晶体堆积中发现的非键合相互作用规则(14.7节和17.10节)。LUDI从三维结构库中提取小分子或分子片段,对于每个小分子,尝试将其放置到蛋白质结合口袋中,使其尽可能多地满足这些相互作用位点(图20.8和图17.12),然后,将所有成功放置的片段进行排序,打分函数会考虑形成的氢键和离子相互作用的数量和质量、蛋白质和配体之间的疏水接触表面,以及配体中可旋转键数量引起的不利影响。该软件成功应用的第一个例子已经在21.7节中描述。

作为第一个原型,LUDI是许多后来开发的从头设计软件的金标准。在这些方法中,

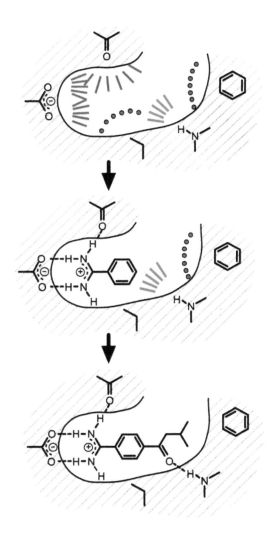

图20.8 蛋白质–配体从头设计软件LUDI的理念。第一步,确定相互作用位点(上图)。氢键供体位点用蓝线表示,氢键受体位点用红线表示,绿点表示亲脂性位点。随后,将数据库中的小分子匹配到结合口袋中,使其与相互作用位点吻合(中图)。最后,LUDI可用化学方法连接分子基团形成更大的结构,以匹配剩余的相互作用位点,填充整个结合口袋(下图)。

应用了改进的打分函数,改进了片段库,考虑合成规则(不会完全忽视所产生分子的化学可合成性),软件搜索的空间也得以扩大,可筛选多个构象和构型。

从头设计软件代表一个想法生成器,其价值取决于开发理念。另外,这些价值也强烈依赖于用户,如何理解软件的建议并用于进一步设计。

20.11　计算机辅助配体设计的可行性

当然,已经有许多例子证明从头设计、虚拟筛选和分子对接的应用范围,第21章"靶向tRNA-鸟嘌呤糖基转移酶的基于结构的抑制剂设计"的例子成功的原因就是大量应用了这类方法。然而,成功应用这类方法的决定因素是将计算机方法与合成、实验结构测定紧密联系并不断迭代,必须牢记,不是所有由计算机筛选得到的化合物都是基于正确的假设和原因找到并挑选出来的。

计算机辅助配体设计方法的预测力仍然有限,建议分子的可合成性没有被充分考虑、蛋白质柔性被忽略、预测结合亲和力方法不准确,这是因为对分子识别和配体结合过程和影响因素知之甚少,在结合过程中正确描述溶剂化效应和引入水分子仍然存在很多问题。氢键对结合亲和力贡献仍然只是一个估计,而且可能起到相反作用。至于亲脂相互作用,至少可以假设,在大多数情况下,用额外的非极性取代基填充未占据的亲脂口袋会提高结合亲和力。

结合熵的变化怎么影响配体结合自由能仍不清楚,至少有证据表明,一系列同类配体熵的贡献应该不变这一假设是不准确的。

计算机辅助配体设计方法仍然存在很大的局限性。其中最重要的是该技术仅限于优化与蛋白质的直接相互作用。与靶标蛋白成功结合对于任何活性物质都是至关重要的,但是如果要成为药物,必须满足额外的条件,包括良好的选择性、代谢稳定性、足够的作用时间、低成瘾性和忽略不计的毒性。目前,至少可在一定程度上对结构相关蛋白质家族成员的选择性进行评估。

完全应用计算机实现自动化分子设计确实是不可能的,即使在今后很长一段时间内也是如此。基于结构的设计方法作为想法生成器是有价值的,但必须对计算机提供的建议进行检验,必要时进行修改。时间将会告诉我们,这些方法是否逐渐接近药物设计的"圣杯":从零开始设计药物分子。

20.12　概要

- 在基于结构的药物设计中,尝试通过将小分子配体直接对接到靶蛋白结合口袋中进行,这一方法需要参考蛋白质的三维结构,目标是通过满足与结合位点残基官能团的非键合相互作用来最佳地填充结合口袋。

- 基于结构的设计开始于对结合口袋的详细分析,阐明与蛋白质可能的相互作用热点区域,可借助实验方法或计算工具使用分子探针或与溶剂类似的小分子来绘制活性位点。

- 在结构测定、修饰配体的模拟、对接和筛选、合成和生物测试的迭代过程中,小分子配体的性质得到改善,与靶蛋白的结合得到优化。

- 多种数据库被开发,用于检索和比较成指数增长的蛋白质-配体复合物结构信息,可比较结合构象、活性位点相互作用形状、蛋白质-配体结合区域及蛋白结合口袋中最初的溶剂化结构。

- 蛋白质可通过暴露的结合口袋进行比较。通过比较结合口袋中具有特定物化性质暴露基团的形状,可帮助设计具有选择性的小分子配体,同样也可以对配体骨架进行电子等排体的替换。

- 如果靶标蛋白没有实验测定所得的结构,可用已知结构的相关蛋白质作为模板来构建同源模型,同源建模的准确性和成功取决于与模板结构的序列同源性。

- 已经开发了预测二级结构和氨基酸替换倾向性的工具,可以提高蛋白质序列与参考模板三维结构匹配的可靠性。

- 另外一种方法是从小分子种子片段开始,将该种子作为起点在结合口袋中生长出假设的配体,两个不重叠的片段也可以连接成较大的配体,提高与蛋白质的结合力。

- 在所有基于结构的设计策略中,须根据预测的亲和力对所构建的蛋白质-配体复合物结构进行评估。根据已知的复合物结构,可用各种打分函数来预测亲和力。

翻　　译:李　婕
译稿审校:龚　珍

参考文献见二维码。

第 21 章
案例研究：基于结构的 tRNA-鸟嘌呤糖基转移酶抑制剂设计

在呈现本书后半部分大量应用实例（第22章"药物作用机制：治疗的概念"；第23章"酰基酶中间体参与的水解酶抑制剂"；第24章"天冬氨酸蛋白酶抑制剂"；第25章"金属蛋白水解酶抑制剂"；第26章"转移酶抑制剂"；第27章"氧化还原酶抑制剂"；第28章"核受体激动剂和拮抗剂"；第29章"膜蛋白受体激动剂和拮抗剂"；第30章"作用于通道、孔穴和转运蛋白的配体"；第31章"作用于表面受体的配体"；第32章"生物药：多肽、蛋白质、核苷酸和大环内酯类药物"）之前，先来探讨一个案例研究。上一章（第20章"蛋白质模拟和基于结构的药物设计"）介绍的抑制剂发展机遇分析将用于tRNA-鸟嘌呤糖基转移酶抑制剂实例研究中，该酶属于tRNA修饰酶。持续迭代，多轮使用基于结构设计技巧的优势被特别强调。实例不仅参考了François Diederich在苏黎世联邦理学院研究组的工作，而且也参考了作者在德国马尔堡大学课题组所完成的工作。由于工作是在学术机构中完成的，他们可能使用了不同的基于结构设计工具去探寻项目研究范围内一些更加根本的问题。

21.1 志贺氏菌痢疾：疾病和治疗方式

志贺氏菌痢疾是一种严重的腹泻病，它是由志贺氏杆菌引起的。这种细菌伴随被污染的水和食物摄入人体，然后附着在肠黏膜的上皮细胞里。它的传染性极强，10～100个细菌足以引起感染。世界范围内，志贺氏菌病是一个严重的难题。每年大约报告1.7亿志贺氏菌痢疾，其中超过100万例是致命的。志贺氏菌痢疾广泛分布在发展中国家，但发达国家每年也有超过150万例病例。尤其是在卫生状况不好和水资源质量差的条件下，志贺氏菌痢疾更为盛行，特别常见于战争、自然灾害、饥荒和难民营。在非洲志贺氏菌痢疾是一个特别的难题，它伴随着艾滋病一起发生。

和其他任何细菌感染疾病一样，发生在工业化文明国家的志贺氏菌痢疾能用抗生素治愈。不幸的是，志贺氏杆菌和肠道菌群中自然出现的大肠杆菌（*Escherichia coli*）非常相似,易产生快速抗生素耐受性。此外,抗生素治疗因杀死肠道菌群中自然出现的细菌,可能导致患者腹泻和严重脱水。甚至导致患者电解质紊乱而威胁生命,尤其是儿童。因此,人们寻求特异性的治疗方案以抑制志贺氏菌痢疾的发生。

21.2 阻断分子水平的发病机制

志贺氏杆菌攻击肠道内的上皮细胞。进入到上皮细胞以后,志贺氏杆菌产生毒力因子,也称侵袭素。侵袭素蛋白和上皮细胞蛋白形成一个复杂的原件,以便细菌在受感染细胞内渗透和增殖。毒力因子的基因位于质粒上。在感染病例中,毒力因子的表达受到不同转录因子的调控。毒力因子 VirF 和细菌发病机制尤其相关。同时,志贺氏杆菌对 tRNA 进行改构,以便它可以有效地在核糖体中合成。tRNA 是由大约 80 个核苷酸组成的核糖核酸(图 32.15, 32.6 节)。末端相连的氨基酸,中间环与碱基对关联形成三原复合物,即反密码环。在翻译过程中,当 mRNA 结合到核糖体中相应的 tRNA 上时,在 mRNA 上碱基-三元复合物中的遗传信息编码被传递。tRNA 携带相应的氨基酸以便新生蛋白质增长的肽链能被正确的构建。所需 tRNA 的改变影响着处于摇摆区 34 号位的碱基。在这个位

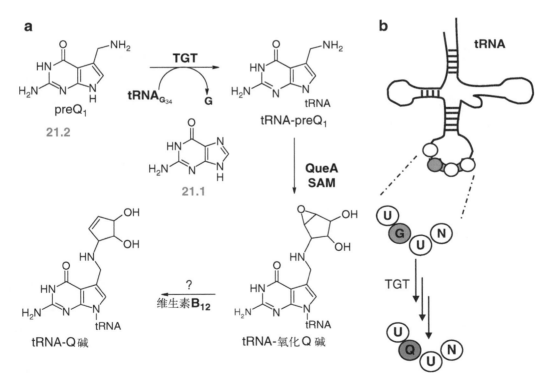

图21.1 tRNA-鸟嘌呤糖基转移酶(TGT)催化置换 tRNA 中的鸟嘌呤 21.1 为 preQ₁ 21.2(a)。然后,这个碱基通过和 tRNA 相连并被其他酶进一步修饰成 Q 碱基。这个碱基交换发生在 tRNA 的反密码环的摇摆区(b)。

置必须装配一个修饰过的碱基。假如该碱基没有被修饰，那么翻译是无效的。此时，志贺氏杆菌勉强能产生充足的侵袭素去感染上皮细胞，但它们的致病性也因此严重下降。

志贺氏杆菌具有能够在tRNA中实现这一改变所需要的酶。作为酶催化的第一步，鸟嘌呤21.1从tRNA分子34号位被切除，随后被一个改变的碱基$preQ_1$ 21.2替换。实现该转化的酶是tRNA-鸟嘌呤糖基转移酶（TGT）。tRNA中改变了的碱基在下一步酶联反应中进一步被修饰，使最终产物得到Q碱基。因此，TGT抑制剂展现出特异性治疗原理，选择性阻断志贺氏杆菌的致病性。相对于广谱抗生素疗法，细菌不是被消灭，而是其对上皮细胞致病性感染被阻断。高等真核生物也有这种酶。不同于细菌的同源二聚体酶，真核生物的酶是异质二聚体。此外高等生物体不转变$preQ_1$到最终的Q碱基，而是直接装配Q碱基到tRNA。

21.3　tRNA-鸟嘌呤糖基转移酶的晶体结构作为出发点

首先，人们解析出相关物种TGT和$preQ_1$复合物的晶体结构。结果显示在活性部位苯丙氨酸交换为酪氨酸，这一改变并不影响活性部位与底物或者与配体的结合。随后，TGT结合tRNA复合物的结构被解析（图21.2）。根据这些结构，碱基交换按照如下反应路径发生（图21.3）。起初tRNA通过共价键和鸟嘌呤相连。和核糖部分相连的碱基从tRNA分子中拉出，并被Asp102、Asp156、Gln203、Gly230和Leu231特异性识别。反应开始于核糖环上C_1位的亲核进攻。C—N键裂解，鸟嘌呤被释放出来。碱基和一个水分子离开结合口袋，$preQ_1$开始占据相同的结合位点。为此，在Leu231和Ala232之间的肽键必须反转过来。随后，$preQ_1$上的碱性氮原子释放一个质子，对核糖亲核进攻并通过共价键和Asp280相连。一旦和tRNA形成新键，改变后的tRNA就会离开酶。Asp102对碱基结合的识别过程至关重要。此外，这个氨基酸很可能提供了机制上必需的质子或者在其他步骤中再次获得一个质子。

21.4　功能性测试来确定结合常数

碱基交换反应是两步完成的。理论上，这两个步骤都可以被抑制剂阻断。在功能性测试中需要考虑这一因素。第一步是未被修饰的转运核糖核酸（tRNA）结合（图21.4）。足够大的抑制剂能竞争性地阻断这一步。在tRNA与酶共价结合后，鸟嘌呤碱基离开蛋白质并被释放出来。接着，$preQ_1$结合上去。

潜在的抑制剂也能竞争性地占据结合位点，而且必定比鸟嘌呤或者$preQ_1$小。这样的小分子抑制剂会比结构更大的抑制剂展现出不同的抑制特性。

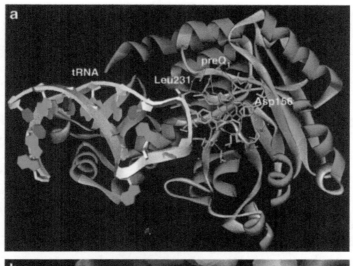

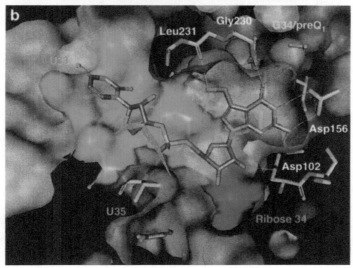

图21.2　TGT和部分tRNA的晶体结构。蛋白质采用磷酸丙糖异构酶（TIM）桶形折叠。tRNA通过碱基U33、G34和U35与蛋白质在靠近催化中心处结合。此时在34号位待交换的碱基（灰色）从tRNA分子中完全地旋转出来（a）。结合端的视图如（b）。已经融入的修饰碱基preQ₁通过与Asp156、Asp102、Gly230和Leu231作用，处在原鸟嘌呤结合口袋（橙色）。核糖部分处在一个小的疏水口袋（蓝色）。前一位已组装的尿嘧啶33位于结合口袋的绿色标记的部分，待组装的尿嘧啶35残基位于结合区的红色标记的区域。

　　使用放射性标记的鸟嘌呤可以测量这种抑制。当标记的鸟嘌呤加入tRNA中后，鸟嘌呤糖基转移酶（TGT酶）催化它和tRNA结合，于是tRNA分子也被放射性标记。如果tRNA在结合稳定期被分离出来，结合的放射性物质可被测定，那么结合过程的反应动力学和酶催化速率能被计算出来。如果加入潜在的抑制剂，较少的TGT酶参与催化，这样结合速率会降低。这一现象可从酶动力学中观测到。抑制常数通过详细分析动力学参数得到。放射性标记实验，还能区分抑制剂是否竞争性地干扰整个tRNA的结合，或者是否参与到与小分子碱基交换的竞争之中。

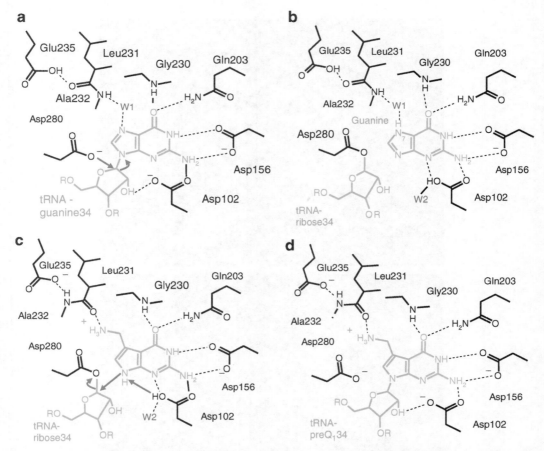

图21.3 糖基化酶催化的碱基交换机理。tRNA通过34号位鸟嘌呤和一个水分子与3位氮原子相连。Asp280对核糖环的碳原子C_1亲核进攻（a）；C_1–N键打开，鸟嘌呤释放出来（b）；鸟嘌呤带着一个水分子离开结合口袋，同时preQ$_1$进入到鸟嘌呤原先结合位点，在结合位点Leu231和Ala232之间的肽键翻转过来（c）；质子脱除之后，preQ$_1$上的碱性氮原子对核糖发生亲核进攻，通过共价键和Asp280相连，于是形成了与tRNA相连的新键。变化后的tRNA离开酶（d）。

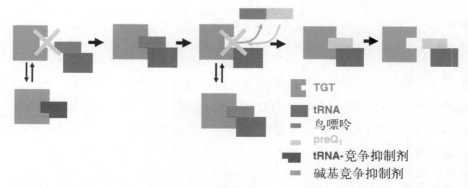

图21.4 碱基交换反应分两步发生。抑制剂可以与完全结合的tRNA竞争（左，深灰色）及小分子核碱基交换（中，浅灰色）。

21.5 LUDI法发现了第一个先导化合物

在项目初期，研究人员仅仅知道TGT和preQ₁二元复合物的结构。前面提及的两步抑制机制在那个时候还不清楚。在项目研究的过程中，Bernhard Stengl设法弄清楚这个过程的细节。Ulrich Gradler利用TGT和preQ₁二元复合物的结构作为参考，利用LUDI法开展潜在抑制剂的研究（20.10节）。在化合物库中他发现了一个苗头化合物。图21.5所列是他建议的化合物。在所建议的分子当中，化合物21.3被证明是个微摩级的抑制剂。用这一苗头化合物可以获得共晶结构（图21.6）。令人振奋的是：4-氨基邻苯二甲酸酰肼21.3正如LUDI曾经预测的那样，在共晶结构中准确地结合在酶上。

接着，继续参考LUDI的预测，设计的抑制剂能够填充在结构口袋中还没有被占据区域。一方面，提议增加一个额外的芳香环来扩充环系；另一方面，提议在靠近Asp102和Asp280没有占据的结合位点放置一个含氮杂环。Hans-Dieter Gerber合成了衍生物21.4～21.6（图21.7）。

测试结果显示化合物21.4和21.5比化合物21.3对酶抑制的效果好10倍。然而，杂环衍生物21.6的测试结果却相当不同。它明显比先导化合物差。Ulrich Gradler解出了这些抑制剂的晶体结构，发现抑制剂和预测的结合方式一致。晶体结构显示化合物21.6杂环所处位置靠近Asn79末端的酰胺基团。很明显，化合物21.6需要一个额外的氨基和蛋白质构建额外的结合。目标化合物21.7合成之后，共晶结构确实显示和预测的结合方式一致，多了一个氢键作用。即便如此，这个衍生物依旧没有比原先的先导化合物21.3活性高。更加细致的结构数据分析显示：化合物21.6和21.7附加的杂环是扭曲的，并且环

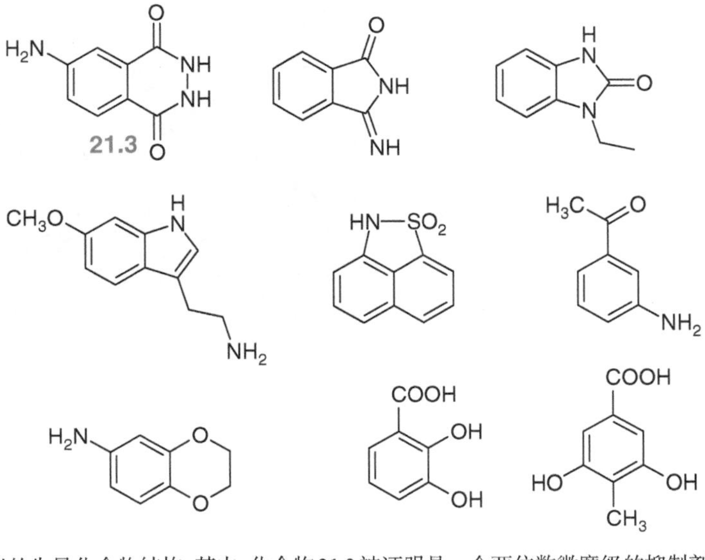

图21.5 LUDI建议的先导化合物结构，其中，化合物21.3被证明是一个两位数微摩级的抑制剂。

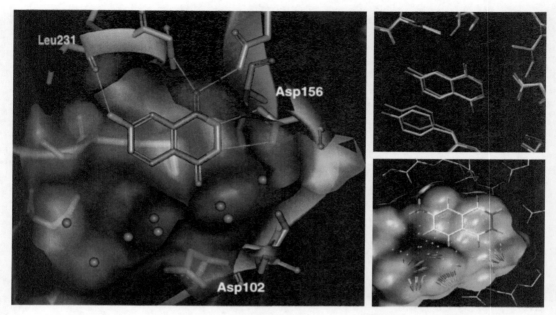

图 21.6　TGT 和来自 LUDI 设计的第一个苗头化合物 21.3 的共晶结构。预测结果（右上）和最终实验结果几乎完美契合。LUDI 提出的位于结合口袋底部额外的作用区域还没有被占用。

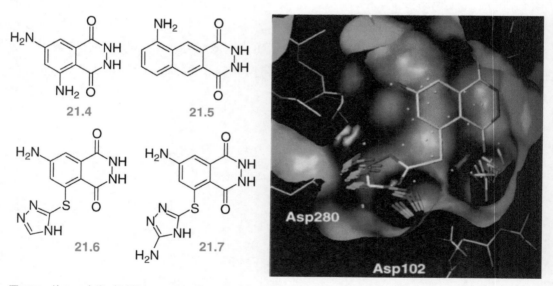

图 21.7　从 21.3 出发，抑制剂 21.4 和 21.5 被开发出来，显示出 10 倍的酶抑制效果；它们能够更好地占据图 21.6 显示的结合口袋中之前没被结合的区域。在引入额外的杂环后，化合物 21.6 和 21.7 用来探索额外没有占据的相互作用位点（右）。两个衍生物显示亲和力降低，可能的原因是它们与相邻的 Asp102 和 Asp280 残基有排斥作用。杂环没有呈现所需的部分正电荷。

外的氨基和Leu23羧基之间的氢键距离太远。引入杂环的设计是基于它带有一个带电基团，同时它可以与相邻的两个天冬氨酸基团形成氢键。这两个基团当时被认为都处于去质子化状态，那么三氮唑上的正电荷将会和它们产生理想的结合。但是，这些官能团质子化状态如何？为回答这一问题，测定了相关模型化合物的pK_a值。小分子晶体结构在蛋白质复合物结晶相同的缓冲溶液中进行培养并测定。两次实验数据显示杂环没有带电荷，也就是说，相邻的两个氮原子是去质子化的。尽管在蛋白质结合口袋中不一定要相同的质子化态，这个模型似乎可以解释化合物21.6和21.7结合力降低的原因：处在两个带负电荷的天冬氨酸基团之间，不带电荷的三氮唑环必将遭受两个氨基酸中至少一个的排斥作用。这将导致降低亲和力，失调变得可观测，结合到Leu231羧基上的氢键被拉长。

21.6　惊喜：一个快速摆动的酰胺键和一个水分子

Novo Nordisk爽快地提供了另一个化合物21.8，它模仿原先导化合物的结合相互作用（图21.8）。然而根据这个衍生物对接的结果，显示中心哒嗪酮环上的极性氮原子和Leu231羧基距离太远。尽管如此，该化合物是一个微摩尔级的苗头化合物。衍生物21.9晶体结构的解析给出了解释。由于机械运动原因，肽键作为两种构象之间转换的开关，使结合呈现出不同的方向。

翻转后，NH官能团出现在结合口袋里。该NH基团与配体中极性氮原子的连接由间隙水分子介导。因此，上述酶机制的细节还没有被揭示前，无法预测肽键翻转开关。此外，水分子的加入是一个巨大的惊喜。它强调了用新发现的先导化合物，反复测定晶体结构的重要性。

21.7　热点分析和虚拟筛选打开合成新先导化合物的闸门

多重结合模型如何发挥价值呢？Ruth Brenk利用化合物21.3晶体结构的蛋白质构象异构体和21.9复合物中的几何学进行热点分析（17.10节）。

分析结果在图21.9中展示。用这些药效团进行虚拟筛选，产生过多可以替代的分子骨架（图21.10）来占据鸟嘌呤的结合位点（图21.2）。通过这种方式发现的许多苗头化合物被证明是微摩尔级的抑制剂。以它们为切入点，为研究人员提供了开发新抑制剂的新思路。3个骨架被选出进行下一步研究。它们衍生于哒嗪酮（三酮，21.10）、蝶啶（21.11）和6-氨基喹唑啉酮（21.12，图21.11）。可以想象，最后一个分子骨架右边部分来自天然底物鸟嘌呤21.1，左端部分是LUDI设计的第一个苗头化合物21.3，是两部分的结合。

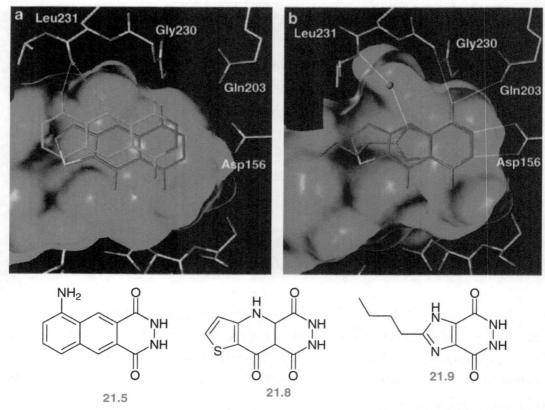

图21.8 类似物21.8应该也是模仿原先先导化合物相互作用（a）。假如这个衍生物置于结合口袋（紫色），中心哒嗪酮环上的极性氮原子和Leu231中的羰基距离对于形成氢键来说有些太远。然而，化合物21.8结合蛋白具有微摩级的亲和力（b）。与21.8结构非常相似的抑制剂21.9（橙色）的晶体结构解析展现出两大惊喜：肽键旋转它的方向来将其NH基团指向结合口袋，并和一个水分子（红色球）调控配体之间的相互作用。

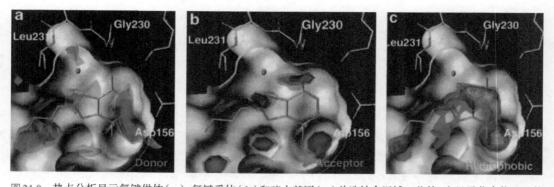

图21.9 热点分析显示氢键供体（a）、氢键受体（b）和疏水基团（c）首选结合区域。此外，它显示化合物21.9的极性基团（参考图21.8）占据首选结合区域。在结合口袋的左下角（靠近核糖端的结合位点图21.2，蓝色）其他结合区域，显示在随后的设计中可以被利用。

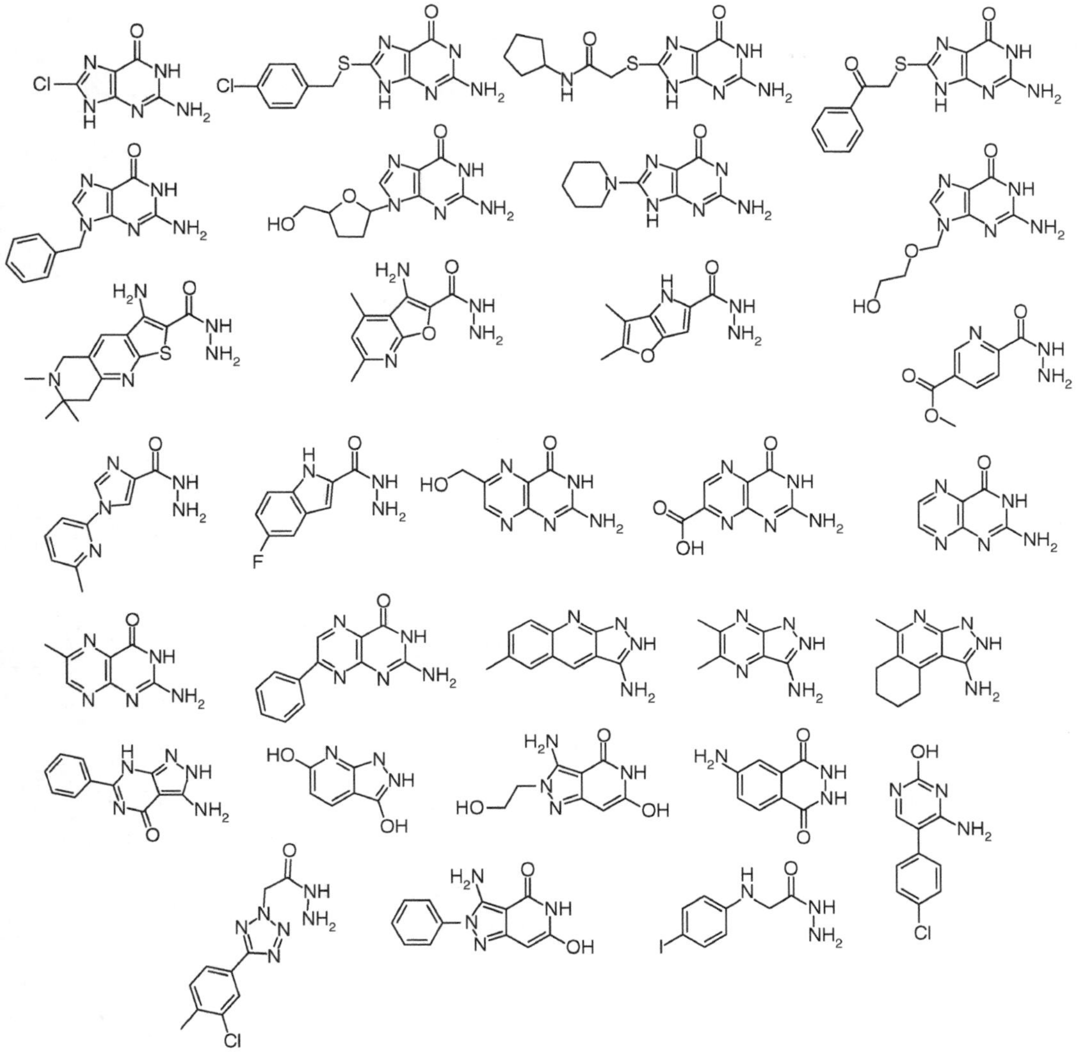

图21.10 从虚拟筛选中建议的几个例子,有几个例子经实验测试,证明是微摩级的抑制剂。

让我们把目光转向结合口袋中热点的分布情况。新的先导化合物结构都作用于结合口袋"上端"的位点。然而,还有一个额外的结合区域,能够协调与供体性质及疏水基团相互作用。该区域位于结合位点的"左下部分",靠近两个天冬氨酸残基Asp102和Asp280。这些结合位点在前期的设计中没有被充分利用。考虑到作用于tRNA的结合模型(图21.2),在34位核糖的糖基部分处于这一区域。热点分析建议该区域适合放疏水性的分子片段。位于上方稍远处,还有一个氢键供体结合点。这一区域对应于两个天冬氨酸之间的结合位点,两个衍生物21.6和21.7的杂环已经尝试过利用该区域。另一个有利于受体结合的地方在这个口袋的边缘。tRNA核糖片段上2'-位和3'-位羟基处于这个区域。

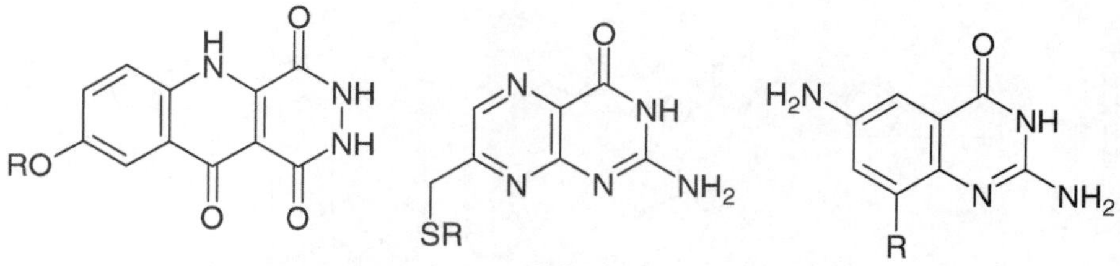

图21.11 哒嗪酮（三酮，21.10）、蝶啶（21.11）和6-氨基喹唑啉酮（21.12）分子骨架被认为是可能的先导化合物可进一步合成和优化。通过增加适当的R基团，合成得到了大量的衍生物。

21.8 疏水口袋的填充和水分子网的干涉

药物设计中的一条黄金法则是用一个亲油基团占据一个空的疏水口袋来增加亲和性（4.9节和20.11节）。

因此，带有亲酯性侧链的抑制剂是被设计出来，并合成得到图21.12所示的衍生物。令人失望的是，这些化合物仅仅显示中等改善。除了在马尔堡（Marburg）开发的蝶啶系列和氨基喹唑啉酮系列之外，嵌-苯基鸟嘌呤系列21.13在苏黎世被合成项目组推进。感谢Emanuel Meyer和Simone Horner在苏黎世瑞士联邦理工学院的贡献，整个系列的抑制剂快速被制备并做详细的晶体学研究，并建立了构效关系。有意思的是，图21.12所示的衍生物就亲和力而言，没有取得突破性进展。按照计划，它们占据Val45、Leu68和Asn70之间的小的疏水口袋。这些抑制剂单个晶体结构和tRNA与天然底物晶体结构的比较表明，蛋白质的氨基酸组在结合后经历了大规模的诱导契合适配（图21.13）。这些适配和那些诱导结合tRNA是非常相似的。因此，他们不大可能对能量要求很高，否则酶就很难与底物充分结合。对于这种适配可能消耗高能量这一解释，因为缺乏亲和力的改善而被排除。Bernhard Stengl Tina Ritschel再次精确地检验每个衍生物。

令人吃惊的是，小的母体分子骨架已经到达了个位数微摩尔级别亲和力，而增加指向疏水口袋的取代基衍生物却损失了亲和力。芳香被取代后，占据了额外的小疏水口袋又能够弥补亲和力的损失，恢复到个位数微摩尔级别。通过比较不同抑制剂结构中水分子的排列情况非常重要。在没有被取代的母体结构中，许多水分子在两个假定带电的天冬胺酸残基Asp102和Asp280之间形成水分子网。这个水分子网对两个极性酸基团的溶剂化展现了决定性作用。图21.12列出的所有衍生物都有一个疏水基团，它们穿过水分子网区域，将疏水取代基放置到小的疏水口袋。因此，它们势必破坏水分子网。这就是代价。

通过比较化合物21.15和21.13（图21.14）的亲和力，结论显而易见。7-二甲氨基喹唑啉酮衍生物21.15和未取代的母核化合物相比，结合亲和力损失超过10倍。如果化

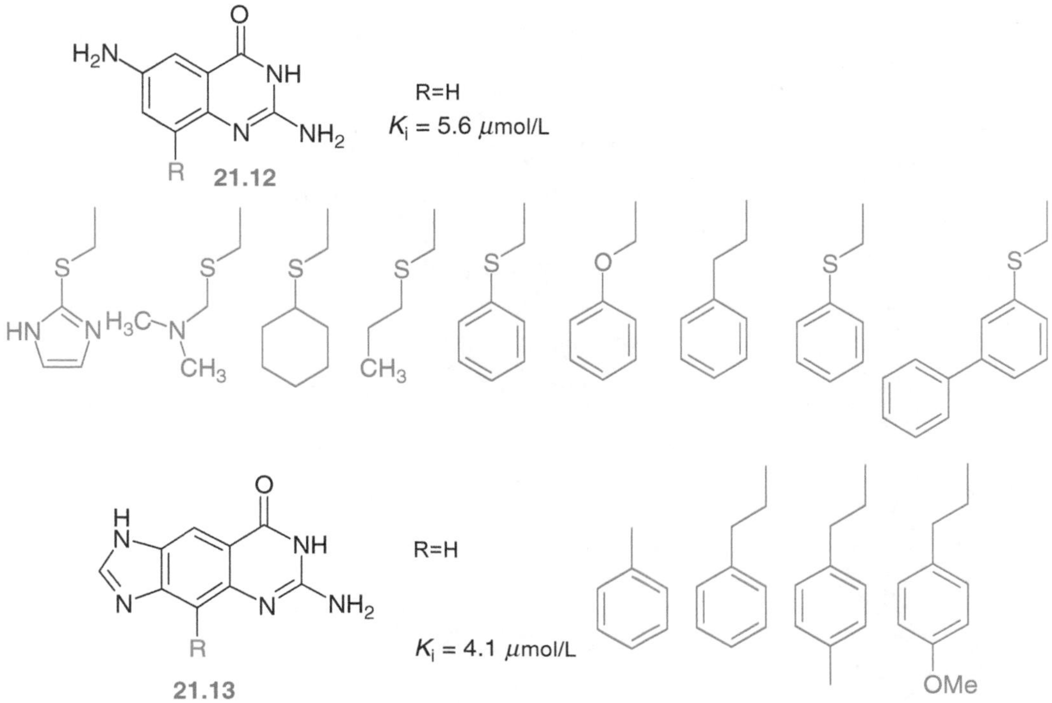

图21.12 所列的衍生物是通过在6-氨基喹唑啉酮分子骨架21.12加入不同的R取代基而合成得到的，这些化合物随后被测试。吃惊的是，这个系列即使最好的化合物也处在单位数微摩的范围。嵌-苯基鸟嘌呤21.13充当了一个替代抑制剂骨架，疏水基团在4-位。尽管基础骨架有好的抑制活性，取代的衍生物在结合亲和力上没能取得明显的改善。

合物的一个甲基被苄基替代（21.16），损失的亲和力部分恢复。这个衍生物的晶体结构显示：苄基不是伸向小的疏水口袋，而是伸向天然底物（图21.2）尿嘧啶uracil33占据的那个口袋。有了这个结果，进一步设计的新理念显而易见。在任何情况下，Asp102和Asp280之间的水分子网都不能被一个疏水桥穿越。另外，伸向尿嘧啶uracil33占据口袋的疏水基团应该加到配体的分子骨架中。

21.9 通过一个盐桥：最终的纳摩级化合物

以嵌-苯基鸟嘌呤为模板合成所需要的取代基更容易实现。未取代的嵌-苯基鸟嘌呤21.13在酶复合物的晶体结构（图21.15）中，展示了5个不同的水分子构成一张水分子网。如果在2-位增加一个甲基，亲和力提高2.7倍（图21.16）。如果甲基被一个氨基替换（如21.18），结合常数又显著提高20倍。换句话说，在嵌-苯基鸟嘌呤母核的2-位引入一个氨基，亲和力提高50倍！如何解释这种令人惊喜的结果？连接在主链Leu231羰基上的氢键在21.5节已经讨论。该官能团是肽键的一部分，后面将揭示肽键是蛋白质功能分子开关。

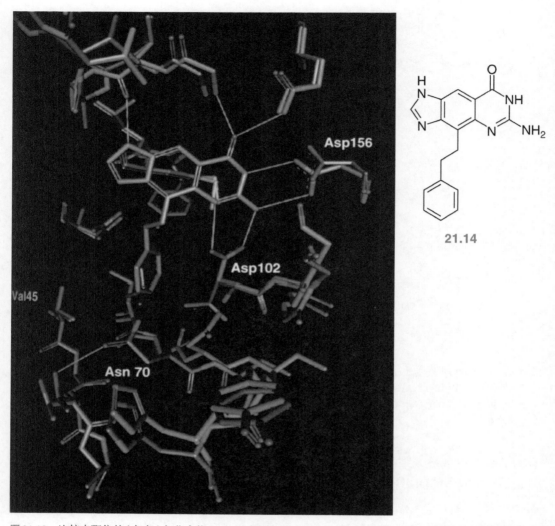

图 21.13　比较未配位的（灰色）与化合物21.14形成复合物后的晶体结构（棕色）显示：一旦发生抑制剂结合，氨基酸残基就发生大规模的配体诱导适配，与天然tRNA底物结合时情形类似。这导致由Val45、Leu68和Asn70组成的小疏水口袋打开。

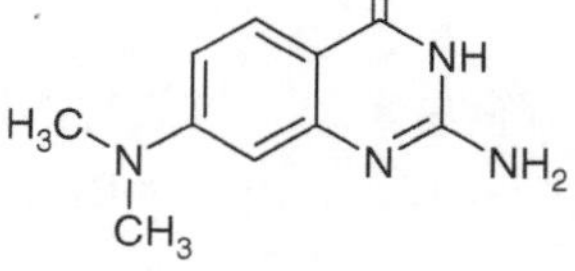

21.15　$K_i = 31 \pm 10\mu mol/L$

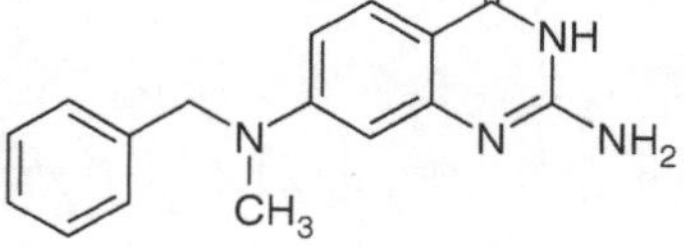

21.16　$K_i = 7.6 \pm 3.7\mu mol/L$

图 21.14　7-二甲氨基喹唑啉酮衍生物21.15和未取代的母核化合物相比损失了10倍结合亲和力。如果化合物一个甲基被苄基替代（如21.16）活性增加。这个衍生物的晶体结构显示苄基不是伸向小的疏水口袋，而是占据尿嘧啶uracil33的那个口袋。

在衍生物的研究过程中，起初认为很重要的处于配体和蛋白质之间的氢键，并没有起到决定性的作用（21.21节、21.22节和21.23节、21.24节，图21.16）。

嵌-苯基鸟嘌呤母核与Leu231羧基形成一个氢键。然而，2-位引入胺基把左边咪唑系统变成类似胍基。这一变化显著增加母核碱性。pK_a测量证明超过一个单位（pK_a）的跃升。对复合物形成后pK_a的变化（15.4节），模拟计算表明进一步向碱性区域跃迁。因此，化合物应该以质子化的形式和蛋白质结合。取代的咪唑部分带了一个正电荷。因此，结合到Leu231的氢键，被相邻的Glu235进一步极化，转变成一个盐桥。这一过程对结合亲和力起着重要的作用。

占据33号尿嘧啶结合口袋也已经被证明能提高亲和力。因此，在2-位氨基上引入取代官能团可以实现亲和力的提高。并且，亚甲基被用作桥梁来保持氨基不会共轭到新增的芳香取代基上。以此为指导，在接下来合成的衍生物中，吗啉衍生物21.20被证明有最强结合。它也拥有最好的水溶性。有趣的是，这个区域增加的侧链对电子密度改变不明显。在结合口袋中它们可能处于一种扭曲的状态（图21.17）。这也说明在这个区域的官能团有一个正向的焓相互作用，但是这个效果应该是补偿熵。因此，总体而言对自由能有贡献，并提高了亲和力。在4.10节中一个示例讲述了这种情况。

一旦在嵌-苯基鸟嘌呤骨架上取代，形成的配体是否有合适的侧链跨越天冬氨酸Asp120和Asp280之间的水分子网区域，这个问题前面已经述及。我们第一次合成了在4-位具有羟乙基的衍生物21.25和一个胺乙基取代物21.26（图21.17）。这两个衍生物的晶体结构几乎相同，末端羟基或氨基积极参与水分子网络。

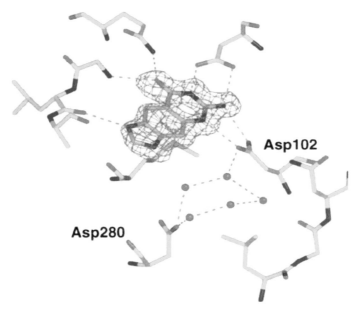

图21.15 嵌-苯基鸟嘌呤碱性母核和蛋白质结合，亲和力4.1 μmol/L。在两个公认带负电的天冬氨酸Asp102和Asp280之间的水分子网（红色球）完好无缺。

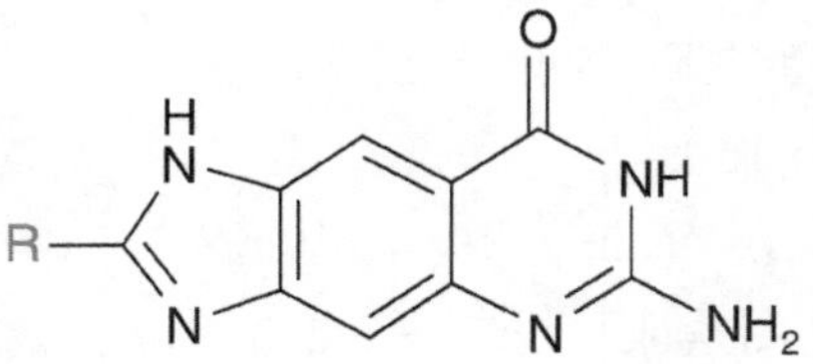

R=H   **21.13** $K_i = 4100$ nmol/L

R=CH$_2$ **21.17** $K_i = 1500$ nmol/L

R=NH$_2$ **21.18** $K_i = \ \ \ 77$ nmol/L

R=NH−CH$_3$ **21.19** $K_i = \ \ \ 58$ nmol/L

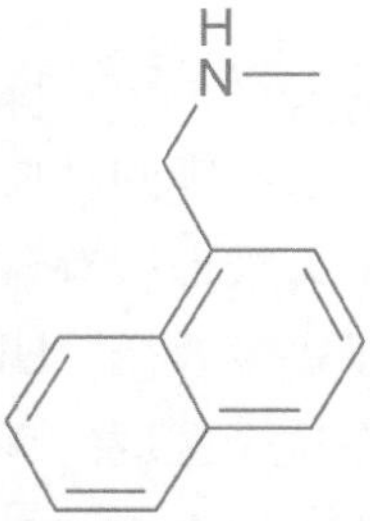

$K_i = 55$ nmol/L 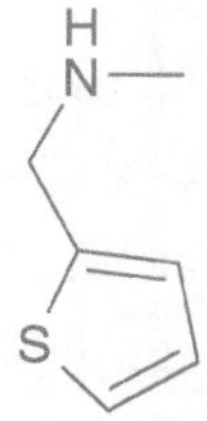 $K_i = 35$ nmol/L 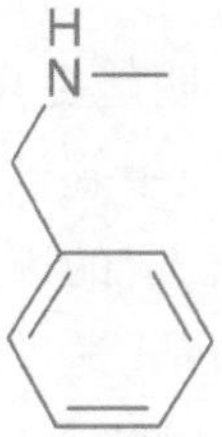 $K_i = 70$ nmol/L 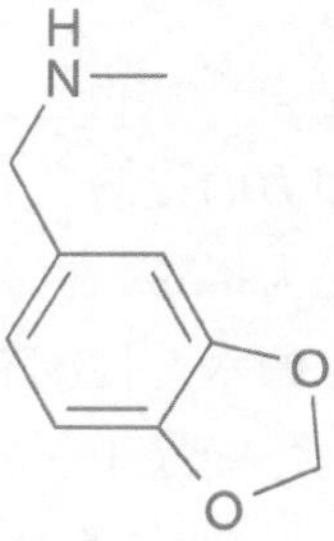 $K_i = 35$ nmol/L 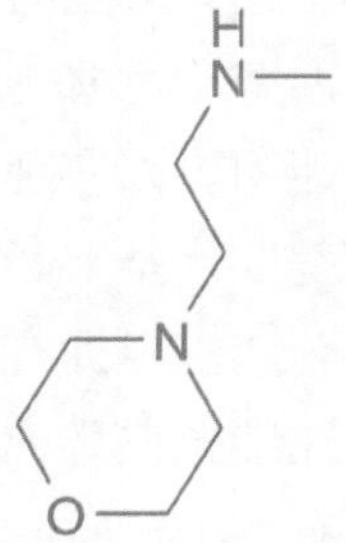   **21.20** $K_i = 6$ nmol/L

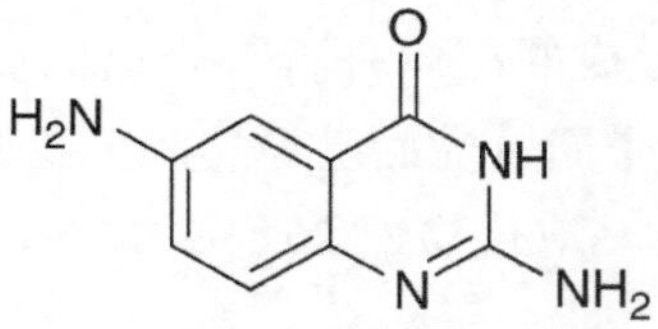

21.21 $K_i = 1.5$ μmol/L 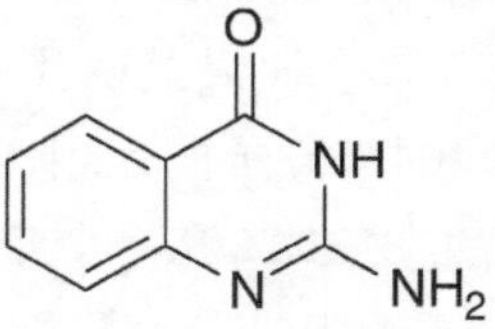   **21.22** $K_i = 2.1$ μmol/L

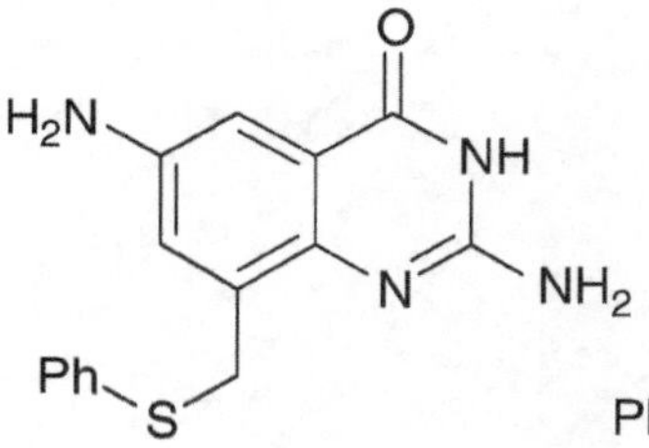

21.23 $K_i = 3.8$ μmol/L 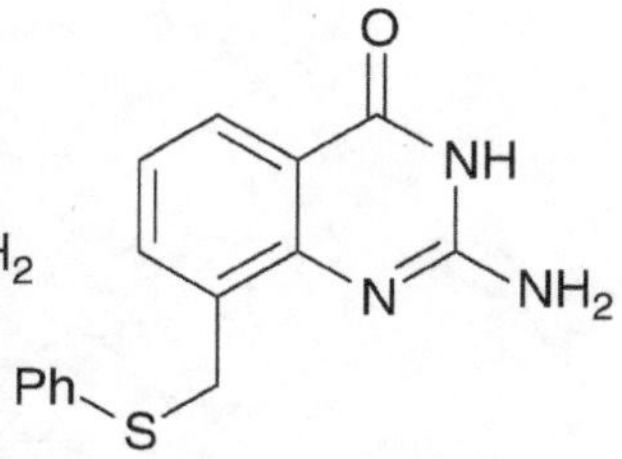   **21.24** $K_i = 4.0$ μmol/L

图21.16 在嵌−苯基鸟嘌呤分子骨架21.13中2−位取代导致亲和力明显地提升。尤其重要的是，在2−位引入胺基（21.18）大大改变衍生物的碱性以至于它们以正电荷的形式结合。正因为如此，与Leu231上羰基形成一个电荷辅助的氢键，具有强烈的亲和力。比较化合物21.21和21.22或21.23和21.24发现，只有分子该部分带电荷这个氢键才能增加亲和力。如果没有电荷，与胺基形成的氢键可以被忽略而亲和力没有损失。吗啉衍生物21.20证明是一个纳摩尔级别的抑制剂，它的侧链占据尿嘧啶33的口袋。

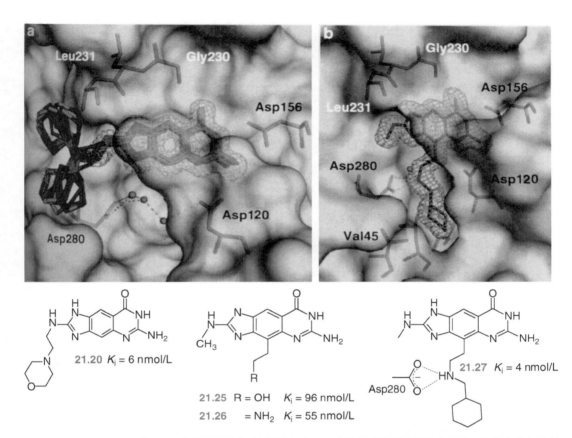

图21.17 （a）吗啉衍生物21.20的共晶结构中，处在尿嘧啶33口袋处的吗啉侧链并没有显示一个明确的电子密度梯度（绿色线网）。观察表明这是多个空间取向的严重失常。计算机模拟证明了这种假设，提出侧链两种可能的位置。（b）在嵌-苯基鸟嘌呤骨架的4-位侧链上引入羟基21.25或者氨基21.26导致它参与在Asp120和Asp280之间的氢键网络。引入羟乙基和未被取代的母体结构相比，活性降低1/2。氨乙基连接衍生物具有和母体化合物相同的活性。该取代基阻止了因水分子网被破坏而导致的亲和力的崩溃。化合物21.27电子密度显而易见，与Asp280形成氢键，占据小的疏水口袋。它和酶的结合力$K_i=4$ nmol/L。

有趣的是，羟基衍生物和未被取代的母体结构21.19相比，活性降低了1/2。相比之下，胺基衍生物21.26具有与未被取代的参考化合物相当的活性。在后面的例子中，氨乙基的附加促进活性作用和伴随对水分子网扰动作用刚好抵消。氨乙基衍生物的氨基极有可能带电荷，呈一个铵基。很明显，比起单纯放置一个羟基，氨基的电荷促进了与相邻两个天冬氨酸之间的结合。衍生物21.27用一个疏水基团延伸了氨乙基取代基，其结合亲和力$K_i=4$ nmol/L。晶体结构证实了结合模型。它这一结果验证了最初提出的分子设计思想，即水分子网络只能被极性连接穿过，而占据小疏水口袋则能很好地提高结合亲和力。在随后的研究中，适当的基团被加到2-位和4-位。最终，得到了纳摩尔级别抑制活性的化合物。

发展纳摩尔级别TGT抑制剂难免会有些弯路。在项目研究中，许多晶体结构被一一确定，这对项目突破起到了决定性作用。在优化过程中，总结出3点基本知识：破坏水分子网对亲和力很不利。占据疏水口袋确定能提高亲和力，但必须检查这个基团连接部分在几何学上是否能够与周边环境有最佳的相互作用？把中性辅助氢键换为带电辅助氢键对优化过程很关键。这可以通过测定新引入基团引起配体 pK_a 性质改变来实现。不幸的是，这些抑制剂还都不适合体内应用。3 个潜在的正电荷基团使它们极性很大。因此，进一步的研究方向必须要尝试避免这些电荷，而又不丧失大部分的结合亲和力。

21.10　概要

- 志贺氏菌痢疾是一种严重的细菌性腹泻疾病。志贺氏菌通过受污染的水或食物被摄入并附着在肠黏膜上皮细胞上。为了进入上皮细胞，细菌产生致病因子，即毒力素。
- 毒力素仅仅能够在 tRNA 修饰酶 tRNA 鸟嘌呤糖基转移酶在 tRNA 摇摆区有效催化修饰碱基 preQ$_1$ 结合融入才能有效翻译。
- 功能测试记录放射性标记的鸟嘌呤交换鸟嘌呤可以确定配体在功能上抑制靶酶的活性。
- 采用从头设计方案 LUDI 发现了第一个苗头化合物，晶体学证明了预测的微摩级别苗头化合物的结合模式。
- 活性位点通过翻转肽键适配，并通过一个水分子调节和重要的底物相互作用。
- 虚拟筛选为抑制剂设计提供了多种多样的基本分子骨架。嵌-苯基鸟嘌呤分子骨架作为最有前途的先导化合物。
- 取代嵌-苯基鸟嘌呤分子骨架 2-位和 4-位引起活性增加差别很大。增加一个 2-胺基基团在分子骨架中产生一个永久的电荷，同时把正常的氢键转变为电荷辅助的氢键。这引起亲和力大幅提高。
- 在 4-位取代不得不干扰和部分占据在两个面对面的天冬氨酸之间相邻的水分子网。它们可能通过取代基连接母体分子骨架占据小的疏水口袋。只有当连接两个部分的基团包含极性原子能跨越水分子网时，活性才能显著提高。这些原子可以积极地参与相互作用。
- 从最初两位数微摩级别苗头化合物发展到纳摩尔级别抑制剂这一过程中，多次迭代循环设计，晶体结构分析及抑制剂合成是必要的。

翻　　译：周　凯
译稿审校：韦昌青

参考文献见二维码。

第五部分

药物和药物作用：
基于结构设计的成功案例

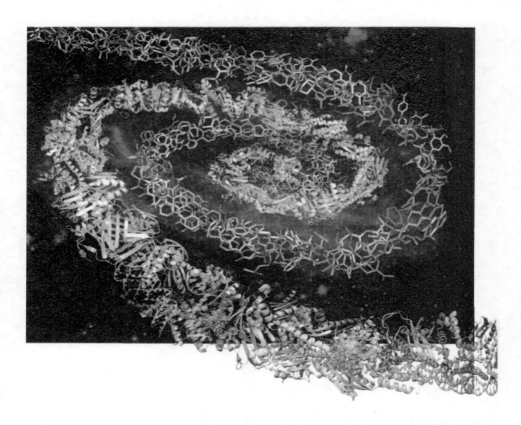

　　以蛋白质"宇宙"中某个特定的大分子作为靶标，设计和开发候选药物通常始于某个小分子先导化合物。在开发过程中，需要从所有潜在药理相关的小分子化学空间中，寻找最合适的一个，这个过程相当于两个空间的匹配。这张图试图通过蛋白质和配体结构组成的两个螺旋星云，来展示上述两种空间的匹配（图片来源于2007年在Marburg Rauischholzhausen的一个国际会议之际笔者课题组公开的一份海报）。

第 22 章
药物作用机制：治疗的概念

　　有多少药物作用靶标？据统计，目前已商业化的药物，大约有500个靶标。理想情况下，该数字可能扩大10倍。然而，相对人体发挥作用的蛋白质的种类，这个数目依然很小。通过已解析的人类基因组序列，我们了解到：人体有约25 000条基因，这远小于之前预测的数目（12.3节），也远小于基因编码蛋白质的数目。原因之一是各种翻译后修饰及选择性剪接，使基因信息在蛋白质水平上更加多样化。尽管人类基因组序列已绘制完成，但我们是否清楚每条基因的功能？如何从海量的基因序列，发现那些能够预测蛋白质及其在病理生理条件下的功能和作用原理的信息？基于基因组序列的比对，许多已知蛋白质，被归属到同一蛋白质家族。尽管如此，大部分基因信息仍待阐明。我们绘制人类基因组序列的第一步已完成，但那些已知序列的蛋白质有着怎样的空间结构？这些蛋白质都识别哪些配体？机体中它们起到了怎样的作用？根据生化作用，蛋白质划分为蛋白酶、离子通道、转运体等，但这种划分并不能反映蛋白质在细胞或整个机体中扮演了什么角色。蛋白质的空间结构，决定了其生物学功能，因此，人们正深入研究人类基因组所编码的各种蛋白质的结构。其目的，是尽可能地绘制所有蛋白质的空间结构，然后为每个基因找到空间上已阐明并有同源参考的蛋白质结构。迄今为止，只有少量基因家族的所有蛋白质被完全解析。解析所有蛋白质的空间结构，只是一个时间问题，尽管路漫漫其修远兮，但前路可期。这会变革未来药物市场格局，并带来崭新的治疗手段吗？所有想到的活性物质的化学空间和所有可能与病理相关的蛋白质生物空间，已在11.4节和12.4节讨论。药物设计，应当尝试将药物的化学空间与蛋白质的生物空间进行匹配，并在两者相互作用的维度上，开发出具有潜在活性的候选分子。

22.1　药物基因组学

　　2002年Andrew Hopkins和Colin Groom发表过一篇综述，精准阐述了当时的药物市场格局。此后，每年大约有20个新药获批。时至今日，这个数字依旧没有太大变化。有大约50%的药物抑制酶的活性，另外30%是调节G蛋白偶联受体（GPCR），还有约7%作用于离子通道。此外，作用于转运体、核激素受体或生长因子受体、各种白细胞介素和多肽（如胰岛素），分别各占约4%。剩下的小部分，是作用于细胞膜表面的整合素或DNA。市场上各药物靶标的占比，与这些靶标在基因组中出现的频率是非常不匹配的。举例来说，G蛋白偶联受体（GPCR，感官类不计）虽然仅占基因组的2.3%，但却占可成药基因（即药物治疗可有效影响功能的基因）的15%。人体激酶占整个基因组超过22%，而已商业化的小分子激酶抑制剂只有9个，此外有约100个激酶类药物处于后期开发阶段（2013年数据）。可预测，未来药物市场格局会因此发生变化。

后续章节中，我们将介绍一些独特的药物治疗潜在靶标。其讨论是围绕最重要的靶标结构进行的，它通常决定了一个分子作为抑制剂、激动剂、拮抗剂或别构调节剂所需具备的特质。了解这些基本原理，将有助于我们理解分子设计中的一些常规概念。在现代药物研发过程中，药物分子的靶标结构往往是已知的，而且，药物作用的模式也是确定的。然而，回顾药物研发的历史，最初的模式可不是这样。Peter Imming和他的研发团队，在一篇综述文章中，汇总了大量目前所用药物的作用模式。此外，来自Albuquerque市新墨西哥州大学Tudor Oprea系统的WOMBAT数据库，让我们能够快速查阅功能已知药物及其特性。

22.2 细胞代谢中的催化酶

酶介导了生命体所有代谢过程、生物合成通路及重要的生理调解。酶作为大分子生物催化剂，使复杂的化学反应能在水中进行，通常37℃常压即可。进化过程中，各种酶家族演化出了相似的构造和相同的催化位点。酶在结合位点上细小的差异，会使它们具备完全不同的底物识别能力。这种差异，使得这些酶，依据所需功能，或高度特异，或极度混杂。

酶与底物，以及产物之间的结合，并不是特别强。酶与它们结合的构象，也通常有别于其在水溶液中的优势构象。酶结合底物时，会将底物转化为反应过渡态的几何构型。此外，极性基团还会诱导电荷发生所需的迁移。通过活性基团空间的重排和定位，酶稳定了化学反应的过渡态。这同时降低了能垒并加快了催化反应的速度，这种加速十分显著。在与产物分离之后，该酶就可用于（催化）下一个底物分子的转化了。

根据催化反应的不同，酶可以被划分为不同种类。国际委员会将酶划分为六大类，并赋予4位数的代码（表22.1）。4位数字的首数字代表酶的催化类型（氧化还原反应、转移反应、水解反应、裂解反应、异构化反应、缩合或连接反应）。其他数字则划分了具体情况，如表明哪个基团被转移，或是否有辅因子参与等。位于英国剑桥Sanger研究所的MEROPS数据库，提供快速查阅酶及其底物、催化机制和选择性的功能。在第23章"酰基酶中间体参与的水解酶抑制剂"，第24章"天冬氨酸蛋白酶抑制剂"，第25章"金属蛋

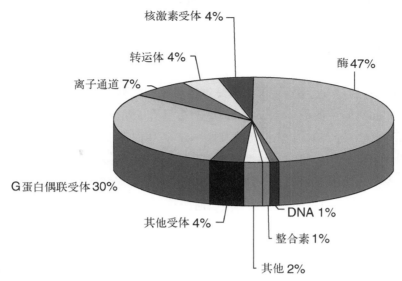

图 22.1 靶向蛋白药物的分布图。

白水解酶抑制剂"，第26章"转移酶抑制剂"和第27章"氧化还原酶抑制剂"中，我们将介绍那些已开发成上市药物的重要的酶类。

表 22.1 基于4位数字码对酶进行划分

分类	名称	生化功能	举例	辅酶
EC 1.x.x.x	氧化还原酶	催化氧化还原反应，分子间转移氢、氧原子或电子	脱氢酶，氧化酶，加氧酶，羟化酶	NAD^+, $NADP^+$, FAD, FMD 和硫辛酸
EC 2.x.x.x	转移酶	基团转移，如将甲基、乙酰基、胺基或磷酸从一分子转移到另一分子	磷酸转移酶（包括激酶），胺基转移酶	S-腺苷甲硫氨酸，生物素，cAMP，ATP，焦磷酸硫胺素（TPP），四氢叶酸
EC 3.x.x.x	水解酶	分子水解	酯酶，脂肪酶，磷脂酶和肽酶	无
EC 4.x.x.x	裂解酶	非水解加成或分子基团裂解，特别是双键，断裂C—C、C—N、C—O和C—S键	脱羧酶，醛缩酶，合成酶	TPP，磷酸吡哆醛
EC 5.x.x.x	异构酶	分子内重排和分子异构化	消旋酶，变位酶	葡萄糖-1,6-双磷酸酯，维生素 B_{12}
EC 6.x.x.x	连接酶	连接两分子，消耗ATP并生成C—C、C—N、C—O或C—S键	酯合成酶，羧化酶	ATP，NAD^+

22.3 酶是如何将底物转变到过渡态的呢？

下面，我们将通过一个例子，说明酶是怎样将它的底物转变到过渡态的。德国马丁斯雷德市 Max Planck 研究所的 Robert Huber 课题组解析了肌酸酶与天然底物肌酸（22.1）结合，以及肌酸酶与一个结构非常相似的抑制剂 N-氨甲酰肌氨酸（22.2）结合的晶体结构。肌酸酶能催化水解人体的肌酸，使之生成尿素和肌氨酸（图22.2）。肌酸胍基中心碳原子的 C—N 键，被一分子水亲核进攻。因为电子的离域作用，胍基的3个 C—N 键都具有双键特性，且处于同一个几何平面。肌酸酶是如何调整催化反应过渡态中肌酸的朝向，使之被亲核进攻，并发生化学键断裂的呢？两性的肌酸，通过与酶的两个谷氨酸残基形成的两个盐桥样氢键来结合（图22.3和图22.4），另一边的羧基与酶的两个精氨酸残基也形成了强的极化结合。此外，在晶体结构中，发现有一个水分子距离中间亚胺样碳原子很近。另有一个组氨酸残基紧贴这个结合口袋，并精准朝向这个水分子。它从水分子中攫取一个质子，使之生成羟基负离子，从而提高了亲核性。肌酸的胍基，在非键合时在一个平面内，当它被两个谷氨酸残基固定后，呈类似钳子形状，并发生扭曲。这使得胍基的共轭作用受到影响，待断裂键被显著削弱。当亲核进攻发生时，形成了一个四面体的过渡态，与此同时，质子化的组氨酸残基，通过极化肌酸中甲基取代的氮原子形成氢键。这为肌酸过渡态键的断裂提供了准备。当质子从肌酸酶的组氨酸残基转移到肌酸之后，待断裂的氮原子上便多出一个正电荷。当 C=O 双键形成及中间 C—N 键断裂时，组氨酸从四面体过渡态接收了一个质子，产物从结合口袋脱离出来。通过这种方式，肌酸酶为裂解反应制造了一个立体的电子互补环境。其极性基团将水分子放置在亲核进攻的合适位置，组氨酸残基则诱导待断裂键的氮原子移动到锥形的顶端。在反应过程中，肌酸酶同时担负了质子给体和受体的角色。

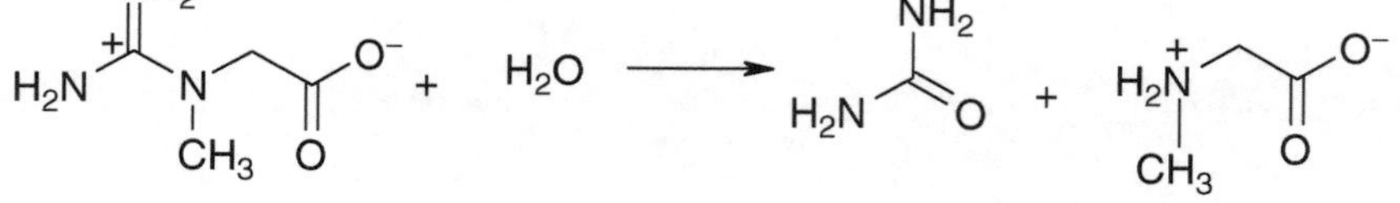

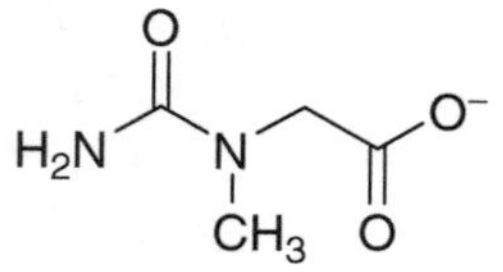

图22.2 肌酸酶将肌酸22.1水解成尿素和肌氨酸。结构相似的分子，N-氨甲酰肌氨酸22.2，是肌酸酶的抑制剂。

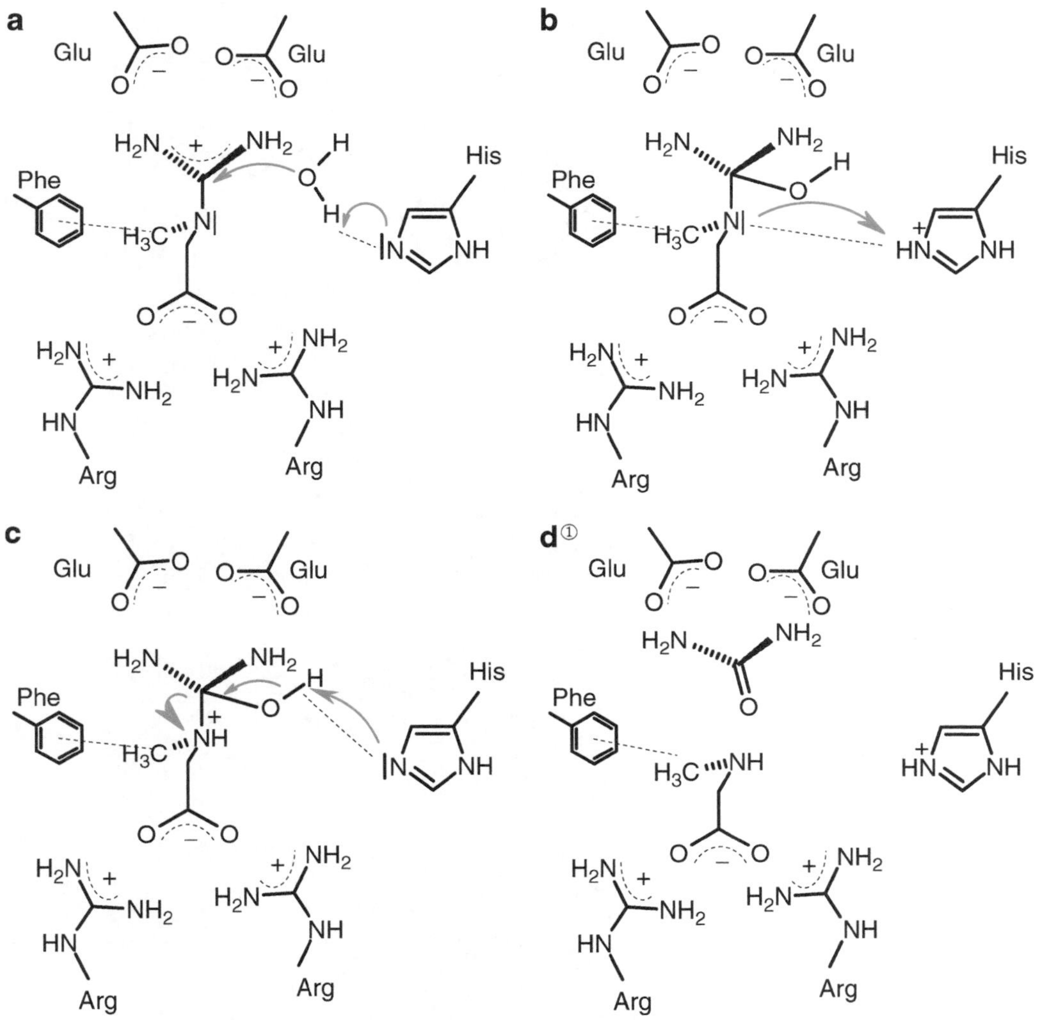

图22.3 （a）第一步，水分子受相邻组氨酸极化，亲核进攻肌酸分子的亚胺样碳原子。（b）组氨酸将质子转移到中心氮原子上。（c）底物进一步反应，C＝O双键形成，C—N键断裂。（d）产物尿素和肌氨酸离开结合口袋。

　　如图22.4的晶体结构是肌酸酶与N–氨甲酰肌氨酸结合时被解析出来的。不同于肌酸，N–氨甲酰肌氨酸的一个氧原子替换了肌酸的一个氮原子。这使得分子的该部分不会像肌酸一样携带一个正电荷。亲核性OH⁻的加成会引起肌酸胍基的断裂，以及电荷的补偿。而当N–氨甲酰肌氨酸受到OH⁻同等进攻后，会使肌酸酶两个负电荷谷氨酸残基邻近位置形成一个负电荷，这样非常不利。因此，N–氨甲酰肌氨酸并不会发生裂解反应，而是会阻止这一转化。这个例子，很好地展示了酶和底物的相互协调多么精确，细小的变化会显著改变这个体系，并将一个底物分子变为一个靶向转化反应的抑制剂。

————————

① 译者注：原文图片中肌氨酸与组氨酸标识略有错误，已做修改。

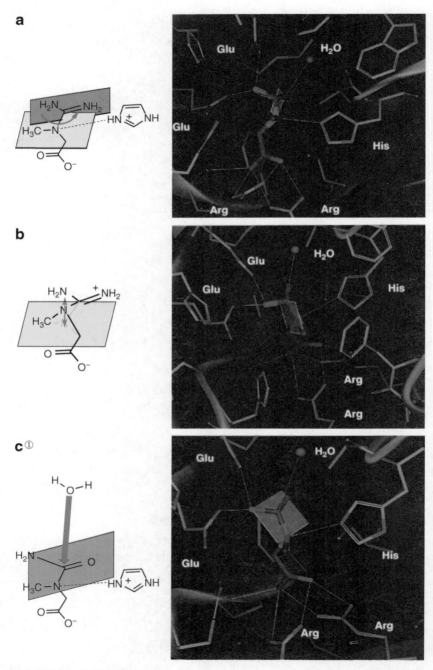

图22.4 （a）肌酸的胍基，在非键合时在一个平面内，当它被两个谷氨酸残基固定后，呈类似钳子形状，并发生扭曲。这使得胍基的共轭作用受到影响，待断裂C—N键被削弱。胍基平面用黄色标示，扭曲的部位标示为红色。（b）相邻的质子化的组氨酸，进一步极化肌酸甲基取代的氮原子，使之形成氢键。这导致该氮原子偏离原来相邻的3个氮原子的平面（黄色），而呈现为锥型构象。（c）在底物类似型抑制剂N-氨甲酰肌氨酸与酶的复合结构中，可以看到水分子处在底物肌酸亲核进攻开始的位置，这发生于C═N键上方和对角线后面。

———————————

① 译者注：原文应有误，此处应为氧原子（O）。

22.4 酶和抑制剂

酶能组装成多酶复合物，并依次发挥催化多步反应的功能。酶还会发生级联反应，激活后面一种酶的非活性前体。这种活化会继续作用于后面的酶，再到下一个酶，等等。例如，凝血级联反应（23.3节），可通过两条独立的通路激活，每条通路经过多步传递，最终进入共同的通路。正因此，一个很小的初级改变，会放大多个数量级。这有利于损伤后的正常凝血，但对凝血功能异常的患者（如太过倾向于形成血凝块的患者）却会引起灾难性的后果！

许多抑制剂是通过占据底物结合部位，阻断酶催化反应，称为竞争性抑制剂。此外别构抑制剂，作用于非底物结合区域，改变酶的三维空间结构或热力学特性，阻碍其向催化反应所需的构象转变，削弱催化活性。对酶动力学的详细研究，得以区分竞争性抑制剂和非竞争性抑制剂。根据与酶作用方式，又可分为可逆抑制剂和不可逆抑制剂。对于可逆抑制剂，其作用必须足够强，确保能阻止酶与底物反应。有些可逆抑制剂与酶催化中心形成不稳定共价键，其过程可逆，如半缩醛键。不可逆抑制剂与酶生成稳定化学键，其结合在酶整个生命周期都不分开，直至降解。此外，有些天然蛋白酶抑制剂，结合确实可逆，但作用太强，也要到酶降解才会被释放出来。

通常，合理设计酶抑制剂，起始于酶的底物。一种较为有效的方法，是用一种会不被酶进攻的、与底物化学结构相似的基团，来模仿过渡态。在第23章"酰基酶中间体参与的水解酶抑制剂"、第24章"天冬氨酸蛋白酶抑制剂"、第25章"金属蛋白酶水解抑制剂"、第26章"转移酶抑制剂"和第27章"还原氧化酶抑制剂"中有多个实例介绍。总的来说，不可逆抑制剂不如可逆抑制剂重要。但也有些重要的药物，如乙酰水杨酸（ASA，3.1节）、奥美拉唑（3.5节）、氯吡格雷（一种抗血小板类药物）、青霉素和头孢菌素类（23.7节）及一些单胺氧化酶抑制剂（27.8节），都属于不可逆抑制剂。

22.5 受体药物靶标

受体是具有下列特征的蛋白质或蛋白质复合物。
- 介导细胞间信息交流（膜受体）。
- 调控激素控制基因表达（可溶受体或转录因子）。
- 组合成离子通道，利用浓度梯度调节离子流入或流出。

比较重要的膜受体，包括肾上腺素受体、血清素受体、多巴胺受体、组胺受体、乙酰胆碱受体、腺苷受体、血栓素受体、多肽类受体（如脑啡肽受体，即阿片受体）、神经激肽受体、内皮素糖蛋白受体，以及感官受体等。神经递质是多种膜受体的内源性激动剂（1.4节）。神经细胞通过突触彼此相连，在突触的所在区域，由神经递质传导化学信息。化学信息传出细胞（突触前神经元）和传入细胞（突触后神经元）之间的间隔叫做突触间隙。神经递质在突触前神经元合成，并存储于囊泡。当神经元受到刺激时，神经递质便会释放到突触间隙。通过结合突触后神经元特异受体，改变其膜电位，从而刺激神经细胞。神经递质还会被突触前神经元重吸收，并储存到囊泡，或被诸如单胺氧化酶（胺类神经递质）、酯酶（乙酰胆碱）、肽酶、神经胶质细胞儿茶酚胺-氧-甲基转移酶之类的酶降解，神经元兴奋效应快速消退。

所有G蛋白偶联受体（GPCRs）都有相似结构和作用原理，在细胞内，它们作用于G蛋白，其名称来自鸟苷二磷酸或三磷酸蛋白。GPCRs是锚定受体的由7次穿透细胞膜疏水片段组成的蛋白质。疏水段之间通过回路连接。目前已探明有约1 000种不同的GPCRs，且新的GPCRs还在不断发现（29.1节）。

受体与激动剂结合，其活性构象趋于稳定。拮抗剂能阻断激动剂与受体结合，反向激动剂稳定了受体的非活性构象。

尽管受体类型不同，但受体激活反应是经相同通路实现的，之后通路还会分岔。这种经济自然原则，也用于其他情况，如细胞增殖调控。特异的效果，取决于下列因素。

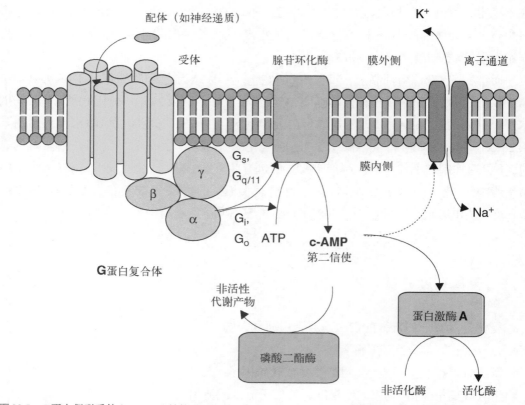

图22.5 G蛋白偶联受体（GPCRs）结构和功能示意图。7个圆柱代表7次跨膜螺旋结构，它的胞内和胞外连接回路未显示。在结合激动剂后，G蛋白复合物的α亚基解离。如果G_s或$G_{q/11}$蛋白存在，则激活一种酶，产生内源激素，即"第二信使"。如膜结合腺苷酸环化酶，将三磷酸腺苷（ATP）转化为环磷酸腺苷（cAMP）。该第二信使，通过蛋白激酶A进一步影响靶标蛋白，或打开离子通道。为了避免过度反应，cAMP不断被酶磷酸二酯酶降解。$G_{i/0}$蛋白则能抑制磷酸二酯酶活性。

- 不同结构的激动剂和受体，激活了不同的G蛋白和效应蛋白。
- 不同的受体，表达于不同的细胞，其表达水平也存在差异。
- 生成和释放激素或神经递质的细胞及所处的位置。此过程发生在特定细胞，邻近细胞或器官并不参与。

　　这些受体结构非常复杂，如乙酰胆碱受体，根据结合底物的倾向性，分为两类，即更易结合毒蕈碱（毒蝇鹅膏毒蕈的一种毒素）或烟碱（烟草植物的活性成分）。与毒蕈碱型乙酰胆碱受体不同，烟碱型乙酰胆碱受体（nAChR）是一种配体门控离子通道（30.4节）。它结构复杂，有5个位于细胞膜的蛋白质链（图22.6a）。已获得Torpedo电鳐鱼放电器官的乙酰胆碱受体在闭合和开放（乙酰胆碱激活后）时的电镜结构照片。

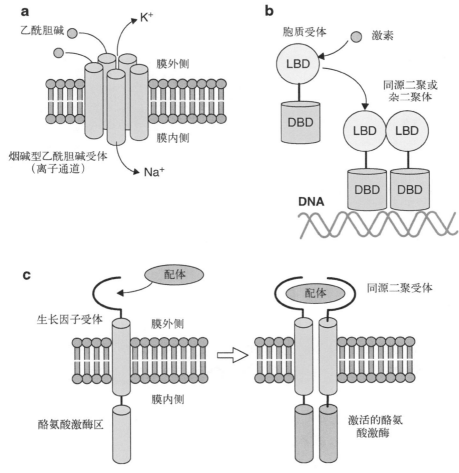

图 22.6 （a）烟碱型乙酰胆碱受体（nAChR），是配体门控离子通道（30.4节）。图中圆柱代表5个单独的蛋白质，每个蛋白质都有4次跨膜结构域。与乙酰胆碱结合后，通道快速打开。（b）激动剂对接配体结合域（LBD），然后可溶性受体二聚，形成两个相同受体的同源二聚或两个不同受体的杂二聚。位于DNA结合域（DBD）的锌指蛋白，识别特定DNA区段。两个二聚化的受体单体作用于特定的DNA区段。（c）生长因子和胰岛素的膜受体发生二聚化。两个受体在细胞膜形成复合物，激活受体的细胞内区域，即图示的一个酪氨酸激酶。

许多激素受体，如甲状腺素受体、性激素受体、糖皮质激素受体、维甲酸受体，可随细胞液自由移动，亦称可溶性受体。它与激动剂结合，形成受体复合物并迁移至细胞核内。在此，激活后的受体以二聚体形式，结合DNA信号序列，操纵基因或阻遏基因，诱导或抑制特定蛋白质合成（图22.6b）。

所有胞质激素受体或核受体的构建，都遵循着共同的结构原理，都包含DNA结合区和配体结合区（28.2节）。DNA结合位点高度保守，即此区域不同受体的氨基酸序列变化很小。它包含两个高度保守"锌指"（含两个Zn^{2+}结合位点），结合特定的DNA区段，即所谓的识别序列。配体结合区则相对多变。二聚体，由两个相同受体（同源二聚）或两个不同受体（异二聚）组成，可以作用于DNA，二聚体的4个锌指，共识别12个DNA碱基对。

"二聚"同样发生在非GPCR的其他类型膜受体中。包括生长因子受体，如人生长激素（hGH）受体、表皮生长因子（EGF）受体和胰岛素受体（29.8节）。受体通过胞外区，与对应因子结合，在细胞膜发生二聚。随之激活受体蛋白的胞内激酶区（图22.6c）。此外，有些受体需要形成多于两个单元的复合物才能引发受体反应。这其中包括一系列重要的免疫相关受体，以及神经生长因子（NGF）和肿瘤坏死因子（TNF）受体。

本章中列举多个蛋白质的例子，都是以寡聚物形式发挥作用的。实际上，寡聚现象在酶当中是相当普遍的，有多种原因造就了它的优势。一方面，如上所述，有的功能上需要多个相邻的结构域。另一方面，有机制上的优势，尤其是对于酶。寡聚酶的各个结构域并不彼此孤立，它们的催化效率还取决于寡聚酶的其他结构域处于何种状态，这为调控蛋白质的功能提供了额外的可能性。寡聚还有另一个意义，细胞内部充满着蛋白质、配体、底物和离子，如同为一支获胜的足球队准备的欢迎仪式一样，狂乱而有序，一个能够减少胞内总物质个数，而又不牺牲催化中心、不限制催化效率的办法，就是形成寡聚酶。

22.6 药物与离子通道：极快开关

离子通道，镶嵌于细胞膜，当通道打开时，离子顺着化学浓度梯度，进入或流出细胞。离子通道打开或闭合，可以是电压-门控、配体-门控或受体-门控，这一过程非常迅速（30.1节）。

细胞内Ca^{2+}浓度比细胞外低一个数量级。当受到刺激时，传达的电信号使所有电压门控钙离子通道瞬间打开，Ca^{2+}流入细胞。细胞内Ca^{2+}浓度迅速上升，但始终低于胞外浓度。对于平滑肌、骨骼肌和心肌细胞，这个过程引起收缩。随后，过量的Ca^{2+}泵出，细胞进入静息期。在心肌细胞，该过程周而复始，节律少于1 s，并与每次心跳的时长相同。

维拉帕米和硝苯地平（2.6节）作用于电压门控钙离子通道，抑制Ca^{2+}内流。它们被称作"钙离子通道阻滞剂"，其名称反映了作用机制。通过抑制Ca^{2+}内流，细胞（如心脏细胞）的兴奋性降低，能量消耗减少，肌肉的工作变得更为经济。此外，钙离子通道阻滞剂可以预防因灌注不良区域（如心脏病发作时）造成细胞死亡而引起的 Ca^{2+} 浓度过高，其降血压的性质特别适合临床治疗。

烟碱型乙酰胆碱受体（nAChR，图22.6a）和谷氨酸受体家族，属于配体或受体-门控离子通道类型。此类通道的打开和闭合，不是通过电脉冲，而是通过与配体结合来实现。

很多药物作用于离子通道（第30章"作用于通道、孔穴和转运蛋白的配体"）。局麻药和衍生出来的抗心律失常药，均为钠离子通道阻滞剂，它们能够降低神经细胞的兴奋性。河鲀鱼的毒液，即河鲀毒素（6.2节），也是该通道的阻滞剂。其他抗心律失常药，通过阻断钾离子通道发挥作用。能稳定处于开放状态 K^+ 通道的物质，称为 K^+ 通道开放剂，作为血管扩张剂，它能降低血压。抗糖尿病磺脲类药物，是作用于胰腺胰岛素生成细胞的 K^+ 通道阻滞剂（30.2节）。

苯二氮䓬类镇静剂（30.6节），能加强神经递质 γ-氨基丁酸（GABA）与氯离子通道的结合作用。该通道的长时间开放，导致氯离子流入增加，并伴随神经细胞反应行为的改变。巴比妥类药物和吸入型麻醉剂，也作用于GABA受体，但结合不同的受体区域。

22.7 阻断转运体和水的通道

转运体是影响分子或离子主动吸收进入细胞的蛋白质，也称作转运蛋白。它在消化过程中起着决定性作用。因为氨基酸和糖类，无法凭借自身透过细胞膜，它们都需要借助消化道内的转运体。

转运体对神经细胞的信号传导也非常重要。神经递质释放后，必须迅速从突触间隙中移除，以防止长时间刺激神经细胞。该任务，一部分是通过代谢降解实现的，但这对释放神经递质的细胞来说非常浪费。在特定转运体的帮助下，吸收（或称为重吸收）神经递质则更为经济。神经递质储存于囊泡，并准备下一次释放。

转运体逆浓度梯度转运，该过程相对较慢，远慢于离子通道，而且消耗能量。很多神经递质、氨基酸、糖及核苷的转运体，已确认其氨基酸序列。如同G蛋白偶联受体，转运体也划分为多个不同家族，多数具有更加复杂的12次跨膜结构域（30.8节）。

有些活性物质直接靶向转运体，并取代它的天然配体。可卡因的兴奋作用，是由于结合了多巴胺转运体，后者在神经细胞中负责对多巴胺的主动转运和吸收。大量可卡因快速涌入，延迟了对突触间隙多巴胺的吸收，从而体现出典型的生理和精神作用。有一些抗抑郁药物，是去甲肾上腺素或5-羟色胺转运体的配体（1.4节），能结合转运体，但不会转运进入细胞内。与此相反，有些氨基酸的类似物，通过转运体进入了神经细胞，成为神经毒素。图22.7汇总了神经递质、酶、受体和转运体之间复杂的作用关系。有些治疗痛风的药物取代了尿酸，与尿酸转运体相结合，抑制了对初级尿液中尿酸的吸收，加速了尿酸从尿液中排出。此外，还有特异性的胆汁酸转运体。

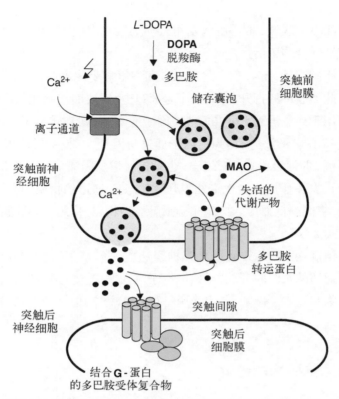

图 22.7　神经递质传导神经信号，是基于酶、受体、离子通道和转运体的复杂作用关系。多巴胺通过氨基酸 *L*-DOPA 脱羧生成。与其他神经递质一样，多巴胺储存在特殊的囊泡中。一旦受到电刺激，引起 Ca^{2+} 内流，多巴胺释放到突触间隙，作用于突触后的受体，引发神经冲动。突触间隙的多巴胺，最终通过突触前神经细胞的转运蛋白重吸收并再次储存于囊泡，或被单胺氧化酶（MAO）降解。

　　除以上介绍的转运蛋白之外，还有其他蛋白质，对细胞吸收和排出外源性物质也很重要。在应对多种不同结构药物的过程中，肿瘤细胞常会产生多重耐药来对抗治疗（30.8节），一种具有 12 个跨膜域的糖蛋白——gp 170 参与了此过程。

　　不同于离子通道，离子转运体逆浓度梯度转运，是一个主动耗能过程，药物也能作用于它。如增加尿液排泄的药物，即利尿药，是通过抑制不同离子转运体来实现的。Na^+/K^+-ATP 酶是一种钠离子、钾离子交换泵，强心苷类药物能抑制其活性，用于治疗充血性心力衰竭。奥美拉唑类（3.6 节和 9.5 节），即所谓的质子泵抑制剂，抑制 H^+/K^+-ATP 酶。大自然调节水的动态平衡，采用特殊的水通道，它能选择性地快速转运不带电的小分子（如甘油或尿素）。与转运体不同，类似于离子通道，水通道使水随渗透梯度流动（30.9 节）。在哺乳动物中已发现 10 种有着不同渗透性的水通道亚型。它们以四聚体形式存在，每个单体由 6 次跨膜螺旋组成，并各自形成一个通道。通过细胞质囊泡释放，或通过磷酸化激活，这些通道部分可用于维持水的稳态平衡。药物对水通道的调节，代表了一种利尿疗法，也有人曾研究将其用于另一种适应证——治疗寄生虫感染。

22.8 药物作用机制：一个永无止境的话题

针对病毒、细菌和寄生虫病的药物治疗，希望能特异靶向这些病原体。为此，人们采用各种机制，如与人体存在形式不同或在人体并不重要的生物合成通路。这样一来，从最初就可以减少不利的风险。

抗代谢药物是用"假底物"代替天然底物，如作为酶辅因子或DNA。例如，磺胺类药物百浪多息红，它的裂解产物，对胺基苯磺酰胺（2.3节）与对胺基苯甲酸结构类似，后者是重要的细菌辅因子二氢叶酸生物合成的起始原料。只有细菌会受到该药的影响，而人体并不依赖这一生物合成通路，与其他哺乳动物一样，人类需从食物中获取二氢叶酸。一些抗病毒药和抗肿瘤药属于核苷类似物，根据结构类型，使用改构的碱基，改构的糖基，或者兼有，它们影响DNA或RNA的合成。阿昔洛韦和它的几种类似物，以无活性的"特洛伊木马"形式进入细胞，一旦进入便全副"武装"。它们可活化病毒的酶，这一过程只发生在被病毒感染的细胞（9.5节和32.5节）。另一种作用机制是，干扰病毒蛋白质的合成，使病毒特有的蛋白质不能在感染的细胞内通过生物合成产生。基于此，通过所谓的反义寡核苷酸（32.4节）复合mRNA，核糖体不能解码复合的双链mRNA，蛋白质翻译阻断了。这一疗法还用于过敏反应、败血性休克、动脉高压、肺气肿和胰腺炎。

许多抗生素，如青霉素和头孢菌素（23.7节），能抑制细菌细胞壁的生物合成。这一过程，药物阻断了转肽酶（其作用模式类似于丝氨酸水解酶）的催化中心。抗生素D-环丝氨酸，也能抑制细胞壁组装，它利用D-丙氨酸转运体，穿透细菌内部。其他抗生素，归类为蛋白质生物合成的抑制剂（32.6节）。四环素（6.3节）、链霉素（6.3节）和氯霉素（9.2节），都抑制蛋白质生物合成。它们作用于核糖体的30S或50S亚基，阻断核糖体合成肽键。核糖体空间结构的阐明，为我们理解大量大环内酯类抗生素的作用机制奠定了基础，并提供了一个关于耐性机制如何进展的视角（32.6节）。喹诺酮羧酸类抗菌药抑制螺旋酶，该酶引起细菌DNA的螺旋扭曲，并使之紧密包装。如果没有这种扭曲，细菌的遗传物质根本没有足够的空间。多烯类抗生素用于治疗真菌感染，它们能在真菌细胞膜形成通道，致使细胞电解质流失，导致细胞死亡。唑类药物能抑制麦角甾醇的生物合成，后者对构建完整的细胞膜是必需的。

烷化剂在肿瘤治疗中非常重要，碱基发生烷基化会导致DNA的读写错误，相比正常细胞，这对快速分裂的肿瘤细胞有更强的杀伤作用，但依然会有相当大的副作用。嵌入式抗肿瘤药物是一种平面型的分子，它能插入DNA的两个碱基对之间（14.9节），导致细胞分裂错误。其他DNA配体类药物，结合双螺旋外部的次要或主要的沟槽。紫杉醇（6.1节）和埃博霉素，是重要的癌症治疗药物，它们能与一种形成管状样结构的蛋白质，即微管蛋白结合。由于这种管状样结构的形成是细胞分裂的重要先决条件，紫杉醇或埃博霉素,以这种非常特异的方式抑制细胞分裂。

免疫抑制剂环孢素(第10章"模拟肽",图10.2)能阻断免疫系统激活,作用于所谓的辅助细胞。有两种酶参与该过程,其中一个是亲环蛋白,它是脯氨酰顺反异构酶,另一种是钙调神经磷酸酶,它是 Ca^{2+}/钙调蛋白依赖性磷酸酶。环孢素在这两种蛋白质中起到"腻子"的作用,形成复合物阻止了辅助细胞活化,从而终止了免疫应答的激活。如果没有免疫抑制剂环孢素及具有类似作用机制的药物,现代移植手术是不可能完成的。

所谓的RAS蛋白,对肿瘤发生起重要作用。它是分子量相对较小的酶系列。活性中心突变的RAS蛋白,失去控制细胞分裂的能力,导致细胞无限增殖。因此,RAS蛋白会致癌,也就是说它的功能失调会引起肿瘤。大约50%的肺癌和结直肠癌有 ras 基因突变,胰腺癌中约95%有 ras 基因突变。还有其他治疗方法。RAS蛋白须从细胞质(细胞液)迁移到细胞膜,以提供细胞分裂信号。在此过程,酶催化RAS蛋白质组装法尼基,并锚定在细胞膜上。抑制法尼基转移酶,阻止RAS蛋白嵌入细胞膜,成为极具吸引力的癌症靶向治疗方法(26.10节)。与此同时,阻断蛋白质的法尼基化,已被证实可用于治疗寄生虫病,所以法尼基转移酶也成了抗寄生虫病药物开发的靶标。

抑癌基因表达的蛋白质,如p53蛋白,能在DNA损伤情况下阻止细胞分裂。细胞内任何抑癌基因缺陷,会导致一种或多种抑癌基因蛋白质浓度降低,使得有缺陷的DNA细胞增殖。细胞分裂失去控制,具有额外基因缺陷和不受控制增长的肿瘤便形成了。

血管闭塞是由血小板聚集引起的。细胞表面蛋白质在此过程发挥重要作用,如黏附糖蛋白 $\alpha_{IIb}\beta_3$。两个这种分子与纤维蛋白原形成复合物,将细胞"胶合"在一起。开发靶向RGD序列(RGD代表Arg-Gly-Asp)的低分子量肽模拟物(10.6节),在合理药物设计中,取得了巨大成功(31.2节)。选择素在白细胞和内皮细胞识别中扮演着重要的角色。在炎症状态下,E-选择素和P-选择素表达上调,并呈现在内皮细胞膜,阻止白细胞沿着血管壁表面滚动(31.3节)。白细胞黏附血管壁,穿透血管,并迁移至炎症部位,发挥抗感染作用。在某些疾病中,过量白细胞浸润,会导致组织损伤。为防止这一问题发生,一种办法是用药物来阻止选择素在细胞表面暴露,干扰炎症级联反应。这些受体能识别白细胞表面的糖样分子基团,因此,基于糖类化合物开发适合的拮抗剂,展现了一个合理的治疗思路。

流感病毒必须与宿主细胞有表面接触,才能引起感染。病毒表面包膜蛋白、血凝素,能对接宿主细胞并启动内吞过程。病毒进入宿主细胞,利用蛋白质的生物合成装置,复制自身的拷贝。新的子代病毒成熟后,以出芽的方式从宿主细胞逃逸出来。在出芽的最后一步,病毒的神经氨酸酶切断病毒血凝素与宿主细胞唾液酸的连接。神经氨酸酶抑制剂,阻断这一最后切断过程(31.4节),此类抑制剂中的扎那米韦和奥司他韦,已经成功推向市场。CCR5受体是HIV进入宿主细胞的入口,它的抑制剂可以阻止病毒入侵,此类药物中的马拉韦罗,已上市用于治疗HIV感染。

内源性免疫系统具备非常有效的防御机制,抗体是防御武器的代表之一。抗体这种蛋白质,能够特异性、高亲和力结合外来物质,并将其暴露给吞噬细胞(如树突状细胞和巨噬细胞)进行降解。这种复杂的高度特异的分子识别系统,能够识别非常小的低分子量抗原及复杂的大分子系统,目前已经应用于治疗药物(32.3节)。如今,多种不同疾病的治疗,已在使用许多针对不同靶标的人工合成抗体。不仅如此,大约还有200种新的抗体处于临床开发阶段。

"非特异性"药物是极少的,纯粹中和胃酸的抗酸剂,以及单纯的表面活性剂,如两亲性的杀菌剂、杀真菌剂和溶血剂,都可归为这一类。即使是巴比妥类、局部麻醉剂类、吸入麻醉剂类和酒精这些长久被认为是"非特异性"的药物,其特异性的作用机制也已确认。通常,特异性效应是通过消旋体的两个对应异构体的不同效应来体现的。仅一种光学纯的β受体阻滞剂与β受体拮抗作用有关(5.5节),然而,两种异构体对细胞膜的非特异性副作用却是等效的。

还有什么新的药物作用机制有待发现呢？一个绝对的惊喜是发现一氧化氮,一种很小的分子,也是一种神经递质。释放NO或干扰NO生物合成的药物,能够降低或升高血压(25.8节)。对于已探明的受体,新的亚型也不断发现。一个仍待商榷的问题是：应该在多大程度上优化一个活性药物,使得它对受体有绝对的特异性,才是合理的呢？有些时候,靶向多个靶标或亚型的药物,比起高特异性药物,更适用于治疗。这一点,对于作用于GPCR的药物尤为明显,此类药物与受体各个亚型的整体活性性质,对其药效至关重要。有许多GPCR都与嗅觉有关,它们遵循着多重分级受体反应的原理(29.7节),只有这样,它才能实现精细调节,感知丰富多样而又细微的差别。这是一个仍需广泛研究的领域。到目前为止,特别是针对CNS的药物,只有临床研究才能确定某一药物的治疗是否有效。

22.9 耐药和起因

病原性病毒、细菌和寄生虫,能对抗药物治疗。在过去,不恰当和过度地抗生素使用,导致了耐药菌株被迫优选。不幸的是,医院首先成为耐药菌株出现和传播的主要场所。最多样化病原体的空间接触和集中,几乎是不可避免的。有些情况下,有效武器已所剩无几,如糖肽类抗生素。应该小心谨慎地用好这些武器,尽管这样有时与制药商的利益相左。

细菌病原体通过产生β-内酰胺酶来对抗青霉素和头孢菌素(23.7节)。这种酶能破坏这些抗生素的四元内酰胺环结构,使之生成无活性的裂解产物。在对该系列化合物长期的优化过程中,代谢稳定的特异性β-内酰胺酶抑制剂被开发了出来。

引起艾滋病(1.3节和24.3节)的病原体——HIV,是一种反转录病毒,它将其遗传物质从RNA转为DNA。这种反转录方式的错码率极高,每代约产生一个碱基突变,而高突变率,导致耐药病毒株快速出现和被迫选择。最近10年,作用方式完全不同的多种抗HIV药物进入了市场,但也快速涌现出对多种抑制剂耐药的病毒株,如对蛋白酶(24.3节)或对反转录酶抑制剂耐药(32.5节),甚至是多重耐药的病毒株。突变病毒甚至能抵抗多种结构不同的抗病毒药物!相同作用靶标药物的联用,并不会带来很大收益。只有联用针对病毒生命周期中完全不同靶标的药物,才能减缓耐药进程。

结核菌也正再次来袭,需要开发新的药物,来对抗耐药的病原体。在DDT灭蚊行动和合成抗疟疾药治疗取得令人信服的成功之后,发展中国家的疟疾仍在继续肆虐。

肿瘤治疗中最大的问题,是治疗期间出现多重耐药(MDR)。这种耐药不只针对引起这一问题的药物,它同时还会抵抗所有不同种类的抗肿瘤药物。这种多重耐药是由于肿瘤细胞过表达了一种转运体(22.7节和30.8节),即糖蛋白170(gp170),它能从细胞中排出大量结构不同的外源性物质。gp170倾向于转运阳离子底物,而另一种转运体——多重耐药相关蛋白(MRP),却能转运两亲阴离子底物及含极性和含非极性基团的化合物。然而,两亲化合物也能破坏肿瘤细胞的耐药性。定量构效关系表明:肿瘤细胞对特定药物的耐药,主要与分子的近似程度,即分子量的大小,以及亲脂性有关。

22.10　组合药物

组合药物很受制药公司、医生和患者欢迎。制药公司倚重组合药物,因为它能拓展上市药物的适用范围,并带来积极的销售数据。有些医生也乐于在处方中使用组合药物,因为很多情况下它能简化治疗,但也有医生拒绝这种简化方式。对于老年患者,组合药物的一个优势是,他们不必每天在不同时间,服用不同剂量的多种药物,仅需服用一种或少数的组合药物,这改善了服药的可靠性,即依从性。一个最常见的治疗失败原因是患者的行为习惯不够好,他们要么是忘了在规定时间服药,要么是周末或休假期间中断了服药。这些问题在老年患者中尤其多见,特别是当药物起效慢,或是服药有不快的主观感受时。

临床药理学家、学者和许多意见较苛刻的医生,他们对组合药物的复方单片持保守意见。如果考虑到患者对特定药物的态度,需要长期量-效关系考察,到最后才确定了个体化治疗,那么也是可以理解这种保守意见的。因为在复方单片中,各组分药物之间的比例始终是固定的。许多组合药物,如止痛剂,包含不同作用方式组分,如果没有严格医学指征,药物经常会被滥用,因此需要严格判定。

有些合理的组合药物,即使是那些对联合治疗一般概念持反对意见的人,也可以毫无保留接受。这些包含:

- 通过优化组合,降低了副作用的左旋多巴胺药物制剂(9.4节、26.9节和27.8节)。
- 降压药和利尿药,不同作用机制的药物相辅相成。

- 二氢叶酸还原酶抑制剂（27.2节）与磺胺类药物合理组合的抗菌药物制剂。
- 激素类避孕药（28.5节）。
- 单次接种能预防多种疾病的多价疫苗。

对于左旋多巴胺疗法，只有将多个活性成分组合在一起，才能将副作用降低至可耐受水平。而对于降压药和利尿药，单独使用通常无法达到组合药物的同等效果。在磺胺组合抗结核的情况下，多种作用机制可以预防或延缓耐药性发展。代谢酶P-450家族抑制剂，以佐剂形式用于与昂贵药物或需要超高剂量使用药物的组合当中，这是非常合理的，通过这种方式，其他药物的浓度可以在较高水平较长时间地保持（27.7节）。所有组合药物可开发的一个重要先决条件是，充足的治疗窗口和各组分适宜的药代动力学性质，至少这些能支持药物实际作用的方式。

22.11　概要

- 已成功开发的药物靶标，只占可成药基因组中很少的一部分，以GPCR为靶标的药物数目，超过了有活性物质作用靶标的数目。蛋白激酶代表着一类特别有希望的新兴药物靶标家族。
- 酶是非常普遍的药物靶标，其天然底物，通常能提供合理化药物设计的起点。酶抑制剂有3种类型，竞争性抑制剂、非竞争性抑制剂和别构抑制剂，酶抑制还可分类为可逆抑制剂和不可逆抑制剂。现在通常期望的是可逆抑制，但有一些重要药物是不可逆抑制剂，还有一些可逆抑制剂由于亲和力太高，使得它们事实上更像是不可逆抑制剂。
- 受体是重要的药物靶标，可细分为GPCR、离子通道受体、激素受体和生长因子受体。激动剂激活受体、拮抗剂阻止激动剂与其位点结合，反向激动剂则通过稳定受体的非活性构象来发挥作用。
- 离子通道是管控离子进出的快速通道，可以由电压-门控或配体-门控，离子只能顺浓度梯度方向移动。
- 转运体是细胞膜上的特殊蛋白质，通过消耗ATP，将分子和离子逆浓度梯度转运。许多转运体是有吸引力的药物靶标，还有其他一些转运体则与耐药性的发展有关。
- 药物有多种已知的作用方式，抗感染类药物的作用方式是最多样化的。此外，肿瘤药物的开发中，也应用了多种有毒类型的作用方式。为使这些毒性作用方式用于治疗，需找到独有或尽可能独特的病理生理过程，以免损伤健康组织。
- 耐药性是一个日趋严重的问题，它在药物治疗中不可避免，同时也是滥用抗感染类药物的必然结果。在细菌（如产生酶）、病毒（如快速遗传突变）和癌症（如表达异常转运体）的治疗中，存在着多种耐药机制。有时，这些耐药机制会同时出现。

- 组合药物是一个有争议的话题，有些医生支持，有些医生反对，双方各自都有很好的理由。然而，有些药物组合非常合理，它有助于提高依从性、临床有效性和安全性。

翻　　译：石卫华

译稿审校：李　鹏

参考文献见二维码。

第 23 章
酰基酶中间体参与的水解酶抑制剂

肽酶和酯酶均为水解酶,占基因编码蛋白质产物的2%~3%。因此,这类水解酶对于新药设计而言是非常重要的靶标蛋白,对于基于结构的药物设计而言也非常重要。所有已知肽酶中约有14%正在研究当中并可能作为药物治疗的靶点。

这些酶可以通过亲核进攻羰基来切断酰胺键或酯键。大多数蛋白质利用丝氨酸、苏氨酸的—OH或半胱氨酸的—SH作为亲核基团来实现这一过程。本章中,我们主要讨论通过底物和酶之间形成临时的共价键来完成蛋白质水解的水解酶。而其他不同作用机制的水解酶将会在后续章节中论述。形成酰基酶中间体的酶不仅包括丝氨酸蛋白酶、苏氨酸蛋白酶及半胱氨酸蛋白酶,还包括脂肪酶、酯酶、转肽酶和β-内酰胺酶。

下面要讨论的是作用于酰基酶中间体的上述酶抑制剂的设计。后面两节,主要讨论通过水分子进攻肽键进而发生水解反应的肽酶,如天冬氨酸酶和金属肽酶。根据肽链裂解位置处于氮端、碳端,或者中部,肽酶可分为氨基酶、羧基酶及内肽酶。蛋白酶分为相对非特异性和高度特异性,后者仅作用于特异性底物。针对高度特异性蛋白酶的选择性抑制剂是治疗的最佳选择,且副作用较小。细菌和病毒也能产生自己的蛋白酶,其抑制作用也可用于化学治疗的探索。由于这些蛋白质对人体而言不是内源性的,不会影响人体功能,因此抑制该类蛋白酶可以发挥效用,且避免产生严重副作用的风险。

23.1 丝氨酸依赖的水解酶

丝氨酸蛋白酶是研究最多、最透彻的肽酶,它们与水解酯键的酯酶和脂肪酶(水解酶)密切相关。丝氨酸蛋白酶以不同的方式作用于人体。一些丝氨酸蛋白酶,如消化酶胰蛋白酶和糜蛋白酶,可以裂解广泛的多肽和蛋白质。另外一些如凝血酶和凝血因子Xa具有高度选择性,仅裂解特殊底物。通常蛋白酶以非活性前体形式表达,即所谓的酶原。酶原是内源性活化酶的抑制剂,在一些情况下,后者通过切断其多肽链的序列片段,将非活性形式转换为活性形式。酶原活性形式的释放可以通过自身催化(如胰蛋白酶)来实现,也可以通过其他蛋白酶活化(如凝血级联)来实现。在丝氨酸蛋白酶、酯酶和脂肪酶的催化机制中,活性位点的丝氨酸起着决定性的作用,该丝氨酸有着非常高的化学反应活性。在糜蛋白酶中,只有活性位点的丝氨酸能与二异丙基氟磷酸酯(DFP)反应,而酶中其他的27个丝氨酸残基保持不变。与DFP进行化学反应后,酶就完全失去催化活性。

23.2 丝氨酸蛋白酶的结构和功能

消化酶糜蛋白酶是第一个被确定三维结构的丝氨酸蛋白酶,该工作由英国剑桥大学的David Blow完成。在糜蛋白酶类型的丝氨酸蛋白酶中,氨基酸编号基于糜蛋白酶序列。目前,大部分丝氨酸蛋白酶的空间结构均已获得,其中有一部分列在表23.1中。即便是具有完全不同折叠方式的蛋白酶,其活性位点的结构也显示出极明显的相似之处(14.8节解决同杆问题的方案:具有不同折叠的丝氨酸蛋白酶有同杆的功能)。这种所谓的Ser–His–Asp催化三联体是丝氨酸蛋白酶的特征。在一些酶中谷氨酸可以替代天冬氨酸,而另外一些转肽酶和β-内酰胺酶的活性位点中,组氨酸则被赖氨酸取代。

表23.1 具有重要生理学功能的丝氨酸蛋白酶(X=任意氨基酸,表中所列出的所有酶的3D结构均已知)

酶	剪切位点	功能或疾病领域
胰蛋白酶	Arg–X, Lys–X	消化酶
糜	Tyr–X, Phe–X, Trp–X	消化酶
弹性蛋白酶	Val–X	组织降解
凝血酶	Arg–Gly	凝血
凝血因子 Xa	Arg–Ile, Arg–Gly	凝血
凝血因子 VIIa	Arg–Ile	凝血
类胰蛋白酶	Arg–X	哮喘
间质蛋白酶	Arg–X	肿瘤学
尿激酶	Arg–X	肿瘤学
DPP IV	Ala–X, Pro–X	糖尿病
成对碱性氨基酸蛋白酶	Arg–X	病毒感染

由于这3个氨基酸残基在蛋白质序列上分得很开,蛋白质必须适当地折叠才能使3个侧链在空间上彼此接近。位于胰蛋白酶样蛋白酶氨基酸残基序列第195位的催化丝氨酸起到切断酰胺键的作用(图23.1)。未活化羟基的氧原子对这步反应来说亲核反应性还不够,但其亲核性(是指进攻缺电子的羰基碳原子的趋向性)能够被相邻的组氨酸侧链增强。组氨酸的咪唑侧链可以接受来自丝氨酸羟基的质子,从而带负电荷的氧原子可以更容易亲核进攻酰胺羰基带部分正电荷的碳原子。相邻的天冬氨酸可以接受来自

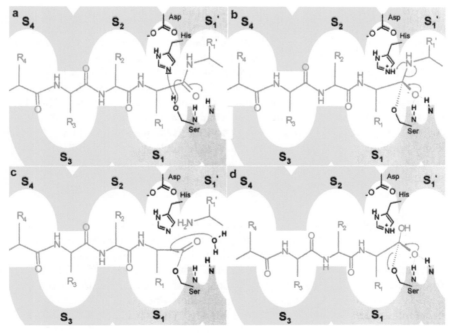

图23.1　丝氨酸蛋白酶的催化机制。(a) 肽类底物结合到酶切断部位任一侧的特定口袋。(b) 丝氨酸侧链上的氧进行亲核进攻,这一过程由邻近的组氨酸侧链促进,在天冬氨酸的协同作用下,其接受丝氨酸羟基的一个质子。(c) 经由过渡态得到乙酰基酶的中间体。(d) 中间体被水亲核进攻释放出N端切断的产物。

组氨酸咪唑环的质子,并能再次释放,以这种方式弥补在组氨酸残基上形成的正电荷。为了稳定进攻羧基后形成的过渡态,丝氨酸蛋白酶具有另外一个特征性的结构序列,即所谓的氧阴离子孔。这个小口袋由紧邻Ser195侧链的两个主链NH组成(图23.1)。在少数情况下,天冬酰胺或谷氨酰胺的末端酰胺基团可以构建此结构。氧阴离子孔的功能是稳定四面体过渡态下形成的负电荷,并且使得被攻击的羧基碳原子从三角形构型转变为四面体构型,而形成的过渡态随着其末端带有游离氨基的C端裂解产物的释放而解离。N端裂解产物仍与水解酶共价结合,得到酰基酶中间体。在随后的步骤中,水分子的亲核进攻再次产生四面体过渡态,并最终随着N端裂解产物的释放而解离出酶,进行下一轮催化。

　　如果丝氨酸蛋白酶催化三联体中的丝氨酸,组氨酸和天冬氨酸分别或全部替换为没有相似官能团的氨基酸,将会发生什么呢? 1988年,Genetech的Paul Carter和James Wells制备了细菌枯草杆菌蛋白酶(一种丝氨酸蛋白酶)(14.7节)的各种突变体。将催化的丝氨酸或组氨酸替换为丙氨酸导致酶催化活性降低了6个数量级以上。令人惊讶的是,因为天冬氨酸的唯一功能仅是与组氨酸交换质子,但替换后,整个酶的催化活性却降低了4个数量级以上。催化三联体的多个氨基酸的组合替换没有导致催化活性的进一步降低。丙氨酸突变的催化三联体尽管催化中心完全除去,但在裂解肽链时仍比空白对照快1 000倍以上! 底物结合位点和氧阴离子孔的结构和性质稳定了四面体过渡态,起到主要的加速作用。

目前，破坏酶的结合位点或降低其催化活性并不难，难的是有目的地改变酶的特异性或者是功能。组氨酸被替换为丙氨酸的枯草杆菌蛋白酶突变体，与未改变的枯草杆菌蛋白酶相比，裂解具有-Phe-Ala-X-Phe-序列的底物的能力降低了6个数量级；但有一个例外：对于具有Phe-Ala-His-Phe-序列的底物，裂解的速度只减小了4个数量级。由此可见，底物的组氨酸在一定程度上承担了酶催化部位组氨酸的作用！这个过程称为底物协助的催化。转化过程尽管仍相当缓慢，但这种突变体的特异性明显增强：具有-Phe-Ala-His-Phe-序列的裂解速度比-Phe-Ala-X-Phe-序列快200倍。

23.3 丝氨酸蛋白酶的 S_1 口袋决定了特异性

蛋白酶通过表面一系列或多或少的结合口袋对不同多肽底物进行识别，如第14章"生物大分子的三维结构"所述。这些口袋在结构和电性方面与底物的侧链互补；从而导致底物的多肽链被固定在其表面的催化部位附近。不同的蛋白酶的表面上的缝隙看起来非常不同。图23.2展示了胰蛋白酶家族的4种不同丝氨酸蛋白酶的表面部分。

综上所述，图23.3比较了不同的丝氨酸蛋白酶对于不同底物的特异性，这显示这些酶的 S_1 口袋结构有很大的差别。S_1 口袋大部分由189～195和214～220序列片段形成。在189位、216位和226位置的氨基酸侧链差别很大且具有特异性。糜蛋白酶中，氨基酸是Ser189、Gly216、Gly226，它们调整深度且形成这个口袋来容纳苯丙氨酸、酪氨酸和色氨酸的芳香侧链。相应地，糜蛋白酶在这3个氨基酸之一的后面优先切断肽链。胰蛋白酶也有一个深而大的 S_1 口袋，侧面是Gly216和Gly226。Asp189负电荷羧基在口袋的底部，它决定了识别底物上赖氨酸和精氨酸的具有长的正电荷氨基酸侧链。在弹性蛋白酶中，Val216和Thr226氨基酸形成了 S_1 口袋，因此这个口袋较小。它只能容纳较短疏水侧链的氨基酸，如丙氨酸和缬氨酸。具有大基团的氨基酸就不再适合。Ser189不参与形成口袋。之前描述的丝氨酸蛋白酶的底物特异性是通过识别 P_1 位点的氨基酸得到的。然而，邻近的口袋对于底物的结合和选择性也很重要。值得注意的是，丝氨酸蛋白酶识别底物N端的结合口袋更突出（未活化的一边，S_1～S_4 口袋，14.5节）。未活化一侧固定底物的C端部分的口袋则相对没那么显著。因为N端裂解产物以酰基酶复合物的形式与蛋白酶暂时保持共价结合，因此这部分底物结合具有特殊选择性。

这些结构特征决定了一个可能的丝氨酸蛋白酶抑制剂应该像这样：起决定性作用的 S_1 口袋应尽可能充满。结合到这个区域的抑制剂的化学结构必须与 S_1 口袋互补。在某些情况下，有些选择性丝氨酸蛋白酶抑制剂只占用 S_1 口袋就足以产生相当大结合力。随即在1967年Marcos Mares-Guia和Elliott Shaw描述了具有微摩尔结合力的小分子胰蛋白酶抑制剂仅占据 S_1 口袋。由图23.4不难看出23.1～23.4所有的分子均模仿底物 P_1 位置上的碱性氨基酸精氨酸或赖氨酸。

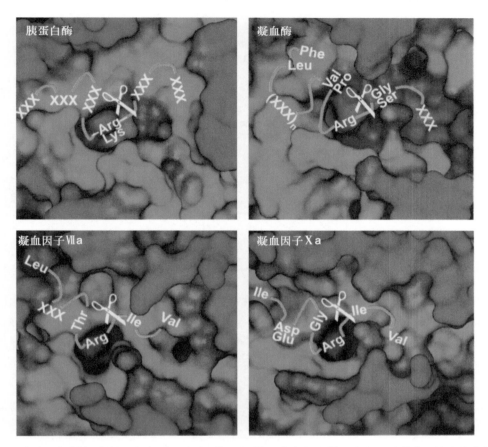

图23.2　类胰蛋白酶样丝氨酸蛋白酶、胰蛋白酶、凝血酶、凝血因子Ⅶa和凝血因子Ⅹa在催化区域呈现了比较深的口袋。为了更好地强调表面结构，随着深度地增加，表面的颜色呈现由蓝色到绿色再到红色的变化。缝隙中暴露的理化性质决定了蛋白酶对底物的选择性，结构中标出了优选的裂解序列，其中XXX表示在该位置上的任意氨基酸。

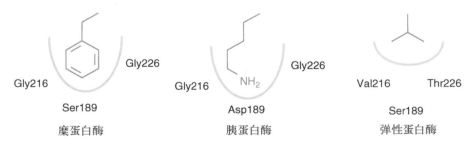

图23.3　糜蛋白酶、胰蛋白酶和弹性蛋白酶的S_1口袋比较。糜蛋白酶结合的口袋适用于大的亲脂侧链。胰蛋白酶的口袋通过带负电荷的Asp189残基与带正电荷的氨基酸侧链结合。由于Thr226和Val216侧链的空间填充，弹性蛋白酶具有相对小的S_1口袋，因此结合小的疏水性氨基酸，如丙氨酸和缬氨酸。

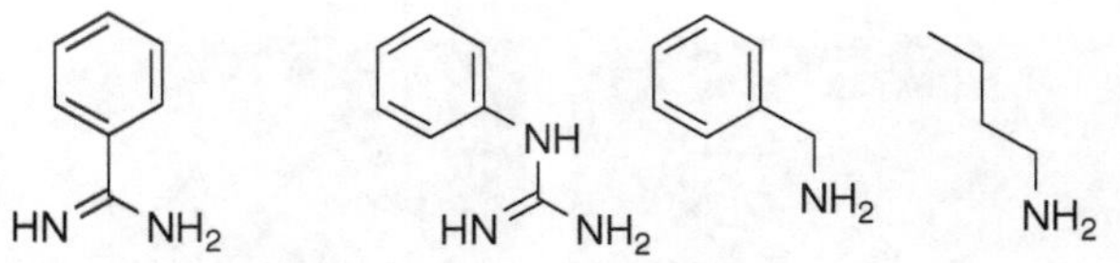

23.1　23.2　23.3　23.4

胰蛋白酶：K_i = 18 μmol/L　72 μmol/L　380 μmol/L　1500 μmol/L
凝血酶：K_i = 220 μmol/L

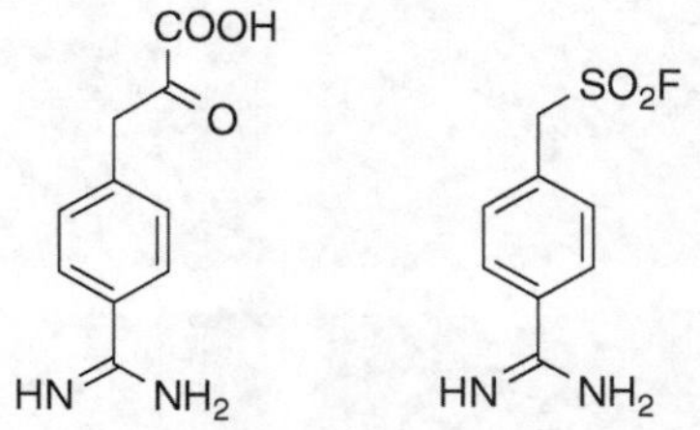

23.5　23.6

凝血酶 K_i = 6.5 μmol/L

图23.4　分子23.1～23.4均为结合胰蛋白酶S_1口袋的微摩尔级别抑制剂。这些分子均具有非常强的碱性基团，其可以在生理条件下质子化。因此，带有负电荷的Asp189侧链可以和正电荷形成盐桥作用。凝血酶抑制剂23.5和23.6还具有额外的官能团可以和催化活性的丝氨酸形成共价键。

表23.2　能够与催化活性的丝氨酸形成共价键的活性官能团

抑制剂类型	官能团	
不可逆的	氯甲基酮	—$COCH_2Cl$
	磺酰氟	—SO_2F
	酯[a]	—COOR
	硼酸[a]	—$B(OR)_2$
可逆的	醛	—CHO
	酮	—COR（R = Alkyl, -Aryl）
	三氟甲基酮	—$COCF_3$
	α-酮羧酸	—COCOOH
	α-酮酰胺	—COCONHR
	α-酮酯	—COCOOR

注：a, 可逆与不可逆抑制剂实例均为已知。

丝氨酸蛋白酶抑制剂设计的第一个方法是寻找恰当的基团使其能够占据S_1口袋，然后与结合到催化丝氨酸的化学反应性基团进行偶联，表23.2总结了文献中描述的具有如上作用的不同的基团。即使是天然产物也遵循这个规则，来自海洋海绵*Theonella* SP.的大环五肽凝血酶抑制剂cyclotheonamide A在酰胺键旁边含有一个α-酮基。如X单晶衍射结构显示，酮基与催化的Ser195的羟基形成一个四面体半缩酮结构（图23.5）。

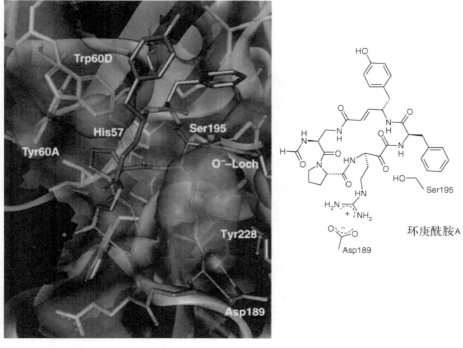

图 23.5　环肽抑制剂与凝血酶的共晶结构。环肽抑制剂的 α–酮羰基可以和催化活性的丝氨酸发生共价结合形成半缩醛结构。带负电的氧原子可以与氧离子孔形成两个氢键从而得到稳定。

如果丝氨酸蛋白酶底物多肽的序列已知，在裂解位点之前的 N 端氨基酸就可以与表 23.2 中其中一个基团偶联产生一个最可能作为抑制剂的化合物。弹性蛋白酶抑制剂 N–（methylsuccinoyl）–Ala–Ala–Pro–Val–CF₃ 就是这种例子（见图 23.14 中的 23.21），它是底物 Pro–Val 序列。在更有利的情况下，单独 P₁ 等价物就足够了，如图 23.4 中的胰蛋白酶和凝血酶抑制剂 23.5 和 23.6。然而，在共价结合丝氨酸蛋白抑制剂中，虽然活性基团与催化活性丝氨酸的相互作用是必需的，但高的化学反应性常常会产生问题。由于高反应性，该类基团也可与其他酶的丝氨酸残基发生副反应，造成副作用。高活性和选择性的抑制剂的设计要求至少占据 S₂、S₃、S₄ 口袋，另外还需具备所有丝氨酸蛋白酶共同存在的结构特征：它们的底物通过两个反向平行取向的氢键与肽主链结合。两个氢键的主体部分形成褶皱状立体形状。大多数抑制剂都试图模拟这种氢键模式（图 23.6）。

23.4　寻找小分子凝血酶抑制剂

凝血酶（一种丝氨酸蛋白酶）在控制凝血中起着核心作用。凝血酶在复杂、高度调节的丝氨酸蛋白酶级联的末端。动脉血管系统的损伤将导致在血管外的膜结合组织因子与血液中丝氨酸蛋白酶前体凝血因子Ⅶa接触。前体激活为凝血因子Ⅶa，并诱导凝血级

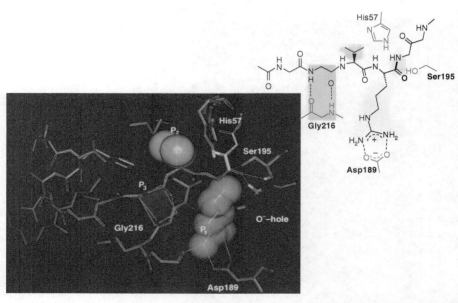

图23.6 被切断的多肽（图中灰色碳原子部分）与丝氨酸蛋白酶催化部位的结合模型。被切断的酰胺键用黄色表示。底物的P_1和P_2基团（浅蓝和绿色部分）显示表面结构。它们与蛋白质的S_1和S_2口袋结合；与主链形成两个反平行朝向的氢键。与阳离子孔形成的氢键用紫色显示出。丝氨酸195的氧原子对羰基碳原子的亲核进攻朝向用蓝色标出。

联，沿着级联释放不同的因子，因子被来自上一步骤中由酶原形成的蛋白酶所激活。最后，级联导致"血管性血友病因子"的释放，并与血小板结合，从而导致血栓形成。除外源性激活外，还有内源性凝血途径，它是由血流减小或血管系统的病理性改变引起的。在这种情况下，凝血级联开始形成血小板聚集体，然后通过纤维蛋白网络稳定，凝血因子 X 在两个途径交汇的最后一步中被发现。所有不同的步骤均涉及蛋白酶，它们代表了药物治疗的可能靶点，到目前为止，药物工作者们已经解决了凝血酶、凝血因子 X a 和因子 Ⅶ a 靶点的开发，从而使得针对前两个靶点的候选药物和上市药物得以发展。

凝血酶将无活性纤维蛋白原转化为反应性纤维蛋白，它与聚集的能够捕获不同血细胞的血小板一起形成聚合物。形成的血栓通过转谷氨酰胺酶因子 Ⅷ 进一步交联并被稳定（23.8节），这是必不可少的机体保护机制，从而保证伤口的闭合。特别是疾病或某些情况如手术后、心脏病发作后及心房纤颤患者脑卒中预防，有必要降低血液的凝血能力。因此，人们对选择性的，尤其是口服有效的凝血级联抑制剂的研究产生了浓厚的兴趣。凝血酶在氨基酸精氨酸和甘氨酸之间切断纤维蛋白原，该序列可作为出发点用于开发第一种合成凝血酶抑制剂，因此它具有精氨酸或精氨酸类似的结构片段。

在本节中，将介绍3种不同的凝血酶抑制剂开发方法：底物类似物、苄脒和结构显著改变的类似物。

纤维蛋白原提供$P_3 \cdots P_3'$底物序列 Gly–Val–Arg–Gly–Pro–Arg 一种设计凝血酶抑制剂的方法。在20世纪70年代初，日本的 Hamao Umazawa 小组发现从细菌中分离出来的C端精氨酸残基的肽醛是一些胰蛋白酶样丝氨酸蛋白酶的有效抑制剂。Sándor Bajusz研究的三肽醛来自$P_3 \sim P_1$或$P_3' \sim P_1'$氨基酸，它们是切断位点之前和之后的3个氨基酸。几种肽醛的相对结合力总结在表23.3中。有趣的是，Gly-Val-Arg-H和Gly-Pro-Arg-H的比较显示，P_2位置为脯氨酸对凝血酶抑制作用增强9倍，另外，P_3位置用苯丙氨酸替代甘氨酸能够显著地增加结合力。然后，对在P_3位置的D-氨基酸进行研究，令人惊讶的是，这些能够带来结合力的显著改善。我们并不希望底物的序列P_5至P_3 Gly-Gly-Gly-Val-Arg仅含有非手性甘氨酸残基，而不含有与D-Phe发生相互作用的亲脂侧链。

表23.3　三肽醛与凝血酶结合的相对强弱。Arg-H表示精氨醛是还原精氨酸的羧基得到的。相对抑制的数值越大，表示抑制剂与凝血酶结合越强

肽	相对抑制
Gly-Val-Ar-H	1
Gly-Pro-Arg-H	9
Phe-Pro-Arg-H	57
D-Ala-Pro-Arg-H	469
D-Val-Pro-Arg-H	1 273
D-Phe-Pro-Arg-H	7 370

当进行上述研究时，凝血酶的空间结构尚未确定。Wolfram Bode和Milton Stubbs设法用化学活化的纤维蛋白肽Gly-Asp-Phe-Leu-Ala-Glu-Gly-Gly-Val-Arg-CH_2Cl阐明凝血酶复合物的结构。该肽为凝血酶裂解纤维蛋白原所得，对应于P_{11}至P_1的N端部分。该结构与D-Phe-Pro-Arg-氯甲基酮结构的比较见图23.7，这为Sándor Bajusz发现的构效关系提供了解释。S_3口袋由两个配体填充，就纤维蛋白肽来说，其可通过P_8和P_9的亮氨酸和苯丙氨酸侧链实现。肽形成β转角，使得该序列中的氨基酸能够定位在S_3口袋。三肽通过P_3位置D-氨基酸的侧链进入相同的口袋。

由Bajusz合成的D-Phe-Pro-Arg-H化合物是高亲和力的凝血酶抑制剂（K_i为75 nmol/L）。然而这些化合物却不稳定，这一问题能够通过游离-NH_2基团的N甲基化解决，如N-Methyl-D-Phe-Pro-Arg-H 23.7（Gyki 14766/Efegatran，图23.8），其化学上是稳定的。

Jörg Sturzebecher和Fritz Marquardt采取了不同的方法，目标是在没有共价结合的情况下实现抑制。他们的方法是基于如下发现：除了胰蛋白酶（K_i=18 mmol/L）外，苄脒23.1（图23.4，23.3节）也抑制凝血酶（K_i=220 mmol/L）。苄脒基与反应性基团（表23.2）的组合能够得到活性的凝血酶抑制剂。在20世纪70年代进入临床试验的第一个小分子凝血酶抑制剂是对脒基苯基丙酮酸23.5（图23.4，23.3节）。该化合物被证明是有效的，但其选择性不尽如人意。简单的苄脒衍生物23.8和23.9（图23.8）是更具代表性的微摩尔级别的凝血酶抑制剂，但对于胰蛋白酶没有选择性。

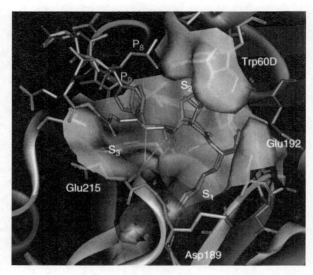

图 23.7　凝血酶不可逆抑制 *D*–Phe–Pro–Arg–CH₂Cl（深红色碳原子）与血纤维蛋白肽（灰色碳原子）结合模式的比较。两种抑制剂均与 S₁ 口袋的精氨酸侧链结合。S₂ 口袋可以被血纤维蛋白肽的缬氨酸侧链占据。其多余的肽链发生折叠使得位于 P₈ 和 P₉ 的亮氨酸侧链和苯丙氨酸朝向亲脂性的 S₃ 结合口袋。在 *D*–Phe–Pro–Arg–CH₂Cl 中，*D*–Phe 的苯基也与该口袋结合。

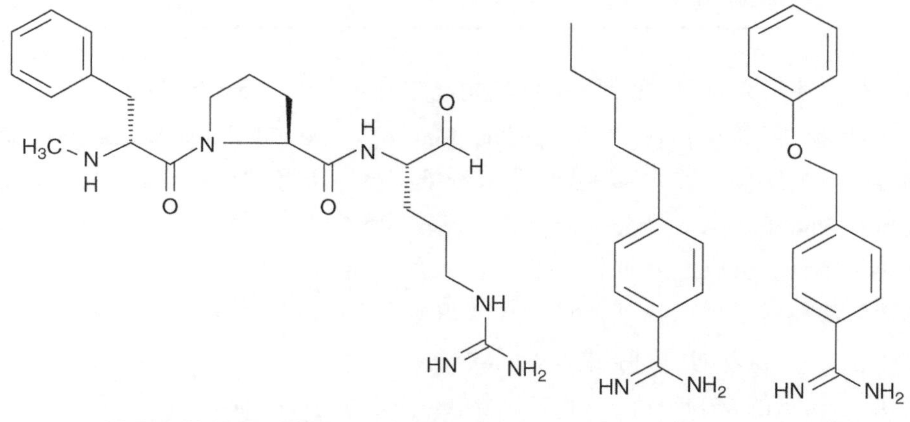

23.7 Gyki 14766, Efegatran K_i = 1,8 μmol/L

23.8

23.9

图 23.8　抑制剂 23.7（Gyki 14766，efegatran）包含醛基可以与 Ser195 可逆结合。化合物 23.8 和 23.9 则是简单的苄脒的衍生物可以对酶形成非共价抑制。

　　苄脒基团与肽结构的结合带来极大的改进。Na–（b–萘磺酰基甘氨酰基）–*D*, *L*–对脒基苯丙氨酰哌啶，23.10（NAPAP，图 23.9）是经过 10 多年长期系统性寻找得到的有效的选择性凝血酶抑制剂。长期以来 NAPAP 是最有效的小分子凝血酶抑制剂的代表（K_i=6 nmol/L），但它对胰蛋白酶只有适中的选择性。1989 年，来自德国 Martinsried Max Planck 生物化学研究所的 Wolfram Bode 阐述了凝血酶与抑制剂结合的晶体结构。最初结构测试采用不可逆抑制剂 *D*–Phe–Pro–Arg–CH₂Cl 并在不久以后采用 NAPAP，凝血酶–

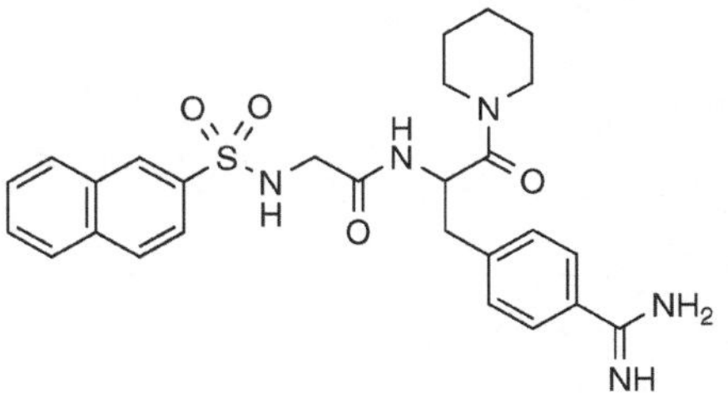

23.10

		凝血酶	胰蛋白酶
rac-NAPAP	K_i =	0.006 μmol/L	0.69 μmol/L
L-Napap	K_i =	1.4 μmol/L	25.5 μmol/L
D-Napap	K_i =	0.0021 μmol/L	0.21 μmol/L

凝血酶 : 胰蛋白酶
1:100

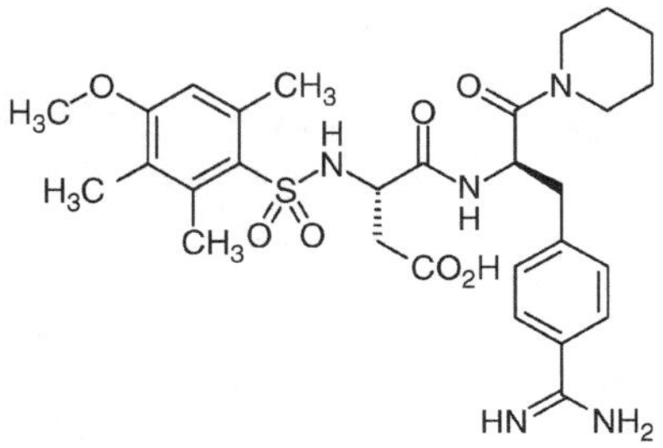

23.11 CRC220
Behringwerke
K_i = 6 nmol/L
凝血酶 : 胰蛋白酶
1:200

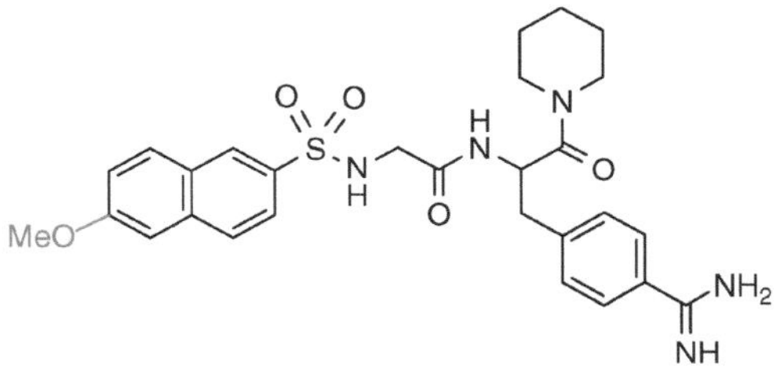

23.12 (*racemic*)
IC_{50} = 15 nmol/L
凝血酶: 胰蛋白酶
1:600

图23.9 凝血酶抑制剂NAPAP 23.10、CRC 23.11，后者及23.10的衍生化产物23.12是之前的Behringwerke公司开发的。后两个化合物均显示出明显的凝血酶结合性并且与胰蛋白酶相比有更高的选择性。其中，化合物23.10和23.12的IC_{50}值通过消旋体测定，而化合物23.11则通过光学纯的异构体测定。

NAPAP复合物的3D结构如图23.10所示，其外消旋形式用于共结晶。*D*–构型对–脒基苯丙氨酸与凝血酶结合的结果令人惊讶。因为底物仅由*L*–氨基酸组成，因此可以预期对–脒基苯丙氨酸也将结合到*L*–型上。

与蛋白质形成极性相互作用的配体基团可以直接从晶体结构推导出来，对于NAPAP，是分子中心的甘氨酸单元（与肽骨架形成双氢键）和S_1口袋中的脒基单元。没有正电荷的脒基由于不能与Asp189形成盐桥从而导致结合力丧失。然而，最近研究显示，氯取代的芳环也可以结合在S_1口袋并与Tyr228产生疏水相互作用。现今，已构建模块分子库，可用作精氨酸侧链模拟物来填充凝血酶的S_1口袋（图23.11）。

具有萘基和哌啶基侧链的NAPAP可以大部分填充亲脂性S_3口袋和空间相对狭小的S_2口袋（图23.10）。然而，似乎更大的取代基也能填充于S_3口袋。与消化酶胰蛋白酶相比，NAPAP的缺点是其选择性不足。幸运的是，NAPAP与凝血酶和胰蛋白酶复合物的结构是已知的（图23.12）。通过比较二者的3D结构发现，NAPAP在两个酶S_3口袋的结合模式上存在显著差异，其导致萘基相对于硫键有180°的翻转取向。在凝血酶中，S_3口

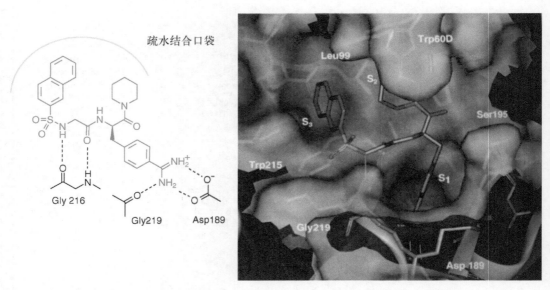

图 23.10　凝血酶-NAPAP 的复合物结构。最重要的作用如左图所示。带有正电荷的苄脒基团占据 S₁ 口袋并与带有负电荷的 Asp189 侧链形成盐桥作用。与氨基酸 Gly216 形成两个氢键作用。胡椒基和萘基共同占据两个大的亲脂口袋 S₂ 和 S₃。

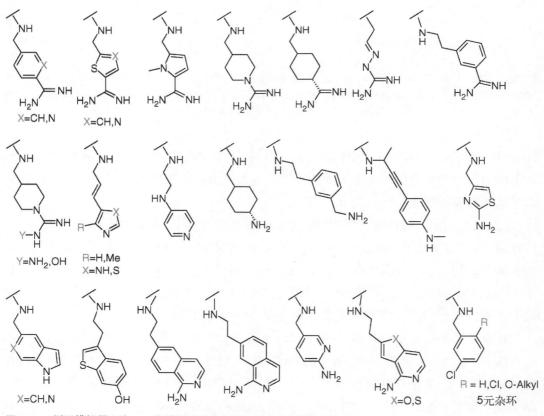

图 23.11　用以模拟凝血酶 S₁ 口袋精氨酸结合的大量合成片段被开发出来。

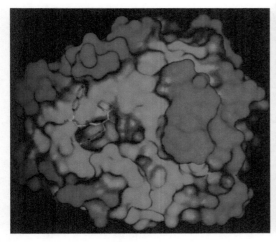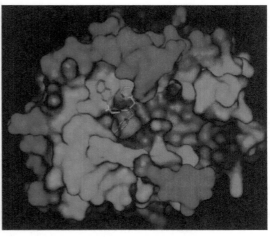

图 23.12　胰蛋白酶（左）和凝血酶（右）分别与 NAPAP 结合的 3D 结构比较。凝血酶的活性部位由于上方额外的肽链回路而变得狭窄。结合口袋的深度如之前所示的方式表示，颜色由蓝变红表示深度逐渐增加。

袋更为显著，其被多个亲脂氨基酸侧链包围。在胰蛋白酶中，该口袋的顶端是开放的，并且在空间上根本不受限制。很显然，其结构在大部分非特异性消化酶中不是必要的。因此，尽可能优先地占据凝血酶的 S_3 口袋能够提高其选择性。如果更详细地探究凝血酶-NAPAP 复合物的结构可以明显发现，萘环上增加的甲氧基取代基可以提高选择性，而事实上，抑制剂 23.12 对凝血酶的结合比胰蛋白酶要强 600 倍。

之前，德国 Marburg 的 Behringwerke 公司开发的化合物 CRC220（23.11，图23.9）对疏水 S_3 口袋的结合比 NAPAP 好得多。由于这种改善，CRC220 对凝血酶抑制的选择性要比胰蛋白酶高了 200 倍。

Hoffmann-La Roche 的研究人员采用了另一种方法开发凝血酶抑制剂，最初他们集中精力设计化合物主要填充 S_1 口袋。已知苄脒是占据 S_1 口袋的弱凝血酶抑制剂，然而它具有更强烈地结合胰蛋白酶的缺点（图23.4）。因此，巴塞尔的研究人员最初寻求一种比胰蛋白酶更强地结合凝血酶的小分子，在这个小范围内的研究中测试了 200 多个小分子。测试中，只有具备能够与 Asp189 带负电荷侧链相互作用的官能团结构的化合物才被选中测试，包括胍、脒和胺类结构。N-脒基哌啶（23.13，图23.13）被确定成为有趣的先导结构，与苄脒相反，脒基哌啶对凝血酶（$K_i \leqslant 150\ \mu mol/L$）的结合能比胰蛋白酶（$K_i \leqslant 300\ \mu mol/L$）更强。其系统的衍生化得到了 23.14，这是一个中度活性的凝血酶抑制剂（$K_i \leqslant 0.48\ \mu mol/L$）。基于蛋白酶的结构模型分析可以明显发现，用 D-氨基酸替代甘氨酸单元，如 D-Phe，能够填充亲脂性口袋并导致亲和力明显地增加。该化合物得以迅速制备并测试。事实上，23.15 展示出了对凝血酶高 10 倍的结合活性。然后对其他 D-氨基酸进行筛选，进一步提高了亲和力，其对胰蛋白酶的高选择性也鼓舞人心，化合物 23.16 对凝血酶的结合比胰蛋白酶强 840 倍以上。令人惊奇的是，在化合物 23.15（译者注：原文为 23.14，但 23.14 中并不含有苄基侧链）与凝血酶复合物的三维结构测定中发现：在结合口袋中，化合物的实际

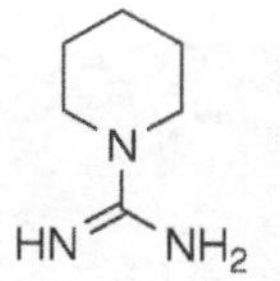

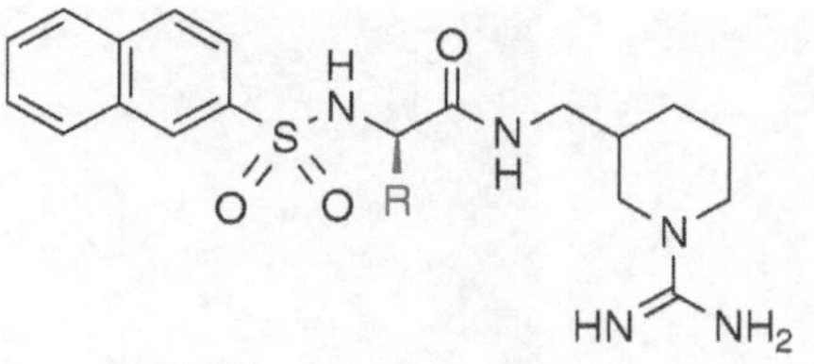

23.14 R = H
$K_i = 0.48\ \mu mol/L$

23.15 R = CH$_2$Ph
$K_i = 0.047\ \mu mol/L$

23.16 R = CH$_2$-(m-NO$_2$-Ph)
$K_i = 0.024\ \mu mol/L$

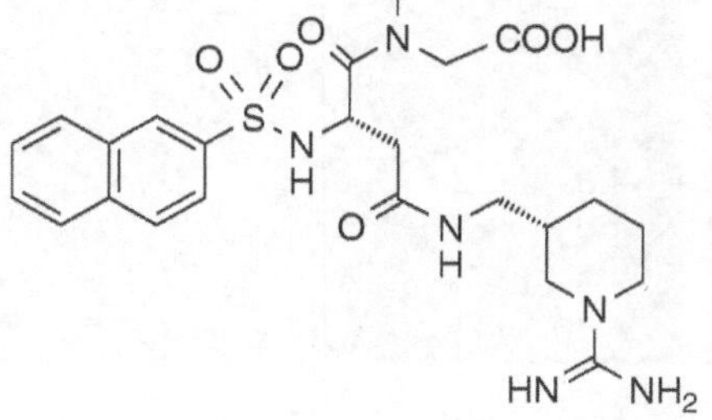

23.13
$K_i = 150\ \mu M$

23.17 奈沙加群
Roche
$K_i = 0.27\ nmol/L$

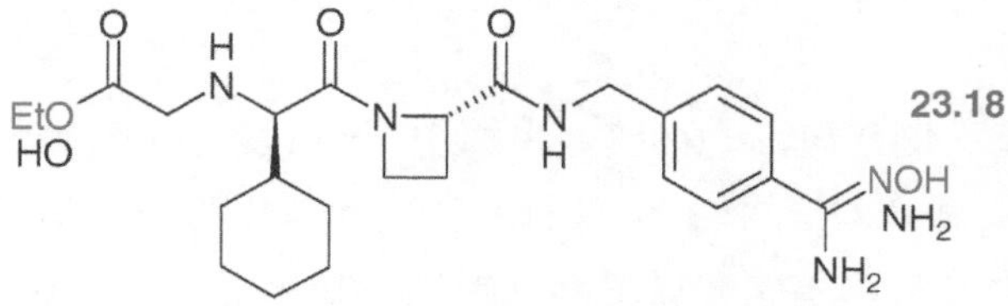

23.18 希美加群
Astra Zeneca
（美拉加群前药）

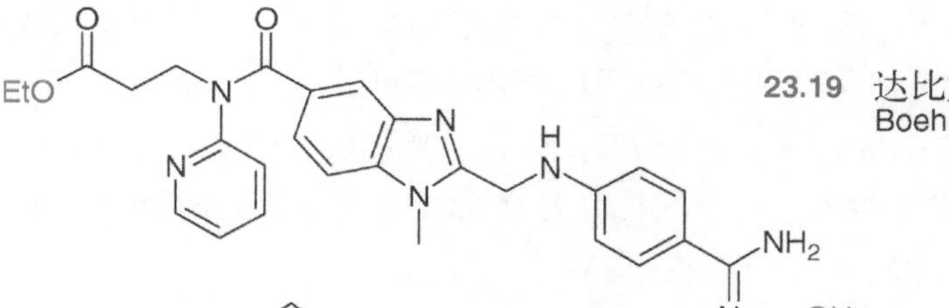

23.19 达比加群酯 (Rendix®)
Boehringer Ingelheim

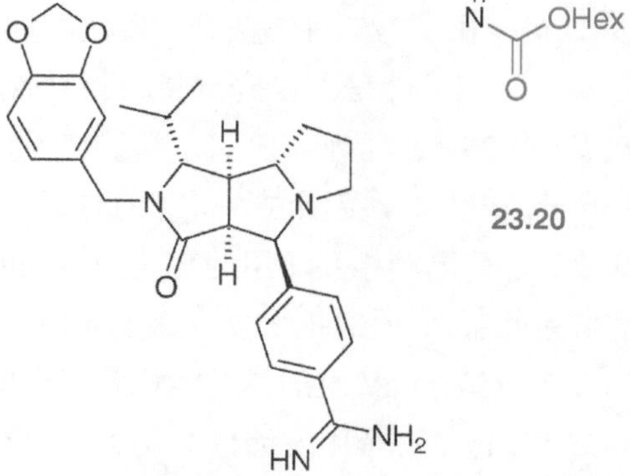

23.20

图 23.13 凝血酶抑制剂的一种基于结构的设计思路在于改善 23.13 的 S$_1$ 结合口袋。化合物 23.14 便是由此先导结构衍生而来。该化合物结合凝血酶的活性部位的方式催生了化合物 23.15 的诞生。对于侧链 R 的多样性合成得到了诸如 23.16 和 23.17 这样的具有更高结合力的化合物。对于化合物 23.17 的深入研究直至临床，该化合物被命名为奈沙加群。Astra Zeneca 公司的化合物美拉加群以双前药希美加群 23.18 上市，该化合物是第一个口服有效的凝血酶抑制剂。它是从三肽序列 D-Phe-Pro-Arg 衍生而来。另一个具有口服生物利用度的抑制剂达比加群酯 23.19 由 Boehringer Ingelheim 公司研发上市。三环抑制剂 23.30 由苏黎世 ETH 开发，其完全避免了模拟多肽的性质。

结合情况不同于预测,与最初的假设相反,萘基磺酰基与苄基侧链的位置发生互换。

从合成角度看,非蛋白原氨基酸的引入是不利的,因此,在合成上需要寻找其他更易得的合成片段,这项工作最终得到了奈沙加群23.17,一种非常高效和高选择性的药物。然而,因为更早发现的阿特拉姆班是一种已上市的静脉注射药物,奈沙加群同样也只适用于静脉注射,因此一直没有找到合适的途径上市。

多年来,许多大型制药公司一直花费很多的精力去寻求低分子量、可口服的凝血酶抑制剂。而Astra Zeneca公司用了很长的时间才将希美加群(23.18,图23.13)作为首个可口服的凝血酶抑制剂推进市场。该化合物是实际活性物质美拉曲坦的双重前药,其与初始母体结构(如三肽序列D-Phe-Pro-Arg)的关系仍然是非常明显的。用苄脒代替精氨酸残基的头部基团,将脯氨酸的五元环缩小为四元环,将末端苄基缩短成环己基,N端被亚甲基羧基取代。这些修饰证明研制具有充分生物利用度并且在可接受的时间内维持必要的血浆水平的凝血酶抑制剂是非常困难的。随后,Astra Zeneca公司与基尔大学的Bernd Clement合作,从提高生物利用度的角度采用双重前药策略:将终末酸用酯来替代,并将苄脒基转化为N-羟基脒。活性物质美洛伐它在人体内普遍存在的酯酶和一组3种还原酶的作用下得以释放。两年后,由于少数案例在使用数周后观察到部分肝毒性,Astra Zeneca公司宣布撤回了希美加群[西咪替兰(Exanta®)]。

Boehringer Ingelheim经过多年的研究,最终也取得了凝血酶研究的成功。化合物达比加群酯(23.19,图23.13)于2008年春季进入市场,用于预防心房纤颤患者的脑卒中,它也具有苯甲脒结构和用于结合疏水S₃口袋的吡啶基团,二者以具备酰胺键的苯并咪唑作为连接链相接。如希美加群,它在N端使用羧酸,与先导结构相比有更少的肽特性,同时也采用双重前药策略保证其具有足够的生物利用度。除了酸基的酯化外,也用脒基替代氨基甲酰基。该前药命名为达比加群(美国和欧洲的Pradaxa,以及加拿大Pradax®)。

苏黎世ETH的François Diederich小组设法开发一种完全避免模拟多肽性质的凝血酶抑制剂(23.20,图23.13)。通过结合口袋精确的设计,找到了一个中心含有三环结构的抑制剂,它可以很容易得通过1,3-偶极加成反应得到。在S₁口袋结合区域采用了苯甲脒结构,在S₃口袋结合区域使用胡椒基结构,这种非常刚性的衍生物可以将凝血酶抑制活性提高到纳摩尔级别。

23.5　可口服的低分子量弹性蛋白酶抑制剂的设计

人白细胞弹性蛋白酶是一种丝氨酸蛋白酶,其可以在肺中释放来破坏坏死组织和入侵细菌。酶的破坏性能力通常由一系列内源性抑制剂控制,如α₁蛋白酶抑制剂或白细胞蛋白酶抑制剂。如果蛋白酶和抑制剂之间的平衡发生改变,如由于遗传引起的抑制剂的低表达或与空气中有毒物质的接触,弹性蛋白酶就会攻击健康的肺组织。香烟烟气中含有的化合物能氧化内源性α₁蛋白酶抑制剂所必需的甲硫氨酸侧链,从而导致其失活,肺泡细胞的慢性破坏则会引起危及生命的疾病:肺气肿。

因此,这种疾病可能的药物治疗方法是使用弹性蛋白酶抑制剂。与凝血酶相反,弹性蛋白酶不具有所谓的酸性氨基酸深的S_1口袋,而是通过与配体产生极性接触,因此只能接受具有低疏水性氨基酸的底物,如缬氨酸(图23.3)。如果不能通过占据S_1口袋来获得大的结合能,就像凝血酶一样,那么催化丝氨酸本身可以通过蛋白质-配体相互作用与抑制剂形成可逆的共价结合。这个概念是前ICI公司(今属Astra Zeneca公司)所遵循的,其通过三氟甲基酮$R-COCF_3$为起点,研制可逆共价结合的丝氨酸蛋白酶抑制剂。从底物筛选开始,发现了有效的弹性蛋白酶抑制剂如23.21和23.22(图23.14)。

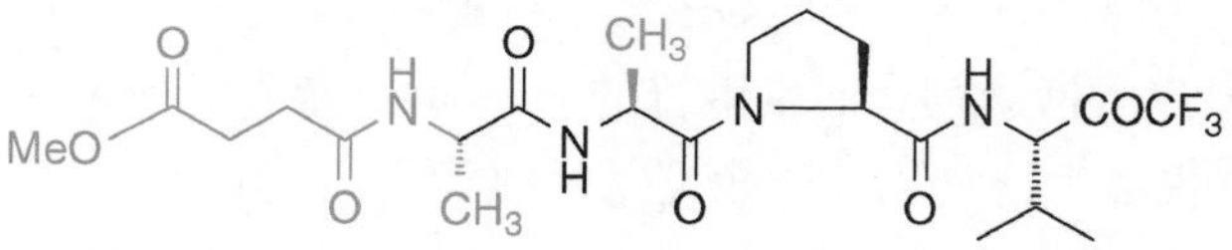

图23.14　弹性蛋白酶抑制剂23.21和23.22(ICI 200880)均为同类底物,化合物23.22具有很高的活性,但不具有口服生物利用度。

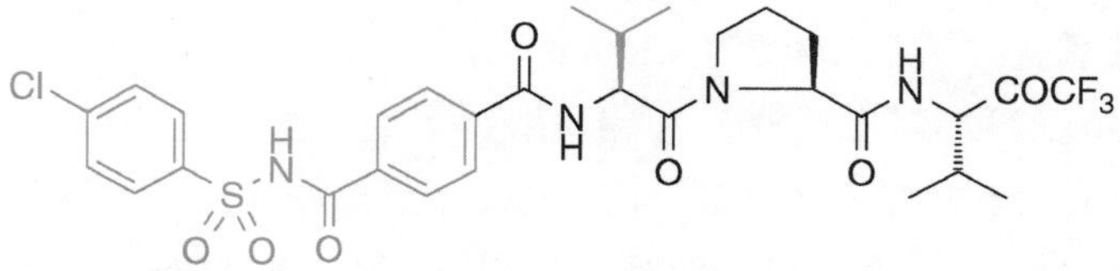

ICI 200880(23.22)经临床证实是有效的弹性蛋白酶抑制剂,但它口服生物利用度较差且生物半衰期短。相关抑制剂$Ac-Ala-Pro-Val-CF_3$与弹性蛋白酶复合物的空间结构已经确定。图23.15展示了弹性蛋白酶与抑制剂之间最重要的相互作用。抑制剂与弹性蛋白酶β折叠构象结合,与Val 216形成了两个氢键,与Ser 214形成一个氢键。缬氨酸侧链填充S_1口袋,羰基以一个半缩酮的形式与Ser 195侧链形成共价键。研究主要集中于具有与多肽抑制剂发挥相同作用的官能团的多肽结构上。

由蛋白质-配体复合物的3D结构出发,吡啶酮被认为是最有希望的拟肽替代结构。假定的吡啶酮结合模式与肽抑制剂结合模式对比,如图23.15所示。该化学型的化合物是由Zeneca公司(现Astra Zeneca公司)合成的,事实证明是非常有效的弹性蛋白酶抑制剂,化合物23.23(图23.16)与蛋白质的结合K_i为5.6 nmol/L。然而,该化合物具有多种不利的性质,不能口服,除了抑制弹性蛋白酶外也抑制糜蛋白酶($K_i \leq 60$ nmol/L)。过度的亲脂性导致口服生物利用度差及水溶性低。

其中杂环的碳原子被氮原子替换的嘧啶酮类看起来似乎合成更简单,因此应用更为广泛。化合物23.24的亲脂性较差($\lg P = 2.1$),水溶性是化合物23.23的10倍,可口

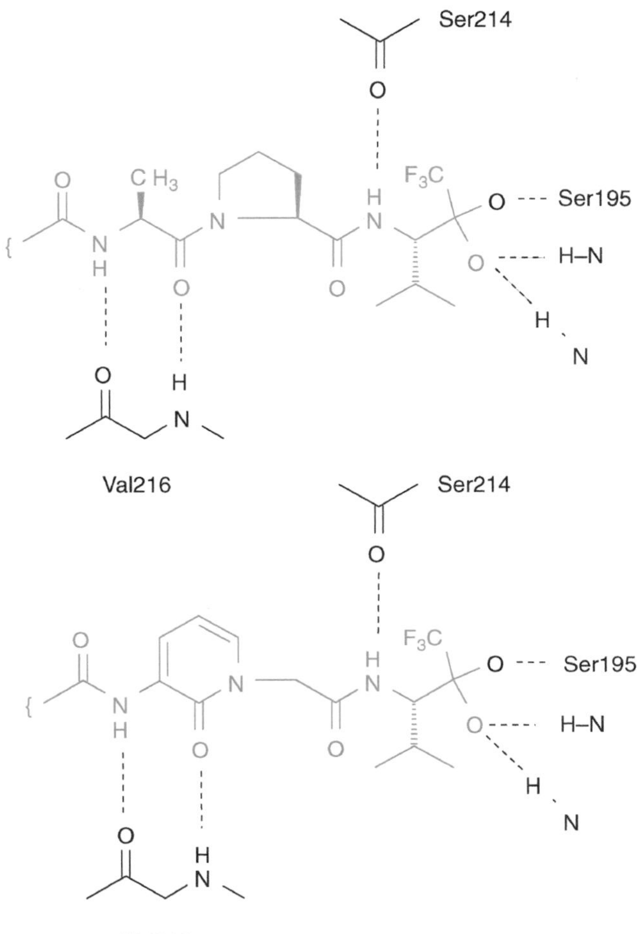

图23.15　弹性蛋白酶抑制剂Ac–Ala–Pro–Val–CF₃的结合模式与假设的吡啶酮结合模式的对比（如23.23，图23.16）。两个化合物均可以和Val 216形成双氢键。

服。其与弹性蛋白酶的结合力几乎不变（$K_i \leqslant 6.6$ nmol/L），而对糜蛋白酶抑制更弱（$K_i \leqslant 1\,000$ nmol/L）。大量的新结构类型的代表性化合物被合成出来,并且测试了它们的抑制活性和生物利用度。结果显示抑制作用强度与体内活性不能相关联。如化合物23.25在动物模型中是高活性的弹性蛋白酶抑制剂,但口服无效。化合物23.26（$K_i \leqslant 100$ nmol/L）具有60%～90%的生物利用度,在动物模型中也最佳。仅增加额外的磺酰胺基团类似衍生物23.27的晶体结构证实了预想的结合模式。

　　日本ONO公司开发了化合物23.28,其为化合物23.26的衍生物,它用1,3,4-二唑环酮替代三氟甲基酮并且在嘧啶酮上存在没有取代基的苯环,然而ONO-6818（23.28）的开发因为肝脏酶水平异常升高而在临床Ⅱ期试验被中止。不过ONO公司成功开发了ONO-5046,化合物23.29并以Sivelestat命名（Elaspol,图23.16）。该抑制剂可以与弹性蛋白酶特异性结合并与催化丝氨酸发生可逆的酰化反应。

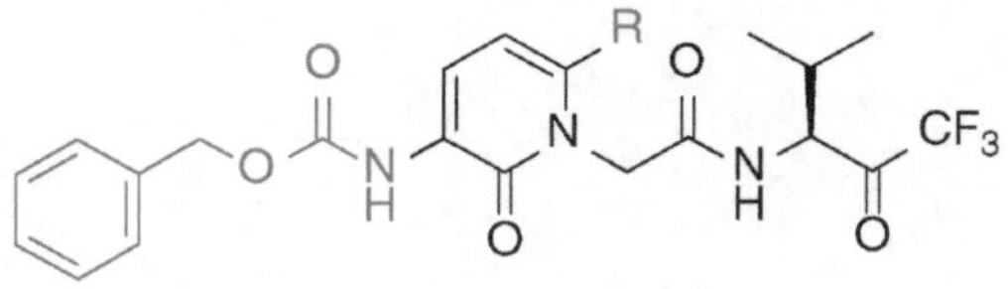

23.23 R= Phenly
K_i= 5.6 nmol/L

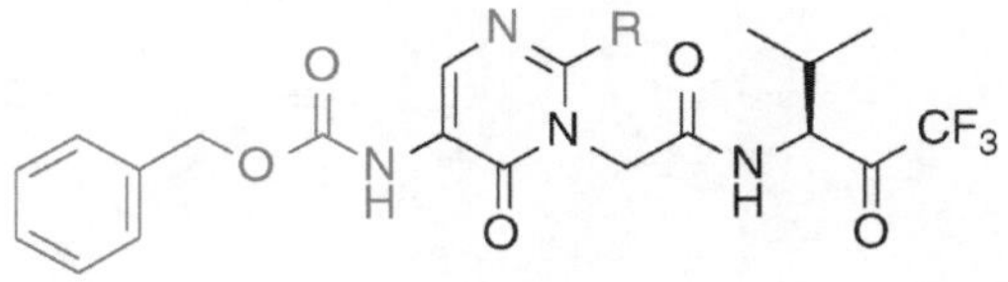

23.24 R=Phenyl
K_i= 6.6 nmol/L

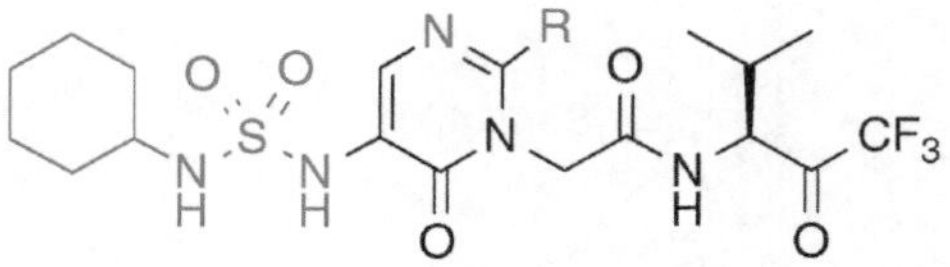

23.25 R=*p*-F-Phenyl
K_i= 1.6 nmol/L

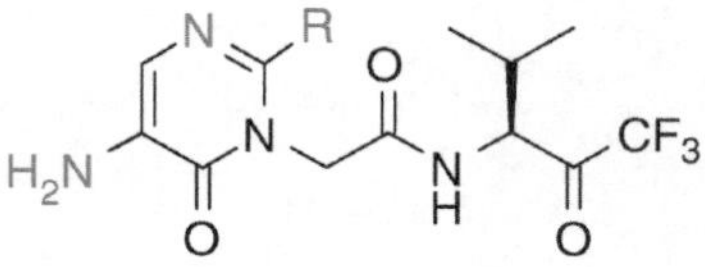

23.26 R=*p*-F-Phenyl
K_i= 100 nmol/L

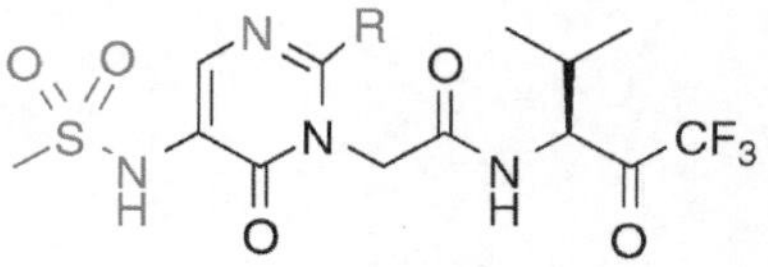

23.27 R=*p*-NH_2-Phenyl
K_i= 15 nmol/L

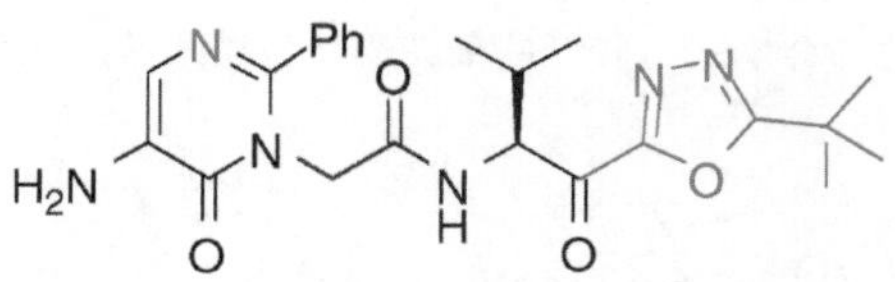

23.28 ONO-6818

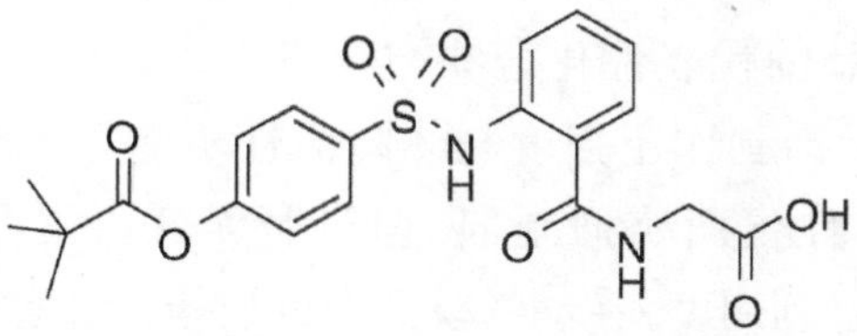

23.29 Sivelestat
ONO -5046

图23.16 Zeneca公司设计的具有口服生物利用度的弹性蛋白酶抑制剂。最初的设想是采用吡啶酮替换Ala–Pro得到化合物23.23。之后，又全部采用嘧啶酮结构。在吡啶酮的杂环上多引入一个氮原子。一些高活性分子(如23.25)被合成得到。化合物23.26展现了最好的体内性质。对氟苯基(化合物23.26)和对氨基苯基(化合物23.27)增加了与酶的亲脂性结合。化合物ONO–6818 23.28由日本开发直至临床，但因为在临床治疗时患者的肝脏酶水平异常升高而被中止开发。而该公司的另一个化合物23.29也得以进入临床，开发的名称为Sivelestat(ONO–4056)。以上的化合物均可以特异性转移酰基至催化丝氨酸并对酶产生可逆抑制。

23.6 丝氨酸蛋白酶抑制剂,凝血酶只是个起点

在凝血级联效应通路中,Xa因子和Ⅶa因子的产生比凝血酶更靠前。因此也成为抗血栓药物的研究靶点。它们在S_1口袋的底部都有一个天冬氨酸,类似于凝血酶。而且,Xa因子特异性具有两侧为芳香族氨基酸(Tyr99,Trp215和Phe174)的狭窄且深的S_3口袋。因此,抑制剂的芳香基团是这个口袋适合的理想结构。如上所述,在20世纪90年代中期有一个公认的理念,胰蛋白酶样丝氨酸蛋白酶的S_1口袋只能接受碱性基团。然而,美国Merck & Co.公司在凝血酶中证实,氯取代的芳基部分也可结合。这些基团对Xa因子抑制剂而言有突破性地改进。高活性抑制剂的开发可以通过氯苯基、氯萘基或氯噻吩基团伸入到S_1口袋中实现。因此,通过在富含芳基的、深的S_3口袋中引入额外的基团,能够得到更大的结合力,这些化合物虽然不含有苯甲脒,却依然有纳摩尔级别的蛋白酶活性。这样的衍生物是由Astra Zeneca公司(23.30,图23.19)发现的。同时具有结合S_1口袋的氯取代芳环和具有苯甲脒基团的Xa因子抑制剂也得到开发。然而,与其他胰蛋白酶样丝氨酸蛋白酶衍生物相比,要获得足够的选择性要困难得多。此外,它们作为凝血酶抑制剂也有类似的生物利用度问题。2008年9月,Bauyer Health Care公司上市了一种新的Xa抑制因子——利伐沙班(Xarelto®;23.31,图23.18和图23.19),它在S_1口袋结合区域中引入氯噻吩基团。

其他公司也正在研究具有结合S_1口袋的类似氯代芳香基结构的抑制剂,如BMS公司的具有纳摩尔级别以下活性的抑制剂阿哌沙班23.32最近被批准上市。它完全不依靠卤素基团在S_1口袋中产生相互作用,如晶体结构显示,在S_1口袋里用甲氧基取代结合的水分子。前面提到的缺少苄脒基团的化合物显示出更好的生物利用度和对Xa因子良好的选择性。因此,尝试开发凝血酶和因子Xa的双重抑制剂,通过同时抑制两种蛋白质,得到协同而非叠加的抗血栓效果,有望扩展治疗范围。

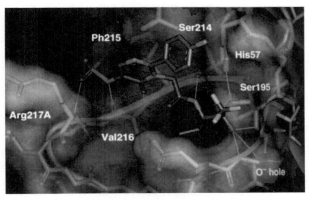

图23.17 化合物23.27与弹性蛋白酶复合物的晶体结构。该抑制剂可以和Val216形成双氢键,同时和Ser214形成一个氢键。而且,其氧原子占据了氧负离子孔。

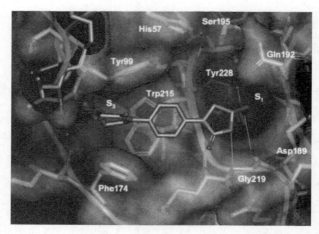

图 23.18　利伐沙班 23.31（图 23.19）与因子 Xa 的晶体结构。该抑制剂中的氯代噻吩基团可以和深的 S_1 口袋末端的 Tyr228 和 Asp189 结合。氯原子可以和芳香环发生相互作用。化合物结构中的苯环及末端的内酰胺环与 S_3 口袋结合，其被 Tyr99、Phe174 和 Trp215 的三芳基环绕。

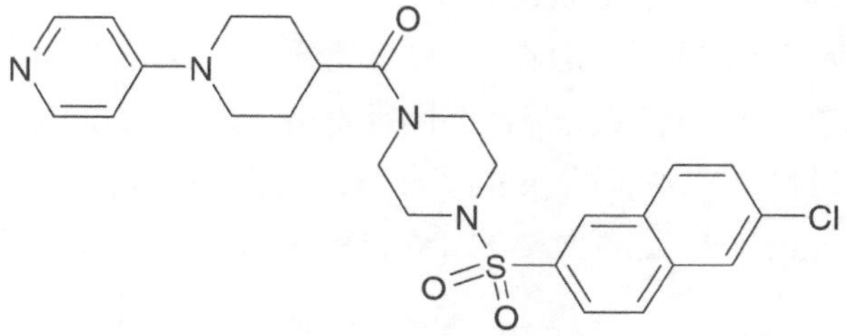

23.30

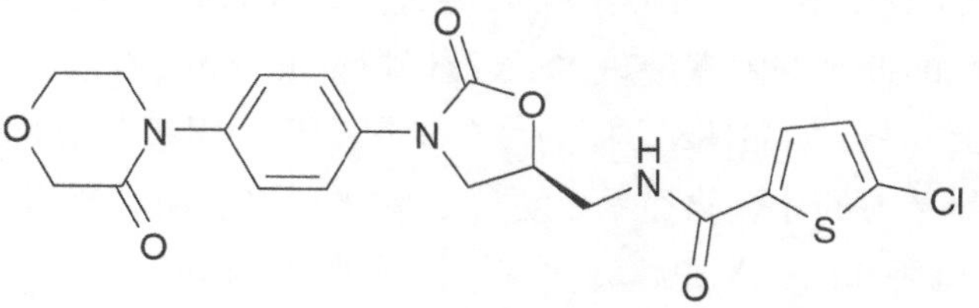

23.31 利伐沙班
(Xarelto®)

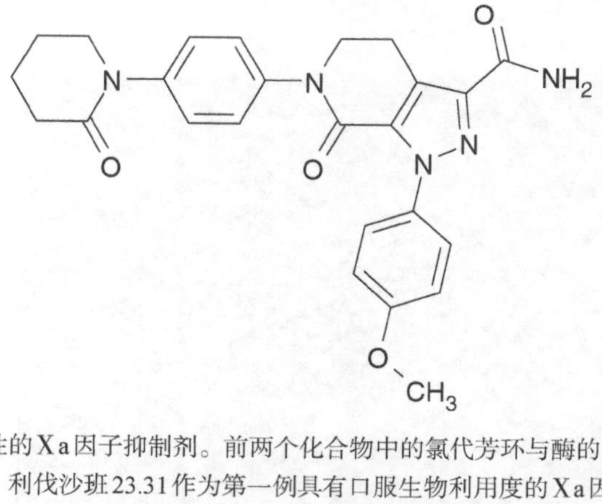

23.32 阿哌沙班

图 23.19　3 个具有活性的 Xa 因子抑制剂。前两个化合物中的氯代芳环与酶的 S_1 口袋结合。化合物 23.30 由 Astra Zeneca 公司研发得到。利伐沙班 23.31 作为第一例具有口服生物利用度的 Xa 因子抗血栓剂，由 Bayer 公司在 2008 年成功上市。由 BMS 公司开发的阿哌沙班 23.32，采用甲氧基取代的芳环体系与 Xa 因子的 S_1 口袋结合，把活性提高到了纳摩尔级别。

　　Ⅶa因子处于凝血级联的外源性路径的起始位置,这种酶也属于胰蛋白酶样丝氨酸蛋白酶家族,其特异性抑制剂已经被研究多年。Ⅶa因子蛋白酶的激活很有趣。在受伤的情况下,血液与组织接触,Ⅶa因子和膜结合组织因子可以形成复合物,引起蛋白酶催化域的构象发生改变。紧邻催化中心的一个肽链部分从一个未折叠的构象转为螺旋结构,这导致了催化部位结构的改变。只有在复合物情况下,蛋白酶才具有使得凝血级联启动的结构。虽然已有大量的纳摩级别的抑制剂被开发出来,但没有能避免在P₁芳环上使用碱性基团。

　　除了凝血级联的丝氨酸蛋白酶外,这个家族还有其他蛋白酶可选择作为药物开发的靶点。这些酶靶向药物设计极大地受益于从凝血酶抑制剂所获得的经验。之前掌握的概念能够很好地应用到特殊情况下的蛋白质。类胰蛋白酶、尿激酶和蛋白质分解酵素就属于这一家族。正在研究的类胰蛋白酶抑制剂可以用于治疗哮喘,其他两个则是治疗癌症可能的靶点。类胰蛋白酶是具有4个胰蛋白酶样催化位点的四聚体,这些位点相互间距只有几埃。要开发选择性抑制剂,设计的化合物应该携带两个苯甲脒基团结构和能将它们连接在一起的足够长的连接链,在四聚体类胰蛋白酶中可以以这种方式在4个位点中实现两个分子同时被阻断。这个设计理念的缺点是开发的抑制剂分子量非常大,它们超过了分子量的限制,为600 Da,一般认为不应超过它才能有良好的生物利用度。弗林蛋白酶也属于丝氨酸蛋白酶家族,然而它却采用枯草杆菌蛋白酶家族的折叠形式(14.7节),它包括了原成熟蛋白质。以这种方式,病毒的包膜蛋白被切断,将它们变成活跃的形式。据报道,它参与了"布防"病毒:2003年8月23日,在德国的BILD-Zeitung,弗林蛋白酶被称为"世界上最残酷的蛋白质""使疫情对人类造成致命的危险,脂包膜病毒,像炸弹引爆器一样"。弗林蛋白酶和最接近的亚麻酶可以切断特定的碱性四肽序列C端:Arg-X-(Arg/Lys)-Arg-,许多脂质包膜的糖蛋白病毒在该识别序列处被切断并随后被激活。其中一个例子是在血凝素(一种表面糖蛋白)中含有此类切割位点序列的高致病禽流感病毒。该病毒能否被激活取决于普遍存在的弗林蛋白酶的可用性,这是禽流感病毒高致病潜力的先决条件。必须满足其他基因组合或先决条件才能将这些病毒转化为动物和人类的危险病原体。弗林蛋白酶抑制剂可以有助于抑制这些病毒的"布防"。然而,将这种高电荷底物转化成抑制剂,而且具有良好生物利用度,是一个巨大的挑战。

　　在20世纪90年代初,人们发现了一个有趣的实验现象:二肽基氨基肽酶Ⅳ(DPPⅣ)的底物肠促胰岛素GIP和GLP-1,可以在进食后刺激胰腺释放胰岛素,它们可以被这种丝氨酸氨基肽酶迅速降解。因为肠泌素已经是治疗糖尿病的很有意义的候选药物,所以这个概念很快启发了抑制DPPⅣ可作为治疗2型糖尿病(非胰岛素依赖)的方法。当脯氨酰基或丙氨酰基位于N端的第二位置时,膜结合蛋白酶切断其底物的二肽。西他列汀(Januvia®)23.33(图23.20)于2006年获得批准用于治疗2型糖尿病。它阻断蛋白酶而不引发共价偶联。最近还有两种化合物,维格列汀(Galvus®)23.34和沙格列汀(Onglyza®)23.35,可供临床使用。这两者都使用脯氨酸衍生的氰基吡咯烷,可逆地共价

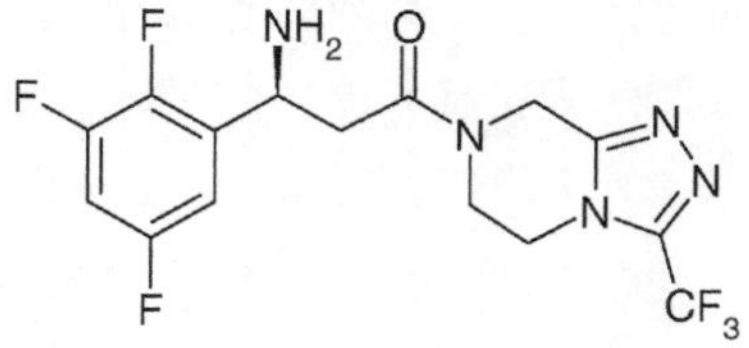

23.33 西他列汀(MK-0431)
Merck

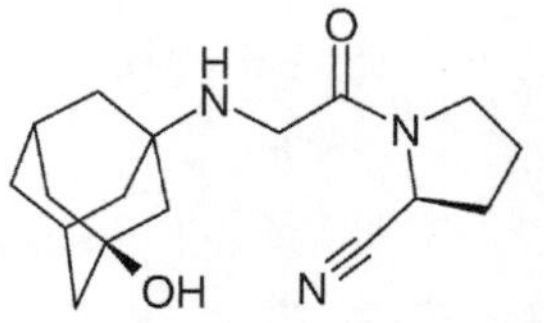

23.34 维格列汀 (LAF 237)
Novartis

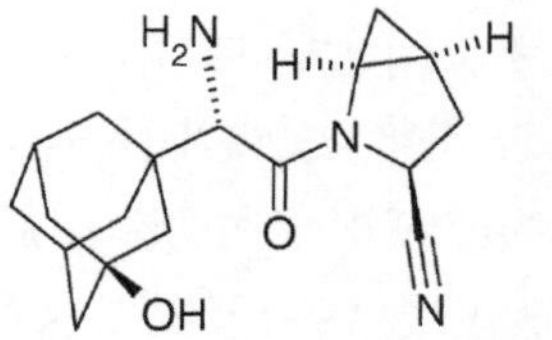

23.35 沙格列汀 (BMS-47718)

图23.20 西他列汀23.33、维格列汀23.34和沙格列汀23.35均为丝氨酸氨基肽酶DPP Ⅳ的抑制剂，其可以用于2型糖尿病的治疗。

结合到催化丝氨酸上。

对于当前许多正在进行研究的丝氨酸蛋白酶来说，我们只能等待未来几年是否有其他活性物质可以进入市场。通过总结蛋白质家族每个个体的研究经验，这个领域也越来越多地从中获益，先导结构也可快速地被发现并用于新的靶点结构。

23.7 丝氨酸，一个备受青睐的酶降解亲核试剂

丝氨酸肽酶使用内源丝氨酸的OH作为亲核进攻基团。相邻的组氨酸残基暂时介导质子转移，天冬氨酸可以迅速补偿组氨酸咪唑环的电荷。然而，一个特殊的性质是底物的N端与酶之间具有短暂的共价结合，许多其他水解剪切酶具有类似的原理。酯酶和脂肪酶也具有催化三联体，这些酶中偶尔会发生天冬氨酸酯与谷氨酸酯交换。神经递质乙酰胆碱作用于许多营养神经系统中的突触，包括神经刺激的转导，它与烟碱乙酰胆碱受体结合，激活离子通道（30.4节）。必要时必须去除乙酰胆碱以限制传输过程的持续时间并将受体复位，这种神经刺激传导系统的不平衡将会导致急性和慢性运动障碍。乙酰胆碱酯酶负责降解乙酰胆碱，该酶的抑制剂可以用于治疗帕金森病，最近的研究也探讨了它们治疗阿尔茨海默病的潜在可能性。

乙酰胆碱酯酶的催化三联体由丝氨酸、组氨酸和谷氨酸组成，乙酰胆碱（3.46，图3.11）被酶裂解，其乙酰基将转移至催化丝氨酸，由酯酶水解缓慢释放出乙酸。药物*S*–卡

巴拉汀23.36也是通过被催化丝氨酸进攻,并转移其氨基甲酰基。由于氨基甲酰–酶复合物的稳定性提高,酯酶只能非常缓慢地脱酰基化并再生进入下一次转化,这能对靶标酶产生几个小时的抑制。胆碱酯酶抑制剂也被用作杀虫剂,活性物质如对氧磷23.37、巴拉松(E605)23.38、残杀威23.39或马拉松23.40,其含有的磷酸酯或硫酯几乎是不可逆转地转移到催化丝氨酸上,因为这种抑制,可以使乙酰胆碱增加到昆虫的致死浓度(图23.21)。

　　类似于酯酶,脂肪酶也水解酯键,催化三联体由丝氨酸、组氨酸、天冬氨酸或谷氨酸组成。胰脂肪酶在脂肪消化过程中切断三酰甘油,这种酶的抑制剂,存在于肠内,其明显减少脂肪及其降解产物的吸收,可用于肥胖的治疗。奥利司他(Xenecal®, 23.41, 图23.22)

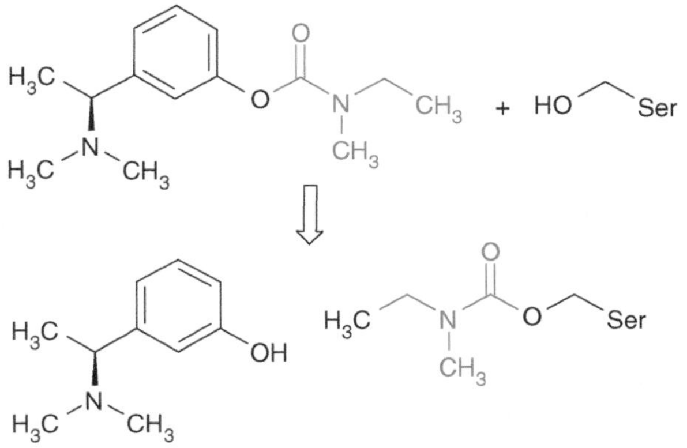

23.36 S-卡巴拉汀

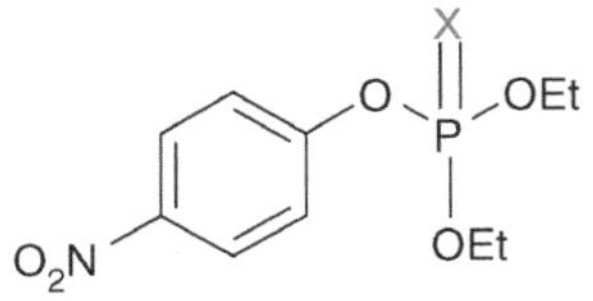

23.37 X=O 对氧磷
23.38 X=S 巴拉松(E605)

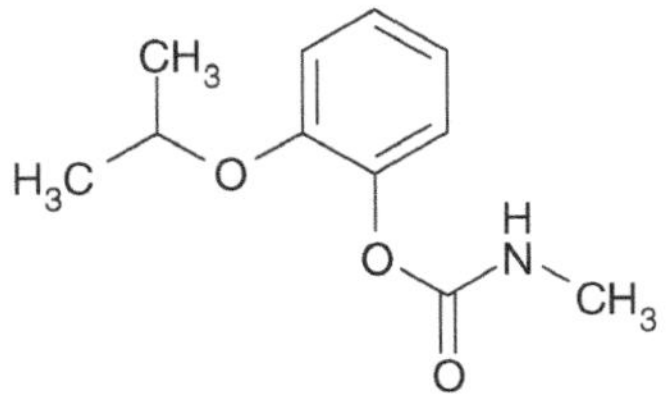

23.39 残杀威

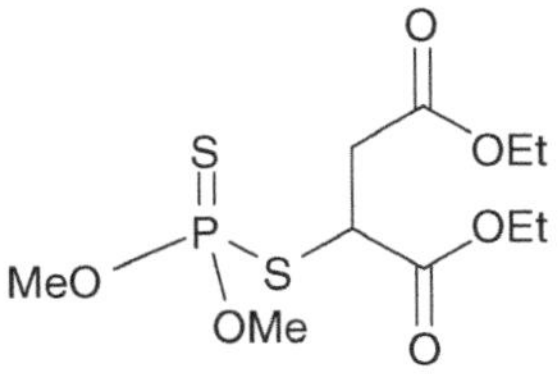

23.40 马拉松

图23.21　S-卡巴拉汀23.36可以将氨甲酰基转移至乙酰胆碱酯酶结合口袋中的催化丝氨酸并阻断其作用,因为氨甲酰基–酶复合物的水解非常缓慢。乙酰胆碱酯酶抑制剂对氧磷23.37、巴拉松23.38、残杀威23.39或马拉松23.40均为膦酸类、硫膦酸类或者氨甲酰之类化合物,均可被用作杀虫剂。它们可以和催化丝氨酸反应,形成稳定的共价键。

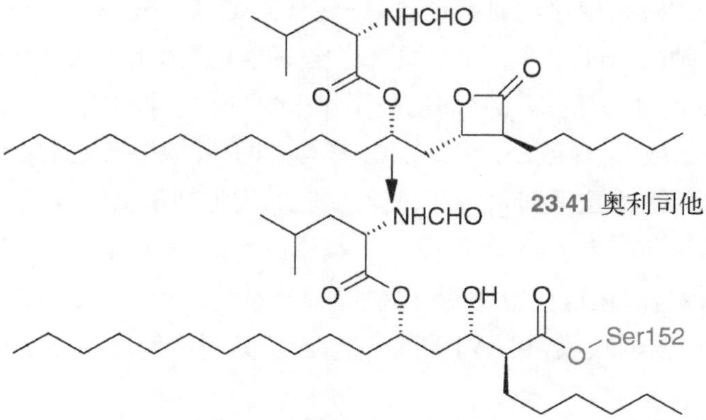

图23.22 奥利司他23.41是天然产物lipstatin的氢化合成产物，其具有两个额外的双键。该化合物具有活性的β-内酯结构可以与胰脂酶催化部位的催化丝氨酸位点反应并开环，形成酰基-酶复合物。酶的活性因此被抑制。

是天然产物利普司他汀的合成氢化产物，其核心是具有活性的β-内酯，还有一个很长的脂肪侧链。脂肪酶催化位点的丝氨酸进攻环内酯的羰基，并打开张力环转化为稳定化的酰基酶复合物。一旦被阻断，脂肪酶不能再断裂三酰甘油，从而降低从食物中提取卡路里的能力。

脂肪酶通常用于外消旋体的动力学拆分，通常是通过简单地转化外消旋酯的混合物来实现，在两种形式的酯中，一种酯比另一种酯反应得更快。在5.4节描述过一个例子，脂肪酶不仅用于水解而且还能形成新的酰胺键。为此，中间体酰基酶复合物不能与亲核的水分子接触，也不能与具有游离氨基的化合物接触，它们的转化会产生新的酰胺键。细菌使用转肽酶反应来构建其细胞壁，与人类相比，它有完全不同的组成。因此用于细胞壁合成的酶是细菌所特有的，这可以作为一种副作用较小的药物靶点。

肽聚糖链的交联在细胞壁生物合成的最后一步完成。为此，五甘氨酸链的末端氨基进攻另一个肽单元的两个D-丙氨酸片段，切断D-Ala-D-Ala之间的键，并在D-Ala和甘氨酸之间形成新的肽键。由糖转肽酶介导的交联，有与丝氨酸蛋白酶非常相似的催化机制。除了催化的丝氨酸，在反应中心也找到了赖氨酸、谷氨酸和氧阴离子孔。青霉素23.42～23.44和头孢菌素23.45（图23.23）能抑制这些转肽酶，它们有一个类似于D-Ala-D-Ala二肽的空间结构，因此被认为是"伪"底物（图23.23）。β-内酰胺环通过催化丝氨酸的进攻来打开，导致酶的不可逆共价结合，肽聚糖链的交联被阻止，新合成的细胞壁不能得到足够的稳定性，细胞无法承受内容物渗透压的增高，导致细菌细胞被杀死。

在Alexander Fleming发现的第一批青霉素（2.4节）中，苄基23.43和苯氧甲基青霉素23.44仍具有临床意义（图23.23）。通过青霉酸的6-氨基残基的交换来提高药物动力学，生物活性和酸稳定性。在酰基的α-碳原子上，电负性的原子能够增加酸催化分解的稳定性，也有助于改善口服生物利用度。

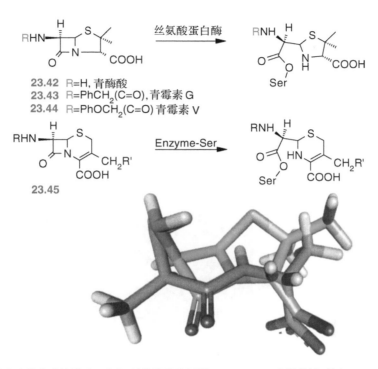

23.42 R=H, 青霉酸
23.43 R=PhCH$_2$(C=O), 青霉素 G
23.44 R=PhOCH$_2$(C=O) 青霉素 V

23.45

图 23.23　在细胞壁生物合成的最后一步中,糖肽转肽酶切断 *D*-Ala-*D*-Ala 之间的键,并在 *D*-Ala 和甘氨酸之间形成新的肽键从而完成肽聚糖的交联。具有内酰胺结构的青霉素类(23.42~23.44)或头孢菌素类(23.45)可以阻断此过程。青霉素结构(绿色部分)模拟 *D*-Ala-*D*-Ala(橘色部分)与酶结合。催化丝氨酸亲核进攻打开内酰胺环完成对转肽酶的不可逆抑制。

　　细菌通过生成与转肽酶结构相关的内酰胺酶迅速对青霉素产生耐药。4类已知内酰胺酶中,其中3类在活性位点上具有催化丝氨酸。另一类属于锌依赖性金属酶(第25章"金属蛋白水解酶抑制剂"),β-内酰胺酶的催化丝氨酸可以被青霉素和相关头孢菌素进行酰化(图23.23),直到这步,转肽酶和β-内酰胺酶的作用机制都是相同的。然而,转肽酶形成非常稳定的酰基酶,而β-内酰胺酶的共价中间体会快速地被水解掉,因此使转肽酶失活的抗生素就失去了活性。β-内酰胺酶可能是转肽酶的产物,它们在自然界中广泛存在,并从细菌和霉菌之间的竞争中演变而来。β-内酰胺酶的抗性基因很容易在细菌之间转移,主要是因为这些信息被存储在能快速发生转移的染色体外质粒上。

　　β-内酰胺酶是如何区别于转肽酶从而能够快速处理共价结合开环的青霉素? 这需要蛋白质的水解断裂。为此,在活性位点微孔中必须有水分子以启动对酰基酶底物的亲核进攻。虽然转肽酶的结构和β-内酰胺酶非常相似,序列同源性却很小。尽管如此,转肽酶通过选择性突变也已具备了内酰胺酶的水解性质,只需要几个氨基酸的交换就能够实现。最重要的是,在转肽酶中疏水性氨基酸(如苯丙氨酸和色氨酸)可以保护酰基酶复合物不发生水解。相反,在内酰胺酶的相同位置发现了极性氨基酸(如谷氨酸)。相对于转肽酶的疏水氨基酸,这些氨基酸激活水分子,使其以正确取向对酰基酶复合物进行亲核进攻。结果,内酰胺酶开环形成的青霉素裂解产物共价复合物发生水解，但是它在转肽酶中却能够保持稳定。

怎样破坏这种内酰胺酶引起的耐药性，以及如何阻止青霉素的降解？没有取代基的青霉烯酸23.46会被TEM-1β-内酰胺酶（图23.24）快速裂解。基于结构方面考虑应当在位上引入羟甲基，该基团应当处于水分子对酰基酶开始亲核进攻的位置，事实上衍生物

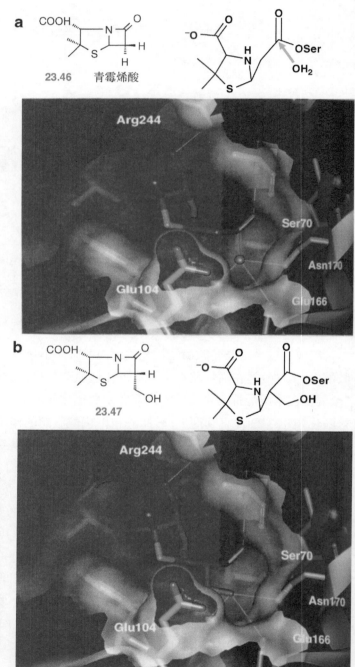

图23.24 无取代的青霉酸23.46很容易被TEM-1β-内酰胺酶裂解。在6位引入羟甲基得到化合物23.47可以和酶形成稳定的不易水解的酰基-酶复合物。新的晶体结构得以确认该结果（b，下图），羟甲基的位置刚好位于水对酰基-酶复合物亲核进攻的起始位置（a，下图，模拟的结构与23.47和酶的复合物结构）。在转肽酶的166和170位置分别找到了疏水性的氨基酸苯丙氨酸和色氨酸，这和β-内酰胺酶的结构密切相关。

23.47让TEM-1β-内酰胺酶失活。在后来测定的晶体结构中，CH_2OH基团附近检测到一个水分子。但其距离太远以至于不能水解酰基酶。因此，羟基能够阻断水分子对酰基酶的酯羰基的进攻。

羟甲基的引入已经得到了重要的耐β-内酰胺酶的β内酰胺，如亚胺培南23.48或美罗培南23.49（图23.25）。β-内酰胺酶也可以发生不可逆地抑制，因此，如果抑制剂与青霉素一起服用，将会阻止内酰胺酶对青霉素的降解，并且也可用于抑制转肽酶。天然产物克拉维酸23.50通过内酰胺开环形成酰基酶复合物，继而通过重排形成耐水解的乙烯基聚氨酯。

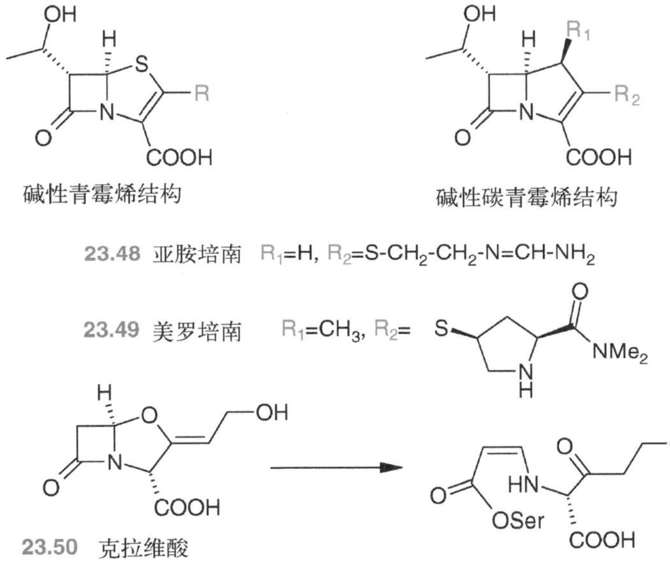

碱性青霉烯结构　　　　　　　碱性碳青霉烯结构

23.48 亚胺培南 R_1=H, R_2=S-CH_2-CH_2-N=CH-NH_2

23.49 美罗培南 R_1=CH_3, R_2=

23.50 克拉维酸

图23.25 耐β-内酰胺酶的抗生素、培南类和碳青霉烯类。亚胺培南23.48或美罗培南23.49由碳青霉烯型衍生得到。天然产物克拉维酸23.50可以打开其内酰胺环与丝氨酸形成酰基-酶复合物。然后重排得到耐水解的烯基氨基甲酸酯类化合物。

通过这些实例，证实用丝氨酸作为亲核试剂的酶无处不在。病毒需要裂解酶，它们需要将被感染细胞合成的多肽链特异性裂解为功能性病毒蛋白。病毒或者使用感染的宿主细胞的蛋白酶（参见弗林蛋白酶）或使用其自身的病毒蛋白酶，由于后一种酶的准确无误功能对于新病毒的成熟是必不可少，也是病毒特有的，这些蛋白酶就成为药物开发的优选靶点。具有催化丝氨酸和半胱氨酸的肽酶（23.8节）是已知的，我们将会（24.3节）看到天冬氨酸蛋白酶在其他病毒的应用。

在疱疹病毒中发现了另一种丝氨酸肽酶的次晶蛋白质。来自巨细胞病毒的酶与来自水痘带状疱疹病毒和单纯疱疹病毒相似，也属于该组，这些蛋白酶也使用丝氨酸和组氨酸。另外的组氨酸在三联体中形成第三个氨基酸，尽管有不同的折叠模式，这个三合一空间与胰蛋白酶三联体非常适合，甚至在该病毒蛋白酶中也存在氧阴离子孔。

丙型肝炎病毒属于包膜RNA病毒组，除了其他病毒蛋白外，其基因组含有丝氨酸蛋白酶的序列（HCV-NS3/4A），必须裂解最初产生的多肽蛋白链，使其变成功能性病毒蛋白。因此对这种蛋白酶的抑制是肝炎感染的治疗方法。感染易于变成慢性，并可能导致严重的肝损伤、肝硬化和肝细胞癌，这些可口服的丝氨酸蛋白酶抑制剂近期已经上市，如Vertex公司的telaprevir。

羧基丝氨酸肽酶是另外一种折叠方式类似于枯草杆菌蛋白酶的酶（14.7节），它们有丝氨酸、谷氨酸和天冬氨酸三联体，最近在人类cnl2基因上发现了这个家族成员，该基因的突变导致严重的神经退行性疾病。在这种酶中也发现一个氧阴离子孔，有趣的是天冬氨酸有助于其形成。然而，它只有在质子化状态时才可以完成过渡态时其作为氢键供体和负电荷稳定剂的任务，该家族的酶pH在3～5的范围有活性，因此满足了质子化的要求。

会有更多丝氨酸催化的裂解酶被发现，我们只能拭目以待哪个肽酶会被挑选出来用于药物开发。在所有的例子中，它们的催化机制采用相同的空间构象，因此，一般原则适用于每一个肽酶家族成员。

23.8 所有变体中的三联体：苏氨酸作为亲核试剂

除丝氨酸之外，还有另外一种携带脂肪族羟基的氨基酸：苏氨酸，该氨基酸也可以在蛋白酶中具有催化活性。蛋白酶体是细胞的主要蛋白质切碎机，能够粉碎泛素标记的蛋白质，使其成为含有3和20个氨基酸的小寡肽。泛素本身是一种高度保守的有76个氨基酸的蛋白质。作为细胞粉碎机，蛋白酶体在蛋白质代谢、细胞生长和细胞死亡中起着核心作用，因此它是一个治疗癌症的重要靶点。蛋白酶体是一个由30多种蛋白质组成的多蛋白复合物，并在细胞质和细胞核中均有发现（图23.26）。蛋白酶体的构造类似一个具有调节功能的含有两个盖的容器，这些区域可控制底物进入粉碎机。在蛋白酶的催化位点发现苏氨酸，它具有胰凝乳蛋白酶样、胰蛋白酶样和肽基-谷氨酰肽样的底物特异性。该苏氨酸的OH基团具有亲核试剂的作用，相邻的带正电荷的赖氨酸和平衡天冬氨酸增强了它的亲核力，苏氨酸是N端的第一个氨基酸，因此，其携带游离氨基。在机制上，它可作为质子受体，两个丝氨酸和一个天冬氨酸的基团有助于稳定其过渡态和填补亲核中心。

作为学术研究机构建立的Millenium公司，于2006年将硼替佐米23.51（Velcade®）推进市场，这是第一个阻断蛋白酶体的苏氨酸蛋白酶功能的活性物质。化学上，硼替佐米是一种硼酸衍生物（图23.26）。该抑制剂与催化三联体的苏氨酸反应以产生共价结合，除了这种反应性基团之外，在分子中还可看到一种不同的肽样特征，该分子能够在蛋白酶体的底物结合位点发生相互作用。

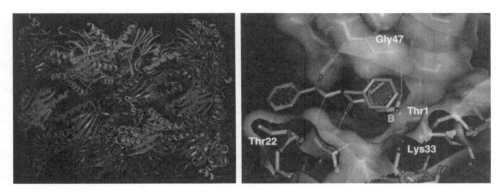

23.51 硼替佐米

图23.26　蛋白酶体是细胞级的切碎机,水解裂解蛋白质,使其成为含有3和20个氨基酸的寡肽。左图所示为酵母菌的20S蛋白酶的晶体结构(亚结构以不同颜色显示),6个这样地亚结构可被硼替佐米抑制(黄色部分),硼替佐米23.51的硼酸衍生物(右图,灰色部分)可以和N端的Thr-1反应,形成共价的硼酸酯复合物。

　　另一种肽类似物卡非莫比(carfilzomib)目前正在进行临床试验,它在末端具有α′,β′-环氧酮,苏氨酸OH基团亲核进攻抑制剂的酮羰基官能团产生抑制作用。接下来,相邻的N端氨基使环氧环开环,从而形成不可逆的共价键。尽管环氧酮具有很强的反应性,但是卡非莫比依然是高选择性的蛋白酶体抑制剂,在序列中第一个残基的亲核基团苏氨酸OH和N端氨基是非常规的特殊组合,但其对抑制剂的激活也是必需的。

　　目前,蛋白酶体是一个重要的、正在实验用于肿瘤治疗的靶点,目前有20多种不同的抑制剂正在开发中。硼替佐米用于一种骨髓恶性疾病多发性骨髓瘤的治疗。这种肿瘤疾病是以血浆细胞的恶性转化为基础的,而血浆细胞的生理功能是产生免疫防御的抗体,尽管硼替佐米不能治愈多发性骨髓瘤,但可延长采用其他药物治疗失败的患者生命。在多发性骨髓瘤中,血浆细胞产生大量错误折叠的蛋白质,它们必须被蛋白酶体消化。因此,这些肿瘤细胞需要最佳功能的蛋白酶体,否则就会诱导细胞凋亡,因此阻断蛋白酶体的功能对于这些肿瘤细胞来说是可取的,而且这些肿瘤细胞对硼替佐米的治疗比正常细胞更敏感。一些肿瘤细胞也激活转录因子NF-κB,其控制肿瘤细胞的增殖和存活。蛋白酶体对于NF-κB的激活至关重要,因为它能降解对NF-κB起抑制作用的转录因子抑制剂。因此蛋白酶体的抑制可用于保持NF-κB的良性状态,结合的对象不再被降解。硼替佐米有可能诱导肿瘤细胞凋亡,因为它稳定了细胞周期蛋白依赖的激酶抑制剂(26.2节)及肿瘤抑制蛋白p53。

有趣的是,细菌中也发现了蛋白酶,以14mer和类似蛋白酶体的空间结构存在。ClpP蛋白是一种丝氨酸蛋白酶,参与细菌中的细胞蛋白质的降解,大环内酯类抗生素的治疗可能导致其功能不受控制和蛋白质降解失控,从而导致细菌中细胞死亡。该原理得到Bayer公司的认可,并被应用于抗生素疗法的开发中。目的不是阻断ClpP蛋白的蛋白酶功能,而是通过合成抗生素来促进其不受控制的响应。

23.9　半胱氨酸蛋白酶：硫基在三联体复合物中作为亲核试剂

除了丝氨酸和苏氨酸的羟基之外,半胱氨酸的巯基也能够对酰胺键进行亲核水解进攻。这些酶具有类似于丝氨酸蛋白酶的催化三联体,称为半胱氨酸蛋白酶。该家族中结构被详细研究过的第一个蛋白酶是木瓜蛋白酶,它是从番木瓜树(番木瓜)的果实的乳胶中分离出来的,它的三联体由亲核的半胱氨酸、组氨酸和天冬酰胺组成。天冬酰胺相当于丝氨酸蛋白酶中天冬氨酸的作用,催化机制与丝氨酸蛋白酶相同。甚至在木瓜蛋白酶家族的蛋白酶中也发现了氧阴离子孔(Cys25和Gln119),有迹象表明其过渡状态在结构上类似于酰基酶中间体。在胰蛋白酶中尝试用半胱氨酸替代丝氨酸,底物的结合特性(K_m值)几乎相同,但反应的催化速率下降5个数量级。实验表明,尽管立体结构接近,但丝氨酸与半胱氨酸蛋白酶之间的差异比简单的硫氧交换要复杂。结构和电性的微调是关键,与胰蛋白酶样丝氨酸蛋白酶相反,亲核半胱氨酸与其邻近组氨酸作为预先形成的离子对存在。

作为药物治疗重要靶点的三大半胱氨酸蛋白酶家族的表征已确定(表23.4)。一组是来自木瓜蛋白酶、组织蛋白酶。它们是参与细胞外基质蛋白和基底膜降解的降解蛋白酶。抑制它们的功能将开启非常不同的适应证,如炎症、肿瘤转移、骨吸收和肌肉萎缩,以及心肌梗死等。另一组是钙依赖性钙蛋白酶,其水解结构域与木瓜蛋白酶有非常相似的折叠。在许多细胞中它们产生不同的功能,钙蛋白酶在细胞损伤部位(如创伤性脑损伤)、脑卒中或白内障形成期均产生较高的浓度。钙蛋白酶似乎是调节酶,如它们通过减小血管的血流量从而限制了受伤时的失血。在脑卒中期间,这种自身保护功能不幸导致相反的作用:钙蛋白的激活减少了血液流动,部分大脑变得缺血,结果是破坏了受影响的脑细胞。特异性抑制剂能够阻碍钙蛋白酶的过度保护功能,木瓜蛋白酶家族中的半胱氨酸蛋白酶也在寄生生物中被发现。克鲁兹蛋白酶的抑制可能是治疗昏睡症的潜在药物。Falcipain用于消化引起疟疾的疟原虫的血红蛋白,是非常有希望治疗疟疾的靶标。

表23.4　具有重要生理学作用的半胱氨酸蛋白酶(X=任意氨基酸)

酶	裂解位点	功能或治疗用途
木瓜蛋白酶	–Val–X–X–	木瓜的植物学模型酶
组织蛋白酶 B,L,K,M	–Arg–X–	炎症

续　表

酶	裂解位点	功能或治疗用途
	–Gly–X–	肿瘤转移
	–Ser–X–	肌营养不良
	–Tyr–X–	心肌梗死
钙蛋白酶	–Lys–Ser–	休克
	–Arg–Thr–	神经保护
	–Tyr–Ala–	白内障
半胱氨酸蛋白酶	–Arg–Lys–	疟疾
	–Lys–X–	
克鲁兹蛋白酶	–Lys/Arg–	睡眠疾病
	–Phe/Ala–	
半胱天冬酶	–Asp–X–	类风湿性关节炎、细胞凋亡、脓毒病
小核糖核酶病毒3C蛋白酶	–Gln–X–	病毒感染
SARS–主要蛋白酶	–Gln–Ser/Ala	病毒感染

注：所列酶的三维结构均已知。

半胱氨酸蛋白酶的第二大家族包括胱天蛋白酶，它能参与凋亡控制或程序性细胞死亡。如果一个细胞是不可修复的损坏，且无法再被自然修复机制补救，胱天蛋白酶就会被激活，引发细胞凋亡，凋亡的失调可以导致与肿瘤疾病、免疫系统破坏或神经退行性损伤相关的不同病理情况。不同胱天蛋白酶抑制剂具有神经保护、治疗肿瘤或风湿性关节炎的作用。

第三大家族包括病毒3C蛋白酶，它位于小核糖核酸病毒中（人类鼻病毒、脊髓灰质炎或肝炎病毒）或SARS病毒中。这些病毒蛋白酶在成熟过程中处理初级多肽链并产生特异性病毒蛋白，这些蛋白酶的抑制剂可用于抗病毒化疗。

与木瓜蛋白酶类蛋白酶相关的特点是亲核进攻的立体选择性。与其他丝氨酸和半胱氨酸蛋白酶相反，亲核进攻发生在对面，即所谓的Si面。木瓜蛋白酶的S_1口袋不突出，底物的P_1基团背离蛋白质走向，相比之下，所有相邻的口袋更加突出。有趣的是，半胱氨酸蛋白酶C端的某些口袋（底部一侧，$S_1'\sim S_4'$）有刚性的结构，这可以用于探索设计活性抑制剂。木瓜蛋白酶更喜欢具有疏水性P_2和P_3基团的底物，天冬氨酸可被第二折叠家族的半胱天冬酶识别为P_1基团。由于这些原因，许多半胱天冬酶的抑制剂均携带羧酸或者类羧酸的官能团。与催化性半胱氨酸的硫醇基团的相互作用决定性了半胱氨酸蛋白酶抑制剂与靶点酶的结合形式。有趣的是很多被开发的抑制剂试图使硫原子参与共价结合。基于这个目的，具有可逆和不可逆结合基团的化合物已被开发出来。抑制剂亮抑酶肽23.52与钙蛋白酶Ⅱ的复合物见图23.27，亮抑酶肽是含有醛基的天然产物，钙蛋白

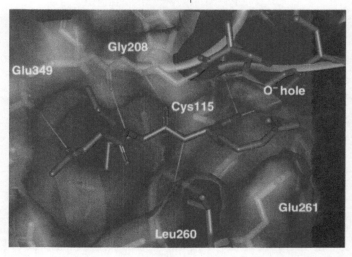

23.52 亮抑酶肽 $K_i = 0.021 \mu mol/L$

图23.27　晶体结构显示的亮抑酶肽23.52与钙蛋白酶的结合模式。该天然产物通过末端醛基与Cys115的巯基共价结合生成半缩硫醛。Cys115的NH与Gln109的甲酰胺形成氧阴离子孔。

酶如图23.27所示，该基团可以与半胱氨酸的巯基反应，形成半缩醛。亮抑酶肽以高亲和力与许多木瓜蛋白酶家族成员结合，除了醛基基团外，还有许多其他功能基团（所谓的弹头）可以用来抑制半胱氨酸蛋白酶。这种不可逆的抑制剂已经被开发用于病毒蛋白酶案例，并且在该位置有迈克尔加成受体基团（即23.53）。该反应性基团与半胱氨酸不可逆结合，导致该酶永久失活。已经尝试开发组织蛋白酶、钙蛋白酶和胱天蛋白酶抑制剂，该抑制剂可与巯基可逆结合。这些结构中的大多数来自醛或酮（化合物23.53～23.57）。从化学的角度来看，来自Vertex的胱天蛋白酶抑制剂23.56非常有趣，在环状结构里，它将酶的 S_1 口袋的天冬氨酸样侧链和以环状缩醛形式存在的修饰醛基结合起来，醛是该前药释放出的活性化合物。

　　另一组酶实际上属于转移酶家族，但其遵循半胱氨酸蛋白酶样机制，是谷氨酰胺转氨酶。在我们的基因组中，已发现9个同工酶，它们由4个区域构成，并含有由Cys-His-Asp三联体组成的催化结构域。它们的任务是对翻译后蛋白质进行修饰（26.2节），即它们修饰已经从核糖体中合成的蛋白质。一方面，它们可以进行谷氨酰胺残基到谷氨酸的脱氨

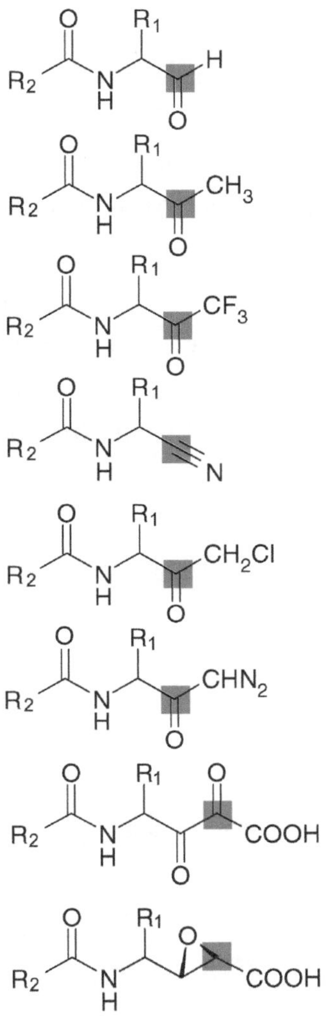

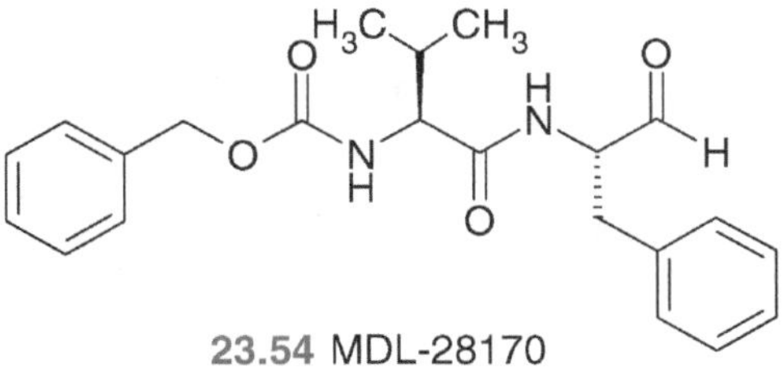

23.54 MDL-28170

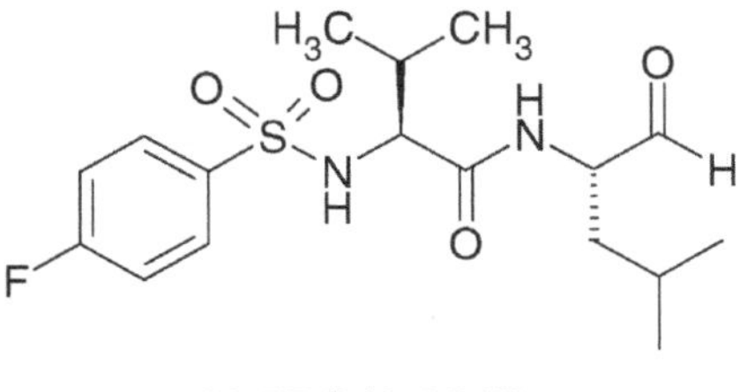

23.55 SJA-6017

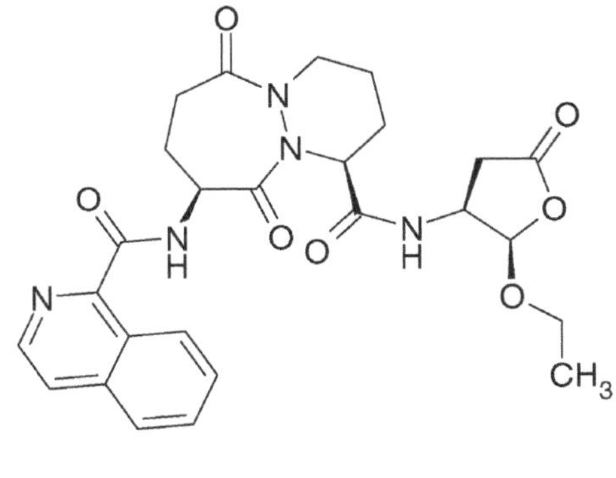

23.56 VX-740 Pralnacasan

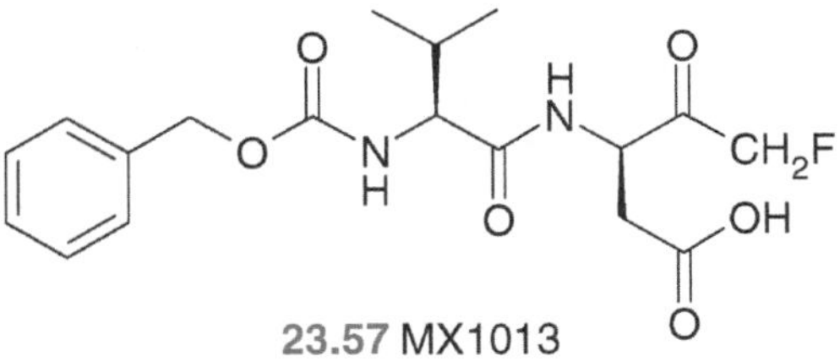

23.57 MX1013

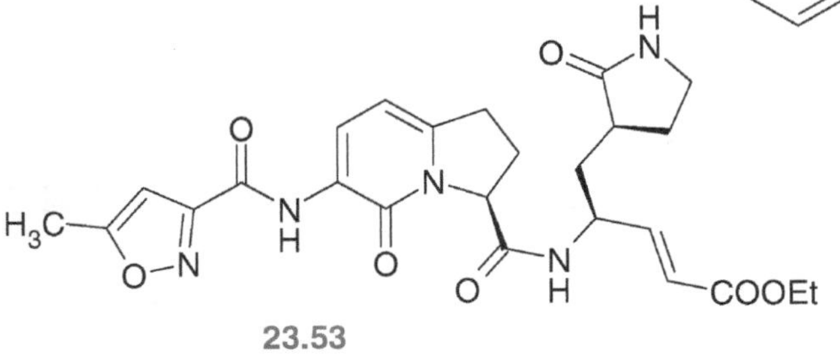

23.53

图 23.28　除了末端醛基作为弹头基团外, 许多其他的官能团也被开发用于可逆或不可逆的催化半胱氨酸结合(反应部分用红色标出), 用来抑制半胱氨酸蛋白酶。不可逆抑制剂如23.52, 具有一个迈克尔受体基团可以用于病毒蛋白酶。醛23.54和23.55被开发用来抑制钙蛋白酶。化合物23.56和23.57是半胱天冬酶抑制剂。化合物23.56作为前药可以通过开环释放出类天冬氨酸侧链P_1, 新形成的醛基进而和蛋白质形成半缩硫醛。

基,而且,它们通过转氨酶催化蛋白质上产生链的交联反应。为此,赖氨酸的末端氨基与谷氨酸基团发生偶联并形成异肽键。蛋白质水解可稳定交联结果,因此可将转谷氨酰胺酶比作"生物胶"。它们的反应是类似于半胱氨酸蛋白酶,亲核半胱氨酸最初与底物谷氨酰胺形成酰基酶中间体,底物的谷氨酰胺脱氨,酰基酶在下一步被反应性赖氨酸所切断。结果导致蛋白质交联。转氨酶在我们的身体中承担许多任务,其中最重要的是稳定组织蛋白质。在凝血级联反应中,转谷氨酰胺酶因子ⅩⅢ通过交联使初始形成的凝块稳定。因此抑制因子ⅩⅢ可能是有效的抗凝剂。其他转谷氨酰胺酶也正在研究作为可能的药物研发靶点,转谷氨酰胺酶-2(TG2)在一类谷蛋白不耐受的腹腔疾病中起重要作用(23.4节)。这种疾病的患者对谷蛋白敏感,谷蛋白以黏合蛋白形式出现在许多谷物中。它们在小肠的黏膜中发展成炎症,导致肠上皮细胞的破坏,严重限制了从食物中提取营养物质的能力。TG2抑制剂可能代表了一种治疗方法。转谷氨酰胺酶的抑制剂可以采用类似半胱氨酸蛋白酶抑制剂原理来开发。

迄今为止,尽管有很多目标结构的抑制剂正在被开发并进入临床试验,但仍然没有半胱氨酸蛋白酶获批上市。我们只能拭目以待第一个半胱氨酸蛋白酶抑制剂能在不久的将来获得成功。

23.10 概要

- 丝氨酸蛋白酶属于裂解酰胺或酯键的一类水解酶。基于它们切断肽链的位置,它们被分为氨基、羧基或内肽酶。
- 3个氨基酸残基,即丝氨酸、组氨酸和天冬氨酸,尽管在序列中处于较远位置,但由于互相折叠使得特征接近。丝氨酸的羟基氧原子亲核进攻易断裂的肽链的羰基碳原子。其亲核性可通过与相邻的组氨酸咪唑部分的氢键来增强。
- 组氨酸接受来自亲核丝氨酸OH基团的质子从而转变为带正电荷的状态。相邻的天冬氨酸残基补偿正电荷。同时前者羰基氧产生的负电荷被氧阴离子孔中的H键给体NH官能团稳定。同时,裂解的酰胺键碳原子重新排列成四面体形状。
- 肽底物的N端部分释放时,C端部分以酰基酶复合物形式保持共价结合。最终这个降解通过水分子作为亲核试剂的类似机制完成。
- 所涉及的残基可能不同,特别是亲核丝氨酸可以被苏氨酸或半胱氨酸替代。相应的酶被命名为苏氨酸蛋白酶或半胱氨酸蛋白酶。
- 被裂解的肽链主要被蛋白酶表面小结合口袋识别,它可以调节邻近裂解位点的C端的氨基酸侧链。它们的组成决定了抑制剂设计所需的化学构建片段,从而开发出高活性蛋白酶配体。
- 已知有许多弹头基团可以可逆地或不可逆地阻断催化丝氨酸、苏氨酸或半胱氨酸残基。

- 与裂解位点相邻的S_1口袋的结合是实现结合力和配体特异性的关键。
- 凝血高度地受丝氨酸蛋白酶级联调节。已通过凝血酶和因子X_a的开发得到抗血栓治疗的高活性抑制剂,这些因子位于级联的最后一步。
- 凝血酶和因子X_a具有结构良好的深S_1口袋,而弹性蛋白酶具有一个平坦的S_1口袋。结合到这个口袋对于蛋白酶抑制剂的总体亲和力贡献要少得多,所有已开发的化合物均包括可逆共价结合的催化丝氨酸。
- 不可逆抑制作用是通过与催化的丝氨酸形成共价键得到的,接下来阻断脂肪酶或转肽酶。共价键的形成是通过反应性的高张力的内酯或内酰胺环开环得到的。青霉素和头孢菌素就是用该原理得到的。
- 转谷氨酰胺酶与半胱氨酸蛋白酶遵循非常相似的酶机制。但是,它们不是在主链中裂解肽键,而是在赖氨酸的末端氨基和谷氨酸酯的羧基间形成异肽键。由于这些键导致多肽链的不同片段之间交联,因此它们与生物胶一样能够使蛋白质更稳定。

翻　　译:陈正霞
译稿审校:李德尧

参考文献见二维码。

第 24 章
天冬氨酸蛋白酶抑制剂

天冬氨酸蛋白酶的主要功能是水解肽键,其名称来源于在催化作用位点,其中的两个天冬氨酸残基起关键作用。这两个关键的天冬氨酸残基,恰好能极化一分子的水,使其作为亲核试剂进攻酰胺键,从而实现肽键的水解。同时,这些残基还能稳定反应过程中形成的过渡态,平衡生成的电荷及促进质子转移。具有消化作用的胃蛋白酶是天冬氨酸蛋白酶家族中第一个被发现的,也是研究最多的蛋白酶,能在强酸性条件中(pH = 1～5)发挥作用。在20世纪70年代早期,Alexander Fedorov课题组最早完成了胃蛋白酶晶体结构的解析。天冬氨酸蛋白酶家族在人类基因组中相对较小,仅包含15个成员,表24.1列出的是几个重要的天冬氨酸蛋白酶。

表24.1　几个天冬氨酸蛋白酶及其最优的水解位点

酶	水解位点	功能
胃蛋白酶	Phe–Phe,Leu–Phe,等	消化
肾素	Leu–Val,Leu–Leu	升高血压
组织蛋白酶D	Phe–Phe,Leu–Leu,等	组织降解
β–分泌酶	Met–Asp,Leu–Asp	膜蛋白降解
凝乳酶	Phe–Met	牛奶凝固
HIV–蛋白酶	Phe–Pro,Tyr–Pro,Phe–Tyr,Leu–Phe,Phe–Leu,Met–Met,Leu–Ala	病毒复制
Plasmepsin	Phe–Leu	消化血红蛋白

24.1　天冬氨酸蛋白酶的结构和功能

胃蛋白酶主要水解在水解位点两侧含有疏水性残基的多肽,其结构中含有两个在空间上相互靠近的、具有催化活性的天冬氨酸残基。由于两个天冬氨酸残基的 pK_a 值不同,其中一个残基的 pK_a 值非常低($pK_a = 1.5$),而另一个残基的 pK_a 值略高($pK_a = 4.7$),所以在胃的酸性条件下(pH = 1～5),催化位点仅有一个天冬氨酸残基被质子化,而另一个残基则以分子形式存在,这种不同对该酶的催化作用机制具有决定性意义。在其他天冬氨酸蛋白酶中,虽然其作用环境的pH更高,但依然可以看到两个天冬氨酸残基的pK_a值是明显不同的,这是由于局部微环境的不同所引起的,具体请参见4.4节。此外,两个天冬氨酸残基在空间上非常地接近,因此它们不能被割裂开来,它们更像是一个类似的二酸体系。事实上,我们确实可以把它们作为双质子酸来看待(表24.2)。

表24.2 几个二元羧酸的pK_a值

二元酸 HOOC-$(CH_2)_n$-COOH	pK_a1	pK_a2	两个羧酸官能团的距离(Å)
$n=0$	1.46	4.40	1.40
$n=1$	2.83	5.85	2.60
$n=2$	4.17	5.64	3.82
$n=3$	4.33	5.52	4.95
$n=8$	4.55	5.52	10.00
Z-HOOC-CH=CH-COOH	1.90	6.50	3.14
E-HOOC-CH=CH-COOH	3.00	4.50	3.80
1,2-$C_6H_4(COOH)_2$	2.96	5.40	3.14
1,3-$C_6H_4(COOH)_2$	3.62	4.60	4.93
1,4-$C_6H_4(COOH)_2$	3.54	4.46	5.71

注:HCOOH pK_a=3.77;CH_3COOH pK_a=4.76;C_6H_5COOH pK_a=4.22;P 550。

　　天冬氨酸蛋白酶水解肽键的机制如图24.1所示,通过水分子对羰基的亲核进攻实现了酰胺键的水解。首先,电离的天冬氨酸残基可以极化水分子,同时以分子形式存在的天冬氨酸残基则通过氢键作用活化被水解的羰基,从而有利于水分子的进攻。随后水分子对羰基进行亲核进攻,经四面体过渡态,再通过质子转移而完成反应过程。常见的开发天冬氨酸蛋白酶抑制剂的策略便是采用稳定的分子结构来模仿反应过程中临时生成的、不稳定的偕二醇过渡态,如羟基化合物、α-酮酰胺及亚磷酸酯等(图24.2)。

　　图24.3显示了5个不同天冬氨酸蛋白酶结合口袋的空间结构,从中我们可以看出这些蛋白酶与底物的结合区域是一个像隧道一样的狭长口袋。因此,为了能够让底物进入到反应位点,蛋白酶必须打开一个可活动的侧翼区域。值得指出的是,图中“隧道”的上半部分被切除,能够形成氢键的区域用蓝色标识。两个具有催化活性的天冬氨酸残基位于蓝色区域下方的中间位置,其附近即是与底物的肽链骨架形成氢键的区域。催化位点左右两侧的结合口袋能够容纳底物分子的侧链基团,负责底物分子的选择性识别,这种识别模式广泛存在于所有的天冬氨酸蛋白酶中。需要指出的是,与丝氨酸蛋白酶不同,天冬氨酸蛋白酶水解位点两侧的口袋均是确定的,这一点可以由反应机制来解释;另一点与丝氨酸蛋白酶不同的是,天冬氨酸蛋白酶从来不与反应过程中生成的中间体形成共价键结合。天冬氨酸蛋白酶通常在疏水氨基酸的中间进行水解,而这些疏水作用残基并不能形成强相互作用,因此通过水解位点两侧形成多种相互作用对于识别和固定底物分子非

448 | 药物设计：方法、概念和作用模式

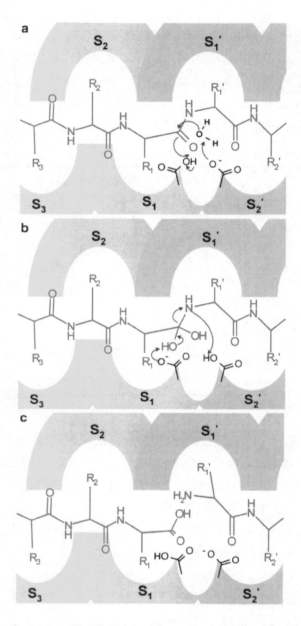

图24.1 天冬氨酸蛋白酶催化反应机制。(a) 具有催化活性的天冬氨酸残基活化水分子，后对酰胺键进行亲核进攻；(b) 另一分子的天冬氨酸残基通过氢键活化酰胺的羰基，增加了羰基的亲电性，反应过程中形成了四面体过渡态；(c) 四面体过渡态裂解，生成产物，完成催化反应过程。

常重要。对于抑制剂的设计而言，必须含有相应的基团，能够与S_3、S_2、S_1及S_1'、S_2'、S_3'结合口袋形成相互作用，而图24.2中的基团，则可以作为反应过渡态的类似物，与催化水解的位点相互作用。

Hamao Umezawa从*Streptomyces* sp.的培养液中分离得到了第一个有活性的、特异性的天冬氨酸蛋白酶抑制剂——胃蛋白酶抑制剂，如图24.4所示，其多肽序列为Iva-Val-Val-Sta-Ala-Sta-OH（24.1）。该多肽对天冬氨酸蛋白酶家族中许多成员均有良好的抑制作用，其骨架中含有非蛋白质氨基酸statin的羟乙基结构。胃蛋白酶-胃蛋白酶抑制剂复合物的空间结构显示，statin确实能很好地模拟催化反应的过渡态。

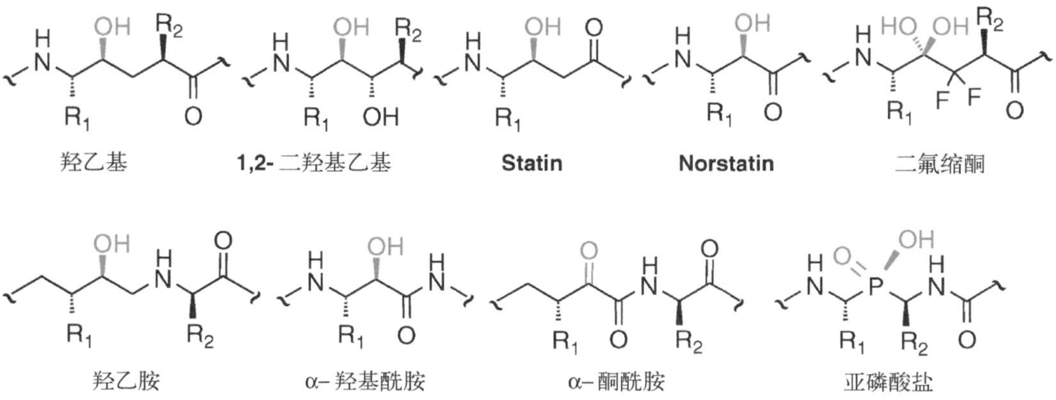

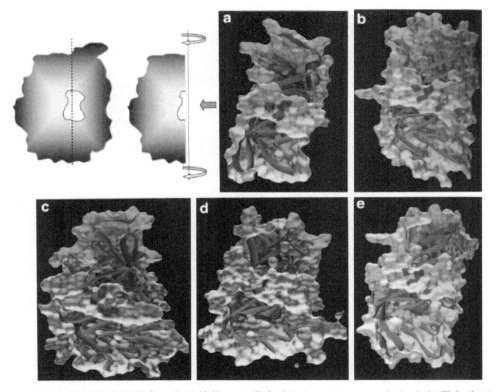

图24.2 进行天冬氨酸蛋白酶抑制剂设计时可能用到的模拟过渡态的等排体。羟基是最常采用的官能团；statin，一种非天然的氨基酸，也常用于设计多种抑制剂。

图24.3 5个天冬氨酸蛋白酶结合口袋的结构：HIV蛋白酶（a）、endothiapepsin（b）、组织蛋白酶D（c）、plasmepsin（d）及肾素（e）。催化反应位点像隧道一样穿过蛋白酶（上图左侧）。这些图显示的结构是从"隧道"的中间切开，去掉上半部分，从箭头所示的一侧观察的结果，反应位点上下的蛋白质表面已经切除，蓝色区域代表蛋白质骨架上能够与底物形成氢键的给体或者受体官能团。

Iva
Val
Val
Sta
Ala
Sta
OH

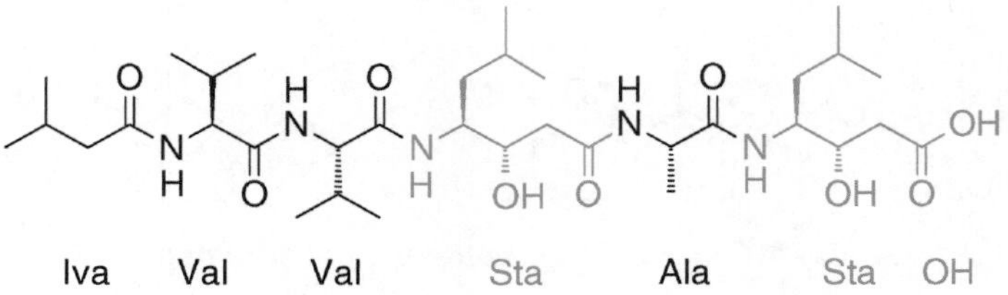

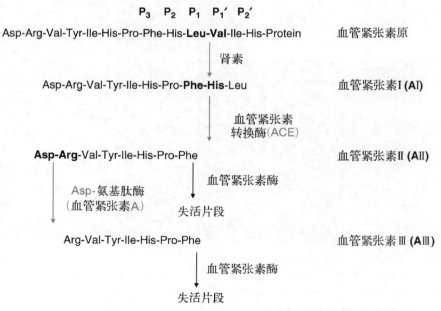

24.1 抑肽素

图24.4 胃蛋白酶抑制剂抑肽素24.1的结构（Iva = 异戊酸，Sta = statin）；胃蛋白酶抑制剂是许多天冬氨酸蛋白酶的抑制剂。

24.2 肾素抑制剂的设计策略

肾素是一种由340个氨基酸组成的天冬氨酸蛋白酶，在维持血压和体液平衡中发挥着重要的作用。肾素能够将血管紧张素原水解为十肽大小的血管紧张素Ⅰ（图24.5），随后又被血管紧张素转换酶（简称ACE，一种金属蛋白酶，详细请参见25.4节）水解为能够升高血压的八肽——血管紧张素Ⅱ。抑制肾素的活性，能够导致血管紧张素Ⅰ浓度的降低，进一步导致血管紧张素Ⅱ浓度的下降，从而使肾素抑制剂具有降低血压的效果。由于ACE抑制剂的巨大成功，许多制药企业开始研究选择性的肾素抑制剂。肾素具有非同寻

P3 P2 P1 P1′ P2′
Asp-Arg-Val-Tyr-Ile-His-Pro-Phe-His-Leu-Val-Ile-His-Protein
血管紧张素原
肾素
Asp-Arg-Val-Tyr-Ile-His-Pro-Phe-His-Leu
血管紧张素Ⅰ(AⅠ)
血管紧张素
转换酶(ACE)
Asp-Arg-Val-Tyr-Ile-His-Pro-Phe
血管紧张素Ⅱ(AⅡ)
血管紧张素酶
Asp-氨基肽酶
(血管紧张素A)
失活片段
Arg-Val-Tyr-Ile-His-Pro-Phe
血管紧张素Ⅲ(AⅢ)
血管紧张素酶
失活片段

图24.5 肾素-血管紧张素系统。经过两步转化，可以将血管紧张素原转化为具有升高血压作用的血管紧张素Ⅱ（ATⅡ），再经天冬氨酸氨基肽酶——血管紧张素酶A水解，得到血管紧张素Ⅲ（ATⅢ），仍然具有升高血压的活性。不同的血管紧张素酶，如氨基肽酶、羧基肽酶等，能够将血管紧张素Ⅱ和Ⅲ进一步水解为非活性片段。

常的底物选择性,血管紧张素原是目前唯一已知的肾素底物,这使得寻找高度专一性的肾素抑制剂成为可能,从而避免了作用于其他蛋白酶所产生的脱靶副作用,而这是很多其他抗高血压药物所不具备的。

表24.3 通过酰胺等排策略,将Leu-Val中可水解的酰胺键替换为酶不能够水解的酰胺等排体,从而得到具有不同活性的肾素抑制剂

底物/抑制剂	IC_{50}(nmol/L)
His–Pro–Phe–His–Leu–Val–Ile–His	300 000[a]
His–Pro–Phe–His–Leu–[COCH$_2$]–Val–Ile–His	500
His–Pro–Phe–His–Leu–[CH$_2$NH]–Val–Ile–His	200
His–Pro–Phe–His–Statin–Ile–His	20
His–Pro–Phe–His–Leu–[CHOHCH$_2$]–Val–Ile–His	3

注:a,底物,K_M值。

肾素抑制剂的研究始于肾素的底物,即血管紧张素原的氨基酸序列。肾素能够在Leu和Val之间对血管紧张素原进行水解。最初科学家们通过寻找Leu-Val合适的等排体,以保持P$_5$至P$_3$′的氨基酸序列不变,从而得到具有不同活性的肾素抑制剂(表24.3)。八肽片段His-Pro-Phe-His-Leu-Val-Ile-His可以作为肾素底物,通过将其可被水解的Leu-Val位置的酰胺键替换为酰胺等排体CH$_2$NH或者COCH$_2$,可以得到具有中等活性的抑制剂;而当替换为过渡态的类似物——羟乙基官能团时,则得到了活性为3 nmol/L的高活性抑制剂;进而当采用非天然氨基酸statin时,则得到了能够与肾素结合非常好的抑制剂。作为二肽的等排体,statin替代的是底物中的P$_1$~P$_1$′片段(图24.4),即Leu-Val部分。

接下来的工作是优化P$_1$片段,即考察将亮氨酸残基替换为不同官能团时的活性变化,相应的构效关系研究结果见表24.4。将异丁基换成更大的环己基甲基时,活性提高了20倍;而换成更大的金刚烷甲基时,相应的化合物基本失活,说明金刚烷甲基太大了。接下来则是考察P$_2$片段,然而对组氨酸进行替换时,并没有得到活性显著提高的化合物。当把碱性的组氨酸去掉,并且发现了乙二醇片段能够使活性显著提高,从而使肾素抑制剂的研究取得突破性进展,代表性的24.3系列化合物见表24.5。根据P$_1$侧链的不同,引入合适构型的第二个羟基,能够使活性提高10~200倍,这使得发现结合常数达到1 nmol/L级别的三肽类似物成为可能。许多公司开发了多个进入临床研究的肾素抑制剂(图24.6),如Abbott公司的化合物24.4(A-64662)及Roche公司的化合物24.5(Ro 45-5892)。

然而,这些化合物并没有达到预期的能够口服给药的目标,因为它们的半衰期非常短。研究显示,P$_3$的苯丙氨酸与P$_2$的组氨酸之间的酰胺键非常容易被糜蛋白酶水解。此外,这些化合物由于分子量较大,非常容易经胆汁快速的排泄,这也是造成口服生物利用度差的一个重要的原因。因此,进一步结构改造工作重点在于寻找合适的基团来代替P$_2$与P$_3$片段。

表24.4　P₁侧链的结构优化。相应的结合口袋为脂溶性的,显然环己基甲基的大小正合适该结合口袋

$$\text{Boc-Phe-His-NH} \underset{R}{\overset{\overset{\displaystyle OH}{|}}{\diagdown}} \text{S} \underset{CH_3}{\overset{CH_3}{\diagup}} \quad \textbf{24.2}$$

R	IC50（nmol/L）
异丁基	81
环己基甲基	4
环己基	150
金刚烷	2 500
苄基	15

表24.5　在R₂片段引入第二个羟基可以使结合活性显著地提高

$$\text{Boc-Phe-His} \underset{R_1}{\overset{\overset{\displaystyle H}{|}}{N}} \underset{R_2}{\overset{\overset{\displaystyle OH}{|}}{\diagdown}} \underset{CH_3}{\overset{CH_3}{\diagup}} \quad \textbf{24.3}$$

R₁	R₂	IC₅₀（nmol/L）
异丁基	H	1 500
	OH	11
环己基甲基	H	10
	OH	1.5

　　通过改变P₃片段的苯丙氨酸,可以得到对糜蛋白酶稳定的肾素抑制剂,代表性的抑制剂见表24.6中的化合物24.6。引入偕二甲基苯丙氨酸,由于和苯丙氨酸相比,其位阻更大,使其不再能够进入糜蛋白酶特异性的结合口袋,从而得到对糜蛋白酶稳定的化合物。

　　对于P₃～P₂部分的Phe-His片段进一步替换研究,得到了许多高活性的具有全新非肽骨架的肾素抑制剂。末端引入碱性基团非常有效,尽管这些改构并未能得到口服生物度足够好的抑制剂,代表性的化合物为24.8及24.9。

　　尽管投入巨大,但是在世界范围内肾素抑制剂的研究基本上处于停滞状态,始终悬而未决的就是口服生物利用度差的问题。所有的化合物至少有一个酰胺键,分子量也比较大。此外,肾素的单晶结构在20世纪80年代末才由Michael James实验室解析出来,相对于肾素抑制剂的研究工作,发现得比较晚。在此之前,由于肾素和来自真菌的一种天冬氨

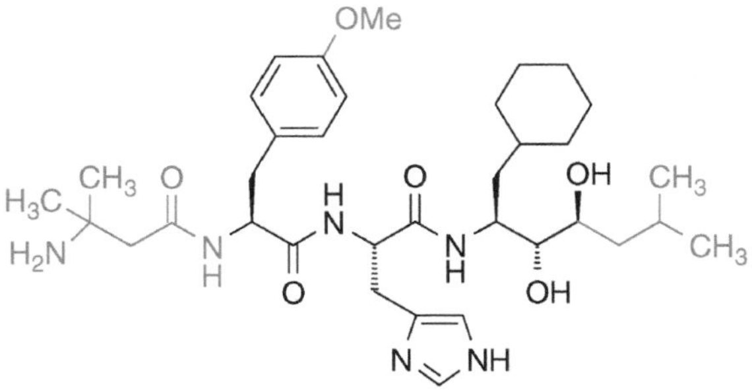

24.4　A-64662
依那吉仑
$IC_{50} = 14\ nmol/L$

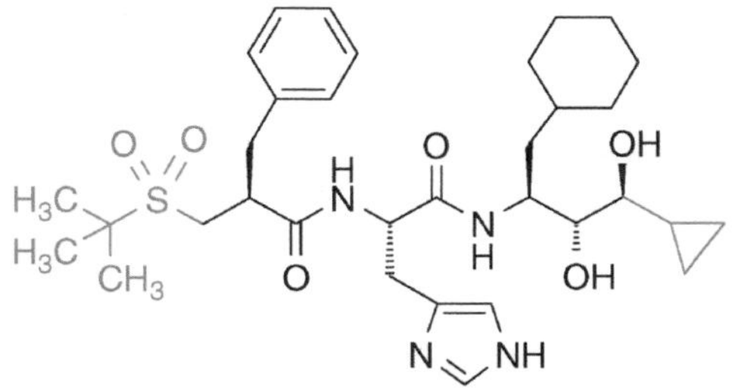

24.5　Ro 42-5892
瑞米吉仑
$IC_{50} = 0.7\ nmol/L$

图24.6　依那吉仑24.4和瑞米吉仑24.5是第一批进行临床研究的肾素抑制剂。

表24.6　通过对P_3苯丙氨酸片段的修饰，改善对糜蛋白酶的稳定性

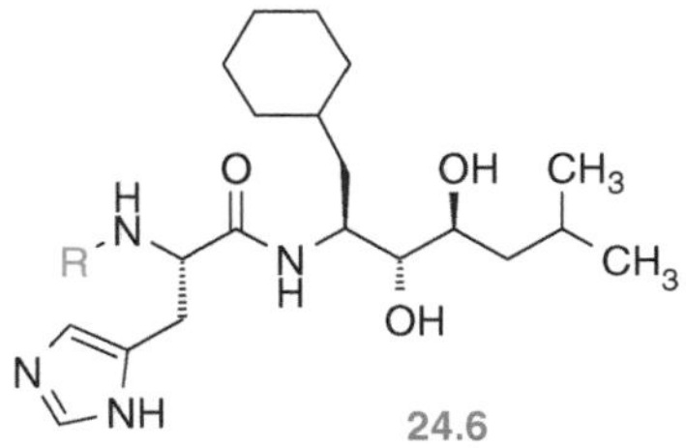

24.6

R	IC_{50}（nmol/L）	糜蛋白酶水解 $t_{1/2}$（min）
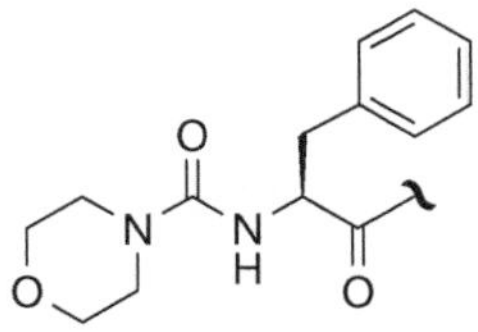	0.35	2.2
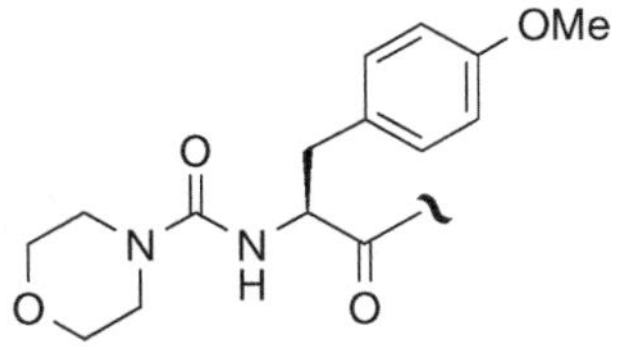	0.76	727
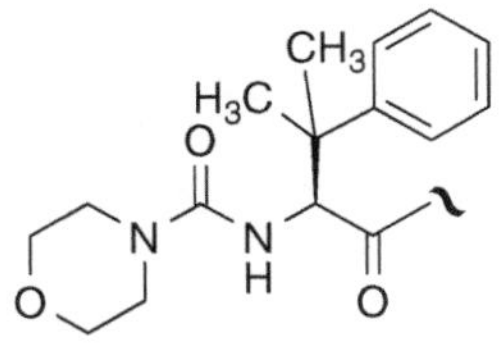	0.58	Stable

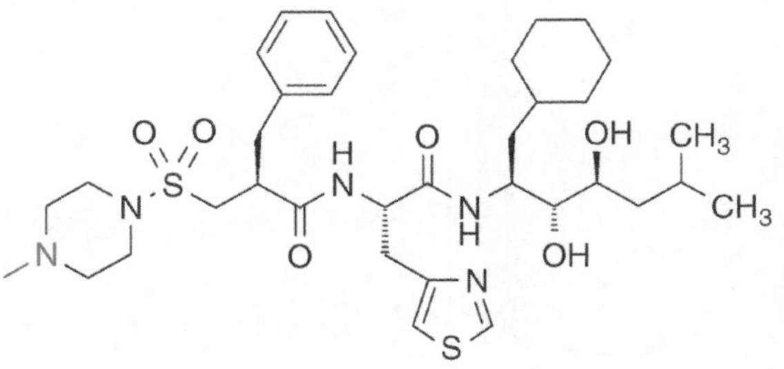

24.7 A-72517
IC_{50} = 1.1 nmol/L

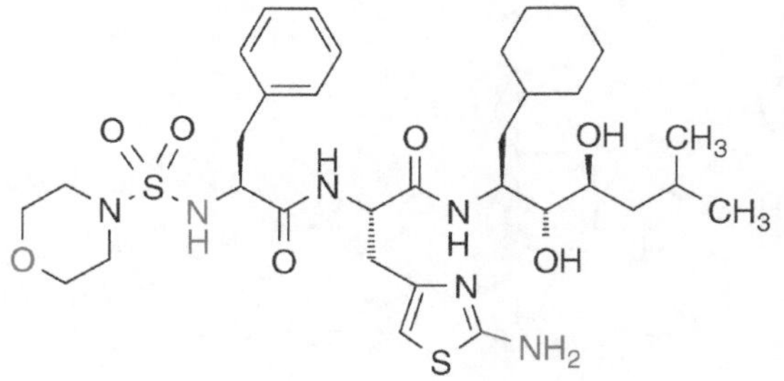

24.8 PD-134672
IC_{50} = 0.57 nmol/L

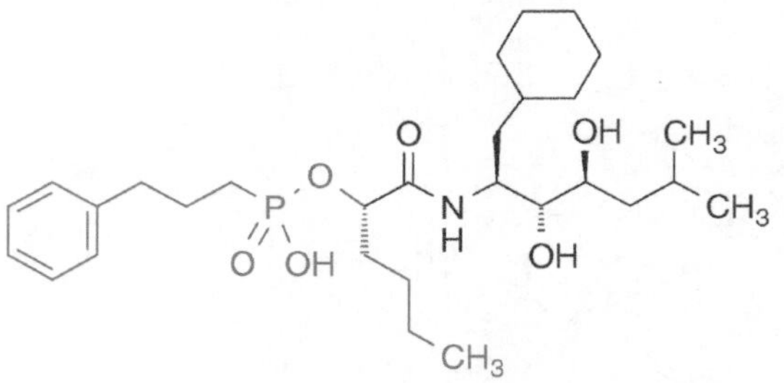

24.9 EMD-65010

图24.7 化合物24.7～24.9是少数几个具有中等口服生物利用度的肾素抑制剂。所有的化合物在P_1结合口袋均含有邻二醇片段及环己基甲基侧链。

酸蛋白酶在氨基酸序列上有20%～30%的相似性，而后者的单晶结构是已知的，很多实验室据此开展了同源建模的研究。Tom Blundell课题组在1984年报道了第一个建模研究，他们采用endothiapepsin的单晶结构作为参考。首先通过对比肾素和其他天冬氨酸蛋白酶的氨基酸序列，寻找结构保守的区域，然后将endothiapepsin中相应的氨基酸序列替换成肾素的保守氨基酸序列，从而完成肾素结构的建模。值得注意的是在这个过程中存在着对氨基酸序列的剪短和插入。侧翼区域非常重要，它张开后能够让配体进入，从而与蛋白质形成氢键作用，因此其空间结构对于配体结合非常关键。但是不幸的是，肾素和真菌的天冬氨酸酶正好在关键的侧翼区域有所不同。同源建模得到的肾素模型和之后解析得到的单晶结构呈现非常好的一致性，尤其是在结合口袋的底侧，靠近两个天冬氨酸的区域。但是在侧翼的转角区域，两者具有很大的不同。从整个蛋白质的宏观结构来看，这些结构差异看似无足轻重，但对于药物设计而言，影响却是决定性的！结构模拟的错误势必会误导化合物的设计，正所谓失之毫厘谬以千里！

在位于瑞士巴塞尔的Ciba公司，Markus Grütter和John Priestle解析得到了肾素和抑制剂CGO-38560（24.10）的单晶结构（图24.8）。基于单晶结构，当时的Ciba公司，现在的Novartis公司的研究者们取得了突破性的进展。从肾素结合口袋的排列来看，显然S_1和S_3的结合口袋连成一个大的疏水性空腔。相应地，抑制剂的P_1和P_3区域的氨基酸残基——环己甲基和苄基，在空间上离得非常近。接下来的设计思路就非常地明显，研究者们放弃了在原来的肽链骨架进行结构修饰，而是将肽链切断，从而产生一个极性的游离氨基末端。同时，将S_3和S_1疏水口袋区相互靠近的脂溶性残基连接，得到一个全新的类二肽结构（24.11，图24.8和图24.9），其IC_{50}为6 nmol/L。接下来对苯环及酰胺键进行了一些结构修饰，甲氧丙氧基侧链占据了与CGO-38560不同的结合口袋，从而大幅提高了其结合能力。P_1'区最优片段的引入对于体外活性并没有太大影响，但是其对靶点作用的持续时间非常关键。末端的甲酰胺及邻位的偕二甲基是P_2'区最优的基团。最终得到化合物阿利吉仑（aliskiren，24.12），作为第一个口服给药的肾素抑制剂于2006年上市。尽管经过这么多的结构优化工作，阿利吉仑生物利用度并不理想，在临床应用中需要非常高的剂量。然而阿利吉仑具有非常好的选择性，对于其他天冬氨酸蛋白酶，如组织蛋白酶D及胃蛋白酶等，均没有抑制活性。

　　Roche公司的研究者们在他们的肾素抑制剂研究工作中找到了一个新的苗头化合物，从而推动了整个研究领域的发展。Roche公司有一个活性非常好的抑制剂瑞米吉仑（24.5），但是该化合物的口服生物利用度不好。因此他们开展了大量的化合物筛选，从而找到了化合物24.13（图24.10），其IC_{50}为50 μmol/L。该化合物结构比较独特，因为其并

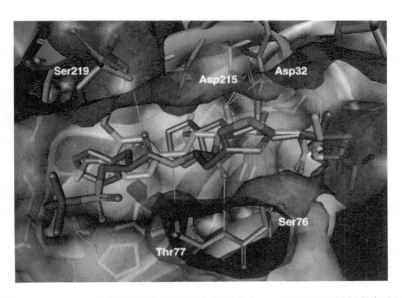

图24.8　抑制剂CGP-38560 24.10（碳原子用灰色表示）与阿利吉仑24.12（碳原子用淡绿色表示）和肾素单晶结构的叠合图。两个抑制剂均采取延展的带状构象。化合物24.10的环己甲基和苄基占据较大的S_3/S_1疏水口袋。将24.10的两个疏水侧链连接，同时切断肽链骨架，游离出末端的极性氨基，再经结构修饰最终得到阿利吉仑。

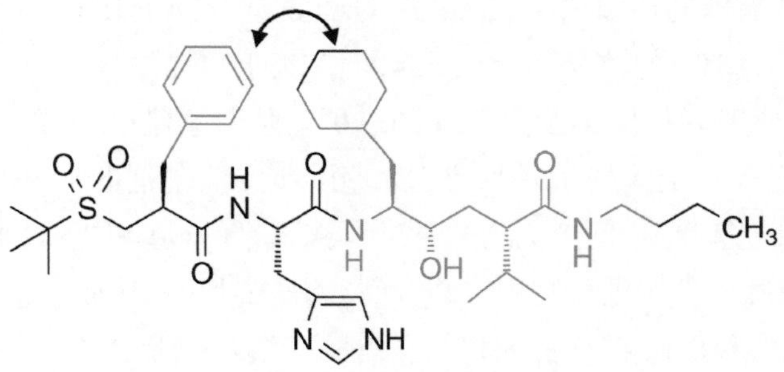

24.10 CGP-38560 IC_{50} = 2 nmol/L

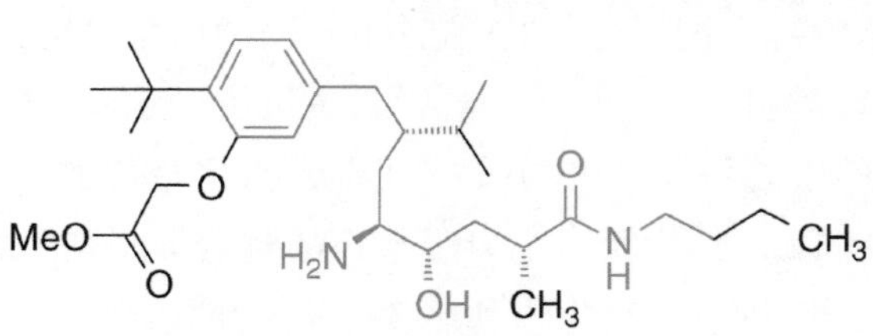

24.11 IC_{50} = 6 nmol/L

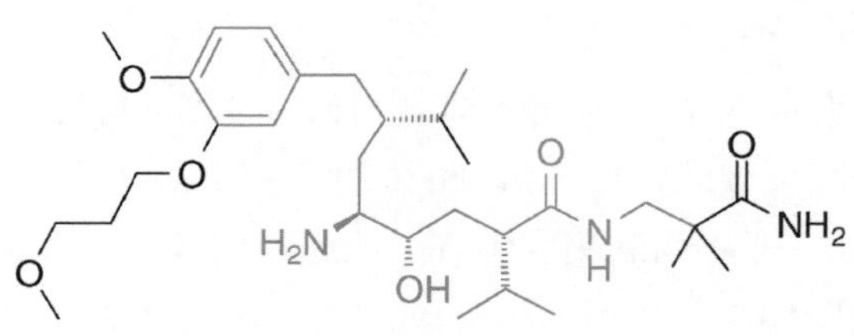

24.12 阿利吉仑 IC_{50} = 0.6 nmol/L

图24.9 从化合物24.10到口服有效的肾素抑制剂阿利吉仑24.12的结构修饰过程。将环己甲基和苄基相连,得到代表性的化合物24.11,在这个过程中,肽链酰胺键被切断,形成的极性氨基能够与催化中心形成氢键作用。3个抑制剂中相似的片段以红色表示。

没有典型的模拟过渡态的基团。一个与之非常类似的衍生物和肾素的单晶结构显示,质子化后的哌啶N原子能够与两个具有催化作用的天冬氨酸形成氢键作用,脂溶性的氯苯基团占据了疏水性的S_1/S_3口袋,而该口袋在结合肾素的底物血管紧张素原时被亮氨酸和苯丙氨酸残基所占据。由于该口袋很大,并未被充分占据,因此Roche公司的研究者们首先关注的是对苯环对位的氯原子进行结构修饰。当引入芳环,并通过不同长度的链连接,得到的衍生物的活性有100倍的提高,并且该区域仅能耐受疏水性基团。如化合物24.14所示,当取代基为苄氧丙氧基时,所得到的化合物活性最好,可以达到纳摩尔级别。但是化合物24.14与肾素的单晶结构显示,其结合模式与设想的完全不同(图24.11),哌啶环质子化的N原子仍然处于两个天冬氨酸残基之间,但是脂溶性的萘环占据了S_1/S_3口袋,而长的对位取代的苯基则开拓并占据了肾素的一个新的结合口袋。与所有的天冬氨酸蛋白酶一样,肾素的侧翼区域能够活动,当底物进入结合口袋之后能够封住结合口袋。在这个例子中,侧翼区域被抑制剂推开,从而使酶采取一个类似于侧翼区域打开的构象(the

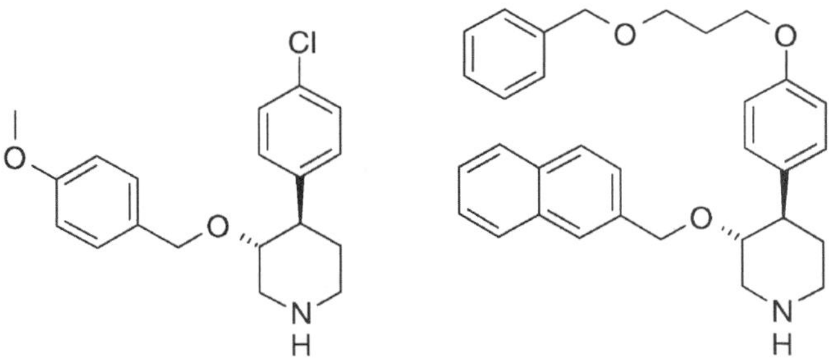

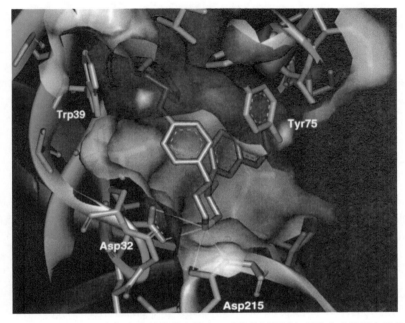

24.13   **24.14**

图 **24.10**   Roche 公司在肾素抑制剂的筛选中找到了哌啶衍生物 24.13，并得到了其最优衍生物 24.14 与肾素的共晶结构。

图 **24.11**   哌啶环先导化合物 24.14 与肾素的共晶结合模式。碱性的氮原子与催化位点的两个天冬氨酸形成氢键作用，脂溶性的侧链占据着新形成的结合口袋，该结合口袋的形成源于酶与 24.14 结合后破坏了 Tyr75 与 Trp39 原有的氢键作用。在新的构象中，这两个氨基酸残基均发生移位且相距较远。

open-flap conformation）。对侧翼区域关闭起关键作用的 Tyr75 与 Trp39 的氢键被破坏掉，取而代之的是对位取代的苯基占据了原来 Tyr75 苯环的位置。研究者们从这些单晶结构中得到两点重要的信息：① 含 N 杂环可以作为拟肽与催化天冬氨酸作用；② 抑制剂除了可以与天冬氨酸蛋白酶以襟翼关闭的构象（the closed-flapcon formation）结合外，还可以与其他构象的酶结合，而处于侧翼区域打开构象的蛋白酶也可以被抑制剂所稳定。这些肾素领域的开创性研究中所得到的关键信息随后被应用于其他天冬氨酸蛋白酶的研究当中（24.6 节）。

24.3 拟肽型 HIV 蛋白酶抑制剂的设计策略

艾滋病是由人类免疫缺陷病毒（HIV）引起的感染性疾病。负责病毒复制的 HIV 蛋白酶由病毒基因组中一个比较大的前蛋白（pro-protein）所编码。HIV 蛋白酶能够将病毒生命周期中所产生的多肽剪切成功能性蛋白质，因此 HIV 蛋白酶抑制剂可用于抑制 HIV 的复制。1985 年科学家们就提出可能存在 HIV 蛋白酶，这在 1988 年得到实验证实。1989 年，第一个蛋白酶与抑制剂的单晶结构被解析出来。HIV 蛋白酶是由两条完全相同的链组成的同源二聚体，其具有催化作用的两个天冬氨酸各来自其中的一条链，单晶结构如图 24.12 所示。

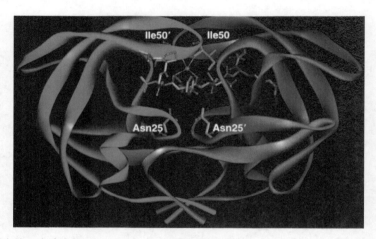

图 24.12　HIV 蛋白酶和多肽底物 Arg-Pro-Gly-Asn-Phe-Leu-Gln-Ser-Arg-Pro 的 3D 结合模式示意图。通过将两个具有催化活性的天冬氨酸残基突变为天冬酰胺，使蛋白酶失活，从而得到该单晶结构。HIV 蛋白酶以两条具有 C_2 对称性的同源二聚体形式存在，分别标注为绿色和红色。

随后，科学家们发现 HIV 蛋白酶可以被胃蛋白酶抑制剂所抑制，从而成为 HIV 蛋白酶抑制剂研究的起点。很多当时仍然活跃在肾素抑制剂研究领域的公司通过测试他们已有的化合物，以寻找 HIV 蛋白酶抑制剂。以在肾素抑制剂研究中大放异彩的非天然氨基酸 statin 骨架为基础，发现了一系列有活性的 HIV 蛋白酶抑制剂。和肾素抑制剂一样，羟乙基等排体是一个能够与蛋白酶结合非常好的砌块，如化合物 24.15（H 261）是一个活性非常高的 HIV 蛋白酶抑制剂，其 $K_i = 5$ nmol/L。

六肽是 HIV 蛋白酶能够识别的最小的底物，而 Ser-Leu-Asn-Phe-Pro-Ile-Val 就是其中代表性的底物。蛋白酶能够水解 Phe 和 Pro 之间的酰胺键，当采用稳定的羟乙胺基官能团 $-CHOH-CH_2-NH-$ 代替易水解的酰胺键时，得到了一个高活性的 HIV 蛋白酶抑制剂 24.16（JG 365，图 24.13），其 $K_i = 0.66$ nmol/L。由于该化合物不能透过细胞膜，故在细胞测试中没有显示出活性。

Roche 公司的化学家们首先证明了通过设计 HIV 蛋白酶底物的类似物，从而使得到有效的药物成为可能。由于底物的 P_1' 位基本上均为脯氨酸（如化合物 24.17，图 24.14），

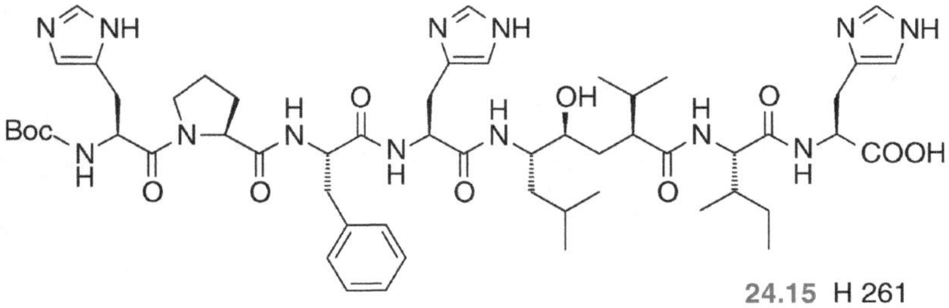

K_i = 5 nmol/L

24.15 H 261

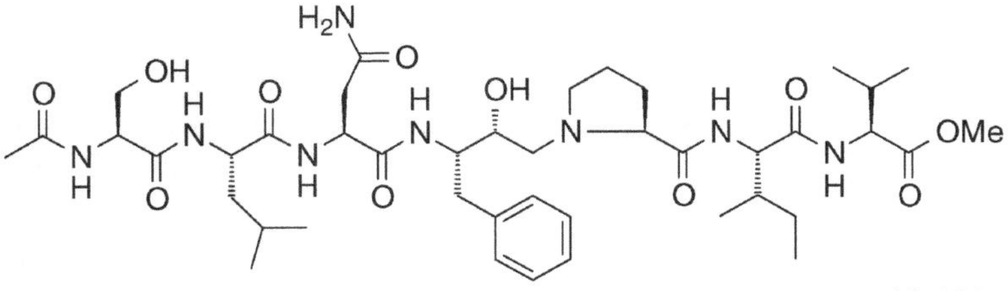

K_i = 0.66 nmol/L

24.16 JG 365

图24.13　含有拟肽结构HIV蛋白酶抑制剂H 261 24.15和JG 365 24.16在酶学测试中具有抑制活性，但是在细胞测试中没有活性。

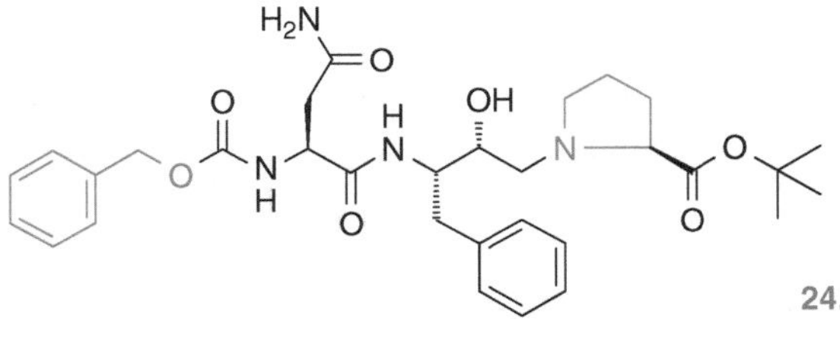

24.17　IC_{50} = 140 nmol/L

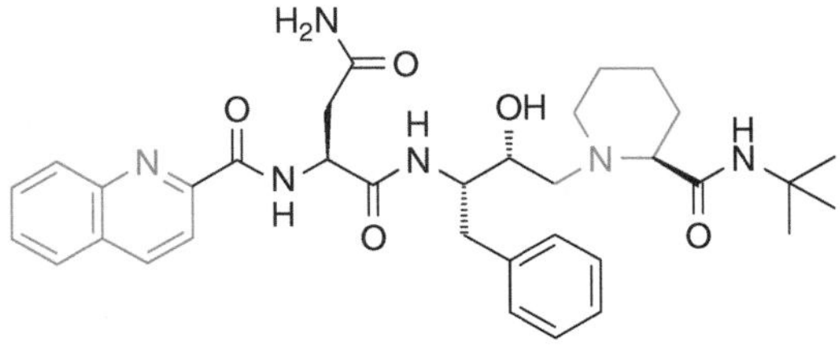

24.18　IC_{50} = 2 nmol/L

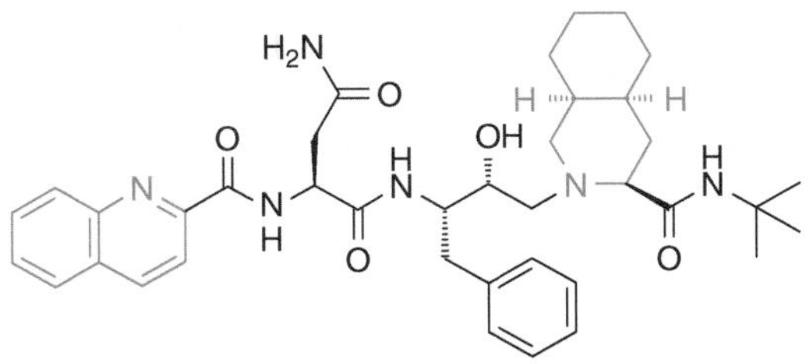

24.19　Ro 31-8959
沙奎那韦
IC_{50} < 0.4 nmol/L
K_i < 0.12 nmol/L

图24.14　从底物类似物24.17，经化合物24.18得到高活性蛋白酶抑制剂Ro 31-8959 24.19的结构优化过程。化合物24.19即是第一个上市的HIV蛋白酶抑制剂沙奎那韦。

HIV蛋白酶抑制剂研究的重点在于寻找Phe-Pro二肽的类似物。将脯氨酸换成高脯氨酸（24.18）及十氢异喹啉（24.19），所得到的类似物活性均有显著地提高。此外，化合物24.19还具有非常好的选择性，对其他天冬氨酸蛋白酶，如肾素、胃蛋白酶、组织蛋白酶D和组织蛋白酶E均没有抑制作用。而且化合物24.19还能够穿过细胞膜，并在细胞测试中显示出活性。在酶测试中，其抗HIV蛋白酶的K_i值小于0.12 nmol/L；而在抑制病毒复制的细胞测试中，其EC_{50}值为1～10 nmol/L，与酶测试在同一数量级。化合物24.19，即沙奎那韦，是第一个通过所有临床试验，并于1995年11月上市的HIV蛋白酶抑制剂。在随后的几年中，其他公司也陆续上市了其他HIV蛋白酶底物的类似物，到目前为止共有8个含有拟肽骨架的抑制剂进入市场（图24.15）。然而由于含有该API的药片有难闻的气味，奈非那韦24.24于2007年从欧洲撤市，后来证明该气味是由合成中引入的甲磺酸乙酯引起的。沙奎那韦的口服生物利用度比较低（3%～5%），因此其与CYP3A4抑制剂（K_i=17 nmol/L，27.6节）利托那韦一起服用，后者能显著地降低沙奎那韦的首过效应。此外，由于上市了新的水溶性更好的前药福沙那韦（商品名Lexiva®），安普那韦24.23于2004年撤市。

24.4 非肽类HIV蛋白酶抑制剂的设计策略

HIV蛋白酶的天然底物与24.3节提到的拟肽类抑制剂在结构上的关系显而易见，因为从根本上讲，两者都属于肽类。而且单晶结构显示，两者与HIV蛋白酶催化结构域的天冬氨酸残基的氢键作用模式也是一致的（图24.16）。其中有一个水分子非常地特别，它存在于所有的单晶结构中，并且与酶和抑制剂均能通过两个氢键相互作用。因此，如果能设计抑制剂取代这个水分子，通过释放一分子水获得有利的熵增效应，从而提高活性。此外，仅有HIV蛋白酶存在这种独特的水分子作用，因此该设计策略有望提高HIV抑制剂的选择性。

Dupont-Merk公司计划从一个三维数据库中寻找具有全新骨架的HIV蛋白酶抑制剂，但在这之前，研究者们首先从晶体结构中发现了药效团识别模式。研究人员认为，占据S_1及S_1'口袋及与催化天冬氨酸发生相互作用对于设计一个好的抑制剂而言至关重要。为此，两个相距8.5～12 Å的脂溶性基团是必需的，而且需要和两个氢键供体和受体（即催化天冬氨酸）距离3.5～6.5 Å。此外，两个疏水性基团之间必须还有一个官能团能够取代结合口袋中结构上保守的水分子。通过对剑桥数据库进行筛选（17.11节），找到了苯酚衍生的分子结构24.28，并基于此，发现了4-羟基环己酮骨架（图24.16）。通过继续模拟对接及与合成化学家讨论，最终发现了环脲24.29骨架及一系列衍生物24.30～24.33（图24.17）。该研究的第一个发现是化合物DMP-323 24.32，一个分子量较小的HIV蛋白酶抑制剂。化合物24.31与HIV蛋白酶的单晶结构见图24.18，从中可以看出，羰基确实取

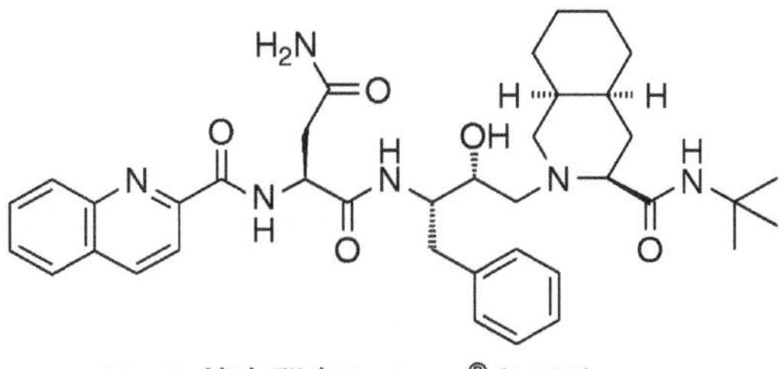

24.19 沙奎那韦 Invirase® (1995)

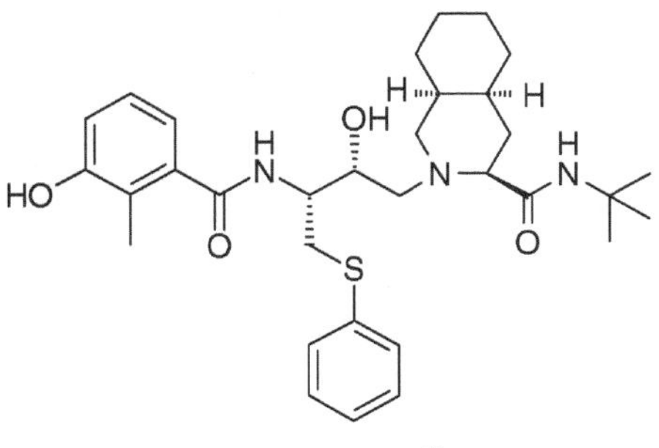

24.24 奈非那韦 Viracept® (1997)

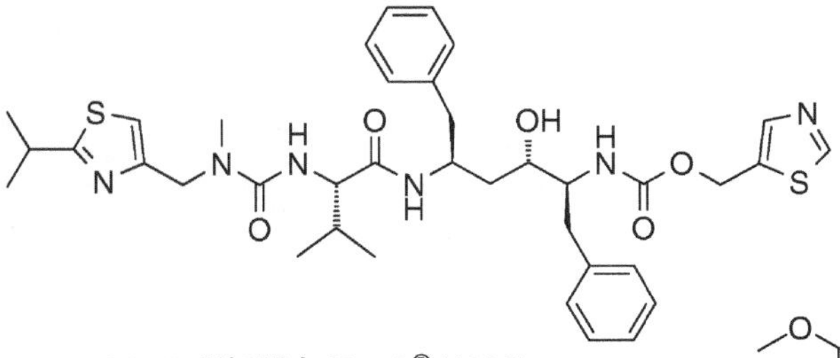

24.20 利托那韦 Norvir® (1996)

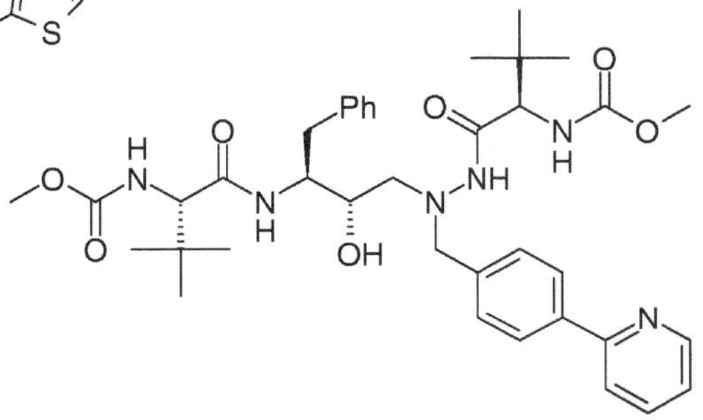

24.25 阿扎那韦 Reyataz®, Zrivada® (2000)

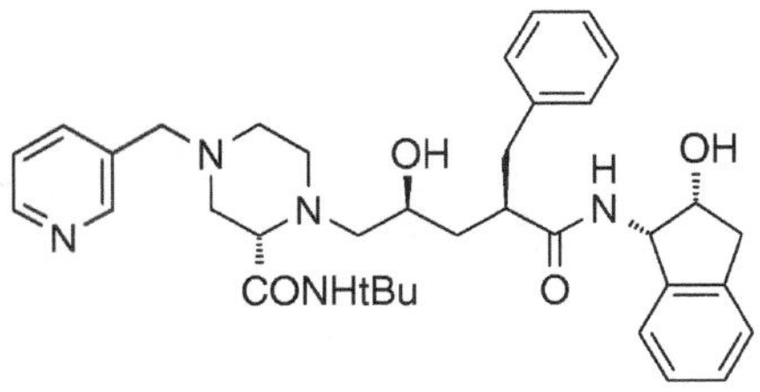

24.21 茚地那韦 Crixivan® (1996)

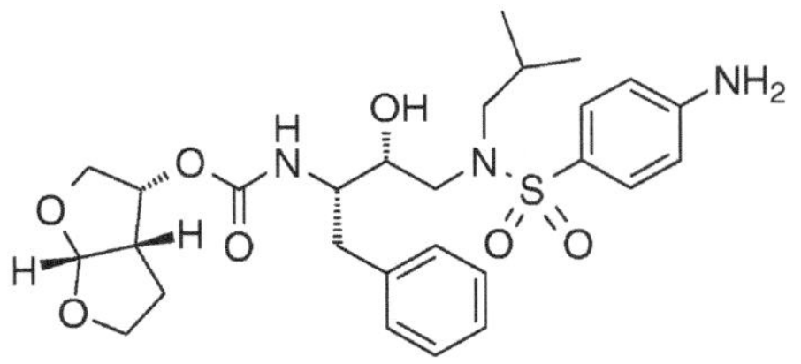

24.26 地瑞那韦 Prezista® (2006)

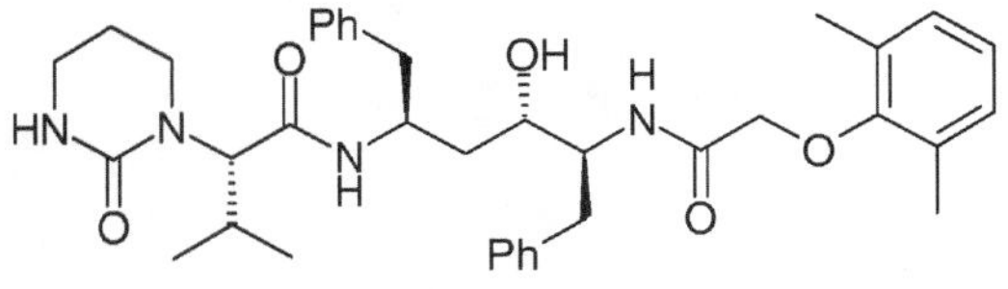

24.22 洛匹那韦 Kaletra®, Aluvia® (2003)

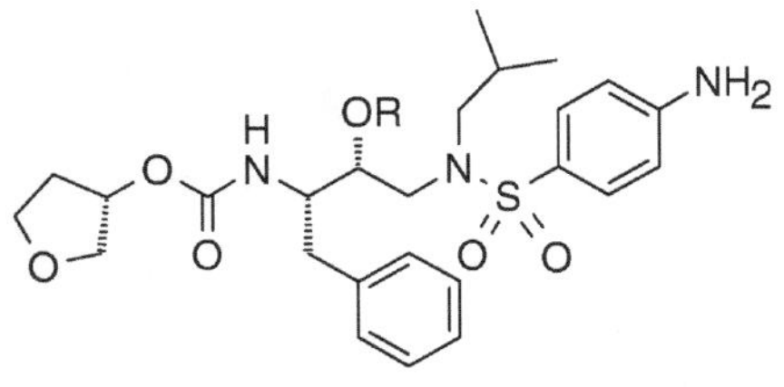

24.23 R=H 安普那韦 Agenerase®, Prozei® (1999)
R=PO₃H Fosamprenavir Prodrug Lexiva® (2003)

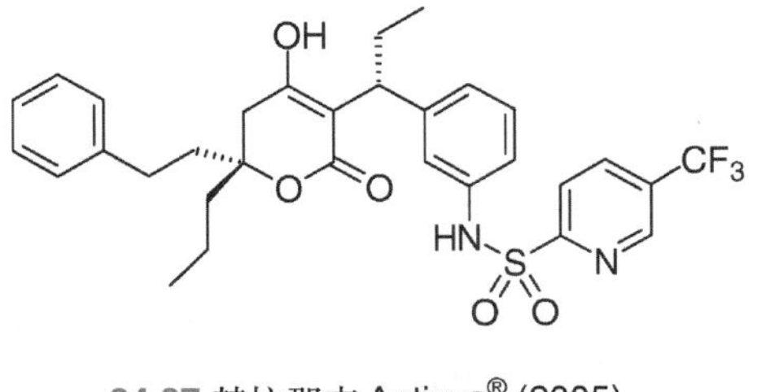

24.27 替拉那韦 Aptivus® (2005)

图24.15 到目前为止，共上市了9个抗艾滋病药物。化合物24.19～24.26均是拟肽抑制剂，仅替拉那韦24.27具有完全不同的非肽类骨架。

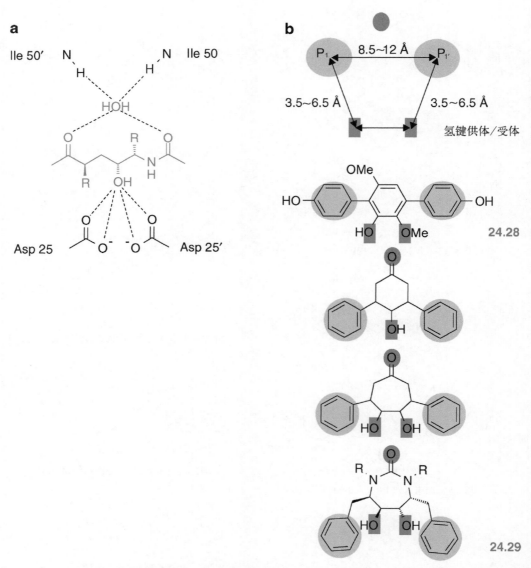

图 24.16 （a）HIV蛋白酶与肽类抑制剂在催化天冬氨酸附近的氢键作用模式。口袋中一个关键的水分子能够与酶和抑制剂形成两个氢键作用，抑制剂的羟基取代了参与催化水解过程的水分子（图 24.1）。根据该作用模式，提出了抑制剂潜在药效团的空间结构（b）。基于该假设，筛选了一个小分子化合物库，并得到了酚类化合物24.28，在此基础上又找到了六元、七元环状酮衍生物及环脲化合物24.29。在这些结构中，羰基取代了结构上保守的水分子。

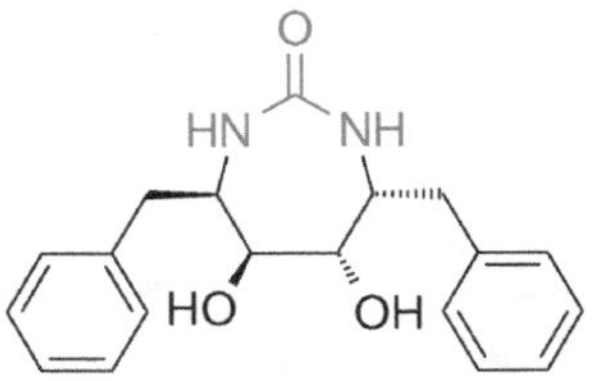

24.30　K_i = 4500 nmol/L

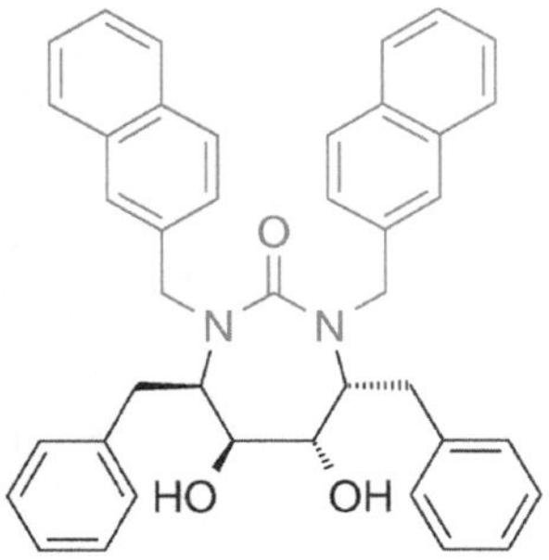

24.31　K_i = 0.3 nmol/L

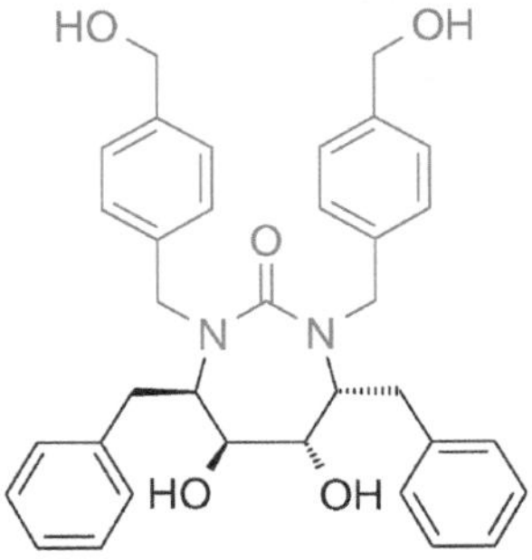

24.32　DMP-323
K_i = 0.27 nmol/L

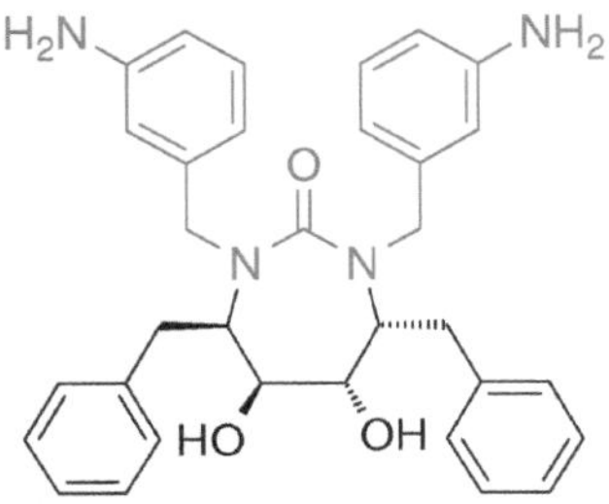

24.33　DMP-412

图 24.17　在 Dupont-Merk 公司，新发现的环脲先导化合物 24.29 经过优化，首先得到了化合物 24.30 和 24.31，经进一步的优化得到了 DMP-323（24.32）和 DMP-412（24.33）。

代了特殊的结构水分子，而且其两个羟基与催化天冬氨酸残基形成氢键作用。尽管基于环脲骨架设计的 HIV 蛋白酶抑制剂有很大的潜力，但是到目前为止，并没有一个环脲系列的化合物能够通过所有的临床试验并成功上市。

　　在 Park-Davis 公司，通过筛选发现了一个具有全新骨架的先导化合物 24.34（K_i = 1.1 μmol/L，图 24.19），其与蛋白酶的作用模式可以参考其同系物 24.38 与酶的单晶结构（图 24.18）。从中可以看出，与化合物 24.31 类似，化合物 24.38 能够代替活性位点的水分子，与催化天冬氨酸及 Ile50 和 Ile50′ 的氨基形成氢键。以此作为指导，进行化合物设计，从而发现活性更好的化合物 24.36。此外，从单晶结构可以看出，如果在 S₃ 口袋引入羧基，则可以与 Arg8 形成盐桥。根据该设计理念，合成了在 6 位苯环的对位引入 OCH₂COOH 基团的化合物 24.37，其结合活性显著提高（K_i=51 nmol/L），而且该化合物是一个非手性的小分子化合物，仅需 3 步即可合成。2005 年，Boehringer Ingelheim 公司上市了第一个非肽类 HIV 蛋白酶抑制剂替拉那韦 24.27，证明引入羟基吡喃酮骨架是可行的。该化合物通过羟基与催化天冬氨酸作用，但是与化合物 24.34 相比，其侧链结构更加复杂。

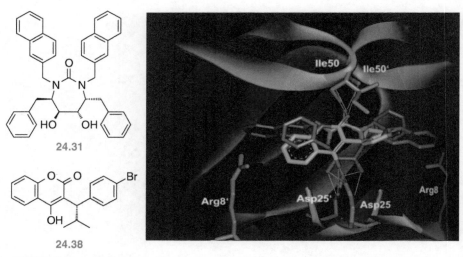

图24.18 脲类抑制剂24.31（灰色）及香豆素衍生物24.38（浅绿色）与HIV蛋白酶复合物晶体结构的叠合图。

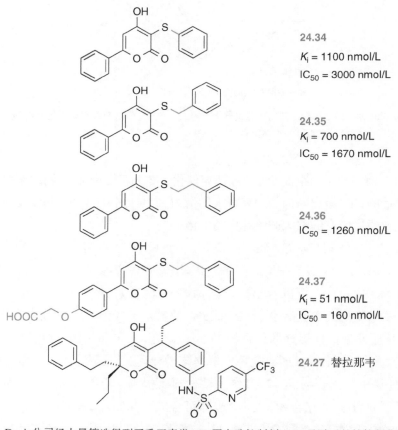

图24.19 Park-Davis公司经大量筛选得到了香豆素类HIV蛋白酶抑制剂24.34及随后的结构优化历程。延长硫醚链得到化合物24.35和24.36，再通过引入羧基得到化合物24.37。Boehringer Ingelheim公司引入二氢吡喃酮砌块得到了第一个上市的非肽类HIV蛋白酶抑制剂替拉那韦24.27。

24.5 HIV蛋白酶抑制剂的耐药性

第一个HIV蛋白酶抑制剂从开发到上市仅用了不到8年的时间。在接下来的10年里，共有9个药物成功进入市场。虽然这些药物结构完全不同，但均能很好地抑制HIV蛋白酶。同时，还有一系列非肽类的低分子量口服有效的抑制剂用于治疗。此外，科学家们还成功开发并上市了另一种非常重要的病毒蛋白——逆转录酶的抑制剂，其中不仅包括逆转录酶的底物类似物如齐多夫定（AZT，24.39）和地达诺新（DDI，24.40），还有变构抑制剂如奈韦拉平24.41等。另外一种可以用来治疗HIV的蛋白酶是HIV整合酶，雷特格韦24.42是作用于该酶的第一个上市的药物，于2007年底获得批准。再者，恩夫韦地和马拉维诺等药物，通过阻断融合过程，从而阻止病毒进入细胞也非常引人注目。

和其他RNA病毒一样，HIV复制的错误率非常高，达到了万分之一，因此HIV很快就产生了对逆转录酶抑制剂的耐药性。病毒复制过程中产生大量的基因多样性，从而产生耐药。病毒每天会经过$10^8 \sim 10^9$次复制周期，也就是说，在一个感染的患者体内，病毒蛋白就发生了10^5次点突变。因此在HIV蛋白酶抑制剂的选择性压力下，产生耐药性就不足为奇了。在结合口袋，尤其是活性位点的突变，能够造成HIV蛋白酶抑制剂结合活性的降

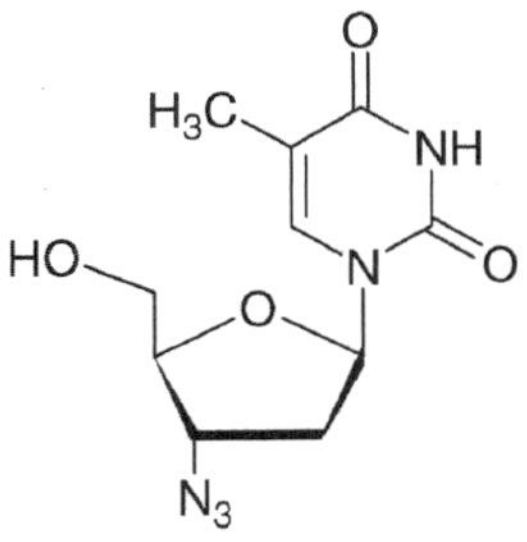

24.39 齐多夫定(AZT) 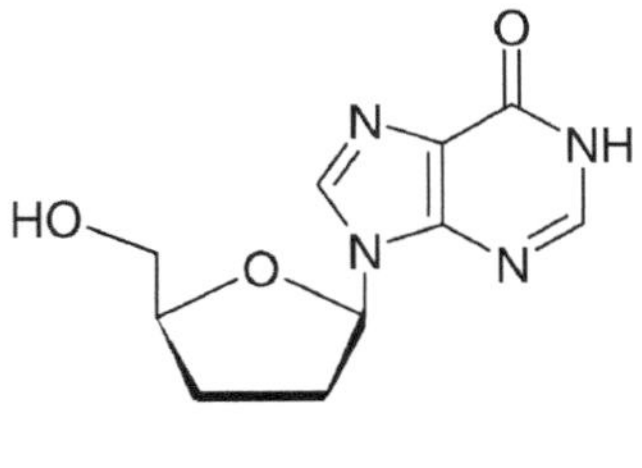　　　　**24.40** 地达诺新(DDI)

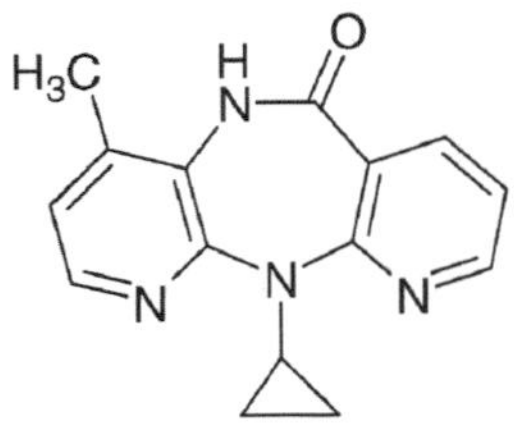

24.41 奈韦拉平

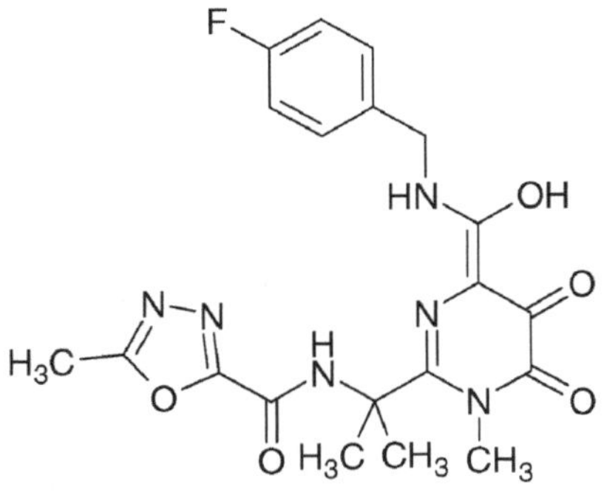

24.42 雷特格韦

图 24.20　通过采用HAART疗法来克服不断严重的抗艾滋病药物的耐药性。该鸡尾酒疗法包括蛋白酶抑制剂（图24.15）、逆转录酶抑制剂（24.29～24.41）及整合酶抑制剂（24.42）等。

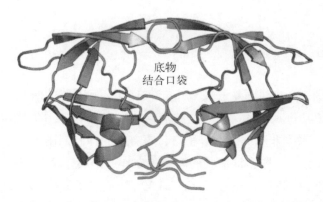

图24.21　HIV蛋白酶的氨基酸突变导致了抑制剂的耐药性。蛋白酶的肽链用红色或者绿色表示，红色代表着易发生突变的位点，而绿色代表很少突变的位点。从中可以看出活性位点附近是突变高发区域，当然，距离底物结合口袋相当远的位置也会发生突变。

低，常见的突变位点如图24.21所示。如果将之前观察到的所有的突变位点放在一个HIV蛋白酶上，则蛋白酶上接近一半的氨基酸位点均受到影响。然而，经常观察到的是催化位点附近类似的氨基酸突变，这可能是肽类抑制剂24.19～24.26作用模式相似所致（图24.25）。

　　因此，人们使用了联合用药疗法用于艾滋病的治疗。通过同时服用多种抑制剂，才能减缓耐药性的发生，从而更好地抑制病毒的复制。目前，不同作用机制的抗病毒药物，如核苷类和非核苷类逆转录酶抑制剂和蛋白酶抑制剂联用，取得了最好的效果。这些治疗方案，作为HAART疗法的组成部分，已经被应用于临床治疗。

24.6　基于碱性氮原子作为催化天冬氨酸配体的抑制剂设计

　　在上文中提到，Roche公司在肾素抑制剂研究时通过广泛筛选，发现了具有微摩尔级别活性的哌啶衍生物24.13（图24.10），并经过继续优化，得到具有次纳摩尔级别活性的苗头化合物，其哌啶氮原子能够与两个催化天冬氨酸相互作用。基于如上研究工作，以二级胺作为催化天冬氨酸配体的研究方兴未艾，得到了许多具有不同结构骨架的化合物系列（图24.22），并且研究了它们对不同天冬氨酸蛋白酶的抑制活性。基于合理药物设计的策略，采用五元的四氢吡咯环衍生物24.43代替六元的哌啶环，因为吡咯环不仅可以将氮原子放在两个天冬氨酸之间，而且通过调节环上取代基的手性，使其能够对称地占据相应的结合口袋。正如在拟肽抑制剂24.19～24.26（图24.15）中所设计的那样，在吡咯环两侧的取代基中，均含有氢键受体。具体到HIV蛋白酶，其结合口袋的关键位置有一个保守的水分子，又称为结构水，介导了和侧翼区域的相互作用。在其他天冬氨酸蛋白酶中，肽链酰胺键和侧翼区域直接通过氢键作用。在吡咯环的两侧，通过胺基亚甲基延长，并与可

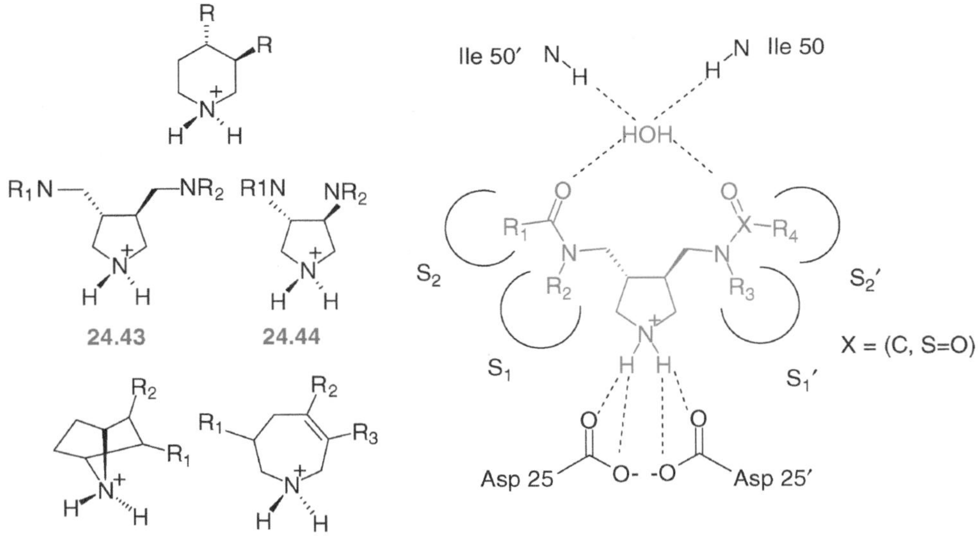

图 24.22　二级胺是天冬氨酸蛋白酶两个催化位点的天冬氨酸残基非常有潜力的配体。通过合理设计，吡咯环上碱性的氮原子处于两个天冬氨酸之间，同时其对称性的侧链占据相应的结合口袋。在侧链上引入氢键受体是为了能通过结构水分子和HIV蛋白酶的侧翼区域形成氢键作用。

以作为氢键受体的酰胺或者磺酰胺相连；同时酰胺氮原子可以作为分叉点，通过连接不同的取代基，与蛋白酶4个亚结合口袋相互作用。

　　德国马尔堡大学的Edgar Specker开发了一系列具有微摩尔及次微摩尔级别活性的HIV蛋白酶和组织蛋白酶D抑制剂。Jark Böttcher则测定了消旋化合物24.45和HIV蛋白酶的共晶结构，结果让人大吃一惊。在共晶结构中，吡咯环上取代基的绝对构型均为R-型，氮原子占据了模拟催化反应过渡态类抑制剂中羟基的位置，能够与两个催化天冬氨酸形成氢键作用。但是与之前设想的作用模式不同，抑制剂取代了结合口袋中的结构水分子！磺酰基的氧原子通过氢键直接和侧翼区域Ile50的NH相互作用，而另一侧酰胺羰基则并没有参与和侧翼区域的相互作用。此外，侧翼区域采取了一种扭曲的构象，其Ile50′的NH和酶的其他部分通过氢键作用，这种构象在之前的研究中从未发现过。仔细研究发现，抑制剂并未很好地占据蛋白酶的S_2及S_2'结合口袋，与安普那韦24.23（图24.15）相比，蛋白酶的S_2口袋基本上未被占据。再者，分子中巨大的二甲基苯酚似乎伸出了S_1'口袋，与侧翼区域发生碰撞。尽管该抑制剂具有微摩尔级别的抑制活性（K_i=1.5 μmol/L），但是对于该结合口袋好像并不适合，并且似乎违背了几乎所有药物设计的"金标准"（4.11节）。难道是二甲基苯酚片段的结构特点使得抑制剂不得不采用这种特殊的结合模式？为了验证这个想法，研究者们合成了抑制剂24.46（图24.23）。令人惊讶的是，化合物24.46（K_i=52 μmol/L）的结合模式与24.45相同，结构水分子被取代，侧翼区域采取扭曲构象，但是在该化合物中并没有一个大基团迫使其采取该构象（图24.24b）。或许这种特殊的结合模式是该类抑制剂所特有的吧。

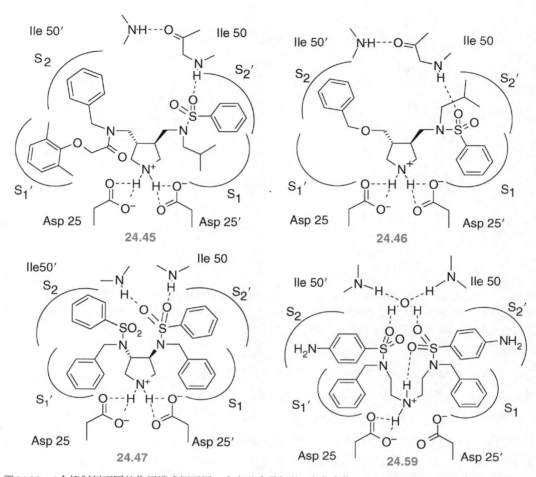

图24.23　4个抑制剂不同的作用模式概要图。含有吡咯骨架的3个化合物24.45、24.46和24.47取代基上链的长度及官能团不同，而在化合物24.59中，吡咯环打开形成开链化合物。有意思的是，结构水分子又回到该化合物与蛋白质的结合口袋。

接下来，研究者们尝试拉近两侧取代基和吡咯环的距离，Andreas Blum去掉了两个亚甲基，得到了3，4-二氨基吡咯24.44骨架，并且采用两个对称的磺酰胺作为取代基。如表24.7所示，最先考察的是在三级胺上采用不同的苯磺酰基取代（24.47～24.58），并且除了考察对野生型酶的抑制活性之外，还考察了对于84位异亮氨酸突变为缬氨酸的耐药型蛋白酶活性影响。由于突变型蛋白酶口袋的疏水性变差，且口袋变大，使得很多抑制剂的活性降低。而不论野生型还是突变型，对于R$_1$位带支链的取代均不耐受（24.47～24.50，表24.7），而苄基取代对两者均取得了很好的抑制效果。从衍生物24.47与酶的复合物共晶结果来看，吡咯氮原子恰好处于两个天冬氨酸之间；结构水分子再次回归，其中一个磺酰胺通过该水分子与侧翼区域的Ile50的NH形成氢键作用。抑制剂基本上以对称的构象坐落于结合口袋，两个胺基上的苄基位于S$_1$和S$_1'$口袋，而苯磺酰基占据S$_2$和S$_2'$口袋，与化合物24.45和24.46相比，化合物24.47能更好地占据酶的结合口袋。然而，仍需考察的是能否在苄基的对位引入取代基，从而能更好地占据S_1和S_1'口袋。当引入溴或者碘取代基时，对于野生型酶的活性提高了大约6倍，而对于突变型，活性提高了2倍。而对于S_2和S_2'口袋，似乎也能够容纳更大的取代基，确实，当在苯环的邻位引入甲基或者氯的时候，野生型活性提高了2倍左右，但对于突变型活性影响不大。此外，结合口袋的末端位置是酸性氨基酸Asp29和Asp30，可以通过和该位点作用以提高活性。因此，当在苯磺酰胺对位引入氨基或者甲酰胺时，活性提高了10倍。进一步的结构优化得到了化合物24.58，其苄基对位为CF_3取代，苯环的对位为酰胺取代。该化合物对于野生型酶的K_i=61 nmol/L，对于突变型酶的K_i=14 nmol/L。基于3,4-二氨基吡咯骨架设计的抑制剂与所有已上市的抑制剂与酶的结合模式不同，有望突破HIV的耐药性（图24.25）。

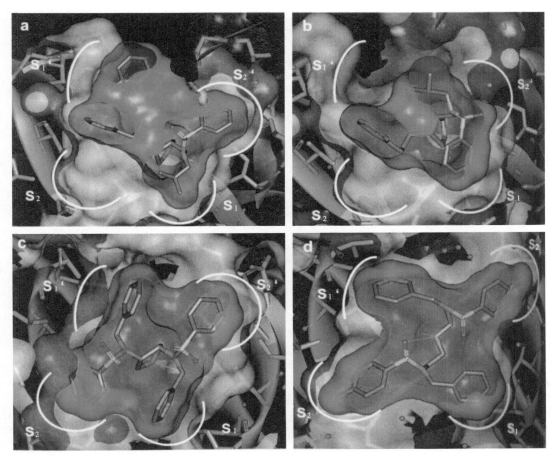

图24.24　抑制剂与HIV蛋白酶的晶体结构。(a) 化合物24.45基本没有占据S_2口袋，其大体积的2,6-二甲基苯酚基也仅部分占据S_1'口袋，并且由于体积太大，似乎对侧翼区域有所碰撞；结构水分子亦被抑制剂所取代。(b) 化合物24.46亦部分占据S_2和S_1'口袋，结构水分子也被取代，且酶环肽链区采取的是扭曲构象，但也并未发现形成任何有利的相互作用。(c) 化合物24.47以C_2对称的构象与酶结合，并将两个苯磺酰基置于S_2及S_2'口袋，两个苄基置于S_1及S_1'口袋，同时结构水分子亦被取代。(d) 化合物24.59将对位胺基取代的苯磺酰基置于S_2及S_2'口袋，氮苄基则占据S_1及S_1'口袋，两个磺酰基和结构水分子形成氢键作用，在该结合模式中水分子重新回归。该抑制剂似乎与蛋白质完美结合，但即使在其苯磺酰基对位引入胺基以增加和蛋白酶的氢键作用，和其他衍生物相比也并未展示更优的活性。

表 24.7　通过修饰 3,4-二胺基吡咯 24.44 中 R_1 和 R_2 取代基，以得到活性和耐药性改善的衍生物（**WT**：衍生型；**I84V**：突变型）

24.44

化合物	R_1	R_2	K_i（μmol/L）WT	K_i（μmol/L）I84V
24.47			2.15	1.07
24.48			12.3	84.0
24.49			74.7	53.1
24.50			1.57	5.82
24.51			0.67	0.46
24.52			0.77	0.47
24.53			0.46	0.55
24.54			0.39	0.33
24.55			0.80	0.50
24.56			0.27	0.13

续 表

化合物	R$_1$	R$_2$	K_i（μmol/L）WT	K_i（μmol/L）I84V
24.57			0.26	0.04
24.58			0.06	0.01

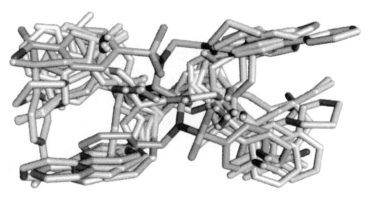

图24.25　与所有上市的HIV蛋白酶抑制剂相比（图24.15，米黄色表示），含有3,4-二胺基吡咯骨架的抑制剂（亮绿色表示）采取了一种完全不同的结合模式，因此保持了对耐药型蛋白酶的抑制活性。

　　最后，切断中间的吡咯环，得到以开链的二级胺作为骨架的抑制剂（图24.23），其中心的氮原子以2～3个碳链与砜基相连，而砜基与侧翼区域有相互作用。该开链的抑制剂对不同的天冬氨酸蛋白酶具有微摩尔至十微摩尔量级的抑制活性。通过该抑制剂24.59（对于HIV蛋白酶，其K_i=9.6 μmol/L，图24.24d）和HIV蛋白酶的共晶结构可以看出，碱性的氮原子处于两个天冬氨酸之间，但是仅能与其中一个天冬氨酸形成氢键作用。有意思的是，结构水分子重新回归到晶体复合物中，并且介导了砜基和侧翼区域残基的相互作用。

　　与开链化合物对比，杂环的构象固定作用决定了抑制剂在结合口袋中的取向和位置，其空间结构使得结构水分子被取代，从而使抑制剂和侧翼区域直接通过氢键相互作用。开链化合物24.59的晶体结构显示，其为蛋白酶的理想配体，该化合物在结合口袋中完全舒展，其极性官能团和蛋白酶在相应位置发生相互作用，并且使得结构水分子重新回归。但即使在苯磺酰基的对位引入氨基，使得活性提高10倍（图24.22），但是其也仅仅具有微摩尔级别的活性。虽然结合模式最优，但是这并不能抵消其为了调整合适的几何构象以进入结合口袋所损失的能量。在该过程中，可旋转键损失了太多的自由能，而这对于结合活性来说是不能承受之重（4.7节）。从熵的角度而言，构象限制的抑制剂具有更大的优势。

24.7　天冬氨酸蛋白酶家族的其他靶点

　　除了肾素和HIV蛋白酶这两个例子之外，许多天冬氨酸蛋白酶家族的其他蛋白质也经过验证，可以作为药物开发的靶点。首先是组织蛋白酶D，一种参与到蛋白质分解代谢的蛋白酶，目前正在进行治疗乳腺癌和肌肉萎缩症的概念验证。而前文提到的来自胃中的胃蛋白酶，正在验证其作为治疗消化道溃疡潜在靶点的可能性。同时研究者们已经在考虑将来自白念珠菌（*Candida albicans*）的分泌型天冬氨酸蛋白酶SAP作为治疗真菌感染的潜在靶点。

　　而在β-分泌酶领域的进展则显得激动人心，其抑制剂可以作为治疗阿尔茨海默病的潜在药物。β-淀粉样蛋白是阿尔茨海默病患者大脑中有害的病理性斑块的组成成分，由淀粉样前体蛋白（APP）经水解而来。1999年，研究者们报道了来自天冬氨酸蛋白酶家族的两个膜结合蛋白β-及γ-分泌酶，能够催化水解APP得到β-淀粉样蛋白，其中前者又称为BACE，是beta-site-APP-cleaving enzymes的首字母缩写。随后，研究者们对这两种蛋白酶的抑制剂开展了深入的研究。另一个正在广泛研究的天冬氨酸蛋白酶是plasmepsins，它是疟原虫吞噬体消化血红蛋白的主要酶，能够在Phe33和Leu34之间水解α链。4个plasmepsins亚型负责将剩余的部分进一步水解为肽段。此外，半胱氨酸蛋白酶falcipaines及含锌蛋白酶falcilysin也参与到这个过程中。plasmepsins和组织蛋白酶D具有很大的结构同源性，其第一个抑制剂的先导化合物骨架来自肾素抑制剂。新的研究结果表明，通过抑制参与疟原虫血红蛋白代谢的天冬氨酸蛋白酶来发现有效的抗疟药物，必须同时抑制多种酶，即必须开发出一种能够同时抑制所有的4种亚型的plasmepsins，才能取得较好的抗疟效果。

24.8　概要

- 天冬氨酸蛋白酶在其催化水解位点含有两个天冬氨酸残基；位于天冬氨酸上方的水分子，被天冬氨酸活化后对酰胺的羰基进行亲核进攻，将酰胺键水解。
- 水解过程经历了一个临时形成的含有偕二醇结构的四面体过渡态。通过采用稳定的等排体来模拟过渡态的结构，得到了拟肽抑制剂。特别是羟乙基和statin骨架，经常被用作四面体过渡态的等排体。
- 天冬氨酸蛋白酶经常对两个疏水性氨基酸之间的肽键进行水解，这些水解位点两侧的氨基酸残基并不能与结合口袋形成强的相互作用，但仍能通过多种弱相互作用与水解位点两侧有序排列的结合口袋作用。
- 肾素能够将血管紧张素原水解为血管紧张素 I ，随后又被水解为血管紧张素 II ，通过与受体结合起到升高血压的作用。肾素含有一个非常大、实际上融合到一起的S_1/S_3结合口袋，因此在肾素抑制剂阿利吉仑的设计过程中，通过连接P_1和P_3残基，同时切断其肽链，从而得到一个极性更大，作用时间更长且可口服给药的抗高血压药物。

- HIV蛋白酶是一种病毒的天冬氨酸蛋白酶，其能够催化水解原始多肽为成熟的蛋白质，从而参与到病毒的复制循环中。HIV蛋白酶是一个具有C_2对称轴的同源二聚体，通过结构水分子介导了底物和靠近催化位点侧翼区域的相互作用。

- 通过对能与HIV蛋白酶结合的最小的底物结构进行系统的构效关系研究，并引入过渡态的等排体，得到了一系列高活性和选择性的拟肽抑制剂，以用于艾滋病的治疗。但在用药实践过程中，病毒通过突变获得耐药性，据统计接近一半的氨基酸位点发生过突变。

- 组合疗法，即HAART策略，被推荐用于HIV感染的治疗。通过同时服用不同作用机制的抑制剂，能够更好地抑制病毒的复制，而这对于HIV感染疾病的治疗非常关键。

- 尝试了多种不同于拟肽抑制剂的设计策略从而得到多种非肽类骨架的抑制剂。到目前为止，替拉那韦是唯一上市的非肽类的HIV蛋白酶抑制剂，其核心骨架为羟基吡喃酮结构。最近，为了开发新的天冬氨酸蛋白酶抑制剂，设计了许多通过引入碱性氮作为和天冬氨酸催化位点结合的化合物骨架。

- 除了肾素和HIV蛋白酶之外，其他可以作为潜在药物靶点的天冬氨酸蛋白酶有：组织蛋白酶D、β-分泌酶、γ-分泌酶、疟原虫的plasmepsin蛋白酶及真菌的分泌型天冬氨酸蛋白酶SAP等。

翻　　译：牟剑锋
译稿审校：熊　剑

参考文献见二维码。

第 25 章
金属蛋白水解酶抑制剂

有一类水解肽键和酯键的酶发挥功能需要金属离子处于其催化中心。这类酶通过与金属离子结合活化一个水分子,活化后水分子对目标肽(酯)键亲核进攻完成水解。在这个过程中,水分子的 pK_a 值发生了巨大的改变。锌是这类酶最常结合的金属离子,但也可和铁、钙、钴、锰结合。与金属离子的结合对酶水解蛋白质或酯的活性至关重要。如果通过加入如 β-巯基乙醇或乙二胺四乙酸(EDTA)之类的强络合剂将金属离子从酶中移除,这类酶将失去其催化水解的活性。

许多具有治疗价值的酶都属于金属蛋白酶家族。首先必须提到的是锌蛋白酶,而血管紧张素转换酶(ACE)又是其中最为突出的代表。ACE 抑制剂多年来一直被应用于治疗高血压。近年来的研究发现,更多的金属蛋白酶可以被作为治疗靶点指导药物设计,比如内皮素转换酶、中性肽链内切酶和基质金属蛋白酶(表 25.1),其他还包括碳酸酐酶、含锌的 β-内酰胺酶和磷酸二酯酶。

25.1　锌离子金属蛋白酶的结构

1967 年 William Lipscomb 确定了第一个锌蛋白酶的 3D 结构——消化羧肽酶 A。酶催化活性所必需的 Zn^{2+} 与蛋白质中的两个组氨酸和一个谷氨酸支链结合,并结合一分子水。此外,在 Zn^{2+} 的附近还有一个谷氨酸。许多其他的金属蛋白酶中与 Zn^{2+} 的结合的氨基酸也与此类似,它们共同的氨基酸序列是 His-Glu-X-X-His(X 是其他任意氨基酸)。这一序列在胶原酶、嗜热菌蛋白酶、中性肽链内切酶 24.11 和内皮素转换酶都有发现(表 25.2)。这一特定的基本氨基酸序列被认为是锌蛋白酶的特征序列。但是在金属蛋白酶或碳酸酐酶中,Zn^{2+} 是与 3 个组氨酸残基结合,另外再结合一分子水。

在体内,锌以二价正离子的形式 Zn^{2+} 存在。酶利用 Zn^{2+} 的正电性完成酰胺的水解。意大利佛罗伦萨大学的 Ivano Bertini 团队完成了对未络合(uncomplexed)的产物抑制的金属蛋白酶 MMP-12 的高分辨度结构确定,推断出其水解的机制如下:在未络合底物的金属蛋白酶中,Zn^{2+} 与 3 个水分子和 3 个氨基酸残基(His 或 Glu)连接形成八

面体结构。其中的一个水分子与邻近的谷氨酸形成一个额外的氢键。金属蛋白酶的
Glu219、羧肽酶的Glu270、嗜热菌蛋白酶的Glu143能极化这个水分子,因此可能形成
一个OH^-(图25.1)。底物蛋白质分散在结合口袋中并取代与Zn^{2+}结合的另外两个水
分子。底物与酶的C端蛋白骨架形成氢键从而被固定,被谷氨酸极化的水分子亲核进
攻底物蛋白酰胺键的羰基。反应位点形成一个偕二醇结构,并被此时已是六面体结构
的Zn^{2+}稳定。当完成对酰胺键的水解后,两个产物分子最初仍停留在Zn^{2+}附近。谷氨
酸残基在这个时候承担起了质子转移的角色。N端水解产物通过新形成羧酸的氧原子
与Zn^{2+}结合(图25.2),但并没有和酶的蛋白质形成新的氢键。同时,底物原先C端残基
与酶的骨架形成4个氢键,P_1'残基与酶的S_1'口袋结合。新形成的两个氨基酸仍停留在
Zn^{2+}的附近,直到Zn^{2+}恢复到其不带电的形式,底物原先N端水解产物疑是被两个水分
子取代进而离开酶的催化位点,而水分子恢复与Zn^{2+}的结合,然后C端水解产物也离开
结合口袋。

表25.1　金属蛋白酶的功能及其水解位点

酶	水解位点	功能	3D结构
嗜热菌蛋白酶	X–Ala,X–Val,X–Ile	细菌蛋白酶	+
碳酸酐酶	X–Tyr,X–Phe	消化	+
ACE[a]	Phe–His,Phe–Leu,Pro–Phe	将血管紧张素Ⅰ转换为血管紧张素Ⅱ,以提高血压	+
NEP 24.11[b]	Phe–Leu,Cys–Phe	多种功能(降解脑啡肽等)	−
ECE[c]	Trp–Val	转换大内皮素为内皮素,以提高血压	−
胶原酶	Gly–Leu,Gly–Ile	器官重塑	+
基质溶素	Gly–Leu,Gly–Ile	器官重塑	+

注:a,ACE血管紧张素转换酶;b,NEP中性肽链内切酶;c,ECE内皮素转换酶。

表25.2　不同金属蛋白酶活性位点的特征氨基酸序列

酶	位置	氨基酸
嗜热菌蛋白酶	142～146	His Glu Leu Tyr His
中性肽链内切酶24.11	583～587	His Glu Ile Thr His
内皮素转换酶	590～594	His Glu Leu Thr His
虾红素	92～96	His Glu Leu Met His
胶原酶	201～205	His Glu Phe Gly His
基质溶素	201～205	His Glu Ile Gly His

同时,其他的诸如血管紧张素转换酶和胶原酶、白明胶酶、基质降解酶等基质金属蛋
白酶等锌蛋白酶的三维结构也被成功解析(表25.1)。目前已知碳酸酐酶有4个亚型,其

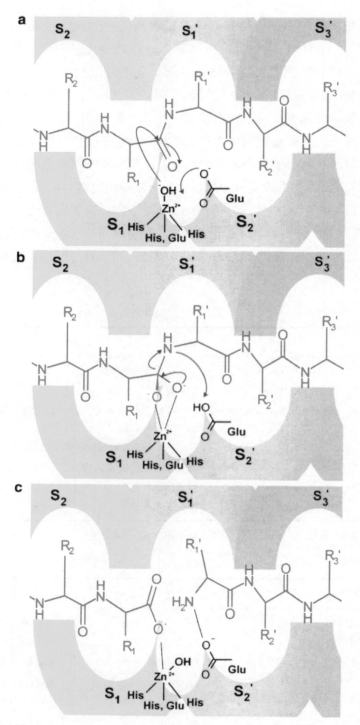

图25.1 金属蛋白酶降解多肽的机制。底物多肽的 P_1、P_2、P_1' 和 P_2' 分别进入酶相应的口袋中。将要被水解的酰胺基团位于 Zn^{2+} 和被邻近的谷氨酸残基极化的一分子水（或者 OH−）中间（a）。水分子对羰基碳原子发动亲核进攻，形成四面体过渡态。Zn^{2+} 暂时形成六面体结构，稳定新形成的偕二醇的负电荷（b）。随着降解产物的释放，过渡态结束（c）。

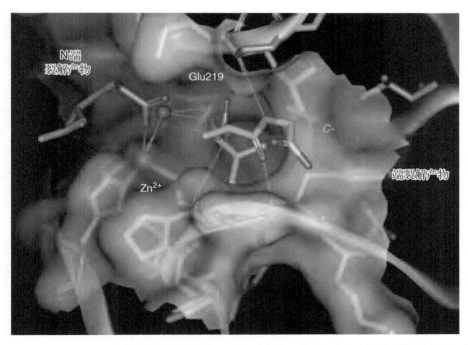

图25.2　MMP-12与两个裂解产物的晶体结构（图25.1c）。先前的N端裂解产物（左侧，碳原子用浅红色标记）通过其新生成的羧酸基团的氧原子与Zn^{2+}结合，但是与酶本身并未形成氢键。而先前的C端裂解产物（右侧，碳原子用浅绿色标记）的骨架通过P_1'残基与S_1'口袋形成4个氢键。新形成的胺基则与Glu219和与Zn^{2+}结合的水分子有相互作用。

中最具治疗潜力的是在许多器官中发挥重要作用的α-碳酸酐酶，以α-碳酸酐酶为靶点的多个药物已经被成功开发。

25.2　金属蛋白抑制剂设计的关键步骤：与锌离子结合

锌离子在蛋白酶的催化机制中承担了至关重要的作用。已知的金属蛋白酶-抑制剂络合物的立体结构研究表明高活性的抑制剂都包含与锌离子直接结合的官能团。如果移除这些官能团，抑制剂的结合与酶的结合能力急剧降低。因此，设计一个新的蛋白酶抑制剂的第一步就是寻找一个可以与Zn^{2+}稳定结合的官能团。图25.3总结了文献报道的不同

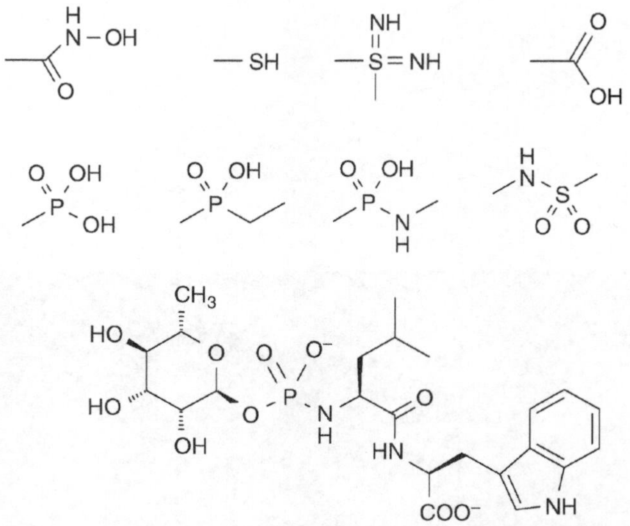

25.1　　磷酸美沙酮　　$K_i = 2.8 \times 10^{-8}$ mol/L

图 25.3　在金属蛋白酶抑制剂中常被用于与 Zn^{2+} 结合的基团。羟肟酸和硫醇（左上）通常有最高的抑制活性。天然产物磷酸美沙酮 25.1 通过磷酰胺与 Zn^{2+} 结合，并对嗜热菌蛋白酶有纳摩尔级别的抑制活性。

的此类基团。磷酰胺（$—PO_2NH—$）、磷酸（$—PO_2O—$）、亚磷酸酯（$—PO_2CH_2—$）被认为是酶反应中中间态的类似结构。实际上，一种具有较好抑制活性的天然产物磷酸美沙酮 25.1 就包含上述的结构。表 25.3 总结了不同基团对羧肽酶 A 的结合能力情况。表 25.4 总结了不同 Zn^{2+} 结合基团对内皮素转换酶的结合情况。

表 25.3　苯丙酸衍生物 25.2 与羧肽酶的结合能力。硫醇衍生物展示了最强的结合活性

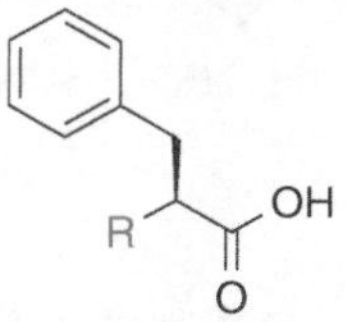

25.2

R	K_i（nmol/L）
H	6 200
CH_2COOH	450
$CH_2S(=NH)_2CH_3$	250
$OP(=O)(OH)_2$	140
CH_2SH	11

从中我们可以发现，不同基团与 Zn^{2+} 的结合能力差别巨大，这可能与 Zn^{2+} 正电子和锚链基团（anchor group）的结合能力的差异相关。Zn^{2+} 与酶蛋白结合情况差异较大（如

3xHis、2xHis/1xGlu、1xGlu/1xCys）。显然巯基–SH和羟肟酸—COHNOH展示了与这些金属蛋白酶很强的结合能力，其中羟肟酸与Zn^{2+}形成二齿配体。酸和酮与Zn^{2+}的结合能力就比上述两个基团弱很多。尽管如此，酸可以做成酯，以前药的形式完成口服给药，也受到了很大的关注（9.2节）。相对亚磷酸酯和磷酸，磷酰胺化合物因为其化学不稳定性往往不被作为药物设计的首选官能团。此外，磺胺类化合物因为其具有良好的与Zn^{2+}结合的能力，往往被用于碳酸酐酶抑制剂药物的设计。

如何设计一个具有活性的金属蛋白酶的底物结构？通过对比已知的晶体结构（以MMP-12为例，图25.2），可以得到蛋白质结合口袋中的水解位点的预结合区域。因此，抑制剂的设计务必聚焦与S_1'及其相邻口袋的预结合区域的结合。然而，S_1和S_2结合口袋的占据对于提高抑制剂的选择性非常重要。

与这些口袋结合的基团的选择要取决于其化学组成。此外，如前述，抑制剂必须要有一个可以与锌离子结合的官能团。通过上文对蛋白质水解底物机制的描述，不难理解为什么人们对非预结合区域的研究较少。底物蛋白质被水解后，在该区域形成一个末端为羧酸的多肽，该羧酸官能团本身是一个锌离子结合基团。如果被水解底物肽的N端在这个口袋的非预结合区域形成一个强的结合，将会很容易导致蛋白酶的自身抑制。通常来讲，这一性质是没有意义的。但如果被水解的蛋白质的N端与酶仅有较弱的结合，那么只有在高浓度底物存在的情况下才会引发酶的自身抑制。这才是大自然所希望采取的调节机制（反馈调节）。

表25.4　色氨酸衍生物对内皮素转换酶的抑制活性。羟肟酸（R=CONHOH）和
硫醇衍生物的结合活性远高于羧酸盐生物

25.3

R	K_i（μmol/L）
CONHOH	24
CH$_2$SH	12
COOH	>100
CH$_2$COOH	>100

25.3　嗜热菌蛋白酶：酶抑制剂的定向设计

　　嗜热菌蛋白酶是一类没有治疗作用的微生物锌蛋白酶。尽管如此，大量嗜热菌蛋白酶与其抑制剂的三维结构被成功解析。人们可以利用这些结构信息来研究许多影响蛋白质-配体结合能力的基本因素，从而指导构效关系研究。此外，嗜热菌蛋白酶的高稳定性也有助于对其进行试验研究，同时其三维结构也被反复用于指导其他金属蛋白酶的模型建立。

　　基于结构的药物设计的中心理论之一，就是将受体结合构象转化为优势刚性结构可以增强配体结合能力。Paul Bartlett团队基于这一理论对嗜热菌蛋白酶抑制剂进行了深入的研究。他们以嗜热菌蛋白酶与抑制剂Cbz-Gly^P-Leu-Leu 25.4（K_i = 9 nmol/L，图25.4）络合物的三维结构为研究起点。研究发现该蛋白质抑制剂与酶的结合构象类似于β转角。因此，基于该发现可以指导研究者们设计一个稳定该β转角的大环化合物配体。通过对三维结构的分析可以很容易得出抑制剂与嗜热菌蛋白酶的关键相互作用。Bartlett团队随即开始寻找能保留原抑制剂两个亮氨酸侧链的刚性结构单元，由于化合物合成路线的原因苯环上引入了甲基，最终找到了色烷25.5（图25.4）。

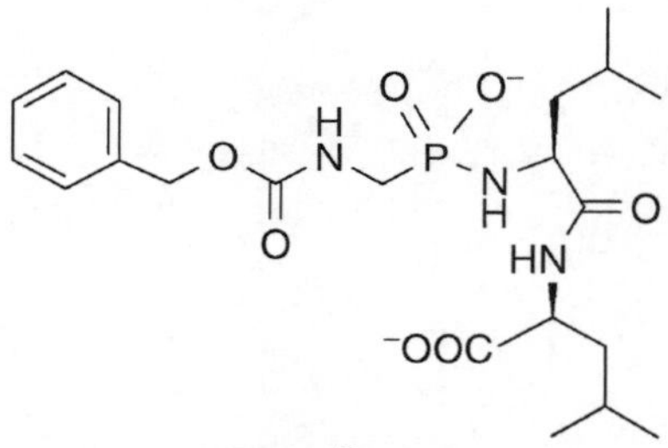

25.4　Cbz-Gly^P-Leu-Leu

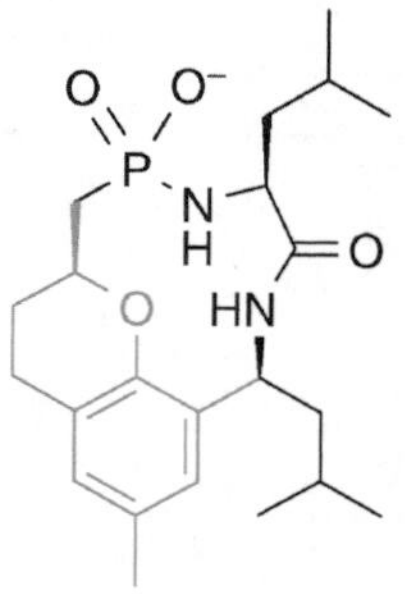

25.5
K_i = 4 nmol/L 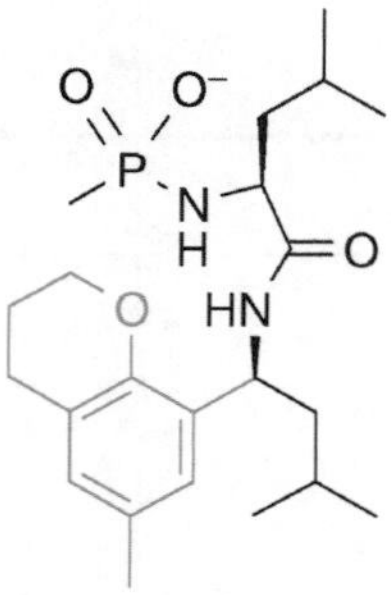　　　**25.6**
K_i = 80 nmol/L 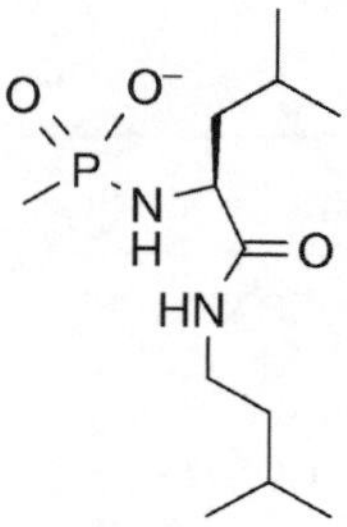　　　**25.7**
K_i = 190 nmol/L

图25.4　基于开链嗜热菌蛋白酶抑制剂Cbz-Gly^P-Leu-Leu 25.4的环状抑制剂研发过程。环状抑制剂25.5对酶的活性较开环化合物25.7提高了50倍。化合物25.6虽然也拥有色烷骨架，但因未发生闭环，故其构象刚性未得到进一步强化。

通过化合物25.5和25.7与酶结合常数的比较可以发现，通过色烷环形固定构象将其结合能力提高了近50倍，相当于获得10 kJ/mol的能量。对大环配体25.5的X射线单晶衍射也验证了它的结合构象与预期一致。亮氨酸侧链和主链上的原子都与Cbz-Gly^P-Leu-Leu（25.4，图25.5）的位置一致。与酶结合能力的提高不仅仅来源于配体构象的固定，也源于色烷基团与酶发生了直接的相互作用。为了验证这一观点，Bartlett团队设计合成了开环化合物25.6。相对化合物25.5，化合物25.6与酶的结合能力降低了1/20。然而，三维结构研究表明开环化合物25.6是采用了另外一种结合模式与酶结合。这是又一个具有高度相似结构的化合物却拥有不同的结合模式的例证。

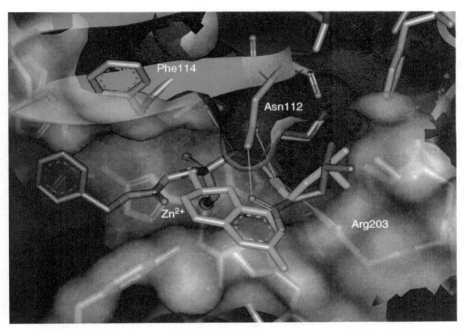

图25.5　嗜热菌蛋白酶和Cbz-Gly^P-Leu-Leu 25.4（碳原子使用灰色标记）的复合物晶体结构。与磷酸官能团相邻的亮氨酸侧链（右侧）占据了指向酶内侧较深的S_1'口袋；第二个亮氨酸残基占据了朝向蛋白质表面、较浅的S_2'口袋，苄氧羰基则指向S_1口袋（左侧）。大环抑制剂25.5（碳原子使用绿色标记）通过其色烷骨架锁定了25.4的构象，其亮氨酸支链以类似的方式占据了S_1'和S_2'口袋。虽然它完全没有进入S_1口袋，但其与嗜热菌蛋白酶的结合活性远高于开环化合物25.4。

25.4　卡托普利，治疗高血压的金属蛋白酶抑制剂

血管紧张素转换酶（ACE）通过切除十肽血管紧张素 I 的C端的二肽His-Leu将其转换为八肽的血管紧张素 II（图24.5，24.2章）。八肽血管紧张素 II 的生成导致血压的升高。此外，ACE催化降低血压的九肽血管舒缓激肽的降解，间接导致血压的升高。这表明抑制ACE可以同时通过多个机制防止血压升高。1965年，Sergio Henrique Ferreira和

John Robert Vane 从南美响尾蛇（*Bothrops jararaca*）的毒液中分离得到了一种通过抑制血管舒缓激肽降解酶来延长其降血压作用的多肽混合物。研究表明这种多肽（最初被命名为血管舒缓激肽增强蛋白，BPP）也可以抑制血管紧张素 I 转换为血管紧张素 II。混合物中的多个肽链结构最终被确定，其中活性最强的是替普罗肽 Pyr-Trp-Pro-Arg-Pro-Gln-Ile-Pro-Pro（Pyr 为焦谷氨酸）。Bristol-Myers Squibb 公司的 Miguel Ondetti 成功合成了这个九肽氨基酸。替普罗肽是一个结合常数为 K_i=100 nmol/L 的 ACE 抑制剂。临床研究表明这个化合物在动物模型和人体中均展示了较好的降血压效果。但是具有多肽结构的替普罗肽因为口服生物利用度低无法实现口服给药，因此并不适合作为药物开发。尽管如此，这个研究表明 ACE 抑制剂可以作为一个潜在的治疗高血压的药物。进一步的研究表明，虽然相对九肽化合物的抑制活性降低，二肽化合物如 Val-Trp（K_i = 1.8 μmol/L）和 Ala-Pro（K_i = 230 μmol/L）也显示了一定的 ACE 抑制效果。

该研究领域具有决定意义的突破来自 Miguel Ondetti 和 David Cushman 所共同提出的假设，他们提出 ACE 与广为人知的金属蛋白酶羧肽酶 A 具有相似的结构。在这之前，Lipscomb 刚刚解析出了羧肽酶 A 的三维结构。苄基丁二酸是一个已知的高活性羧肽酶 A 抑制剂（图 25.6）。它既是酶的底物同时也是酶水解的产物，它与酶的相互作用被认为是这两种模式共同作用的结果（图 25.7）。Ondetti 和 Cushman 将这一理论应用在了 ACE 上，差别只是羧肽酶 A 切断多肽的最后一个氨基酸，而 ACE 则切断多肽末端的二肽。这意味着氨基酸取代的丁二酸衍生物也可以作为一个潜在的 ACE 抑制剂（图 25.8）。

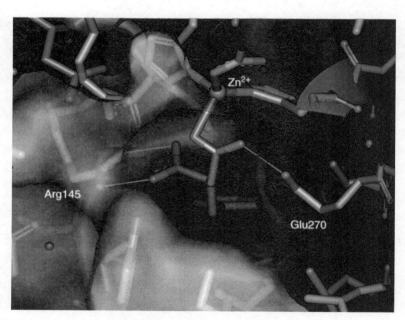

图 25.6　羧肽酶和苄基丁二酸络合物的晶体结构。其中一个羧酸官能团与 Zn^{2+} 结合，另一个则与 Arg145 形成螯合物样的盐桥，苯环则占据了疏水口袋。

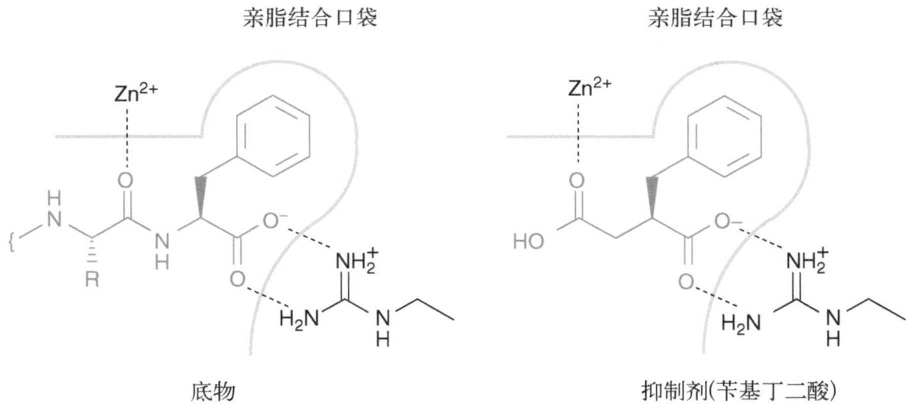

图25.7 抑制剂苄基丁二酸和羧肽酶A的底物多肽结合模式的比较。抑制剂与酶的结合形式与底物相同,只是使用羧酸基团代替了底物中将被水解的酰胺基团。

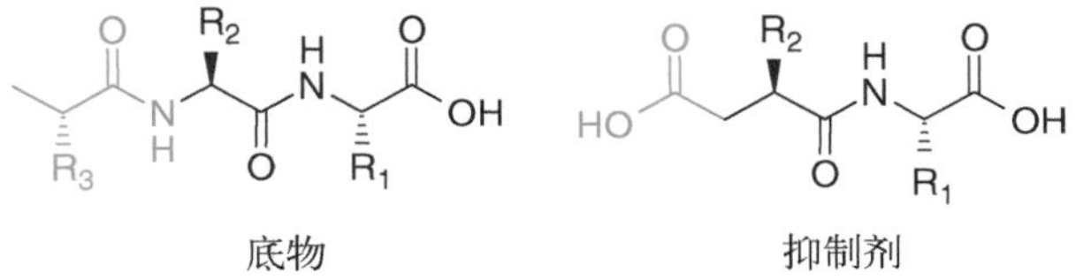

图25.8 ACE抑制剂的发展过程:底物与Ondetti和Cushman研究得到抑制剂的对比。在早期研究中,底物中被水解的酰胺基团均由羧酸官能团替代。

在观察到以脯氨酸为C端的多肽ACE抑制剂显示了较好的活性后,他们以脯氨酸烷基羧酸类化合物作为潜在的ACE抑制剂展开了深入的研究(图25.9)。Bristol-Meyers Squibb公司项目团队首先合成了丁二酸-L-脯氨酸(25.8)。不出所料,虽然这个化合物的活性只在微摩尔级别(IC_{50} = 300 μmol/L),但其仍然算是一个有效的ACE抑制剂。使用其他的氨基酸替代脯氨酸并没有改善结合活性,证明脯氨酸是最优的结构。随后针对酸的侧链长度进行了优化,戊二酰-L-脯氨酸25.9在这轮优化中展示了最大限度的活性改善(IC_{50} = 70 μmol/L)。在侧链引入甲基(25.10和25.11)的化合物的结合活性较原化合物有了极大的改善,提高了约15倍。最终,使用巯基取代羧酸结构(25.12和25.13)使化合物的活性有了指数级的提高。化合物SQ 14225(D-2-甲基-3-巯基丙酰基-L-脯氨酸)对ACE的结合活性达到了 K_i = 1.7 nmol/L,并且口服有效。SQ 14225最终被取名为卡托普利上市销售,多年以来一直被用于高血压的治疗,取得了良好的疗效。同时,因为降血压也能显著地减缓心脏的压力,卡托普利也被成功地应用于充血性心力衰竭的治疗。

图25.10展示的化合物表明未取代的巯基基团和羧酸基团是卡托普利与ACE酶的强相互作用所必需。羧酸酯化化合物25.14和巯基甲基化化合物25.15,与将化合物25.16的酰胺基团替换为化合物25.17的烷基基团—CH₂CH₂—相似,活性大幅降低。由于巯基容易被氧化,所以在药物设计中并不受欢迎。因此,科学家们继续探索其他的替代官能团。

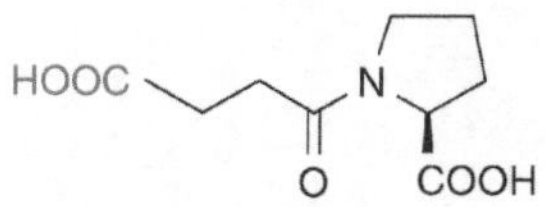
25.8 IC_{50} = 330 μmol/L

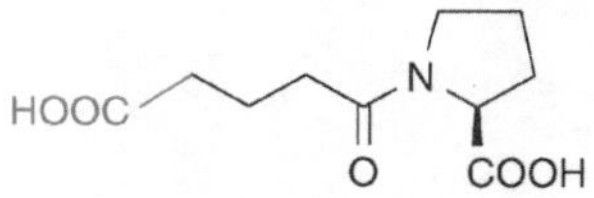
25.9 IC_{50} = 70 μmol/L

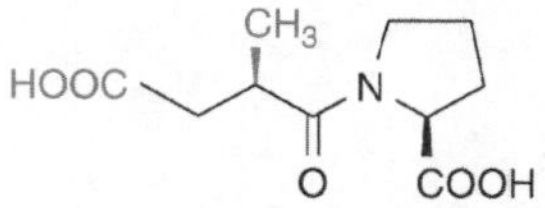
25.10 IC_{50} = 22 μmol/L

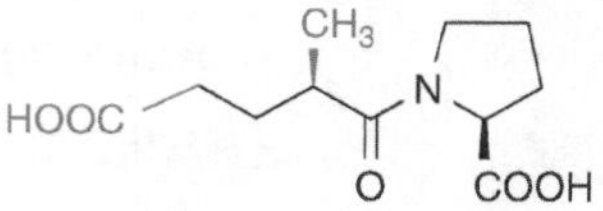
25.11 IC_{50} = 4.9 μmol/L

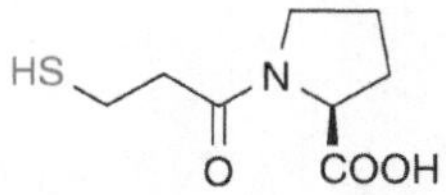
25.12 IC_{50} = 200 nmol/L
K_i = 12 nmol/L

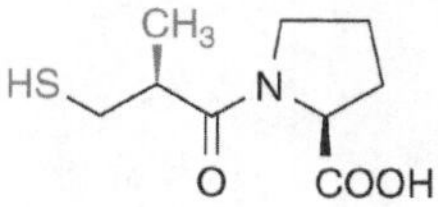
25.13 卡托普利
IC_{50} = 23 nmol/L
K_i = 1.7 nmol/L

图 25.9　ACE抑制剂的结合活性。先导化合物25.8被逐步优化，在侧链引入甲基得到了化合物25.10，使用硫醇代替羧酸活性大大提高，并最终得到卡托普利25.13。

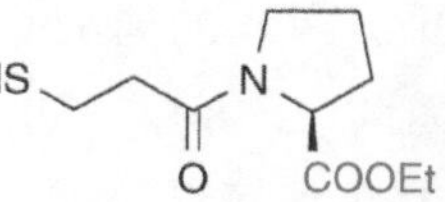
25.14 IC_{50} = 17 μmol/L

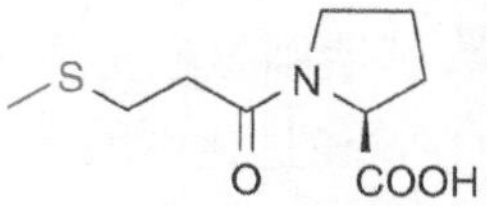
25.15 IC_{50} = 4300 μmol/L

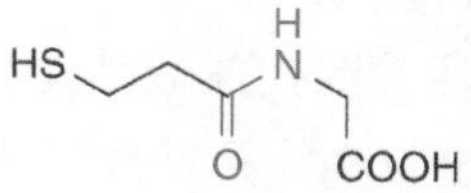
25.16 IC_{50} = 2.8 μmol/L

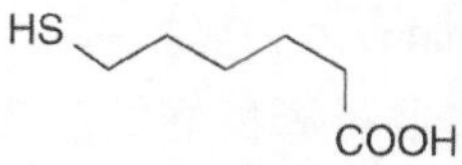
25.17 IC_{50} = 1100 μmol/L

图 25.10　未取代的硫醇和羧酸基团对保持化合物与ACE的结合是必需的。化合物25.12（图25.9）的酯化产物25.14的活性降低了约两个数量级，它的硫甲基化产物25.15的活性降低了1/20 000，仅含有巯基和羧酸两个核心官能团的化合物25.17就足以产生可检测到的抑制活性。

同时，一系列其他高活性ACE抑制剂也先后被开发出来（图25.11）。有17个化合物进入了临床试验，其中最值得一提的是Merck & Co.公司的依那普利25.18，与其他上市药物类似（除了赖诺普利25.19），它以前药形式进行开发以增加口服生物利用度，在体内快速转换为其生物活性形式的酸负离子，其他乙酯化合物也与此类似。依那普利和赖诺普利在血浆中的半衰期都远远优于卡托普利。

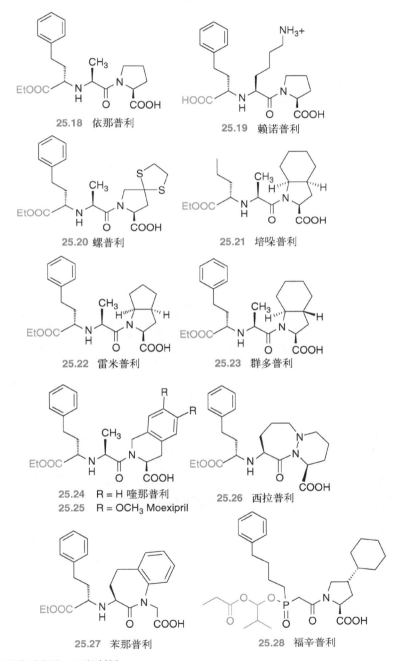

25.18 依那普利

25.19 赖诺普利

25.20 螺普利

25.21 培哚普利

25.22 雷米普利

25.23 群多普利

25.24 R = H 喹那普利
25.25 R = OCH₃ Moexipril

25.26 西拉普利

25.27 苯那普利

25.28 福辛普利

图25.11 用于临床治疗的ACE抑制剂。

25.5 ACE晶体结构的确认：人们是否需要改写？

在1977年发表的关于卡托普利设计的文献中，David Cushman重申了他在Bristol-Meyers Squibb公司对结构模型确定工作的重要性的阐述。

上述研究数据表明：即使只有理论上的活性中心模型，也能在指导抑制剂的设计过程中发挥巨大的启发性作用。只有当底物特异性信息及酶的作用机制等信息均明晰后，我们才能对于抑制剂分子设计所需官能团提出合理的假设。

他能否想到ACE的结构在25年后才最终被成功解析？ 2003年，南非开普敦的Edward Sturrock团队完成了结构的解析。它与之前科学家们假设的模型是否一致呢？确实，不是所有之前假设的结合模型都正确，但该结构的成功解析为ACE抑制剂研究的再次兴起提供了至关重要的认知基础。人类的ACE是高度糖基化的，它由1 227个胞外结构的氨基酸组成，通过另外28个氨基酸残基固定在细胞膜表面。有趣的是，它拥有两个催化活性区域，这种现象在酶中非常少见，该现象源于其基因中的DNA重复序列，其N端有612个氨基酸残基，C端有650个氨基酸残基，其中60%的氨基酸序列相同，且都具有催化活性，只是在催化中心有少数氨基酸残基不同。因此，研究者们希望能发现不同配体能在两者间实现选择性抑制。此外，很大程度上C端的催化活性依赖于周围氯离子的

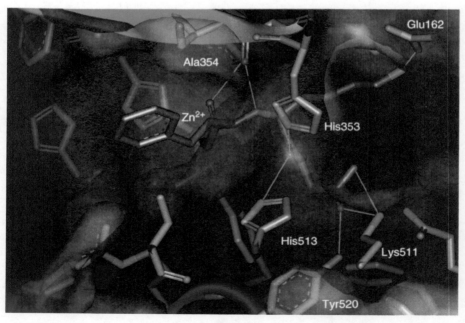

图25.12　赖诺普利25.19（见图25.11）与t-ACE的复合物晶体结构。化合物中间的羧酸官能团与锌离子结合，赖诺普利中赖氨酸的NH与S_1'口袋Ala354残基的羰基形成氢键，羧酸官能团亦与His353和His513形成氢键。赖氨酸末端的铵离子与Glu162有氢键相互作用，脯氨酸的羧基与Lys511、Tyr520形成氢键，苯乙基侧链则占据了S_1口袋。

浓度,而N端的催化活性对氯离子的依赖性则较低。在人体中,除了上述称为体细胞形式的ACE(s-ACE),还有一种由701个氨基酸组成只有一个蛋白质域的睾丸形式的ACE(t-ACE)。除了起始的36个氨基酸与s-ACE的C端氨基酸不同,其余序列完全相同。赖诺普利25.19与该ACE的共晶结构最先被解析出来,赖诺普利通过其中间的酸与锌离子相互作用,苯基则占据了S_1口袋,烷基胺基团则与Glu162有相互作用占据了S_1'口袋,脯氨酸的羧基则通过Lys511和Tyr520与S_2'口袋结合。通过赖诺普利与t-ACE的结合模式可以推断其与s-ACE的C端和N端的结合方式,并且可以通过定点突变来表达该蛋白质。这两个蛋白质域与赖诺普利的结合能力相近(表25.5)。赖诺普利未能占据这两个蛋白质域的S_1和S_2口袋,因为N端在这两个口袋的氨基酸为体积较大的Tyr396、Asn494和Thr496,而C端相应的氨基酸分别为苯丙氨酸、丝氨酸和缬氨酸。此外,在N端的S_2口袋的入口,一个天冬酰胺残基通过糖基化作用限制了进入口袋的分子体积。因此,拥有大位阻的苯甲酰胺基团的keto-ACE 25.29对C端的亲和力远远大于N端,也就不足为奇

表25.5 血管紧张素转换酶的N端和C端选择性抑制剂结构衍生化合物

25.29 Keto-ACE　　**25.30 RXP407**

25.31 RXPA380

化合物	N端抑制水平(nmol/L)	C端抑制水平(nmol/L)
RXPA380 25.31	10 000	3.0
卡托普利 25.13[a]	8.9	14.0
依那普利 25.18[b]	26.0	6.3
RXP407 25.30	2.0	2 500
赖诺普利 25.19[b]	44.0	2.4
Keto-ACE 25.29	15 000	40.0

注:a,图25.9;b,图25.11。

了。RXP407 25.30和RXPA380 25.31这两个亚磷酸酯衍生物对C端和N端的选择性达到了1 000倍。因为锌离子结合基团位于分子的中央位置，这类抑制剂可以占据从S_2到S_2'的全部口袋，而RXPA380的基团体积过大而无法进入N端S_2口袋的空腔。此外，在分子P_2'位置的吲哚与C端S_2'口袋的丝氨酸会产生较强的疏水相互作用，与N端相比，在C端亲脂性的Val379替代了丝氨酸，借此可以加强抑制剂与C端的相互作用强度。

选择性ACE抑制剂到底有何优势呢？我们知道，ACE不仅把血管紧张素Ⅰ转换为血管紧张素Ⅱ，它还可以降解有降低血压作用的血管舒缓激肽，同时ACE还被认为可以降解其他的信号蛋白。患者通常对ACE抑制剂的耐受性较好，但是仍然有出现副作用的相关报道，如引起干咳，甚至是可能危及生命的神经性水肿（一种急性黏膜肿胀）。这些副作用的发生可能与相应的蛋白质（特别是血管舒缓激肽）的降解途经被抑制相关。在体内，C端的催化区域对血管紧张素Ⅰ的催化活性更高，而对它的抑制被认为与降血压作用直接相关，而N端和C端对血管舒缓激肽的降解能力相当。因此，选择性地抑制C端的催化活性，可能在降血压的同时保持对ACE降解血管舒缓激肽的活性，从而避免血管舒缓激肽在体内的浓度过高。ACE晶体结构的确认为开发具有更好的降血压效果、更小副作用的选择性ACE抑制剂打开了新的篇章。

25.6   基质金属蛋白酶抑制剂：治疗肿瘤和风湿性关节炎的新方法？

基质金属蛋白酶家族属于中性锌肽链内切酶，它们在诸如伤后愈合或血管生成（血管增殖）等结缔组织的生成和降解中具有重要作用。在正常状态下，人体通过严格的控制机制保持这些酶在体内的平衡。只有在需要时，或者在体内拥有足够的内源性抑制剂，可以平衡基质的生成和降解时，非活性的酶前体才转换为活性的蛋白酶。当处于疾病状态下，这个复杂的平衡被打破，体内产生了过表达的各种基质金属蛋白酶，侵袭和降解胞外组织，病理表现也就随之而来。

类风湿性关节炎就是由于上述慢性侵袭过程造成骨骼和软骨的流失导致发病。软骨组织由交织在一起的糖基化基质组成，并由胶原蛋白相连进而得到强化。而基质金属蛋白酶正是降解这类骨架蛋白的幕后黑手，类风湿性关节炎患者体内的基质生成和降解明显失衡，过量的活性基质金属蛋白酶降解大量的软骨。因此，抑制这类蛋白酶的活性是治疗类风湿性关节炎的潜在有效途径。此外，恶性肿瘤的生长、侵袭、转移及肿瘤血管生成同样需要降解细胞外基质，因此对基质金属蛋白酶的抑制也可以用于肿瘤的治疗。

目前总共发现有30种基质金属蛋白酶，包括胶原蛋白水解酶（MMP-1、MMP-8、MMP-13）、白明胶酶（MMP-2、MMP-9）、基质降解酶（MMP-3、MMP-10、MMP-11）、基质溶解因子（MMP-7）、巨噬细胞金属弹性蛋白酶（MMP-12、MMP-19）和釉质溶解素（MMP-20）。其中胶原蛋白水解酶、白明胶酶和基质降解酶都是以胶原蛋白为底物。胶原蛋白是一种由 3 条肽链相互缠绕拧成 α-左旋螺旋结构的蛋白质，每条肽链由超过 1 000 个氨基酸组成，并含有重复的-（Gly-X-Y）$_n$-氨基酸序列，其中 X 通常为脯氨酸或者丙氨酸，Y 为羟脯氨酸或丙氨酸。胶原蛋白水解酶水解胶原蛋白的三螺旋结构，白明胶酶降解变性后的胶原蛋白，而基质降解酶则降解其中的黏多糖。

　　基质金属蛋白酶通常把胶原蛋白从甘氨酸与亮氨酸/异亮氨酸之间切断。从人、牛、小鼠和鸡的基质金属蛋白酶底物结构对比发现，位于水解位点的左右两侧各 3 个氨基酸序列均高度保守。因此，N 端或 C 端保护的化合物例如化合物 25.32（图 25.13）的六肽化合物 Ac-Pro-Leu/Gln-Gly-Leu/Ile-Leu/Ala-Gly-OEt 是其最小的底物结构。这也构成了胶原蛋白水解酶抑制剂设计的基础：将底物 25.32 中被水解的肽键替换成不易被水解的电子等排体。然而使用亚甲基酮（—COCH$_2$—），羟基亚甲基（CH（OH）CH$_2$—）和羟胺替换 Gly 和 Leu 中间的酰胺键得到的化合物都没有活性，这些基团显然都不能与锌离子有效结合。亚磷酸酯取代化合物 25.33 显示了一定的抑制活性，但是如果将 N 端脯氨酸从该六肽中移除，抑制活性大幅下降。从 N 端的三肽优化胶原蛋白水解酶抑制剂只得到了具有中等抑制活性的化合物 25.34，而从 C 端的三肽序列 Leu-Leu-Gly-O-Alky 优化的策略则更加奏效。在这个三肽结构上连接能与锌离子形成强相互作用的羟肟酸，得到了具有纳摩尔级别活性的胶原蛋白水解酶抑制剂 Ro 31-4724 25.35 和 Ro 31-9790 25.36。对 Ro 31-4724 25.35 和人成纤维细胞胶原蛋白水解酶复合物的 X 射线晶体衍射研究发现，与预期一样，该化合物通过形成双齿配体与锌离子相互作用。P$_1'$ 位置的亮氨酸占据了 S$_1'$ 口袋，丙氨酸的甲基则与 S$_3'$ 口袋有相互作用。原本应该占据 S$_2'$ 口袋的 P$_2'$ 亮氨酸则伸到了酶外面。结合模式见图 25.14。

　　有趣的是，在 P$_2'$ 使用叔丁基侧链取代异丁基侧链的化合物 25.36 活性得以增强，但这个新的官能团并未与酶发生直接作用，这可能是化合物优势构象得以稳定的结果。大位阻的叔丁基限制了化合物的转动，稳定了其与酶结合的优势能量构象。化合物 25.36 在动物模型中口服有效，并进入临床研究用于关节炎的治疗。英国生物技术公司的两个结构与化合物 25.36 类似的抑制剂马马司他 25.37 和巴马司他 25.38 在多年前就被作为广谱基质金属蛋白酶抑制剂用于肿瘤的治疗。同时，在基质金属蛋白酶抑制剂领域许多其他先导化合物结构被陆续发现并被用于进一步的研究。图 25.15 列举了一些不是基于多肽结构的羟肟酸化合物结构（25.39～25.48），到目前为止，这些化合物的临床试验都未能取得成功，结果确实令人失望，Bayer 公司开发的用于阻止血管生成、抑制肿瘤生长转移的坦诺司他 25.47 的临床结果甚至不如安慰剂，Novartis 公司的 CGS 27023A 25.48 的临床结果也是如此。

　　为什么这类药物的开发始终未能取得成功？其中一个原因可能是这些化合物选择性欠佳。在这些药物开发的那个时期，仅有少数已知的基质金属蛋白酶，而且这些基质金属蛋白酶结构十分类似，底物的重叠程度非常高。某种程度上，当一个亚型的基质金属蛋白酶活性被抑制后，同家族的其他基质金属蛋白酶可以替代它发挥作用。如果把不同亚型的基质金属蛋白相互比较，可以发现只有 S$_1'$ 口袋深入到酶里面，其他的诸如 S$_3$、S$_2$、S$_1$、S$_2'$

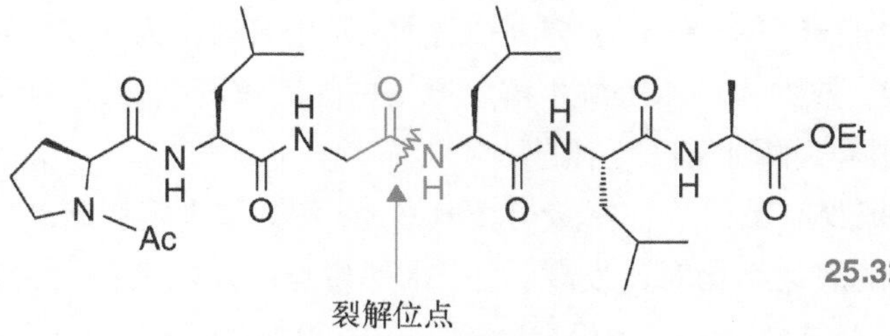

25.32 最小底物

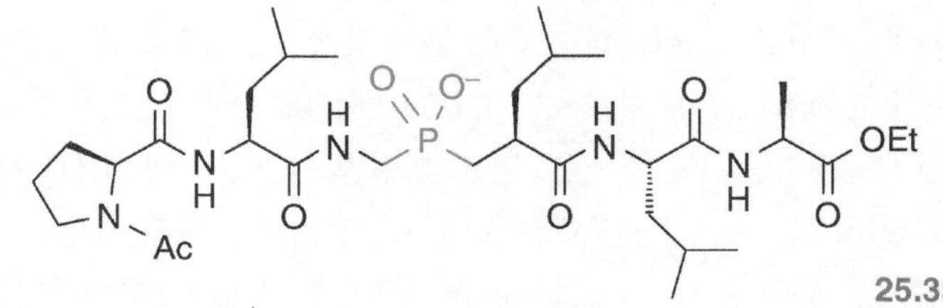

25.33 IC_{50} = 70 nmol/L

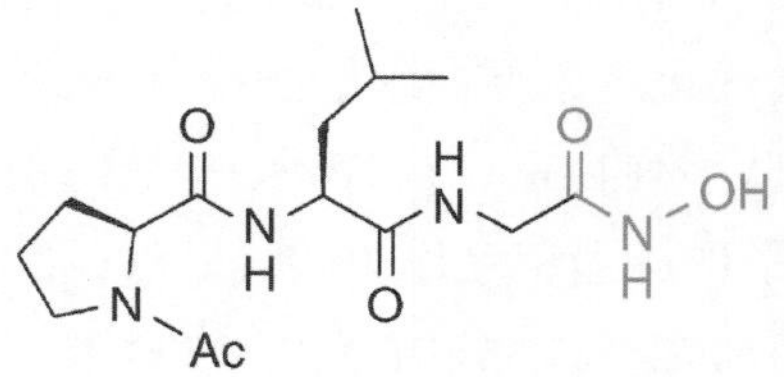

25.34 IC_{50} = 10 μmol/L

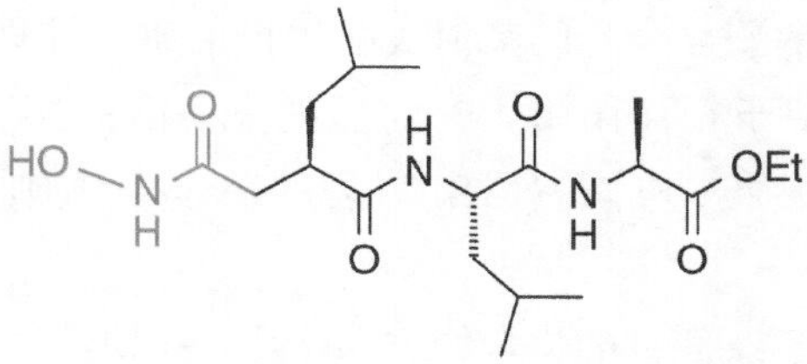

25.35 Ro 31-4724 IC_{50} = 9 nmol/L

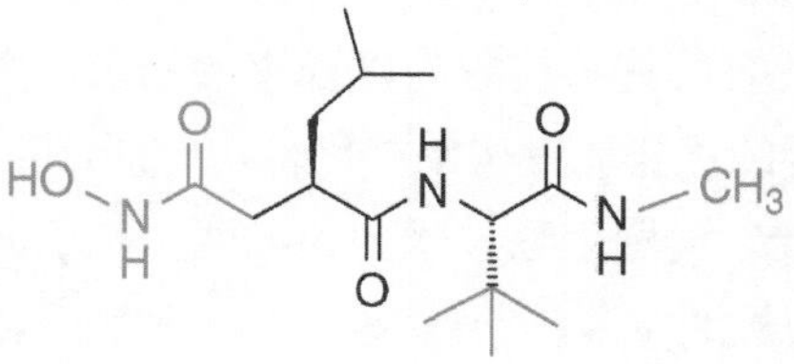

25.36 Ro 31-9790 IC_{50} = 5 nmol/L

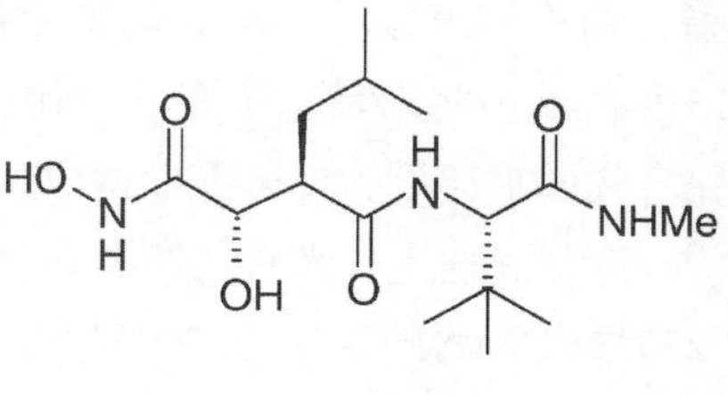

25.37 马马司他

25.38 巴马司他

图25.13 由底物类似物研发的胶原蛋白水解酶抑制剂。化合物25.32拥有与底物类似的P_3到P_3'序列。使用$-PO_2-$基团取代酰胺键的化合物25.33具有一定的活性。化合物25.34（译者注：原文25.35应为笔误）只含有3个水解位点前面的氨基酸和作为锌离子结合基团的C端羟肟酸，化合物25.35和25.36含有2～3个水解位点后的氨基酸侧链和N端的羟肟酸基团。马马司他25.37和巴马司他25.38在多年前就进入了临床试验用于肿瘤的治疗。

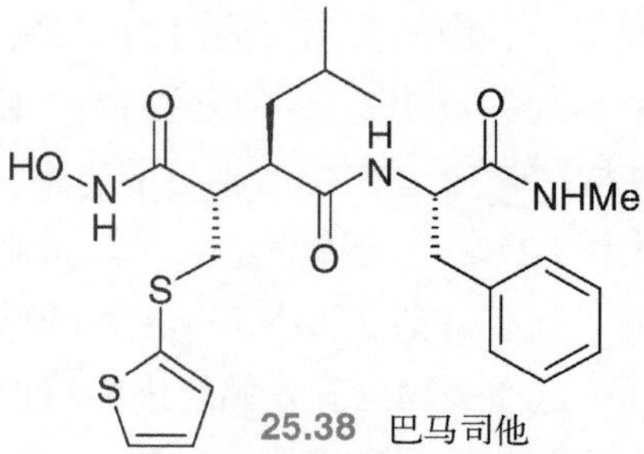

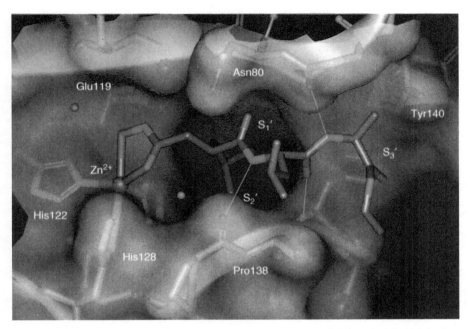

图25.14 Ro 31-4724 25.35（ IC_{50}=9 nmol/L）与胶原蛋白水解酶的复合物晶体结构。化合物的羟肟酸以双配位的形式与锌离子结合。两个酰胺基团都与酶形成了氢键。位于 P_1' 片段的亮氨酸侧链与伸向蛋白质内侧的 S_1' 口袋结合。丙氨酸的甲基基团与 S_3' 口袋结合，而位于化合物 P_2' 片段的亮氨酸侧链则因为 S_2' 口袋基本不存在而只能伸向溶剂区域。

和 S_3' 口袋都相对较浅且暴露在溶剂中。进一步的研究发现 S_1' 口袋构象可以微调以加强与底物或抑制剂结合。这为选择性抑制剂的设计提供了一个机会，但是世间无坦途，针对该类型口袋进行化合物设计并非易事。这一点从胶原蛋白水解酶MMP-1的实例中可见一斑，由于Arg214附近的构象发生重排导致该水解酶 S_1' 口袋变大（图25.16）。在原始构象中 S_1' 口袋仅能容纳仲丁基（如化合物25.49），但在构象重排后，尺寸更长的二苯醚结构（如化合物25.50）也能很好地进入 S_1' 口袋。

另一个导致该类药物开发未能成功的原因是存在另一个被称为ADAM家族（去整合素和金属蛋白酶家族）的锌蛋白酶，它们与基质金属蛋白酶的序列同源性较低，但是却拥有与基质金属蛋白酶高度相似的催化中心结构，这个酶家族在第一个基质金属蛋白酶抑制剂进入临床试验后被发现。TNF-α转换酶（TACE）就属于这个家族，对TNF-α转换酶的抑制将极大地影响TNF-α的正常功能，而TNF-α作为致炎细胞因子在免疫应答中起着至关重要的作用。将TACE作为自身免疫疾病的靶点的研究也在进行中，但是它与基质金属蛋白酶的交叉抑制是需要极力避免的。不幸的是，基质金属蛋白酶抑制剂对处于晚期的肿瘤没有效果，虽然在早期的基质金属蛋白酶研究中，该类抑制剂在处于肿瘤早期阶段的药效模型显示展示出药效。

也许只有时间才能告诉我们，基质金属蛋白酶家族的选择性问题能否得到圆满的解决，以及能否通过该方法开发出临床前候选化合物进入临床研究并最终用于临床治疗。

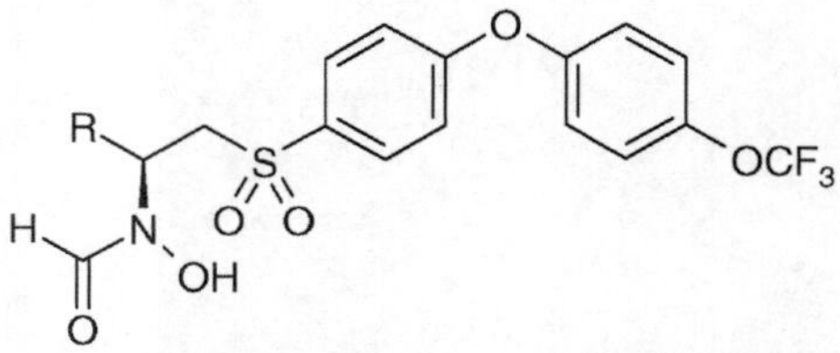

25.39 R = Ph, 2-吡啶基，Ⅳ-吗啡啉基-乙基

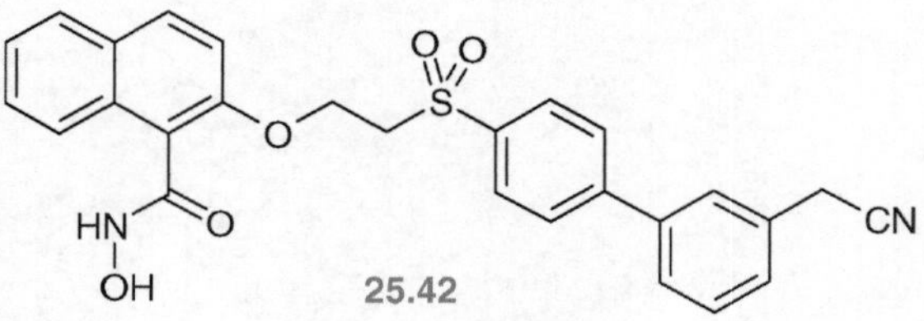

25.42

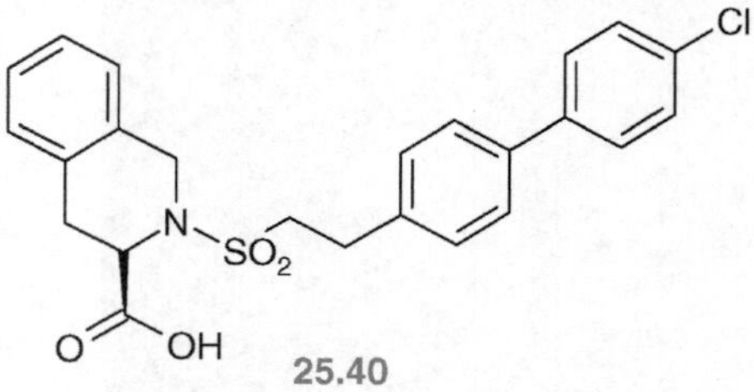

25.40

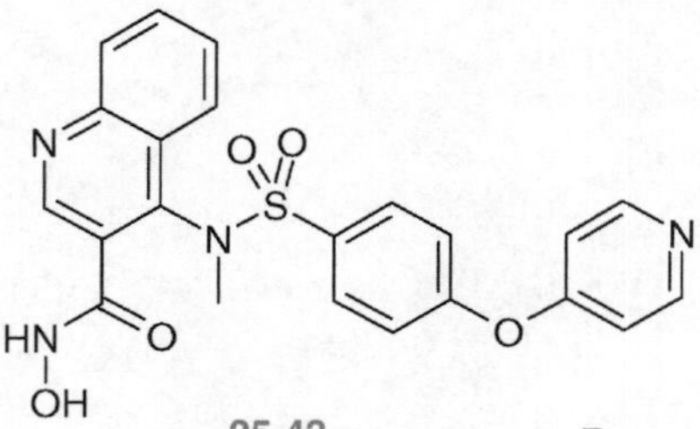

25.43

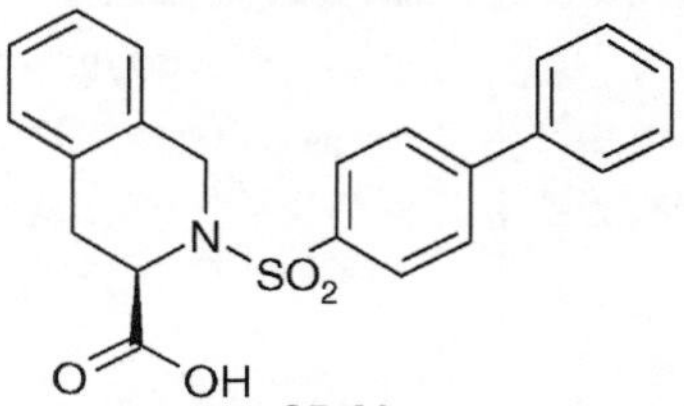

25.41

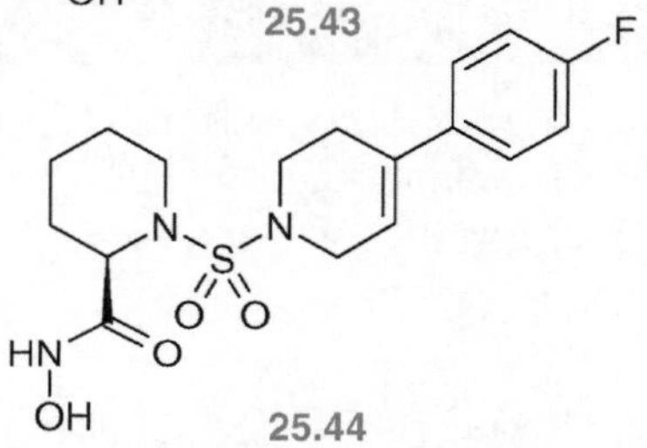

25.44

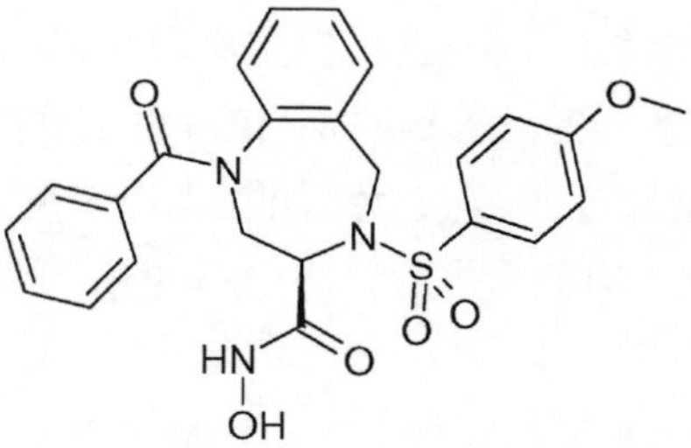

25.45

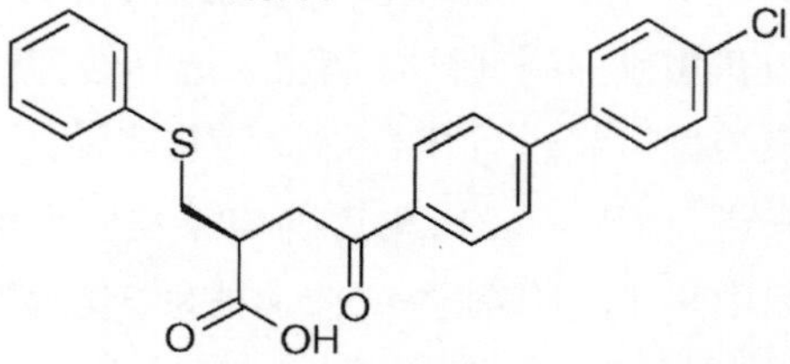

25.47 坦诺司他 BAY 12-9566

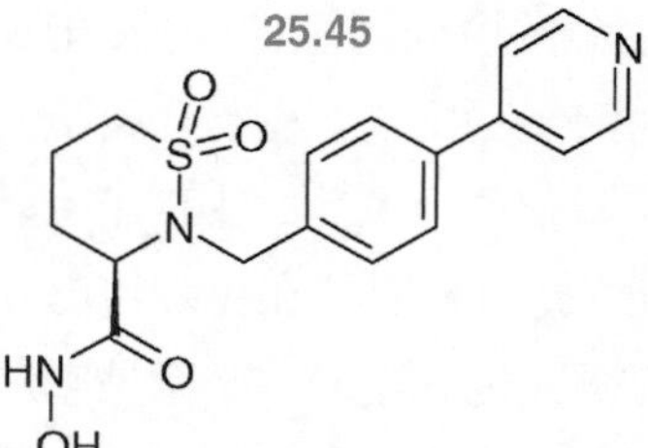

25.46

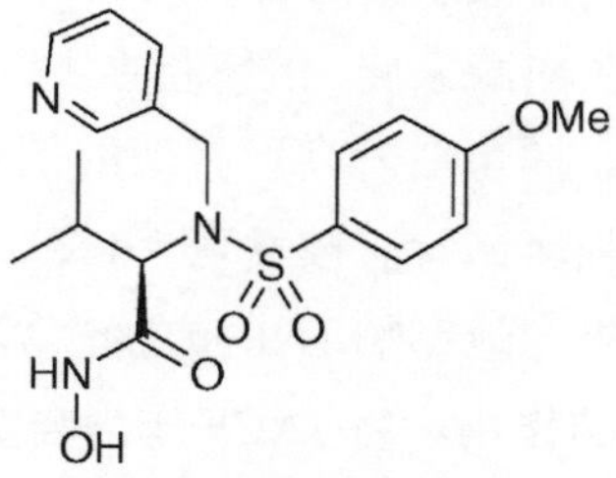

25.48 CGS 27023A

图25.15　不同公司开发的MMP同工酶抑制剂候选化合物25.39～25.48。分别使用羟肟酸、反式羟肟酸和羧酸作为锌离子结合基团。Bayer公司开发的坦诺司他25.47和Navartis公司开发的CGS 27023A 25.48多年前已进入临床研究。

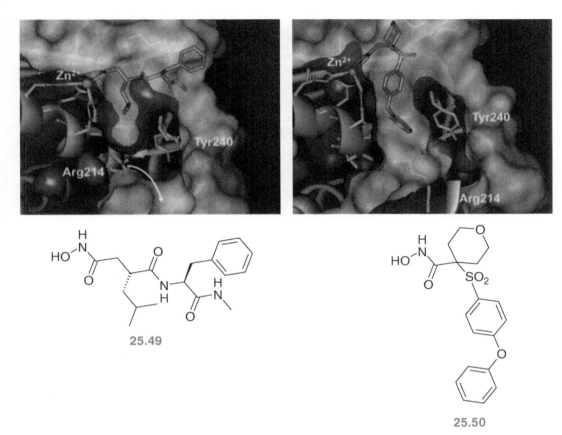

图 25.16 胶原蛋白水解酶 MMP-1 与两个不同的抑制剂 25.49 和 25.50 的复合物晶体结构。由于 Arg214 构象发生重排，使得 S_1' 口袋具有了更大的容纳空间。MMP 的这种自适应性特点使得针对该类酶的选择性抑制剂的开发异常艰难。

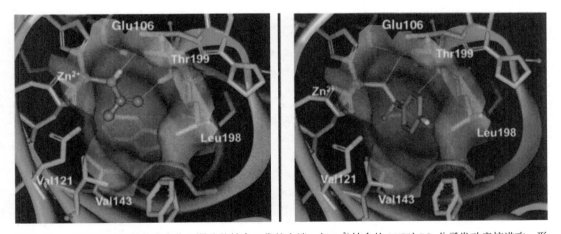

图 25.17 α-碳酸酐酶的催化位点位于漏斗状结合口袋的末端。与 Zn^{2+} 结合的 OH^- 对 CO_2 分子发动亲核进攻。形成的碳酸氢根负离子，原位与 Thr199 形成氢键相互作用（左侧）。N 去质子化后的磺酰胺基团占据了原先与碳酸根结合的狭窄的口袋（右侧）。因为硫原子的四价态特点，该位点可以被其他取代基所占据（如右图中的对氟苯基）。

25.7 碳酸酐酶：简单但必需的催化酶

另一类与锌蛋白酶拥有类似的催化机制的锌依赖性酶是碳酸酐酶（CAs）。它们在体内催化一类十分重要的反应：将二氧化碳通过反应转化为碳酸氢盐固定下来，或者以逆反应形式从碳酸氢盐中释放出二氧化碳。碳酸酐酶总共有4个酶系：α、β、γ和δ，在哺乳动物中一共有16个亚型，分布于细胞液或者固定在细胞膜上。它们参与了一系列重要的生理学过程，比如呼吸作用、在代谢组织和肺之间转运CO_2/HCO_3^-、体内pH平衡、电解质分泌、使用C_1的生化反应、骨吸收和钙化及肿瘤生长。

在α-碳酸酐酶中，Zn^{2+}与酶的3个组氨酸残基相互作用，固定在其漏斗状催化区域的末端，再和一个水分子形成四配位形式。这个水分子被Zn^{2+}高度极化，很可能是以OH^-的形式存在。此外，Thr199的OH基团作为一个氢键受体存在（图25.17）。它的质子与Glu106羧酸基团形成一个氢键。二氧化碳进入位于催化位点底部由Val121、Val143和Leu198形成的亲脂区域，其中一个氧原子与Thr199的NH形成氢键。被高度极化的水分子（或者-OH^-）对二氧化碳进行亲核进攻，新生成的碳酸氢根离子被另一个水分子从临时形成的五配位锌离子上取代，开始新一轮的催化循环。CA II 是目前已知的催化速度最快的酶之一，催化的限速步骤是质子的获取和离去。碳酸酐酶在漏斗状催化位点的边缘有一系列组氨酸负责转运质子，同时，重排使得这个"漏斗"呈现两性化：一端亲脂，另一端亲水。具有催化活性的锌离子附近的空间十分狭小，只能容纳CO_2和HCO_3^-。这就对碳酸酐酶抑制剂的设计提出了要求：一方面它必须能具有和碳酸氢根离子相当的与锌离子的结合能力，另一方面它必须能占据"漏斗"的开口。除了氰基、硫氰酸根和异氰酸根等离子外，磺酰胺、氨基磺酸酯和氨基磺酰胺都能拥有与催化位点结合的作用基团。磺酰衍生物的氨基拥有足够的酸性，释放出一个质子，然后以离子的形式与锌离子结合，与OH^-类似。氨基的另一个质子与苏氨酸的OH基团发生相互作用，而SO_2基团上的氧原子与苏氨酸的NH相连，另一个S=O基团则与锌离子形成五价配体。在大多数已知的抑制剂中，磺酰基通常与芳香杂环的碳原子相连，但是也有使用氧或氮原子作为磺酰基和芳香杂环中的连接基团的实例。

在碳酸酐酶的案例中，配体和位于催化中心的锌离子的配位作用对化合物和酶的结合必不可少。分子体积小的配体如苯磺酰胺25.51或者它的等排体噻吩-2-磺酰胺25.52对碳酸酐酶 II 的抑制活性能超过微摩尔级别（图25.18）。50多年前，使用杂环取代上述分子的芳香环得到了第一批磺胺类上市药物，分别被命名为乙酰唑胺25.53和醋甲唑胺25.54。1954年，乙酰唑胺作为第一个不含汞的利尿剂（30.9节），也被用于系统治疗青光眼。青光眼是一种导致部分视力丧失甚至失明的眼部疾病，其发病机制是眼睛的房水不能及时流出而导致眼压增高，从而引起视神经的损坏。碳酸酐酶 II 抑制剂能够减少房水的产生，降低眼内压。乙酰唑胺25.53和醋甲唑胺25.54多年来一直用于青光眼的治疗。

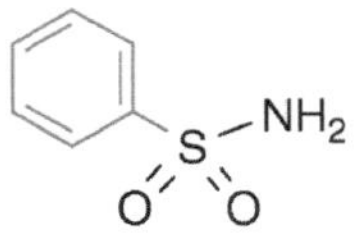

25.51
$K_i = 300$ nmol/L

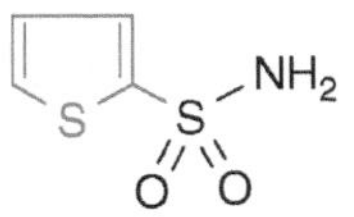

25.52

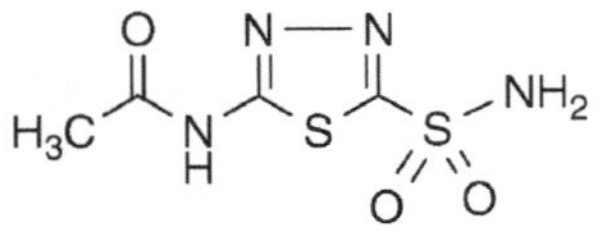

25.53 乙酰唑胺

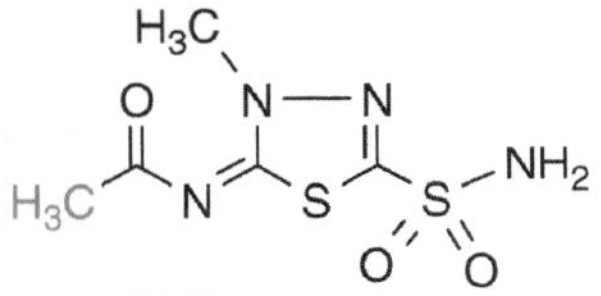

25.54 醋甲唑胺

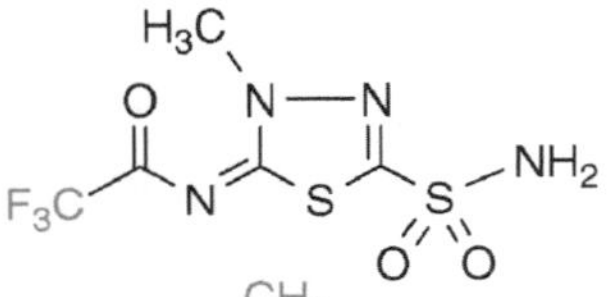

25.55

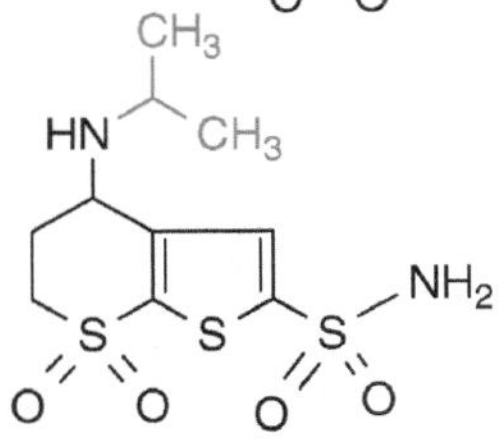

25.56 MK 927
$K_i = 0.7$ nmol/L

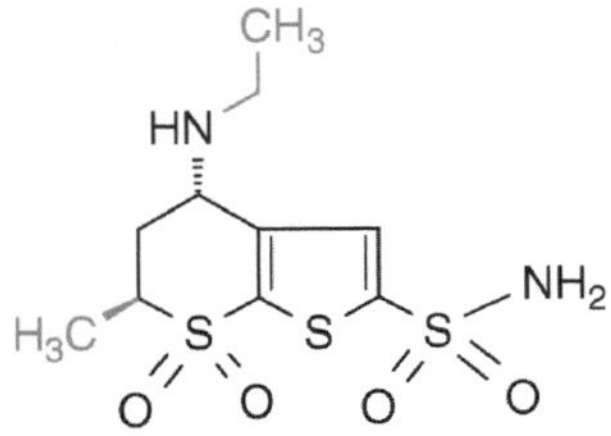

25.57 多佐胺
$K_i = 0.37$ nmol/L

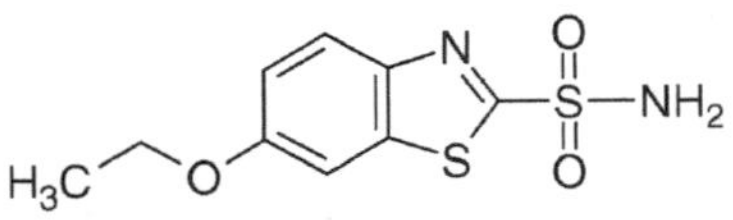

25.58 乙氧苯唑胺

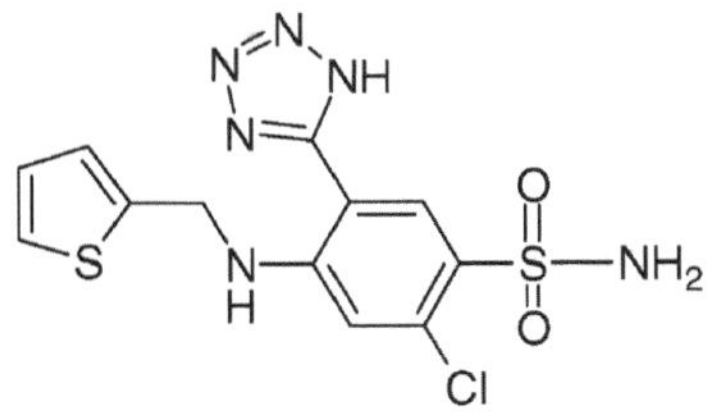

25.59 阿佐塞米

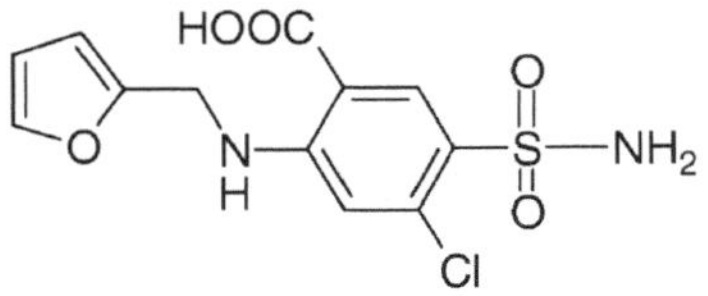

25.60 呋塞米

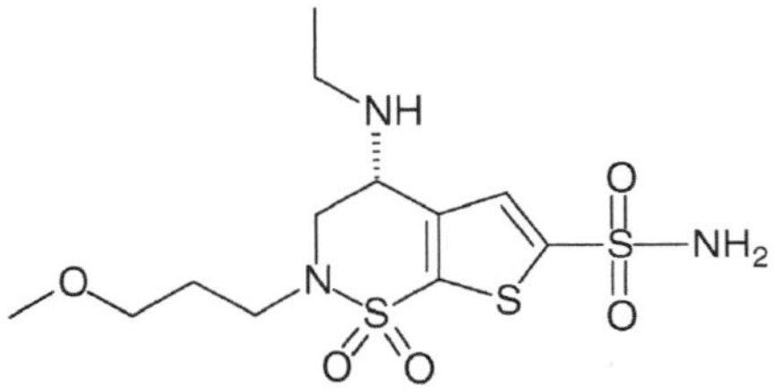

25.61 布林唑胺

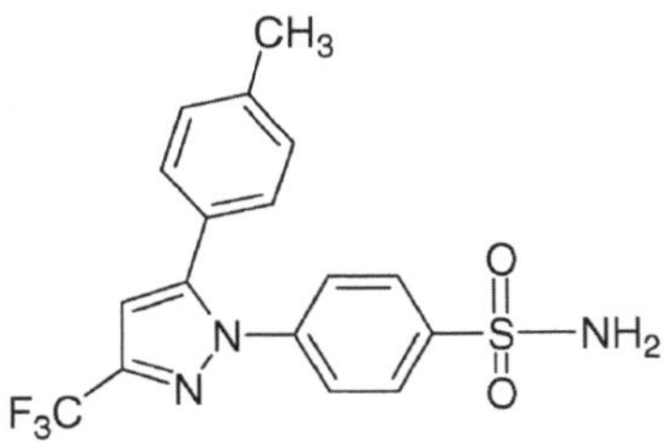

25.62 塞来考昔

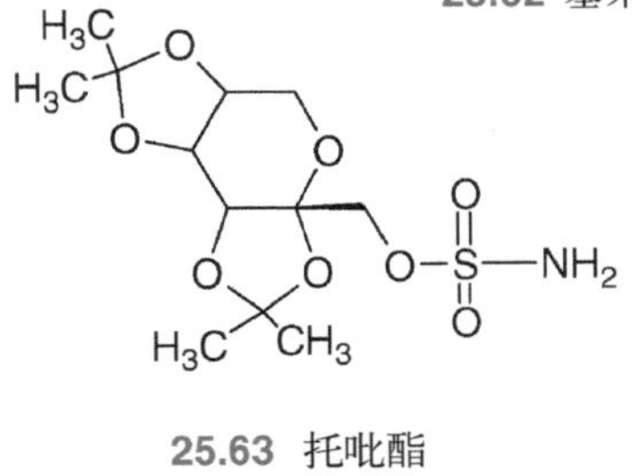

25.63 托吡酯

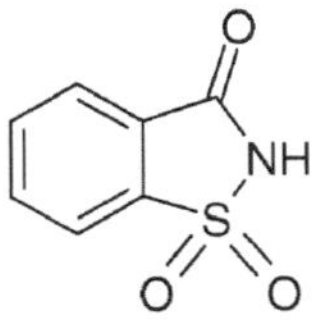

25.64 糖精

图 25.18　拥有小位阻芳香基团的磺酰胺 25.51 和 25.52 与碳酸酐酶 II 的结合能力达到微摩尔级别。通过芳杂环的替换得到了乙酰唑胺 25.53 和醋甲唑胺 25.54。这两个药物都是长效系统性碳酸酐酶抑制剂用于利尿和青光眼的治疗。化合物 25.25 是第一个局部给药的碳酸酐酶抑制剂滴眼剂。针对这个化合物的基于结构的药物设计得到了化合物 25.56 并最终得到了上市化合物多佐胺 25.57。化合物 25.56～25.61 是其他的用于治疗青光眼和利尿的碳酸酐酶抑制剂。即使是塞来考昔 25.62、托吡酯 25.63 和人工甜味剂糖精 25.64 也能抑制碳酸酐酶，这也能解释该类药物已观察到的副作用。

但它们必须经全身系统给药，因为滴眼剂给药后无法透过眼睛而无法发挥药效。全身系统给药和对不同碳酸酐酶的低选择性意味着体内除了眼睛之外的其他组织的碳酸酐酶也会被抑制，导致毒副作用的发生。因此在现有的治疗方案中已经弃用这两个化合物。很长时间内，碳酸酐酶抑制剂因为本身较差的理化性质被认为不能做成滴眼剂。1983年，出乎很多人意料，经局部给药有活性的碳酸酐酶抑制剂25.55被首次报道，而仅仅是简单地将甲基替换成三氟甲基就实现了这种转变！根据这一发现，大量亲脂性的碳酸酐酶抑制剂被合成及表征，为实现局部给药提供了可能。

多佐胺25.57的发现就是上述研究工作所结出的硕果！它是第一个依靠晶体结构在基于结构的药物设计的指导下发明的上市药物。在获得了碳酸酐酶Ⅱ的X射线晶体结构后，Merk & Co.公司在20世纪80年代中期开始了基于结构的碳酸酐酶抑制剂的研究工作。MK-927 25.56是最早得到的活性化合物，它对碳酸酐酶的抑制活性超过了纳摩尔级别（$K_i = 0.7$ nmol/L）。与酶晶体结构的对接如预期展示了化合物的磺胺基团结合在位于酶催化中心的锌离子上。除了形成氢键外，化合物还和酶蛋白之间形成疏水作用。出乎意料的是，化合物的异丙基通过高能量态的直立键与酶结合。而且这个化合物只能以这种高能量态的构象与酶结合。降低分子的直立键和平伏键之间的能量差异可以改善化合物与酶的结合能力，这一尝试可以通过在六元环上引入另一个甲基来实现。为了平衡引入甲基带来的亲脂性的提高，将原先的异丙基简化成乙基。通过这一系列的优化得到了多佐胺25.57，它与碳酸酐酶Ⅱ的结合能力达到了$K_i = 0.37$ nmol/L。多佐胺顺利完成所有的临床试验并在1995年以舒净露的商品名上市，它是第一个上市的用于治疗青光眼的局部碳酸酐酶抑制剂。图25.18列举了其他重要的碳酸酐酶抑制剂药物（25.58～25.61）。它们被广泛用于利尿、青光眼、抗癫痫、高空病、胃溃疡和强直性脊柱炎（也被称为别赫捷列夫氏病，一种慢性的导致脊柱融合的自身免疫性疾病）的治疗。此外，肿瘤生长需要酸性环境，碳酸酐酶家族里的CA Ⅸ和CA Ⅻ与肿瘤酸性环境的维持相关。因此，可以通过抑制碳酸酐酶去破坏肿瘤酸性的环境，这使得碳酸酐酶抑制剂成为一种潜在的肿瘤治疗方法。但是，最近确定的15种人类α-碳酸酐酶同工酶是高度相似的。比如，同工酶CA Ⅰ和CA Ⅱ的差别就是第200个氨基酸为苏氨酸或组氨酸。药物必须能识别这些同工酶的差异以实现选择性（18.14节）才能避免副作用的产生。

同时，少数已知药物意想不到的毒副作用也与碳酸酐酶有关。为了改善溶解度，通常在活性药物分子中引入末端磺酰胺官能团。止痛剂塞来考昔25.62是一个环氧化酶Ⅱ抑制剂（27.9节）。它同样可以通过磺胺基团与碳酸酐酶结合，活性达到了纳摩尔级别。家族性腺瘤息肉病（FAP）患者使用塞来考昔治疗时能够在临床上观察到肿瘤的减少，这可能与其抑制碳酸酐酶相关。抗癫痫药物托吡酯25.63的众多副作用之一就是食欲降低。作为一个氨基磺酸盐，本身就是一个潜在的线粒体CA Ⅴ抑制剂。这个同工酶与合成新的脂肪相关，这一现象引起了是否可以将CA Ⅴ用于治疗肥胖的深入研究。即使是非常古老、被广泛使用的人工甜味剂糖精25.64也因为含有环状磺胺结构而能够抑制某些碳酸

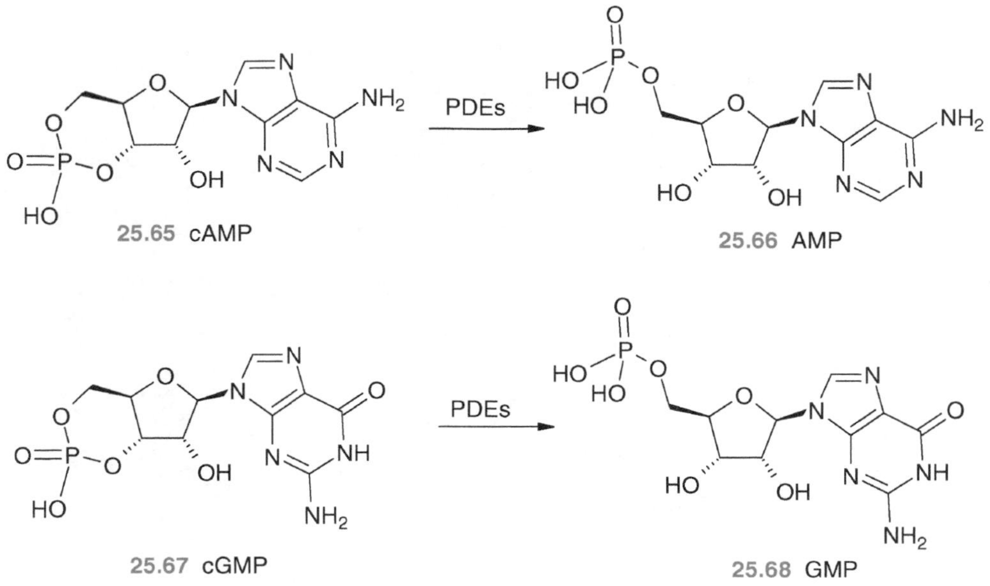

图 25.19 cAMP25.65 和 cGMP25.67 分别被磷酸二酯酶水解成它们对应的开链衍生物 AMP25.66 和 GMP25.68。

酐酶。其他的在临床上应用的碳酸酐酶抑制剂在服用后会产生与糖精类似的令人不愉快的金属味回味。这一性质可能与在口腔分布的 CA Ⅵ 被抑制相关,这种酶被抑制后会影响 pH,从而导致苦味的产生。同样地,其他具有末端磺胺基团的药物也会对碳酸酐酶有抑制作用。只有时间才知道在这些酶中实现足够的选择性这一重大科学问题是否能得到解决。

25.8 两个金属离子的案例:位于磷酸二酯酶的催化中心的锌和镁

磷酸二酯酶(PDE)代表了水解细胞内生成的二级信使 cAMP 25.65 和 cGMP 25.66(环化 AMP 和 GMP)成开链衍生物的金属蛋白酶。它至少有 12 个基因家族,拥有高度保守的蛋白质序列,广泛分布于不同的组织和器官,调控诸如钙离子通道、嗅觉、血小板聚集、醛固酮释放、细胞增殖、心肌收缩、胰岛素释放、炎症调节、平滑肌收缩、情绪、阴茎勃起和肌肉代谢等重要过程。

PDE_4 和 PDE_5 的晶体结构最早被解析出来。到目前为止,已经得到了 8 个 PDE 酶的晶体结构。抑制 PDE_4 的活性可以治疗哮喘、慢性阻塞性肺部疾病或自身免疫性疾病,而 PDE_5 抑制剂已被用于治疗勃起障碍。PDE_5 酶在不同的器官都有表达,专一性水解 cGMP。在它的活性位点除了有水解所必需的锌离子外,还有镁离子的存在。锌离子与蛋白质的两个组氨酸和两个天冬氨酸相结合,锌离子还和一个水分子结合,并通过该水分子与镁离子及两个天冬氨酸之一形成水桥(图 25.20)。镁离子的其他结合位点都被水分

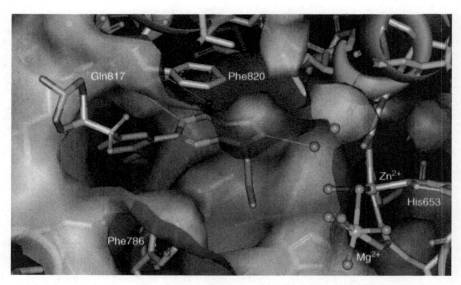

图25.20　PDE₅和西地那非25.69（图25.21）的复合物晶体结构。抑制剂的吡唑并嘧啶酮与Gln817通过两个平行的氢键相互作用，并通过1个水分子与催化锌离子（蓝灰色）相连。附近的镁离子（淡绿色）与5个水分子及ASP654结合。在Mg^{2+}和Zn^{2+}之间由1分子水桥相连。

子占据。Zn^{2+}在磷酸二酯酶中也是以八面体的构型存在，它的第6个结合位点也被水分子所占据，这个水分子可能承担了亲核OH⁻的角色，进而水解环状磷酸二酯。

　　用于治疗勃起障碍的PDE₅抑制剂药物已经上市。除了Pfizer公司最早开发的西地那非25.69（Viagra®）、伐地那非25.70（Levitra®）和他达那非25.71（Cialis®）外都通过了临床试验上市（图25.21）。有趣的是，这些抑制剂虽然都结合在PDE₅的催化位点，但是都没有和锌离子发生直接作用（图20.50）。它们的碱性氮原子通过两个水分子与锌离子结合。西地那非使用吡唑并嘧啶酮结构代替了天然底物cGMP中相应的结构。抑制剂与cGMP的关系在以先导化合物2-苯基取代的嘌呤25.72的研究中更加明显。西地那非中的吡唑并嘧啶酮25.73和伐地那非中的吡唑并嘧啶25.75就是基于该先导化合物研究得到。化学结构上与西地那非十分类似的伐地那非的结合模式也和它类似。另外，具有不同结构的他达那非则采用了其他的结合模式。

　　西地那非的治疗作用是另一起意外的新发现。Pfizer公司开发的这个化合物最初在临床试验中用于心绞痛的治疗，但是并没有展示比经典的硝基化合物（如硝酸甘油或二硝基异山梨醇酯）更好的疗效。硝基衍生物在还原条件下释放NO，激活鸟氨酸环化酶，生成cGMP，从而影响血管收缩。磷酸二酯酶抑制剂则通过阻止cGMP的降解提高cGMP的水平。在临床试验中，在男性试验者中发现了一起显著的副作用：阴茎勃起。释放出的NO进入了阴茎的海绵体，激活鸟嘌呤环化酶生成cGMP，引起流向海绵体的血流增加，刺激阴茎勃起。西地那非通过抑制cGMP的降解放大了这一作用。1998年，西地那非（商品名：伟哥）被批准用于勃起障碍的治疗并取得了非常好的市场反响。到2005年，在全球注册的120个国家中实现了超过1.77亿个处方的销售。除了PDE₅外，西地那非、伐

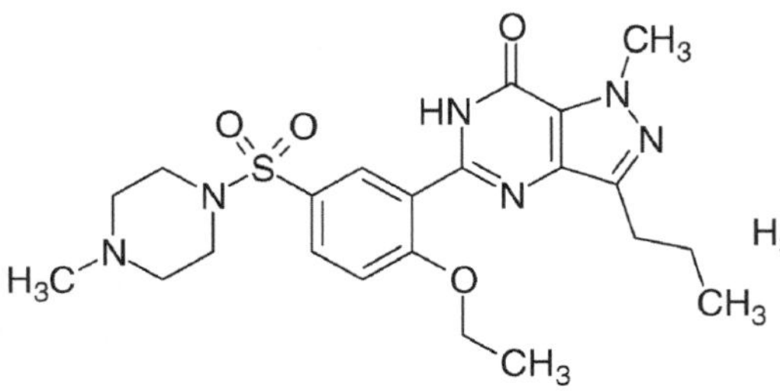

25.69 西地那非

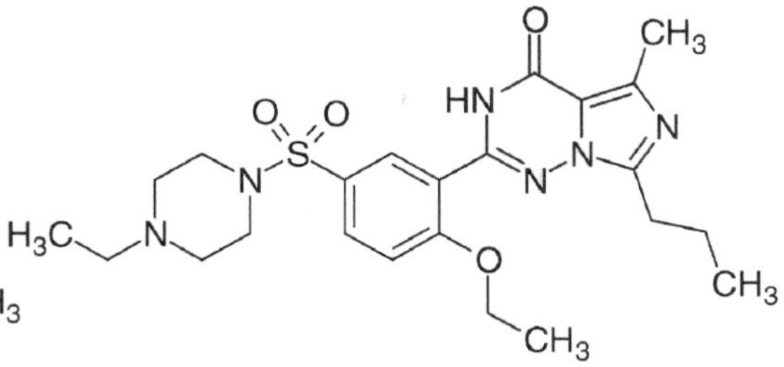

25.70 伐地那非

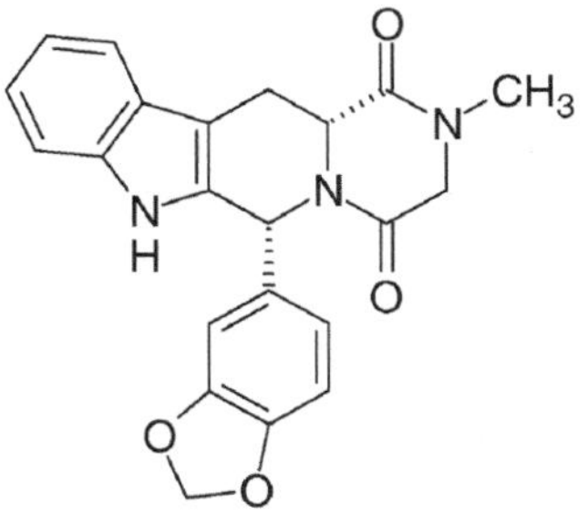

25.71 他达那非

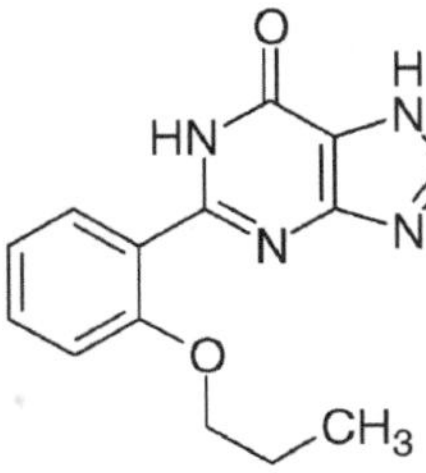

25.72 IC$_{50}$ = 10 nmol/L

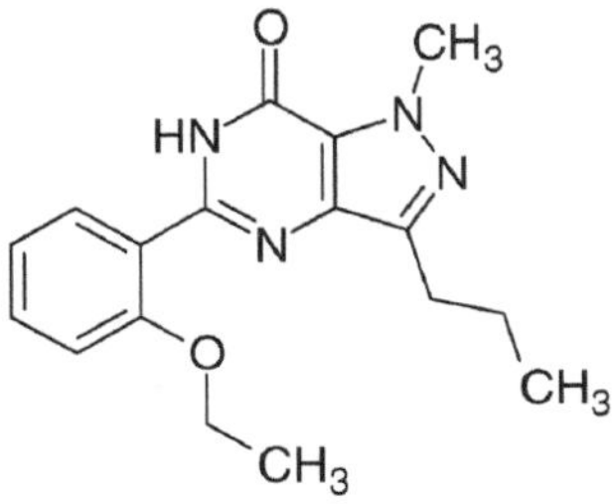

25.73 IC$_{50}$ = 40 nmol/L

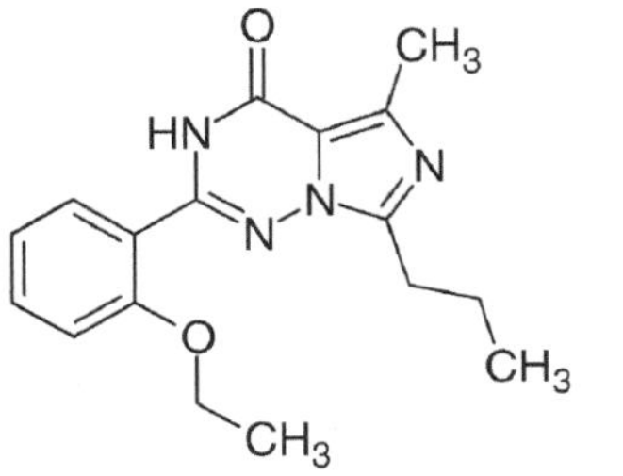

25.74 IC$_{50}$ = 5 nmol/L

图 25.21 PDE$_5$抑制剂的代表药西地那非25.69、伐地那非25.70和他达那非25.71。前两个分子基于25.72的苯基取代的嘌呤结构,优化成吡唑并嘧啶酮25.73和吡唑并嘧啶结构25.74。

地那非和他达那非也会抑制PDE$_6$。PDE$_6$参与到视觉的产生过程,这也揭示了服用上述药物同时会伴有视觉障碍。相对其他两个药物,他达那非对PDE$_6$的抑制能力较弱,但它会抑制PDE$_{11}$。另外一项关于西地那非和他达那非的临床申请也通过了审批,用于重症监护室需要使用机械通气患者肺动脉高压的预防和治疗。

　　PDE$_5$抑制剂还有其他的用途吗?除了对人体有效外,它还能使新剪的鲜花更持久保鲜。德国达姆施塔特工业大学的Heribert Warzecha研究表明,将剪掉的雏菊插在加了伟哥的水中能保鲜更久,然而,更加廉价的阿司匹林也有同样的效果。另外一项研究表明服用了西地那非的小鼠能更快地重置昼夜节奏。高浓度的cGMP显然能协助体内的生物钟更容易地适应外界条件的变化。伟哥是否能克服长距离旅行导致的时差综合征还有待验证。这个案例表明所有药物都会存在副作用。但这些副作用经常只有在临床试验中或实际应用一段时间后才会被发现。

25.8.1 锌可以，铁也可以

为什么这么多酶的催化位点都"偏爱"与锌结合？锌在生物体内很常见，铁也是如此。锌以二价正离子的形式存在，其他金属离子如Fe^{2+}、Co^{2+}、Ni^{2+}和Cu^{2+}也以同样的电荷形式存在。与上述元素不同的是，锌离子由于其d-轨道被电子填满而能稳定存在于氧化/还原环境中。如果酯或酰胺降解的反应机制成立，金属离子除了配位作用外，其电荷亦发挥了重要作用。它通过极化水分子对被水解的酯键或酰胺键的羰基亲核进攻。该作用应该也可以由其他金属离子完成。实际上，在还原条件下，也存在铁离子取代锌离子位于催化中心的水解酶。

原核生物、线粒体和质粒体新合成的多肽链都以N端甲酰基取代的甲硫氨酸为起点。在其他更加复杂的微生物中生成的蛋白质中则没有甲酰基基团。将近1/3成熟蛋白质的甲硫氨酸被甲硫氨酸氨基肽酶水解，在甲硫氨酸的水解之前必须先切去连在它上面的甲酰基。这一工作由肽脱甲酰基酶（PDFs）完成，这类酶催化中心就是Fe^{2+}，因此对氧化环境十分敏感。使用Ni^{2+}或Co^{2+}代替Fe^{2+}会导致催化活性的急剧下降，而使用Zn^{2+}代替铁则会导致酶活性的全部丧失。肽脱甲酰基酶存在于微生物、植物质体和某些寄生虫中。最初认为在人体中不存在这类酶，所以它被视为治疗细菌感染和寄生虫病的理想靶点，但是后来在人和动物的线粒体中也发现了肽脱甲酰基酶，所以在开发肽脱甲酰基酶抑制剂的时候必须考虑到这个问题。一个潜在的抑制剂放线酰胺素25.75（图25.22）不仅有抗菌作用，还能够抑制人体细胞的增殖。这可能带来细胞毒的副作用，但也可以继续开发其作为抗肿瘤的用途。除此之外，这个化合物还可以作为除草剂使用。

肽脱甲酰基酶中的铁离子是以四面体构型与两个组氨酸和一个半胱氨酸结合，第四个结合位点与一分子水结合。这个水分子由于直接与金属离子连接而导致pK_a值发生巨大的改变，极易发生去质子化，具有很强的亲核能力，很可能以氢氧根负离子的形式进攻将被水解肽的乙酰基基团。其机制与其他的蛋白酶类似，被水解的乙酰基的羰基碳形成一个四面体过渡态，在这个过程中，羰基氧原子上的电子被主链上的NH稳定，并且和谷氨酰胺的末端酰胺及铁离子都有相互作用，氨基基团则通过氢键与谷氨酸相连。N端基团在多肽链被水解后马上被释放出来，形成的甲酸基团离开催化位点并与酶解离。甲酰基原来与酶的结合位点被两个水分子取代。肽脱甲酰基酶抑制剂通过羟肟酸基团与铁离子相互作用。因为天然的肽底物在P_1'位置有一个甲巯基，所以抑制剂在相同的位置有4个或5个碳原子碳链比较合适。肽脱甲酰基酶的S_1'口袋有明确的特征结构，但是周围的其他口袋特征没那么明显，这是由酶的功能所决定的。大量含有甲酰化甲硫氨酸基团的底物都能被酶水解，而对甲硫氨酸之后的氨基酸序列并没有要求。有趣的是，塞奥芬也能抑制肽脱甲酰基酶。这表明巯基也能与铁离子相互作用，它的苯基也可以与S_1'口袋结合。

另一类属于转移酶家族的去乙酰化酶也被作为抑制细胞增殖的靶点用于肿瘤的治疗。组蛋白去乙酰化酶（histone deacetylase）通过水解酰胺键将乙酰基从赖氨酸的末端

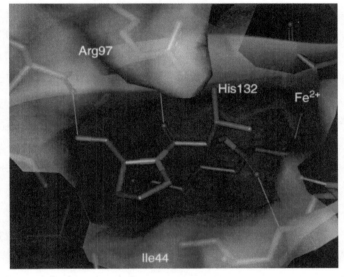

25.75 放线酰胺素

图 25.22　大肠杆菌肽脱甲酰基酶与放线酰胺素 25.75 的复合物晶体结构。肽类抑制剂通过异羟肟基团与 Fe^{2+} 结合。五碳直链取代了天然底物中的甲硫氨酸侧链与深入到蛋白质内部的 S_1' 口袋结合。Fe^{2+} 还与一个半胱氨酸及两个组氨酸结合。

移除，对它的抑制可以引发肿瘤细胞的凋亡。细胞核中的染色体去乙酰化后发生改变，使 DNA 与组氨酸的结合能力加强。组蛋白去乙酰化酶的催化位点含有一个锌离子，也承担了酶水解的功能，其抑制剂也为羟肟酸的衍生物结构。

25.9　概要

- 在金属蛋白酶中，具有正电子的金属离子（通常是锌离子）激活与它相连的水分子，对将要被水解的肽链亲核进攻。通过扩大作用范围，锌离子也可以极化将要被水解的酰胺键的羰基基团，相邻的谷氨酸残基协助其进行质子转移。
- 高活性的抑制剂通常拥有能和锌离子形成有效结合的官能团；同时能很好地与识别水解底物 C 端部分 Primed side 的口袋结合。

- 血管紧张素转换酶（ACE）通过将降解血管紧张素Ⅰ的C端的二肽使其转换成血管紧张素Ⅱ。从合理药物设计的角度推导出其抑制剂二肽类似物，具有在脯氨酸端的羧酸基团而在另一端则有锌离子结合基团。卡托普利是第一个用于临床治疗的药物，后期开发了大量的血管紧张素转换酶抑制剂。

- 血管紧张素转换酶由两个区别很小的催化区域组成。除了血管紧张素Ⅰ外，它还能降解其他物质，诸如有降低血压作用的血管舒缓激肽，导致副作用的发生。血管紧张素转换酶的两个催化区域对底物的选择性不同表明其可以被选择性抑制，这种选择性也为研发能有效降低血压同时避免副作用的区域选择性抑制剂提供了可能。

- 基质金属蛋白酶（MMPs）是一类与中性锌原子结合的肽链内切酶大家族。它们与结缔组织的构建和降解密切相关，已被用于对风湿性关节炎和肿瘤的治疗。

- 开发选择性基质金属蛋白酶抑制剂被证明是异常艰辛。首先这类蛋白质的结合口袋具有底物自适应性；另外，该类蛋白质底物的高重叠性也使得该领域的药物开发困难重重，因为该家族的不同蛋白质之间能互相代偿被抑制蛋白质的生理功能。

- 碳酸酐酶是将二氧化碳转换成碳酸氢盐的水解酶。它催化了从呼吸到CO_2的转运、pH平衡、电解质分泌、C_1分子砌块运输、骨吸收和钙化及肿瘤生长等重要过程。

- 由于α-碳酸酐酶具有狭长漏斗状结构的特点，锌离子催化位点又位于其末端，几乎所有的抑制剂都含有末端磺酰胺基团。用于利尿和通过降低眼内压治疗青光眼的碳酸酐酶抑制剂药物已经上市。

- 磷酸二酯酶（PDEs）是一类水解细胞外合成的二级信使cAMP和cGMP的较小家族金属蛋白酶。它们广泛分布于不同组织，调节许多重要的生理进程。

- 最早开发用于治疗心绞痛的PDE_5抑制剂如西地那非，被证明通过抑制cGMP的降解从而刺激阴茎勃起。

翻　　译：谢　程
译稿审校：熊　剑

参考文献见二维码。

第 26 章
转移酶抑制剂

20世纪70年代末,有证据证实蛋白质在经过核糖体翻译与合成后,还会发生其他变化。除糖基化外,丝氨酸、苏氨酸和酪氨酸的羟基还可以接上磷酸基,甚至组氨酸也会发生磷酸化。此外,研究发现细胞中蛋白质的磷酸化程度会随着时间发生显著变化,而细胞增殖很大程度上依赖于这些变化。磷酸化作用和细胞内信号的传导有明显的关联。ATP是磷酸基的来源,但是ATP上的磷酸基并不能很容易地转移到氨基酸上,这是因为在水溶液中这个动力学控制的反应非常慢。因此,自然进化出一种有效的催化剂——蛋白激酶,来加速这个反应。另外,由于从磷酸化的氨基酸上水解掉磷酸基也是一个很慢的过程,也需要有效的催化剂磷酸酶来催化这个反应。在这两种酶的作用下,蛋白质的磷酸化成为一个互变的可逆过程(图26.1)。这些酶都可以催化很普遍的反应,但是它们的底物却具

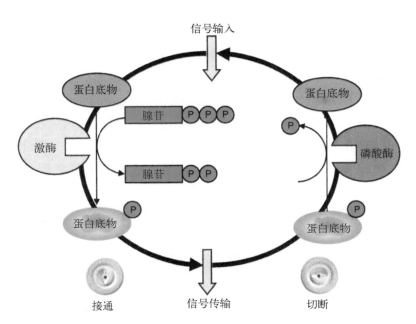

图26.1　蛋白质翻译后的磷酸化对于调节胞内信号传导至关重要,如细胞增殖就十分依赖于这些过程。磷酸基P从ATP(绿色)转移到丝氨酸、苏氨酸和酪氨酸的羟基上,激酶执行开启蛋白质功能。反之,磷酸基也可以从磷酸化的氨基酸上裂解,从而关闭蛋白质功能。

有高度的专一性。只有这样，信号传导过程才能被精确地控制，从而实现蛋白质功能的开启和关闭。

　　蛋白质翻译后的修饰并不仅仅限于这几个例子，每个新合成的蛋白质都含有 N-甲酰甲硫氨酸作为它的N端。首先，甲酰基被去甲酰酶（25.9节）裂解下来，接着甲硫氨酸残基被甲硫氨酰胺肽酶从蛋白质的肽链上移除。糖残基的引入（糖基化）不仅可以增加蛋白质的溶解性和水解稳定性，还可以作为信号传导和胞内转运过程中重要的识别特征基团来标记蛋白质。尤其，糖残基在细胞识别及细胞外基质相互作用上有重大作用（31.3节）。转谷氨酰胺酶通过谷氨酸和赖氨酸侧链形成异肽键，从而来完成蛋白质的转译和交联（23.9节）。转移酶同样可以转移烷基，如甲基可以被转移用来修饰氨基酸残基；再如异戊二烯基，同样可以被转移，可以在细胞膜上固定蛋白质（26.10节）。泛素是一个多肽，用来标记需要在蛋白酶体中降解的蛋白质（23.8节）。SUMO同样是一个小蛋白质，附着在蛋白质上，对细胞核内过程有很重要的影响。

26.1　激酶淘金热

　　在发生疾病时，调节作为信号级联反应开关的酶来进行药物治疗，这听上去是一个非常吸引人的想法。如12.4节介绍的，激酶是经常参与疾病进程的酶。真核生物中，大约30%的蛋白质是可逆磷酸化的。蛋白质磷酸化后，电性会发生改变，诱导构象重排，从而形成新的结合位点。激酶抑制剂的最初研究几乎完全集中在ATP结合位点的竞争性取代上，因为ATP是细胞新陈代谢能量转移系统中最重要的分子。不仅激酶以ATP为底物，很多辅酶因子也以ATP为砌块来实现它们的细胞功能。在人类基因组中，有大约2 000个蛋白质是以ATP作为底物来完成各种功能的。ATP在细胞内的浓度很高，达到0.01 mol/L。总体来说，成人ATP的生理周转率是每天75 kg。所有酶转化的都是同样的底物ATP，而ATP的细胞浓度很高，在这种情况下，如何专一性地、选择性地通过抑制剂阻断特定激酶的结合部位？自然界在许多这样的过程中建立了代偿保护机制，使这个问题变得更加复杂。一条信号传导通路被阻断，另一条相似的通路会产生更多的磷酸化蛋白来代替该通路，从而对抑制剂阻断该通路导致的不足进行修正。例如，对信号级联反应来说，许多结构上相似的激酶和磷酸酶都可以被用来传递信息。然而，这是真的吗？一直到20世纪90年代初，所有这些问题都被认为是极其复杂和不可解决的，以至于人们认为开发选择性激酶抑制剂作为药物是一个疯狂的想法。然而，现在的情况发生了逆转，如果一个药物公司没有几个激酶项目，会被认为是滞后的、不够创新的。迄今为止，没有任何一个蛋白质家族的研究是这么火热，是什么原因引起制药界的"激酶淘金热"呢？

26.2 蛋白激酶的结构：具有相似几何结构的500多种变化

蛋白激酶是人类基因组中最大的靶标家族，超过530种激酶调控人体内各种信号通路，将蛋白质由非活化状态转化为活化状态。它们在一定程度上彼此相关，并按照序列和结构在系谱图上分为不同的亚家族（26.3节）。激酶也能进一步被结合配体调控，变构结合位点和第二信使能干预激酶功能的调节，抑制或活化蛋白质（如四环素），通过与激酶区域络合来控制激酶的活化。自磷酸化对激酶的构象和催化残基的正确摆放有很大影响，以便使ATP的γ-磷酸基能转移到丝氨酸、苏氨酸、酪氨酸或组氨酸的羟基上（图26.2）。蛋白激酶的保守结构见图26.3，N端是由5个β折叠构建的，C端绝大多数是由α

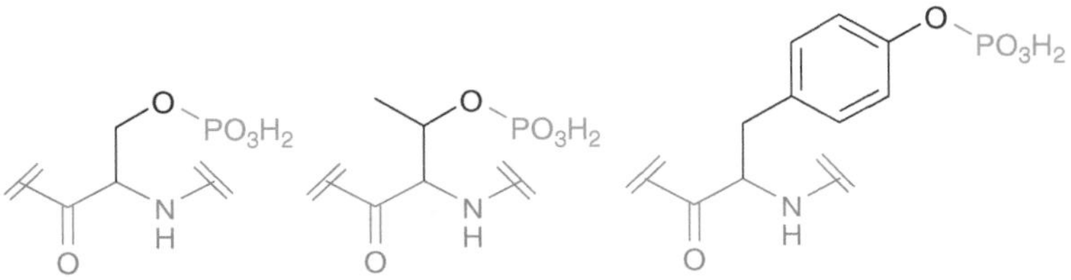

图26.2 激酶将磷酸基（红色）转移到丝氨酸、苏氨酸或酪氨酸的羟基上（黑色，肽链为蓝色）。

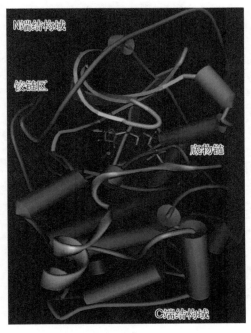

图26.3 激酶的催化区域都是同样的折叠方式。N端结构域由5个β折叠和螺旋（黄色）组成，C端结构域则绝大多数由α螺旋片段（红色）组成，这两个结构域通过所谓的铰链区（绿色）彼此相连。铰链区包含识别DNA腺苷的片段（中心的分子），磷酸基朝向底物链（蓝色），蓝色部分象征着聚合物链的一部分，携带了在被转移的磷酸基附近的丝氨酸、苏氨酸和酪氨酸。

螺旋构建并包含了配体结合位点，这两个区域被所谓的铰链区连接。铰链区包含了ATP腺苷单元的识别区，核糖砌块和三磷酸基团被绑定在两个区域的裂隙中，由转移机制中必要的镁离子来调节。催化位点旁的DFG（Asp-Phe-Gly）和APE（Ala-Pro- Glu）序列的活化对转移机制也十分重要。

结合了ADP和三氟化铝的cAMP-依赖型激酶的结构鉴定提供了很多关于反应机制的详细信息。类γ-磷酸盐的分子位于ADP的β-磷酸基和底物肽链的丝氨酸残基之间，二者都可以与酶形成复合物晶体。此外，在结合口袋中发现两个镁离子。我们可以从这些结构数据中得到磷酸转移机制的详细信息（图26.4）。DFG环的Asp184残基与两个镁

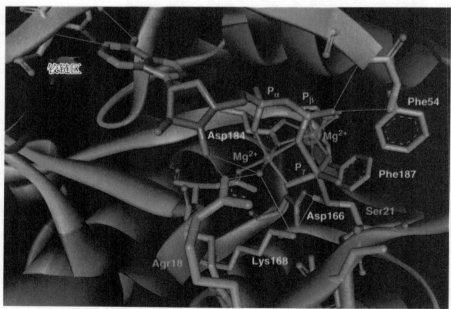

图26.4 以结合了ADP和三氟化铝的cAMP-依赖型激酶的晶体结构为基础，可以模拟磷酸基从ATP（红色）转移到底物的丝氨酸残基（蓝色）的反应步骤。DFG环的Asp184通过镁离子与ATP的β-和γ-磷酸基配位，另一个镁离子使3个磷酸基处于合适的位置。将被磷酸化的Ser21残基，亲核进攻端位的γ-磷酸基，磷原子通过形成三角双锥体中间体来转移。在这个反应中，邻近的残基Asp166从残基Ser21的羟基上夺取一个质子。与此同时，带正电荷的激酶残基Lys168和底物残基Arg18共同稳定该中间体。

离子中的一个配位,使3个ATP磷酸基处于合适的位置来进行反应。将要被磷酸化的底物丝氨酸亲核进攻端位的γ-磷酸基,磷酸基经过一个三角双锥的过渡态被转移。反应过程中,邻位的Asp166使亲核的丝氨酸羟基极化,并接受其质子,激酶上带正电荷的残基Lys168和底物上的残基Arg18充当稳定剂。另外,两个镁离子也可以中和磷酸基上的负电荷,Phe54和Phe187的芳香环可以在水相环境中对过渡态起到保护作用。

抑制激酶主要有三大策略:阻断底物结合、在结合位点置换ATP和变构调节(见下文)。第一个策略,对激酶而言,其他蛋白质是作为底物被识别并结合的,因此必须避免蛋白质-蛋白质的接触。阻断这类接触是异常困难的,因为蛋白质-蛋白质作用发生的表面积较大以至于很难用小分子来达到目标(10.6节)。第二个策略集中在与ATP竞争结合位点,但是这个概念是不是注定要失败呢?因为结构相似的激酶太多,而细胞内ATP的浓度太高,并且有许多蛋白质都是以ATP为底物的。有一些激酶是变构调节的,这为第三个策略提供了可能性,即通过变构结合位点干预激酶功能调节。

26.3 ATP等排体及其选择性

通过对大量激酶ATP结合位点的详细分析,人们得到一个令人吃惊和有前景的结论:在ATP识别位点附近,不同的激酶确实存在不一样的未占据区域。图26.5中,两个疏水区打开,一个深入激酶内部,另一个相反,朝向表面。腺嘌呤的氨基嘧啶环与激酶铰链区的主肽链形成两个相邻的氢键。多肽链上的第三个相互作用位点主要作为受体与配体相互作用,不参与ATP 26.1的作用过程。ATP竞争性激酶抑制剂的研究揭示了很多铰链区的相互作用。图26.6是一些经过临床验证的激酶抑制剂26.2~26.21(图26.6)。由于激酶铰链区普遍存在的氢键作用,配体选择性结合变得很困难。尽管如此,针对一些MAP激酶(丝裂原激活蛋白激酶,细胞分化、细胞生长和细胞死亡的信号传导通路)还是可以设计其选择性抑制剂的,这与其铰链区构型改变有关。该区域酰胺键的方向发生了变化,因此酰胺键作为给体而不是作为受体,朝向结合配体。由于邻位是甘氨酸,其α碳原子上缺少侧链,该残基附近有比较大的构象空间,使得这些激酶中酰胺键的翻转是完全有可能的。以二氢喹唑啉酮骨架来模拟ATP腺嘌呤单元的抑制剂能诱导这种构象翻转,在发生改变的蛋白质构象中,这类抑制剂能选择性地结合序列中带一个甘氨酸的激酶。但是,如果该序列位置的氨基酸带有一个侧链,像其他激酶一样,该构象翻转不能发生。需要构象翻转与铰链区产生特定氢键的抑制剂只能以较弱的亲和力与后者发生结合,因立体构象的原因,特定的主链构象翻转在那些激酶中不能发生。

占据腺嘌呤结合位点两边的疏水口袋(图26.5)来实现激酶抑制剂的选择性,这在概念上是可行的。在蛋白质深处发现的口袋(被称为后口袋)前端含有一些氨基酸,这些氨基酸在不同的激酶中有不同的性质,被称为卡口残基。例如,激酶p38α和p38β的卡口

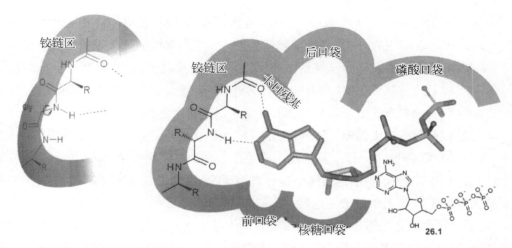

图26.5　激酶中ATP 26.1识别位点的图解（Traxler模型）。在铰链区，腺嘌呤片段通过来自肽链的两个平行的氢键被识别，第三个羰基对相互作用有影响，但是不参与ATP结合，该位置为甘氨酸残基的激酶可以通过折叠一个酰胺键将外露的受体功能转变为给体功能（左）。激酶中ATP结合位点旁边有两个不同的口袋，被称为前口袋和后口袋，后口袋边上有不参与ATP结合的卡口残基，旁边是磷酸化结合位点。

残基是苏氨酸，而结构上相似的激酶p38γ和p38δ同样位置则是一个更大的甲硫氨酸残基（图26.7）。化合物SB203580 26.3在咪唑的5-位有一个对氟苯基，这个基团大小合适，可以进入与苏氨酸相邻的结合口袋。然而，如果同样这个位置是甲硫氨酸，其将占据更大的空间，导致该口袋就没有足够的空间容纳对氟苯基，因此化合物26.3的亲和力显著下降。

类似地，化合物26.22对p90核糖体S6激酶的结合优势同样来自其对甲苯基能进入一个大口袋，因为该口袋的卡口残基是苏氨酸，邻近残基为半胱氨酸（图26.8）。整个人类基因组，仅在3个激酶中发现苏氨酸和半胱氨酸同时出现在这两个位置。如果在化合物26.22中引入活性的氟亚甲基，该基团就会跟半胱氨酸反应形成一个稳定的共价键。

另一个开发选择性激酶抑制剂的策略是利用激酶的构象适应。在活化的过程中，激酶从非活化构象到活化构象经历了很多步骤。有趣的是，ATP结合的激酶在活化状态下是高度结构同源的。相对于稳定非活化构象的抑制剂，对活化构象表现出高亲和力的抑制剂其选择性比较差，这是因为非活化构象之间的差别明显较大。因此，我们的研究目标应该是开发结合激酶非活化状态的抑制剂（26.4节）。

现如今，对开发的候选化合物进行选择性研究已经成为惯例（图26.9）。通过尽可能多的结合实验来测试化合物对大量激酶的抑制活性，实验结果会反映到激酶系谱图上，然后总结不同亚家族激酶之间的结构关系。不同的分区和长度反映了各个分支相互的关联性。各个激酶的抑制程度由不同大小的圈来表示，圈越大表示抑制越强（图26.10）。很明显，图26.6中很多的活性化合物对激酶家族中的某个分支抑制作用特别强，这表示亚家族内激酶的结构差异很小，以至于这些化合物没有选择性。正如之前提到的，如果一个激酶被抑制，另一个激酶会通过上调表达来实现被抑制激酶的功能。因此，对于一个药物疗

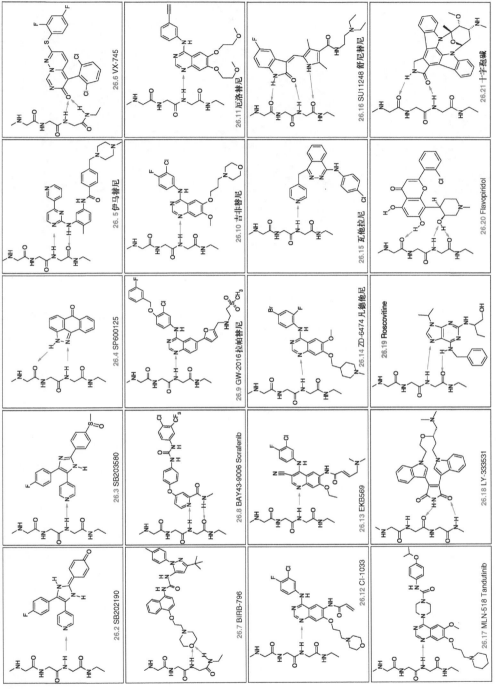

图26.6 市售和在研的ATP竞争性激酶抑制剂26.2～26.20。十字孢碱26.21是一个天然产物。所有的化合物均通过与激酶铰链区肽链形成氢键来结合。

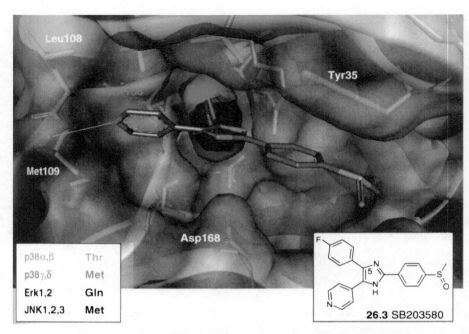

图26.7　激酶p38α和p38β的卡口残基是苏氨酸（Thr106，紫色）；结构相关的激酶p38γ和p38δ在该位置是空间上要求更大的甲硫氨酸。SB203580 26.3的对氟苯基结合到中间邻近苏氨酸的咪唑环上（表面绿色，内部蓝色）。其他激酶该位置是更大的氨基酸（Met，Glyn），因为位阻效应活性显著下降。

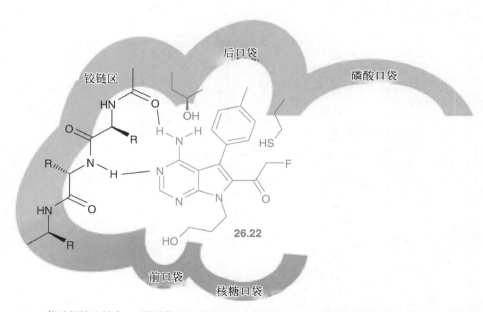

图26.8　26.22能选择性地结合p90核糖体和S6激酶，因为苏氨酸卡口残基旁边有足够大的空间来容纳对甲苯基。结合后，抑制剂的氟代亚甲基正好位于半胱氨酸残基附近，随后发生反应，抑制剂和激酶形成了一个很强的共价键。整个人类基因组，仅在3个激酶中发现苏氨酸和半胱氨酸是这样安置的。因此，26.22对那些后口袋中氨基酸如此组成的激酶有很高的选择性。

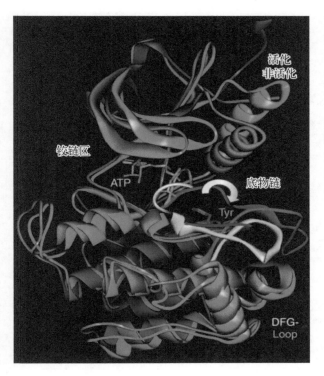

图26.9 激酶从非活化状态(绿色)到活化状态(红色)的激活过程中会经历很多构象。图中的ATP分子结合在活化构象上。蛋白质中一个完整的环,被称为DFG环(非活化状态,黄色),几何结构由面向内部变为面向外部(紫色,箭头)。同时,ATP结合位点变得易于接近,底物(蓝色)能结合上去。有趣的是,在活化状态下激酶相互间保持很大的结构同源性。因此,与对激酶非活化构象高亲和性的抑制剂相比,对活化构象高亲和性的抑制剂选择性要差一些。

法来说,重要的是不仅要抑制亚家族中的一员,而且要以相当程度抑制该亚家族所有的成员。天然产物十字孢碱(26.21,图26.6),源于细菌的高效生物碱,是一个对很多激酶有抑制作用的泛抑制剂,结合在激酶的活性构象上,对该先导结构进行很小的修饰就能得到活性很高的抑制剂,具体内容见26.6节。

26.4 格列卫®:成功的故事引起诸多模仿

　　20世纪80年代,癌症的药物研发几乎全部集中在干预DNA合成和细胞分裂的进程上,造就了抗代谢药、烷基化化合物、微管干扰剂和DNA合成抑制剂的开发。该策略尝试以非常高的区分度来攻击靶细胞,如癌细胞,这种化疗方法的缺点是有大量的不良反应,严重影响到病患的生活质量。1960年,Peter Nowell和David Hungerford首先认识到慢性骨髓白血病来源于一个特定的基因变异,15%的白血病由这个缺陷引起。慢性骨髓白血病是第二常见的白血病,由白细胞特别是粒细胞严重增殖引起。染色体9和染色体22相互易位导致染色体22缩短,被称为费城染色体,这个交换产生了新的BCR-ABL融合基因,能编码具有酪氨酸激酶活性的蛋白质。该蛋白质属于受体酪氨酸激酶(29.8节),在调节细胞生长上起重要作用,细胞活化不受干预导致细胞增殖不受控制,从而变成肿瘤细胞。进一步的白血病模型研究显示,这个基因会引发这类癌症。因此,基因错误调节而导

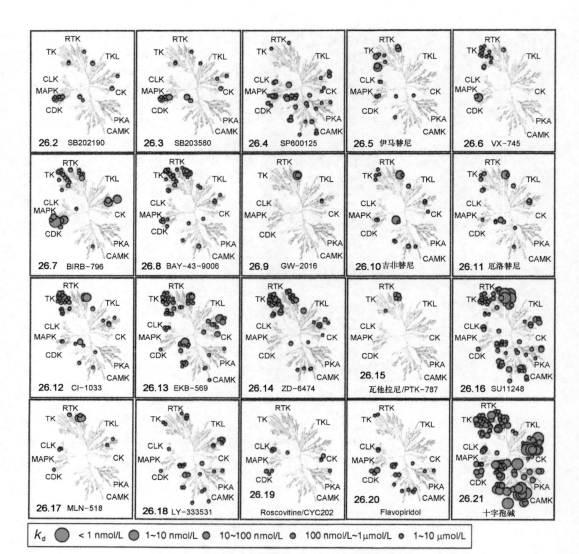

图26.10 抑制剂26.2~26.21对113种不同激酶的抑制活性。抑制活性的量化由红色圆圈的大小，活性数据显示在激酶家族树上。图中的分支及各分支的长度表明激酶家族成员之间的关联程度。树状图中相距越远，关联性越小。天然产物十字孢碱26.21是选择性最差的抑制剂，而26.9和26.15的选择性很好，只抑制少数激酶。TK：非受体酪氨酸激酶，RTK：受体酪氨酸激酶，TKL：酪氨酸激酶样激酶，CK：酪蛋白激酶家族，PKA：蛋白激酶样家族，CAMK：钙/携钙素样激酶，CDK：周期蛋白依赖性激酶，MAPK：丝裂原活化蛋白激酶，CLK：CDK样激酶（出自M.A. Fabian et al. 2005，已得作者和出版商许可）。

致激酶活性升高可能是这类疾病的发病原因，而药物治疗干预这种过度调节是有可能的。Sandoz公司由此开启了选择性ABL-酪氨酸激酶抑制剂的研发工作。

20世纪80年代，一些公司开始寻找蛋白激酶C抑制剂。通过筛选得到的苯胺基嘧啶（26.23，图26.11）是一个合适的先导结构，由该化合物衍生优化得到了最初的蛋白激酶C抑制剂。值得注意的是在苯环6-位引入的一个甲基（如化合物26.26）能完全翻转激酶的

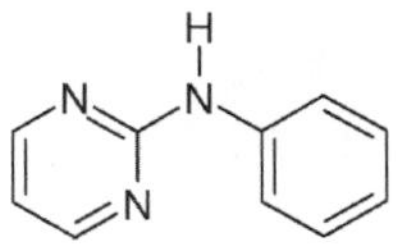

26.23 苗头化合物

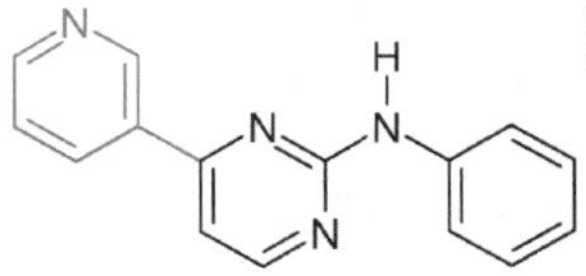

26.24

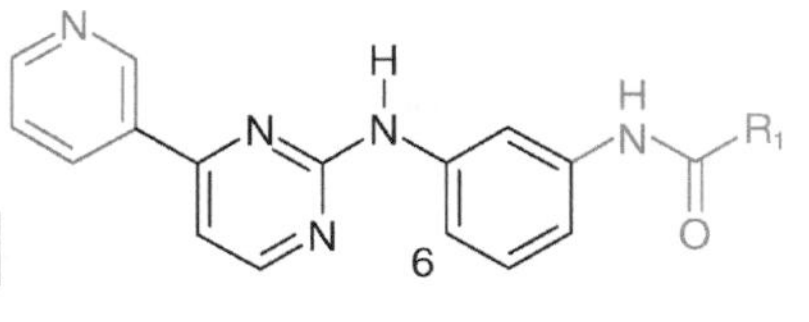

26.25

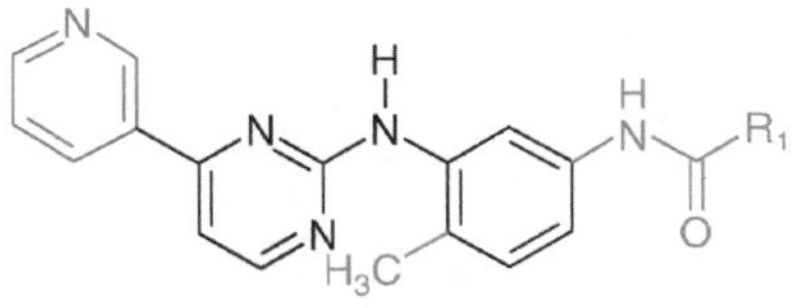

26.26

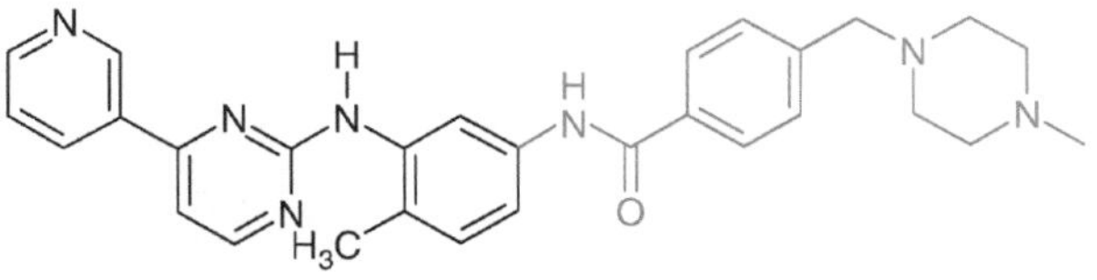

26.5 伊马替尼

图26.11 PKC激酶筛选得到苗头化合物26.23，再经过多轮优化得到伊马替尼26.5。

抑制活性，这个“魔力”甲基影响了由氨基连接的两个芳香环的构象。在与ABL-酪氨酸激酶的结合模式中观察到，该抑制剂采用了一个延展的构象，而甲基使两个芳香环系产生了一个扭曲的构象。

化合物26.26被证明是这个酪氨酸激酶家族成员的一个理想的抑制剂。最初，这个化合物的水溶性和口服生物利用度并不理想。因此，尝试通过引入*N*-甲基哌嗪等极性基团来改善这些性质，其中化合物26.5是最优的化合物，在通过了所有的临床试验后，以伊马替尼（格列卫®）为商品名，于2001年开始应用于临床治疗。该化合物选择性阻断BCR-ABL受体酪氨酸激酶，阻断激酶底物蛋白质的磷酸化。后来发现，它同样可以抑制其他激酶，比如相关的c-Kit和PDGF受体激酶。

为什么伊马替尼的成功会成为一个传奇呢？首先，伊马替尼的发现是癌症疗法的一个全新的尝试，癌症能被选择性地治疗。这个药物副作用极少，但是价格昂贵，很快就成为Novartis公司的重磅炸弹，每年销售额超10亿欧元。伊马替尼的治疗效果和销售额的双重成功，最大限度地刺激了激酶领域的研究。成功的故事总是有很多模仿者，最初关于激酶的选择性问题的悲观言论看起来已被淡忘，但是经验表明，要成就一个相似的成功故事是非常困难的。迅速地，十多个激酶抑制剂被推向市场治疗不同的疾病（多数是癌症治疗），这里面同样有伊马替尼的跟进化合物，但是没有一个化合物能获得与伊马替尼相同的治疗效果和经济效益。

伊马替尼与激酶结合，稳定了酶的非活化构象，对催化机制很重要的DFG环仍保持着朝外的构象（图26.9，26.12）。最初为增加水溶性而引入的*N*-甲基哌嗪基团占据了一个位置，使其能被活化状态的DFG环容纳。因此，在26.5的结合模式中，该基团的作用是决定性的。图26.12揭示了伊马替尼26.5和四氢十字孢碱26.27（图26.13）的激酶复合物结构对比。抑制剂26.27稳定了酶的活化构象，DFG环朝向内部，呈现出完全不同的方向。伊马替尼中间苯环六位的甲基迫使该环与邻近的嘧啶环变成互相垂直的构象，这种

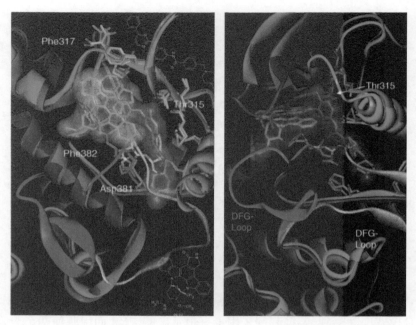

图26.12 伊马替尼26.5和四氢十字孢碱26.27（图26.13）与BCR-ABL受体酪氨酸激酶的活化（绿色）和非活化（红色）状态晶体结构叠加图。26.5结合激酶的非活化形式，而非选择性抑制剂26.27抑制激酶的活化构象。由于所谓的魔力甲基，伊马替尼朝向卡口残基Thr315，而连接两个芳环的氨基与Thr315的羟基形成了氢键。

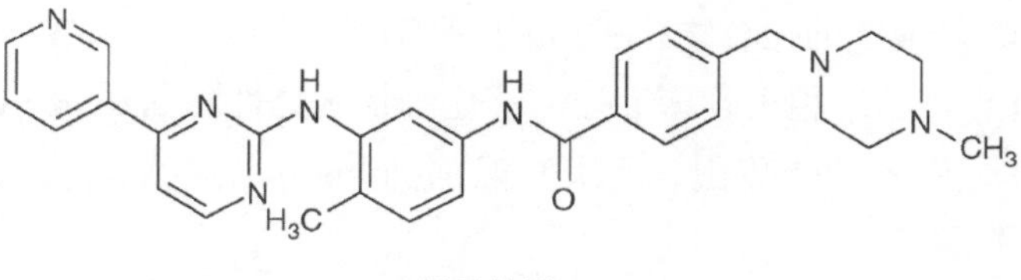

26.5 伊马替尼

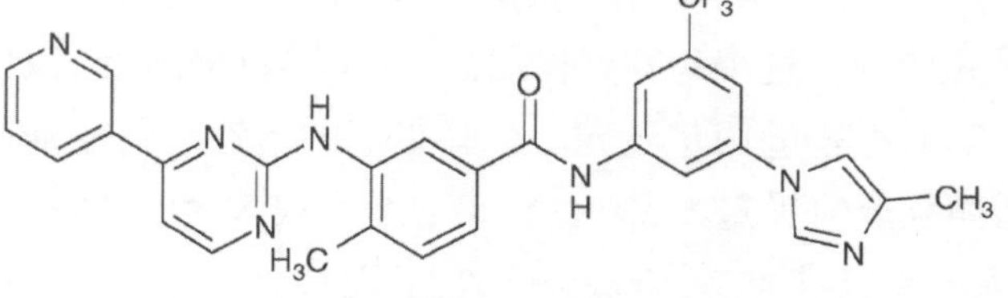

26.28 尼洛替尼

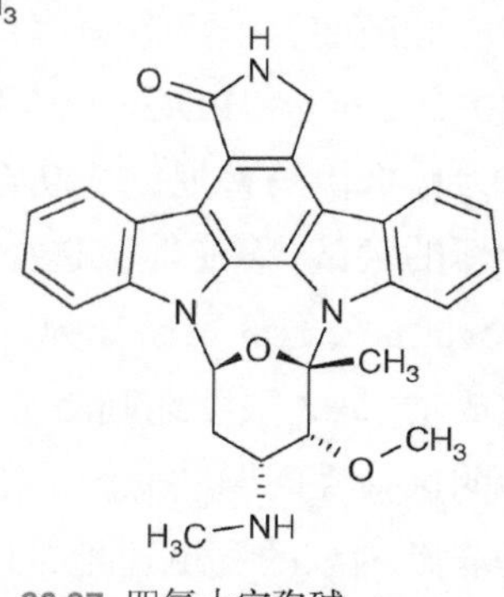

26.27 四氢十字孢碱

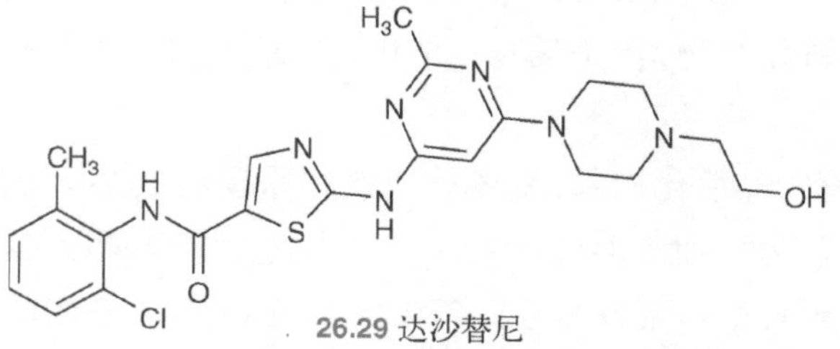

26.29 达沙替尼

图26.13 有耐药性的尼洛替尼26.28是伊马替尼26.5的跟进化合物，该化合物以同样的模式结合BCR-ABL激酶，但是亲和力更强。Bristol-Myers Squibb公司的达沙替尼26.29也是结合BCR-ABL激酶，但是采用了完全不同的结合模式。

几何构象使疏水结构与卡口残基Thr315接触，也使连接两个环的NH能与苏氨酸的羟基形成氢键。与Thr315的最佳相互作用及与蛋白质非活化构象的有效结合，构成了伊马替尼的选择性优势。c-Kit是伊马替尼除BCR-ABL激酶之外唯一显示出亲和力的激酶，这可以由该激酶和BCR-ABL激酶在DFG环和ATP结合区域的高度序列同源性来解释，二者的卡口残基都是苏氨酸。

令人遗憾的是，伊马替尼也产生了耐药性，耐药突变使激酶对伊马替尼变得不敏感。迄今为止，我们已经发现了30种突变，这是基因序列中碱基对交换的结果。碱基对交换发生在多种细胞中，因纯粹偶然或者被氧化侵害而发生改变，这些突变是在伊马替尼抑制的选择压力下出现的。最常观察到的耐药突变是卡口残基Thr315变成了异亮氨酸。由于突变后的氨基酸变得更大，伊马替尼无法起到抑制作用。此外，氢键也无法形成，活性从 $K_i = 85$ nmol/L 降到了 10 mmol/L。在铰链区，Phe317与抑制剂的吡啶环形成了芳基相互作用。Thr315残基突变成亮氨酸会导致芳基相互作用的丧失，结合力减少1/3。大部分观察到的突变是合理的，突变激酶的构象更多地转向活化构象。因此，伊马替尼与非活化构象有效结合带来的选择性优势，对耐药突变来说，在敏感性方面变成了劣势。随后Novartis公司开发了伊马替尼的跟进药物，即结构上相似的尼洛替尼（达希纳®）26.28（图26.13），改善了针对伊马替尼的耐药性。除Thr314突变为异亮氨酸外，尼洛替尼对其他所有的耐药突变激酶都有很好的亲和力，并且能稳定激酶的非活化构象。尼洛替尼的侧链是一个三氟甲基取代的芳香环和一个咪唑片段，它能更好地适应结合口袋，有更高的亲和力。亲和力优势推测是耐药敏感性减弱的原因，因为对非活化构象到活化构象的细微转变有更好的耐受性。另一个化合物是Bristol-Myers Squibb公司的达沙替尼（施达赛®），它绕开伊马替尼的耐药性，它采用了一个完全不同的BCR-ABL激酶结合模式。因此，可以合理地推测达沙替尼和伊马替尼及尼洛替尼有不同的选择性，如该化合物也可以结合Scr家族的激酶。

26.5　追逐选择性：凹凸法

细胞的性能是由很多信号通路编织的复杂网络驱动的，激酶是这些信号级联反应的调节者。由于这些网络的复杂性，隔离单个信号通路或者个别涉及的激酶是极其困难的。此外，激酶重叠的底物特异性使这个过程更加艰难。因此，人们利用合适的化学探针和基因技术，开发了阐明这些信号通路的方法。原则上，这些技术不仅仅可以用于激酶，其他蛋白质家族个体的功能性质也可以用这些技术来分析。激酶之间的结构差异使得选择性抑制剂的开发成为可能，这一点已经在26.2节详细突出说明了。卡口残基占据了一个关键位点，在不同激酶中该残基的大小和极性是不一样的。卡口残基不参与ATP结合，而ATP作为结合底物跟所有激酶的亲和力几乎是相同的。如果卡口残基变为一个含更小侧链的氨基酸（如Thr→Gly），口袋会因此变大。突变后的激酶能识别修饰后带一个侧链的ATP，并将其作为底物蛋白质的磷酸化试剂（图26.14），这个概念被形象地称为凹凸法。由于体积太大而必然在蛋白质空间上起冲突的配体，会因蛋白质有相应的空穴转变成合适的配体。

当然，这个技术不仅可以用于底物磷酸化作用，同样还可以用于开发特异性抑制剂。普林斯顿和加州大学旧金山分校的Kevan Shokat研究组，先后通过将卡口残基换为甘氨酸或丙氨酸来修饰蛋白激酶（图26.15），由于口袋的扩大，突变后的激酶对26.31和26.32的抑制作用变得很灵敏，而这两个化合物对野生型激酶抑制作用很微弱。这个体外实验的结果随之转化到体内实验中，研究人员用酿酒酵母作为生物模型，酵母基因编码120个

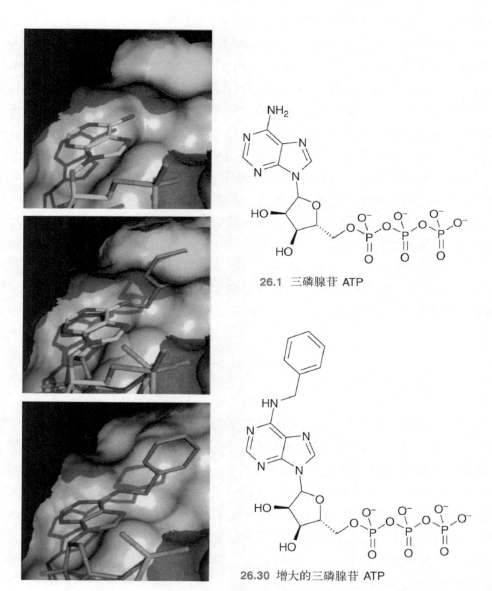

26.1 三磷腺苷 ATP

26.30 增大的三磷腺苷 ATP

图26.14 在凹凸法的情况下，由于卡口残基（黄色）替换成了较小的氨基酸（如Thr→Gly），激酶的后口袋随之变大，这个突变后的激酶能识别化学修饰的带一个更大侧链的ATP，并将其作为底物蛋白的磷酸化试剂。

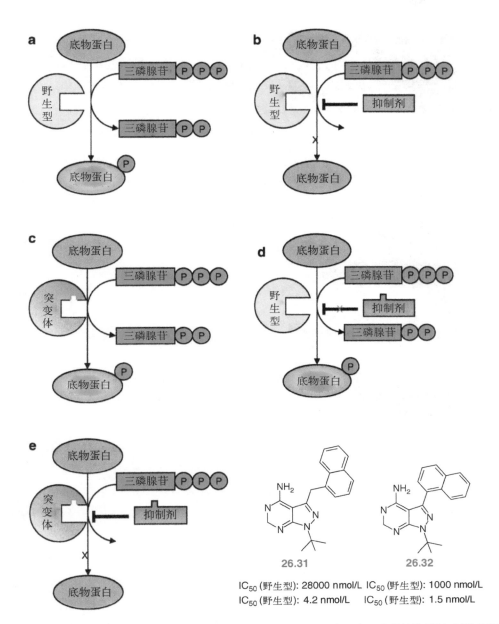

图 26.15 （a）野生型激酶转移磷酸基到底物蛋白质从而使其活化。（b）如果加入高效的抑制剂，则磷酸化过程被抑制。（c）卡口残基换成如甘氨酸的更小的氨基酸不能改变激酶的催化活性。（d）如果一个抑制剂带有较大的取代基，由于位阻效应不能结合到野生型激酶上。（e）然而，该抑制剂可以阻断有较大口袋的激酶。两个抑制剂 26.31 和 26.32 完全不能抑制野生型激酶，但是可以有效地抑制因卡口残基突变导致结合口袋增大的激酶。

激酶，其中，很多是与哺乳动物激酶家族有关的。其中一个例子是酵母中的 cdc28 蛋白激酶（周期蛋白依赖性激酶），它能驱动细胞周期的特别阶段，在酵母增殖过程中有很重要的作用，它与人体中的激酶 CDK2 相比，展现出 62% 的序列一致性。为了展示抑制剂 26.31 和 26.32 对突变激酶的高度专一性，通过分子遗传学中建立的反转录方法将变异蛋白质融入酵母基因组中。最终，观察到转基因酵母细胞正常生长，仅细胞复制时间延长了20%。随后，将抑制剂26.32分别加入野生型酵母细胞和转基因酵母细胞中，野生型酵母细胞生长不受影响，只有在抑制剂浓度达到50 mmol/L以上时，能观察到细胞复制时间延长。另一方面，cdc28转基因酵母的生长在体内试验中对26.32显示出很强的剂量依赖关系。在50～100 nmol/L浓度下，细胞增长减少了50%，在500 nmol/L浓度下，细胞完全停止生长，显然抑制剂在有丝分裂（细胞复制过程中细胞核分裂）之前就抑制了细胞，因为这些被抑制细胞的表型看起来和有丝分裂细胞周期蛋白（控制细胞周期的关键功能蛋白）关闭的细胞非常相似。用这种方法可以研究细胞周期中的单一过程。最重要的是，特异性抑制剂干预的阶段是可以确定的，这个信息对开发一个有确定疗效的药物至关重要。通常，项目一开始是没有足够好的选择性抑制剂来进行这种特殊研究的，这个问题在细胞中发现有很多高度同源蛋白时尤其明显。凹凸方法是化学和基因技术的结合，适用于项目早期阶段的生物模型的建立。

26.6　金属导向的激酶抑制剂的选择性

金属和金属离子在生物系统中有很重要的作用，特别是作为催化中心。锌离子和钙离子作为多齿结合中心，有助于蛋白质的交联和稳定（参考锌指蛋白，28.2节）。镁离子常常作为电荷缓冲来中和磷酸基团的强负电荷，如26.2节中所描述，金属离子参与磷酸基转移机制，将磷酸基从ATP转移到丝氨酸、苏氨酸和酪氨酸的羟基上。少数情况下，金属可以作为配体的组成部分结合到生物分子上。例如，镁离子紧密地配位在四环素26.33的β-羟基酮上，以至于在核糖体或四环素抑制剂中形成复合物时仍然保持着配位。另一个例子是顺铂26.34，可以通过铂的取代反应诱导DNA链上的碱基对交联，从而中断DNA的复制过程（14.9节，图14.19）。

金属可以以完全不同的方式成为活性物质的一部分。一般来说，碳原子是药物的骨架元素，尽管其搭建方式相当简单，而且仅限于线性、平面三角和四面体构型。当四面体上有4个不同的取代基时，一个立体中心就产生了，有可能有两个立体异构体。金属在这个方面更加多样化，通过扩大配位层，可以获得一个显著增大且多样性的配合物结构。一个八面体中心仅有6个不同的取代基就能得到30个异构体。最初，药物化学家都抗拒把金属作为活性物质的结构中心，含有金属中心的这类物质存在着意想不到的毒性是个很大的风险。然而，如果我们认为金属仅与其配体特异性结合，而其配体不易被取代，则对其毒性风险的争议将不复存在。钌能很好地满足这种惰性要求。金属的配位化学可以构建完全不同的分子结构，为什么不利用这个优势在非常小的空间内产生替代的药效团模式呢？把金属中心作为骨架而不是与生物分子相互作用的配角。德国马尔堡大学的Eric Meggers及其研究小组一直从事于研究这个一眼看上去很不寻常的概念。在26.3节，介绍了十字孢碱26.21,该化合物可以作为几乎所有激酶的非选择性抑制剂,这个生物碱含有一个砌块,而且该砌块占据了ATP中的核糖相同的位置(图26.16)。在另一边,螯合配位体的骨架结构被认为是十字孢碱。如果将糖片段换为金属中心,能得到大量的新颖的骨架结构。由于这是1个六配位金属,还有4个额外的配位点可以用来进一步取代。

衍生物26.35由Eric Meggers小组合成(图26.16),是高效的激酶抑制剂。有趣的是,与十字孢碱相比,它们的选择性明显地减弱。一些环戊二烯基类似物也被合成,其中五元环占了钌的3个配位点。在57个不同激酶的抑制研究实验中,化合物26.36被证明是激酶

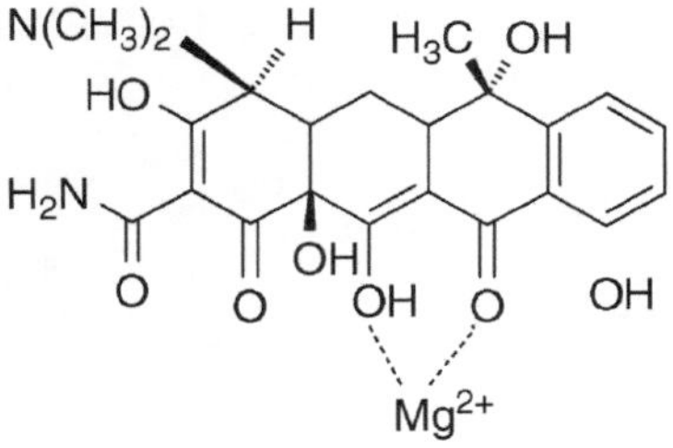

26.33 Mg^{2+} * 四环素

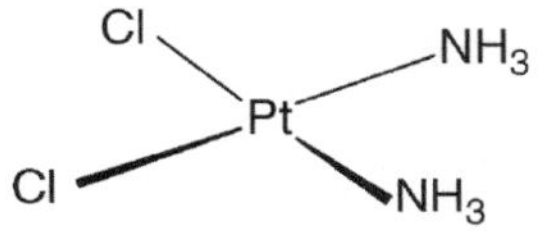

26.34 顺铂

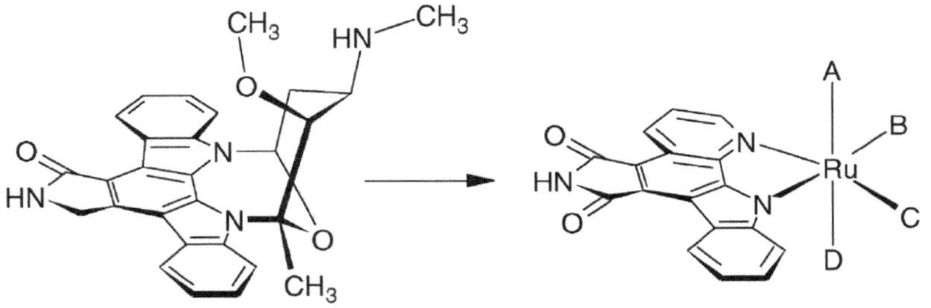

26.21 十字孢碱

26.35 钌复合物

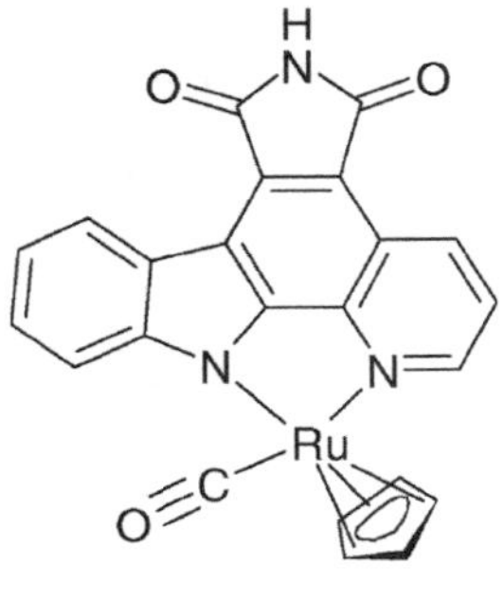

26.36 IC$_{50}$ = 3nmol/L

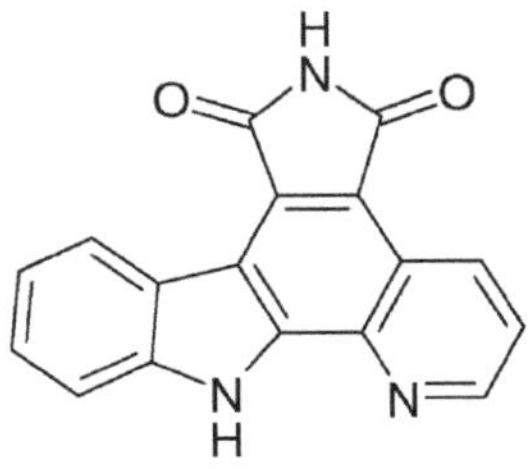

26.37 IC$_{50}$ = 50μmol/L

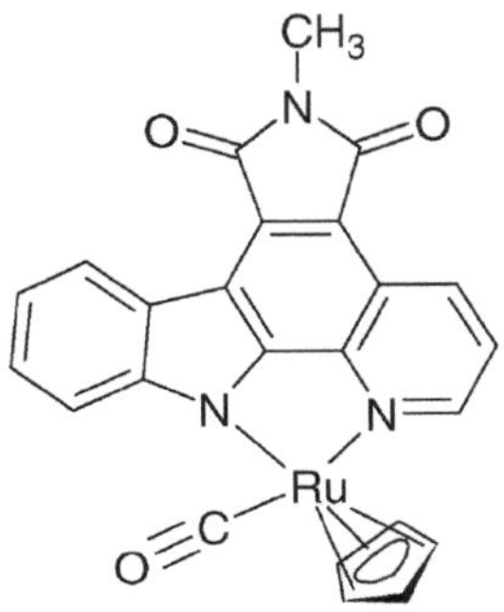

26.38 IC$_{50}$ > 300μmol/L

图26.16 一些结合到蛋白质金属中心的蛋白质配体示例。四环素26.33与镁离子螯合作用很强,以至于跟蛋白质结合时镁离子也跟配体一起结合。DNA核苷酸碱基的氮原子取代顺铂26.34的氯原子完成结合。十字孢碱26.21的糖片段被替代形成了钌复合物26.35。这些都被证明是有效的抑制剂(如26.36)

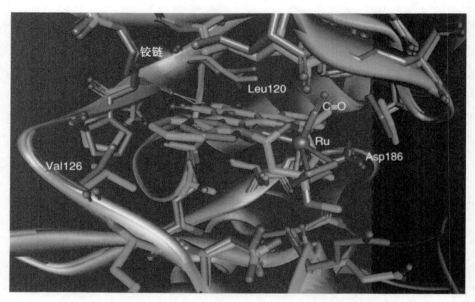

图26.17　PIM-1激酶与非选择性抑制剂十字孢碱26.21（浅蓝色）及选择性抑制剂钌羰基复合物26.36（橄榄绿）的晶体结构叠加，二者结合的几何结构几乎完全相同。在26.36中，羰基朝向β折叠链的相反方向，位于ATP结合口袋的上方。

GSK-3和激酶PIM-1的选择性抑制剂，与十字孢碱（IC_{50} = 40 nmol/L）相比，化合物26.36的活性提高10倍（IC_{50} = 3 nmol/L）。不含金属的配体26.37（IC_{50} = 50 mmol/L）和N-甲基化合物26.38（IC_{50} > 300 mmol/L）则几乎没有活性。其R-型立体异构体和PIM-1的共晶结构已经被鉴定（图26.17），这个结构和十字孢碱复合物的几何结构很大程度上是一致的。钌复合物的羰基朝向激酶β折叠链的相反方向，位于ATP结合位点的上方，环戊二烯基替代十字孢碱下面的糖片段。至于为什么将泛抑制剂十字孢碱的骨架替换成金属基团就得到高选择性的抑制剂，从这些复合物高度相似的几何结构中无法看出明显的迹象。其他激酶的选择性可以通过改变钌的配体或者改变其立体构型来实现。是因为骨架上电荷分布的严重改变，还是与ATP结合位点上面的聚合物链的相互作用导致了选择性的变化？至今仍然不清楚。有趣的是，钌复合物在体内环境下是有效的，并且在人体细胞、青蛙和斑马鱼胚胎中能够干预WNT信号通路的信号级联反应。金属复合物是否能为药物研发打开一个新视角，或者能否成为信号通路基础研究中的有意思的分子探针，终究会被证明。当然，关于选择性激酶抑制剂开发的具体问题，将来会有答案，但是现在须开始准备。

26.7　磷酸酶抑制蛋白质功能

　　蛋白质翻译后修饰有助于调节细胞进程。激酶磷酸化导致蛋白质活化，从而激活蛋白质功能。相反地，磷酸酶（图26.1）通过水解去除丝氨酸、苏氨酸、酪氨酸和组氨酸的磷酸基,从而抑制蛋白质功能。磷酸酶一共有3个家族。第一个家族的磷酸酶能水解丝氨酸和苏氨酸中的磷酸基,其催化位点有两个金属离子:一个是锌离子,另一个是锰离子或镁离子(图26.18a),它们通过组氨酸和天冬氨酸残基保持在适当的位置,而水分子(或氢氧根)是两个金属离子之间的桥梁。由于磷酸基被极大地极化,同时磷酸基的两个氧原子与金属离子配位,很容易受到亲核进攻从而被水解。去除磷酸基反应的中间态是一个五配位磷原子,丝氨酸或苏氨酸残基的羟基氧原子与磷酸基之间的磷氧键断裂,相邻的组氨酸提供裂解所需的质子,这个反应过程让人很容易联想到磷酸二酯酶的反应机制(25.8节)。第二个家族的磷酸酶能水解酪氨酸的磷酸基,该磷酸酶的作用机制不用金属离子参与,而是形成共价中间体(图26.18b),该裂解机制的显著特征是与底物结合后形成一个非常深的9 Å长度结合口袋。色氨酸、脯氨酸和天冬氨酸的环(WPD环区)位于反应循环的各个催化位点,从而形成一个封闭的催化循环,反应循环提供了对催化和底物识别起重要作用的天冬氨酸(图26.18)。在封闭的底物结合态中,天冬氨酸与磷酸酪氨酸残基的酚氧原子形成氢键,磷酸基被极化,从而易于与相邻的、位于长螺旋末端的半胱氨酸发生亲核反应。此外,精氨酸有助于稳定反应的过渡态,类似于丝氨酸或半胱氨酸蛋白酶中的氧阴离子空腔。这个亲核反应类似于在蛋白酶中形成的乙酰基酶复合物(23.2节),磷酸基暂时接在硫原子上,去磷酸化的底物释放催化位点。然后,水分子亲核进攻半胱氨酸上被相邻的天冬氨酸极化的磷酸基,从而裂解磷酸基团。由此,催化剂回到初始状态,启动下一个反应循环。

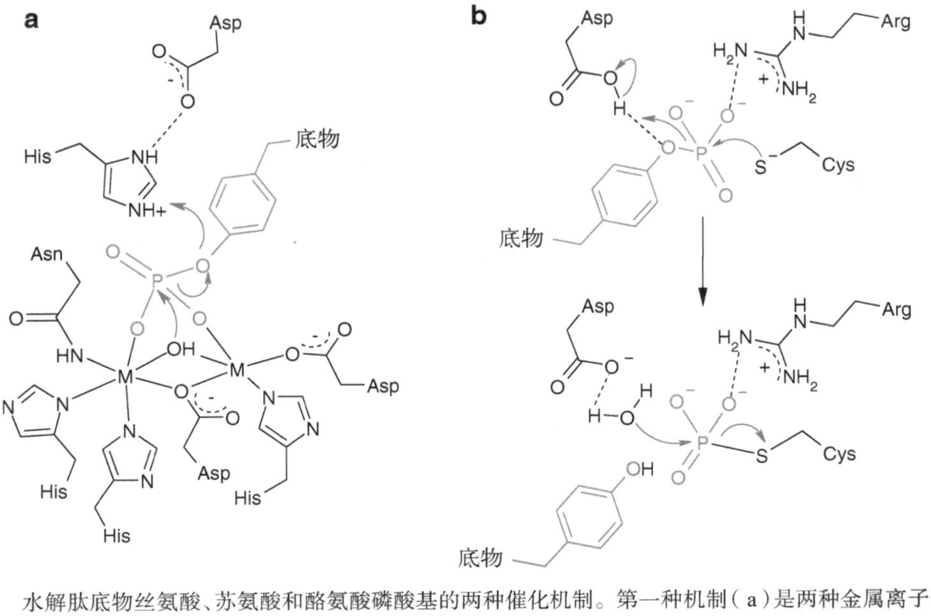

图26.18　水解肽底物丝氨酸、苏氨酸和酪氨酸磷酸基的两种催化机制。第一种机制(a)是两种金属离子(可能是锌离子和锰离子或镁离子)与组氨酸或天冬氨酸配位,然后水分子(可能是以氢氧根的形式)亲核进攻底物的磷酸基而引发裂解。第二种机制是半胱氨酸的硫醇盐基团先亲核进攻(b,上),该半胱氨酸pK_a值被指向位于适应硫醇基团的位点的螺旋偶极矩剧烈偏移,反应开始于去质子化的半胱氨酸,然后水分子再次亲核进攻从而消除半胱氨酸上的磷酸基(b,下)。

第一种和第二种磷酸酶家族根据完全不同的机制作用于不一样的底物，而第三种磷酸酶家族的作用机制和第二种磷酸酶家族很类似。第三种磷酸酶家族有双重特异性，能同时水解丝氨酸、苏氨酸和酪氨酸。与特异性的酪氨酸磷酸酶相比，它具有较短的结合口袋，允许磷酸酪氨酸以及较短的磷酸丝氨酸和磷酸苏氨酸到达催化位点。

迄今为止，在我们的基因组中已经发现了107个基因用于编码磷酸酶，许多磷酸酶通过靶向去磷酸化进行信号级联调节。活化蛋白质大部分都是裂解磷酸基，并且在此过程中使相关的受体失活。由于磷酸基团、磷酸化氨基酸和邻近的残基都参与磷酸酶的相互作用，所以选择性问题不像在激酶中那样严重。在许多不同的疾病中，磷酸酶已被确认为药物靶点，如表26.1所示一些在研实例。例如，PTB-1B可以作为如何开发有效的磷酸酶抑制剂的一个实例，它是一种受体酪氨酸磷酸酶，被许多制药公司作为一种用于治疗糖尿病和肥胖的创新靶酶。

表26.1　作为药物靶标的磷酸酶实例

类型	说明	疾病和治疗策略
pSer, pThr	PP1, PP2A	肿瘤抑制
	PP2B, PP2C	囊性纤维化
	（钙调磷酸酶）	免疫抑制
		哮喘
		心血管疾病
pTyr	PTB-1B	糖尿病，肥胖
	CD45	阿尔茨海默病
	SHP	神经保护
双特异性磷酸酶	VHR	MAP磷酸酶的调控；刺激细胞周期；癌症治疗
	Cdc25激酶	

26.8　PTP-1B抑制剂：治疗糖尿病和肥胖

近年来，成人2型糖尿病和肥胖在我们社会中急剧增加，是一种典型的富贵病。成人糖尿病是由于对胰岛素耐受的不断增加，表现为靶器官中的细胞对胰岛素的反应能力降低。因此，即使在正常的血糖浓度下，血液中胰岛素水平也很高。由于胰岛素耐受，细胞不再像在健康人体内一样对胰岛素异常产生反应。胰岛素促使肝细胞摄取葡萄糖，并以糖原的形式储存。如果胰岛素耐受水平提高，则胰岛素控制不当会导致一系列的生理病理变化。组织摄取血糖，肝脏释放糖分的平衡被打破，会导致血糖水平升高，引发各种并发症，如冠状动脉心脏病、视网膜病变、白内障和血管疾病，等等。

另一种富贵病则更加明显，肥胖的人越来越多，这些人的特征是体重大多数是不成比例的。肥胖不受年龄限制的事实更加令人担忧，即使在年轻人群体中，肥胖的比例也在急剧增加。据估计到2015年，美国等发达国家的成年人中，75%的人体重超标，40%的人被定义为肥胖，而发展中国家的肥胖比例也明显不断增加。当然，这与我们一些生活方式是息息相关的，摄取过多的没有膳食纤维的食物，再加上不断减少的体力劳动的生活方式，这些因素导致了肥胖的发展。此外，遗传也是导致肥胖的一个重要因素。令人担心的是，2型糖尿病和肥胖并存的现象非常普遍，这增加了患者的健康风险，这种并存情况产生的疾病症状称为代谢综合征。对于代谢综合征诊断，适用以下的标准：腹部腰围超过80 cm的女性或90 cm的男性，以及满足下面条件中的两条，如三酰甘油水平升高（>150 mg/dL）、空腹血糖水平升高（>100 mg/dL）、动脉高血压（>130/85 mmHg）和/或降低高密度脂蛋白胆固醇水平（<40～50 mg/dL，27.3节）。由于这种健康风险增加而造成的社会负担几乎是不可估量的。代谢综合征或许是可以通过药物来治疗的，药物学家们正在努力地寻找药物治疗代谢综合征及其并发症。

胰岛素耐受与肥胖之间的相关性在分子水平上尚不清楚，胰岛素确实是一种与脂肪代谢有关的激素，并影响脂肪的蓄积。例如，胰岛素会影响脂肪的蓄积，而胰岛素缺乏会导致体重下降。胰岛素与胰岛素受体结合，酪氨酸激酶结构域发生自磷酸化（29.8节），引发多种激酶的级联反应，最终导致糖的储存形式——糖原的合成终止，同时诱导脂肪酸和蛋白质的合成。胰岛素受体去磷酸化后，其功能减弱。PTB-1B酪氨酸磷酸酶协助了受体上两个酪氨酸残基去除磷酸基团，导致胰岛素受体失活和引发受体级联反应。阻断去磷酸化似乎有助于克服胰岛素耐受。*PTP-1B*基因敲除的小鼠尽管不改变其营养进食，但仍然能避免发展为肥胖，并且它们随着胰岛素敏感性增加而没有出现明显的副作用，这个实验是找到PTP-1B抑制剂的真正起始点。这一惊人的发现表明，人类已经发现了治疗最突出的富贵病的理想靶标。这种乐观的想法也被事实所证实，即阻止PTP-1B表达的反义核苷酸（32.4节）也会导致胰岛素效应增加。因此，几乎所有的制药公司都蜂拥而至地研究这种酶，期望开发出有效的抑制剂，在短短的4年的时间里，申请了200多篇专利！

PTP-1B是一个很容易研究清楚的药物靶标吗？其作用机制在26.7节已经阐述过。起催化作用的半胱氨酸暂时接受了裂解的磷酸酯基团，位于长螺旋结构的顶端，朝向反应位点，这种螺旋结构在其末端建立特殊的静电环境（30.2节和30.6节），可以很好地稳定负电荷。此外，在其末端还发现了天冬氨酸和精氨酸。图26.19所示的磷酸化酪氨酸结构是底物的一部分，这是可以确定的，因为将催化作用的Cys215交换为结构上类似的丝氨酸，酶几乎没有催化活性。磷酸基团结合在紧密的氢键网络中，酪氨酸的苯环伸入两个相邻的芳族残基Tyr46和Phe182的疏水夹钳中，这两个残基决定了通向磷酸酶催化位点的入口通道的深度和宽度（图26.20a）。首先试图用不可水解的模拟物26.40（图26.21）来取代底物26.39的磷酸基团连接到酪氨酸残基的酚氧原子上，选择CF_2基团代替氧原子，该化合物的极性基本上保持不变，但水解稳定性显著地提高。晶体学和磁共振光谱分析方法（7.8节和7.9节）的片段筛选方法发现了磷酸酪氨酸模拟物，草酸苯二胺26.41和 N−草酰邻氨基苯甲酸22.42。另外，噻吩类似物26.43被证明是一种亚微摩尔级别活性抑制剂。令人意外的是，在具有磷酸酪氨酸的晶体结构中，发现第二个分子26.39（粉红色）被结合（图26.19，26.20a），它与第一个分子（绿色）相邻，并占据由Arg24、Arg254、Gln262和Asp48形成的第二个口袋，然而，该结合位点的亲和力仅为毫摩尔级别。尽管如此，这一发现诱发了将磷酸酪氨酸模拟物与占据第二个结合位点的分子结构单元结合的疯狂想法，目的是获得具有更好的结合亲和力的抑制剂。

Abbott公司开发了芳香族草酸衍生物，如化合物26.44和26.45，作为底物的模拟物与催化位点结合。有趣的是，Abbott公司开发的衍生物在入口处强制Phe182的构象发生变化，从而打开催化位点的顶部（图26.20b）。Abbott公司还应用SAR−by−NMR技术（7.8节）来寻找第二结合位点的潜在结合物，发现了小芳香酸，如化合物26.46~26.48。通过连接这些小芳香酸（如萘基羧酸）和已知的模拟物26.45，从而与催化中心结合，发现了纳摩尔级别活性抑制剂26.49（$K_i = 22$ nmol/L，图26.20c，26.21），该第二结合位点是主导结构优化的决定因素。Novo Nordisk公司使用Asp48作为额外的结合点研究噻吩环上的草酸衍生物，获得了基于化合物26.50结构的高活性和高选择性的抑制剂（图26.21）。

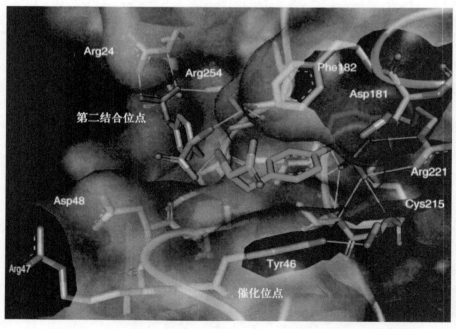

图26.19　晶体学确定磷酸化酪氨酸（26.39，绿色，图26.21）的结合模式，其是人源磷酸酶PTP−1B中肽底物的最小模拟物。磷酸基团与残基Arg221结合，而Cys225可以被亲核进攻。Asp181位于Cys残基上方，便于质子化，芳香族残基Phe182和Tyr46是结合口袋的入口，长螺旋体的末端是半胱氨酸的结合位置，显示的几何图形是基于与催化无活性Cys→Ser突变体的晶体结构。晶体结构显示第二个磷酸酪氨酸（粉红色）与第二个远端口袋中的Arg24和Arg254结合，因此，与第二口袋结合对于开发纳摩尔级别活性PTP−1B抑制剂是至关重要的（图26.20）。

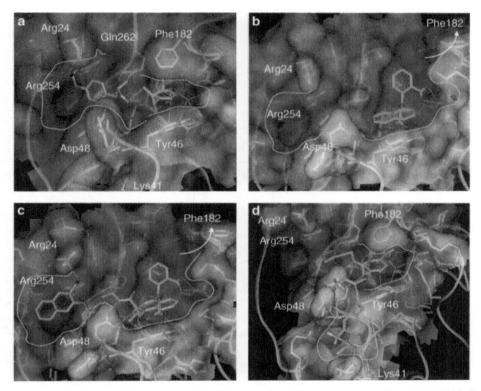

图26.20 （a）在人源PTP-1B中底物类似磷酸酪氨酸（26.38，图26.21）的结合模式。磷酸盐基团在催化位点（绿色）深度结合，两个疏水氨基酸Phe182和Tyr46形成了催化中心的狭窄入口，晶体结构显示第二个磷酸酪氨酸（粉红色）与Arg24和Arg254结合。（b）Abbott公司报道了芳族草酸衍生物（26.45）的晶体结构，发现其占据催化位点（绿色），该化合物诱导Phe182侧链的重排并将催化位点打开至顶部。（c）通过化学偶联羧基羧酸官能团，用SAR-by-NMR方法筛选占据第二结合位点（粉红色）和催化位点的模拟物，发现了纳摩尔级别活性抑制剂26.49（图26.21）。（d）为了获得与TCPTP结构非常相似的PTP-1B的选择性结合，开发了41位的结构差异（浅蓝色部分），PBP-1B具有一个赖氨酸，相关家族成员TCPTP在此位置具有一个精氨酸，纳摩尔级别活性抑制剂26.51具有显著的选择性优势。

然而，另一发现使高活性、高PTP-1B选择性的口服抑制剂的研究蒙上了阴影。在序列比较的基础上，人们怀疑存在另一种磷酸酶，T细胞蛋白酪氨酸磷酸酶TCPTP与PTP-1B呈现高度相似性。这一发现是令人担忧的，因为开发的PTP-1B抑制剂也可以抑制这种磷酸酶。2002年发表的晶体结构印证了这些怀疑：催化结构域的序列同源性为74%，与底物结合后，位于催化位点顶部的WPD环区是相同的。*TCPTP*基因敲除小鼠出生时是健康的，但会在出生后3～5周死亡。更令人顾忌的是，同时敲除*PTP-1B*和*TCPTP*基因的动物根本没有生存的可能，这说明同时抑制T细胞蛋白酪氨酸激酶的低选择性的PTP-1B抑制剂是极端危险的，甚至会威胁生命。

开发高选择性的PTP-1B抑制剂的需求是十分迫切的，如果能够确定两种磷酸酶的结构之间的差异在哪里，或许可以开发出足够高选择性的抑制剂。然而，当时所有开发的抑制剂对两种蛋白质都显示出几乎相同的结合亲和力。2003年报道的双齿类抑制剂如

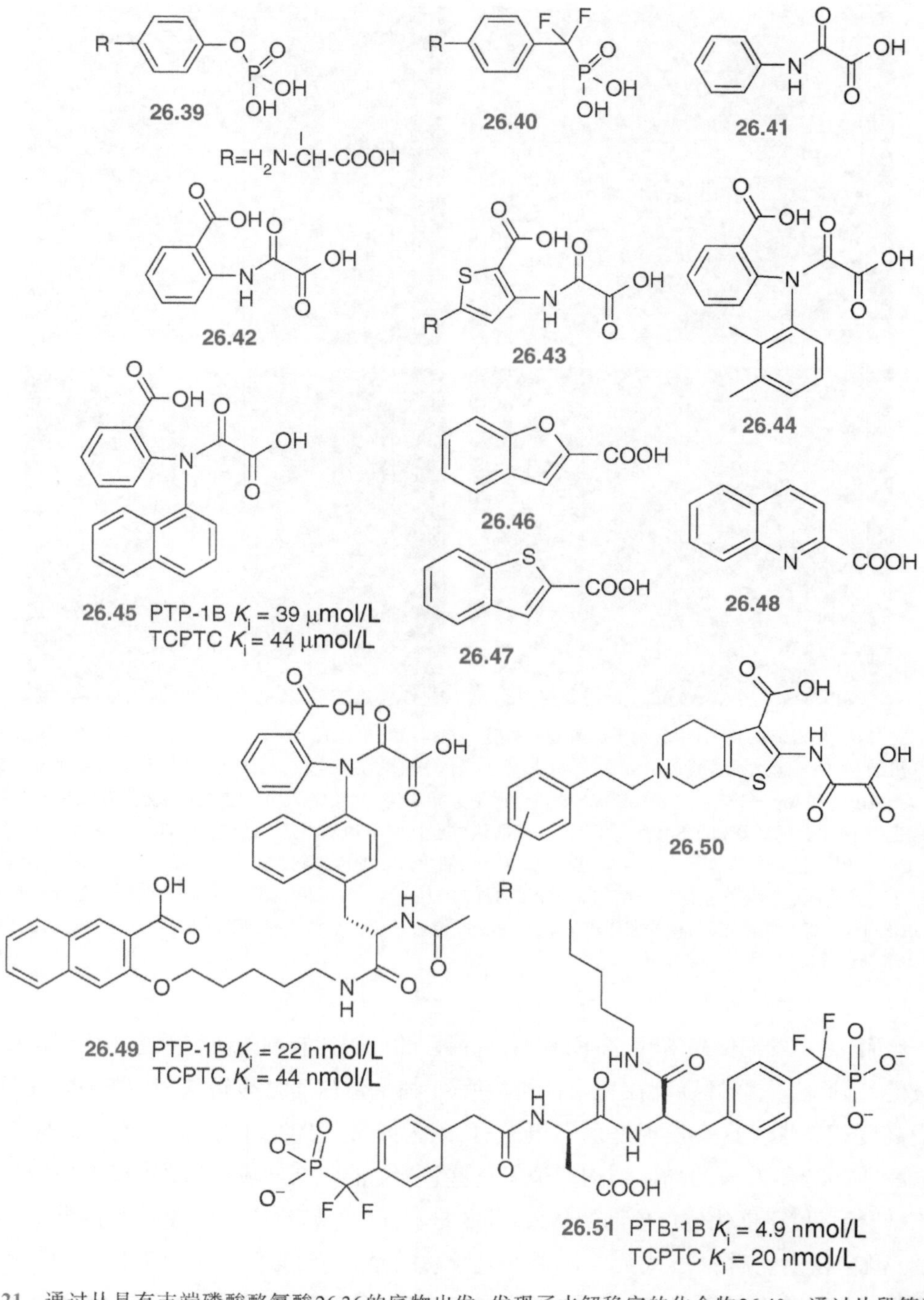

图 26.21 通过从具有末端磷酸酪氨酸 26.36 的底物出发，发现了水解稳定的化合物 26.40。通过片段筛选发现了两个模拟物 26.41 和 26.42。噻吩类衍生物，如 26.43，是根据化合物 26.42 设计出来的。芳香族羧酸，如 26.46～26.48 是通过用 SAR-by-NMR 方法筛选作为第二结合位点而发现的。通过化学手段连接芳香族羧酸作为第二结合位点的结合物和催化位点中磷酸酪氨酸的模拟物，可以得到纳摩尔级别活性抑制剂 26.49。Novo Nordisk 公司发现先导结构还具备第二结合位点（26.50）的侧链。与 TCPTP 相比，化合物 26.51 是一个四倍高选择性 PTP-1B 抑制剂。化合物 26.51 对于 PTP-1B 与 TCPTP 相比具有 4 倍高的选择性。

26.51（图26.21）是非常有意思的，因为它们占据了催化位点，但忽略了第二结合位点（图26.20d），该区域的序列也证明与TCPTP是相同的。可能是稍微改变了方向，新的抑制剂结合了PTP-1B的赖氨酸残基（Lys41），而在TCPTP中，该位置是精氨酸。

　　至少，亲和力纳摩尔级别PTP-1B抑制剂26.51与TCPTP相比具有明显的选择性优势。2004年，Sunesis公司报道在PTP-1B催化位点背面20 Å处发现了变构结合位点，开发了一种针对该位点的抑制剂，其与酶的结合亲和力是微摩尔级别。这种抑制剂通过阻止WPD环区的关闭来抑制其功能，通过这种方式，WPD环区在底物结合位点上不能折叠。一些必需的残基，如催化活性的天冬氨酸，不会到达底物附近。这个系列中活性最高的抑制剂26.52（IC$_{50}$=8 μmol/L），晶体结构证实其周围是苯丙氨酸（图26.22），在结构类似的TCPTP中，该位置是半胱氨酸，并与该配体的芳香族基团形成完全不同的相互作用。由于相互作用模式不同，化合物26.52对TCPTP抑制活性仅为280 μmol/L，也许阻断这个变构结合位点可以为开发选择性PTP-1B抑制剂打开一个全新的视角。未来PTP-1B抑制剂的开发前景取决于是否能够以合适的方式解决严重的选择性问题。因此，阻断这个异位结合位点是唯一的希望，PTP-1B抑制剂作为理想靶标的希望目前都集中在正在进行临床试验的Isis公司的反义核苷酸ISI 113715上（32.4节）。

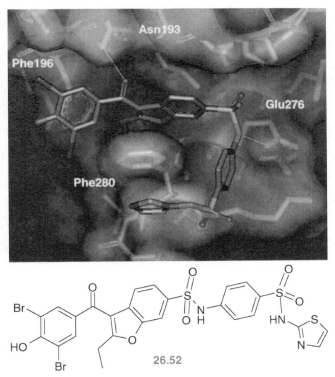

图26.22　Sunesis公司发现了距离磷酸酶催化位点大约20 Å的新异位结合位点。化合物26.52抑制PTP-1B比TCPTP强16倍。PTP-1B的晶体结构显示化合物26.52基本上包裹在暴露的Phe280周围，而在TCPTP中，半胱氨酸残基就位于相同的位置。

26.9 儿茶酚–O–甲基转移酶抑制剂

大部分转移酶都是甲基转移酶，能将甲基转移到其他生物分子上。DNA甲基转移酶是该家族中的一个重要成员，通过转移甲基官能团从化学上改变DNA特定位置的核酸碱基（12.13节），这种甲基化不会导致遗传密码改变，DNA会与在甲基化前一样，翻译出相同的氨基酸。然而，甲基化作为一种DNA链标记，可以识别外源DNA或区分新合成链上的原始DNA。另一种甲基转移酶能将甲基转移到小生物分子的氧、氮或硫原子上。甲基转移酶使用S-腺苷-L-甲硫氨酸（SAM 26.53）作为辅因子（图26.23），在甲基化反应过程中，转移了锍基上的高活性甲基。

儿茶酚–O–甲基转移酶（COMT）抑制剂在药物治疗中扮演着重要作用，这种酶使儿茶酚胺如多巴胺、肾上腺素或去甲肾上腺素的内源功能失活，因为它将甲基转移到这些神经递质的酚羟基上。这种酶的多态性与精神疾病的变化有关，可能与焦虑障碍和精神分裂症有关。COMT抑制剂可用于疾病治疗，特别是帕金森病。帕金森病最初被称为"颤抖性麻痹"，特别易发于老年人，是由中脑黑质中的多巴胺神经元缓慢渐进性退化引起的。目前尚未实现神经元退化的对症治疗，因此，一种尝试治疗方式是用外源性替代物质来抵消多巴胺缺乏。在9.4节介绍的多巴胺的前体氨基酸L-DOPA，虽然比多巴胺极性更大，但它可以通过氨基酸转运蛋白进入大脑，从而渗透血脑屏障。然而，实际上，只有约1%的给药量到达了大脑，绝大部分药物都是在脑部四周被脱羧酶降解，为了防止这种降解和多巴胺在脑部四周释放引起副作用，需要同时服用脱羧酶抑制剂。这种脱羧酶抑制剂必须是极性的，使其不能穿透血脑屏障（如苄丝肼9.39，图9.9）。服用脱羧酶抑制剂的策略使大脑中L-DOPA的生物利用度显著地增加，活性物质被单胺氧化酶（27.8节）和COMT降解，而COMT可以识别L-DOPA作为多巴胺底物。COMT是通过转移甲基到其底物的酚羟基上而使其失活的，因此，抑制COMT可以进一步增加L-DOPA的生物利用度，并提高多巴胺在脑中的浓度。1994年，Anders Liljas研究小组阐明了COMT的晶体结构（图26.23），位于八面体配位几何形状内部的镁离子对于转移甲基的机制是至关重要的。儿茶酚胺的邻近氧原子与镁离子螯合，从而使酚氧原子与锍基团更靠近（2.63 Å）。据推测，酚羟基由于邻近镁离子，锍基和Lys144的氨基作用而被去质子化，从而增强了酚羟基氧的亲核性，从SAM带正电荷硫上通过SN_2类型反应转移甲基，或可能是不带电的酚羟基官能团与Glu199形成氢键。晶体结构使用底物类似抑制剂26.54协助测定完成，抑制剂26.54的氧原子亲核性因两个强吸电子硝基官能团而非常弱（图26.23），甲基在此根本不会发生任何转移。

具有多羟基芳环的分子，如邻苯三酚26.55、五倍子酸26.56或托酚酮26.57，对该酶显示出弱的微摩尔级别活性。在芳香环中引入强吸电子基团如硝基或羰基，可以显著地提高这些底物类抑制剂的活性。抑制剂托卡朋26.58、恩他卡朋26.59、硝替卡朋26.60和内

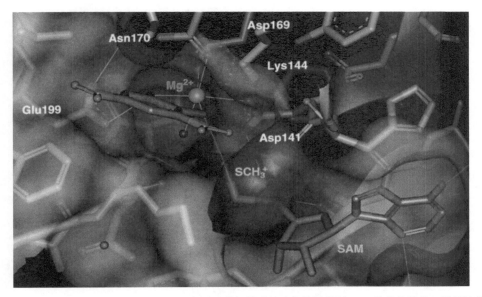

图26.23 COMT与辅助因子SAM 26.53和儿茶酚胺类似物硝基取代的抑制剂26.54的共晶结构。甲基转移到酚氧原子（红色）的距离非常短（2.63 Å）。由于硝基的吸电子作用及其与镁离子、巯基团和Lys144的铵离子的距离很近，在转移反应中，亲核试剂的酚氧被去质子化。累积的正电荷将该羟基的pK_a值转移到酸性范围内，而第二个酚羟基不带电荷，并与Glu199形成氢键。

比卡朋26.61在亲核羟基的邻位都有取代羟基的硝基官能团，在对位含有第二个吸电子官能团（图26.24）。晶体结构显示这些衍生物的硝基与抑制剂26.54的一个硝基方向一致，朝向SAM底物（图26.23），而第二个吸电子基与抑制剂26.54的另外一个硝基位置也一致，朝向溶剂区。托卡朋26.58是1997年被批准上市的用于外周和中枢的有效COMT抑制剂，但由于肝毒性，其治疗用途受到严重限制。*L*-DOPA和作用于外周的恩他卡朋26.59联用在临床上证明更有效，于1998年上市，有助于平衡*L*-DOPA的水平。

所有这些药物与儿茶酚胺在结合位点上竞争性地和镁离子配位。最近，开发了纳摩尔级别活性的双底物抑制剂，如化合物26.62，它们从结合口袋中取代辅助因子SAM和儿茶酚胺。在双底物抑制剂中可以看到最初的分子模型化合物的原始结构单元，其中一种抑制剂

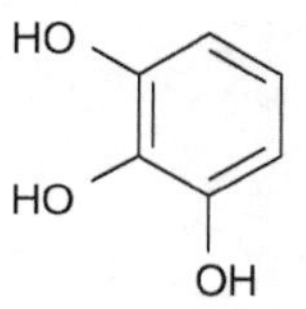

26.55 邻苯三酚 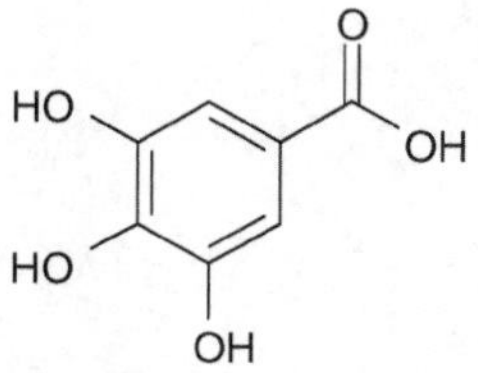   26.56 五倍子酸 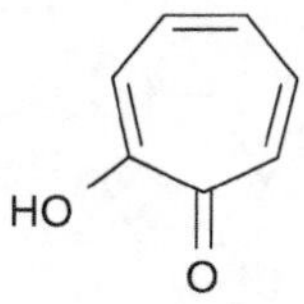   26.57 托酚酮

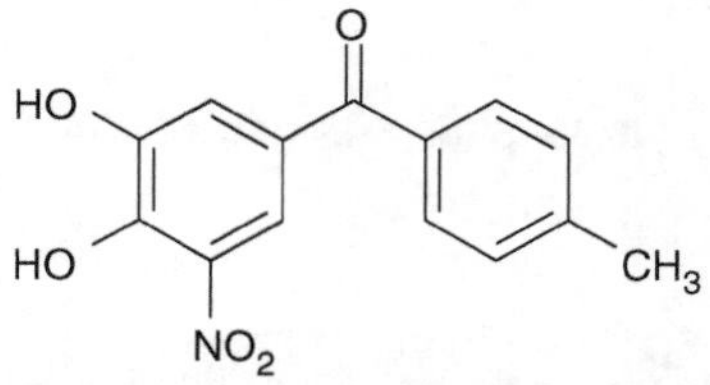

26.58 托卡朋 IC$_{50}$ = 0.3 nmol/L 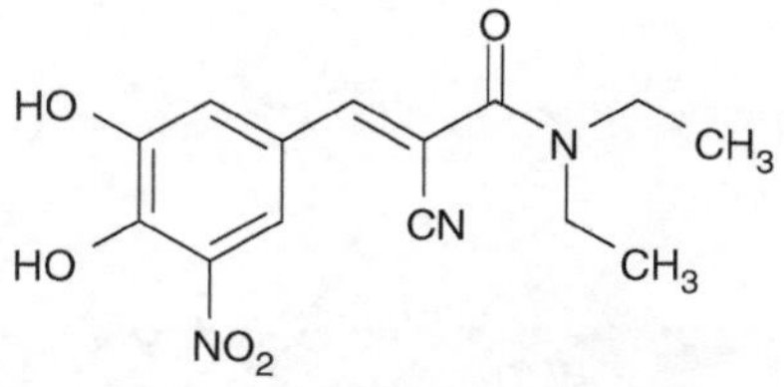   26.59 恩他卡朋 IC$_{50}$ = 0.3 nmol/L

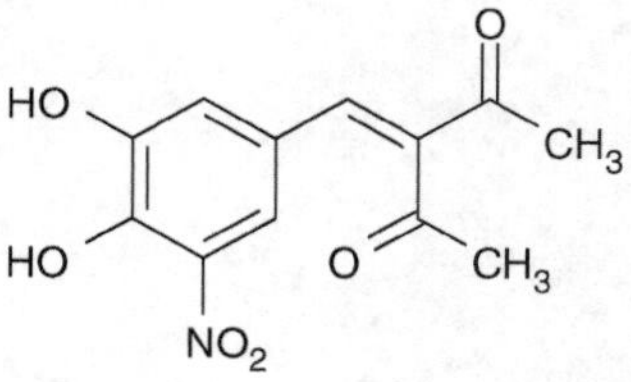

26.60 硝替卡朋 IC$_{50}$ = 1 nmol/L 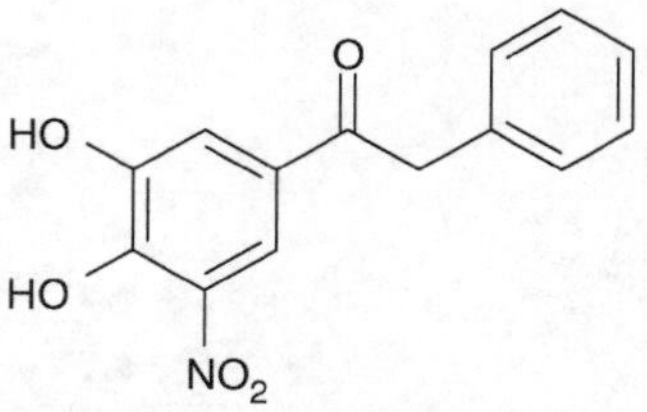   26.61 内比卡朋

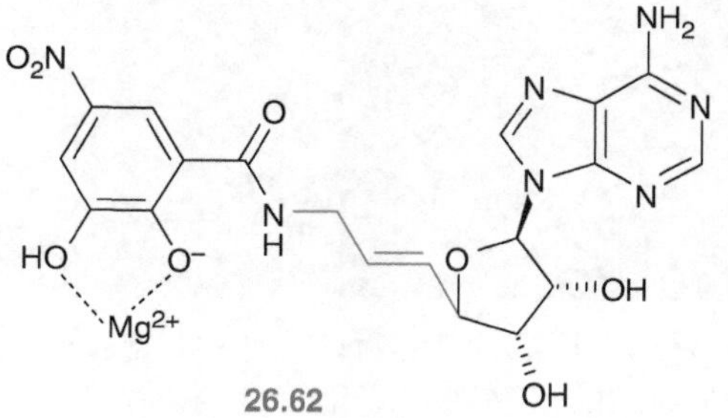

26.62

图26.24　邻苯三酚26.55、五倍子酸26.56或托酚酮26.57与COMT结合活性是微摩尔级别的。托卡朋26.58、恩他卡朋26.59、硝替卡朋26.60或内比卡朋26.61在芳环上直接含有强吸电子基团或与芳环共轭的强吸电子基团，它们的活性是纳摩尔级别的，都是儿茶酚胺的竞争性抑制剂。含有儿茶酚胺或腺苷与刚性五元系链（酰胺键和双键，红色）的衍生物拥有纳摩尔级别活性的双底物抑制剂26.62。

与天然底物叠加的晶体结构如图26.25所示，其结合在几何学上最大限度地与核苷端和带有硝基芳环的儿茶酚胺端的SAM上腺苷部分结合。两个底物类似分子之间的桥对结合亲和力至关重要，由酰胺官能团和E构型双键构成的刚性五元链结合的就很好，混合双键转化为柔性结构使得结合亲和力下降了1/100，再延长此链会导致结合亲和力进一步下降1/25。双底物类抑制剂可以提高靶酶的选择性。事实证明，双底物类抑制剂的两个底物部分之间的刚性和几何结构对结合药效团发挥着至关重要的作用，这种精心设计的配体可以与受体很好地结合，双底物类抑制剂进一步的发展取决于其是否有机会进入药物开发领域。

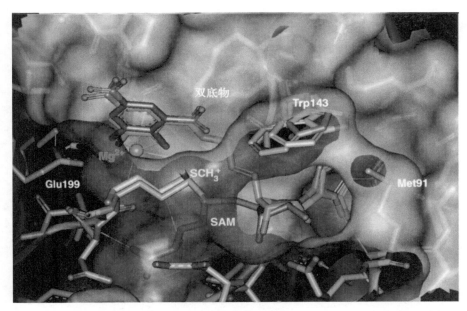

图 26.25　SAM26.53、儿茶酚胺类抑制剂 26.54（灰色碳原子）和双底物抑制剂 26.62（绿色碳原子）与COMT晶体结构叠加。

26.10　阻断法尼基和香叶基的转移

在信号转导过程中，激酶不是负责翻译后修饰的唯一蛋白质。蛋白质的空间位置对于其在细胞中发挥正确功能来说是必不可少的，如一些蛋白质必须固定在细胞膜上。除了其中一段聚合物链浸没在膜中的实例之外，可以经法尼基锚26.63或香叶基锚26.64锚定在蛋白质上。这些疏水性锚基团由类异戊二烯单元组成（图26.26），通过C端附近的半胱氨酸残基实现与蛋白质的连接。已知3种丙烯基酶：法尼基转移酶（FTases）及香叶烯基转移酶Ⅰ和Ⅱ（GGTase Ⅰ和Ⅱ）。这些催化剂的底物包括Ras、Rab、Rho家族和核纤层蛋白的GTP酶，以及G蛋白异源三聚体的γ亚基。为了FTases和GGTase与异戊烯基锚结合，底物蛋白质必须在其C端携带CAAX序列26.65（图26.26）。C代表被转移异戊烯基的半胱氨酸，A是脂肪族氨基酸。如果X是丝氨酸、甲硫氨酸、谷氨酰胺或丙氨酸，则蛋白质通过FTase催化异戊烯基化。如果X是亮氨酸，蛋白质的异戊烯基化催化剂则是GGTase。

目前已发现超过250种蛋白质需要在翻译后连接一个异戊烯基，从而来实现其功能。对于这些异戊烯基化的催化酶，特别是FTases的兴趣，始于20世纪90年代初。人们发现在癌症中以突变形式介导永久性生长信号的RAS蛋白必须被法尼基化，只有这样它们才会被激活，如果没有被法尼基化，则RAS活性就会被抑制。在将细胞质中的异戊烯基团转移到距离C端3个氨基酸的Cys上之后，蛋白质就会迁移到内质网。AAX三肽尾端被

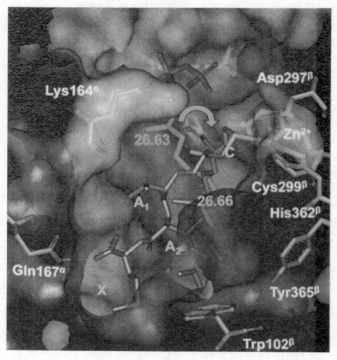

图 26.26 酶与法尼基二磷酸的共晶结构。法尼基二磷酸 26.63 与 FTase 结合，占据了部分催化位点，酶与法尼基二磷酸的共晶结构如上图所示（法尼基二磷酸是绿色）。具有细长的异戊二烯基链的香叶基基团 26.64（在 26.63 中以红色而不是黑色链表示的异戊二烯基链）通过 GGTase 转移，Trp102b 和 Tyr365b 在 FTase 中的结合口相交，从而展现出底物的选择性。含有 CAAX 末端的肽底物 26.65（灰色）与法尼基底物结合后，扩散到结合口袋中，依靠相邻的催化作用锌离子，法尼基转移到半胱氨酸硫醇官能团上，该锌离子与底物的半胱氨酸残基配位。二磷酸基团通过亲核进攻而被取代。晶体结构可以通过与化合物 26.66（灰绿色）共晶结构来确定。上图显示其与二元复合结构叠加，法尼基进入入口袋（箭头）中，新形成的化合物与锌离子配位，该酶通过其 CAAX 基序的两种脂族残基 A₁ 和 A₂ 来识别四肽单元，末端甲硫氨酸（X）与其羧酸盐基团和 Glu167ᵃ 形成一个氢键。

蛋白水解酶去除,甲基通过羧甲基化步骤转移到C端。最后,异戊烯基团化的蛋白质锚定在细胞膜中。FTases和GGTase在其催化位点含有一个锌离子,能与半胱氨酸、天冬氨酸和组氨酸配位。二磷酸法尼基或香叶基首先锚定剂扩散到巨大的漏斗状的酶结合口袋中,FTases和GGTase形成一种桶状结构的异质二聚体,类似于螺旋结构。FTase可以特异性地识别更短的法尼基二磷酸酯底物26.63,因为其结合口袋的底层由Trp102b和Tyr365b组成的,与异戊烯基底物结合后,四肽C端CAAX的肽链扩散到催化位点,异戊烯基底物提供了一个很大的相互作用表面与肽底物作用。

法尼基链必须转移到肽底物上进行一个真正的化学反应。CAAX底物占据半胱氨酸硫醇基与锌离子的第四个配位点,它与其疏水性脂族侧链A_2结合到酶预先形成的结合口袋中,而A_1侧链伸入到溶剂区。在图26.26所示的结构中,甲硫氨酸占据X位,C端羧酸基与Gln167^{a}形成一个氢键,通过底物中的半胱氨酸亲核进攻二磷酸基团旁边的碳原子,将异戊烯基转移到肽链上。异戊烯基化底物26.66扩散出催化中心,有趣的是,该反应是决速步骤。有证据显示,酶催化反应产物离开反应位点,在结合口袋占据一个新的位置,随后,新的底物分子进入酶催化位点。

根据反应机制,多种不同策略被用于开发这种FTase抑制剂。第一种策略就是与异戊二烯二磷酸竞争结合。例如,异戊二烯类似物α-羟基法尼啡碱26.67占据了与法尼基二磷酸盐一样的结合口袋,从而与酶和CAAX肽底物形成很好的相互作用。第二种也是最常用的策略就是从肽底物结合位点的取代,可以通过开发拟肽来实现。一个实例是L-739750 26.68,这是一个可以使大鼠肿瘤消退而没有系统毒性的酯类前药(图26.27)。

FTase抑制剂也可能与肽的结构完全不一样,如Janssen Pharma公司的R115777(替吡法尼)26.69或Bristol-Myers Squibb公司的BMS-214662 26.70,这两种药物都是使用咪唑官能团与锌离子配位。BMS-214662 26.70与肽底物26.66的叠加如图26.28所示,化合物26.70用噻吩环代替A_1位肽的异丙基,在A_2位用苄基模拟异亮氨酸的侧链。Abbott公司发现的一个化合物ABT-839,并没有与锌离子配位,其末端带有非常类似于天然底物X位置中肽尾的甲硫氨酸基团。Schering-Plough公司开发了一个三环衍生物洛那法尼26.72,它的尿素官能团伸向有底物离开的结合口袋的结合区域,并能阻断酶与锌离子配位。化合物26.68～26.72都显示出对FTase的高选择性。Merck & Co.公司开发了非肽结构26.73,其可以很好地抑制FTase和GGTase Ⅰ。因此,可以效仿COMT(26.9节)一样的策略,从结合口袋中同时取代两个底物,但双底物类似物抑制剂必须要解决的问题是,它们必须足够大才能成功地与两个大的底物竞争。

对非肽类法尼基转移酶抑制剂26.68～26.73的临床研究还不够完善,尚不能判断其优劣。尽管用于治疗乳腺癌的替吡法尼26.69已经展现出非常好的效果,但是使用非肽类法尼基转移酶抑制剂单一疗法的前景还不容乐观。我们必须耐心等待,看看FTase抑制剂是否可以在肿瘤治疗中作为单一疗法使用,或者它们是否可以与其他细胞抑制剂和激素药物联用而更有效。最近,FTase抑制剂在药物研发领域开辟了一个新的方

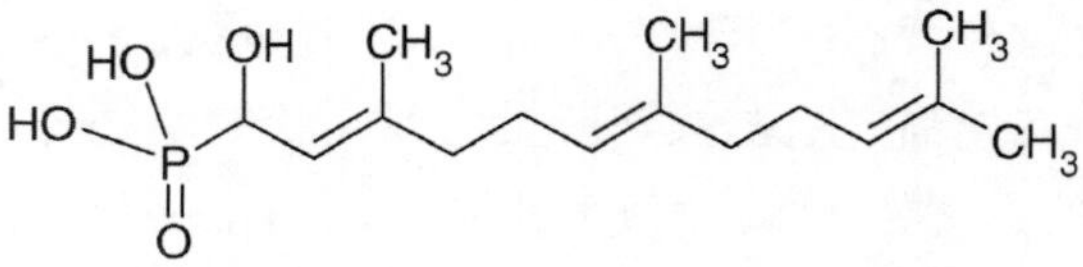

26.67 α-羟基法尼啡碱

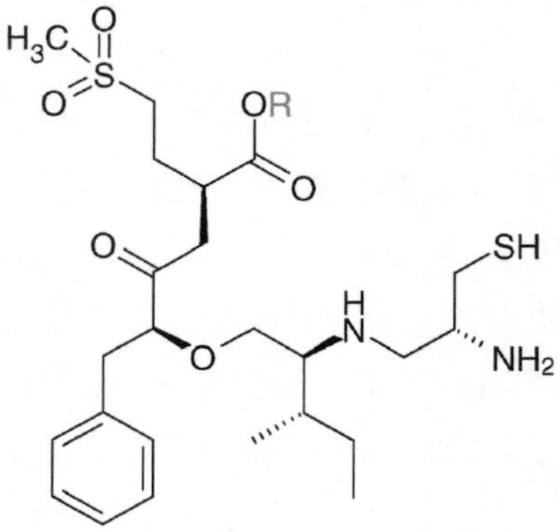

26.68 *L*-739750 R = H bzw. R = *i*Pr

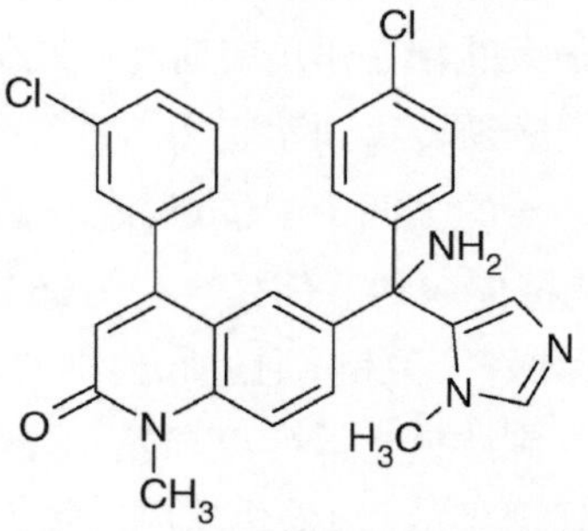

26.69 R115777 替吡法尼

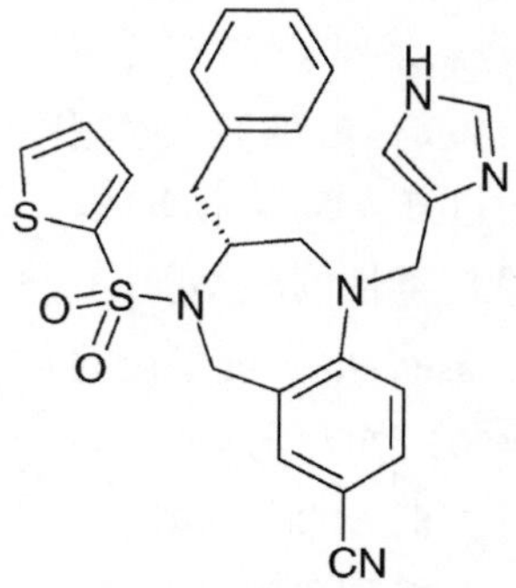

26.70 BMS-214662

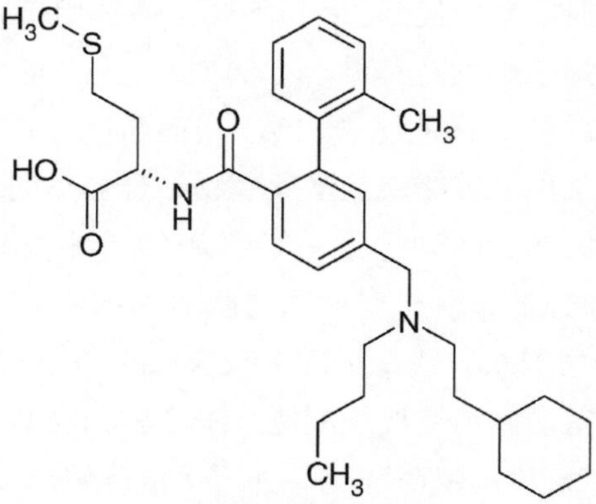

26.71 ABT-839

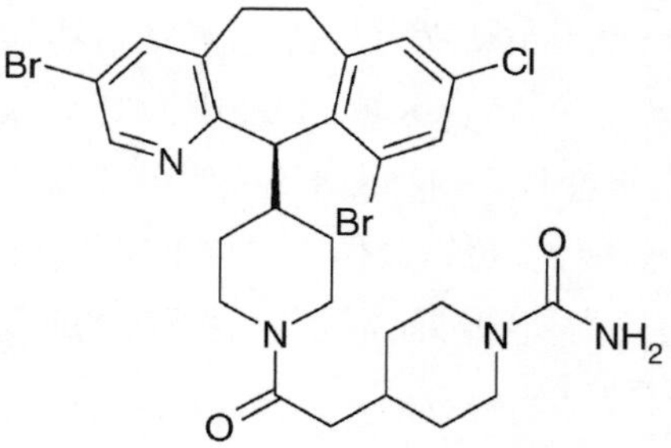

26.72 洛那法尼

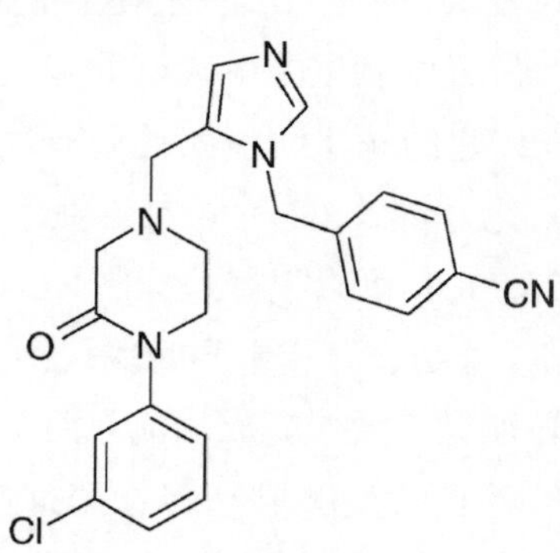

26.73 *L*-778123

图26.27　FTase抑制剂的开发。化合物26.67是法尼二磷酸26.63的竞争性抑制剂的代表。化合物26.68~26.73是与四肽底物（CAAX）竞争性结合的抑制剂，其中化合物（26.68~26.70，26.73）利用它们的官能团（如咪唑环）来阻断催化位点中的锌离子，化合物26.71和26.72不直接与Zn²⁺配位而抑制FTase，化合物26.73可以同等地阻断FTase和GGTase。

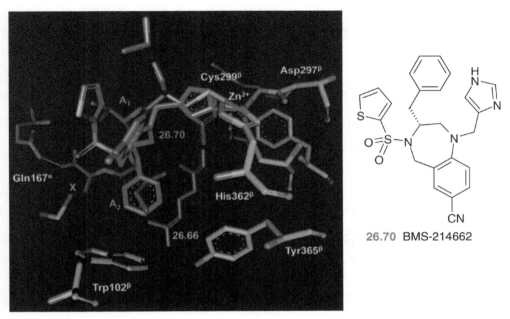

图26.28 化合物26.70的晶体结构26.70（紫色）。化合物26.70具有完全非肽结构，其模拟了肽底物26.66的结合模式，它的咪唑基团与催化作用锌离子配位，疏水性苄基和噻吩官能团代替底物的 A_1 和 A_2 侧链。然而化合物26.70不能占据末端氨基酸X（这里是甲硫氨酸）的结合区域。

向，似乎是治疗由致病微生物如疟原虫（疟疾）、锥虫病（非洲昏睡病和恰加斯病）和利什曼原虫（利什曼原虫，卡拉-氮）引起的传染病的潜在药物，好像还可以治疗真菌疾病，如白念珠菌的病原体。显而易见，蛋白质翻译后异戊烯基化是这些生物体生命周期中的重要步骤。我们希望与人体酶相比，转移酶的序列差异性足够大，足以用来开发选择性抑制剂。

26.11 概要

- 蛋白质在核糖体中翻译后被修饰是通过连接磷酸盐、甲基或乙酰基等基团，或通过较大的结构单元（如异戊二烯基部分，或比如泛素和SUMO类的多肽链）来完成的。
- 激酶将ATP磷酸基团转移到丝氨酸、苏氨酸或酪氨酸残基的羟基上，或组氨酸咪唑基团上，激活了修饰蛋白质底物的功能；磷酸酶也可以将磷酸化氨基酸残基的磷酸基团去除来逆转该步骤。
- 超过530种人类激酶扮演信号传导开关作用，它们作为可能的药物靶标是非常有吸引力的。然而，在细胞中这些激酶的底物ATP浓度很高，易于被许多具有其他功能的蛋白质所识别，从而引发一些安全问题，这使得在ATP结合位点上激酶的选择性竞争性抑制是很困难的。

- 激酶是柔性可变的蛋白质，易与底物结合。ATP的腺嘌呤部分可以被铰链区的肽链识别。口袋与ATP结合位点相邻，分为前口袋和后口袋，它们不参与ATP识别，但可以用于竞争性和选择性抑制剂的筛选。

- 对激酶家族（蛋白激酶组）抑制剂进行分析显示，抑制剂要么对单一激酶具有高选择性，要么对激酶家族树的某个单独分支全面地结合。有趣的是，引入惰性金属可以扩大配位空间，从而成功地筛选出高选择性抑制剂。

- 伊马替尼和后续化合物尼罗替尼与BCR-ABL激酶非活性构象结合，通过抑制失调基因，从而提供了一种新型的慢性骨髓性白血病治疗方式。

- 凹凸法可以用于靶标蛋白生物相关性的特异性治疗验证及抑制剂优化。在遗传学上，靶标蛋白以其底物特异性（如卡口残基处的激酶）被修饰并实施到模型生物中。在体内条件下，对靶标蛋白选择性抑制可以通过抑制剂结合到蛋白质的修饰结合位点来实现的。

- 磷酸酶通过去除丝氨酸、苏氨酸、酪氨酸和组氨酸残基的磷酸基，从而关闭底物蛋白质功能。目前有两种已知的酶催化途径，一种是水分子被两个相邻的金属离子高度极化后再发生亲核反应；另一种是通过半胱氨酸残基的亲核进攻，这种方式类似于半胱氨酸蛋白酶的催化途径。这两种途径都是磷酸盐基团中的四面体磷原子被亲核进攻的方式。

- PTP-1B最初认为是治疗代谢综合征的理想靶标，因为它参与胰岛素受体激酶的去磷酸化。尽管可开发出具有一定成药性的高活性PTP-1B抑制剂，但该类抑制剂对于另一类磷酸酶TCPTP尚未实现高选择性。小鼠的两种磷酸酶*PTP-1B*和*TCPTP*基因被敲除后，两种磷酸酯功能同时被关闭，基因敲除小鼠不能存活。可以预料，选择性不佳的抑制剂也同样会危及生命。

- COMT是甲基转移酶家族的代表，使用SAM作为辅助因子，通过其巯基来完成甲基的转移。COMT可以把甲基转移到儿茶酚胺上，如多巴胺、肾上腺素或去甲肾上腺素。

- 抑制甲基转移酶作用可以通过在天然底物的芳香环上引入强吸电子基团（如硝基）来实现，获得底物类似抑制剂。

- 法尼基和香叶烯基转移酶可以把异戊烯基锚定基团转移到C端为CAAX序列的蛋白质底物上，半胱氨酸硫醇基团与催化中心相邻的锌离子配位而被极化，然后与磷酸异戊烯基锚发生亲核反应。

- 法尼基和香叶烯基转移酶抑制剂与CAAX肽底物或异戊二烯基底物竞争性地结合，其中一些抑制剂具有很好的拟肽特性，并能与锌离子配位。然而，人们也已经开发了完全非肽抑制剂，其中一些并没有锌离子配位。

翻　　译：余　军　雷茂义
译稿审校：王建非

参考文献见二维码。

第 27 章
氧化还原酶抑制剂

通过电子交换发生的化学反应称为氧化还原反应。在生物体内发生的氧化还原过程中，通常是碳原子改变其氧化态。一般来说，在氧化过程中，具有众多碳氢键的化合物被转化为具有更多数量碳氮、碳氧和碳硫键的化合物。由于与上述大电负性原子的键合常与极性官能团的引入相关，氧化还原反应对被氧化底物的理化性质起决定作用。例如，增加底物的水溶性，这对生物体消除异源物质非常关键。细胞色素 P-450 酶系是氧化酶大家族，它们参与相应的代谢转化。另一方面，还原反应对生物体也至关重要。在还原过程中，具有反应性的醛或酮被转化为易于发生共轭和消除的醇（8.1 节）。过渡金属具有多种氧化态，非常适合用作氧化还原反应中的电子给体和受体。在生物系统中，过渡金属铁常承担这一角色。它一旦嵌入原卟啉环支架中，会以五价或六价的配位态存在，可以承担 +2 到 +4 价之间的氧化态。此外，它还能与硫原子配位，形成有趣的多核结构——即所谓的铁硫簇。除了铁元素之外，铜在生化氧化还原过程中也起到调节剂的作用。

自然界使用所谓的辅因子进行酶催化氧化还原反应。它们嵌入到蛋白质的特定环境，在与周围溶剂隔绝的情况下，将电子或氢负离子从被氧化基团转移到被还原基团。如果辅因子与蛋白质结合紧密，在这种情况下，它们被称为酶辅基，在反应期间不离开酶。而其他结合松散的辅因子如底物一般，可以被蛋白质接受，发生化学改变后再释放出来。这些辅因子必须在另一个独立的反应中再生，才能进入下一轮氧化还原循环。

本章将讨论氧化还原酶。它们在电子或氢负离子存在的前提下，参与大量电子转移反应。这些粒子由辅因子，如烟酰胺腺嘌呤二核苷酸（磷酸）[NAD(P)$^+$]、黄素核苷酸类的黄素单核苷酸（FMN）和黄素腺嘌呤二核苷酸（FAD）或前面提到过的血红素中的铁原子转移而来。因为许多氧化还原酶涉及生理和病理的相关过程，多种药物通过抑制它们来发挥效用。

27.1 生物系统中使用辅因子的氧化还原反应

如上所述，酶在氧化还原反应中通过辅因子来转移电子或氢负离子，辅因子在转移过程中充当氢离子的受体和供体。烟酰胺腺嘌呤二核苷酸磷酸（NAD$^+$/NADP$^+$）27.1和NADH/NADPH27.2（图27.1）是其中最重要的一类辅因子。它由3部分构成：与核糖环相连的烟酰胺、中心的二磷酸单元及腺苷部分。若最后提到的腺苷部分在2′–OH位置处携带磷酸基团，辅因子随之被称为NADP$^+$/NADPH。该类辅因子氧化还原的活性部位是烟酰胺部分——吡啶的衍生物。在氧化过程中，带正电的NADP$^+$于吡啶环的4–位接受一个氢负离子。而在逆反应中，则从相同位置释放出一个氢负离子。总共有两个电子发生了转移。NAD（P）$^+$与酶的结合比较松散，很容易发生交换和再生，随后作用于另一个蛋白质的反应循环。图27.2概述了脱氢酶或还原酶催化的典型氧化和还原反应。

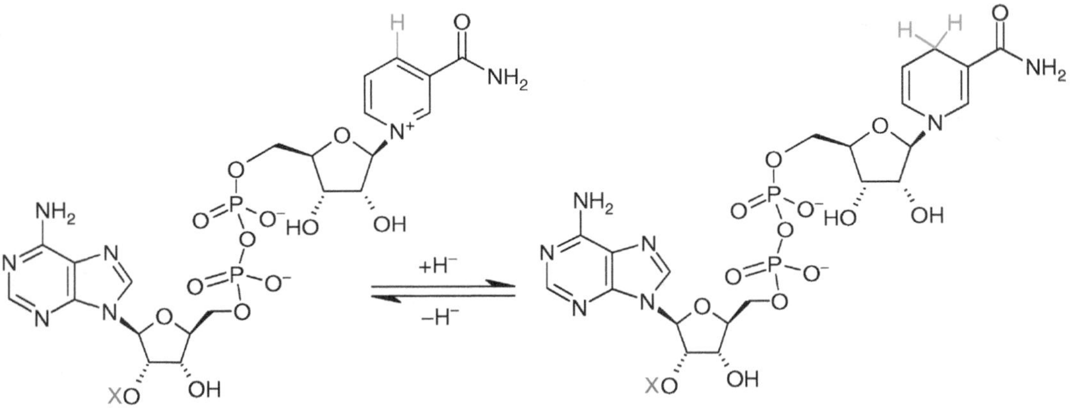

27.1 NAD$^+$　X = H
NADP$^+$　X = PO_3^{2-}

27.2 NADH　X = H
NADPH　X = PO_3^{2-}

图27.1　许多酶催化氧化还原反应使用NAD$^+$/NADP$^+$27.1和NADH/NADPH 27.2作为转移电子和/或氢负离子的辅因子。它由3部分组成：附着核糖的烟酰胺、中心二磷酸单元和腺苷部分。化合物27.1和27.2的差异在于核糖环2′–OH基团上的磷酸基（蓝色）。氧化时，带正电荷的烟酰胺部分在4–位处接纳氢负离子（红色）。还原时，从该位置释放氢负离子。

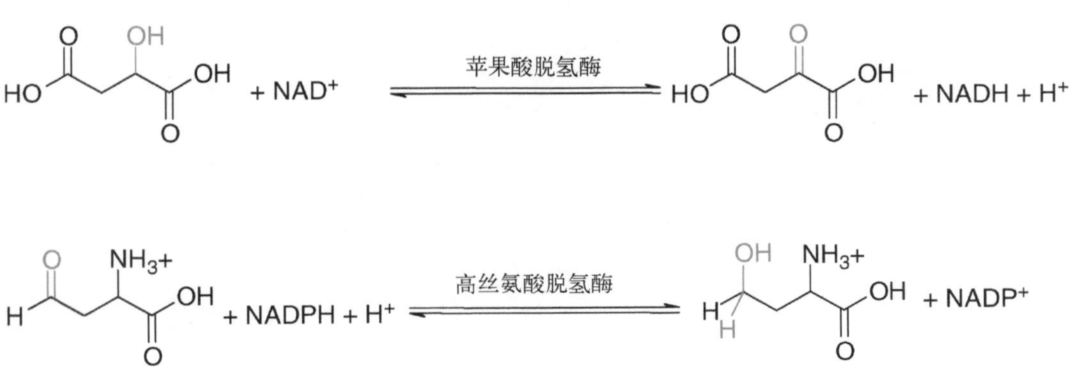

图27.2　苹果酸脱氢酶催化的氧化反应（上面）和高丝氨酸脱氢酶催化的还原反应（下面）实例，两个反应中羟基转化为酮官能团或者相反（红色）。

　　被氧化或还原的基团在酶的结合口袋中与烟酰胺环之间形成直接接触。这些蛋白质的结合位点通常通过疏水基团、环肽链或氨基酸盖来屏蔽水溶性溶剂。一方面是为了保证在氢负离子转移过程中构建明确的立体化学；另一方面，酶不能接触质子，原因是质子会淬灭氢负离子生成氢气，使得反应无法进行下去。图27.3以二氢叶酸还原酶为例，展示了此类反应过程中相互作用的几何形态。即使酶催化的反应大部分是可逆的，但在NADP/H参与的还原反应中，除了少数例外，反应的方向仍取决于辅因子在环境中的浓度。氧化反应几乎全部通过NADP/H进行。大多数酶可以清楚区分不同的辅因子。这是因为辅因子2′-位上额外的磷酸基，可以作为一种标记物，被辅因子结合口袋附近的结合口袋特异性地识别。大部分NADP/H依赖性酶在结构上具有相似的结合域。它总共由4个螺旋组成，分别分布在一个中心六股折褶片的顶部和底部。螺旋分布从一侧到另一侧

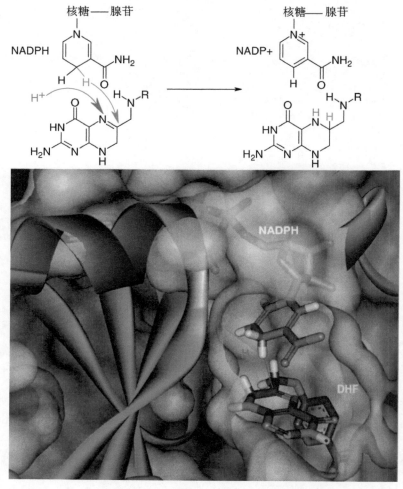

图27.3　蛋白质结合口袋深处完成的从NADPH辅因子到被还原底物双键立体化学明确的氢负离子转移。二氢叶酸还原酶结合二氢叶酸（DHF）和辅因子（NADPH）的晶体结构为该还原过程提供了详细的信息。两个反应位点在空间结构上彼此非常靠近，氢负离子从被还原的烟酰胺环4-位转移到底物DHF的邻近双键上（紫线）。

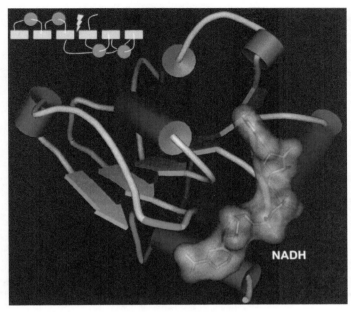

图 27.4　在大部分 NAD(P)H 依赖性酶中，辅因子与其结构保守域中称为 Rossmann 折叠结合，形成在顶部和底部至少有 4 个 α 螺旋的中心六股折褶结构。螺旋从一侧到另一侧的拓扑交换发生在褶状片的中间位置。辅因子的带电二磷酸单元（黄色箭头）结合在该位置的延伸处。

的拓扑交换位于折褶片的中间位置（图 27.4）。带电二磷酸基团与保守的核苷酸结合域在该位置的延伸处结合。此折叠式样被称为 "Rossmann 折叠"，以纪念其发现者 Michael Rossmann。我们将在下面章节详细讨论二氢叶酸还原酶、HMG-CoA 还原酶和 11β-羟基类固醇脱氢酶，它们都含有的这个核苷酸结合域。其他折叠式样也可以形成 NADPH 辅因子适用的结合位点，如醛糖还原酶通过 TIM 桶折叠式样（14.3 节）与该辅因子结合（27.4 节）。生物系统中有两个已知的可以还原或氧化羰基化合物的蛋白质超家族。第一个超家族包含醛酮还原酶，醛糖还原酶是其中典型的代表。第二个超家族包含短链脱氢酶/还原酶，11β-羟基类固醇脱氢酶（27.5 节）就属于这一类。

黄素蛋白使用 FMN 27.3 和 FAD 27.4 作为辅因子（图 27.5）。它们衍生自维生素 B_2（核黄素）。FAD 由腺苷通过含有核糖醇的二磷酸桥与三环异咯嗪环结合而成，该三环杂环代表了辅因子的氧化还原活性部分（图 27.5）。它可以与底物交换一个或两个电子而被可逆地还原和氧化。反应中通常是两个氧化还原当量的电子发生转移，反应保持在半醌阶段，它是个稳定的自由基。自由基中间体沿着反应途径的进程逐渐形成，为了避免这种活性物质对细胞造成损伤，黄素类辅因子都共价固定在酶的内部而从不游离到溶液中。在 27.8 节介绍黄素依赖性氧化还原酶单胺氧化酶 MAO-A 和 MAO-B。不少治疗抑制剂通过不可逆地与异咯嗪环结合而作用于这些辅因子，借此阻止氧化还原过程。

血红素 27.5 作为第三重要的辅因子也必须要提及，特别是在使用氧气作为氧化剂的蛋白质反应中。血红素（图 27.6）存在于细胞色素 P-450 酶、环氧合酶和氧运输蛋白（如

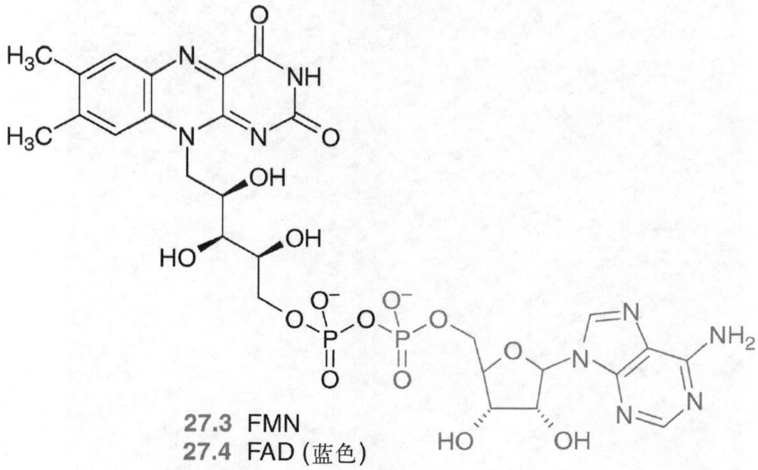

27.3 FMN
27.4 FAD (蓝色)

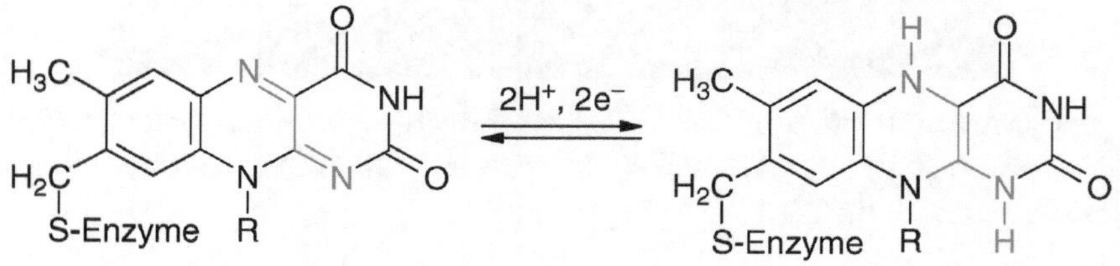

$$2H^+, 2e^-$$

FAD (氧化形式)　　　　　　FADH$_2$ (还原形式)

图27.5　黄素蛋白使用FMN 27.3和FAD 27.4 (由蓝色部分延伸) 作为辅因子。FAD由腺苷部分、含有核糖醇的二磷酸桥及三环异咯嗪环构成。该三环杂环是分子的氧化还原活性部分，可以接受或者给予底物一个或两个电子。在某些情况下，辅因子通过共价键非常紧密但可逆地固定在酶上。

血红蛋白和肌红蛋白）。其结构中铁离子嵌在原卟啉体系的中心位置，在平面状态下与4个吡咯环配位。第五顶端位置被组氨酸或半胱氨酸所占据，第六配位位置则与氧分子结合，完成电子转移或氧化进攻。在氧化还原过程中，铁离子的氧化态发生改变，但血红素与蛋白质一直保持结合。

　　铁离子是配体优良的配位搭档，可以利用这一性质抑制某些含血红素蛋白质的功能。一氧化碳或氰离子之类的小分子能够附着在铁离子的第六配位点，从而阻碍蛋白质的功能，这即是这些化合物之所以具有毒性的原因。CO会抑制O$_2$与血红蛋白的结合并阻止血液中的氧运输，而氰化物会与呼吸链细胞色素中的铁离子发生反应。其他诸如咪唑或三唑等杂环也可以与铁离子配位，强效抗真菌剂氟康唑27.6或酮康唑27.7 (图27.6和图27.7) 的药效就是基于这个原理。美替拉酮27.8是一种用于治疗肾上腺功能不全的药物，它是多种P-450酶的有效抑制剂。许多天然产物也是细胞色素抑制剂。如黄酮类柚皮素27.9，它是葡萄柚苦味的来源。

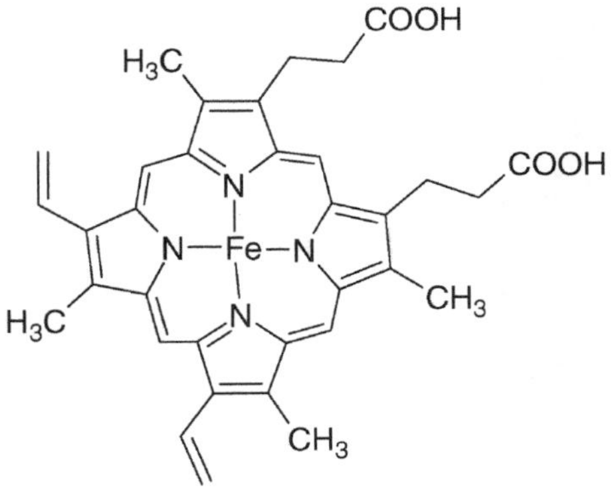

27.5 血红素

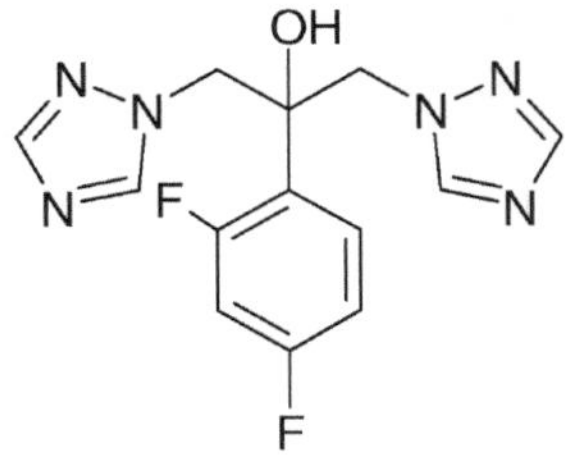

27.6 氟康唑

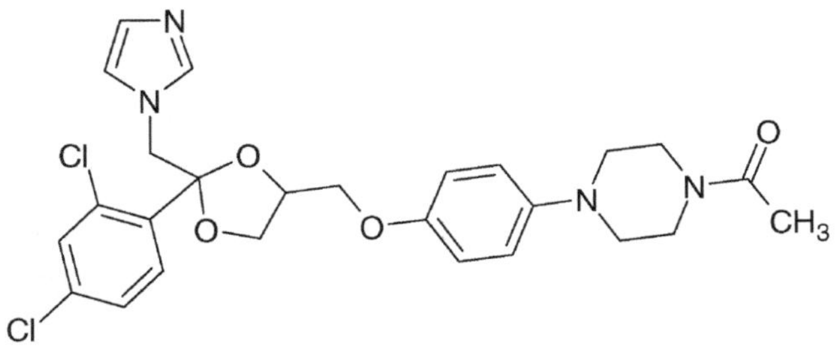

27.7 酮康唑 CYP 3A4 K_i = 15 nmol/L

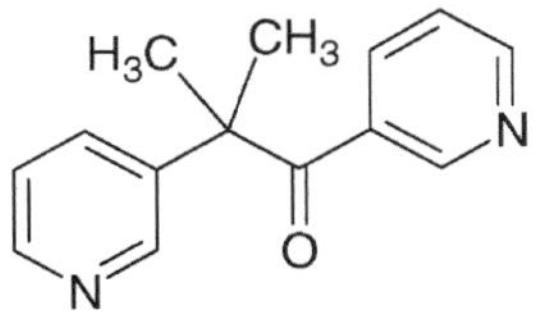

27.8 美替拉酮

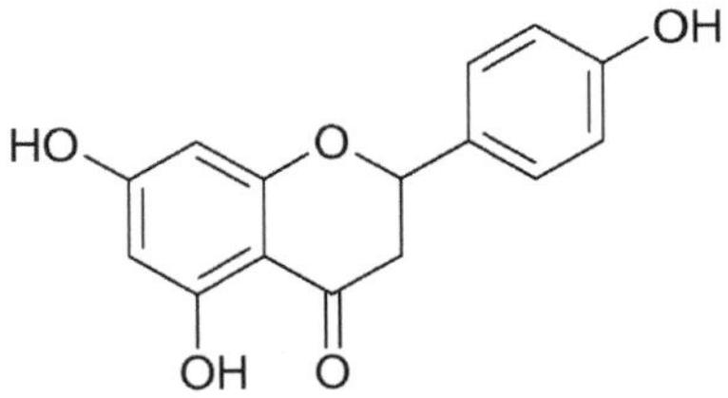

27.9 柚皮素

图 27.6　血红素 27.5 在使用氧气作为氧化剂的蛋白质反应中以辅助因子的形式出现。铁离子以二次锥体或八面体的几何形式嵌入到原卟啉体系中。4 个吡咯环形成一个平面,第五顶端位置被组氨酸或半胱氨酸占据,第六位置则与活性氧配位结合。这个结合位点可以被氟康唑 27.6、酮康唑 27.7 中的三唑或咪唑等含氮杂环或美替拉酮 27.8 中的吡啶环所阻断。即使是在天然产物中,也有如黄酮类柚皮素 27.9 为代表的细胞色素抑制剂的实例。

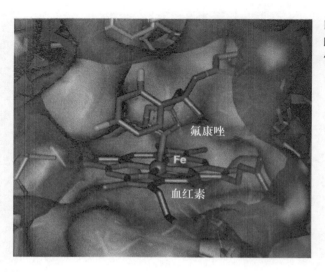

图27.7 氟康唑27.6是一种抗真菌剂，能够阻断细胞色素P-450酶上铁离子的第六配位点。它的结合几何形态已被晶体学确定。

27.2 癌症化疗和细菌治疗药物：二氢叶酸还原酶抑制剂

二氢叶酸还原酶与胸苷酸合成酶、丝氨酸转羟甲基酶一起构成催化胸腺嘧啶生物合成的合成循环（图27.8）。胸腺嘧啶是代表DNA关键成分的嘧啶碱基（14.9节）。它的合成循环中，首先核苷酸脱氧尿苷酸被胸苷酸合成酶甲基化。该甲基源自酶辅因子亚甲基四氢叶酸27.10。甲基成功转移后，辅因子离开酶转化为二氢叶酸27.11，再在二氢叶酸还原酶（DHFR）催化下被还原为四氢叶酸27.12。

作为遗传信息的载体，当细胞需要高水平分裂时，DNA的产出会增加。癌症是细胞增殖增强的一个例子，细菌细胞在感染期间的繁殖复制率也有所增长。因此，在合成循环中对二氢叶酸还原酶的抑制代表了肿瘤疾病化疗的一个攻击点。而如果化合物的靶点是细菌生物体的酶，则可以获得具有抑菌作用的抗菌剂。不同物种的二氢叶酸还原酶都是相当小的酶，根据其来源，它们由150～260个氨基酸组成。底物二氢叶酸27.11由蝶啶环、中间的对氨基苯甲酸和末端的L-谷氨酸部分构成。蝶啶环中的5, 6-双键可被氢负离子进攻，发生立体专一性的氢化，随后在相邻的氮原子上引入质子。图27.3具体地展示了该反应机制。

早在Joseph Kraut研究小组于1982年在圣地亚哥确定第一个二氢叶酸还原酶的晶体结构之前，甲氨蝶呤27.13就是已知的强效二氢叶酸还原酶抑制剂（图27.9）。氨基叶酸27.14和依达曲沙27.15是其类似物。在化学上，它们看起来与天然底物二氢叶酸27.11的结构非常相似。但显然，杂环上的氢键受体被置换成了氢键供体，这一变化具有决定性。在17.6节中我们已详细地解释过，这一关键置换会导致这些化合物的杂环部分在还原酶结合口袋中的取向发生90°的扭转，环内的双键因而不能与辅因子NADPH的还原烟酰胺基团紧密接触，电子转移无法发生，还原酶被堵塞。

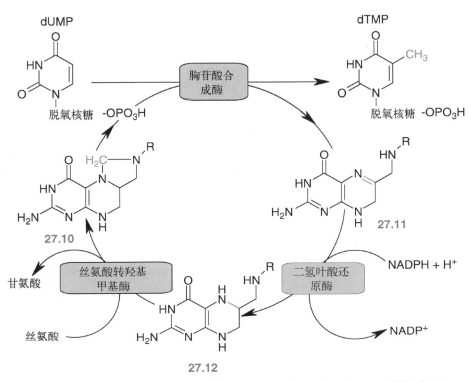

图27.8　二氢叶酸还原酶、胸苷酸合成酶和丝氨酸转羟基甲基酶构成从尿嘧啶（UMP）到胸腺嘧啶（TMP）的生物合成循环。待转移的甲基（红色）源自亚甲基四氢叶酸27.10，其可通过二氢叶酸27.11和四氢叶酸27.12再生。红色标记的双键被二氢叶酸还原酶氢化。

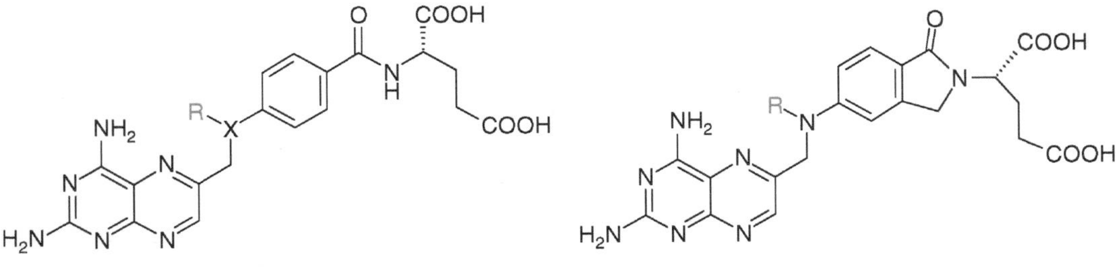

27.13 X = N, R = CH₃ 甲氨蝶呤 K_i = 4.8 pmol/L
27.14 X = N, R = H 氨基叶酸 K_i = 3.7 pmol/L
27.15 X = C, R = C₂H₅ 依达曲沙 K_i = 11 pmol/L

27.16 R = H K_i = 34 pmol/L
27.17 R = CH₃ K_i = 2100 pmol/L

图27.9　人DHFR抑制剂27.13～27.17，用于治疗癌症的化疗药物。

　　甲氨蝶呤是有效的癌症化疗药物，可用于治疗乳腺癌、肉瘤、急性淋巴性白血病和非霍奇金淋巴瘤。它与天然底物一样，都是大极性的化合物，必须通过还原叶酸载体（RFC）转移到细胞内，再与另外的谷氨酸残基协同起效。所以，在癌症治疗中，一个好的有效的DHFR抑制剂不仅要具有与还原酶的强亲和力，而且要能被转运蛋白高度特异性的摄取。例如，用苯并内酰胺基团替换甲氨蝶呤中间位置连接酰胺键的苯环，得到衍生化合物27.16和27.17（图27.9）。这些化合物与DHFR的结合能力实际上变得稍差，但是它们与RFC转运蛋白的亲和力却有所提高，使得它们可以与甲氨蝶呤等效地抑制肿瘤生长。RFC转运蛋白及它与叶酸类似物的高效结合，为肿瘤治疗提供了新的前景。恶性细胞会过度表达RFC转运蛋白，以确保其对叶酸不断增长的需求得到满足。由于叶酸衍生物能够与这种转运蛋白紧密结合并随之进入细胞，那么有一种可能性，即叶酸衍生物可以背负另外的分子进入细胞。如果这种物质是有效的癌症治疗药物，抵达后可以被化学卸下，在肿瘤细胞内部释放其破坏作用。

除了作为肿瘤的化疗药物，抗叶酸抑制剂如甲氧苄啶27.19由于能直接抑制相应的细菌还原酶而具有抗菌作用。图27.10列举了一些非经典的抗叶酸抑制剂（27.18～27.23）。从结构上看，它们与天然底物的关系是显而易见的。这些抑制剂的第一个杂环部分都与甲氨蝶呤相同，具有相同的结合模式。不同物种所有的DHFR都保留有天冬氨酸或谷氨酸残基，它们与杂环内带正电的氮原子和环外3-氨基存在相互作用。1-位氨基间与蛋白质骨架上的两个羰基间有相互作用（图17.7和图17.12）。与甲氨蝶呤相反，甲氧苄啶类似物抗生素的第二个环部分表现出更强的疏水性，这决定了它们对细菌DHFR的选择性抑制。在治疗剂量，甲氧苄啶不抑制人的而只抑制细菌的二氢叶酸还原酶，其对细菌DHFR的抑制浓度要比对人的低1/60（淋病病原体的淋球菌 *Neisseria gonorrhoeae*）～1/50 000（肠道细菌大肠杆菌 *Escherichia coli*）。这种巨大的差异性最初很令人费解，因为甲氧苄啶与所有这些酶的结合完全差不多，即便是直接与抑制剂结合的氨基酸的理化特性也都非常相似（表27.1）。

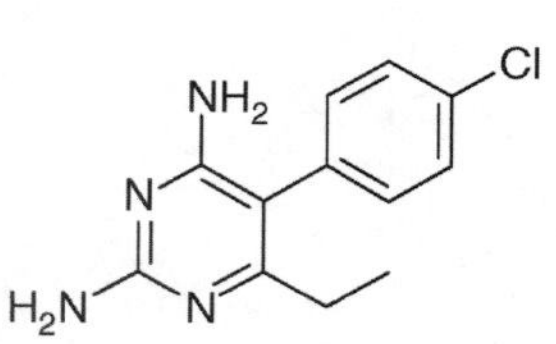

27.18 乙嘧啶 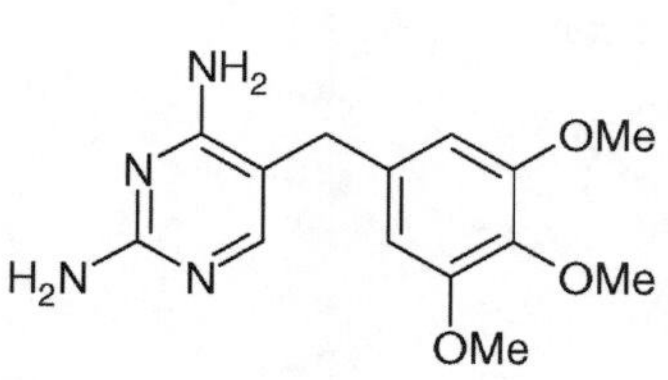　　27.19 甲氧苄啶 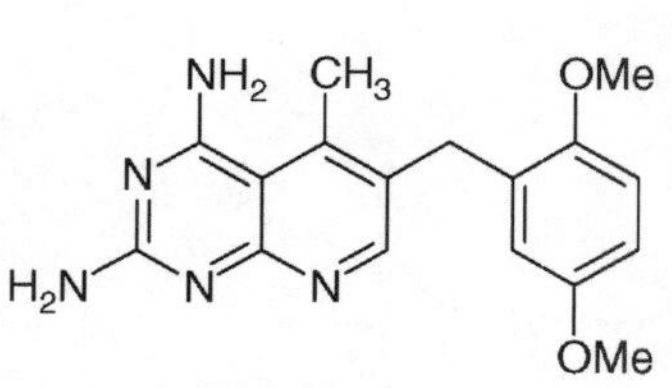　　27.20 吡曲克辛

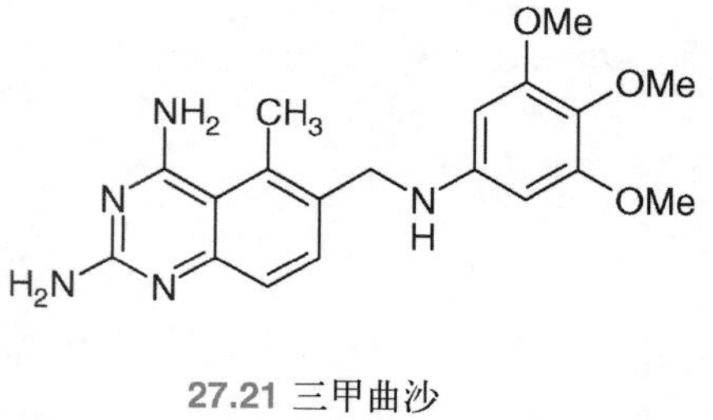

27.21 三甲曲沙 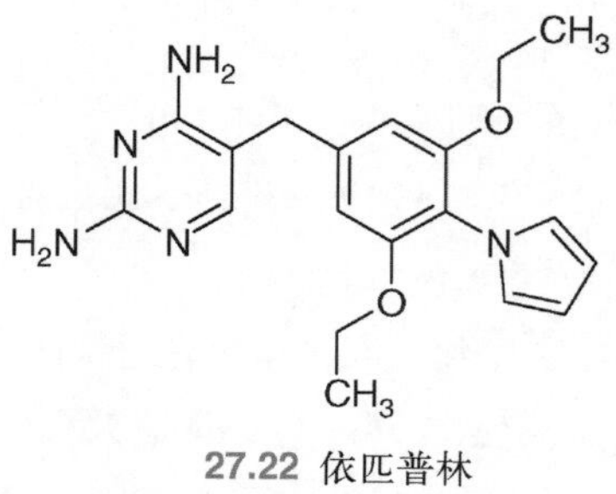　　27.22 依匹普林 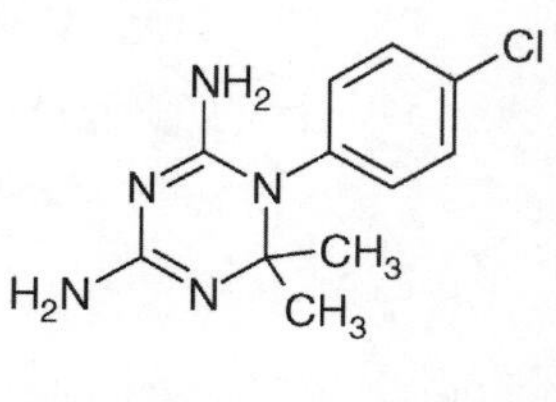　　27.23 环氯胍

图27.10　细菌二氢叶酸还原酶抑菌抑制剂27.18～27.23。

表27.1 部分二氢叶酸还原酶（DHFR）抑制剂与人DHFR、RFC转运蛋白的结合常数及其在肿瘤组织中对细胞生长的抑制率

化合物	DHFR K_i（pmol/L）	RFC K_i（μmol/L）	细胞生长 IC_{50}（nmol/L，72 h）
27.13	4.8 ± 0.45	4.7 ± 1.3	14 ± 2.6
27.14	3.7 ± 0.35	5.4 ± 0.09	4.4 ± 0.10
27.16	34 ± 3.0	0.28 ± 0.10	5.1 ± 0.25
27.17	2 100 ± 200	1.1 ± 0.11	140 ± 5.0

这一现象的一个解释来自大肠杆菌（*Escherichia coli*）突变体的证据。相比野生型DHFR，突变体与甲氧苄啶结合的氨基酸没有变化，但是与甲氧苄啶的结合却变弱了。事实上，突变体与甲氧苄啶的结合仍然保持原来的几何形态。但由于甲氧苄啶在生理pH条件下是带正电荷的，导致结合位点环境中的电荷对这类抑制剂的亲和力有决定性的影响。DHFR其中一个突变体中带负电荷的Glu118被中性的谷氨酰胺所替换。尽管与带相反电荷的基团之间还有约15 Å的距离，该负电荷的缺失使得亲和力降低1/5～1/4。在双突变体中可以观察到更明显的效应，约8 Å远处的亮氨酸再被带正电荷的精氨酸取代后，电荷的进一步不利变化导致抑制常数比野生型低约1/200（表27.2）。

表27.2 甲氧苄啶27.19对不同物种二氢叶酸还原酶的解离常数 K_d

物种	K_d（nmol/L）
大肠杆菌	0.02
Gln118突变型大肠杆菌	0.09
Arg28/Gln118双突变型大肠杆菌	3.8
干酪乳杆菌	0.4
淋巴奈瑟氏菌	15
鸡	3 500
小鼠	3 500
牛	330
人	1 000

通过对鸡DHFR（来自肝脏）和大肠杆菌（*Escherichia coli*）DHFR之间的比较，我们发现距离抑制剂带正电荷的氮原子10～16 Å的7个氨基酸侧链存在电荷差异：两个氨基酸由负电荷变成中性，另外5个由中性变成正电荷。该7电荷单元的电荷性导致鸡的DHFR结合位点附近不利于加成带正电荷的分子。相对应地，蛋白质-抑制剂相互作用的强度不仅是由直接接触方式决定，环境中的静电相互作用同样重要。

另一个模型研究中，甲氧苄啶中的3-甲氧基被替换为不饱和的酸性侧链（图27.11，27.24）。与啮齿动物还原酶相比，该甲氧苄啶的衍生物显示出对肺孢子菌（*Pneumocystis*

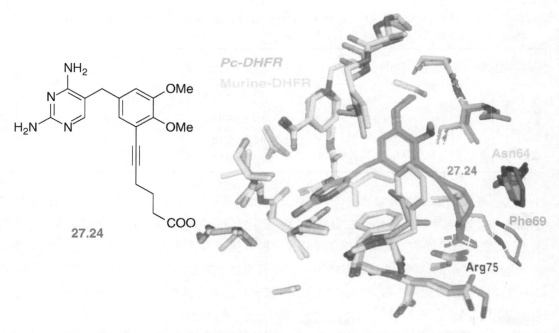

图27.11 甲氧苄啶27.19的3-甲氧基在化合物27.24中被不饱和脂肪侧链所取代，导致与小鼠还原酶相比，27.24显示出对肺孢子菌（*Pneumocystis jirovecii*）还原酶显著改善的亲和力（5 000倍）和选择性。在晶体结构中发现，脊椎动物还原酶中对应于细菌还原酶Phe69位置处的残基变为Asn64。这一置换使得细菌还原酶中的环境更加疏水、电荷较低，形成了27.24的选择性优势。

jirovecii）还原酶显著改善的亲和力（5 000倍）和选择性。研究人员解析出它与细菌和脊椎动物还原酶的晶体结构，发现脊椎动物还原酶的Asn64在细菌中被置换成Phe369。形成细菌还原酶中更加疏水和较低电荷的环境，因此增加了对修饰后甲氧苄啶抑制剂的选择性。

在细菌还原酶中，抑制剂的不饱和三键与苯丙氨酸的芳香环之间的结合更紧密，空间上也更有利，而与啮齿动物还原酶中Asn64的结合达不到这一程度。

20世纪80年代初，在基于结构药物设计的先驱时代，DHFR是卓越的模型蛋白质。因此，在这种酶上研究人员收集到大量专业知识，形成今天人们对选择性现象的理解。

27.3 HMG-CoA还原酶抑制剂：药物开发中不断改变的命运

冠心病（CHD）、动脉粥样硬化及伴随的心脏病发作和脑卒中是欧洲国家和美国最常见的死亡原因。CHD具有多因子的遗传因素，也是发达国家的典型疾病。致病风险因素包括肥胖、吸烟、高血压、纤维蛋白原和胆固醇水平升高。在阻碍和闭塞血管的斑块中发现有高水平的胆固醇存在。学术界普遍认同降低胆固醇水平是一个合理的治疗策略，因此采取这种方式的药物治疗经常被推荐使用。胆固醇在细胞膜的构建中履行不同的功能（4.2节），并且是合成类固醇激素和胆汁酸的起始原料（28.3节）。大脑、肾上腺、骨骼肌、皮肤、血液和肝脏对胆固醇需求不断增长。人体每天需要0.9～2 g的胆固醇，约1/3来自饮食，其余的由肝脏合成。

他汀类药物是抑制胆固醇生物合成的药物中的一类。在药物研究中，很难找到另一类药物比它们更适合阐述药物研发的成功与失败了。从巨额销售数字的财务成功到使公司陷入破产边缘的灾难性崩塌之间仅一线之隔。他汀类药物的研发始于20世纪50年代，Merck & Co.公司在这个时期开始大力开展脂质代谢方面的生物化学研究。1956年，Merk & Co.公司的Karl Folkers和Carl Hoffman发现了甲羟戊酸27.25，它是胆固醇27.26生物合成的关键中间体（图27.12）。但是，当时人们并没有认识到这个物质和3-羟基-3-甲基戊二酰辅酶A还原酶（HMG-CoA还原酶）的重要性。HMG-CoA还原酶能将HMG-辅酶A转化成甲羟戊酸，在胆固醇生物合成途径的限速步骤中，该还原酶通过两当量的NADPH还原含有两个乙酯单元的底物。

Merk & Co.公司最初开发了一种对胆汁酸有高亲和力的碱性离子交换树脂（考来烯胺），作为降低胆固醇水平的治疗手段。由于胆汁酸是由胆固醇合成的，从肠道中去除胆

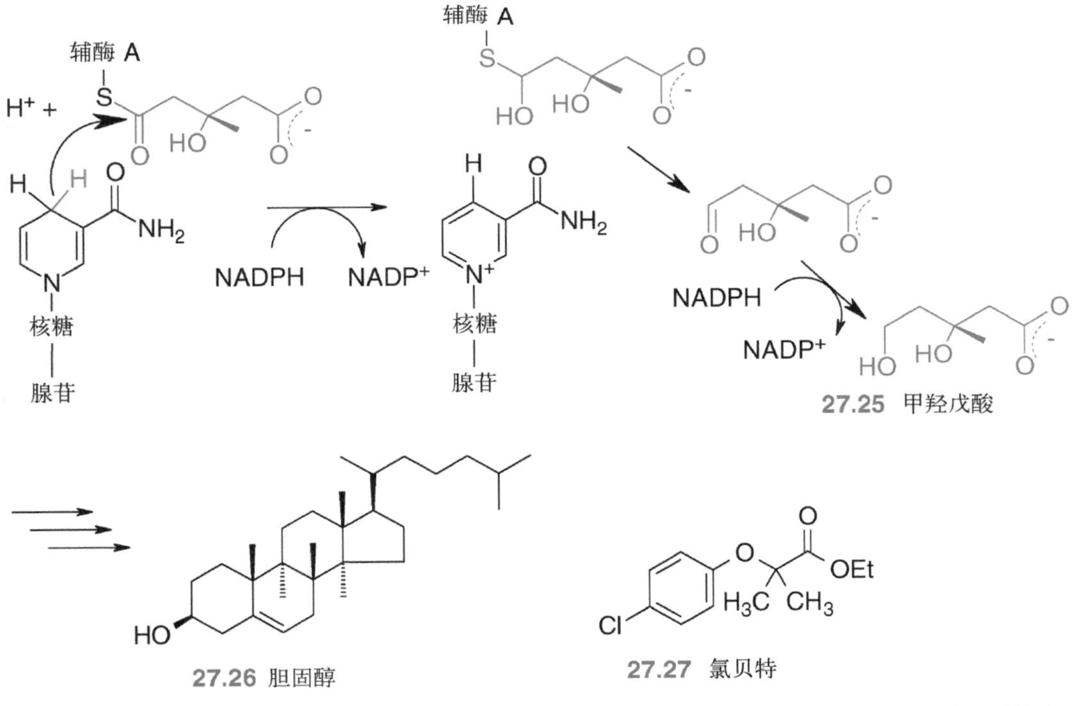

图27.12　3-羟基-3-甲基戊二酰辅酶A还原酶（HMG-CoA还原酶）消耗2当量NADPH将羟甲基戊二酰辅酶A转化为甲羟戊酸27.25（蓝色）。反应分两步进行。首先，硫酯被还原成硫缩醛，再水解为甲羟戊醛。再者，另一当量的NADPH将新形成的醛基还原成醇。最后，甲羟戊酸经多步转化为胆固醇27.26。氯贝特27.27是个PPARα受体激动剂（28.6节）。

汁酸会驱使更多的来自饮食的胆固醇被用于合成这些物质，总体上血液中的胆固醇水平就下降了。氯贝特 27.27（图 27.12, 28.6 节）是 20 世纪 60 年代开发成功的。该药物能降低三酰甘油水平，并在较小程度上降低胆固醇水平。然而，长期观察显示，氯贝特治疗的患者组的死亡人数要明显高于对照组。此外，在动物实验中还观察到了肝癌病例。

1973 年 Merk & Co. 公司和其他一些公司开始研究羟基类固醇对胆固醇生物合成的影响。这类物质虽然具有很好的体外活性，但在动物实验中却没有显示出相应的药效。同一年，人们认识到低密度脂蛋白（LDL）的重要性，它主要由载脂蛋白 B-100 构成。在血浆中，LDL 是作为一种转运载体，用于运输胆固醇等不溶于水的物质，它运载了绝大部分自由循环的胆固醇。LDL 很容易被氧化，然后被巨噬细胞吞噬并储存在动脉壁中。吞噬过量脂质的巨噬细胞会形成泡沫细胞，非常容易破裂，加上凝血过程的配合可导致斑块的沉积，甚至完全闭塞动脉。后果就是动脉硬化（动脉粥样硬化）。如果这样的斑块破裂，它可以阻塞不同位置的动脉，导致心脏病发作、脑卒中、肾功能不全或心绞痛等。简而言之，高水平的 LDL 代表了增高的源于动脉粥样硬化形成的健康风险。有趣的是，高水平的高密度脂蛋白（HDL）却是有益的，甚至能影响斑块的分解。高水平的 LDL 对于遗传性高胆固醇血症和有载脂蛋白 B 缺陷的患者尤其危险。这类患者形成动脉粥样硬化的风险极高，降低血液中胆固醇的水平可以抑制这种风险。

从 1974 年开始，Merk & Co. 公司开发了用于评估胆固醇生物合成抑制剂的体外细胞测试，特别是对于 HMG-CoA。与此同时，日本 Sankyo 公司的 Akiro Endo 及其同事开始研究 8 000 种微生物的提取物。活性最高的化合物是在英国 Beecham 分离得到的康帕丁 27.28（美伐他汀，图 27.13）。1979 年初 Endo 注册了另一个微生物 HMG-CoA 还原酶抑制剂莫纳可林 K 的日本专利，虽然其结构当时未知。在 1978 年秋，Merk & Co. 公司也开始对微生物提取物进行研究。在实验的第二周，他们就发现了他们想寻找的化合物。1979 年 2 月，该化合物被分离出来，即为洛伐他汀 27.29（图 27.13），并于当年 6 月注册了具有详细结构信息的专利。这个化合物与莫纳可林 K 实际上是同一个物质。Merk & Co. 公司的专利于 1980 年底在美国及稍后在其他一些国家获得授权，而在少数几个国家将专利授予 Sankyo 公司。造成不一致的原因在于对时间优先权的不同解释。Sankyo 公司专利注册（首次提交）的时间要早 4 个月，而 Merk & Co. 公司证明了它的发明日期要早 3 个月（首先发明），这是它在美国和许多其他国家获得专利的原因。

1980 年 4 月，Merk & Co. 公司开始对洛伐他汀进行临床研究，但在 1980 年 9 月又终止了。原因是有传闻说，康帕丁被发现对犬有致癌性。尽管洛伐他汀的毒性研究并没有显示出这一点，传闻也无法得到证实，项目最初还是暂停了。直到 1982 年 7 月，Merk & Co. 公司与美国 FDA 达成协议，部分挑选出来的患者可以在临床上使用洛伐他汀。治疗范围限于具有严重升高的胆固醇水平的耐药患者，因为这些患者心脏病发作和脑卒中的风险特别高。洛伐他汀对低密度脂蛋白胆固醇水平及血液中总胆固醇水平的治疗效果令人信服，而且副作用小。于是针对它的慢性毒理学和临床研究被重新启动。1986 年 11

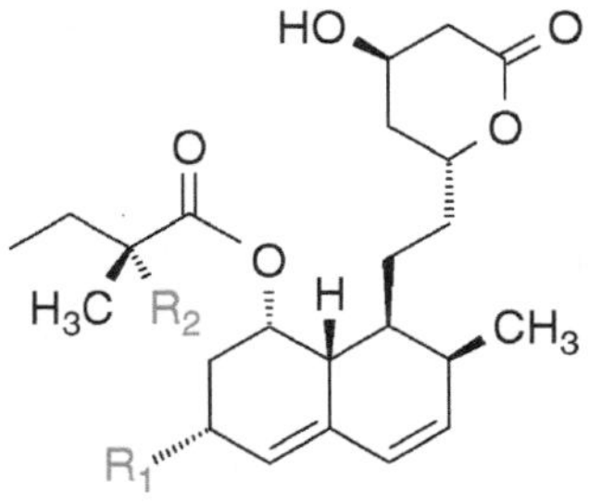

27.28　美伐他汀，$R_1 = H, R_2 = H$
27.29　洛伐他汀，$R_1 = Me, R_2 = H$
27.30　辛伐他汀，$R_1 = Me, R_2 = Me$

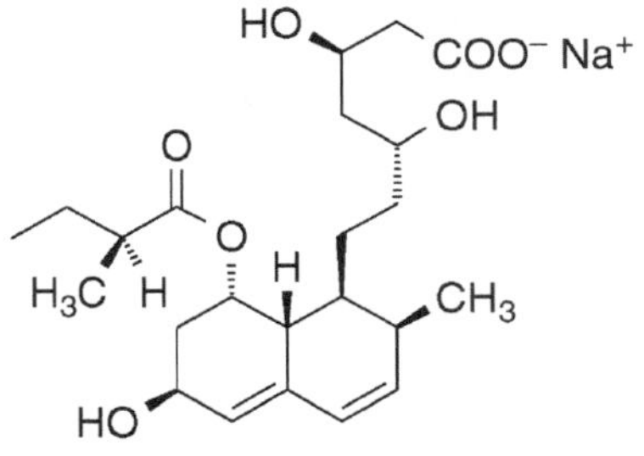

27.31　普伐他汀

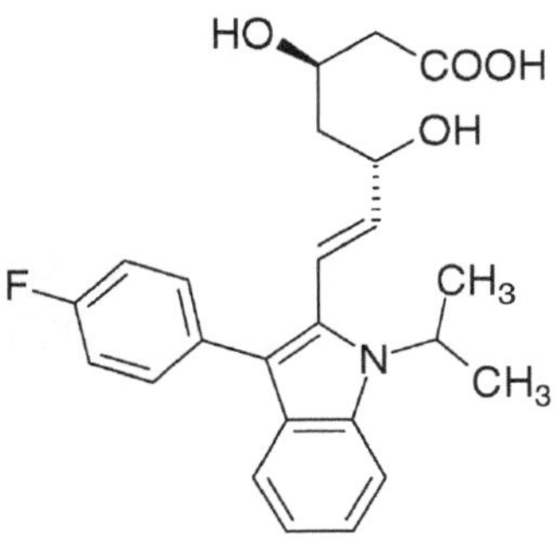

27.32　氟伐他汀

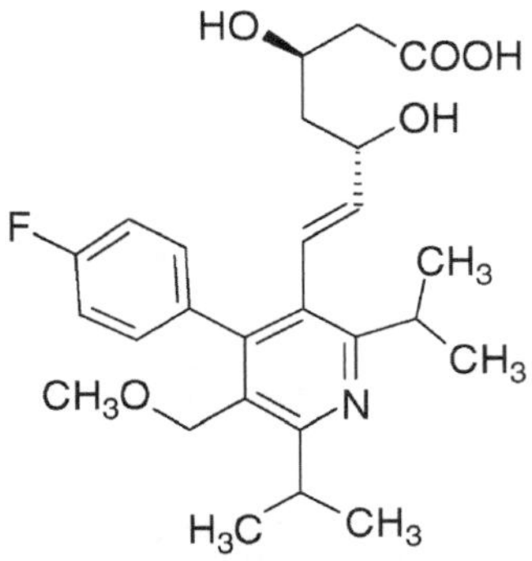

27.33　西立伐他汀

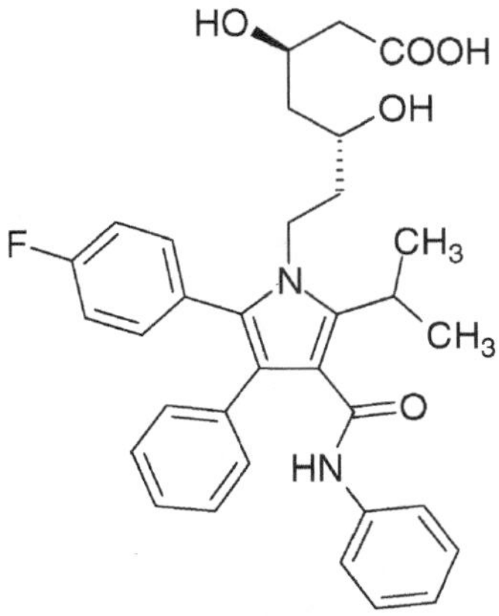

27.34　阿托伐他汀

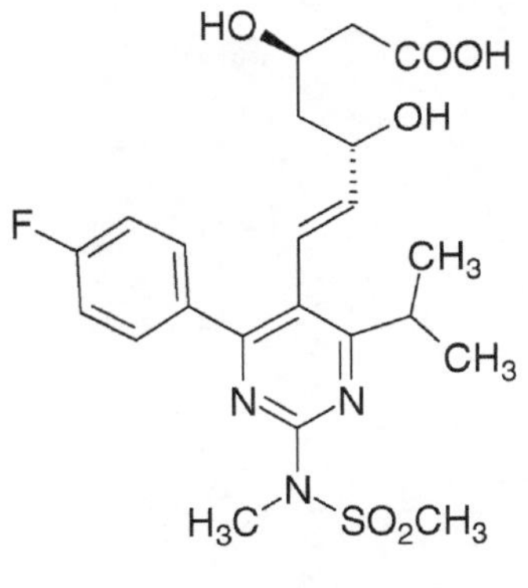

27.35　瑞舒伐他汀

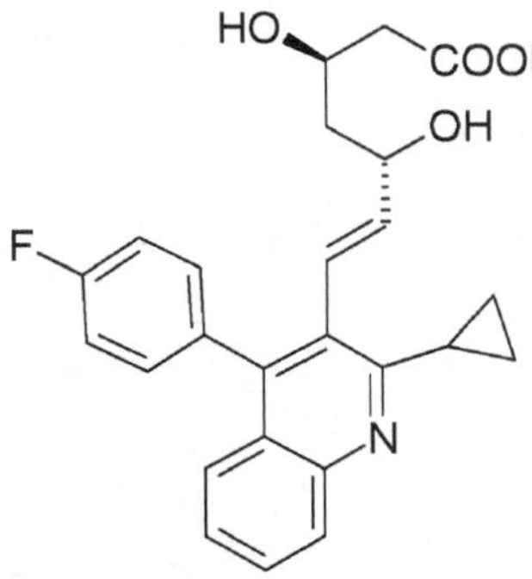

27.36　匹伐他汀

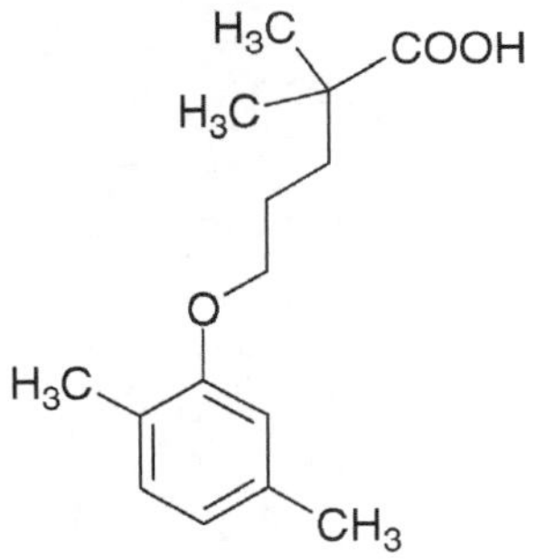

27.37　吉非贝齐

图27.13　在HMG-CoA还原酶步骤抑制胆固醇生物合成的天然产物美伐他汀（康帕丁）27.28和洛伐他汀27.29。辛伐他汀27.30和普伐他汀27.31是后续发展的半合成类似物。内酯环开环化合物27.31的亲脂性明显低于洛伐他汀，因此中枢神经系统的副作用较少。内脂环开环的形式也是洛伐他汀及其类似物的实际活性形式（9.2节）。氟伐他汀27.32、西立伐他汀27.33、阿托伐他汀27.34、瑞舒伐他汀27.35和匹伐他汀27.36作为人工合成的抑制剂先后进入市场。当西立伐他汀27.33和吉非贝齐27.37这两种药物联用时，吉非贝齐会阻碍细胞色素CYP3A4对西立伐他汀的代谢，导致西立伐他汀的血浆浓度升高5倍。

月，Merk & Co.公司启动上市申请，总共向FDA提交了160卷临床前和临床资料。仅仅9个月后，药物就获批了，并迅速发展为具有数十亿销售额的重磅炸弹。

几年后，HMG-CoA还原酶的晶体结构被确定，其活性形式是个四聚体，每个单体由3个亚单元组成。N端结构域的一个锚状结构将酶固定到内质网的膜上。较小的S结构域是还原的NADP（H）的结合位置，它嵌套在较大的L结构域。S结构域的几何形态是Rossmann折叠状的。伸展的HMG-CoA分子结合在L结构域，它的泛酸部分突出到蛋白质内部，而ADP部分则进入蛋白质表面带正电荷的氨基酸残基口袋。羟甲基戊二酸（HMG）的实际结合位点在L和S结构域之间。第一个还原步骤的产物甲羟戊酰辅酶A含有一个带负电荷的氧原子，被还原酶上相邻的Lys691所稳定（图27.14）。CoA部分暂时释放出来的硫醇盐通过据推测质子化的His752保持稳定。HMG-CoA还原酶的活性可通过磷酸化来控制。它与NADP$^+$辅因子结合区域附近的丝氨酸残基能够被磷酸化，使得对NADP（H）的亲和力降低，进而减少细胞中胆固醇的大量合成。

参照已知的天然产物，他汀类药物被开发成含有与3-羟基-3-甲基戊二酰辅酶A类似的羧酸链结构。它们竞争性地抑制还原酶，亲和力比天然底物高1 000倍。美伐他汀27.28、洛伐他汀27.29和后来发展的辛伐他汀27.30（图27.13）都是具有内酯结构的前药，在胃肠道黏膜或肝脏内开环转化成实际起效的活性物质。

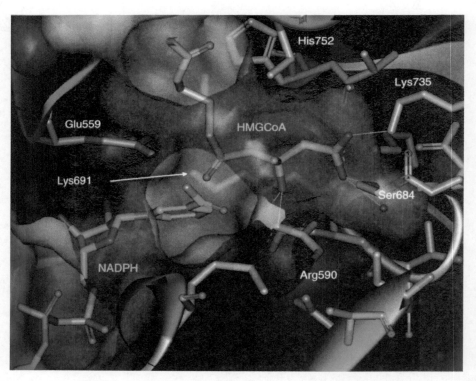

图27.14　HMG-CoA还原酶与NADPH辅因子（绿色）和HMG-CoA（粉红色）结合的晶体结构。辅因子的烟酰胺环位于HMG-CoA的硫酯键的下方。第一步还原过程中氢负离子由此开始转移（图27.12）。

通过比对还原酶结合天然底物HMG-CoA和结合抑制剂辛伐他汀的晶体结构,可以发现,伸展的3,5-二羟基羧酸部分占据了HMG所在的位置(图27.15)。所有他汀药物都具有在二羟基羧酸部分C_5原子处被两个原子键隔开的碳环或杂环体系。该部分结合的区域正是泛酸硫醇侧链所在的区域。在随后全合成他汀药物中,这一部分的结构是高度差异化的,说明这个部分确实对抑制剂的亲和力有贡献,但与表面开放的结合口袋并没有形成特定的相互作用。

与天然底物一样,两个抑制剂以各自类似甲羟戊酸的部分与Lys745、Ser684和Arg590结合。分子其余部分占据天然底物络合物中辅酶A残基所在的区域,这个部分结构在类似于天然产物的辛伐他汀和全合成得到的阿托伐他汀中差异巨大。结构中NADPH口袋没有被占据。

他汀类药物的发展史不得不提到西立伐他汀27.33和阿托伐他汀27.34(图27.13)。两者都是在最近的研究中通过全合成获得的他汀类药物。阿托伐他汀由美国的Warner-Lambert公司开发,于1997上市,其所有权在Pfizer公司收购Warner-Lambert公司后并入Pfizer公司。在那里,它被发展成为一个大获成功的卓越案例。该药物(Sortis® 和 Lipitor®)成为有史以来最畅销的药物。2004年,它占了他汀类药物市场份额的半壁江山。在2006年和2007年分别为Pfizer公司入账140亿美元。而它在德国的销售额较低

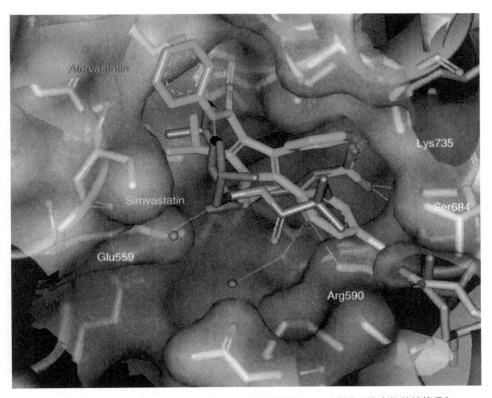

图27.15 HMG-CoA还原酶与辛伐他汀27.30(灰色)和阿托伐他汀27.34(绿色)络合物的结构叠加。

是因为一项医疗改革，他汀类药物需要固定共付。西立伐他汀27.33（Lipobay®）同样是Bayer公司的摇钱树，与阿托伐他汀同年在美国、德国和其他欧洲国家上市。但在1998年底，德国联邦药品和医疗器械机构（BfArM，德国监测药物不良事件的权威机构）报告了西立伐他汀治疗的死亡病例。之后，随着更多的死亡病例在美国和德国被报道，Bayer公司在2001年中将该药物撤回。那么到底发生了什么？研究指出致死的原因是横纹肌溶解症，骨骼肌急性溶解生成有毒的代谢产物，导致肾衰竭的发生。该不良事件在药物过量使用时容易发生，尤其是当西立伐他汀与贝特类药物吉非贝齐27.37联用时。吉非贝齐能将西立伐他汀的血浆水平提高5倍，并且自身就会引发肌病。这两个药物都是通过细胞色素CYP 3A4代谢的，因此死亡原因被认为是对药物降解机制的同时相互抑制，导致西立伐他汀的过量用药（27.6节）。通过内附的传单描述药物的正确使用，患者能了解药物的治疗风险，并且在美国分发该药物的药剂师也得知会有该风险。西立伐他汀被认为是Bayer公司制药业务中增长型产品，在批准上市后的短短时间内，就实现了25亿欧元的销售额。全世界大约有600万人服用了这种药物。它的撤市给Bayer公司带来了严重的后果，公司为此奋斗了好几年。召回事件本身也引起了公众的不满，因为在通知新闻界和股东之前没有提前告知医生和药剂师。这种处理方式当然不是最理想的，它是从纯粹的商业目的出发，很容易导致公众对医药行业信任的丧失。Sortis®和Lipobay®两个药物的故事充分说明了医药行业中成功与失败之间的界限是何等的纤薄！尽管它们的研发都建立在公认的、确定的新药准则之上，但研发新药依然有其他风险因素。

27.4　击中移动靶：醛糖还原酶抑制剂

在26.8节已提到过2型糖尿病病例的急剧增长。1.5亿患者饱受糖代谢紊乱疾病的折磨。预计至2028年，这一数字还将翻一番。糖尿病及其并发症的治疗吞噬了数十亿的巨款，造成经济和医疗保健系统沉重的负担。获得性糖尿病表现为细胞对胰岛素抵抗的增强，如果不及时治疗会导致严重的并发症。它们多为继发性并发症，如动脉粥样硬化的增长（27.3节）使得患梗死和脑卒中的风险增加。长期血糖控制不佳的后果首先会体现在组织内那些无法用胰岛素控制葡萄糖摄取的细胞中，特别是在血管系统、神经、眼部和肾脏的细胞中。使用外源性胰岛素对这些细胞没有直接帮助，因为它们不能降低它们的葡萄糖摄入。早期失明、肾损伤和外周血管疾病都是可能产生的后果，严重情况甚至需要截肢治疗。

除了大幅度改变原有的饮食和生活方式外，使用外源性胰岛素也是干预血糖调节的方法（32.4节）。然而，即使严格执行的胰岛素替代疗法也不能与内源性胰岛素的功效相媲美。反复发作的高血糖症对非胰岛素依赖性细胞的伤害尤其大。尽管接受治疗，糖尿病患者还是必须预计到长期并发症的发生。这些并发症对老年患者生活质量的影响特别大。当然,合适的治疗方法可以减缓长期并发症。

其中的一条途径是通过对多元醇通路进行干预来实现的。D-葡萄糖27.38沿着这条通路先被还原成D-山梨醇27.39,接着再被氧化为D-果糖27.40(图27.16)。第一步反应是由醛糖还原酶催化的,第二步是D-山梨醇脱氢酶催化的。其中醛糖还原酶的催化转化是限速步骤,转化随着NADPH的消耗进行,NADPH被氧化为NADP$^+$。NADH/NAD$^+$也是下一步脱氢酶催化必需的辅因子。长期以来,人们一直在讨论葡萄糖浓度过高会使多元醇通路过载,从而导致细胞内极性反应产物浓度增加。结果就是,细胞的渗透压升高,必须通过多吸收水分来减压。这会带来细胞肿胀并增加细胞膜膜渗应激。多元醇通路过载似乎也会导致细胞的氧化应激更为严重。随着降解通路中葡萄糖流量的增加,需要更多数量的NADPH和NAD来满足降解要求,因此维持这些氧化还原活性物质的平衡非常重要。我们每日摄入400～800 L氧气会产生副产物活性氧,这些物质具有破坏细胞的潜能,身体必须保护自己免受它们的伤害。一旦这些侵略性的氧气衍生物的产出超过了细胞内源性抗氧化系统的解毒能力,氧化应激就会发生。谷胱甘肽是主要的防御系统。在氧化条件下,它被氧化为谷胱甘肽二硫化物,然后由谷胱甘肽还原酶通过消耗NADPH再生。如果只有少量的NADPH可用,谷胱甘肽防御系统的能力会很快耗尽,细胞就会显现出氧化应激的迹象。如今人们知道,这一切都与葡萄糖稳态的失调密切相关。

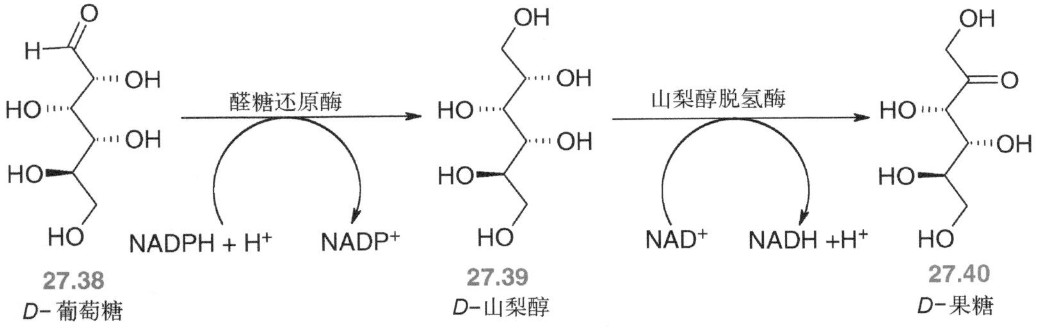

图27.16 D-葡萄糖27.38被醛糖还原酶催化还原成D-山梨醇27.39,再被山梨醇脱氢酶催化氧化为D-果糖27.40的多元醇通路。

对醛糖还原酶的抑制提供了避免多元醇降解通路过载的可能性。遗传多样性已被发现与糖尿病并发症的风险密切相关,它为这种治疗策略的相关性指明了方向。携带醛糖还原酶信息的基因的多样性会导致受影响个体的醛糖还原酶的表达增加或减少。表达增加的等位基因携带者由于对NADPH的消耗也相应增加,它们对糖尿病并发症的易感性增高。与之相反,酶表达减少人群的患病率较低。这清楚地表明降低醛糖还原酶活性是避免因血糖失调引起长期并发症的有效策略。

有趣的是,醛糖还原酶在细胞中还履行着另一个角色:还原范围广泛的醛基底物。这是解毒机制中的重要一环。与醛糖还原酶相关的醛还原酶,具有类似的功能。抑制这两种酶会带来严重的问题，因为从细胞中去除有毒的高活性醛基物质被阻止了。因此，强效醛糖还原酶抑制剂的开发必须非常小心，要尽可能地提高选择性。然而，醛糖还原酶作用的底物非常广泛杂乱，达成这个目标并不容易。醛糖还原酶具有惊人的适应能力，能够处理尺寸差异巨大的底物。它的结合口袋能根据底物以最佳的方式打开，显然没有显著的能量效应。这种对不同大小底物的适应性可以被用来探索抑制其功能的活性物质。因此，我们用不同抑制剂对醛糖还原酶的功能进行抑制研究，如同在一个移动和躲闪的靶子上射击。

　　我们首先要考虑的是醛糖还原酶的结构和作用模式。虽然它也以NADPH为辅助因子，但与绝大多数还原酶不同的是，它与NADPH结合区域的几何形态不是"Rossmann折叠"，而是TIM桶状的。活性位点在这个桶结构的盖子区域，它分为相对刚性的催化口袋，即所谓的阴离子结合口袋和特异适应口袋（图27.17）。氢负离子从NADPH向底物醛基转移的还原过程就发生在这个位置，生成的产物是醇。研究人员发现了一系列可以模拟该还原步骤几何形态的顶端基团。许多先导化合物都含有由乙酸衍生而来的羧酸结构（图27.18）。但是，这些化合物的pK_a值对它们的生物利用度不是很有利。因此，我们需

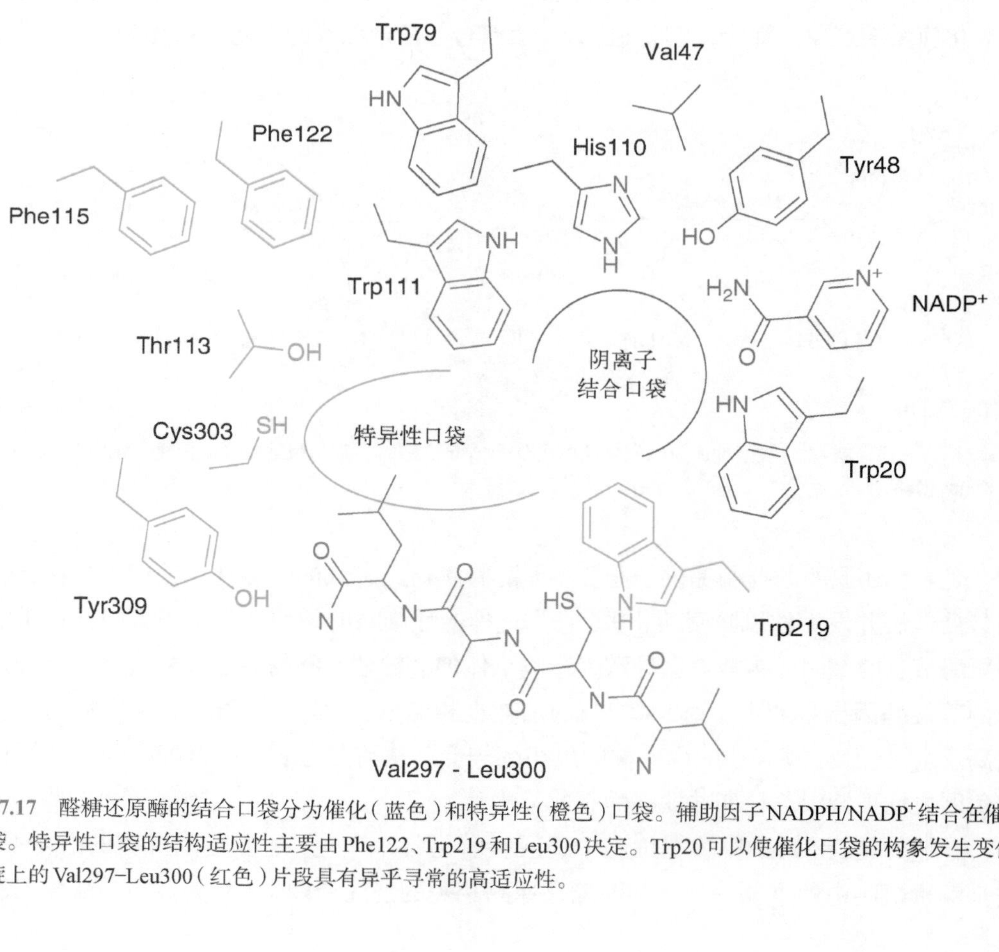

图27.17　醛糖还原酶的结合口袋分为催化（蓝色）和特异性（橙色）口袋。辅助因子NADPH/NADP⁺结合在催化口袋。特异性口袋的结构适应性主要由Phe122、Trp219和Leu300决定。Trp20可以使催化口袋的构象发生变化。螺旋上的Val297–Leu300（红色）片段具有异乎寻常的高适应性。

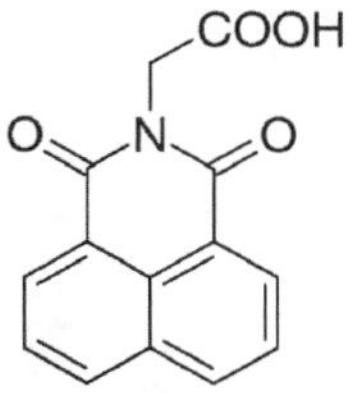

27.41 阿司他丁 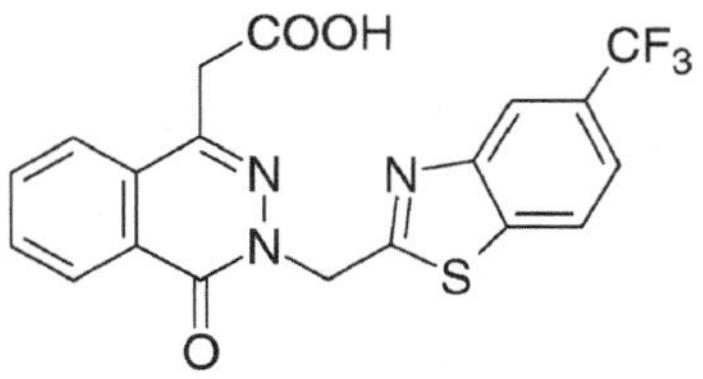　**27.42** 唑泊司他 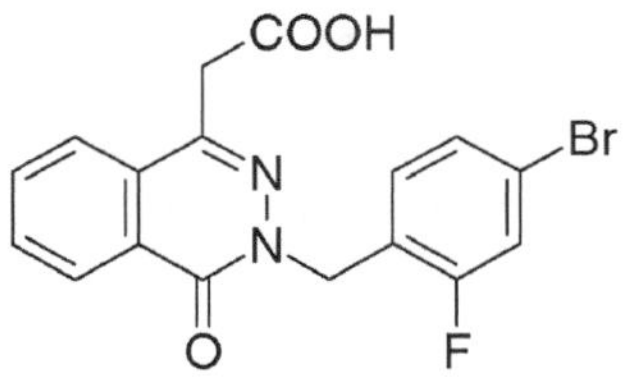　**27.43** 泊那司他

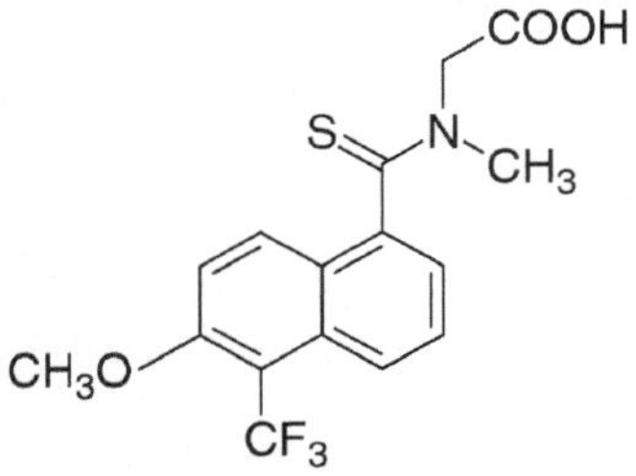

27.44 托瑞司他 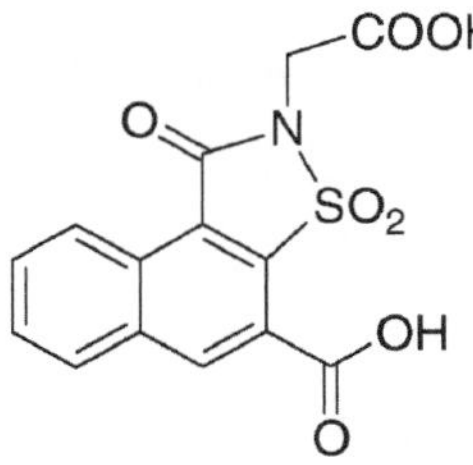　**27.45** 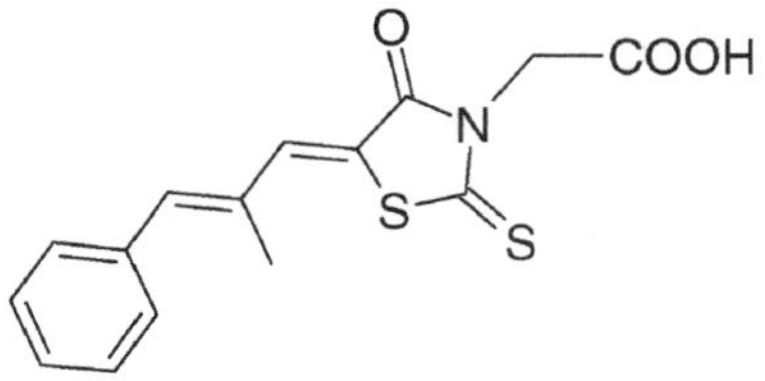　**27.46** 依帕司他

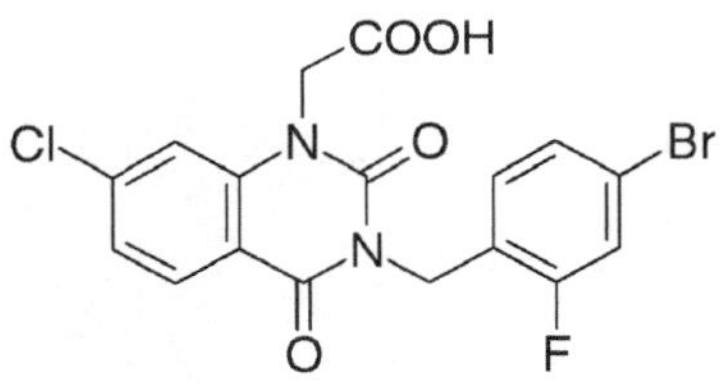

27.47 折那司他 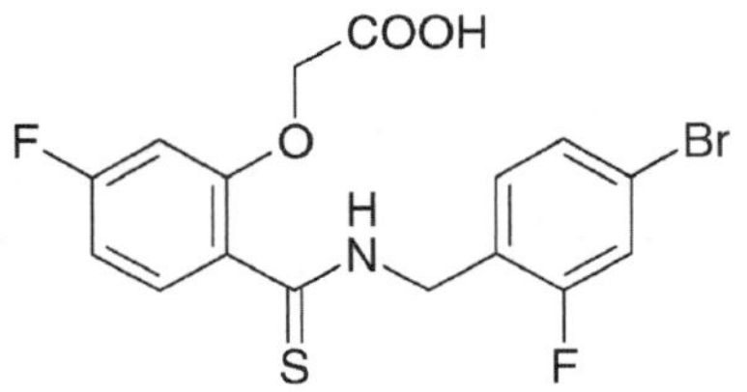　**27.48** IDD594

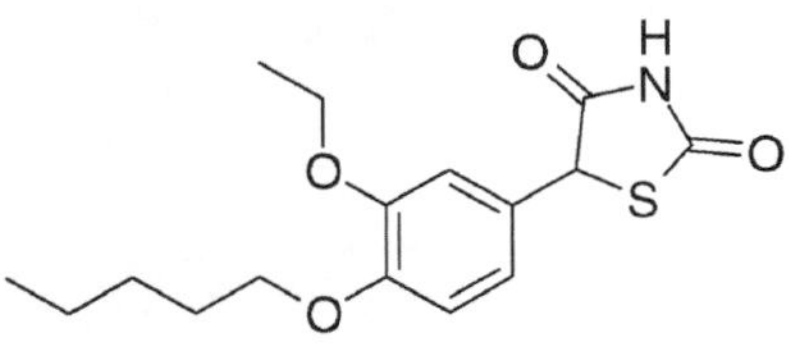

27.49 利沙司他 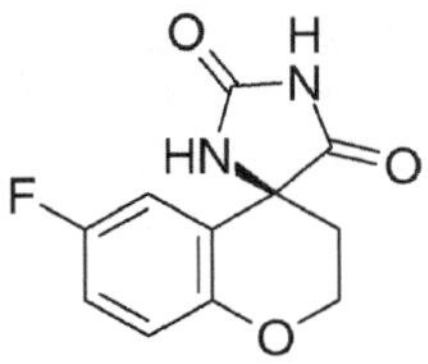　**27.50** 索比尼尔 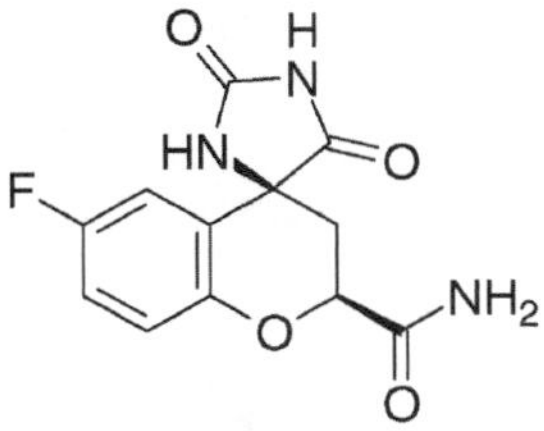　**27.51** 非达司他

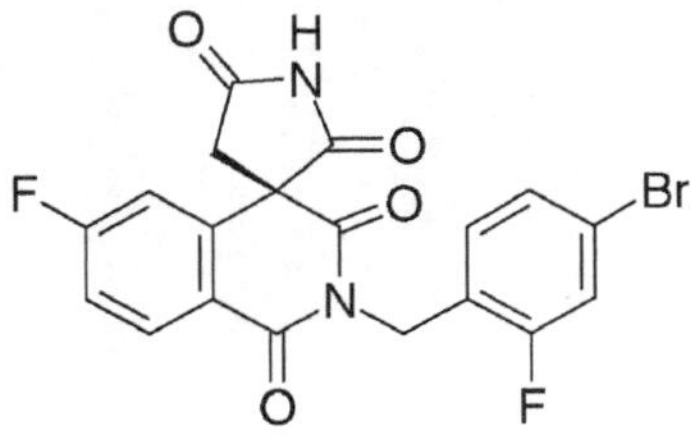

27.52 米那司他 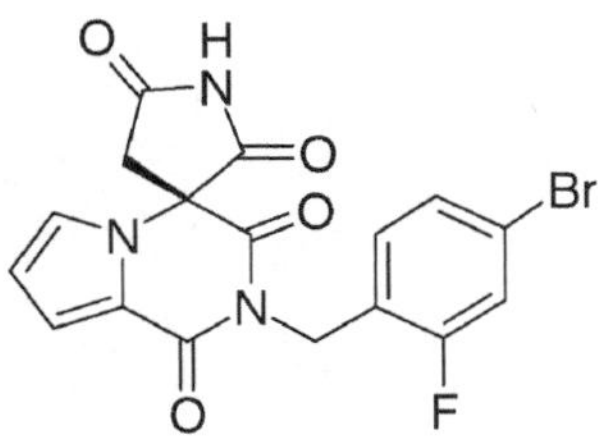　**27.53** 雷尼司他 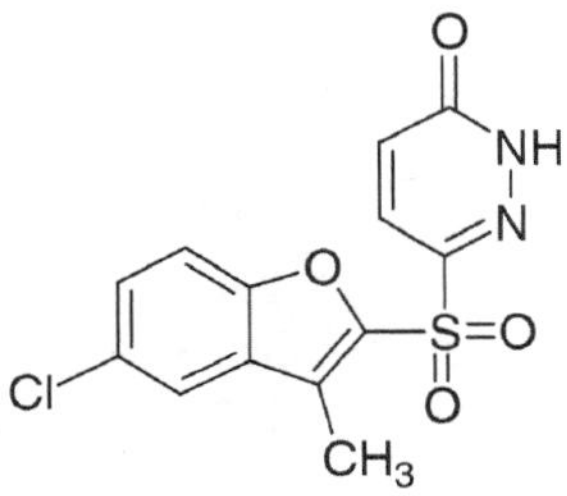　**27.54**

图27.18　合成的醛糖还原酶抑制剂27.41～27.54，依帕司他27.46是唯一的上市药物。

要寻求不仅具有阴离子性质而且 pK_a 特性有利于转运和分配的其他基团（19.4节）。海因被发现是一类非常适合的基团。其他的衍化如图27.18所示。

醛糖还原酶的另一个有趣的特性在于它是如何适应如此多尺寸各异的底物。4个不同的蛋白质-抑制剂复合物晶体结构如图27.19所示（图27.18，化合物27.50、27.44、27.48和27.45）；它们每一个结合的蛋白质构象都不同。研究人员认为醛糖还原酶存在许多蛋白质构象异构体，这些异构体在动态平衡中彼此共存，诱导其特异性口袋不同子口袋的打开和关闭。底物分子或者抑制剂在平衡中与这些构象异构体之一结合，并在复合物形成后稳定下来。只有这样才能实现能量消耗的守恒，在不损失结合亲和力的情况下，获得酶的不同构象并对它进行阻断。对此我们可以进行分子动力学模拟。

通过分子动力学模拟我们可以获得酶可能的几何形态，了解它的构象多样性。在15.8节已经以醛糖还原酶为例描述了如何进行这样的研究。研究显示，仅仅几个氨基酸的侧链在很大程度上决定了酶的构象适应性，它诱导了结合口袋整个区域的打开和关闭。索比尼尔27.50（图27.18）的结合几何形态如图27.20所示。抑制剂位于辅因子的

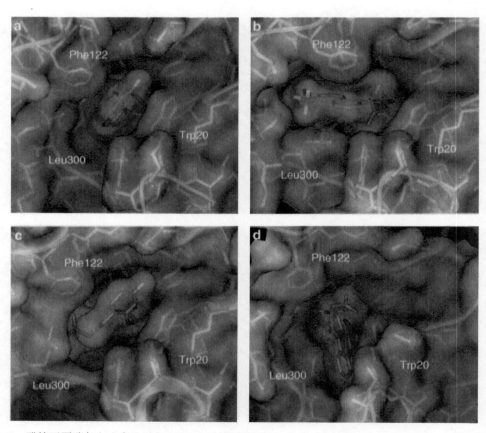

图27.19　醛糖还原酶与（a）索比尼尔27.50、（b）托瑞司他27.44、（c）IDD594 27.48和（d）27.45的晶体结构（图27.18）。所有抑制剂与蛋白质不同的构象异构体结合。其中，残基Trp20、Phe122和Leu300发生显著的空间重排，进而改变酶子口袋的开放结构。

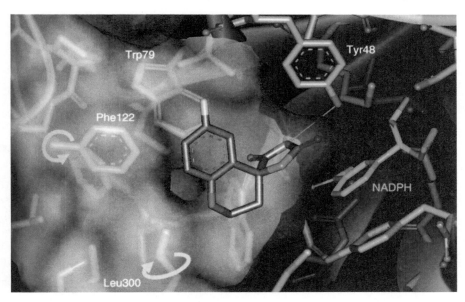

图27.20　晶体结构中索比尼尔27.50与醛糖还原酶结合的几何形态。抑制剂的海因基团在辅因子的烟酰胺环上方与Tyr48、Trp79和His110结合。在结合期间，特异性口袋保持关闭。扭转侧链Phe122和Leu300可以重新打开这个口袋。

烟酰胺环上方，它的海因基团阻断了酶的催化位点。有意思的是，它同时也使特异性口袋关闭了。Phe122和Leu300像旋转门的门叶似地朝向彼此，遮蔽了身后特异性口袋的部分区域。

　　醛糖还原酶抑制剂的发展已经历经多年，许多候选药物已成功进入临床试验（图27.18）。但不幸的是，其中大部分止于此阶段，原因通常是药物的副作用或疗效不佳。1992年，日本小野制药将依帕司他（Kinedak®）27.46推入市场，用于糖尿病性神经病的治疗。其他的衍生物如非达司他27.51、雷尼司他27.53、泊那司他27.43、唑泊司他27.42或折那司他27.47也都进入Ⅱ期临床试验。它们中有的在这个阶段已被放弃发展，有的试验还没有完成。

　　令人惊讶的是，尽管该治疗原理明确，科研人员也进行了深入的研究，我们却只收获了中等的治疗效果。醛糖还原酶还拥有另一项记录：在结构和理化性质方面被阐述得最清楚的蛋白质醛糖还原酶与抑制剂IDD594（27.48）的分辨率为0.66 Å的晶体结构几乎显示了每个水分子和氢原子（图13.9），并且还获得了解析度良好的中子结构。几乎没有其他酶被如此多的量子力学计算和分子动力学模拟表征过。通过热力学和突变研究，我们还能一瞥蛋白质适应性行为的能量学。然而所有这些对其性质的广泛了解，仍然还不足以帮助我们找到可靠并能广泛应用的疗法，通过合适的抑制剂来治疗晚发性糖尿病并发症。

27.5 11β-羟基类固醇脱氢酶

11β-羟基类固醇脱氢酶（11β-HSD）的各亚型共同负责将具有生物活性的糖皮质激素皮质醇27.56转化为没有生物活性的11-酮形式的可的松27.55（图27.21）。11β-HSD共有二种同工酶11β-HSD1和11β-HSD2，它们属于短链脱氢酶/还原酶超家族。两者间的序列一致性仅有15%，而且化学功能正好相反。11β-HSD1分布广泛，在肝脏和脂肪组织中的表达比较高。它作为还原酶，能通过消耗NADPH，将没有活性的可的松成转化为有活性的皮质醇，后者可与糖皮质激素受体结合并激活该受体（28.5节）。另外，作为脱氢酶的11β-HSD2可通过消耗NAD$^+$将皮质醇重新氧化回可的松，以保护盐皮质激素受体不被活性激素过度的活化。这在结肠和肾脏中尤其重要。除醛固酮之外，这种皮质醇造成受体的过度活化，也会导致肾脏对钠离子和氯离子的再吸收增加，后果就是水潴留和血压升高。先天性基因缺陷导致的11β-HSD2突变可引发遗传性高血压，原因就是突变酶的工作效率变低而使得皮质醇过量。受体因过载，致使血压升高。令人感兴趣的是，甘草的一个组分甘草素27.59（图27.22），是一种有效的11β-HSD2抑制剂。过度摄入这种欧亚甘草根部做的糖果，在最坏的情况下，会暂时导致与先天基因缺陷一样的症状。

短链脱氢酶/还原酶采用的是Rossmann折叠模式。这个家族几乎所有的成员都存在一个关键的Tyr-Lys-Ser三联体，它催化的还原反应过程如图27.23所示。一个氢负离子从NADPH的烟酰胺环转移到待还原的羰基。羰基被形成的氢键网络所极化，有利于氢负离子的亲核攻击。酪氨酸残基的羟基是其中一个质子供体。此外，邻近赖氨酸的氨基固定住了NADPH核糖部分的OH基团，通过降低酪氨酸残基的pK_a值促进了质子转移（图27.23和图27.24）。11β-HSD的不同亚型分别适用于氧化步骤（脱氢酶）和还原步骤（还原酶），但它们的催化机制非常相似。

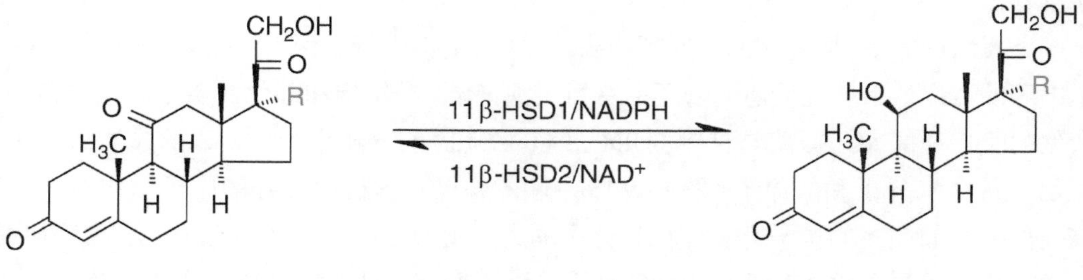

11β-HSD1/NADPH

11β-HSD2/NAD$^+$

27.55 可的松 R = OH

27.57 11- 脱氢皮质酮 R = H

27.56 皮质醇，R = OH

27.58 皮质酮，R = H

图27.21　11β-羟基类固醇脱氢酶共有两个亚型HSD1和HSD2，可将没有活性的可的松27.55转化为有活性的皮质醇27.56，反之亦然。啮齿类动物中，11-脱氢皮质酮27.57与皮质酮27.58之间的转化由同一对酶完成。

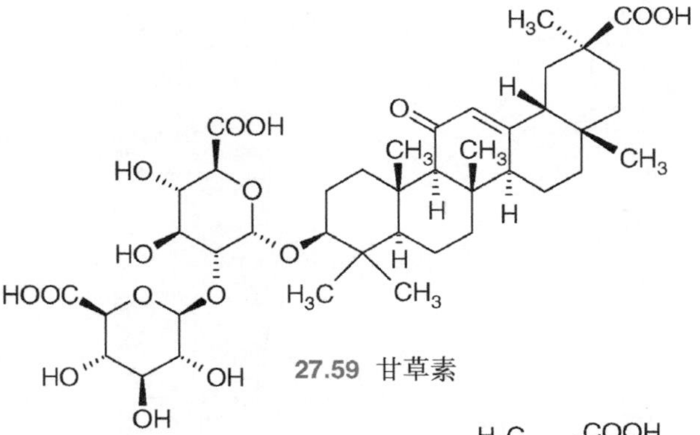

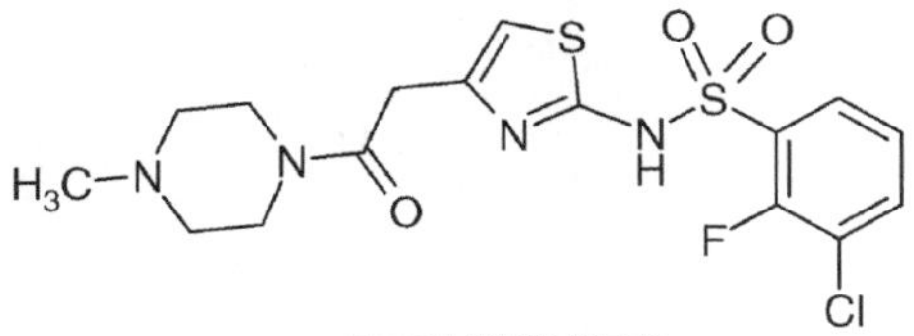

27.61 BVT-2733

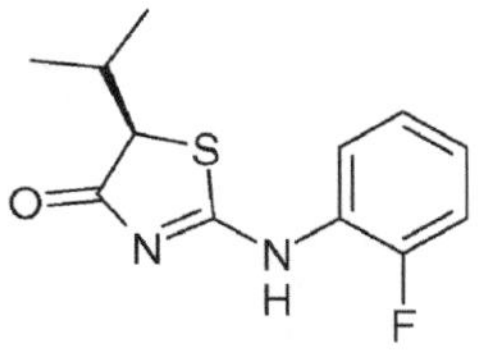

27.62

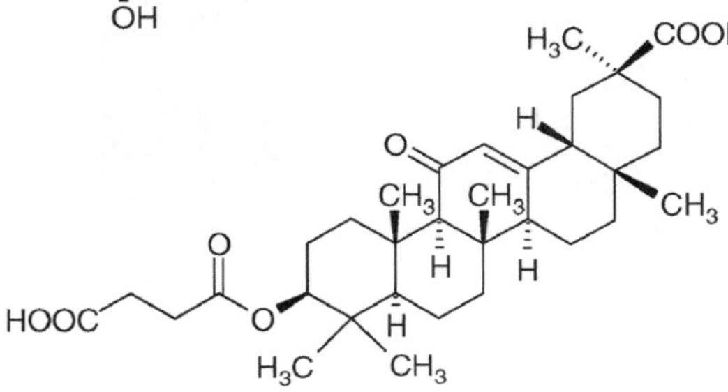

27.59 甘草素

27.60 甘珀酸

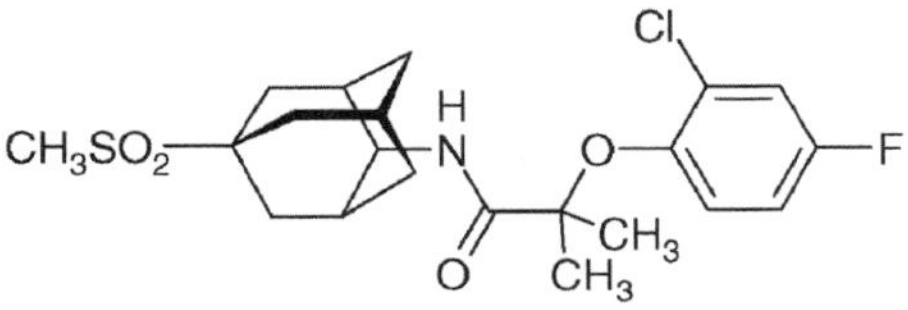

27.63

图27.22 甘草的组分甘草素27.59，是11β–HSD两个亚型的强效抑制剂。它的衍生物，甘珀酸27.60也能抑制这两个亚型。芳基磺酰氨噻唑BVT-2733 27.61是开发的11β–HSD1抑制剂。它的类似物27.62的晶体结构如图27.25所示。Abbott公司开发了中心具有酰胺键的金刚烷基砜27.63。

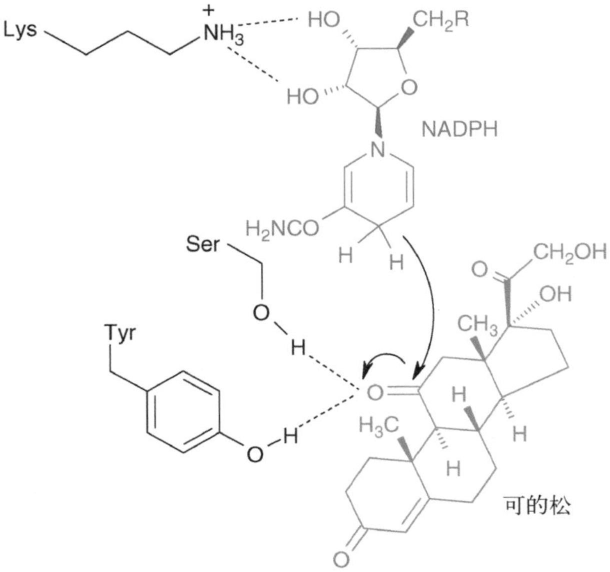

图27.23 11β–HSD1以NADPH为辅助因子将可的松还原成皮质醇。底物的羰基与相邻的Ser和Tyr残基形成氢键，促进氢负离子的亲核攻击。此外，邻近赖氨酸残基的正电荷极化底物的羰基（图27.25），降低作为质子供体的酪氨酸的pK_a值。

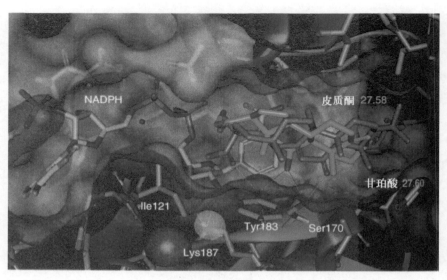

图27.24　甘珀酸27.60（灰色）与人11β–HSD1结合的晶体结构。抑制剂与天然底物皮质醇竞争性地与酶结合。图中绿色结构展示了提取自与小鼠酶共晶结构的皮质酮27.58结合几何形态，重叠于此显示了天然底物与人11β–HSD1的结合形态。

内分泌学家很早就注意到，发病率相对较低的库欣综合征与代谢综合征之间具有表型相似性。库欣综合征通常发生在工业化国家，症状主要是由于皮质醇分泌过多而导致的"满月脸"和肾上腺性肥胖（中心性脂肪分布）。我们在本章前两节和26.8节已经讨论过，工业化国家中增长惊人的肥胖症及同时增长的2型糖尿病。值得一提的是，肥胖者脂肪组织中的皮质醇与瘦者相比，水平明显升高。

易胖人群脂肪组织中的11β–HSD1活性有明显增强的趋势。在遗传基因改变而没有11β–HSD1活性的小鼠中能观察到营养性肥胖的抵抗，它们表现出较好的脂质和脂蛋白水平，肝脏的胰岛素敏感性增加。另外，11β–HSD1过表达的转基因小鼠的脂肪组织胰岛素抵抗性增加。这些结果表明降低11β–HSD1的活性可能是一种很有前途的治疗代谢综合征的策略。由于高11β–HSD1水平只在特定组织，如脂肪组织里，因此这一治疗策略特别有吸引力。此外，非选择性的11β–HSD抑制剂甘珀酸27.60（图27.22）能够增加健康志愿者及糖尿病患者肝脏的胰岛素敏感性，并且不会导致外周葡萄糖代谢增加的副作用。

因此，众多制药公司开始发展选择性11β–HSD1抑制剂。芳基磺酰胺噻唑是开发的第一类化合物，BVT–2733 27.61（图27.22）是其中很有潜力的一个候选药物。这类抑制剂具有的氨基噻唑结构，能够模拟天然类固醇11β-酮官能团的几何形态，与催化三联体的丝氨酸和酪氨酸残基结合。这一类代表性化合物27.62的共晶结构如图27.25所示。也有其他类的抑制剂使用酰胺替代天然底物酮官能团或使用脲或杂环模拟该酮官能团。Abbott公司开发出金刚烷基砜（如27.63）和磺胺类抑制剂，用以模拟疏水性的类固醇骨架。疏水的金刚烷部分取代了类固醇骨架的C环和D环（图27.25），末端的砜基起到取代基17–COCH₂OH的作用，27.63中心酰胺基的羰基与催化三联体的Ser190和Tyr183相

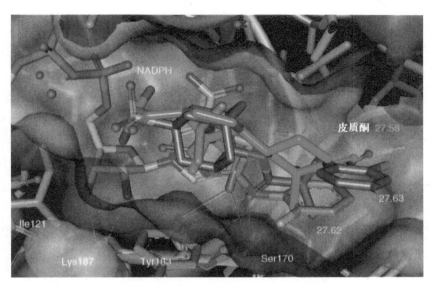

图27.25　小鼠11β-HSD酶晶体结构中抑制剂27.62（米色）、27.63（灰色）及皮质酮27.58（绿色）的结合几何形态叠图。尽管分子支架完全不同，这些抑制剂都占据了绝大部分原类固醇所处的位置。它们的酰胺（27.63）或类酰胺（27.62）基团与催化三联体的Ser170和Tyr183结合。Lys187固定核糖片段于恰当位置，极化相邻Tyr183的氧官能团。

结合。同样，还有很多不同骨架结构的分子通过模仿类固醇的几何形态和性质，成功堵塞结合口袋，进而阻止催化进程。

27.6　细胞色素P-450酶家族

　　细胞色素P-450酶家族在药物代谢中起着重要作用。药物分布、运输和降解的基本原理已经在9.2节探讨过。这里将介绍这些单加氧酶的架构和作用方式，尤其是与低分子量活性底物的相互作用。细胞色素P-450（CYP）是血红素蛋白质的超家族，与单加氧酶一样，通常是通过将氧引入底物实现氧化来完成生化转化。它们的中心有一个含铁原卟啉体系作为酶辅基。铁的顶点位，即第五配位点和半胱氨酸残基配位。氧与第六协调位过渡性结合，并从那里引入底物。细胞色素这个名字来自该复合物被一氧化碳阻断时在450 nm波长观察到一个典型的吸收带。这些蛋白质约由500个氨基酸构成。到目前为止，自然界中已有超过6 000种CYP酶基因被记述。人类已经被表征出17个CYP酶家族，并进一步被细分成57个同工酶。CYP酶用数字和字母的组合来命名，第一个数字表示蛋白质的家族，字母表示亚家族，第二个数字描述亚型。这些酶主要分布在人体的肝、肺和胃肠道。这为它们的功能提供了线索：首要任务是介入外源性物质的代谢。一些CYP酶对内源性底物进行重要转化，比如CYP 2R1代谢维生素D、CYP19A1（芳香酶）代谢类固醇、CYP 2J2和CYP 5A1（血栓烷合成酶）代谢类花生酸。外源性化合物在称为 I

相代谢反应中转化为水溶性更好，因而更易于排出的物质。通常这些转化用于对化合物进行解毒，但在少数情况下也可能发生底物的毒素化（9.1节）。由CYP催化的几个典型反应列于图27.26。

P-450酶的催化循环依赖于NADPH。最初，血红素中心铁离子处于+3氧化态。底物扩散到几乎完全与外部屏蔽的反应腔中（图27.27）。螺旋序列片段允许进入催化部位并且充当该部位的盖子。NADPH还原酶将第一个电子传递到细胞色素并还原铁原子。然后分子氧配位到铁。下一步，NADPH还原酶传递第二个电子。然后吸收质子，变成$Fe^{2+} \cdot OOH$形态。该活化形态对底物的C—H键均裂并实现氧化，同时释放水分子。立体选择性地将OH基团从铁转移到被氧化的碳上。铁回到原来的+3状态，氧化后的底物离开结合口袋。这一反应的细节至今尚未完全清楚。然而，研究发现P-450酶能够适应它们的底物，有时甚至能达到极端的程度。相比于其他酶只能结合单个分子，CYP酶有时甚至可以将两种不同的分子吸收到结合口袋中。如同我们看到的，这对药物代谢有显著的影响。大多数CYP酶在肝脏中。在哺乳动物中，它们通过锚固嵌入内质网膜中。CYP酶在不同家族的分布如图27.28所示。如果考虑到它们在药物代谢中的作用，CYP 3A4、CYP 2D6和CYP 2C9占据了这项任务的最大份额（表27.3）。尤其是CYP 3A4表现出显著地结构适应性。其结合口袋从未结合状态下的900 Å^3扩大至结合红霉素状态下的2 000 Å^3（图27.27）。而且，红霉素必须在结合口袋中完全重排，因为在实验确定的晶体结构中，被氧化的基团离血红素中心仍然有17 Å那么远。

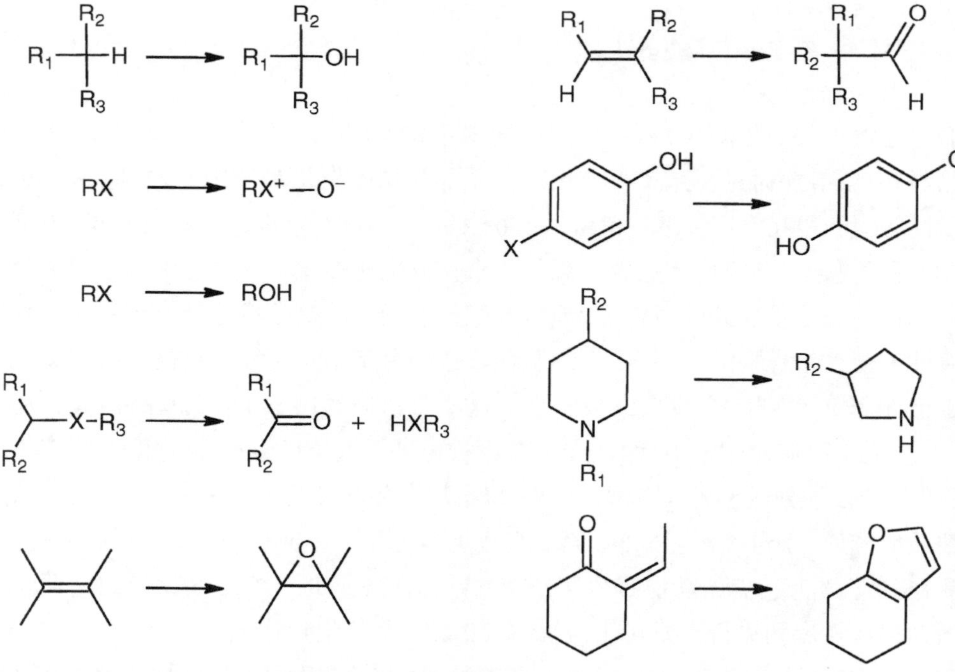

图27.26　由细胞色素P-450酶催化的典型氧化反应的实例。X表示杂原子如氮或硫。

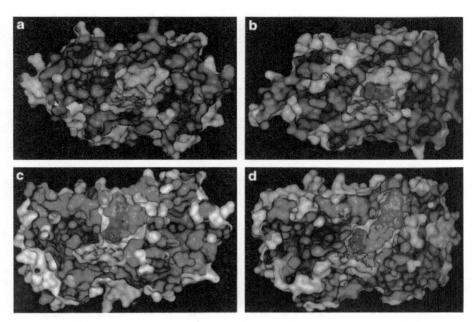

图27.27 人CYP 3A4的晶体结构。(a)未复合状态,(b)结合美替拉酮27.8,(c)结合环丙沙星32.29,(d)氟康唑27.6。蛋白质显示为外层白色内层红色。配体显示为外层绿色,内层蓝色。在酮康唑实例中,两个配体结合到蛋白质中(第二个分子显示为外层紫色和内层青色)。CYP 3A4的结合口袋,有时几乎完全与外部封闭,见(a)和(b),可以证明其极度的自动适配能力。正是由于这个原因,酶可以结合完全不同大小和形状的底物。

　　P-450酶可以被不同的化合物阻断。含有杂芳环如咪唑或三唑的化合物有抑制它们的倾向。氟康唑27.6和酮康唑27.7代表有效的CYP 3A4抑制剂(图27.6)。其他实例如黄酮类,含于葡萄柚汁中的柚皮素27.9。它们被CYP代谢为活性抑制剂,并最终不可逆地结合到不同的CYP,尤其是CYP 3A4。其他对CYP有抑制的物质如表27.3所示。当同时服用CYP抑制剂与由该酶代谢的药物时,必须考虑这些抑制性质。由于代谢能力受限,共同给药的药物血浆浓度会增加,将导致在体内剂量分数方面的严重后果(27.3节,

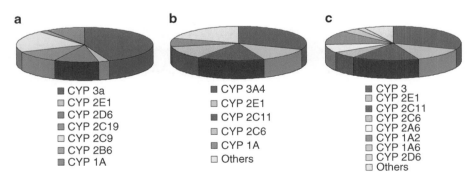

图27.28 参与药物代谢的CYP P-450酶的百分比及其相对分布。(a)2002年的一项研究数据汇总了参与200种畅销药物代谢的不同CYP酶相关分布。(b)小肠中不同CYP酶的比例。(c)CYP酶在人类不同P-450家族中的相关分布。

西立伐他汀 27.33）。另外，可以利用这样一个因素来减少昂贵药物如环孢素的给药（10.1节）。同时服用酮康唑 27.7 允许降低该免疫抑制剂的剂量，因为环孢素被 CYP 3A4 代谢。

表 27.3　药物作为 CYP3A4、CYP1A2、CYP2D6 底物、抑制剂或诱导剂的实例

	底物	抑制剂	诱导剂
CYP3A4	阿米替林	酮康唑	巴比妥酸盐
	克拉霉素	甲腈咪胍	卡马西平
	环孢素	环丙沙星	糖皮质激素
	地塞米松	红霉素	苯巴比妥米那
	卡马西平	氟康唑	利福平
	特非那定	利托那韦	圣约翰麦芽汁
	炔雌醇	西柚汁	
CYP1A2	咖啡因	西咪替丁	胰岛素
	阿米替林	环丙沙星	奥美拉唑
	对乙酰氨基酚	西柚汁	芳香烃
	茶碱	吸烟	
	维拉帕米		
CYP2D6	阿米替林	西咪替丁	地塞米松
	卡托普利	氟哌啶醇	
	氯丙嗪	克霉唑	
	可待因	奎尼丁	
	丙咪嗪	利托那韦	
	美托洛尔		
	普罗帕酮		
	异唑胍		

　　生物体必须对接触到的外源性物质作出灵活反应并使其降解机制具有适应性。因此，CYP 酶也可以被诱导，换而言之，身体可以根据需要对于特定的亚型进行上调。这种诱导可能具有多重机制。一种方法是刺激属于核受体组的转录因子 PXR。在 28.7 节有案例介绍。例如，St. John 的麦芽汁中一个成分，贯叶金丝桃素诱导增加 CYP3A 蛋白的表达。结果，由该蛋白质家族降解的药物代谢被增强。这可能导致药物浓度降低至起效剂量以下。接下来患者可能会遇到危险，尤其是当 St. John 的麦芽汁被停用时。不同 CYP 亚型诱导剂的其他实例列于表 27.3 中。除通过醇脱氢酶代谢外，酒精也被 CYP 2E1 降解。这种酶的水平随着过量饮酒而提高，同时提高酒精代谢水平，对于长期酗酒者情况尤甚。这解释了长期大量饮酒者有更好的"持续饮酒"能力和耐受性。然而，如果这些饮酒者希望在第二天早上用扑热息痛（对乙酰氨基酚）治疗宿醉，可能会发生问题。对乙酰氨基酚 27.64 被 CYP 2E1 部分代谢，并且通过该酶形成毒性中间体（图 27.29）。如果中间体以低

浓度存在, 体内的谷胱甘肽可对其转化并进行解毒。如果对乙酰氨基酚通过该途径大量代谢, 则谷胱甘肽的可用量不足, 可能发生毒性症状。大量饮酒者面临这一巨大威胁, 该人群CYP 2E1浓度通过连续诱导而永久性升高, 而对乙酰氨基酚将主要通过该途径代谢。

  细胞色素的诱导上调或抑制饱和导致的药物药物相互作用在药物代谢中表现出严重的潜在危害。因此, 需要在药物设计中努力评估开发候选药物的代谢特征。需要预判化合物在什么位置被代谢及是否有细胞色素抑制, 特别是最重要的酶。虽然人们积极探求人类基本CYP酶的晶体结构测定, 然而获得的信息相当令人失望。这些蛋白质具有极端适应性的特性, 几乎不可能预测到合理的结合模式来预估抑制数据。即便知道许多晶体结构, 预测分子骨架的哪些部分优先被代谢及产生哪种代谢物却并未变得容易。目前, 每个开发候选药物针对这些蛋白质的常规结构测定仍然是空想。此外, 已经表明这些蛋白质可以和一个或两个不同配体形成二元甚至是三元复合物。只有时间才能告诉我们这一领域的方法论将如何发展。然而, 根据目前的现有技术, 我们仍能使用QSAR模型和3D对照来预估代谢性质(第17章"药效团和分子比对"和第18章"定量构效关系")。意大利佩鲁贾大学Gabriele Criciani建立的Meta Site项目试图通过配体表面和结合口袋中可能的互补相互作用来找到最适合的模式。为此考虑了多重配体构象。接下来, 开发出关于代谢细胞色素结合口袋中可能的结合模式的概念, 预估了配体中不同位点上铁原子的氧化攻击的空间可及性。此外, 该技术通过规则系统来判断有机分子的反应性, 类似于引入并构建哈米特方程(18.2节)。这两个概念都将分子中独特中心分级并评估代谢转化的可能性。该组合预估药物的代谢性能出人意料的好。

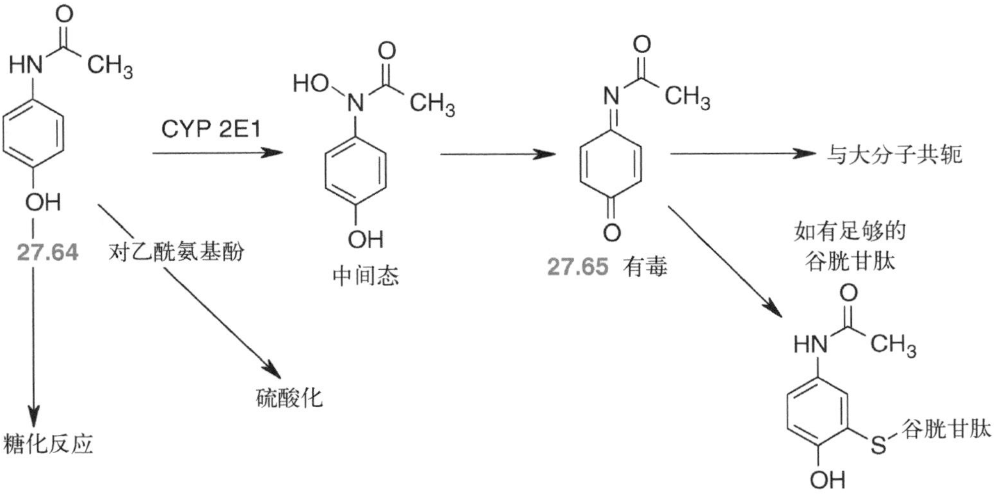

图27.29　除醇脱氢酶外, 乙醇被CYP 2E1代谢。这种酶由于在长期酗酒者体中被诱导而过表达。镇痛剂对乙酰氨基酚27.64部分由CYP 2E1代谢。化合物27.65在该过程中形成毒性中间体。低浓度时, 谷胱甘肽可以解毒。然而, 如果由于CYP 2E1上调, 在该途径中的对乙酰氨基酚水平升高, 则谷胱甘肽的供应将不足, 可能发生中毒。

27.7　是什么决定缓慢型和快速型代谢者?

　　药物代谢的标准化预测实际上是不可能的,因为我们有个体差异。细胞色素P-450酶的配备因人而异。一方面,它与我们体内不同的酶浓度相关,另一方面,多态性(12.10节)导致不同个体之间代谢行为的不同。我们对CYP 2D6、CYP 2C9和CYP 2C19酶进行了深入的研究。例如,1%~3%的高加索人体中不存在CYP 2C9。这些人难以代谢S-华法林,并且某些前药(如可待因、曲马多和氯沙坦)无法被激活。CYP 1A2多态性差异导致不同个体对咖啡因反应不同。CYP 3A4的多种形态已经被表征出来。遗传变异性与作用模式之间相关性的最佳研究实例来自抗高血压药物异哇胍27.66降解为4-羟基异哇胍27.67(图27.30)。该药物被CYP 2D6代谢。高加索人可以根据他们代谢这种药物的能力分为缓慢型、广泛型和超快型代谢者。在瑞典进行的一项研究确定了分布情况,如图27.30所示。这一结果影响了这种药物的处方。如果对所有患者施用标准剂量,则广泛型代谢者将被正确地给药。缓慢型代谢者的血浆水平太高,可能导致不良副作用。另一方面,药物浓度几乎不可能达到适用于超快型代谢者治疗的血浆水平;期望的药效将不存在。在这一点上,如果患者有直接可读的基因芯片,指示该患者属于哪个组,将为医生或药剂师提供理想的选择。如果有替代的由不同CYP代谢的抗高血压药物,那么患者可以改用这类药物并从中受益。市面上已经有可以记录患者CYP遗传概况的芯片。然而必须说明,关于特定酶的基因编码信息不足以将个体分配给代谢组。基因型对于代谢效率不重要,换而言之,个体蛋白质的基因编码只能作为补充参考,最终还是

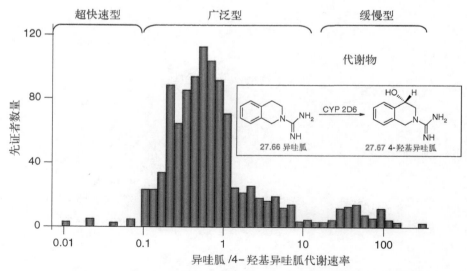

图27.30　从降压药异哇胍27.66代谢为4-羟基异哇胍27.67研究获得的遗传变异性与代谢之间的相关性。高加索人以CYP 2D6代谢该药物,分为缓慢型、广泛型和超快速型代谢。如果规定了标准剂量的药物,广泛型代谢者反应良好。另外,相同的剂量会导致缓慢型代谢者血浆水平过高,可能导致副作用。超快型代谢者几乎不能达到足够治疗的血浆水平,达不到预期的疗效。

要看蛋白质的实际表达量。编码决定表象，即表型。此外，表型可以根据人的生活方式和健康状况而变化。人们需要考虑前面提及的重度饮酒者中CYP 2E1的诱导。如果药物的治疗窗口非常狭窄，那么该患者遗传概况变得很重要。这意味着起效剂量与有毒剂量之间的差异（19.7节）。

还应该指出，细胞色素补体的遗传差异不是导致多变代谢行为的唯一因素。转移酶（第26章"转移酶抑制剂"）的转移（如乙酰基、糖基团或甲基）也起重要作用。这些酶也在一般人群中有差异化地表达，如乙酰化酶被分为快速型和慢速型乙酰化酶。必须更加注意代谢和遗传和表型变化性。在临床试验中，先证者群体代谢特征如何分布也必须更好地进行调查。只有这样，才能在药物广泛应用于治疗之前，获得关于药物治疗范围的可靠数据。

27.8 阻断神经递质降解：单胺氧化酶抑制剂

单胺氧化酶是其活性位点中以FAD分子作为辅助因子的氧化还原酶实例。已经表征了两种同工酶MAO-A和MAO-B。两种形式之间有70%序列一致。这些酶被嵌入线粒体膜中。它们在1928年首次被描述为酪胺氧化酶。除了色胺类如血清素27.68优先通过MAO-A转化，两种亚型都可以代谢多巴胺29.69、肾上腺素27.70和酪胺27.71（图27.31）。它们的功能是通过氧化脱氨作用降解突触间隙中的神经递质。神经递质释放到突触间隙中并结合突触后的G蛋白偶联受体（22.5节，图22.7）。神经递质通过转运体从突触间隙中移除并在混入突触前细胞中从而终止刺激。在那里，它们被再次存储于囊泡，或者通过单胺氧化酶完成化学降解。抑制MAO-A或MAO-B减弱神经递质的氧化脱氨作用。因此，它们仍然可用于长时间神经传动。这种治疗原理可以在诸如脑代谢或神经传递失衡的疾病中被利用。如抑郁症、阿尔茨海默病或帕金森病。

抑制MAO-A会提高血清素的水平。抑制这种亚型的药物用于治疗严重的抑郁症。阻断MAO-B增加多巴胺水平，这是治疗痴呆和帕金森病的一条途径。催化反应产生H_2O_2、醛和游离氨作为产物。过氧化物可以在代谢过程中作为羟基自由基的来源发挥重要作用，根据其数量，可以具有保护性或破坏性作用。其他降解产物也具有生物学作用。然而，如果它们的浓度太高，则存在细胞毒性作用的危险。

第一个MAO抑制剂是偶然发现的。异烟肼27.72在1912年由Hans Meyer和Josef Mally在布拉格大学合成（图27.31）。其抗生素效果在第二次世界大战中得到认同。即使在今天，它仍然是结核病治疗的一个成员。酰肼取代的衍生物异烟酰异丙肼27.73在Roche开发完成，并以Marsilid®为商品名推入市场。不久之后，在结核病患者中发现了一种情绪增强副作用。在此发现基础上，确立了其应用于抑郁症患者。由于那时可以用于治疗这些患者的唯一方法是电惊厥治疗，所以该药很快就荣获"年度最杰出药物"称号。

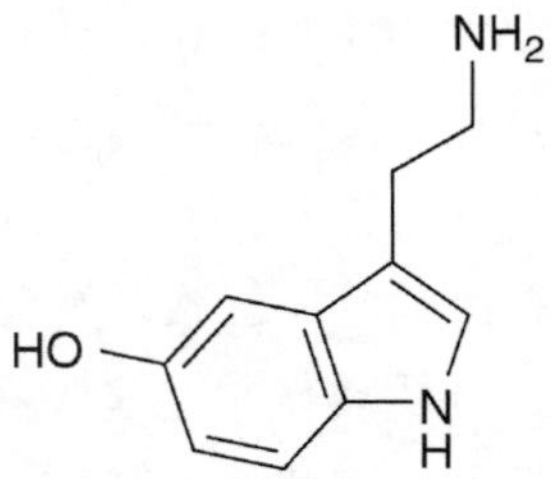

27.68 血清素 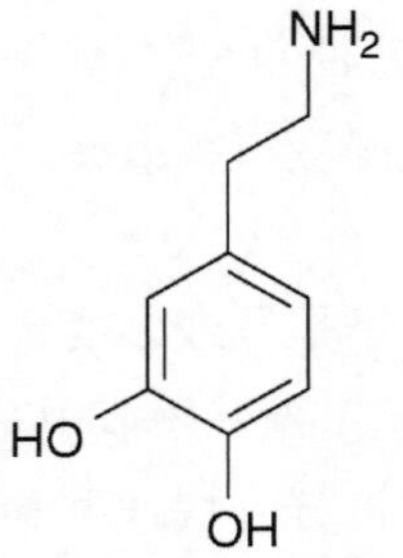   27.69 多巴胺 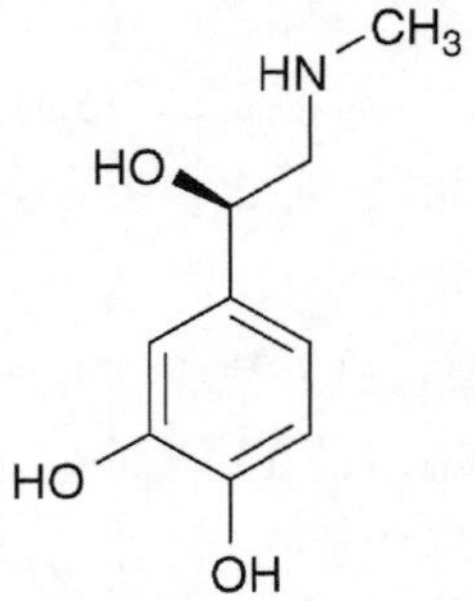   27.70 肾上腺素 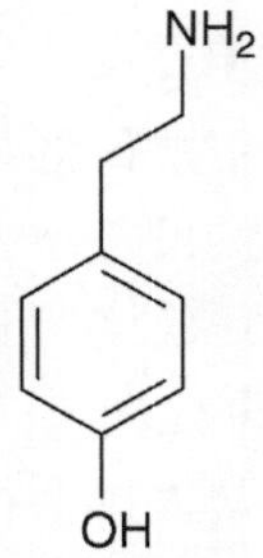   27.71 酪胺

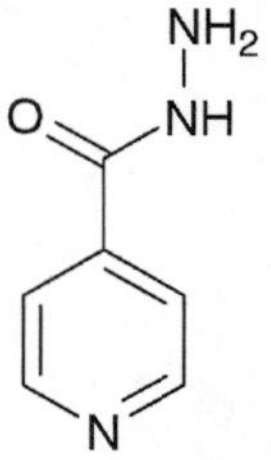

27.72 异烟肼 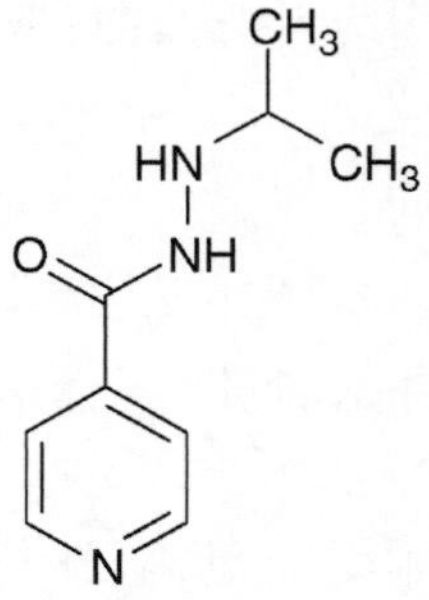   27.73 异烟酰异丙肼 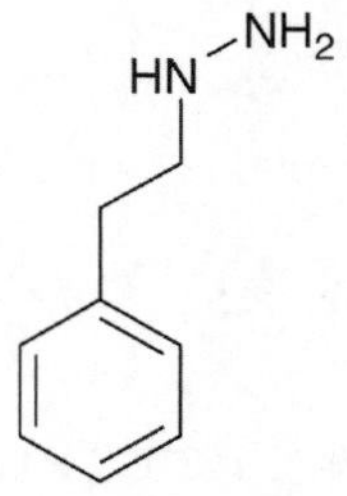   27.74 苯乙肼 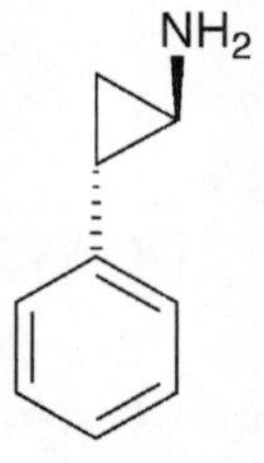   27.75 反苯环丙胺

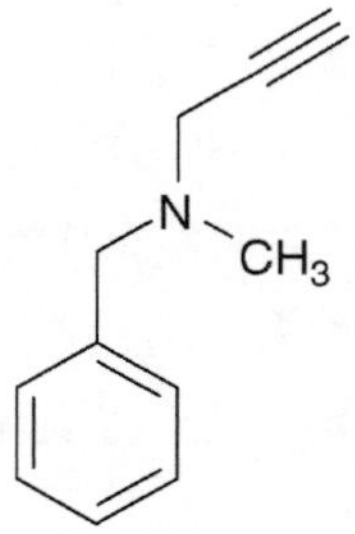

27.76 帕吉林 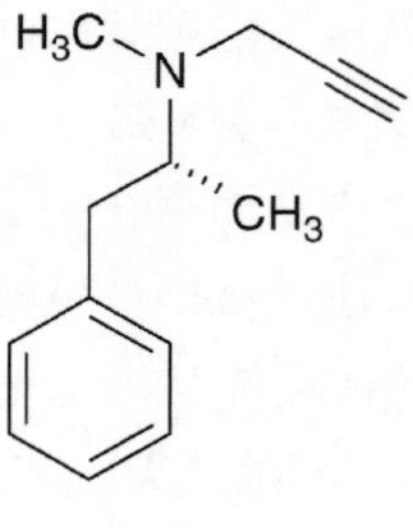   27.77 *L*-去肾上腺素（司来吉兰）   27.78 氯吉兰

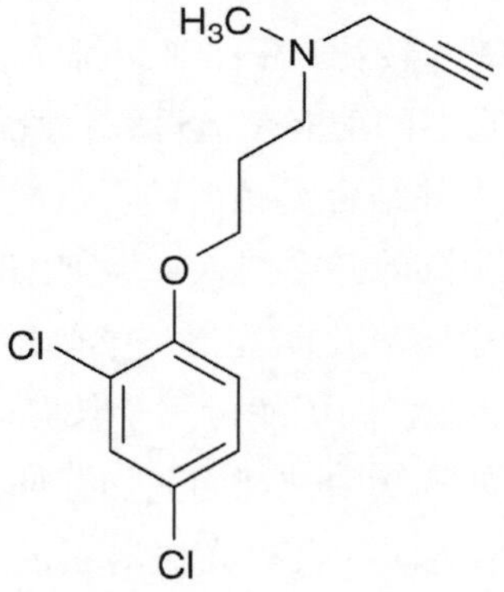

图27.31　血清素27.68、多巴胺27.69、肾上腺素27.70和酪胺27.71由MAOs代谢。首先，发现诸如异烟肼27.72、异烟酰异丙肼27.73或苯乙肼27.74的酰肼衍生物作为抑制剂。后续药物如反苯环丙胺27.75通过开环反应与黄素的FAD系统反应，或其他药物［如帕吉林27.76、*L*-去肾上腺素（司来吉兰）27.77和氯吉兰27.78］通过它们的炔丙基参与反应。

然而，因为肝毒性致人死亡，该药1960年被撤出市场。该化合物的成功刺激了人们寻找副作用较小的其他抑制剂。如后来研制成功的苯乙肼27.74、反苯环丙胺27.75和帕吉林27.76（图27.31）都是由这项工作启发的。它们与酶中的FAD系统反应，使其电子转移机制无效（图27.32b, c）。

同时，两种亚型均已通过晶体学表征。有趣的是，MAO-B是二聚体，MAO-A是

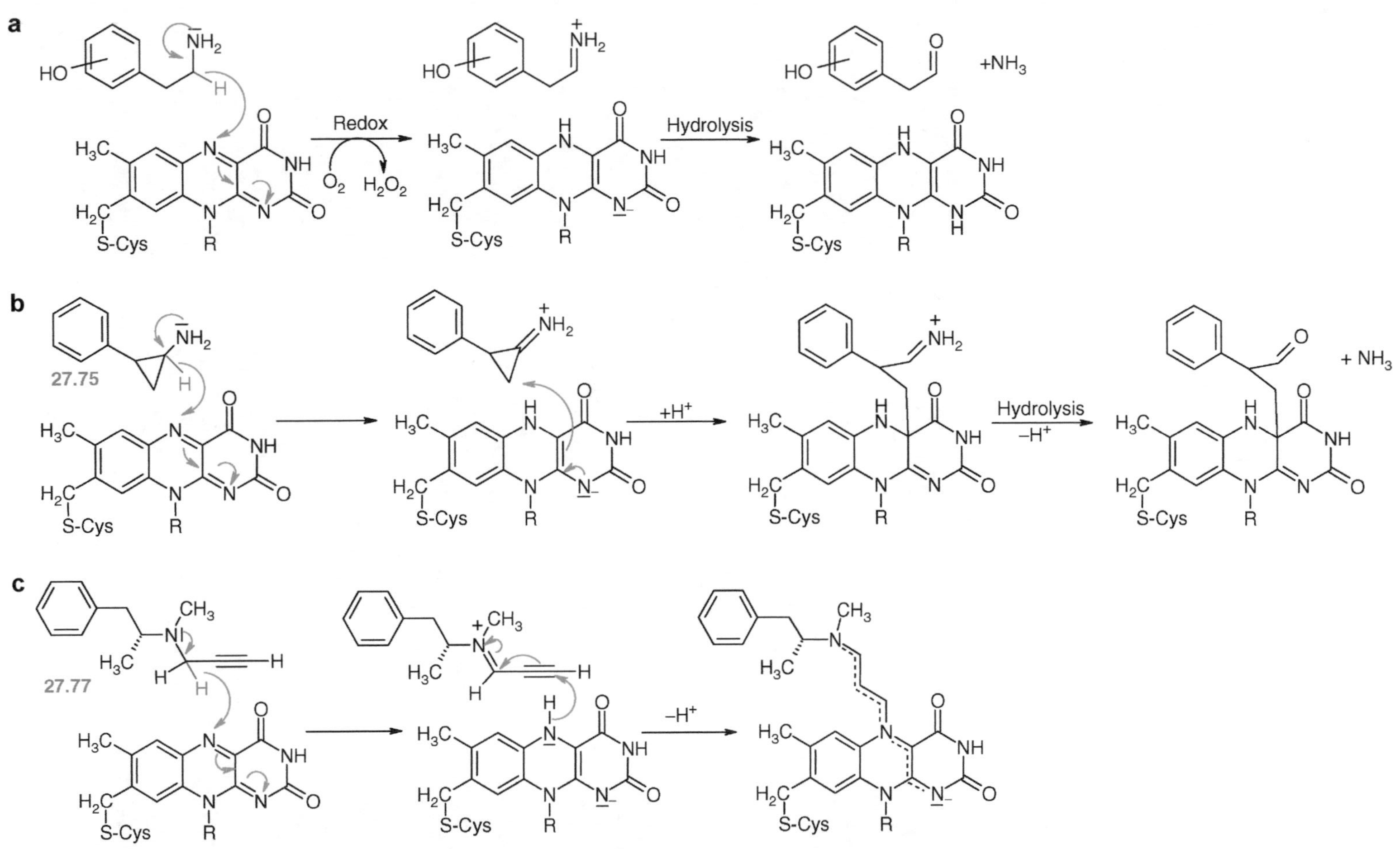

图27.32 脱氢和MAO酶抑制剂的可能机制。（a）通过提取氨基邻位的氢实现氧化还原反应，将生物胺转化为亚胺化合物。实质上，氢负离子转移到氧化型FAD体系的氧化形态中。亚胺离子水解后，得到的是氨和醛。辅基被氧分子重新氧化成过氧化氢。（b）氧化型胺27.75与氧化型FAD系统以开环形成共价键结合于C4a环。（c）衍生物如L-去甲肾上腺素27.77转移它们的一块氢到FAD支架的氧化态。与N5的氮原子形成共价键。在FAD分子和抑制剂之间形成一个离域的电子系统。

单体。对MAO-B与反苯环丙胺（强内心百乐明）27.75的复合物进行结构研究。如图27.33，能看到该化合物与黄素骨架形成不可逆共价键。许多其他MAO抑制剂在其骨架中具有炔丙基胺基团。该基团通过构建共价键与中心FAD环的氮反应。形成包含多重键的电子离域体系（图27.32和27.33）。

L-去甲肾上腺素27.77选择性阻断MAO-B，而氯吉兰27.78选择性抑制MAO-A亚型。两种亚型在FAD结合位点附近非常相似。偏差仅发生在生物胺作为底物的结合口袋区域附近。构成这一区域的20个氨基酸中，有7个结构不同。最重要的是，MAO-B中的两个残基Ile199和Tyr326在MAO-A中被置换为Phe208和Ile335，导致结合口袋形状不同。MAO-A口袋较短，但较宽较浅。它与下面的Phe208毗邻，并且可以容易地容纳氯吉兰的2,4-二氯苯氧基。苯氧基必须采取与抑制剂脂肪链平行的构象。这通过苯氧基甲基

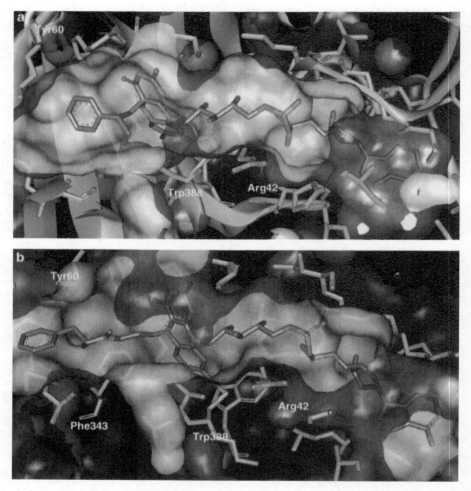

图27.33 （a）MAO-B与共价结合的反苯环丙胺27.75复合物晶体结构。抑制剂通过C4a碳原子连接到FAD体系上。（b）MAO-B与L-去甲肾上腺素27.77共价结合复合物的晶体结构。通过N_5氮原子与辅因子偶联，形成FAD分子与抑制剂之间的电子离域体系。

的构象特性来实现,尽管带有邻位取代基,它仍然优选与连接链呈平面排列(图27.34a)。在MAO-B中,口袋具有较深的缝隙形状,其中苯环与其边缘相配合。口袋的体积受到边缘较大的Tyr326残基限制。代替底部苯环(见MAO-A中的Phe208)的是组成口袋壁的Ile299。该残基赋予入口柔性特性。抑制剂司来吉兰的苯乙基,其两个邻位必须未被取代,使得配体能够以其末端芳环相对于脂族链以垂直取向完成所需的结合构象(图27.34b)。

除了不可逆共价结合抑制剂之外,还有可逆抑制剂如吗氯贝胺27.79、贝氟沙通27.80或托洛沙酮27.81(图27.35)。它们依然占据了生物胺底物结合袋的一部分。然而,它们并不与FAD支架形成共价键。

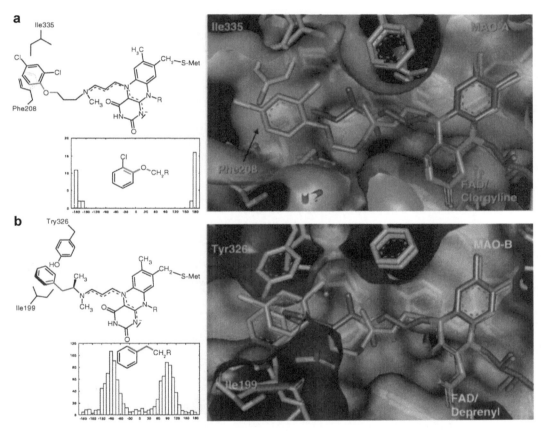

图27.34 MAO-A(a)和MAO-B(b)的生物胺结合区域不同。结合口袋的形状差异主要由Phe208(译者注:原文308应为笔误)→Ile199和Ile335→Tyr326的置换决定。选择性抑制剂吗氯贝胺27.79(紫色)的2,4-二氯苯氧基甲基部分在与MAO-A(残基为紫色)复合物中宽且浅的口袋中结合,该口袋边界有Phe208。抑制剂的脂肪链与芳环共平面。相对于芳环,链构象为该基团更有优势的几何构象。小分子晶体结构中的统计评估表明邻氯苯氧基甲基的几何结构倾向于±180°的扭转角(红色)。MAO-B(橙色残基)与选择性抑制剂L-去甲肾上腺素27.77复合物中的结合口袋被Tyr326严重限制,只能打开一条狭窄的缝隙。抑制剂(灰色)的苯基浸入该缝隙中。为此,芳环必须采用90°垂直于连接链的构象。由于空间原因,类似于氯吉兰中二氯苯氧基的空间构象不能结合(见叠加的27.78几何构象)。另外,由于与Phe208的空间位阻,司来吉兰的苯环不能与具有相同"浸没"边缘几何结构的MAO-A结合。此外,苯环平面与链呈精确的垂直取向,统计分析明确显示扭转角(蓝色)更倾向于±90°。

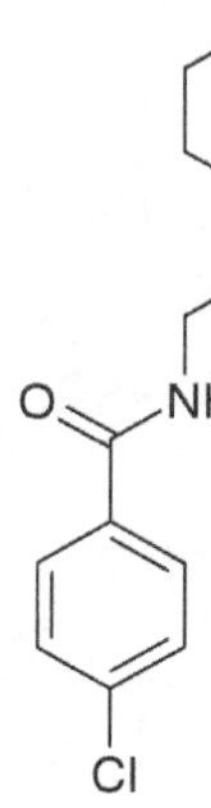

27.79 吗氯贝胺 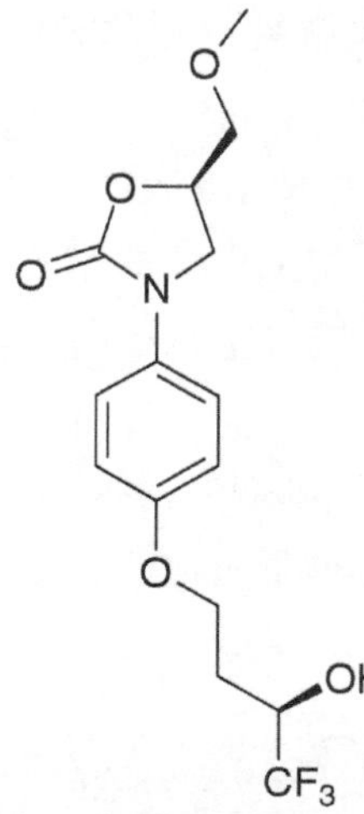   **27.80** 贝氟沙通 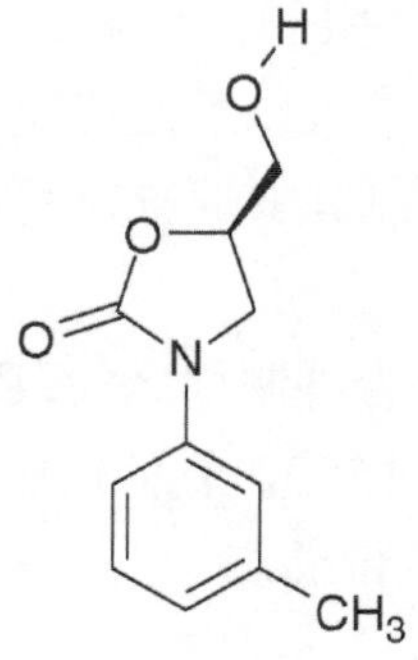   **27.81** 托洛沙酮 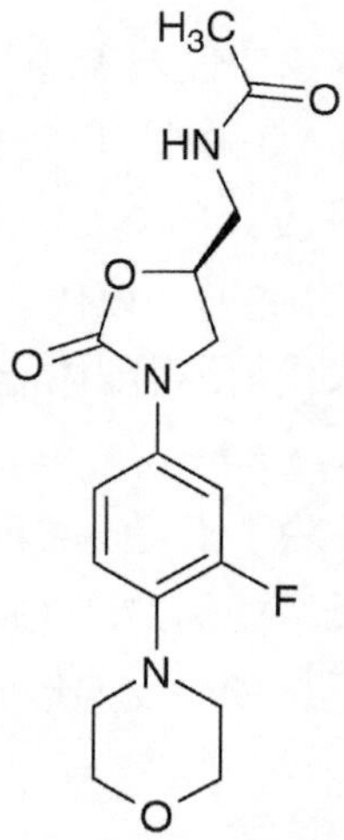   **27.82** 利奈唑胺

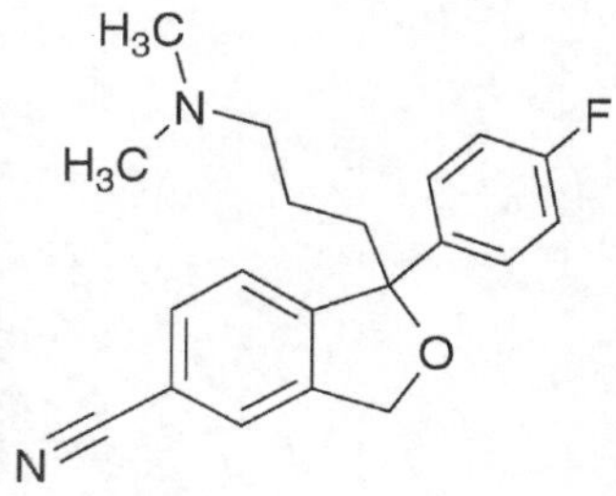

27.83 西酞普兰 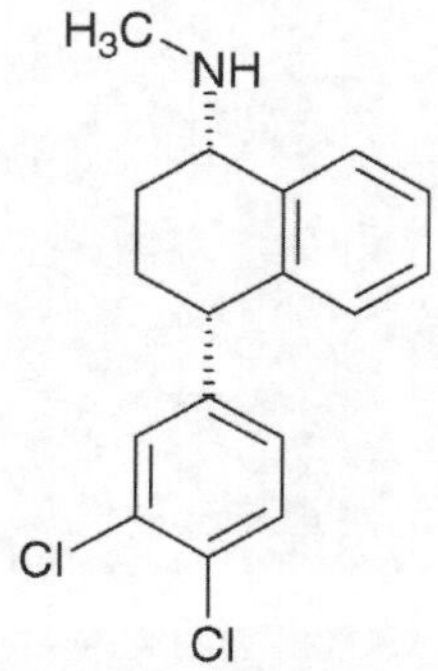   **27.84** 舍曲林 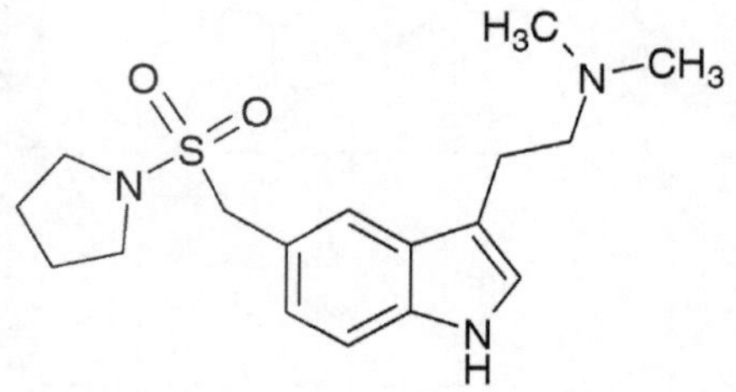   **27.85** 阿莫曲坦

图 27.35 可逆 MAO 酶抑制剂的实例 27.79～27.81。抗生素利奈唑胺 27.82 与贝氟沙通 27.80 和 27.81 具有结构相似性。它也阻断 MAO-A。MAO 酶也在药物代谢中发挥作用。西酞普兰 27.83、舍曲林 27.84 和曲坦类如 27.85 被这些酶代谢。

    MAO 抑制剂特别用作抗抑郁药和治疗帕金森病。抗抑郁作用主要通过特异性抑制中枢神经系统中 MAO-A 来实现，使大脑中多巴胺、去甲肾上腺素和血清素水平升高。帕金森病的治疗通常与 L-DOPA 策略相结合（26.9 节），着重于抑制 MAO-B，因为这种亚型在帕金森病患者的大脑中过表达。因为两种酶亚型同样能很好地代谢多巴胺，我们试图用选择性 MAO-B 抑制剂介入治疗帕金森病。

    第一代抗抑郁药酰肼型 MAO 抑制剂除了观察到了上述肝毒性之外，还有因血压急性失调引起的高血压危险。这导致这些药物从市场上退市。使用某些化合物如反苯环丙胺 27.75 或氯吉兰 27.78（图 27.31）可以在很大程度上避免肝毒性，但高血压危险持续出现。这些可能是体内酪胺浓度增加引起的。特别是当摄入某些高酪胺含量食物（如引起称为奶酪效应的奶酪或葡萄酒）时，MAO 抑制剂不可逆转地阻断代谢降解酶，导致去甲肾上腺素浓度升高，进而激活血管系统并且可导致心律失常或心脏病发作。可逆的 MAO-A

抑制剂一定程度上可以避免这个问题。它们在中枢神经系统中充分阻断酶达到预期的抗抑郁作用。在外围,酪胺置换出可逆抑制剂,使得酪胺得以降解。

噁唑烷酮类代表一组新的抗菌物质,可能会抑制细菌核糖体中的肽基转移酶中心(32.6节)。该组的典型代表是利奈唑胺27.82(图27.35)。由于其具有与可逆MAO抑制剂的结构相似性,比如托洛沙酮27.81也是MAO-A抑制剂。因此,服用该化合物可引起如上所述的高血压危险。因此,人们试图开发恶唑烷酮类化合物对细菌靶标具有足够选择性,而没有这种副作用。

在前两节中,介绍了细胞色素P-450酶对药物代谢的重要性。甚至MAO酶也承担一部分代谢任务。化合物如西酞普兰27.83、舍曲林27.84或曲坦类(如阿莫曲坦27.85)也是MAO底物,并被这些酶代谢。

27.9 环氧合酶:痛觉中的关键酶

生物体用脂质膜组分合成了许多重要的信号分子。磷脂是形成花生四烯酸27.86的起始物质(图27.36)。该20个碳原子的链状分子含4个孤立的顺式双键,含有一个羧基作为其唯一的极性官能团。为了能够产生旁分泌激素,如具有良好水溶性的前列腺素28.87~27.93,花生四烯酸必须被氧化,含氧官能团必须转移。该任务由环氧合酶(COX)完成。它们是在第二步中催化花生四烯酸向前列腺素转化的双功能酶。最初进行环氧化,然后进行过氧化物酶反应(图27.36)。由于水溶性差,花生四烯酸直接从膜扩散到环氧合酶的反应位点,酶浸入膜中。3个螺旋环使其几乎浸泡在膜中。这些螺旋环将蛋白质附着到膜中,但不穿越膜,就像在膜锚定蛋白质中经常观察到的那样。它们有两种亚型(COX-1和COX-2),其氨基酸序列65%相同(图27.37)。它们的催化位点几乎完全相同,活性形态是二聚体。天然花生四烯酸底物27.86通过开口于膜环境的长通道到达催化部位并完成摄取。COX-1中的通道比在COX-2中更窄,因为在中心位置的异亮氨酸被替换为缬氨酸。扩散到通道中的花生四烯酸通过在C_{11}和C_{15}处加氧转化为内式过氧化物PGG_2(图27.36)。

反应通道附近的血红素辅助因子对于转化来说是必需的。其第五个配位点被组氨酸占据,氧化性氧则结合在第六配位点,二氧化物的转化类似于双电子反应中的过氧化氢。Tyr385作为中间态酪氨酰自由基进行电子转移并从C_{13}中提取氢原子(图27.38)。临时存在的不饱和自由基将过氧基团加到C_{11}的烯丙位。随后,与C_9关一个环状过氧化物;C_8则与空间附近的C_{12}反应形成5元碳环,另一个提取自C_{13}的氢原子引发过氧化转移到同样是烯丙位的C_{15}上。在随后的还原步骤中,通过过氧化酶活性催化转变成羟基官能团。据推测,过氧化酶反应位点位于异侧,邻近内质网进行的反应从蛋白质外部接近该催化位置。为此,被氧化的底物必须从花生四烯酸通道扩散到过氧化物酶的反应位

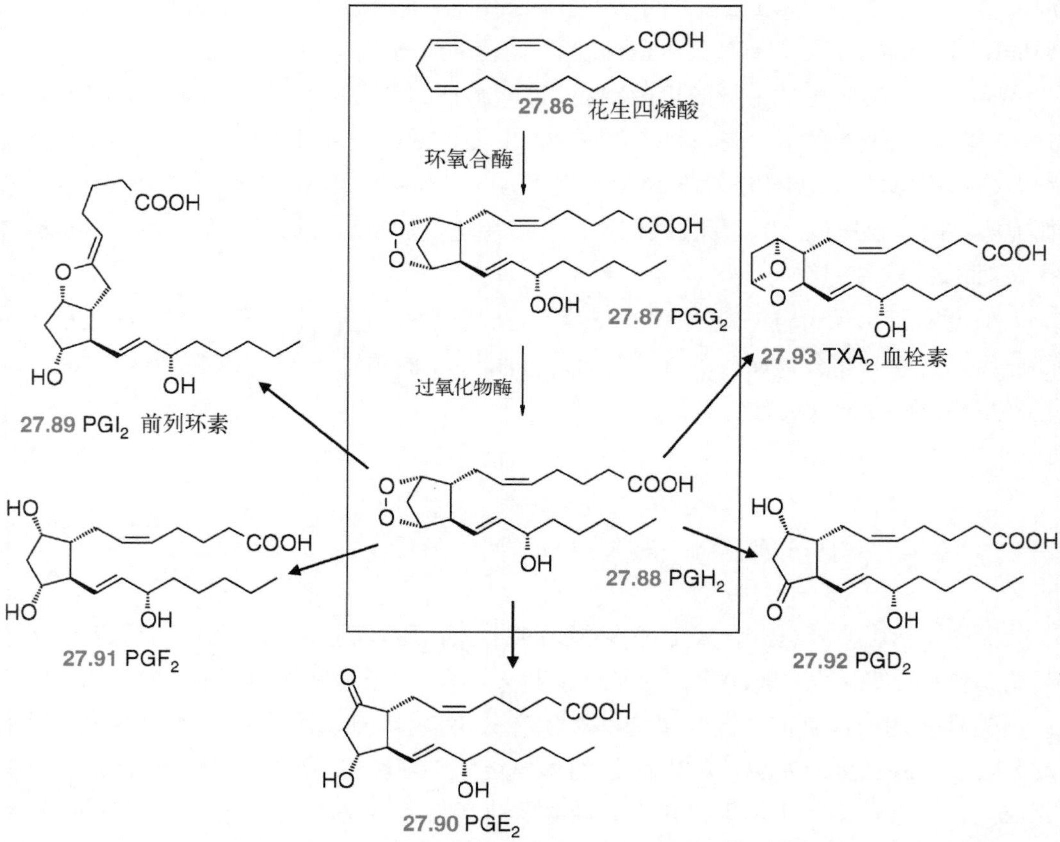

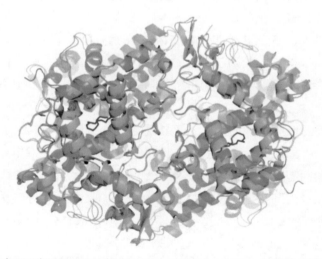

27.86 花生四烯酸

环氧合酶

27.87 PGG₂

过氧化物酶

27.88 PGH₂

27.93 TXA₂ 血栓素

27.89 PGI₂ 前列环素

27.91 PGF₂

27.92 PGD₂

27.90 PGE₂

图27.36　双功能环氧酶通过环氧化和过氧化步骤，将花生四烯酸27.86转化为前列腺素PGH₂ 27.88。PGH₂作为合成原料，由特异性合成酶合成各种前列腺素27.89～27.93。

图27.37　已知两种具有65%序列同源性的同工酶COX-1（绿色）和COX-2（蓝色）。它们的二聚体形态具有催化活性，通过疏水螺旋环（从纸面向外，指向读者）浸入膜中。花生四烯酸27.86（深蓝色）通过该环呈现出的一个开放性通道从膜扩散到催化位点。图中所示的是两个亚型晶体结构从膜方向的叠加。

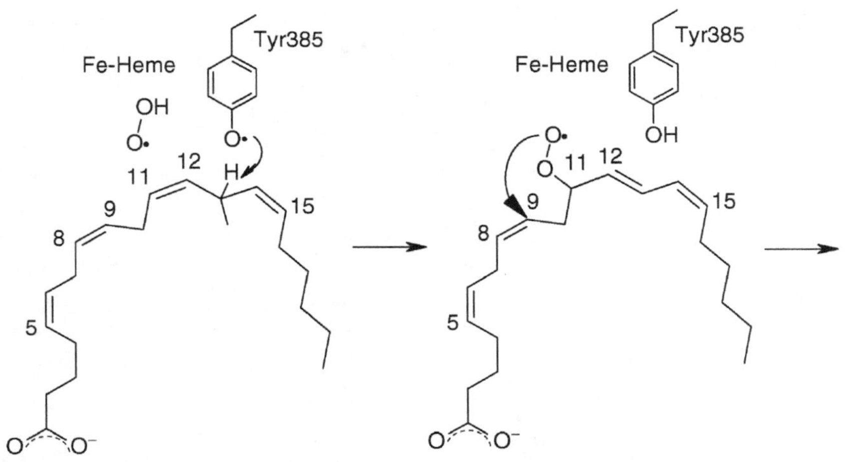

27.86 花生四烯酸

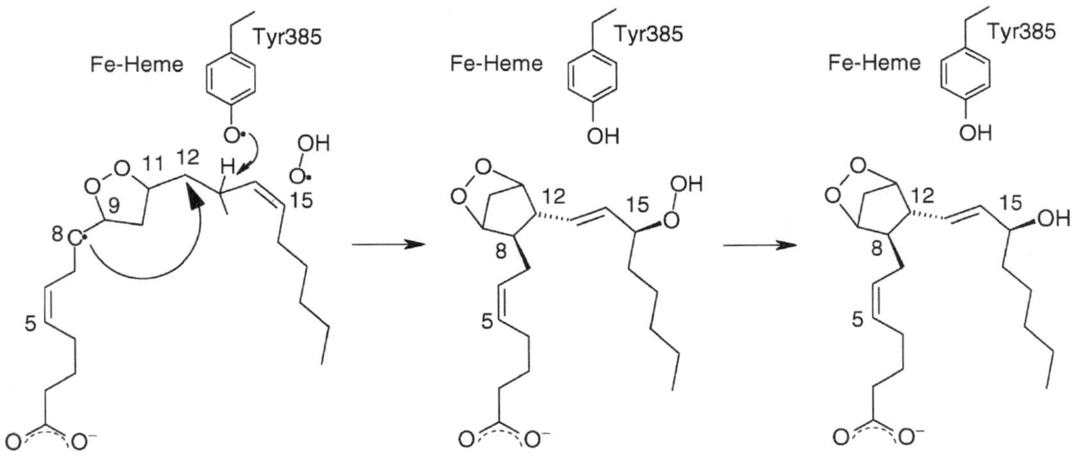

27.87 PGG_2 **27.88** PGH_2

图27.38 花生四烯酸27.86化学转化为PGG_2 27.87和PGH_2 27.88，通过酪氨酸385自由基攻击C_{13}碳原子，进而释放出一个氢原子而发生的。首先，中间形成的不饱和自由基向C_{11}加成过氧化物基团。接着通过闭环反应与C_9形成一个环状过氧化物。最后，酪氨酰自由基从C_{13}抽出另一个氢原子，C_8（译者注：原文C_6有误）与C_{12}闭合成碳环，形成PGG_2 27.87。产物离开结合口袋，并在过氧化物酶反应中进一步化学转化为PGH_2 27.88。

点。在蛋白深处血红素中心附近的Tyr385对整体反应至关重要。它通过改变铁原子的氧化价态来催化氧化和还原进程。用于转化的氧片段也由该中心同时供应。紧密交织的两种酶反应都在COX酶中进行。环加氧酶活性需要二氧化物作为试剂来支持。酪氨酸有一个特殊的任务，那就是它作为一个中间态自由基连接到两个活性体中。该残基自由基状态是在过氧化物酶反应过程中形成的，并通过均裂氢原子提取引发环加氧反应。COX-1与花生四烯酸27.86（紫色）和产物PGH_2 27.88（灰色）叠加的晶体结构如图27.39所示。

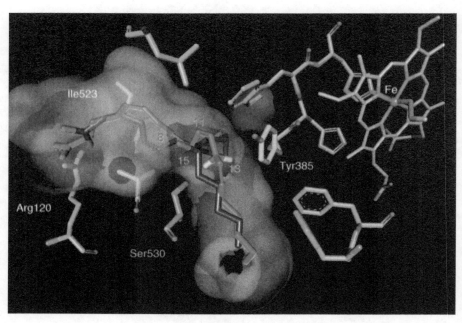

图27.39 花生四烯酸27.86（紫色）和PGH$_2$ 27.88（灰色）在COX的反应通道中的叠加。氧原子结合在血红素中心右侧的顶部，而Tyr385（黄色）负责花生四烯酸C$_{13}$的氢提取。蛋白质的原子大部分被去除，反应通道用透明表面表示。显示的几何形状基于与COX复合物晶体学确定的花生四烯酸和PGH$_2$。

　　PGH$_2$ 27.88是合成一系列花生四烯酸衍生物的核心原料（图27.36）。多种合成酶参与转化以提供不同的前列腺素。COX催化为限速步骤，而这解释了其在炎症调节过程中的核心作用。前列腺素被称为炎性介质，前列环素PGI$_2$ 27.89和PGE$_2$ 27.90增加血管通透性，会导致组织肿胀，并且由于灌注增加而发生红肿（发红），最终导致痛觉神经末梢敏感，疼痛感增强。在胃中，PGI$_2$和PGE$_2$参与黏膜的调节和胃酸生成。PGE$_2$还与炎症过程中的发热有关。前列腺素PGF$_2$ 27.91与生殖过程有关。分娩开始时，COX-2在胎盘中高水平表达，产生的PGE$_2$参与刺激子宫收缩。PGD$_2$ 27.92负责调节支气管气道收缩。PGH$_2$是合成血栓素TXA$_2$ 27.93的起始原料，它由存在于凝血细胞（血小板）中的COX-1形成。TXA$_2$结合GPCR（29.1节）类血栓烷受体，并激活血小板聚集。最后一步启动细胞凝血并用于封闭受伤的血管（23.4节和31.2节）。类似于TGD$_2$，血栓素还引起肺脉管系统的平滑肌收缩。此外，前列腺素参与诸如肾脏灌注、体温调节、免疫反应调节和卵巢周期调节等重要调节过程。

　　由于它们在组织中如此多样化进程调节中的核心作用，整套合成前列腺素的酶都是药物治疗的理想候选。如上所述，我们有两种环氧合酶的亚型。COX-1在所有组织中普遍表达。它属于本底呈现，也就是说，其产生在很大程度上不依赖于细胞类型，细胞阶段或其他外部影响。在血小板中仅发现该亚型。COX-1出现在正常的血管内皮细胞中，而在增殖的血管内皮细胞、发炎组织和动脉粥样硬化损伤部位则发现了COX-2亚型。此外，COX-2在一些肿瘤细胞中强烈表达，它可以在肿瘤生长中发挥作用。它参与肾脏中前列环素 PGI₂ 的产生,然后激活肾素生成(24.2节)COX-1出现在肾皮质中,并在那里产生 PGE₂ 和 PHI₂,它们增加了肾脏灌注和肾小球滤过率。因此,过量的COX-1抑制剂可能对肾功能产生破坏性副作用。第二种亚型COX-2的表达可以通过许多不同的方式诱导,并且在细胞中的数量严重依赖于细胞的状态和环境。据推测COX-2在脊髓动物发展前很久就通过基因复制从COX-1中分离出来,并且两种亚型并行发展。1972年首先推测可能有两种亚型,20年后,新的亚型被发现并被测序。其晶体结构测定指导了两种亚型特异性抑制剂的研发。第一个选择性COX-2抑制剂于1999年被引入治疗。

环氧合酶抑制剂非常古老,被用于治疗已有很长时间(图27.40)。乙酰水杨酸(ASA)27.94是第一个被广泛使用的COX抑制剂(3.1节)。它具有有趣的作用模式,因为它通过Ser530的不可逆乙酰化的同时抑制两种COX亚型(图27.41)。ASA扩散到COX反应通道,它最有可能与Arg120形成盐桥,并且转移其乙酰基至附近的Ser530的OH基团,大体上与丝氨酸水解酶的反应相差无几。然后通道被不可逆地阻断,酶永久失活,而细胞中被抑制的COX功能只能通过新的合成来恢复。如在缺乏细胞核并因此不能合成蛋白质的凝血细胞中,这意味着凝血恶烷的产生被永久阻断。同样对于只有8～12天寿命的血小板来说,提供血栓烷酮A₂(TXA₂)和启动聚集的能力受到严重限制。这就是阿司匹林对血液的稀释效应,因此患者在任何手术之前要被询问是否在一周内服用过阿司匹林。缺乏乙酰基的水杨酸是与花生四烯酸竞争的COX抑制剂,虽然弱但是是可逆的。如果Ser530突变为Ala,则该酶具有催化完全活性。然而,该突变体仅被ASA弱抑制。

除了ASA之外,值得一提的是,芳基乙酸和丙酸是另一组略有选择性和可逆的COX抑制剂。其中,布洛芬27.95、酮洛芬27.96、氟比洛芬27.97、吲哚美辛27.98、舒林酸27.99或双氯芬酸27.100(图27.40)属于这一类。布洛芬也与花生四烯酸通道结合,并由其末端羧酸官能团与Arg120形成盐桥。此外,昔康类药物,邻氨基苯甲酸和吡唑衍生物也是重要的COX抑制剂,它们被称为NSAIDs(非甾体抗炎药)。扑热息痛(对乙酰氨基酚)27.64,一种非常古老而广泛使用的止痛剂,其作用模式过去长时间被认为与COX酶相关。然而,现在似乎这种药物可能通过与花生四烯酸与其代谢物对氨基苯酚进行酰胺化而起作用,并且以这种方式介入疼痛串联。新形成的N-花生四烯酰基对氨基苯酚是纳摩尔级别香草素受体和CB1受体拮抗剂,它们都是GPCR受体,并且抑制了止痛活性的内源性大麻素(花生四烯酰乙醇胺)的细胞摄取。

由于COX-1在所有组织中本底表达,所以非选择性COX抑制剂也会作用于需要前列腺素的地方而起到与疼痛无关的作用。例如,负责调节胃黏液的前列环素27.89的生成。COX抑制剂阻断其合成,从而丧失了在严重酸性环境下对胃上皮细胞的保护作用,导致不良副作用。胃受刺激,进而导致严重并发症。

当20世纪90年代早期发现COX-2在疼痛部位的表达上调时,人们就希望通过选择性抑制该酶实现无副作用疼痛疗法。对两种酶的仔细分析显示出一些很小但显著性的差异:在523位置中,COX-1具有Ile残基,而COX-2具有Val残基。此外,503位置COX-

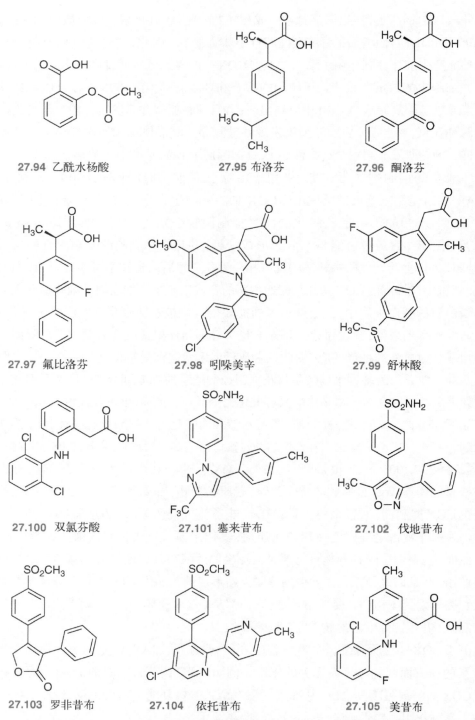

27.94 乙酰水杨酸　　　**27.95** 布洛芬　　　**27.96** 酮洛芬

27.97 氟比洛芬　　　**27.98** 吲哚美辛　　　**27.99** 舒林酸

27.100 双氯芬酸　　　**27.101** 塞来昔布　　　**27.102** 伐地昔布

27.103 罗非昔布　　　**27.104** 依托昔布　　　**27.105** 美昔布

图27.40　COX同工酶抑制剂。乙酰水杨酸27.94和芳基乙酸或丙酸27.95～27.100是两种亚型的非特异性抑制剂。发现诱导的COX-2后，昔布类27.101～27.104作为该亚型的选择性抑制剂而被开发出来。罗非昔布27.103由于心血管疾病的风险增加而从被市场上撤出。美昔布27.105作为COX-2选择性抑制剂而被引进市场，其与双氯芬酸27.100除了Cl/F交换和另外多一个甲基之外结构完全相同。

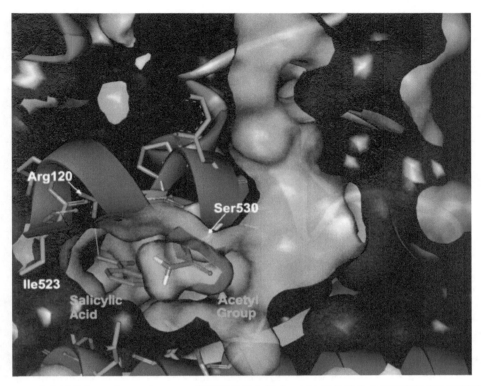

图27.41　乙酰水杨酸（ASA）27.94与COX-1最可能的结合模式。ASA通常结合在天然产物花生四烯酸27.86占据的反应通道（灰色表面）的中间，该通道从左下角以弯曲的形状穿过蛋白质。它与Arg120形成盐桥，通过转移其乙酰基与Ser530的OH基团反应，而这不可逆地阻塞了通道。乙酰基嵌段的附加体积用紫色表面（内部为黄色）表示。显示的几何形状是基于用溴衍生物ASA测定的晶体结构。

1中的Phe残基换成了COX-2中的Leu残基，尽管这不太重要。如同很小的甲基替换，这种细微差异带来的对应的选择性改变可以给我们带来什么预期？至少，COX-2的结合口袋大17%，在花生四烯酸通道中有一个新的小口袋（图27.42）。显而易见，我们可以利用额外的子口袋开发结构更大的抑制剂，由于523位异亮氨酸片段引起的空间冲突，这种抑制剂不再能抑制COX-1。成功开发的第一代COX-2抑制剂27.101～27.104都具有相似的结构（图27.40），其中心通常都是芳构化的五元或六元环，形成的枝形结构相比COX-1，能够更好地对映COX-2的较大结合口袋。实践证明，选择性COX-2抑制剂不抑制COX-1，并且几乎完全消除了诸如胃黏膜出血或肾功能下降等副作用。第一批上市的药物是塞来昔布27.101、伐地昔布27.102和罗非昔布27.103（图27.40）。它们的适应证范围包括风湿病、骨关节炎、慢性多发性关节炎和强直性脊柱炎（bechterew氏病），所有这些疾病都与严重的疼痛有关。罗非昔布27.103（Vioxx®）迅速实现了数十亿美元的销售。然而，2004年，因为在接受长期治疗的患者中观察到严重的副作用，该药物从市场上撤出。明确观察到心血管疾病，特别是心脏病发作，不稳定性心绞痛和脑卒中的风险升高。结果，Merk & Co.公司2004年的利润下降了29%。截至2006年3月，已经累积了10 000项损害赔偿要

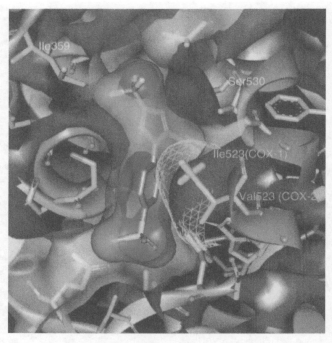

图27.42 塞来昔布27.101与COX-2的晶体结构。该抑制剂显示为绿色表面，蓝色内部。COX-2的523位中是缬氨酸，但在COX-1中是异亮氨酸。如果COX-1的Ile残基叠加在COX-2的缬氨酸上，则Ile附加甲基的空间需求明显增加（由浅蓝色网状表示）。Ile需要结合口袋中较大的体积，并且阻止支链取代五元环抑制剂的结合。显示的结构基于用塞来昔布的溴衍生物测定的晶体结构。

求。然而，在罗非昔布27.103撤回后不久，Merk & Co.公司向市场推出了一种新的COX-2抑制剂依托昔布27.104。

总而言之，这提出了一个问题，那就是罗非昔布27.103所看到的副作用是否是所有COX-2抑制剂的典型症状。人们必须权衡心血管风险与乙酰水杨酸、双氯芬酸、布洛芬或吲哚美辛可能产生的胃出血风险。罗非昔布属于第一代COX-2抑制剂，它们均有一个五元环中心。2006年，罗美昔布27.105（Prexige®）作为COX-2抑制剂被引入市场，在结构上它类似于双氯芬酸，其选择性较低，它是否显示不同的副作用还有待观察。昔布类的例子深刻地论证了根据可以利用的最小差异，甚至一个甲基，即COX-1中Ile和COX-2的Val之间的差异，通过小心设计可研发出一类新化合物和成功的药物。

27.10 概要

- 酶催化的氧化还原反应使用不同辅助因子的来实现电子或质子从被氧化的官能团转移到被还原的官能团。氧化还原酶中最重要的辅助因子是二核苷酸，如烟酰胺NAD（P）$^+$或黄素衍生物FMN和FAD及血红素酶中含铁原卟啉环体系。

- NAD（P）$^+$中的烟酰胺基团是N-取代的吡啶衍生物，其在4-位接受或释放氢负离子。辅助因子在许多氧化还原酶中绑定到保守的折叠基序，即核苷酸结合的罗斯曼折叠。

- 二氢叶酸还原酶参与胸腺嘧啶的生物合成。与天然底物二氢叶酸结合位点竞争的抑制剂已被开发为癌症治疗中的有效化学疗法，或作为抗细菌感染的细菌抑制剂。

- 因为在斑块收缩和闭塞血管中发现过多的胆固醇，所以降低血液的胆固醇水平是治疗冠状动脉心脏病和动脉粥样硬化的一种策略。

- HMG-CoA还原酶参与胆固醇前体的生物合成。由两个乙酸酯单元组成的底物需要两当量的NADPH还原。他汀类药物是占据辅助因子结合位点的抑制剂，首先衍生自通过筛选微生物而发现的天然产物。后来全合成的衍生物被开发出来，并演变成有史以来最畅销的药物。

- 醛糖还原酶（一种NADPH依赖性还原酶，缺乏罗斯曼折叠的核苷酸结合结构域）参与多元醇通路，葡萄糖沿着该通路代谢成山梨醇，随后代谢成果糖。通路超载会提高还原酶活性，导致极性化合物的产量增加，最终产生渗透胁迫和氧化应激。

- 2型糖尿病患者血糖控制不佳的长期后果是首先影响到不受胰岛素控制摄取葡萄糖的细胞。而抑制醛糖还原酶是减少长期并发症的一个可行原则。

- 醛糖还原酶能够还原范围广泛的不同种醛类底物，这是通过其高度适应性的结合口袋来实现的。根据这一特点，人们可以开发出结构多样的抑制剂和结合模式。

- 皮质醇通过两种亚型的11β-羟基类固醇脱氢酶实现与可的松之间的相互转化，该酶是一种呈现罗斯曼折叠的NADPH依赖性还原酶。11β-HSD$_1$抑制被认为是治疗代谢综合征的一种有前途的治疗方法。

- 细胞色素P-450酶是血红素蛋白超级家族成员，它们是通过将氧气引入被氧化底物进行生化转化的单加氧酶。具体涉及外源物的代谢。大部分药物分子在CYP 3A4，CYP 2D6和CYP 2C9中的代谢。

- CYP酶是高度适应性的，能与其适应的底物大小有显著性差异。它们可被药物分子抑制，特别是那些含有能与血红素中心催化铁离子配位的杂芳环分子。它们的表达可以被外源性物质诱导激活而上调，如PXR转录因子。

- 由于细胞色素P-450酶的配备随着基因型和表型的不同而不同，这种多态性导致不同个体之间具有不同的代谢行为。区分缓慢型、广泛型和快速型代谢者对于涉及CYP代谢的特定药物的处方和所需剂量水平具有影响。

- 由于代谢CYP酶的活性可以通过共同施用的药物或通过饮食中的外源性物质进行抑制或诱导调节，进而可能影响到身体中的药物剂量水平，而这可能导致不期望的危险副作用或意料之外的药物失效。

- MAO-A和MAO-B是FAD依赖性氧化酶，代谢重要的神经递质，如多巴胺、肾上腺素或5-羟色胺，而这些酶的抑制可以帮助治疗抑郁症、阿尔茨海默病或帕金森病。

- 大多数当前的MAO抑制剂通过最初的氧化还原步骤活化，并通过高反应性中间体与FAD辅助因子形成共价连接，而这导致其氧化还原性质的不可逆化学改性。

- 细胞膜关联的环氧合酶COX-1和COX-2合成了来自花生四烯酸的多种前列腺素的前体PGG_2。而前列腺素是一类重要的旁分泌激素，也被称为炎性介质。

- COX含有一个血红素中心，PGG_2通过一种包含自由基中间体的环氧化步骤合成。在随后的涉及底物释放和扩散到另一反应位点的过氧化步骤中，PGG_2被进一步修饰成PGH_2。

- COX被非甾体类抗炎药如乙酰水杨酸、布洛芬、吲哚美辛或双氯芬酸抑制。它们结合到反应通道中并阻断天然底物花生四烯酸的进入。

- 乙酰水杨酸将其乙酰基不可逆地转移至通道暴露的Ser530羟基上，该反应类似于丝氨酸水解酶。因此，在缺乏细胞核的细胞如凝血细胞中，前列腺素合成及其下游产物如血栓素的合成被永久阻断。

- COX存在两种亚型。COX-1在所有组织中普遍表达并本底呈现。由于其同时参与许多生理过程，COX-1抑制剂过量摄入可能会产生严重的副作用。COX-2在增殖血管、发炎组织、动脉粥样硬化损伤部位的上皮细胞和一些肿瘤细胞中被诱导和发现。这使选择性COX-2抑制成为有前景的治疗原则。

- COX-1和COX-2由于在反应通道中因缬氨酸片段与异亮氨酸的关键交换而不同。缺甲基的COX-2产生的附加体积引起尺寸扩大带来了分枝抑制剂昔布类的研发。它们的适应证包括风湿病、骨关节炎、慢性多发性关节炎、强直性脊柱炎，所有这些疾病都与严重的疼痛有关。

翻　　译：潘建峰　巴庚勇
译稿审校：韦昌青

参考文献见二维码。

第 28 章
核受体激动剂和拮抗剂

虽然基于结构设计的酶抑制剂取得了巨大的成功,不可忘记的是,只有不到一半的处方药物能作用于酶靶点。许多其他的药物靶向于受体、转运体、孔道或离子通道。大多数的受体调节信息从细胞外部传递到细胞内部。激活或阻塞这些受体就会改变这些细胞的状态,这样它们就可以起到调节任务的作用。转运体、孔道和离子通道可以运输特定的物质穿过细胞膜,特别是那些由于极性特性而无法通过被动扩散透膜的物质。就像受体一样,后一种蛋白质镶嵌在细胞膜中。在我们讨论这类膜结合靶点之前,先讲述细胞内部发现的另一类受体:核受体。核受体由特定的配体控制。内源性激素必须首先穿透细胞膜以完成激活,这种透膜通常是通过被动扩散来实现的。因此,配体必须具有足够的亲脂或两亲性的性质,或者必须是转运体底物。

28.1 核受体是转录因子

核受体是在胞液中发现的可溶性受体。作为转录因子,它们调节细胞核中特定基因的表达,并负责蛋白质的产生。核受体直接与 DNA 结合并在胚胎发育、细胞生长、细胞分化和细胞特化的基因调控中扮演重要角色。一旦这些受体出现故障,就会导致细胞生长无法控制的疾病发生(如癌症)、代谢紊乱(糖尿病或肥胖症)或生殖中断(不孕)。核受体可以被激素激活,这些天然的配体包括类固醇激素;亲脂性配体,如维 A 酸、不同的脂肪酸、三碘甲状腺氨酸、维生素 D、前列腺素、胆汁酸和磷脂,它们必须被动地穿过细胞膜屏障(图 28.1)。一旦它们到达作用区域,它们就会与核受体的配体结合域结合。因为天然的配体的分子尺寸与药物分子的尺寸相当,所以从药物设计的角度来看,这些受体是有趣的靶向结构。2003 年,在 200 种最常用的处方药物中,有 34 种作用于核受体。初看起来,这些结构似乎非常适合作为药物靶点,但事实上,基因表达的生物控制非常复杂。受体不仅要有配体依赖的结合域,还要有独立于配体的结合域用来激活转录。一旦受体转移到细胞核中,共激活因子、共抑制因子及转录因子就会有助于基因表达的调控,可以实现向上调节或向下调节。一方面,这些受体似乎也与其他通路(如 NF-κB 或活化蛋白

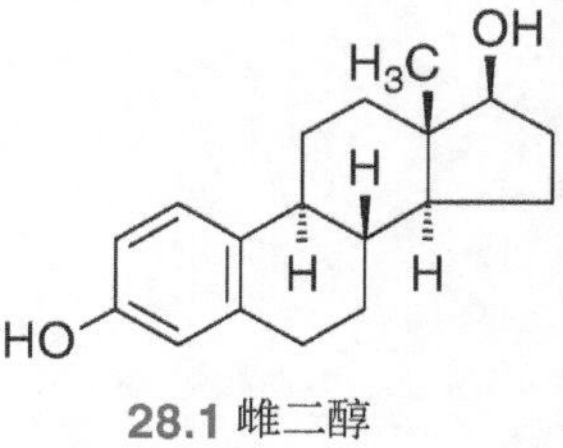

28.1 雌二醇

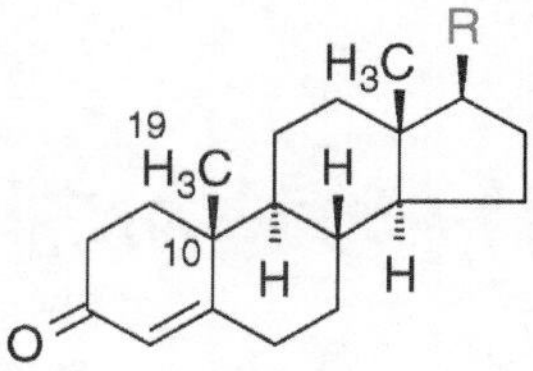

28.2 孕酮， R = $COCH_3$
28.3 睾酮， R = OH

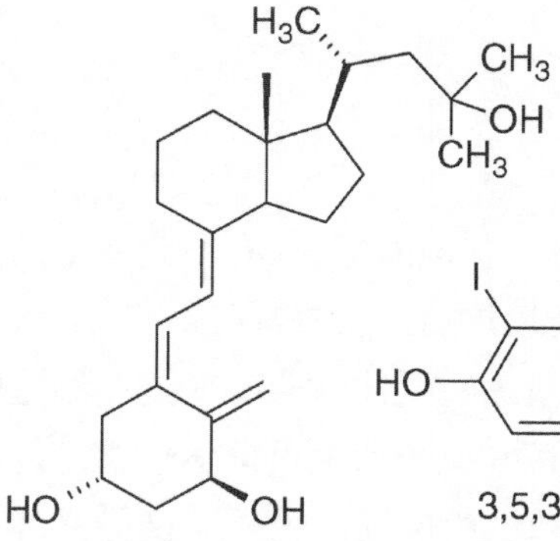

1,25-二羟基维生素 D_3

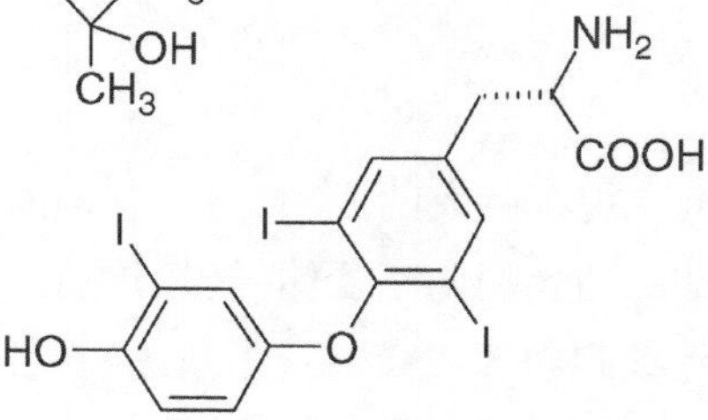

3,5,3'-三碘甲状腺原氨酸

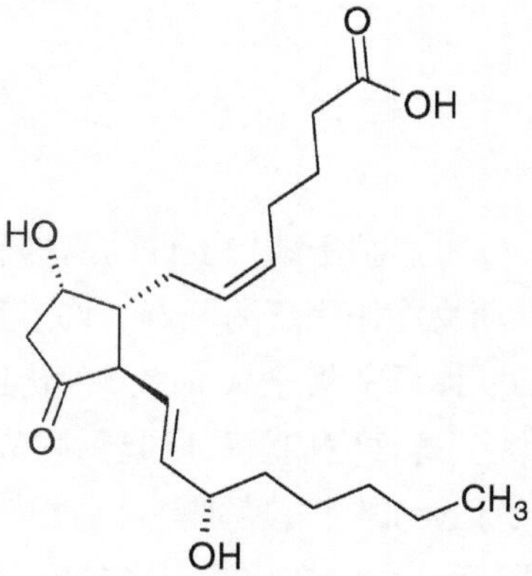

前列腺素 D_2

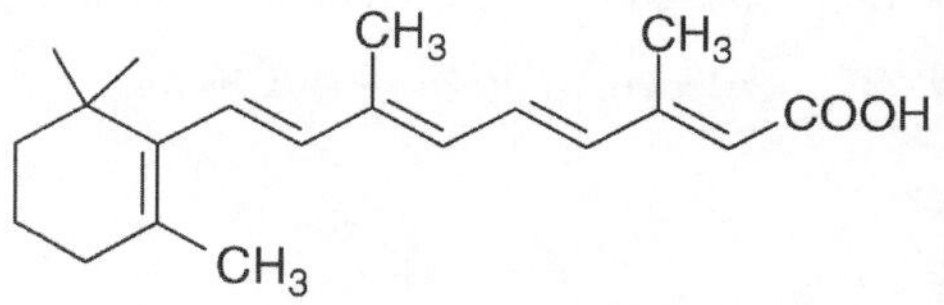

全反式维A酸

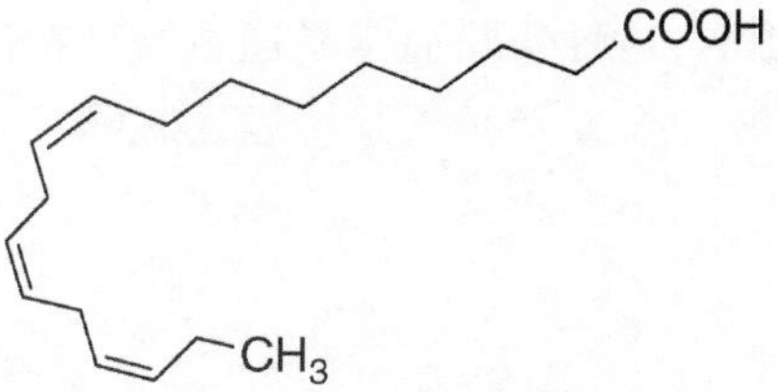

α-亚麻酸

图 28.1　核受体的天然配体是类固醇类，如雌二醇28.1、孕酮28.2及睾酮28.3，以及维A酸、脂肪酸、三碘甲状腺原氨酸、维生素D或者前列腺素。

AP-1控制的信号传导通路）相互作用。另一方面，考虑到分子的多样性，核受体的蛋白质家族似乎比较简单明了。在核受体的基因组里面，共有48个基因用以编码组成不同的受体。

28.2　核受体的结构

核受体都有相同的模式构造，它们都包含3个区域。氮端A/B区域是家族中最大的变化位置，它包含了转录激活结构域并参与对共因子和进一步转录因子的非配体独立识别。接下来是DNA结合域，它包含大约70个氨基酸和两个所谓的锌指模序。这个区域是整个基因家族中最保守的。碳端以配体结合域结束,它含有大约250个氨基酸。它承载了低分子量配体的结合位点,并对共激活子和其他转录因子的识别提供了额外的调节元件。

核受体被分为两类。第一类是类固醇受体,它能形成一个同源二聚体而被激活。第二类包含的受体能与多样的维A酸-X受体(RXR)形成异源二聚体而行使功能。还有更多的受体可以作为单体与DNA结合。二聚作用是对激动剂结合的响应,或者二聚体的形成由其所结合的激动剂稳定。一些核受体与热休克蛋白形成非活性的复合物存在于胞液中。配体结合刺激了这些最初非活性的复合物分解,并触发信号转移到细胞核中。在那里,二聚体受体以其DNA结合域与一个所谓的DNA-响应元件结合,该元件位于启动因子或抑制因子区域的目标基因上。这个新形成的复合物可以继续为共激活因子提供结合点。其额外的结合被翻译成开始转录和随后的基因表达起始信号。

每一个DNA结合域都可以通过两个螺旋基序来识别DNA主要凹槽内有特定模式的6个碱基(14.9节)。这一模式结构在相反方向的互补链段(图28.2)上是镜像对称的。两个锌指结构稳定两个螺旋结构。锌离子与4个相邻的半胱氨酸残基以四面体形态相互配合,从而在蛋白质链内形成交联。

核受体的配体结合域也遵循一个共同的构建原则,即它们由12个螺旋组成。第十二螺旋末端序列有一个特殊的任务,像门一样打开和关闭通向配体结合口袋的路径。在这个过程中,它经历了空间重组,并为受体的激活提供信号(28.4节)。

核受体上的配体结合口袋有400~600 Å³,它们的两端都有极性氨基酸残基,中间是疏水残基片段。在与RXR维A酸受体形成异质二聚体时,配体结合袋更大。在过氧化物酶体增殖物激活受体(PPAR)中,这个结合口袋的大小可以达到1 300 Å³。虽然这些受体的结合口袋有一个共同的构建原则并在容纳配体体积上有相当大的变化区间,但是许多配体结合域能够在对其配体识别上获得惊人的选择性。在接下来的章节中,将更详细地说明这种选择性。

28.3 类固醇激素:微小的差异如何传递给受体

雄激素和雌激素及皮质激素是有惊人相似结构的物质,它们都来自同一个骨架结构。从大尺度上说,大自然设法用最小的结构变化来激发最多样的生物效应。这样的话,一个错误可能会造成致命的后果。雌二醇28.1、孕酮28.2和睾酮28.3之间的差异将会被更详细地研究。雌二醇母核第一个芳环上的酚羟基,变成了孕酮和睾酮的同位置部分氢化环的羰基。雌激素雌二醇的芳香A环采用平面结构,而雄激素睾酮的A环则形成半椅式构象(图28.3)。此外,在雄激素和孕酮分子中,10-位碳原子上都有一个甲基。在雌二醇分子中由于

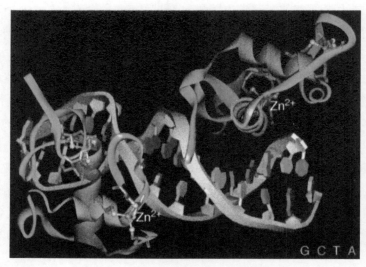

图28.2 部分雌激素受体DNA-结合域的晶体结构。受体通过由2-螺旋结构（褐色）组成的锌指结构，与DNA主沟（骨架是白色，碱基以不同颜色编码，图14.17）结合，并捕获一个特定的六元碱基。这两个螺旋基序与锌离子（蓝灰色）交联，该锌离子与附近半胱氨酸残基以四面体方式配位。

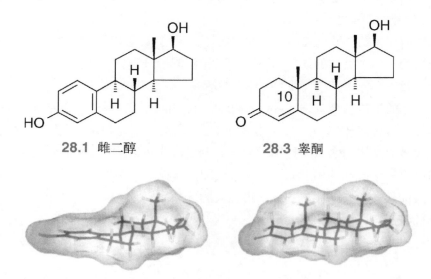

28.1 雌二醇   28.3 睾酮

图28.3 雌性激素雌二醇28.1和雄激素睾酮28.3之间的区别在于雌二醇苯环上的羟基变成了睾酮中部分氢化环的不饱和酮羰基。雌二醇的芳香A环采用平面结构，而睾酮中的A环为半椅式构象。雄激素在碳C_{10}上多了一个能够使分子有更大的体积的甲基基团。

第一个环芳香性的特性，19-甲基（译者注：连接于10位碳原子）在这个位置上消失了。在孕酮和睾酮分子中，19-甲基将第一个环从上面保护起来，并产生相当大的空间需求。

这种微小的差异是如何被受体识别的？雌激素受体与雌二醇的共晶体结构表明，雌二醇分子中芳香环A环上的羟基与Glu353形成一个氢键，通过水桥与Arg394结合（图28.4）。Glu353很可能是去质子化的，并通过激素羟基的供体功能来识别这种激素。在

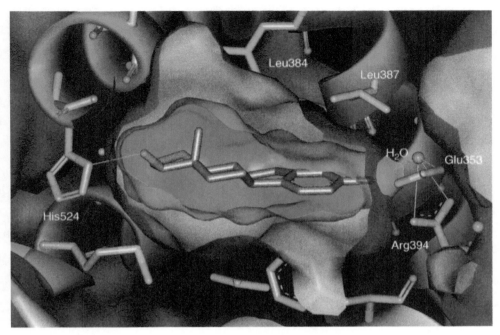

图28.4　雌激素受体与雌二醇结合的部分晶体结构（表面是绿色，内部是蓝色的）。苯环A环的羟基与Glu353组形成了一个氢键，通过一个水桥与Arg394结合。平面苯环A环上的空腔体积受到Leu384和Leu387限制。

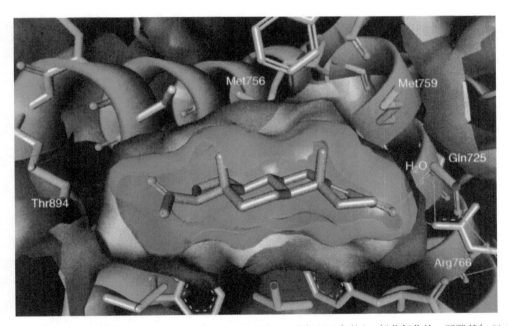

图28.5　孕酮受体与孕酮结合的部分晶体结构（表面是绿色的，内部是蓝色的）。部分氢化的A环羰基与Gln725形成一个氢键，并通过水桥与Arg766形成氢键。由于A环上的19-甲基基团，该类固醇占据了一个被Met756和Met759限制下更大的体积，甲硫氨酸结构更柔性，因此是更好的自适应侧链。

孕酮受体的晶体结构（图28.5）中在同一位置发现的谷氨酰胺，它末端酰胺基团上的氨基与孕酮分子A环上的羰基氧形成了一个氢键。在这个受体中也发现了水分子（桥）介导的与精氨酸形成的氢键。因此，从谷氨酸到谷氨酰胺的转换会产生激素分子上羟基到羰基功能团的变化。氢键的供体和受体是成对交换的。19-甲基所产生的额外体积是怎样被受体识别的？它通过位于中心区域疏水氨基酸形成的接触面与激素实现相互作用。在雌激素受体中，两个体积巨大的、末端分支的亮氨酸残基保护着A环上方的空间，它们自身刚性的几何构型有效地限制了这个结合口袋的体积（图28.4）。在孕酮受体（图28.5）中同样的位置发现了两个同样体积庞大，且疏水的甲硫氨酸残基。然而，由于它们的线性结构，它们可以适应配体的形状，并且能容纳19-甲基这样小的体积。含有睾酮的雄激素受体的晶体结构也已被解析，与孕酮受体一样，它也具有同样的能够识别A环上羰基功能团的氨基酸，并在19-甲基附近有着恰当的空间。每个受体通过这些微小但明显的变化来达到其特定配体的选择性。如C_{17}的侧链上的差异有助于区分孕酮和睾酮。

28.4　螺旋的打开和关闭：激动剂和拮抗剂如何区别

核受体的配体结合域是由12个螺旋（图28.6）组成的。序列上第十二个即最后一个螺旋，也被称为激活功能2螺旋AF-2，它像一个终端门关闭了配体结合口袋的入口。为了使配体得以进入，第十二螺旋体必须经过空间重组。如果结合一个激动剂，那么大门就会再次关闭。与此同时，这一重排打开了共激活子识别域。这个共激活子通过一个双亲螺旋结构片段，Leu-x-x-Leu-Leu（或LxxLL的序列，x代表一个任意的氨基酸）序列与可用的表面部分相互作用（图28.8）。拮抗剂的结合抑制了第十二螺旋的重排，它不能再关闭入口区域，并且阻止了对共激活子的LxxLL序列的识别区。信号传导不能实现，受体也不会迁移到细胞核中，而响应元件与DNA的结合也不会发生。对于分子水平上激动剂和拮抗剂的区别，在雌激素受体上已经被最彻底地研究过。如果天然的激动剂雌二醇28.1或合成替代品，如己烯雌酚（图28.7），与受体结合，第十二螺旋处于活化位置，并使共激活因子与肽链识别序列结合。Asp351在稳定螺旋位置中起重要的作用，它位于较长的第三螺旋中间位置，与第十二螺旋末尾的氮端正好相对。这3个伸出螺旋末端边缘的NH基团距离酸性残基的羧基有3～4Å。它们位于这样一个螺旋末端位置目的是为了稳定负电荷，这是由沿螺旋轴向上形成的强偶极矩引起的。拮抗剂，如雷洛昔芬28.5或4-羟基-他莫昔芬28.6与受体结合后，它们的侧链仍停留在入口通道处，这样阻止了第十二螺旋的关闭。拮抗剂的这条侧链末端有一个碱性基团，它很可能处于一个带正电荷（质子化）的状态，并和Asp351形成了一个盐桥。这样，拮抗剂就能补偿酸性氨基酸的负电荷。

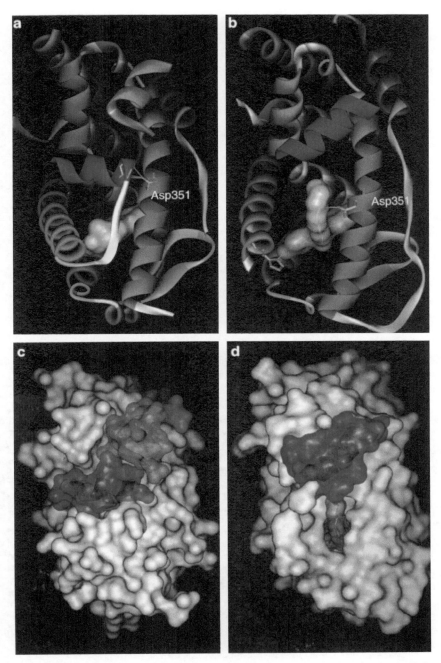

图28.6 核受体的配体结合域由12个螺旋体构成的。核受体在结合激动剂如雌二醇28.1后，第十二螺旋也即最后一个螺旋（蓝色）就像一个关闭了的进入配体结合口袋的门（a, c）。Asp351指向螺旋的顶端并稳定它处于活化状态。与此同时，识别区打开，供共激活剂与螺旋状的LxxLL基序（紫色）与受体结合。如果与雷洛昔芬28.5这样的拮抗剂结合后，第十二螺旋不能关闭入口通道（b, d）。拮抗剂末端的碱性基团与Asp351形成了一个氢键。

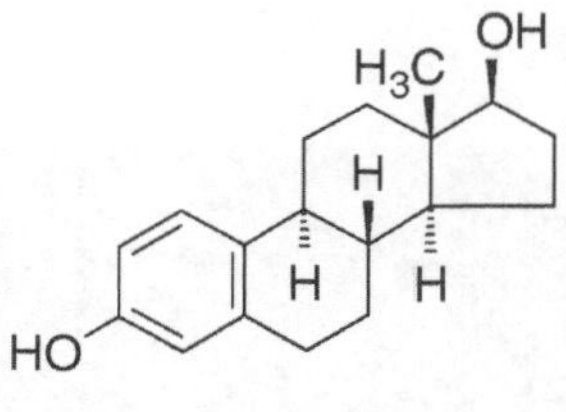

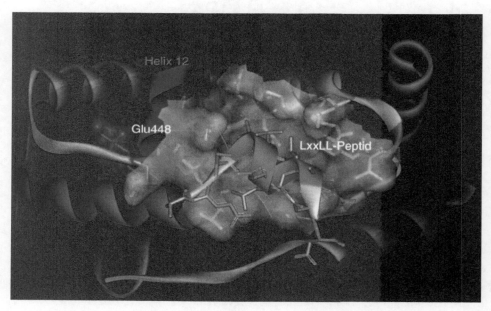

28.1 雌二醇28.1

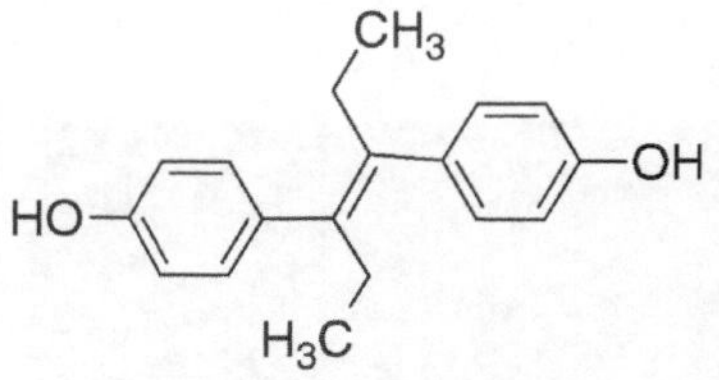

28.4 己烯雌酚

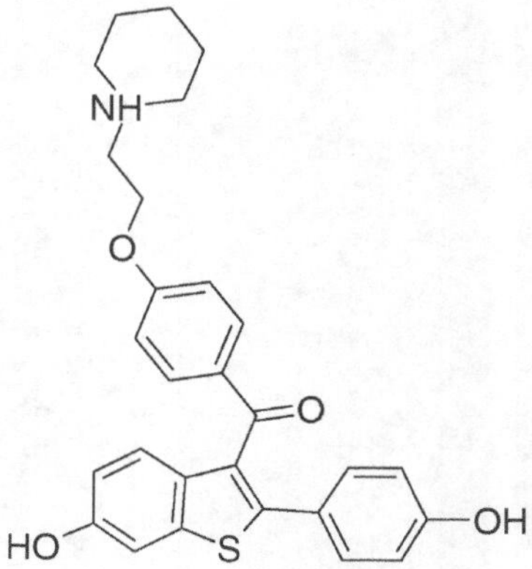

28.5 雷洛昔芬

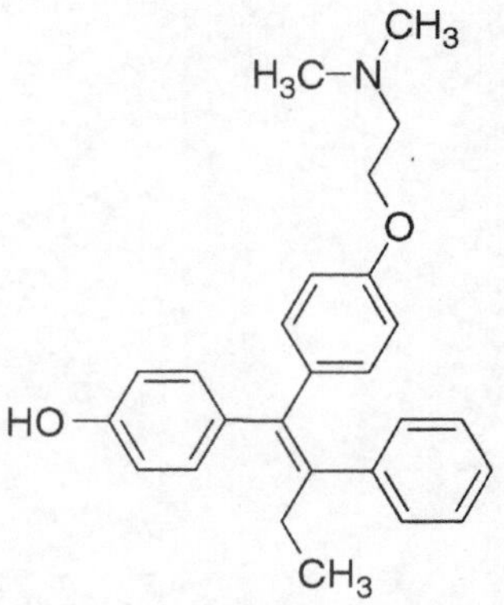

28.6 4-羟基-他莫西芬

图 28.7　雌二醇28.1和己烯雌酚28.4是雌激素受体受体激动剂，雷洛昔芬28.5和4-羟基-他莫西芬28.6是拮抗剂。

图 28.8　对共激活子表面上LxxLL序列的识别位置体现在11元肽与雌二醇28.1结合受体的共晶中。肽链呈螺旋形的几何形状，并将它疏水槽中的3个亮氨酸残基指向表面。第十二螺旋（蓝色）上的3个氨基酸构成了这个表面的一部分。第十二螺旋上的Glu488与螺旋末尾氮端顶端上的LxxLL序列结合。

在激动剂的结合过程中,第十二螺旋处于活化位置的方向是LxxLL序列有效识别共激活体表面的一个重要前提。十一元肽与雌二醇结合受体的共晶结构(图28.8)已经完成,该肽链具有螺旋形的几何形状,并指向在受体表面疏水槽中有决定性的亮氨酸残基。来自第十二螺旋的3个氨基酸帮助引导了这个表面的一部分。同时,第十二螺旋上的Glu448充当那个带负电荷的羧基角色,它处于LxxLL肽链螺旋氮端对面。静电的相互作用也稳定了分子间的接触。

28.5 类固醇激素受体激动剂和拮抗剂

类固醇激素是在内分泌腺细胞中(如肾上腺、睾丸或卵巢)产生的,并被释放到血液中。在那里自由地循环,常常结合转运蛋白。它们远离生产它们的地方,到达了信号需要的目标细胞。由于它们的脂质特性,它们可以通过被动渗透穿过膜屏障。一旦进入细胞液中,它们就与相应的类固醇受体结合。存在5种类固醇受体:糖皮质激素、盐皮质激素、雄激素、雌激素和孕酮受体。雌激素受体有两种亚型(α-ER和β-ER),它们的区别在于在类固醇母核C环和D环结合位点附近亮氨酸变为甲硫氨酸,甲硫氨酸则交换为异亮氨酸。与它们受体结合的亲和力非常大,通常是$0.05 \sim 50$ nmol。这种结合结果导致在前一节中描述的基因表达的引发,细胞对这些过程的响应可发生在数小时到几天内。除了这个以直接的基因表达为目标的控制过程外,类固醇激素也可以在细胞中启动快速的调控过程。为此,要结合到细胞外的受体上。这些受体属于G蛋白偶联受体一类,或者是带有酪氨酸激酶域的二聚体受体,这一部分将在第29章"膜蛋白受体激动剂和拮抗剂"中讨论。

作为一个示例,下面将详细讨论雌激素受体的功能。雌激素控制着育龄妇女的月经周期。除了这个功能外,雌激素还能降低冠心病风险,并支持骨骼密度的维持。绝经后,在大约50岁的时候,卵巢停止分泌雌激素,因此在这个年龄的女性患冠心病和骨质疏松的风险增加。总之,机体的激素稳态必须找到一个新的平衡,这常常伴随着更年期生理和心理上的不适。在20世纪60年代提出激素替代疗法。体内的激素由雌二醇28.1或类似的受体激动剂提供。例如,与此相关但不含类固醇母核的己烯雌酚28.4曾被使用,但由于患癌症的风险升高,它不再被处方使用。

长期使用激素替代疗法大大增加了患乳腺癌的风险,这一严重性的结果在美国的一项100万名护士参加的研究中得到了证实。早在100多年前,人们就已经对卵巢功能与乳腺癌发展之间的关系进行了阐述。1936年,Antonie Lacassagne推测雌激素的拮抗剂可能会预防乳腺癌。第一个拮抗剂的发现纯属偶然。20世纪50年代末,作为心血管研究项目的一部分,美国的Merrel合成了化合物28.7(图28.9)。由于化合物28.7与当时一种已知的合成雌激素替代品28.8有化学相似性,因此它也在雌激素活性测试中被检测。然而,正

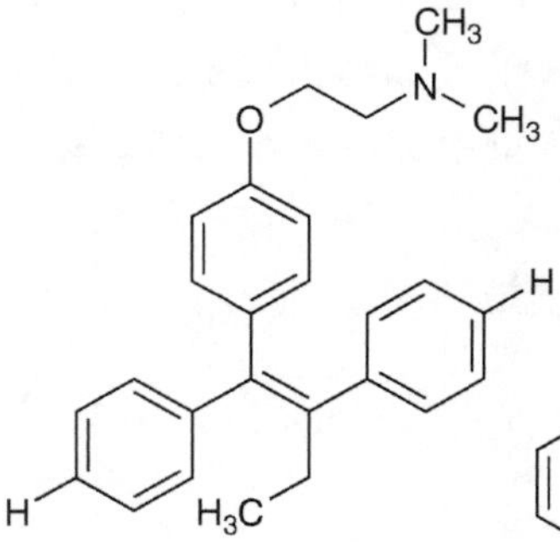

28.6 他莫西芬

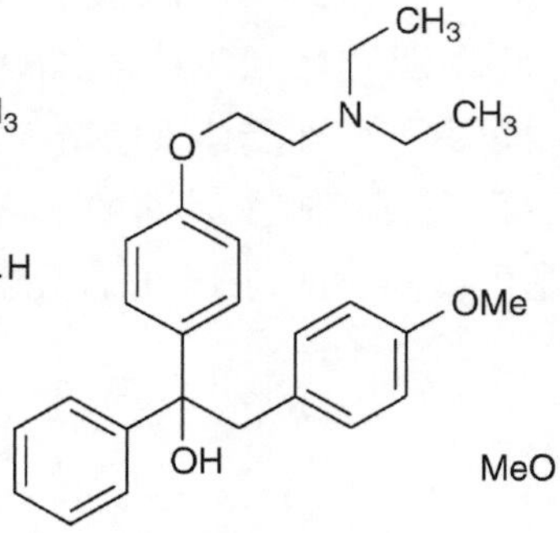

28.7

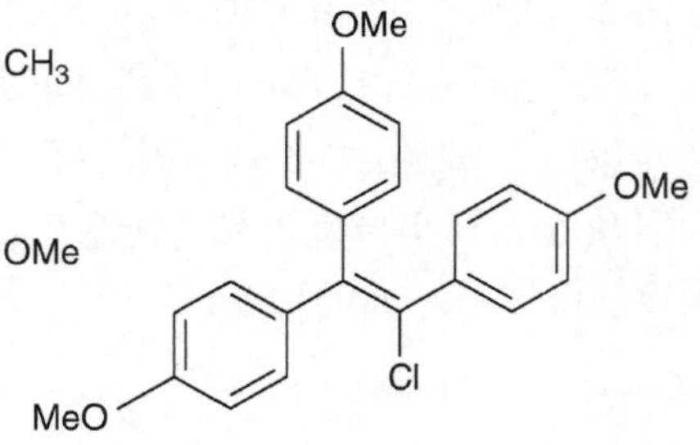

28.8

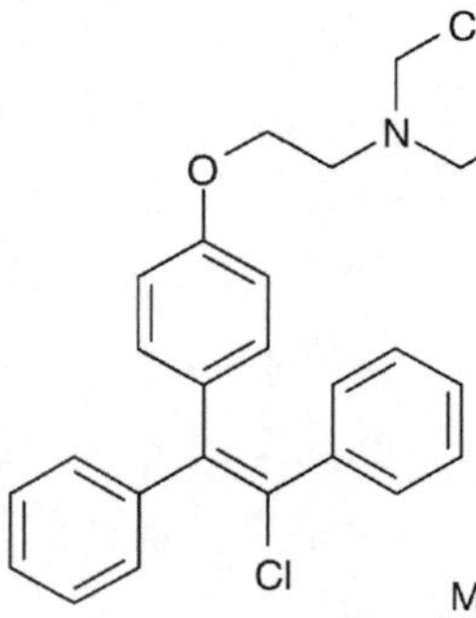

28.9 克罗米酚

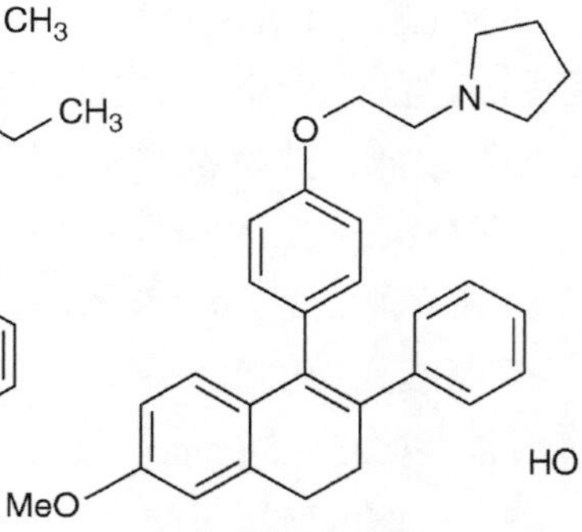

28.10 萘福昔定

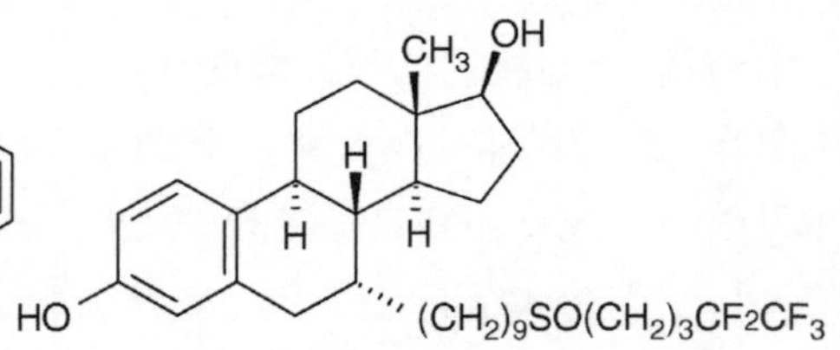

28.11 氟维司群

图28.9 他莫西芬28.6源于心血管疾病研究的28.7发展而来。上市的产品有一个氢原子在4号位置，但是实际的活性物质是它的氧化产物，即28.6的4-羟基衍生物。氟维司群28.11没有显示出同他莫西芬一样的抗药性。

向的效果并没有被发现，研究人员得到了相反的结果：抑制雌激素的活性。通过小的结构修饰获得了克罗米酚28.9，这个化合物作为一种治疗女性不孕症的排卵诱导物在20世纪60年代被推入市场。因此，向市场引入一种预防乳腺癌药物的最初目标没有达到。由于明显的毒副作用，药物萘福昔定28.10的开发也被终止。在英国，自1940年以来ICI一直从事乳腺癌治疗的非甾体雌激素替代疗法研究。在20世纪70年代由于人们对于避孕药的兴趣高涨，因此，在1973年从该项目中诞生的他莫西芬28.6被批准上市用于治疗乳腺癌应当被视为意外的好运。这一化合物很快被证明是治疗乳腺癌的一个突破性进展。目前据估计，在使用他莫西芬后，发达国家中每年能够挽救100万妇女的生命。

回过头来看，人们才发现他莫西芬是一种前药，实际的活性物质是通过4-位的羟基化作用得到的。进一步发展的时机已经成熟，雷洛昔芬28.5（图28.7）和其他的药物也出现了。所有具有拮抗作用的衍生物都带有一个碱性基团的侧链。正如28.4节所阐述的，这条侧链阻止了第十二螺旋重新折叠到活化的位置。雷洛昔芬的例子也显示了此类药物对整个生物体的影响多么复杂。最初，雷洛昔芬是为乳腺癌治疗而开发的。然而，因为这个化合物与他莫西芬28.6相比没有任何优势，这个目标在20世纪80年代后期被放弃了。但事实证明,雷洛昔芬是治疗和预防骨质疏松的有效药物。此外,它还降低了患乳腺癌的风险。雷洛昔芬被认为是一个选择性雌激素受体调节剂(SERM),具有这种特征的化合物被认为有很大的潜力替代激素疗法,而不会增加骨质疏松、冠心病或乳腺癌的风险。

通常情况下,药物的完整特征只有在长期使用后才会显现出来。在雷洛昔芬的长期治疗中,50%的乳腺肿瘤开始再次生长,这一结果引起了人们的忧虑。耐药性是由雌激素受体被蛋白激酶A磷酸化导致的,这并不能阻止雷洛昔芬与受体的结合,但拮抗效果则会被逆转。由于还没有观测到氟维司群28.11的抗药性(图28.9),这看起来似乎为这一问题的解决提供了一种方案。

孕激素受体与雌激素受体密切相关。雌激素28.1(卵泡素)在增殖阶段促进和控制卵细胞的成熟,并间接促进排卵。孕酮28.2(妊娠激素)是在月经周期的分泌阶段形成的,它控制着子宫和子宫黏膜的周期性变化,降低生育能力,并且维持一个完整的孕期。促孕激素、孕酮受体激动剂及雌激素衍生物都被用作避孕激素(图28.10)。在20世纪50年代,Gregory Pincus和Gregory Pincus已经为口服避孕药奠定了基础,它是基于对雌激素和孕激素结合的时间管理。这抑制了排卵,也就是在两次月经周期中间释放一个成熟的卵细胞。在寻找糖皮质激素受体拮抗剂时,Roussel Uclaf发现了与雌激素拮抗剂类似的孕酮拮抗剂米非司酮28.13(RU486),在它的侧链上有一个氮原子功能基团。由于它的抗孕激素效果,米非司酮被用作一种"紧急避孕药"在许多国家都备受争议。单次给药600 mg的米非司酮,然后是36~48 h后再用前列腺素以诱发子宫收缩可以终止完好的妊娠。这一组合用药可以使怀孕第七周之前96%的妊娠期终止妊娠。持续性出血是它的一种副作用,在极少数情况下,也可导致心脏功能失调。该药物仅凭这些问题就不适合广泛使用,因此该药的反对者也以此慰藉。

雄激素睾酮28.3可以作为雄激素受体的激动剂,它负责男性第二性征发育,干预精子形成,并调节蛋白质合成。这种由雄激素增加骨骼肌细胞的特性,可使其作为一种合成代谢激素使用,用以提高竞技运动员、健美运动员的成绩或用于牲畜育种。抗雄激素,如醋酸环丙氯地孕酮28.14,适用于前列腺癌的治疗。

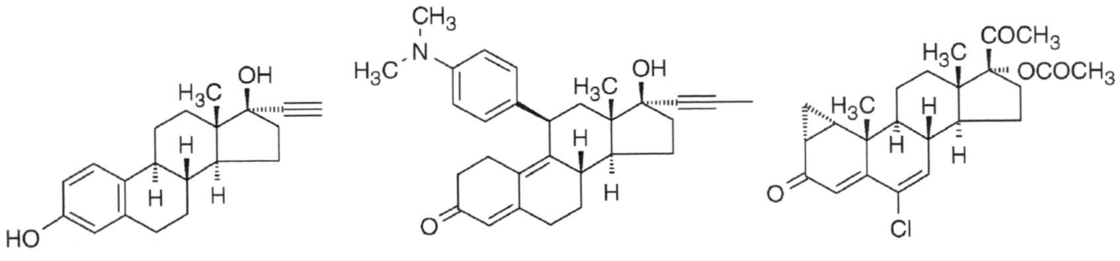

28.12 炔雌醇　　28.13 米非司酮 RU486　　28.14 醋酸环丙氯地孕酮

图28.10 在C_{17}引入一个乙炔基会得到口服活性类固醇,如炔雌醇28.12。孕激素受体抑制剂米非司酮28.13作为一种事后避孕药。抗雄激素醋酸环丙氯地孕酮28.14在前列腺癌的特殊治疗中具有很重要的作用。

除了作为性激素外，类固醇类中还有其他生理活性物质。除了在植物中发现的强心苷，肾上腺的皮质类固醇或皮质类脂醇也非常重要。如果肾上腺功能不正常，这些物质的缺失就可能会导致死亡，或者在肾上腺机能不足或功能过度的情况下，会出现严重的疾病。它们的区别在于它们与相应的核受体结合后形成糖皮质激素和盐皮质激素。尽管这些化合物含有多种类型的官能团（化合物28.15～28.17；图28.11），但它们最基本的分子骨架与孕酮28.2相类似。这两种受体的自然激动剂是皮质醇28.16和醛固酮28.17。糖皮质激素用于治疗的重要性在一开始被低估了，只有在特定的药物没有盐皮质激素（如地塞米松28.18和倍他米松28.19）副作用的情况下，才被广泛地应用于临床治疗。糖皮质

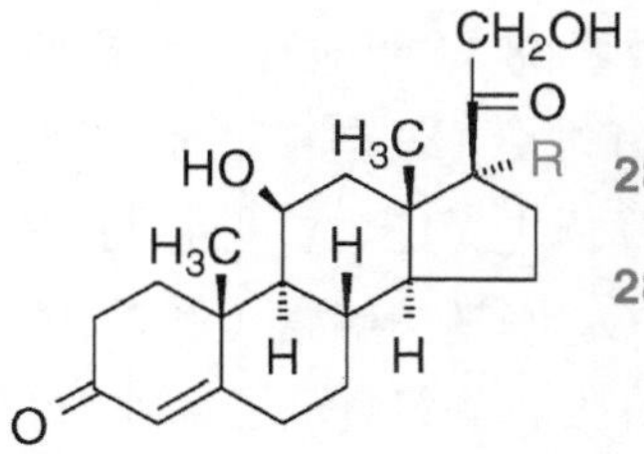

28.15 皮质酮，R = H

28.16 皮质醇，R = OH

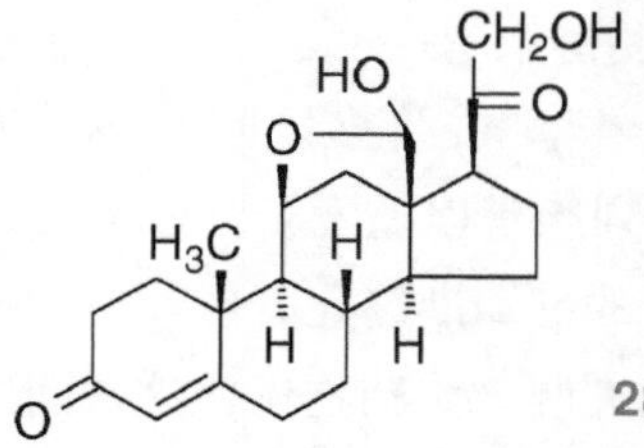

28.17 醛固酮

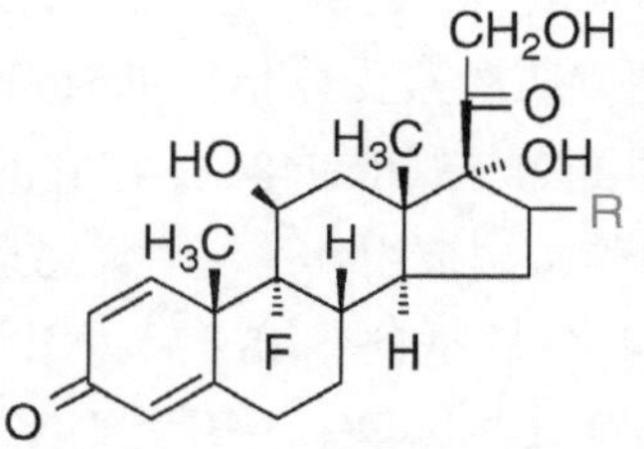

28.18 地塞米松，R = α-CH₃

28.19 倍他米松，R = β-CH₃

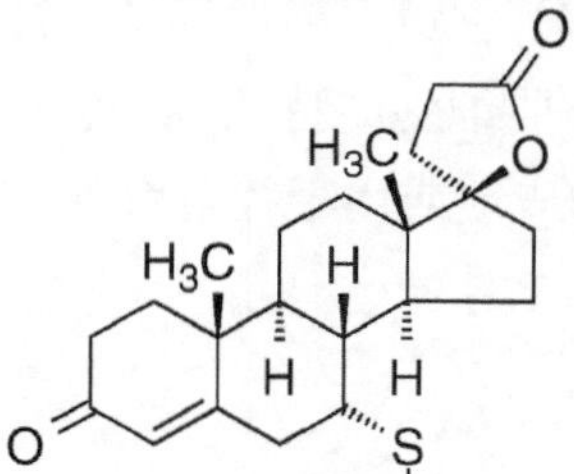

28.20 螺内酯

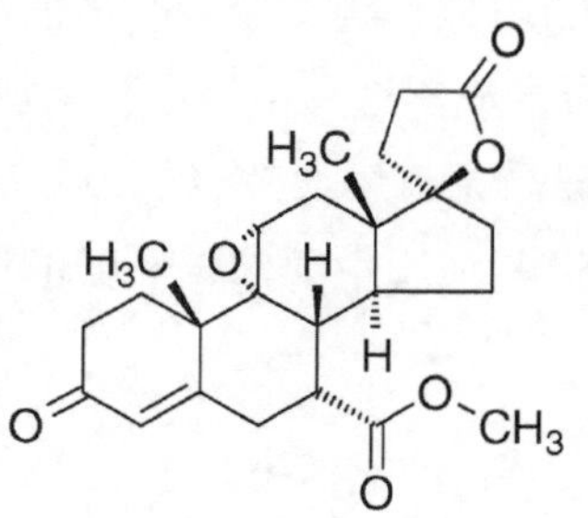

28.21 依普利酮

图28.11 皮质酮28.15和皮质醇（氢化可的松）28.16是糖皮质激素，它们通过刺激糖异生作用调节葡萄糖的释放，并抑制其代谢降解。压力诱导的皮质醇释放会导致葡萄糖迅速释放作为能量来源。盐皮质激素醛固酮28.17负责调控水和电解质的体内平衡。自然产生的糖皮质激素具有抗炎症的作用，但它们有盐皮质激素的副作用。地塞米松28.18和倍他米松28.19是"纯"糖皮质激素，它们具有皮质醇30倍的抗炎活性，且不存在盐皮质激素的副作用。利尿剂螺内酯28.20通过竞争并取代醛固酮与受体结合来达到其效果。依普利酮28.21是一种盐皮质激素拮抗剂，用于治疗高血压和充血性心力衰竭。

激素用于抗炎、免疫、抗过敏，它们影响体内新陈代谢，干预水和电解质体内平衡，影响心血管和神经系统。它们具有抗炎、免疫抑制及抗过敏作用。在过敏性休克或败血症等紧急病例中可以使用高度活性的各种糖皮质激素。它们也有严重的副作用，因此对它们的使用需要严格关注适应证和剂量。

盐皮质激素能影响水和电解质的体内平衡，它们提高了肾中钠离子的吸收，增加钾离子的排泄。盐皮质激素受体的配体可以用作利尿剂。有一种保钾利尿剂的结构类似于螺内酯28.20，它通过竞争并取代醛固酮与受体结合。选择性拮抗剂依普利酮28.21被用作治疗高血压和充血性心力衰竭的一种备选化合物。

28.6 PPAR受体的配体

在维A酸-X受体（RXR）异质二聚体受体中，过氧化物酶体增殖物激活受体（PPAR）是非常重要的药物靶标。PPAR包含多个亚型，如PPARα、PPARβ/δ和PPARγ，其中γ类型又包含3种不同的同工酶。它们的天然配体来自脂肪酸、丙烯酸、白三烯、胆固醇和胆汁酸的代谢产物。这些受体作为感应器来控制体内生物合成和代谢以保持脂质平衡，它们也参与了细胞因子的释放，如TNF-α和来自脂肪细胞的其他介质。PPARα主要在肝脏，它的激活增加了肝脏的脂肪酸降解。该受体类型的合成配体组成贝特类药物28.22～28.26（图28.12），它们有降脂作用。图28.13是激动剂28.27和拮抗剂28.28与PPARa受体结合的叠合晶体结构。如同雌激素受体与激动剂的结合，又是第十二螺旋主导了配体进入的入口。激动剂28.27的末端羧酸与Tyr464形成一个氢键，将第十二螺旋稳定在活化位置。拮抗剂28.28是从激动剂28.27末端羧酸延长为丙氨酰胺，它阻止了第十二螺旋重新折叠进入活化位置。在展开的构型中，它与受体表面另一个区域适配。

由于脂肪酸浓度的降低及抑制胰岛素释放的调节剂减少，PPARγ受体激动剂能促进葡萄糖代谢的增加。通过这种方式，它们能抑制胰岛素的抗药性，这是导致2型糖尿病大幅增加的原因。多种噻唑烷二酮衍生物被开发为PPARγ激动剂。它们起源于降脂化合物PPARα受体激动剂氯贝特28.22（图28.14）。1979年，第一个胰岛素敏化剂环格列酮28.31，由Takeda公司依据28.29和28.30的这两个化合物开发而来的。Glaxo Smith Kline的罗格列酮28.33和Takeda公司推出的另一个药物吡格列酮28.32在随后短时间内上市，两者都是PPARγ受体高选择性的药物。由于这两个药物的手性纯单体在生物体中能够发生消旋化，因此这两个药物以外消旋体给药。然而，配体共晶体结构显示只有S-型异构体与受体结合。这一结构也可能是一个肽链与LxxLL识别域形成共结晶。再一次，第十二螺旋使结合袋出现在活化位置，并通过Glu471定位来稳定LxxLL识别肽的螺旋部分。

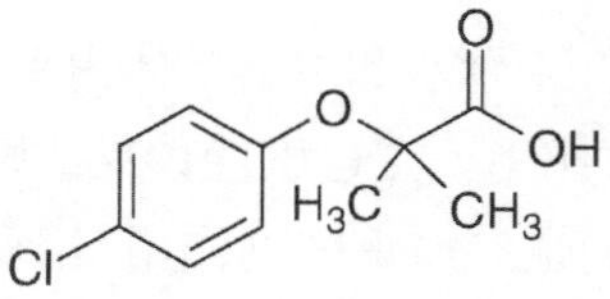

28.22 氯贝特

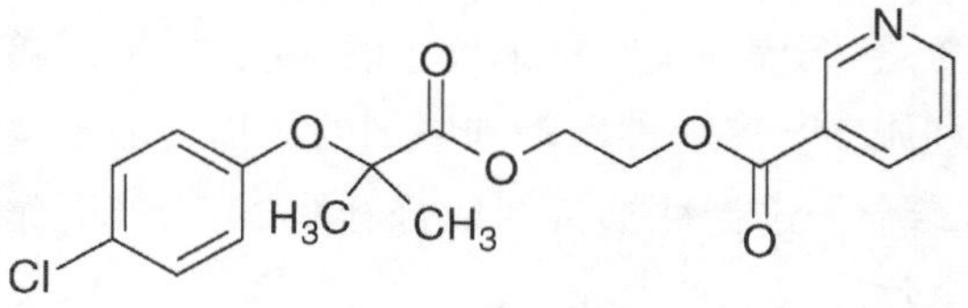

28.23 依托贝特

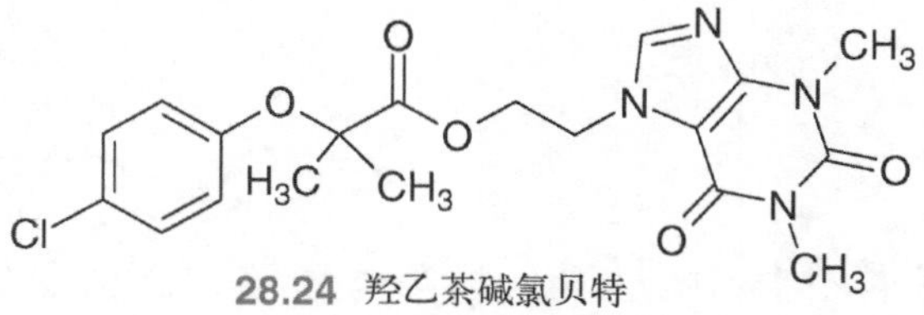

28.24 羟乙茶碱氯贝特

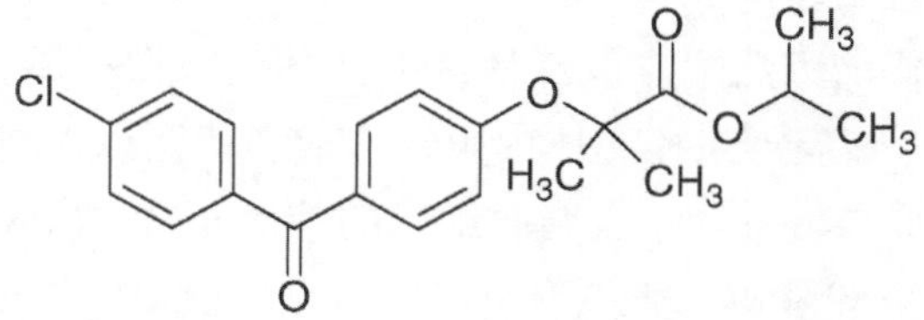

28.25 米诺贝特

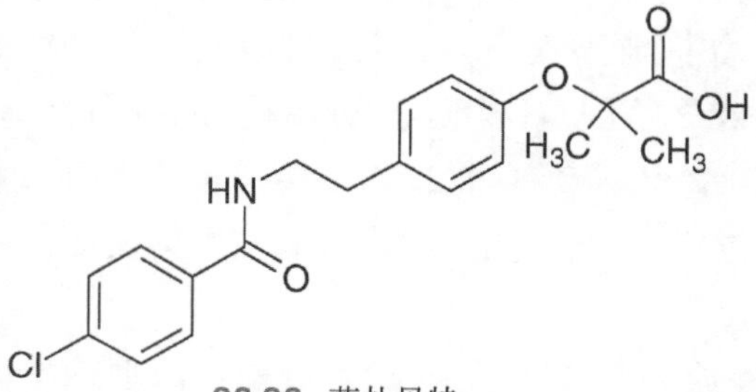

28.26 苯扎贝特

图28.12　激活的过氧化物酶体增殖物激活受体PPARα增加脂肪新陈代谢，如贝特类28.22～28.26配体能够激活该受体，用于降脂药物。

　　最近，由于意外的副作用，格列酮类型的胰岛素敏化剂使用备受争议。由于心脏衰竭的风险，罗格列酮已于2010年退出欧洲市场。对于吡格列酮来说，虽然心脏衰竭风险未知，但是有迹象表明会有患膀胱癌的风险，因此该药在2011年也从一些国家的市场中退出。然而，PPARs受体也代表了癌症治疗的一个可能的靶结构。最初环前列腺素（27.9节）被认为是PPARδ受体的天然配体，但后来证明它与PPARβ受体密切相关。PPARβ受体的表达受到多种致癌信号传导途径的调控。该受体在肿瘤细胞中经常被过度表达。因此，该受体的拮抗剂用于抗肿瘤药物研究是一个新的方向。

28.27

28.28

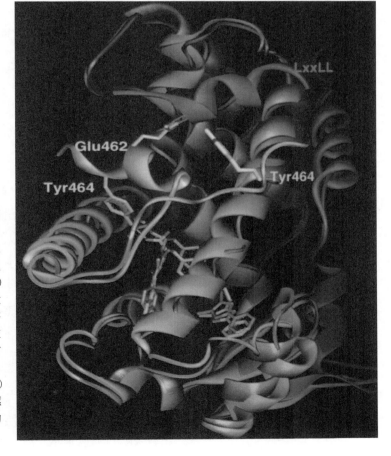

图 28.13　PPARα 受体与激动剂（绿色）和拮抗剂（褐色）结合的叠合晶体结构。激动剂 28.27 末端的羧酸与 Tyr464 形成一个氢键，并稳定第十二螺旋（青绿色）于活化位置。这种情况下，共激活子（紫色）的 LxxLL 肽链基序可以进入识别区。Glu462 稳定这段肽链螺旋部分。由于末端有丙酰胺基，拮抗剂 28.28 变长了，它阻止了第十二螺旋（米黄色）重新折叠回活化位置。第十二螺旋仍然是展开的，但伸向不同的方向。

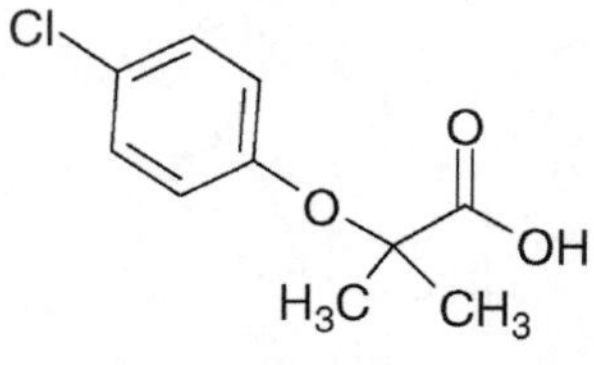

28.22 氯贝特

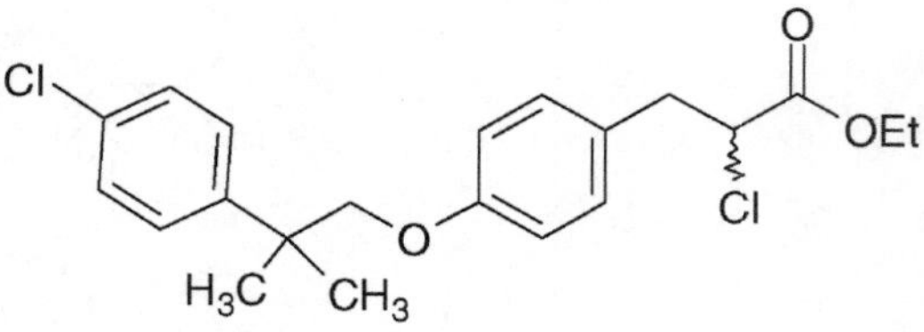

28.29

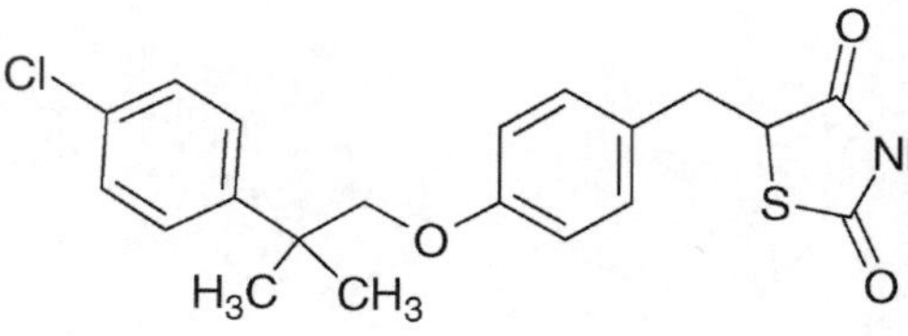

28.30

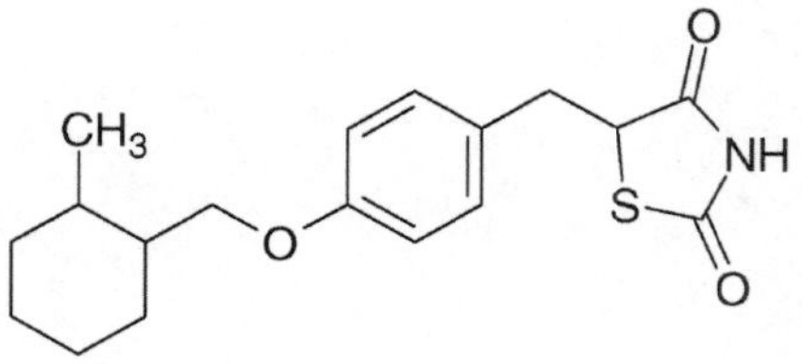

28.31 环格列酮

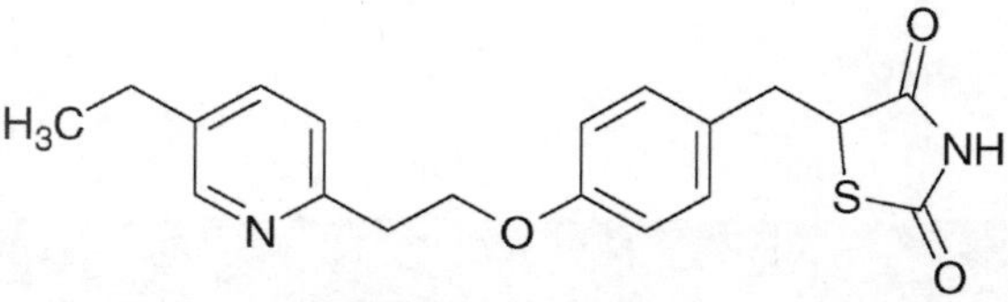

28.32 吡格列酮

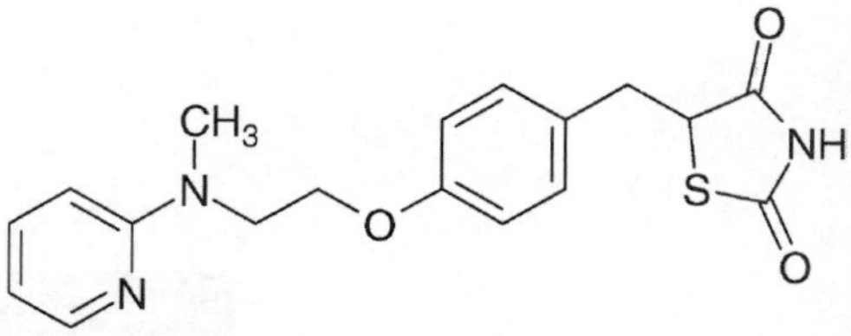

28.33 罗格列酮

图28.14　化合物28.29和28.30分别从PPARγ受体激动剂、降脂药物氯贝特28.22发展而来，在此基础上，Takeda公司又开发了PPARγ配体胰岛素敏化剂环格列酮28.31。罗格列酮28.33和吡格列酮28.32作用在相同的受体上。

28.7　核受体配体促进新陈代谢

在27.6节中讨论了代谢酶细胞色素P-450，它们对外源性有害异物进行了第一轮的氧化攻击。它们将极性基团附着在脂质化合物上，为肾脏的消除做准备。药物也可以诱导它们自身或者其他外源物质的代谢。这种特性是基于细胞色素P-450酶在肝脏和胃肠道细胞中的表达增加造成的。这一过程由核受体孕烷-X受体（PXR）和组成性雄烷受体（CAR）介导的。当核受体与这种诱导性药物结合而被激活时，核受体就会与启动子中外源物响应元件结合在一起，并诱导特定细胞色素的转录和表达。细胞色素生物合成的增加导致代谢活性增加。特定药物的这种性质必须在处方中予以重视。尤其是与其他药物同时使用的时候，要考虑可能的药物相互作用（27.7节）。

孕烷-X受体可以被体积大小完全不同的配体激活（图28.15），如苯巴比妥28.34或降胆固醇药物SR12813 28.35可以激活受体。紫杉醇28.36、大环内酯素利福平28.37和来自贯叶连翘的天然产物贯叶金丝桃素28.38的体积都大得多，它们都同样结合在这个口袋里，显然不同大小的分子都能够激活PXR。通过前面的介绍，我们知道类固醇受体作为

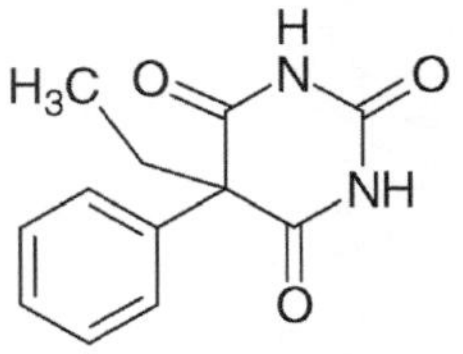

28.34 苯巴比妥

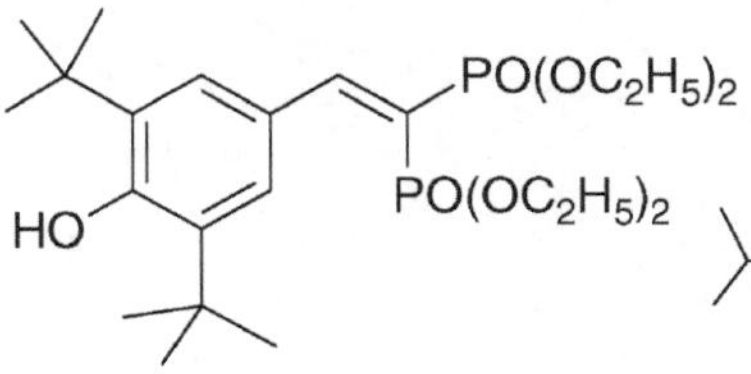

28.35 SR12813

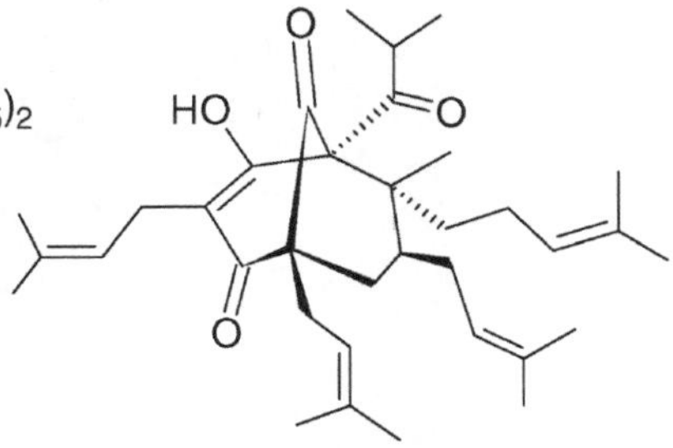

28.38 贯叶金丝桃素

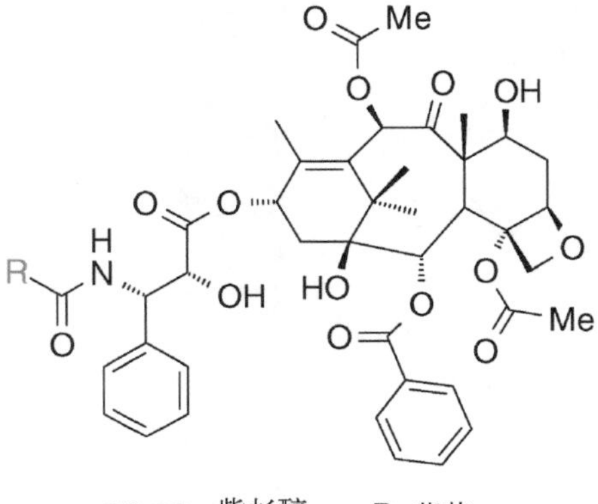

28.36 紫杉醇　R=苯基
28.40 多西他赛　R=叔丁氧基

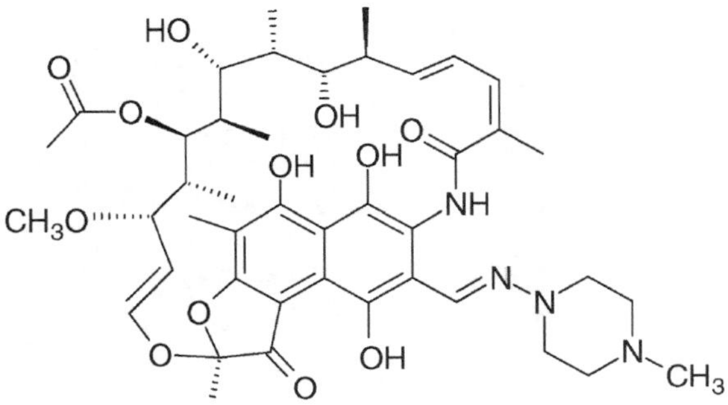

28.37 利福平

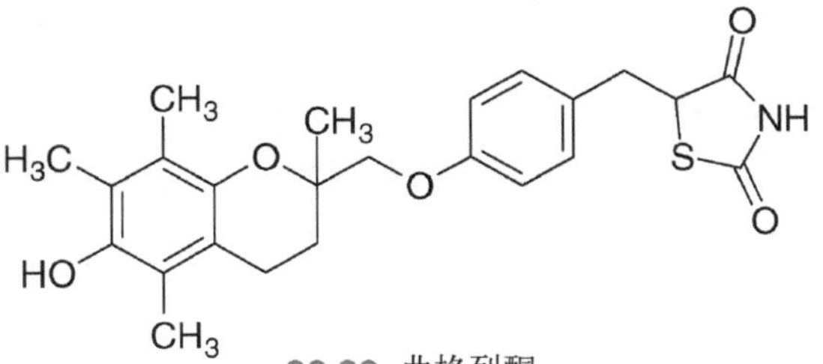

28.39 曲格列酮

图28.15　在与激活剂结合时，孕烷-X受体诱导来自CYP 3A家族的细胞色素P-450酶的表达，它可以代谢大量的药物。小配体如苯巴比妥28.34和降胆固醇药物SR12813 28.35与大的天然产物如紫杉醇28.36，或者大环内酯化合物利福平28.37都能激活PXR。由于胰岛素敏感剂曲格列酮能激活PXR，因而导致其退市。一个小的变化，如紫杉醇上的一个苯基变为叔丁氧基，就足可以抑制这种激活特性。

一种高选择性的蛋白质，它可以识别仅有的羟基和羰基基团的替换，以及甲基的缺失和存在，它们对应受体的二维结构允许高选择性。孕烷-X受体属于同一家族，也采用类似的折叠方式。然而，大自然在空间结构和次级结构元件中做了些小的修饰后，这种折叠结构就能将高度选择性的受体变成几乎不区分配体体积“大”和“小”的包容性受体（图28.16）。在第一和第三螺旋之间增加了45个氨基酸，且第二螺旋被多链的折叠所取代。与雌激素受体相比，这种结构元件明显增大。此外，第六螺旋展开成一个长环。这种对核受体一般折叠模式的修饰，使得位于蛋白质中心的配体结合口袋具有明显的自适应性。通过这种方式，PXR可与不同结构类型的外源性物质结合，进而被激活。组成性雄烷受体

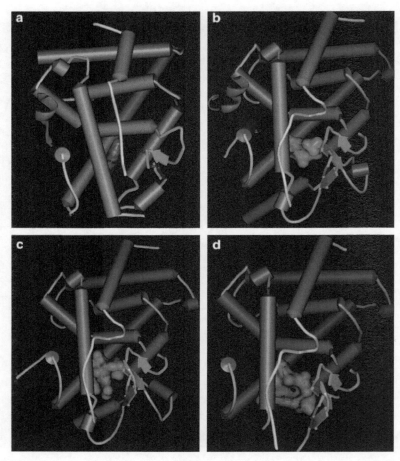

图28.16 雌激素受体（a）和孕烷-X受体（b～d）中多肽链的示意图。在PXR中插入45个氨基酸，使其右下结构部分极具适应性。正因为如此，受体可以结合不同尺寸的配体：（b）为与SR12813 28.35结合的晶体结构，（c）为与贯叶金丝桃素28.38结合的晶体结构，（d）为与利福平28.37结合的晶体结构。作为对比，图（a）为雌激素受体与雌二醇结合的晶体结构。

（CAR）与PXR类似，它也能被一系列化学配体激活，如巴比妥酸盐、氯丙嗪、对乙酰氨基酚或血红素的代谢物胆红素。通过促进从胞液到细胞核的迁移，受体也可能在没有直接配体结合的情况下被激活。CAR的晶体结构表明，其中心结合口袋的大小大约是PXR的一半，因此，这种受体的激活配体似乎要小一些。

PXR激活细胞色素P-450表达会产生什么后果？最重要的是，优先控制药物代谢的CYP 3A蛋白会被快速制备。在上一节中，我们讨论了格列酮类药物作为胰岛素增敏剂。另一有效治疗糖尿病药物曲格列酮28.39，由于它会激活化合物PXR而遭退市。该化合物增加了CYP 3A4的产生，它能将曲格列酮代谢成潜在有毒的醌类，结果导致肝损伤。同样的情况在罗格列酮28.33或吡格列酮28.32中没有被观察到。由于紫杉醇也能激活PXR，使得这种化疗药被另外产生的CYP 3A4快速从身体中清除掉。用叔丁基氧基取代末端的苯基基团得到多西他赛28.40，这个化合物不再激活PXR。今天，人们试图在药物开发早期就排除潜在的PXR激活可能导致增加的CYP 3A4代谢。来源于贯叶连翘（St. John's wort）的天然产物贯叶金丝桃素28.38通常用于治疗轻度抑郁症，在使用时必须考虑它是一种强力的PXR激活剂。它会导致其他药物的代谢增加，如激素类避孕药、HIV蛋白酶抑制剂、他汀类药物，或者类似于香豆素的抗凝剂，这可能会严重降低这类药物的治疗效果。

28.8 概要

- 核受体是一类由48个成员组成的、在胞液中可溶的蛋白质家族。核受体是转录因子并在基因调控中起着重要的作用。它们能形成同源或异源的二聚体，能够被小分子激活，如类固醇激素、维A酸、脂肪酸、三碘甲状腺氨酸、维生素D、前列腺素、胆汁酸或磷脂。

- 核受体有一个配体和一个DNA结合域，但是非配体依赖性结合域也参与了转录的激活。通过激动剂结合的刺激，激活的受体转移到细胞核，并招募共激活因子、共抑制因子和转录因子来调节基因表达。

- 在识别配体时，配体结合域可以表现出令人印象深刻的选择性。根据氢键供体/受体的功能团互换和19-甲基存在或缺失的情形，类固醇受体可以区分雌雄激素之间微小结构差异。

- 激动剂和拮抗剂与受体结合会诱导第十二螺旋的取向，它能关闭进入配体结合域的入口。拮抗剂与受体的结合阻碍了第十二螺旋在结合入口的重入位，并同时阻断了共激活因子表面上螺旋状的LxxLL肽链区与识别区的结合。

- 类固醇受体的激动剂和拮抗剂是重要的药物，比如通过干预月经周期用作避孕药、用于癌症治疗、通过作用于糖皮质激素受体展示抗炎、免疫抑制或抗过敏活性，或者通过作用于盐皮质激素受体作为利尿剂或治疗高血压药物。

- 过氧化物酶体增殖物激活受体（PPAR）有几种亚型，在激活时与视黄酸受体形成异源二聚体。PPARγ受体的激动剂可以诱导葡萄糖代谢的增加，在糖尿病治疗中，它们被用作胰岛素增敏剂。

- 细胞色素P-450酶的转录和表达参与外源性物质的代谢，可以由核受体孕烷-X受体（PXR）和组成性雄烷受体（CAR）来调节。这些受体可以被种类多样且结构差异大的外源性物质激活，从而增加细胞色素的生物合成，并提高代谢活性。

- 与立体化学高度特异性的类固醇核受体不同，孕烷-X受体（PXR）没有明显特异性，能够与结构高度多样化的活性物质结合。能与体积从小到大的配体结合是由于该受体含有额外的高度自适应结构元件。

翻　　译：于衍新

译稿审校：韦昌青

参考文献见二维码。

第 29 章
膜蛋白受体激动剂和拮抗剂

信使分子承担细胞之间输送和传递信息的任务。这些分子可以小到单一离子也可以大到肽或蛋白质类大分子,它们结合胞外的膜蛋白受体来传输信号。多巴胺、组胺、肾上腺素、多肽和蛋白质(如胰岛素、白细胞介素、血管紧张素、内皮素或神经激肽)这些信使分子由于不能穿透细胞膜,几乎没有任何其他替代途径来传递信号。通过膜蛋白受体构象状态的变化,配体结合的信号可以从胞外传到胞内。一般而言,在激活状态下结合的配体可以稳定受体的活化构象。若是拮抗状态,配体在胞外结合受体后,其虽然不改变构象变化的平衡,但能稳定受体的非活化构象,因此信号传输将不会发生。这两种方式均可以作为药物治疗的途径,一方面,受体激动剂就如所谈到的可以激活信号传导;另一方面,受体拮抗剂或反相激动剂则可以起到相反的作用。

第一类膜蛋白受体是 G 蛋白偶联受体(GPCR),该受体具有 7 个跨膜螺旋,是一个庞大的膜蛋白受体家族。受体激动剂可以激活 GPCR 偶联的 G 蛋白,引发细胞内的一系列级联反应。第二类也是由跨膜螺旋蛋白片段组成的受体,二聚体是该类受体被激活的先决条件。其在细胞内附着的酪氨酸激酶开始相互磷酸化,使得激酶进入一种活化状态,通过磷酸化开启其他蛋白质功能。第三类膜蛋白受体是以低聚物形式结合白细胞介素作为信使分子,该类受体通过结合配体激活激酶依赖的细胞内信号传输途径。大约有1/3 的医药产品是以 GPCR 作为靶点。相比其他膜蛋白受体,第二类膜蛋白受体的传导途径仍不明朗。这些受体均受较大配体调控,导致开发具有竞争性的小分子药物极其困难(10.6 节)。

29.1 GPCR 家族

GPCR 家族是人类基因组膜蛋白中最大的家族,总计已发现了 800 多个 GPCR。它们可以介导信号的过膜传递并对特殊的信号产生响应,其可以被光、质子、单个离子激活,也可以被小生物胺(神经递质)、激素、前列腺素、信号肽、蛋白质等激活。其一旦进入激活状态，就将启动细胞内的级联反应。受体构象的变化表明了激活状态与非激活状态的互相转化，两种状态保持热力学平衡。激活状态或非激活状可以分别与激动剂或拮抗剂结合而稳定。即使没有结合激动剂，受体本身也存在基础活性，这种基础活性是拮抗剂消除不了的。拮抗剂可以阻止激动剂与受体的结合从而起到消除活性的作用。反相激动剂可以完全抑制受体的功能。

受体构象的改变将导致细胞内 G 蛋白三聚体的变化，结果就是与 α 亚基结合的 GDP 被 GTP 所替换，然后 α 亚基从激活的三聚体分离，复合物空间重新排列。只要被 GTP 结合，G 蛋白才会处于激活状态。GTP 通过缓慢水解生成 GDP，G 蛋白又返回到原来的静息状态，分离的亚基重新团聚形成原来的三聚体。各种亚型家族以每个亚基识别，它们可以组合形成许多不同的三聚体。

只有活性配体结合到受体口袋里，受体才会保持激活状态，反复激活细胞内的 G 蛋白，通过这种方式实现信号的放大。另外，GTP 水解成 GDP 的速度将调节整个过程的进展，也影响受体信号的强度和持续时间。细胞中不同信号转导通路的开启取决于是否激活、刺激或抑制组成 G 蛋白的 α 亚基。如果 G_s 或 $G_{q/11}$ 蛋白代表 α 亚基，效应器蛋白将被激活并在细胞中释放第二信使。具体结果是激活下游蛋白质，尤其是激酶或离子通道。最著名的效应器蛋白是腺苷酸环化酶，可以将 ATP 催化生成腺苷-3′, 5′-环化—磷酸（cAMP），新生成的 cAMP 可以激活诸如激酶 A（PKA）或 MAP 等激酶，同样也能激活其他通路。其他第二信使如鸟苷-3′, 5′-环磷酸（cGMP）、肌醇-1, 4, 5-三磷酸（IP_3）、甘油二酯、花生四烯酸或简单的 Ca^{2+}，它们部分由 $G_{q/11}$ 蛋白的激活生成，反过来激活磷脂酶 C-β，这时其他的信使分子也经过多步之后生成。也有抑制性 G 蛋白（G_i 和 G_o）负责阻断酶的作用，该酶主要影响第二信使合成。另一类 G 蛋白（$G_{12/13}$）可激活有助于调节肌动-肌球蛋白细胞骨架的 Rho 蛋白，肌肉收缩即由这一途径进行调控。

由于 GPCR 在细胞状态和功能转变过程中起到了核心作用，GPCR 的失调与许多疾病有关，因而 GPCR 是药物开发的一大靶标。GPCR 可以分为 5 个不同种类，A 类是最大且最重要的一类。许多 GPCR 类型以独特的受体而被认知，它们具有不同组织分布、配体特异性，并且由不同的 G 蛋白激发下游信号通路。这一特点也解释了为什么通过药物影响这些受体在很多不同适应证上都取得了成功。肾上腺素和去甲肾上腺素（1.4）对肾上腺素能受体有作用。1948 年，Raymond Ahlquist 证实肾上腺素对不同器官的不同影响是由于存在两个不同类型的受体：α 受体和 β 受体。后来根据亚基组成进一步划分成 α_1 和 α_2 受体、β_1 和 β_2 受体。根据组织分布，β_2-肾上腺素能受体与哮喘、高血压或心脏病有关。这些差异有助于开发多种药物，如 β 受体激动剂或 β 受体拮抗剂（β 受体阻滞剂，8.5，29.3）。不同亚型血清素受体具有极其复杂的结构，根据血清素的化学结构也被称为 5-羟色胺受体（5-HT 受体，表 29.1）。它们的失调与偏头痛、肺动脉高压、抑郁症、精神分裂症、饮食失调、恶心和呕吐等疾病模式有关。

表29.1 5-羟色胺受体不同亚型与疾病模型

受体	基因	类型,适应证	被调控酶
5-HT$_{1A}$	5-ht$_{1A}$	GPCR,G$_i$;CNS类疾病,如焦虑、沮丧	腺苷酸环化酶
5-HT$_{1B}$	5-ht$_{1B}$	GPCR,G$_i$;神经性炎症,偏头痛	
5-HT$_{1D}$	5-ht$_{1D}\alpha(h)$,5-ht$_{1D}\beta(h)=$ ^5-ht$_{1D}(R)$	GPCR,G$_i$;神经性炎症,偏头痛	
5-HT$_{1E}$	5-ht$_{1E}$	GPCR,G$_i$;神经性炎症,偏头痛	
5-HT$_{1F}$	5-ht$_{1F}$	GPCR,G$_i$;神经性炎症,偏头痛	
5-HT$_{2A}$	5-ht$_{2A}$	GPCR,G$_s$;CNS疾病,非典型安眠药,创伤修复,动脉高压	磷脂酶C
5-HT$_{2B}$	5-ht$_{2B}$	GPCR,G$_s$;CNS疾病,非典型安眠药,创伤修复,动脉高压	
5-HT$_{2C}$	5-ht$_{2C}$	GPCR,G$_s$;CNS疾病,非典型安眠药,创伤修复,动脉高压	
5-HT$_3$	5-ht$_3$	离子通道,?;呕吐	—
5-HT$_4$	5-ht$_4$	GPCR,G$_s$;胃肠道疾病,过敏性肠炎	腺苷酸环化酶
5-HT$_5$	5-ht$_{5A}$,5-ht$_{5B}$,	GPCR,?;昼夜节律	?
5-HT$_6$	5-ht$_6$	GPCR,G$_s$;记忆和学习	腺苷酸环化酶
5-HT$_7$	5-ht$_7$	GPCR,G$_s$;昼夜节律	

注:HT、ht,5-羟色胺;R,大鼠;h,人;GPCR,G蛋白偶联受体;G$_s$、G$_i$,激发或抑制G蛋白。

　　最初认为GPCR仅仅以单体起作用,然而目前这种认识早已发生改变。今天人们知道同聚体、异聚体的形成具有许多额外的功能,可以调控分化的药理学细胞应答的信号。市场上大约有30%的药物作用于GPCR靶点,因此获得这些靶点空间结构的详细信息对于开发药物是非常必要的。

29.2 视紫红质:GPCR的第一个结构模型

　　GPCR晶体结构的测定是非常困难的。这些膜蛋白的N端在胞外而C端在胞内,这样它们就很难自然地形成晶格。细胞膜两侧均还有连接跨膜片段的环状区域,这环状区域具有独特的空间架构,对受体功能非常关键。此外,受体的大量制备也是一个大问题。

　　1990年报道的细菌视紫红质结构(图29.1a)第一次提供了GPCR结构模型。在高分辨电子显微镜(13.6节)的帮助下,Richard Henderson解析了二维的晶体结构。细菌视紫红质实质上并不是GPCR,而是一个建立pH梯度跨膜的质子泵。然而像所有的GPCR一样,它也具有7个跨膜螺旋。细菌视紫红质与人类GPCR的序列同源性已经可以忽略不计。尽管如此,20世纪90年代初,该结构的解析还是被用于一大批相关GPCR药物的病

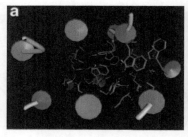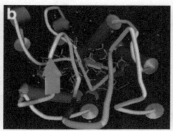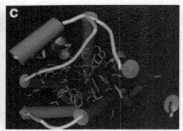

图29.1　跨膜螺旋空间结构的代表。(a)细菌视紫红质；(b)牛视紫红质；(c)人β₂-肾上腺素能受体。

理学研究。这项困难的工作在那时激起了多重序列比对、螺旋模型建模等大量相关技术的发展，并获得大量的突变和结合模式的数据。结构测定的一个挑战是对一个跨膜螺旋序列开头和结尾的精确测定。由于环绕一圈需要3.6个氨基酸(14.2)，因此一次错误的氨基酸排列将导致沿螺旋轴产生大约100°的偏差，此外环状区域的确定也非常困难。通常建模过程中会忽略这些影响，直接基于数据库信息的基本知识和方法而建模。因此，仍然缺乏证明这些模型与GPCR真正测定结构相关性的证据。

10年后，第一个真正的GPCR高分辨率结构才被确定(图29.1b)，牛视紫红质就是这个特别的例子。它集中分布在眼睛中，与11-顺式-视网醛共价键结合而稳定存在。视紫红质是一个光调节受体，它的高分辨率结构测定是在非活化状态下完成的。即受体处在黑暗的环境中，此时没有信号传输到细胞。几年后，其光活化受体的结构也得到测定。这样我们就可以通过判断受体构象的变化来推断激活过程。处于非活化状态时，两个谷氨酸残基和一个精氨酸残基之间形成了极化-辅助氢键的网络。这种相互作用称为"离子锁"，使得跨膜螺旋3和6相互结合。光激活后，该网络被破坏，导致螺旋3和6向胞内移动。这种变化在胞内生成一个区域可以结合G蛋白三聚体，并影响其活性。最近，这些激活后的重排结构已被G蛋白多肽抗原结合的结构所证实(29.3节)。

牛视紫红质结构是许多建模方法的基础，该受体比较特殊，具有共价键结合配体的光敏开关。另外，所有建模都是在受体处于非活化状态下几何构象的尝试。

29.3　人源β₂-肾上腺素能受体的结构

人源GPCR的实际结构具体如何越来越令人期待，这在2007年成为现实。在斯坦福大学的资助下，Socipps研究所和英国MRC合作，解析了人源β₂-肾上腺素能受体的两种结构。Brain Kobilka与Robert Lewkowitz因这项重大成就在2012年共同获得诺贝尔奖，后者是第一位在20世纪70年代对β-肾上腺素能受体进行分离和表征的人。β-肾上腺素能受体的高柔软性和蛋白质水解不稳定性是结晶过程中最大的问题，尤其是第三个胞内环状区域尤为复杂，研究人员不得不用一些技巧来解决这些问题。第一个方法是利用一种特异性抗体,该抗体可以结合到环状区域从而可以稳定受体的基本功能结构,最后成功结晶。第二个方法中,这个环状区域从被受体切除并用T4溶菌酶替代,T4溶菌酶是被熟知容易结晶的蛋白质,新形成的融合蛋白很大程度上保持药理特性。这两个结构均与部分强效反相激动剂卡拉洛尔29.1(图29.2、图29.3)共晶,它们只是在跨膜区略有不同。然而,这方面的差异与先前确定结构的牛视紫红质相比几乎是差了3倍多。这凸显了其与视紫红质(图29.1)在结构上的区别。卡拉洛尔仅能阻止受体约50%的基础活性,因此被称为部分反向激动剂。

卡拉洛尔通过其烷基胺和羟基与Asp113[3.32]和Asn312[7.39]结合(上标数字分别表示氨基酸被发现的螺旋和顺序号)。突变研究发现天冬酰胺替换Asp113将导致拮抗剂结合力的丧失。它使激动剂激发G蛋白的活性降低了4个数量级。Asn312突变成丙氨酸或苯丙氨酸等非极性氨基酸将导致受体功能瓦解,而若用极性侧链(苏氨酸或谷氨酰胺)置换,G蛋白功能将部分保留。卡拉洛尔的芳香三杂环基团可以利用其胺基团与Ser203[5.42]形成氢键,这一基团也被视为儿茶酚胺受体激动剂诱变研究应用的关键。含氮杂环的芳香氧基类化合物β受体阻滞剂如吲哚洛尔29.2,结合时丝氨酸与另一个氨基酸残基发生交换将会导致与β-肾上腺素能受体亲和力大幅下降。卡拉洛尔被许多的疏水性氨基酸包围(Val114[3.32]、Phe290[6.52]、Phe193[5.32]),这也解释了为什么所有β受体阻滞剂在这区域均含有芳香环基团(图29.3)。

很多β受体阻滞剂对β-肾上腺素能受体的不同亚型(β-AR)选择性非常差。不过这种选择性还是可以实现的,如$β_1$受体主要分布在心脏血管,而$β_2$受体主要分布在支气管。高效抑制$β_1$受体可以降低心脏的收缩性和频率,而阻断$β_2$受体会使支气管收缩却是不希

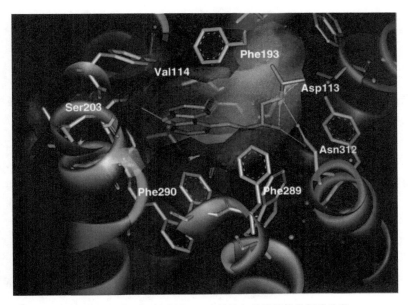

图29.2 人源$β_2$-肾上腺素能受体与部分反相激动剂29.1卡拉洛尔共晶结构的部分片段。

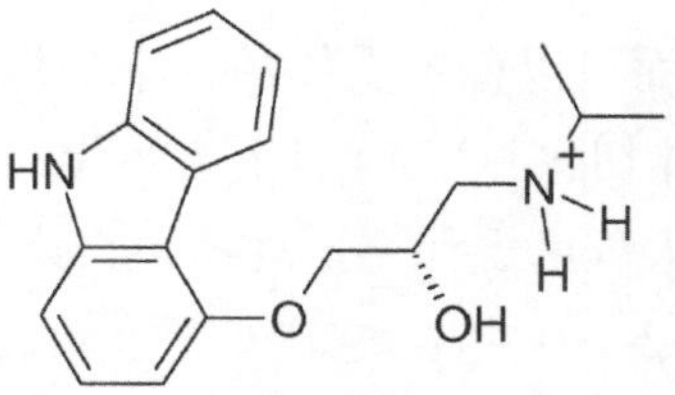

29.1 卡拉洛尔

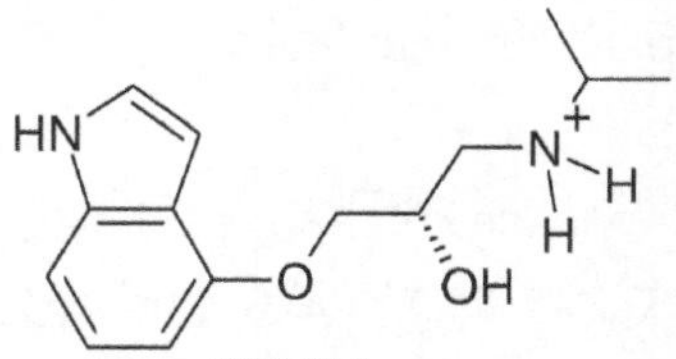

29.2 吲哚洛尔

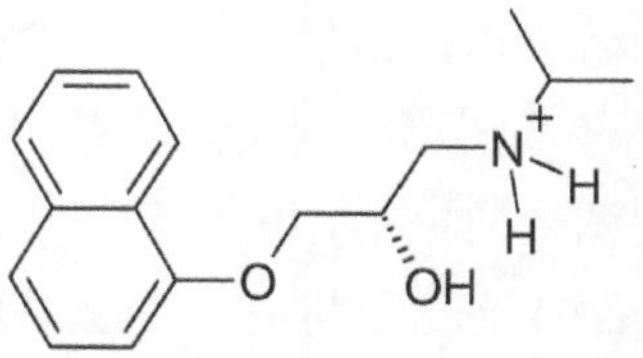

29.3 普萘洛尔

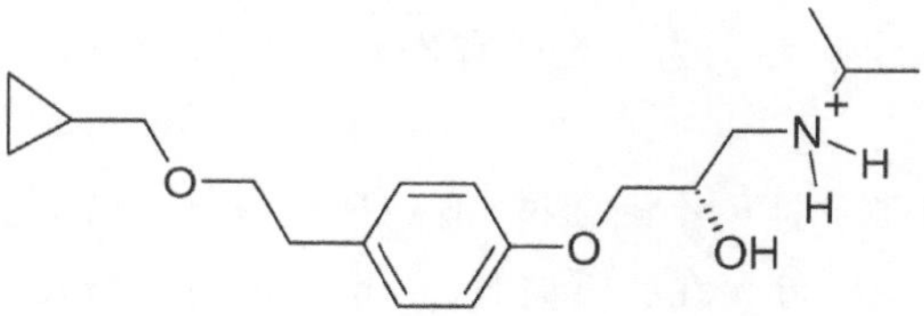

29.4 倍他洛尔

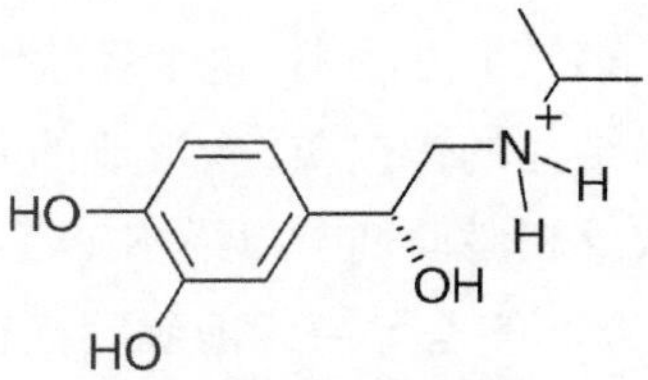

29.5 异丙肾上腺素

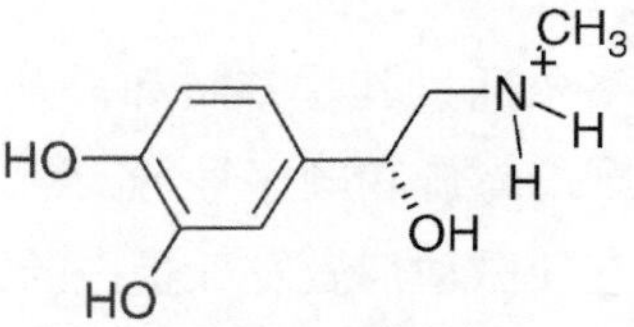

29.6 肾上腺素

图29.3 人源β_2-肾上腺素能受体配体。卡拉洛尔29.1、吲哚洛尔29.2、普萘洛尔29.3和倍他洛尔29.4均为β受体阻滞剂，异丙肾上腺素29.5和肾上腺素29.6为受体激动剂。

望得到的结果。有趣的是，环绕卡拉洛尔与β_2受体结合位点的氨基酸在β_1受体中是保守的。此外还观察到β_1与β_2受体环状区域的94个氨基酸残基是互通的。因此可以利用药理作用的差异来开发选择性配体，如倍他洛尔29.4，结合区在入口区域对螺旋团聚造成了一些小的改变。

利用T4溶菌酶替换不稳定的环状区域已被证明是非常成功的，Scripps研究所Ray Stevens研究小组已解析出腺苷A2A受体、多巴胺D_3受体和趋化因子CXCR4受体的结构。它们有大致相同的整体结构，但与配体结合的口袋的形状和位置却明显不同。CXCR4受体不受小分子配体调控，而由一种蛋白质调控。受体结构采用两个受体激动剂进行测定，先使用小分子量配体IT1t，然后是15个残基循环肽CVX15。尽管这种受体结合口袋要大得多，结果表明这个受体不仅可以与肽类大分子结合也可以与小分子配体结合。CXCR4受体描述了肿瘤或HIV病毒感染的可能靶标结构。在HIV病毒感染过程中，它作为一个共同受体结合病毒糖蛋白gp120（31.4节），使病毒接触到T细胞。

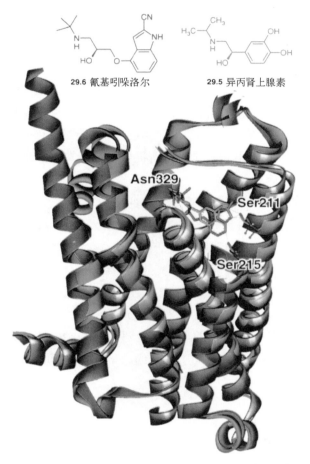

图29.4　β₁-肾上腺素能受体分别与激动剂异丙肾上腺素29.5（红色-棕色）、拮抗剂氰基吲哚洛尔29.5（绿色）的共晶结构。激动剂与Ser211和Ser215形成氢键，由于螺旋H5和H1的倾斜了约1 Å，结合口袋缩小。

使用T4溶菌酶融合受体解析β-肾上腺素能受体第一个结构时，蛋白质处于非活化状态。如果将部分反向激动剂卡拉洛尔与结构小一点的受体激动剂如异丙肾上腺素29.5相比较，很明显会发现儿茶酚基团的两个羟基与Ser204$^{5.43}$和Ser207$^{5.46}$形成氢键。此外Asn293$^{6.55}$和Tyr308$^{7.35}$被认为对于受体激动剂的结合具有关键作用。这些残基与卡拉洛尔结构距离太远，而很难与激动剂如异丙肾上腺素能受体起有效作用。这证实了受体必须适应激动剂构象变化的假设。

β₁受体与拮抗剂氰基吲哚洛尔29.65（图29.4）的结合结构先后被英国剑桥Gebhard Schertler团队和瑞士苏黎世Paul Scherrer研究所解析出。科学家们采用了一种热力学稳定的受体，该受体来源于火鸡，通过交换6个氨基酸变异得到。其整体结构与β₂受体是没有区别的，但增加了非活化状态的稳定性。总之，β₁受体的基础活性要少于β₂受体。β₂-AR增加的基础活性具有重要的生理学意义。β₂-AR的T264I突变体，在人源以多种形式存在，与β₁-AR相比其基础活性下降与心脏疾病发生有关。

除了拮抗剂氰基吲哚洛尔外，β₁受体与完全激动剂异丙肾上腺素 29.5 结合的晶体结构也得到确认。和预测的一样，结合小分子激动剂将导致结合口袋收缩，螺旋 H5 和 H7 互相偏移（图 29.4）。受体激动剂和拮抗剂一样，也通过氨基丙醇基团与 H7 上的 Asn327 形成两个氢键。更大拮抗剂氰基吲哚洛尔 29.6 上的吲哚 NH 可以影响 H7 上 Ser211 的侧链。另外，儿茶酚胺异丙肾上腺素 29.5 利用两个芳香 OH 基团与 Ser211 和 Ser215 形成氢键，可以将 H5 拉到与激动剂结合的区域。这两个螺旋之间的相对偏移改变相互作用区域，为非活化状态过渡到活化状态作出贡献。前面所提到的多形态导致 β₂-AR 基础活性减少，也影响受体中 H5 和 H7 之间的关系。

生物物理学研究表明，β-肾上腺素能受体的激活与视紫红质类似。光依赖受体的激活，是由共价连接在视黄醛的顺-反式异构化作用触发的。视黄醛空间结合位点与其他 GPCR 配体结合位点具有相同的区域。激活机制的详细了解得以比较视紫红质活化状态和非活化状态下 Glu113Gln 的突变结构。光照活化后，受体将以全反式结构（图 29.5）结合一个视黄醛分子。同时，活化受体与一个 11 残基肽形成复合物，这与来源于 G 蛋白 α 亚基的表位相互作用是一致的。在激活的视紫红质中，视黄醛上 β-紫罗兰酮环与螺旋 H5 和 H6 之间的缝隙大约有 4.3Å 的偏差。在这个过程中 Trp265⁶·⁴⁸ 也从其静息状态下的初始位置移出。这种转变需要螺旋方向上的重组，H6 和 H7 之间水介导的联系网络会被打

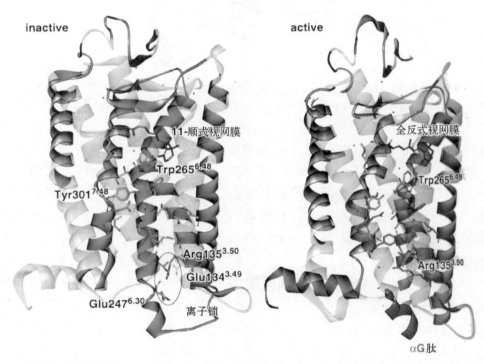

图 29.5　视紫红质非活化状态（绿色）和活化状态（棕色）晶体结构对比。当 11-双键发生从顺式到反式构型的异构化时，环己烯环发生偏移致使视黄醛激发光活化。这个变化导致 Trp265 通过一连串水介导的氢键影响到由 Glu134、Arg135 和 Glu247 组成的 "离子锁"。盐桥溶解并建立一个与 G 蛋白 α 区域表位绑定的结合部位。

破并重新排列。螺旋H6末端通过扭曲远离H1～H4和H7的交联螺旋中心。Tyr223$^{5.58}$和Tyr306$^{7.53}$的侧链深入受体内部，与水网络形成新的相互作用，并与螺旋H3末尾高度保守的E（DRY）区域发生相互作用。Glu134$^{3.49}$、Arg135$^{3.50}$和Glu247$^{6.30}$侧链之间的盐桥形成所谓的"离子锁"，打开并允许有G蛋白α亚基多肽表位与该口袋结合。

具有药理作用的GPCR在细胞外结合配体后，在细胞内部的接触面上螺旋末端大体上经过非常类似的螺旋空间转移。激活过程大概是多步反应的传递，其间经历多个构象状态。

所有新结构得以确认后，将最初构造β$_2$-肾上腺素能受体的同源性模型与后来确定的晶体结构进行比较就非常有意思了。视紫红质和人类β$_2$-肾上腺素能受体螺旋之间的差异不会改变整体的拓扑结构，但会带来几何结构的变化。这表明模型正确反映了受体的总体拓扑结构，很多从突变实验观察的结果也有了一个正确的解释。然而，详细模拟配体结合模式所需的精确度，却无法通过模型本身来实现。相比较β$_2$受体的实际结构，建模模型与视紫红质模板结构具有更大的结构相似性。这一结果自然值得让人深思，它说明了复杂和多变的蛋白质建模的困难。至于GPCR相关新结构的建模是否会更简单、更可靠，生成的模型是否可以实现更好的关联性，是否对于药物发现和优化具有更大的意义，我们将拭目以待。

29.4 回顾选择性多巴胺D$_1$受体激动剂的开发

在药物研究方面，寻找和优化GPCR的配体比在任何其他领域都花费了更多的努力。数以千计的例子可以在此介绍，但有两个例子极具代表性。第一个例子是选择性受体激动剂的发展，即将小分子神经递质作为自然配体的多巴胺受体。另一个受多肽配体控制的例子将在29.5节和29.6节讨论。

多巴胺29.7（图29.6）是重要的神经递质，在身体中承担多个职能。分泌多巴胺的细胞衰亡会造成帕金森病患者大脑区域的多巴胺浓度下降，这种疾病可以通过注射左旋多巴（L-DOPA）治疗。该化合物以一种氨基酸形式穿过血脑屏障，并在大脑中转化成有生物活性的多巴胺（9.4节）。

本节将讨论Abbott公司将新型多巴胺激动剂选择性结合到D$_1$受体的研究工作。工作的目标是找到一种可用于治疗帕金森病的药物以避免左旋多巴（L-DOPA）已知的副作用。这项研究在1988～1991年进行，这也说明计算机辅助方法即使没有蛋白质的三维结构仍可以对一个新型先导结构的发现起决定性的作用。

最初尝试获得结合D$_1$受体激动剂后的构象信息数据，然后根据这些信息有针对性地选择新结构。这项工作的起点起初采用的是另一家公司的化合物：SKF 38393（29.8，图29.6）。将29.8去掉苯基取代基得到简单的同系物29.9首次在Abbott公司合成。化合物29.9结合D$_1$受体的能力比29.8要弱1/100，而两个化合物对D$_2$受体的亲和力几乎保持不

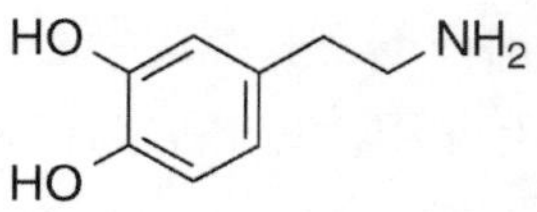

29.7 多巴胺

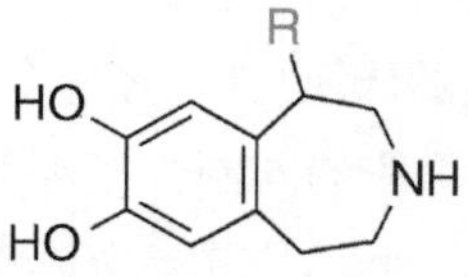

		K_i (nmol/L)	
	R	D_1	D_2
29.8	Phenyl	63	6300
29.9	H	10000	2500

图29.6 多巴胺29.7、多巴胺受体配体29.8和29.9。化合物29.8选择性结合D_1受体，化合物29.8和29.9结合力的比较表明，苯基取代基的引入是D_1选择性的关键。

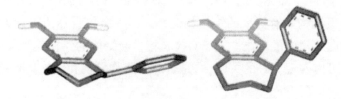

图29.7 化合物29.8的两个构型对比，苯基在七元环平面（左）和在七元环上面（右）。苯基环具有不同的空间构型，据此可以推测只有一个构型比较适合结合到受体中。

变。这令人怀疑苯基在D_1受体结合的额外口袋在D_2受体中是缺乏的。众所周知，羟基和氨基基团对于受体的结合非常重要，因此相比于这些官能团，苯基的作用问题被提了出来并得到提升。构象分析表明29.8具有两个不同的稳定构象。其一是苯基取代基大约位于双环的平面；另一个构象中苯基偏离七元环（图29.7）。为了判断在受体中具体结合的构象是哪一个，两种构象的化合物均被合成出来，每个在七元环的上方或平面内都有苯基取代基。也制备了相关的未取代同系物，如果起作用的是刚性化合物，那么两种构象中只有一个可对应。结果表明在七元双环平面含有苯基取代基的化合物与多巴胺D_1受体具有强结合，该结构明显是生物活性优势构象。

在进行这项工作的同时，非选择性多巴胺受体激动剂29.10（图29.8）被证实与D_1和D_2受体具有同样的结合力。之前结合D_1的有利条件被用于判断29.8类似物上什么位置应该含有苯基取代基以利于提高活性。比较分子结构设计了化合物29.11（图29.8），该化合物活性非常好，亲和力与29.8大致相当，但29.11是D_1选择性。不过由于29.11的合成并不容易，因此需寻找更多的其他D_1受体激动剂。

通过计算机三维数据库搜索解决了这个问题，ALAD-DIN——Abbott公司为此专门开发的一个程序。利用已有多巴胺类化合物药效团模型，通过筛选Abbott公司所有化合物的三维数据库找到了更好的结构——化合物29.12，该化合物确实能结合多巴胺受体。在合适的位置添加一个额外的苯基基团，即化合物29.13，其亲和力明显增强。这个通过

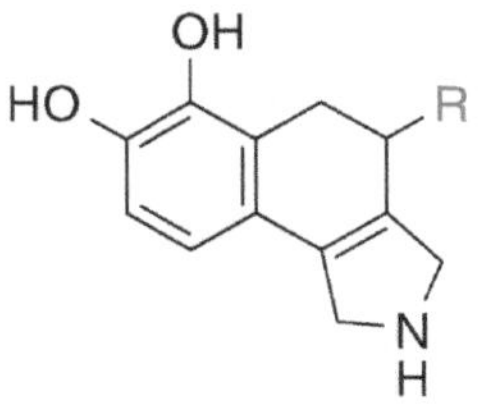

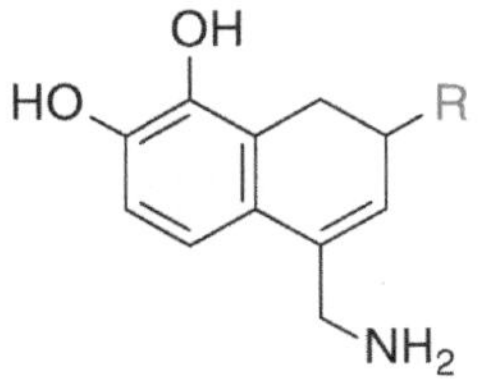

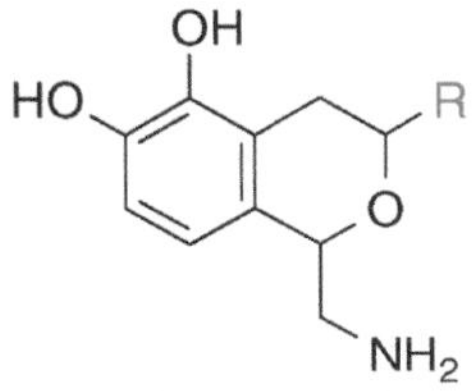

| | | K_i (nmol/L) | |
	R	D₁	D₂
29.10	H	1600	5000
29.11	Phenyl	63	>100000
29.12	H	16000	>100000
29.13	Phenyl	250	6300
29.14	Phenyl	2	1000

图29.8 在Abbott公司利用药效团方法开发的D₁选择性激动剂,通过化合物29.10～29.13最后设计合成高活性和选择性的化合物29.14。

三维数据库搜索发现的先导结构经系统性优化,最后发现了化合物29.14,截至目前,该化合物是最优的选择性D₁受体激动剂。

Yvonne Martin曾积极参与Abbott公司的上述工作,她解释了该项目成功的原因。她认为具有两个决定性因素:一方面,他们非常系统地利用适当的化合物建立了药效团模型;另一方面,将计算机辅助设计与合成化学进行了完美结合。

29.5 肽结合受体:血管紧张素 Ⅱ 拮抗剂的开发

肾素-血管紧张素-醛固酮系统在高血压治疗中的重要性已经在24.4节和25.4节中说明。具有血管活性作用的血管紧张素 Ⅱ 是一个八肽: Asp-Arg-Val-Tyr-Ile-His-Pro-Phe,它是在肾素和ACE酶影响下由血管紧张素原形成的。阻断此系统的任意一步都可导致血压下降。最初,抑制β-肾上腺素能受体可以抑制肾分泌的肾素。抑制剂可以阻断肾素和ACE,当然血管紧张素 Ⅱ 拮抗剂可以抑制血管紧张素 Ⅱ 与受体AT₁的结合。ACE是一种非特异性蛋白酶,除了血管紧张素 Ⅰ 外,它还可以切断其他多肽如缓激肽、脑啡肽和P物质。ACE抑制剂(25.5节)可以抑制这些反应,其用于治疗已有很长的时间。然而5%～10%的ACE治疗患者都有一个严重的副作用:干咳,这是由于缓激肽代谢受到抑制造成的。血管紧张素 Ⅱ 拮抗剂可以保持缓激肽水平不变。采用AT₁受体拮抗剂在级联反应终端干预,可以关闭机体内不受肾素–ACE影响的其他酶合成血管紧张素的作用。

1971年,八肽肌丙抗压素(saralasin),Sar–Arg–Leu–Tyr–Val–His–Pro–Ala(Sar=肌氨酸或N–甲基甘氨酸)被认定为第一个特异性血管紧张素Ⅱ拮抗剂。此肽可降低高肾素病患的血压,不过不能口服。此外,该肽的半衰期很短且具有其他一些不良属性,因此肌丙抗压素并不适合作为一种药物。基于肌丙抗压素和其他多肽试图找到非肽类拮抗剂仍然没有结果。

直到20世纪80年代初,在这一领域研究几乎没有任何进展。基于这一点,Takeda公司为支持ACE项目而放弃血管紧张素Ⅱ拮抗剂项目。1982年,两项专利的公开推动了这一领域的进一步发展。专利中非肽类的拮抗剂S-8307 29.15和S-8308 29.16(图29.9)实际上只有很弱的活性,但作为第一类非肽类拮抗剂还是引起了轰动。

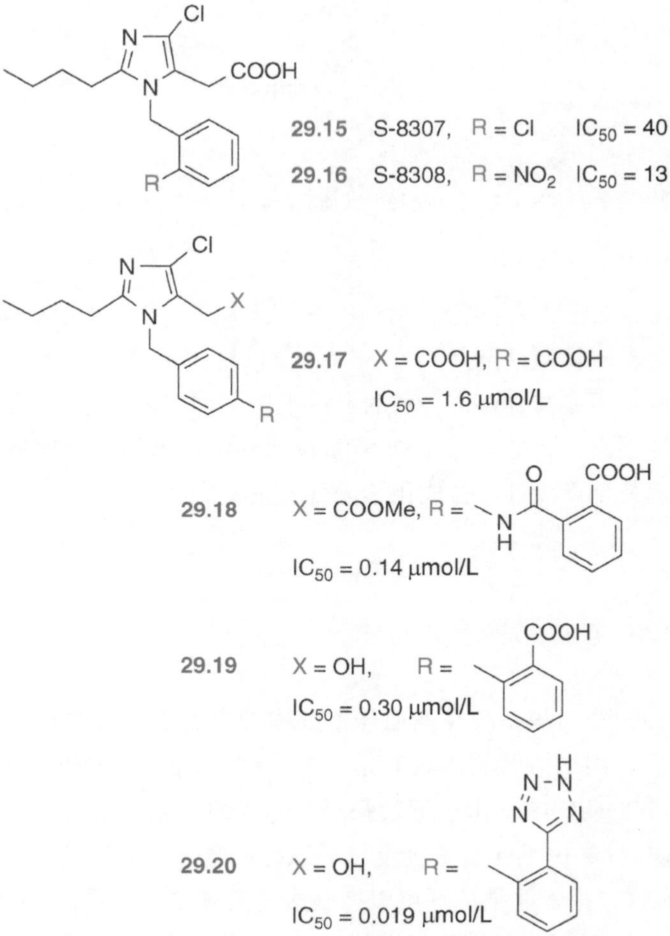

29.15	S-8307,	R = Cl	$IC_{50} = 40\ \mu mol/L$
29.16	S-8308,	R = NO_2	$IC_{50} = 13\ \mu mol/L$

29.17	X = COOH, R = COOH
	$IC_{50} = 1.6\ \mu mol/L$

29.18	X = COOMe, R =
	$IC_{50} = 0.14\ \mu mol/L$

29.19	X = OH, R =
	$IC_{50} = 0.30\ \mu mol/L$

29.20	X = OH, R =
	$IC_{50} = 0.019\ \mu mol/L$

图29.9 开发血管紧张素Ⅱ受体拮抗剂氯沙坦过程中重要的节点化合物。血管紧张素Ⅱ拮抗剂29.15和29.16,来源于Takeda公司专利。在Takeda公司化合物结构基础上变化取代基R,让其结构朝上得到与受体结合的血管紧张素Ⅱ叠加模型(图29.10)。化合物29.19和29.20是可口服血管紧张素Ⅱ受体拮抗剂,氯沙坦29.20成功完成临床试验,自1994年以来临床使用至今。

　　包括Dupont公司在内的众多公司研究了这些新的先导结构,基于对肽类结构广泛的研究以及对血管紧张素Ⅱ构象的深入了解,许多类似物得以被发现。将Takeda公司的化合物结构与假定的血管紧张素Ⅱ受体结合的构象进行叠加。叠加得出的结论是在Takeda公司的化合物结构苄基对位进行修饰应该是最有效的,因此合成了化合物29.17。该化合物的活性是S-8307和S-8308的10倍。

　　在此位置进行系统性优化得到了29.18,该化合物以之前10倍以上活性结合AT₁受体(IC_{50}=140 nmol/L)。它是大鼠实验中剂量依赖性降低血压的第一个化合物,但仍然不能口服使用。联苯衍生物29.19在口服生物利用度方面取得突破,略低的活性对于化合物的整体性能来说并不重要。将芳环上羧基官能团替换成更具亲脂性的四氮唑得到DuP 753,氯沙坦29.20,其活性达到19 nmol/L,口服可用并具有一个很长的半衰期。氯沙坦成功通过所有的临床试验,自1994年以来已经作为Lozaar®销售。氯沙坦是第一个获得批准用于治疗高血压的血管紧张素Ⅱ受体拮抗剂,仅一年之后,Navartis公司跟随他们在Dupont公司的同行发现了缬沙坦29.21。几乎同时,称为沙坦类的整个药物大类已获准用于治疗(图29.10)。经过多年的临床使用发现并不是所有的沙坦类药物都具有同样疗效,如治疗充血性心力衰竭。在瑞典超过5 000名患者的一项比较研究发现,坎地沙坦29.25比氯沙坦具有更好的治疗效

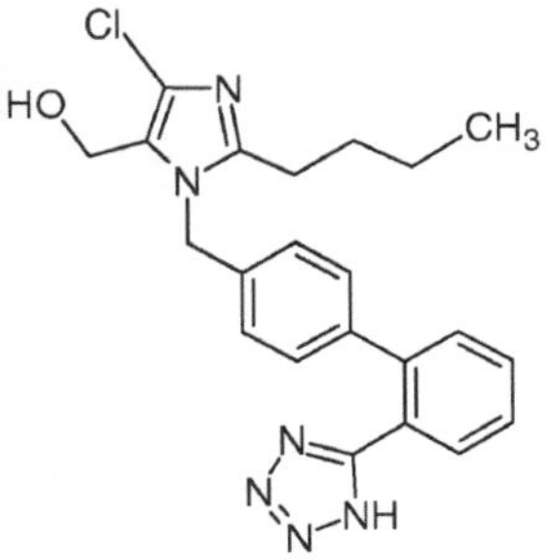

29.20
氯沙坦

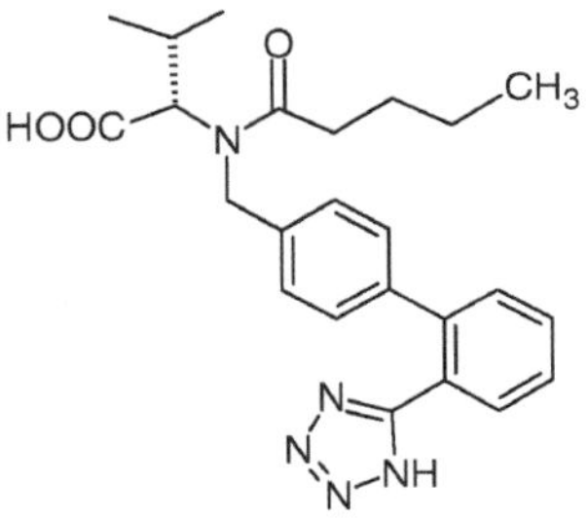

29.21
缬沙坦

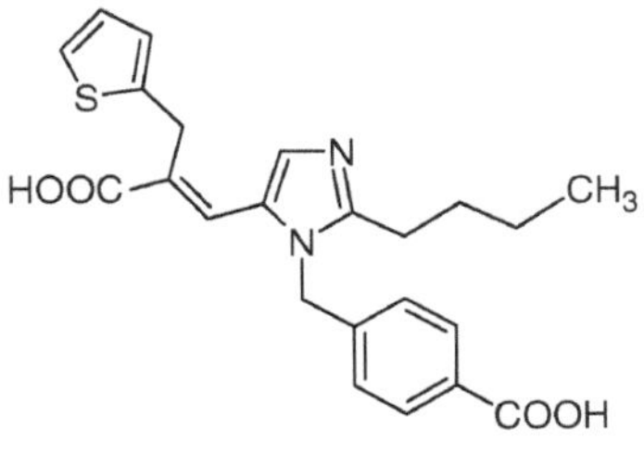

29.22
依普罗沙坦

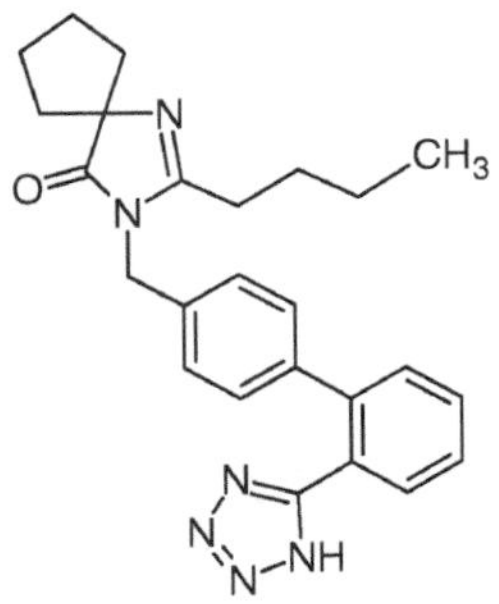

29.23
厄贝沙坦

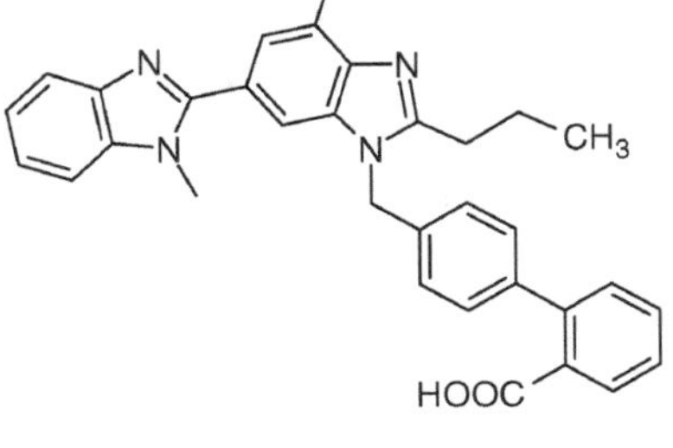

29.24
替米沙坦

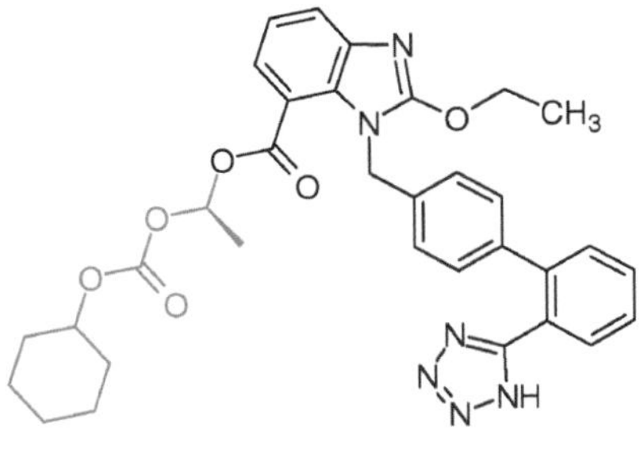

29.25
坎地沙坦(前药)

图29.10　氯沙坦29.20是第一个血管紧张素Ⅱ受体拮抗剂,缬沙坦29.21紧跟其后。依普罗沙坦29.22、厄贝沙坦29.23、替米沙坦29.24和坎地沙坦29.25是沙坦类的代表。坎地沙坦是一个前药,红色部分被切断后释放出实际的活性成分。

果。坎地沙坦治疗组中,90%的患者存活了一年,61%存活了5年。氯沙坦治疗组中,83%的患者存活了1年,44%的患者存活5年。与氯沙坦相比,坎地沙坦与AT₁受体的活性更高,这延长了有10~30倍的靶点作用时间,也许这些参数解释了坎地沙坦较高的药效。

29.6 肽类受体激动剂与AT₂受体的结合位置和其与小分子拮抗剂的结合位置相同吗?

血管紧张素Ⅱ与AT₁受体结合,具有血液–压力–增加的疗效(blood-pressure-increasing effect),最终使动脉血管收缩。分泌的醛固酮控制电解质平衡、增加心肌收缩力并调节血液流经肾脏的肾小球滤过率。AT₂受体属于同一家族的GPCR,与其他调控过程相关联。

低分子量拮抗剂的发展参考了结合受体的八肽受体激动剂。如上文所述,尝试将C端氨基酸Ile–His–Pro–Phe与沙坦骨架(图29.11)叠合。即使这种比较可能会产生一个成功的假说,然而后来证明是不正确的。AT₁受体突变研究表明,对血管紧张素Ⅱ结合有影

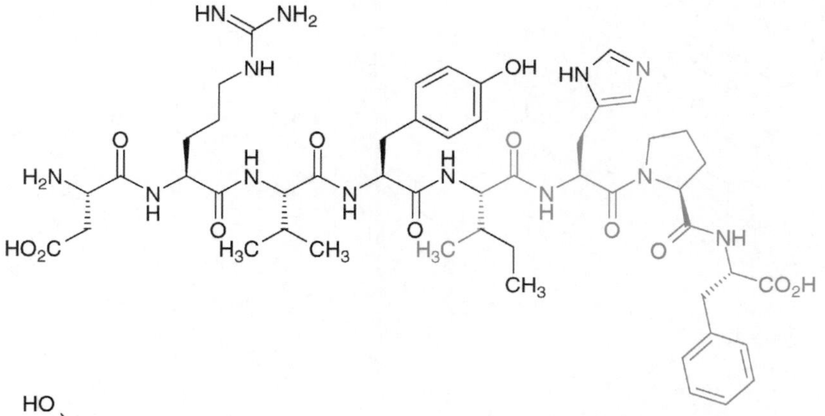

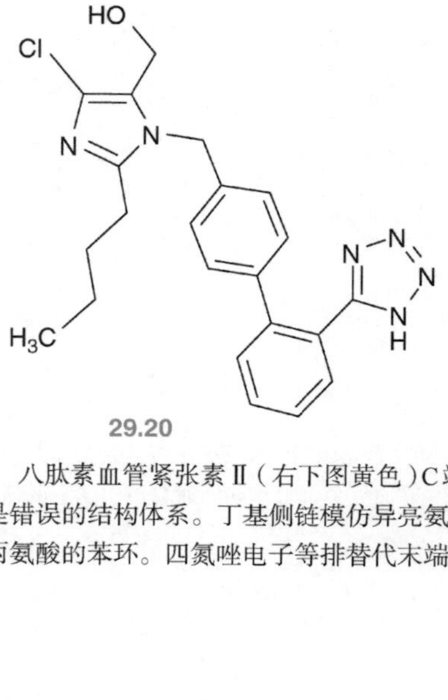

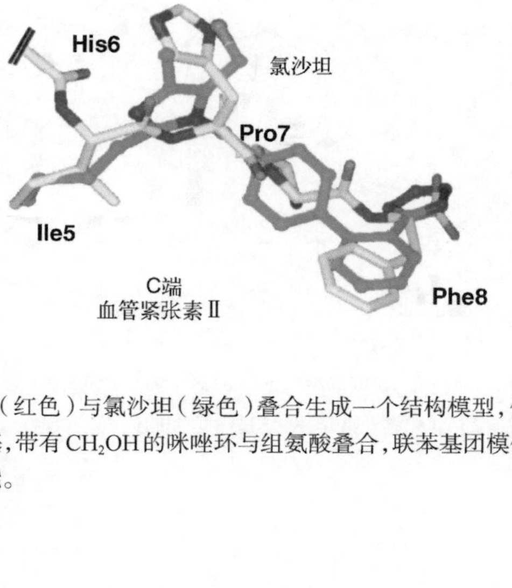

图29.11 八肽素血管紧张素Ⅱ(右下图黄色)C端部分(红色)与氯沙坦(绿色)叠合生成一个结构模型,但后来被证明是错误的结构体系。丁基侧链模仿异亮氨酸残基,带有CH₂OH的咪唑环与组氨酸叠合,联苯基团模仿脯氨酸和苯丙氨酸的苯环。四氮唑电子等排替代末端酸功能。

响的氨基酸都在3个胞外环状区域和N端序列段上。相比之下,基因突变改变了氯沙坦在受体跨膜部分内部深处的结合位置,肽激动剂和低分子拮抗剂在受体中没有共同的结合区域。这个结合区域的研究结果可以通过对爪蟾研究来验证,爪蟾的AT₁受体与八肽具有纳摩尔级别亲和力,而氯沙坦只有两位数微摩尔级别。对人类受体高度有效的拮抗剂却对爪蟾受体无效,这些结果启发科学家在实验中将人类受体拮抗剂与最初未响应两栖类动物受体相结合。跨膜区域13残基对氯沙坦结合人类受体非常重要,它的突变导致了爪蟾受体对拮抗剂突然变得具有高度亲和力。这个精妙的实验将肽受体激动剂和受体结合区域空间与低小分子拮抗剂的结合空间区分开。因此实用主义者宣称有时不正确的设计和假设仍然有其价值,其可以指引正确的发展研究方向。

29.7 鼻子的启发:嗅觉靠GPCRs起作用

灵敏嗅觉可以察觉的细微差别令人印象深刻,描述气味的词也都充满诗意。我们感受的嗅觉可能是分子的空间化学结构对生物系统的生物活性反应。每次呼吸,挥发性分子都拥进我们的鼻子并与嗅觉器官进行碰撞。细微差别的信号在那里进行富集,在大脑中翻译成不同的嗅觉。特定序列结合的分子形状经历很长时间才被弄清楚。如椭圆的分子有樟脑般的气味,长延伸分子被描述为有乙醚的气味,小提琴盒的形状具有花香味。然而,即使是很小的结构变化对嗅觉(5.7节)也可以产生令人印象深刻的影响。

Linda Buck和Richard Alex是研究嗅觉的先驱,二位因卓越成就于2004年被授予诺贝尔生理学或医学奖。气味分子被鼻腔嗅黏膜上的嗅觉细胞感知,不同的嗅觉细胞可以被不同气味去极化和激活,这意味着细胞的受体蛋白可以通过结合力区分不同香味的结构。作为细胞内信号的GTP依赖的腺苷酸环化酶的活性提高,这被认为是细胞内G蛋白参与嗅觉过程中的一个明显证明。

Linda Buck和Richard Alex后来研究大鼠嗅黏膜表达的一个G蛋白偶联受体家族,他们很快取得了成功。在小鼠中有约1 000个已知GPCR类型嗅觉受体,在人类中350～400个不同受体,它们构成了1%～5%的哺乳动物基因组。尽管它们具有类似的功能,但它们的序列却非常不同。

这种多样性与对不同结构的气味细微而丰富地识别和结合是一致的。但这种多样性,即350～400个不同受体亚型真的足够吗?每个神经元只表达一种类型的嗅觉受体,这意味着每个嗅觉受体都有独立基因提供。通过研究识别结构改变的气味生成的不同神经元的反应概况可以得到如下结果,即每个嗅觉感受器可以识别多个气味。另外,特定气味会被多个受体识别,但会诱导受体产生不同程度的反应。这意味着不同的气味由不同组合受体识别并生成衰减的信号,这与嗅觉组合编码相对应。嗅觉信号编码使得区分几乎无限数量的气味成为可能,这是嗅觉多功能性的秘密。很难想象到小鼠嗅觉的奇妙世界,它们比我们人类多配备将近3倍的嗅觉感受器。甚至来自Patrick Süskind小说*Perfume:The Story of a Murderer*的主角Jean-Baptiste Grenouille都相形见绌。人与人之间的嗅觉也会不同，一些气味可能不被一些人识别。有的人感觉是恶心和难受的气味，在其他人感觉却是愉快和受欢迎的。例如，类固醇雄烯酮，雄烯酮是典型的男性气味的一种重要组成部分，它是雄性动物性激素睾酮的一种代谢物，作为哺乳动物一种信息素，它使母野猪容易接纳公野猪。一个包含400人测试的研究中，嗅觉大约可分为3个大小相等的群体，1/3的人闻不到这种化合物，另有1/3的人感受是令人厌恶，最后有1/3的人觉得它有一种类似香草的香味。

雄烯酮激活嗅觉受体遗传差异的发现可以作为这种差异的一种解释。受体OR7D4表现出对类固醇最强的敏感性。个体基因组碱基对（即所谓单核苷酸多态性，SNPs，12.11节）的变化在寻找遗传多样性中被发现。碱基对的交换经常造成色氨酸和精氨酸替换，苏氨酸和甲硫氨酸的交换。这两种突变体的表达形式（等位基因）表明在体外条件下气味的响应会降低。有趣的是，携带突变基因者似乎无法感知气味或感知很弱，这一基因不变的人对气味非常敏感。有些人不能闻到对方可能有了基因解释。

在OR7D4受体中一个位置的天冬酰胺被丝氨酸替换，增加了类固醇的敏感性。有趣的是，受体中这个替换和其他4个突变是人类与黑猩猩之间的主要区别。一只雄性黑猩猩在野外对性伴侣或其他雌性黑猩猩识别可能比人类更重要。也许大自然让黑猩猩为雄烯酮装备更敏感的嗅觉受体就是这个原因。

嗅觉研究的两个方向对GPCR药物的开发带来影响。合成的受体激动剂和拮抗剂争夺受体相同的结合位点，尤其是受小分子生物胺调控的GPCR。与内源性竞争对手相比，合成物通常分子更大并与更多的氨基酸残基起作用。这些受体基于个体碱基交换而具有多态性，因此药物对突变受体灵敏度的降低必须要考虑在内。因此在一组患者中明显发现了治疗窗的变化。受嗅觉受体研究启发的另一个方面是不同受体相互作用信号所组成的结合概况的组合物。药理学相关的GPCR的多个亚型已被熟知，如在细胞表面表达的血清素受体。事实上已花费很多精力针对这些亚型开发高选择性配体，但如果受体亚型非常相近就不是件容易的事。与相关的受体结合总会出现活性降低，因此到达细胞的信号是从各个独立结合位点产生信息的综合。这些效果不同的配体，提供了复杂的药理活性谱。这使得在临床前非常难以评估开发这一领域药物的治疗价值。这些配体可能对多个亚型在治疗中有适当的平衡以实现它们的治疗价值。类似地，通过优化多个嗅觉感受器累积刺激可以提高灵敏性，另外，这种灵敏性最好又不超过分辨出廉价香水的水平。

29.8 受体酪氨酸激酶和细胞因子受体：胰岛素和EPO在哪里体现它们的活性？

不仅只有GPCR将胞外信号转到细胞内部，另一大类膜蛋白受体也可以实现这一任务,它们是结合生长因子的二聚或低聚类受体。这些受体在胞质一侧具有酪氨酸激酶结构域,因此也可以认为这些受体酪氨酸激酶是变构调节的酶,其控制区域在细胞膜的外表面。这些受体的配体即生长因子,是含有50~400个氨基酸的蛋白质,通过结合配体模块发生受体的二聚化。诱导酪氨酸激酶域的细胞内部构象变化发生聚集,这将导致受体在多个位点发生自身磷酸化。这会触发进一步的效应蛋白募集并激活磷酸化。这些过程随后导致激酶介导的信号级联,激活细胞核并调节基因的表达。根据二聚酪氨酸激酶受体家族的特点,可将其分为大约20个种类。一大类代表是胰岛素类生长因子受体(IGFR)。胰岛素是由51个氨基酸残基组成的两条肽链的蛋白质,均结合到这一受体。IGFR的一个特色是,它们是永久的二聚体形式,二硫键桥将两个受体连接。另一类是表皮生长因子受体,受体亚型之间可形成异二聚体。并不是所有受体酪氨酸激酶都具有相应功能,因此需要通过不同单元的二聚化实现对随后信号级联的额外受体调节。

通过激活或抑制这些受体实现的治疗目标千差万别。胰岛素受体刺激是糖尿病治疗的一个思路,因为这种受体调节细胞对葡萄糖的摄取。一方面,与天然胰岛素类似,结构修饰的胰岛素衍生物(32.2节)也可刺激受体。或者可以试图激活受体酪氨酸激酶活性。非肽类真菌代谢产物L-783281 29.26(图29.12)在 Merk & Co.公司被用于基于细胞的筛选模型。这种口服的化合物可以降低糖尿病模型小鼠的血糖水平。也许结合特异性小分子配体代表了口服胰岛素替代治疗的新思路。另一方面,胰岛素样受体如表皮生长因子受体用于肿瘤治疗也具有潜在意义,它们在肿瘤中的表达上调,刺激细胞生长并防止细胞程序性死亡(凋亡)。在这些情况下,阻止这些受体的功能可能是很有效的。到目前为止,所有开发的识别二聚受体表面部分生长因子的小分子抑制剂的项目都失败了。大型作用表面和被识别的蛋白质之间的相互作用说明药物设计(7.10节和10.6节,图29.13)具有非凡的作用。不过可以发现高度特异性抗体与自然配体竞争并进行受体结合(32.3节)。另一种思路是从细胞内部抑制酪氨酸激酶的作用,在这种情况下也取得了成功。吉非替尼29.27是表皮生长因子受体的酪氨酸激酶抑制剂(26.3节),已进入临床应用(图29.12)。反义核苷酸(图32.4)以替代治疗的理念,让基因 siRNA(12.7节)沉默以减少目标

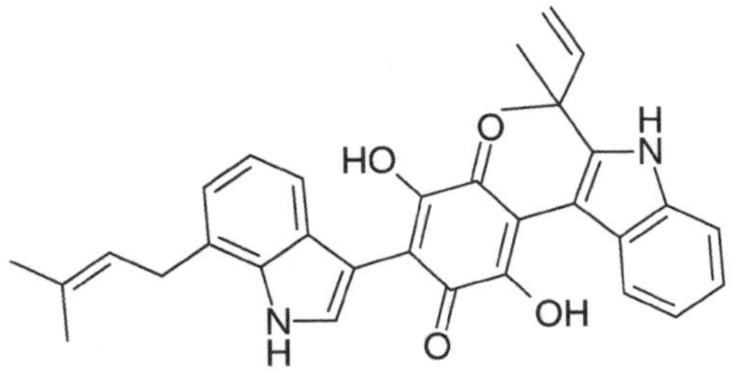

29.26 L-783281 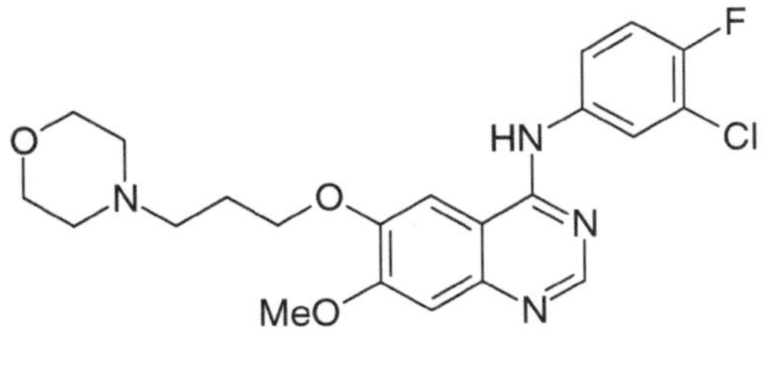　　　　　　**29.27 吉非替尼**

图 29.12　真菌代谢产物 L-783281 29.26 作为模仿胰岛素被发现。它刺激胰岛素受体酪氨酸受体激酶并具有降血糖属性。吉非替尼 29.27 抑制表皮生长因子的酪氨酸激酶结构域。

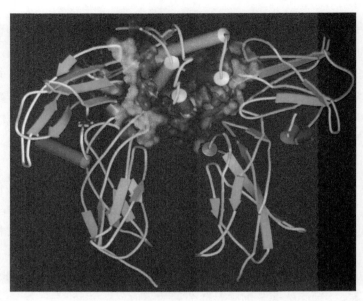

图 29.13　促红细胞生成素（EPO）与促红细胞生成素受体（EPOR）的配体结合域的晶体结构。EPO采用四螺旋折叠模式（黄色）。二聚受体体基本上采用β折叠。受体和配体之间的接触表面用白色和蓝色表示（内侧是黄色）。

受体的表达率。除了使用酪氨酸激酶受体激活信号通路外，有机活体也使用细胞因子进行信号转导。这里蛋白质类信号分子也经常采用4个螺旋（图29.13）组成一捆折叠模式。从许多细胞释放的细胞因子，其主要功能是传播免疫系统中的信号。因此它们与机体免疫、炎症和传染性疾病都具有相关性。它们也传递信号让白细胞和巨噬细胞迁移到炎症部位。它们在细胞分化和细胞增殖中也发挥重要的作用，因此它们在癌症治疗中也非常重要。

　　细胞因子被细胞表面受体识别，并与细胞内部的蛋白激酶偶合。它们通过这些激酶能够启动细胞过程。这可以上调或下调基因表达。细胞因子也被称为干扰素、白细胞介素和趋化因子。干扰素在感染期间特别刺激细胞参与免疫防御病毒。白细胞介素最初被认为是参与白细胞之间的通信，但因为它们参与调节细胞生长和细胞死亡，所以也用于肿瘤的治疗。趋化因子作为信号分子，吸引免疫细胞到炎症部位。

　　从治疗的角度来看，自身细胞因子或功能的替代者是有意义的。刺激或抑制受体作用可以代表一个新的治疗理念。因为受体被蛋白质调控，它是难以被低分子量化合物干预的。因此原生细胞因子可作为治疗药物。促红细胞生成素（EPO）用于刺激红细胞的形成并因此被运动员作为兴奋剂滥用；干扰素（INF-α 和 INF-β）用于治疗多发性硬化症和病毒诱导的慢性肝炎；人工肿瘤坏死因子-α受体是用于治疗慢性关节炎的所谓生物制剂，销售量名列前茅（第32章"生物药：多肽、蛋白质、核苷酸和大环内酯类药物"）。阿那白滞素，是由基因技术制造的白细胞介素-1受体拮抗剂，在2002年被批准用于治疗类风湿性关节炎。作为拮抗剂，它会阻止白细胞介素IL-1的炎症反应。

29.9 概要

- 膜蛋白受体的GPCR家族及附着酪氨酸激酶域的低聚受体可以将信息从细胞外传输至细胞内。

- GPCR是人类基因组中一个非常大的家族,约800名成员,而且占据已上市药物靶点的30%。GPCR的活化是通过结合胞外配体及构象变化而引起。其结果是产生了一个结合位点调节G蛋白。

- 胞外配体激活受体并稳定其激活构象而起到受体激动剂的作用。拮抗剂可以阻止激动剂与受体的结合,但它不会消除受体的基础活性。反向激动剂能够充分抑制受体的功能并固定非激活状态的构象。

- GPCR具有很多的亚型,它们的失调与很多疾病关系密切。

- 第一个GPCR结构来自细菌视紫红质,是具有7次跨膜结构的受体,但它是一个质子泵并不是真正的GPCR。视紫红质是存在于眼中的光调节受体,是目前研究最成熟的GPCR,其非激活状态和激活状态的结构都已被解读。这个解释了激活作用是如何通过氨基酸残基构象重排、水网改组导致螺旋运动和离子锁的打开等方式来实现的,并最终导致了G蛋白识别区域的形成。

- β-肾上腺素能受体的晶体结构展示了传统β受体阻滞剂的结合特点,并发现了从非激活状态到激活状态结构的细微转变。

- 基于配体的优化,包括固定已结合激动剂的构象状态,对选择性D_1受体激动剂的发展起到很大作用。

- 参考血管紧张素Ⅱ对4个C端残基处理的作用已成功开发肽结合AT_1受体拮抗剂,即为沙坦类药物,具有强效的抗高血压效果。此后事实证明肽受体激动剂和小分子拮抗剂并不具有相同的结合部位,不管怎样,这阴差阳错的理解导致一个药物的成功发现。

- 有气味的物质可以被多个GPCR同时识别,从而分辨气味嗅觉的细微差别。

- 气味受体遗传基因的多样性将导致个人对不同的气味敏感性的不同。

- 由于遗传多样性而导致复合受体灵敏度的降低也可望成为GPCR靶点药物上市。

- 二聚或低聚受体结合生长因子和细胞因子,并在细胞质内侧附着酪氨酸激酶结构域。一旦被激活,激酶结构域开始自身磷酸化并将启动激酶介导的信号传导。

- 低聚受体的激活或抑制需要通过配体与内源性大分子配体的结合而起作用。目前开发的抗体已完全可以与天然配体相抗衡。此外,已开发出封闭胞内酪氨酸激酶结构域功能的小分子激酶抑制剂。

翻　　译:吴松亮

译稿审校:王一恺

参考文献见二维码。

第 30 章
作用于通道、孔穴和转运蛋白的配体

细胞是构成生物体的最小结构。单细胞生物仅包含一个细胞,而像人这样复杂的生物体,则由 $10^{13} \sim 10^{14}$ 个细胞组成。细胞的构成决定了它们进行新陈代谢的能力,它们的复杂构造与功能直接相关。由于在高等生物体中的细胞功能的高度分化,不可能只存在一种典型的、具有代表性的细胞。每一个细胞都由一层细胞膜所包裹,确保其以独立的封闭单元而存在。信号必须通过细胞膜进行传导,这部分的内容已经在第 28 章"核受体激动剂和拮抗剂"和第 29 章"膜蛋白受体激动剂和拮抗剂"中讨论。同时,跨膜的物质交换也为细胞实现功能提供必要的底物。膜的选择性渗透尤为重要。双亲性化合物能够自行被动扩散通过细胞膜,如在第 28 章"核受体激动剂和拮抗剂"中讨论的类固醇激素就具有此类性质。而极性化合物,如氨基酸、多肽或糖类化合物不能通过被动渗透通过细胞膜,但它们对细胞生存具有重要作用。因此,细胞配备了特殊的转运蛋白,有时具有高度选择性,但有时也并无规律。由于极性化合物的转运一般都是逆浓度梯度的,所以需要消耗能量。自然界将这样一个转运蛋白的功能与一个耗能反应联系在一起。在生物系统中,主要通过水解 ATP 的高能磷酸键来达到这个目的。

有一种带电荷微粒——离子,在细胞的功能调节中起着至关重要的作用。然而,如果没有特殊蛋白转运系统的帮助,它们就没办法跨膜渗透。如果细胞膜外和膜内特定离子的浓度不同,就会产生电化学势的差异。离子膜渗透性的变化在细胞刺激和信号传导中起到了决定性的作用。神经和肌肉细胞对这些刺激物具有特异性的反应,从而改变它们所处的状态。如肌细胞的收缩决定了心脏的跳动。神经细胞在短距离或长距离传导刺激信号,并在中枢神经系统中分配信息。

细胞膜内外离子浓度梯度的建立和维持,需要相关离子的跨膜转运。离子泵在形成跨膜浓度梯度中起到了重要作用。这一过程较慢,且需要消耗能量。因此,离子泵的功能与耗能反应密切相关。离子泵的传输速率可达到每秒 $10^2 \sim 10^4$ 个微粒。确实,相对于膜上每平方微米 $10^3 \sim 10^5$ 个分子的局域密度传输速率是很高的,但对于细胞快速转换的过程,离子泵就显得缓慢了。因此,有特定的离子通道负责沿浓度梯度方向选择性的被动转运离子。它们的转运速率可达每秒 $10^6 \sim 10^8$ 个离子,仅略低于扩散速率。它们在膜上的密度低了很多,每平方微米只有 $1 \sim 10$ 个分子。离子通道可以是电压或配体门控,可在毫秒内改变膜电位。如果离子泵已经产生了跨膜电化学势梯度，那么特定离子通道的打开会由于熵效应的原因而产生跨膜离子流。

水平衡的调节也是细胞所必需的。单个水分子可以直接跨膜扩散，但在跨膜转运大量的水时，水通道蛋白的特殊孔穴则是必需的，水通道蛋白根据渗透压的梯度来调节水的进出。

在这一章中，会详细地讨论这些特殊粒子的跨膜转运系统。它们都是内在膜蛋白。同时也将展示一些已经被结构生物学所解析了的膜蛋白例子。还会讨论一些与调节这些膜蛋白相关的治疗方法的配体。此外，我们还会讨论可以改变细菌膜透性转运系统的抗生素用来抑制其他微生物。

30.1　电势和离子梯度刺激细胞

每个人一定都从电化学课程中熟悉了电化学氧化还原电池的构造。如果装有可渗透离子的玻璃膜的容器在膜的两侧填充不同浓度的溶液，如硫酸铜，并在两侧溶液中放置铜金属板，就可以测量到电压差。电压可以通过能斯特方程计算。因为膜两侧的半电池结构相同，电势只由两侧浓度差的对数和迁移的电荷数量决定。假设一个容器半透膜的两侧充满了氯化钾和氯化钠溶液。半透膜只能渗透钾离子，不能渗透钠离子。由于熵的原因，系统将平衡膜两侧Na^+和K^+的浓度梯度。但是只有钾离子可以透膜。因此，在膜的一侧积聚了过量的正离子，而另一侧则较少。因此形成了电位差，如第一种情况，也可以利用能斯特方程根据边界表面的浓度差计算出电位差。持续一段时间之后，钾离子的净迁移就会因为降低浓度梯度的趋势被电位差抵消而停止。实际上在这种动态平衡建立之前，只有少量的钾离子发生迁移。

在自然界的生命体中，基本上仅由钠、钾、钙和氯离子形成细胞内外的电位差。最初，由离子泵形成细胞膜的电位差。如果细胞膜只有钾离子能渗透，细胞内和周围环境形成的30倍钾离子浓度差会产生-90 mV电压（图30.1和30.2）。这就是处于静息状态下的细胞的情况。如之前描述，钾离子通过高选择性的钾离子通道外流建立了这种电压差。上述的-90 mV电压没有经过测量证实，但观察到的静息态膜电位大约为-70 mV（图30.2）。由于其他离子也具有一定的渗透性，所以在任意时刻的膜电位都反映了每种离子和它们导电性的不同程度的总体贡献（图30.1）。将细胞稳定在某一特定状态下（如在静息状态下），细胞的离子分布是由Na^+/K^+ATP酶所维持的。它们通过消耗ATP来逆电化学浓度梯度转运离子。每一个运输过程中，3个钠离子被泵出细胞的同时，两个钾离子被泵入。还有另一种这样的泵来建立钙离子的浓度。

如果细胞受到动作电位的刺激，离子的膜渗透性就会发生改变。首先，钠离子的渗透性会显著改变。在静息态下，膜外的钠子浓度大约是膜内的10倍左右。在约-60 mV的

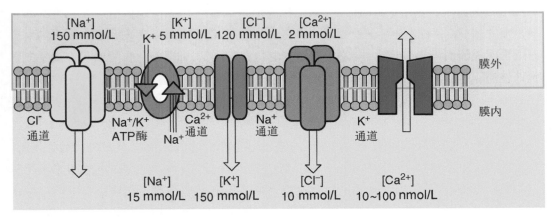

图 30.1 不同的泵和离子通道保证了细胞膜间离子梯度的精确度,因而建立了跨膜电位差。它们可以是配体门控或电压门控的。钾离子通道(蓝色)可以高选择性地将钾离子转运出细胞,并很大程度上负责静息电位的精确度。钠离子(红色)及钙离子通道(绿色)快速开放引发动作电位,导致去极化作用。离子泵(紫色)用2个钾子交换3个钠离子,从而重建静息态下的 Na^+/K^+ 浓度平衡。氯离子通道(黄色)允许 Cl^- 内流,因此对细胞产生超极化作用和阻碍去极化作用。膜两侧以 mol/L 为单位的浓度(M)对应于静息态下的近似值。

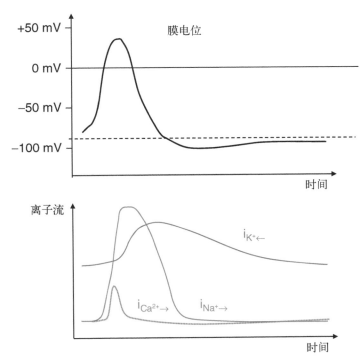

图 30.2 静息态下的膜电位约为 $-70\,mV$,并且由钾离子外流来维持稳定(i_{K^+},蓝色)。一旦激活,钠离子通道就迅速打开。钠离子内流(i_{Na^+},红色)将膜电位向正极区移动约 $100\,mV$。达到峰值时,钠离子通道关闭。钾离子的外流导致细胞复极化,且电位移至低于静息态膜电位的阈值(超极化)。有钙通道的细胞中,它们的开放也有助于去极化,从而产生动作电位($i_{Ca^{2+}}$,绿色)。

阈值电位刺激下，钠离子通道打开，膜电位瞬时被去极化作用向正极区移至约 +40 mV。甚至在大约 +60 mV 的钠离子平衡电位快速达到之前，钠离子的快速内流也会因为钠离子通道再次关闭而停止。最后，电位会向静息电位方向改变，即复极化作用引起钾离子向细胞外外流。电压门控的 K_v 钾离子通道控制这一过程。膜电位会降至稍低于静息态电位，同时钾离子通道关闭（图 30.2）。如果电位降至比静息电位更加负的负值，就是所谓的超极化。这种状态下细胞的可兴奋性降低。

钙离子有助于细胞传递刺激和动作电位，如它们在心肌细胞中起着决定性的作用。膜外的钙离子浓度显著高于膜内。因此，额外的钙离子涌入细胞会加剧去极化作用（图 30.1）。钙离子涌入细胞内部是通过高选择性钙离子通道实现的。如果这些钠离子或钙离子通道的开放被阻断，就可以减缓去极化。许多局部麻醉的药物就是通过抑制神经细胞钠离子通道的原理而起作用的。钙通道阻滞剂减少 Ca^{2+} 内流。例如，这减慢了心肌细胞的舒张去极化作用，并且心肌的工作效率也得到了增强。因此，硝苯地平、地尔硫䓬和维拉帕米等药物可用于治疗高血压和心律失常（2.6 节）。

本节所描述的电生理过程是高度简化的。多种特异性离子通道，依据其细胞功能及分布的组织特异性，共同完成膜电位的精密调节。

30.2 钾通道在原子水平上的分子功能

完整的膜电位是由精密的跨膜离子梯度衰减机制所建立的，这表明离子通道必须对单一离子具有高度的选择性。不同离子渗透性的差别是非常小的。钠离子和钾离子的电荷相同，尺寸上的差别也只是略大于 0.35 Å。它们的水合焓略有不同，但其水化膜的几何结构却有显著差异。大一点的钾离子被 8 个水分子围绕，而钠离子倾向于被 6 个水分子容纳。蛋白质是如何有效地利用这个微小的差别，从而成为选择性的离子过滤器？所取得的区分度令人难以置信：每 10 000 个钾离子中只夹带进来一个钠离子！

离子通道拥有巨大的分子结构，并嵌入膜中。将它们从膜中取出，并和辅料一起嵌入晶格中而不破坏它们，是非常棘手的。一旦实现这一点，就可以确定它们的晶体结构。Roderick Mackinnon 于 1998 年在纽约洛克菲勒大学主持了这项杰出的工作。仅仅 5 年后，他就以该成就获得诺贝尔奖。

最早确定的是来自变铅青链霉菌的 KcsA 钾离子通道的结构，这个离子通道是由一个同源四聚体所组成，每个单体有两个长的螺旋穿过细胞膜（图 30.3）。另一个较短螺旋的 C 端指向通道中部的空腔。由于沿着蛋白质骨架有序排列的酰胺键周期性的取向，这个螺旋形成了偶极矩（14.2 节）。在这个螺旋的末端形成了偏好正电荷的结合位点（图 30.4）。这些螺旋中的 4 个朝向通道内部的空腔，将被 8 个水分子组成的外壳所环绕的钾离子从细胞质中拽出。这使得钾离子可以进入疏水的膜周围。然而，在这里并没有形成对钠离子的选择性。加速进入通道后,选择性滤器开始发挥作用了。为此,钾离子必须脱去水化膜。在结构确定的过程中,有可能在通道中捕获一些钾离子。在进入选择性滤器之前,钾离子短暂拥有一个二次反棱柱水化膜(图30.4)。滤器的构成采用了一种独特方式,四聚体中的4个苏氨酸残基(Thr75)的4个氧原子占据了八面体配位的钾离子的4个配位点。主链上的4个相邻的羰基氧原子(Thr75、Val76、Gly77和Gly79)作为其余的配体。这种4个成环形的羰基序列作为选择性滤器重复排列3次。在此过程中,这些环状取向的羰基采取了彼此相对的排列方式取代了钾离子配位层中水分子的完美二次反棱柱取向。大自然巧妙地重新构建了钾离子的配位几何结构。由TVGYG基序构建的结构,实现了令人难以置信的选择性。配位基团的取向完全不适用于锂离子或钠离子。大自然界更倾向于使用主链上的羰基来完成这项工作。它们

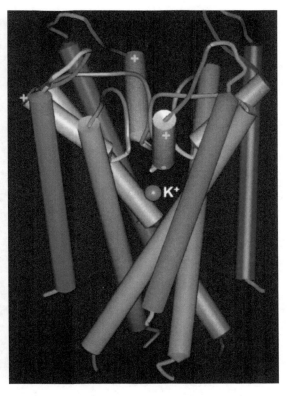

图30.3　四聚体钾离子通道的4个较短的螺旋(亮红色)将它们负极化的C端指向结合位点,钾离子(紫色圆球)在此脱去水化膜。它们将带正电荷的离子拖入离子通道,并使之在内部稳定下来。

构建了刚性的外壳;而侧链上的氧原子用于构建刚性外壳在空间上柔性过强。只有入口被4个苏氨酸残基的侧链羟基打开后,才具有一定的流动性。

　　到目前为止,蜡样芽孢杆菌的通道结构已经确定,它显示出相同的整体结构,但缺少对钾离子选择性。它几乎无法区分钾离子和钠离子。通道蛋白的选择性滤器拥有不同的结构。钾离子通道TVGYG基序中的酪氨酸残基被天冬氨酸所替换变成了TVGDG。这产生了巨大的影响。两个通道中由苏氨酸和缬氨酸残基形成的滤器下半部在几何结构上基本保持不变。氨基酸序列中的骨架羰基在钾离子选择性通道中指向内部,有助于过滤(图30.5)。在非选择性的通道中,这些羰基转而背向这个区域从而形成可容纳一个离子的小空腔,但这不能实现选择性过滤。

　　由于结构上得到了进一步确认,钾离子通道开放和关闭的机制得到更为详细地了解,这也包括其他生物体的通道。大约50 mV的膜电位变化引起通道打开。因为这个电压差在约为50 Å的距离内发生变化,这产生一个约100 000 V/cm的巨大影响。很明显,通道的部分区域对电压变化敏感从而带上非常多的正电荷,并且在膜的外部像桨一样划动。膜电压的变化引起这些桨的运动,从而开启或关闭通道。一个延伸的跨膜螺旋上的扭结

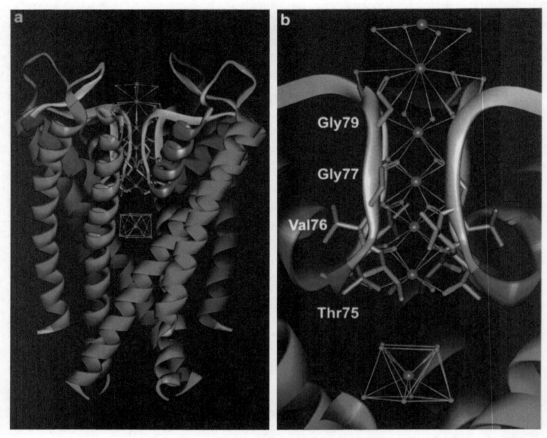

图30.4 在开放状态下的细菌钾离子通道KcsA晶体结构。这个通道形成了四聚体（a），每个单体由3个螺旋组成。其中两个螺旋（红色）贯穿整个膜，而第三个较短的螺旋（蓝紫色）指向通道内部的一个空腔。在那里被8个水分子包围的钾离子（紫色球体）脱去水化膜，进入选择性过滤器（b）。在进入滤器之前，以二次反棱柱配位的钾离子被呈现。主链上的羰基采用类似的8价配位的几何结构包裹钾离子使其穿透膜。

使这个过程变为可能。在每个四聚体的亚结构中一个扭结和螺旋末端约30°的转折结合引起通道的开启或关闭。在弯曲处发现了一个高度保守的甘氨酸残基。由于缺少侧链使甘氨酸在构象上具有更大的柔性。因此甘氨酸对构象变化起到了重要作用。

钾离子通道中有一组是ATP依赖的。它们的结构比上述的细菌通道要复杂得多。两个已知的基因Kir6.1和Kir6.2编码ATP依赖的通道的孔穴形成部分。这种通道是杂化的8聚体，每个由4个Kir通道蛋白和4个调节亚基组成。后者被称为磺酰脲类受体，因为它们可以被磺酰脲所阻断。ATP与Kir亚基结合通道就会关闭。ATP通过一个多步过程被水解为ADP，而由ATP诱导的通道关闭也就此逆转。通过解离和Mg-ADP重新结合，通道停留在开放状态下。因此，通道所处的状态依赖于细胞中ATP与ADP的比率。活性物质如吡那地尔30.1、二氮嗪30.2或左克罗卡林30.3已知可以使通道稳定在开放状态（图30.6）。吡那地尔用于治疗高血压，而二氮嗪用于胰岛细胞瘤的治疗。与此

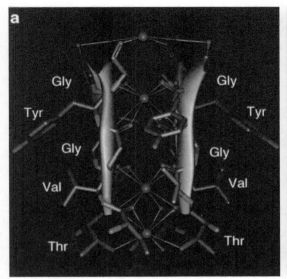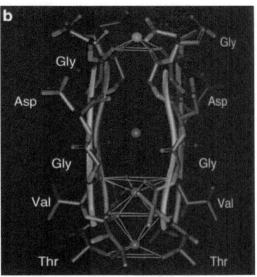

图30.5 变铅青链霉菌的高选择性钾离子通道KCSA的四聚体离子滤器（a）和蜡状芽孢杆菌的钠离子和钾离子可渗透通道（b）的比较。选择性通道由TVGYG基序形成了一个四聚体；在 Na^+/K^+ 通道的同一位置是TVGDG基序。这两个通道在苏氨酸和缬氨酸残基形成的下部有相同的几何结构。紧随其后的氨基酸Gly-Tyr骨架羰基朝向选择性钾离子通道的内部，有助于选择性过滤。而在非选择性通道中4个Gly-Asp基序的C=O基团旋转朝外。由此形成的腔体可以容纳一个离子，但不能实现选择性过滤。

相反，大量的磺脲类药物（图30.6）可以阻断调节亚基，导致胰腺胰岛素分泌细胞上的钾离子通道关闭。高浓度的葡萄糖刺激胰岛B细胞分泌胰岛素。这是对一系列细胞内代谢和电生理过程的响应。葡萄糖通过GLUT-2转运蛋白渗入B细胞。在那里它被磷酸化和广泛的代谢。这导致细胞内ATP/ADP比值增高，并与ATP依赖的钾离子通道关闭相关。膜电位就去极化。当阈值电位达到−50 mV时，电压依赖性钙离子通道打开。钙离子的内流激发了动作电位。最终，胰岛素的释放作为含有胰岛素的颗粒（膜附着的，溶酶体囊泡）与细胞壁融合的结果而发生在这个复杂的级联反应的末端。胰岛素分泌分两个阶段发生。首先，通过囊泡的融合和打开产生快速地释放，这发生在膜的附近。在第二阶段刚开始时需要细胞储备的胰岛素颗粒的重新恢复。这是由一些GPCR受体（如GLP1R、GPR119）信号启动的一个级联反应所引起的。这些受体被肠促胰岛素激素如GLP-1刺激（23.6节）。腺苷酸环化酶下游通路激活（29.1节）最终导致细胞内钙离子水平升高，从而增加胰岛素的释放。磺脲类药物阻断ATP依赖性钾离子通道的调节亚基，并且介导细胞内钙离子浓度的增加。随之而来的效果类似于ATP/ADP比值的增加，结果影响胰岛B细胞分泌胰岛素。这是2型糖尿病的一种治疗原理。磺脲类药物的副作用之一是在较低的血糖水平时胰岛素释放的危害。这可能会导致危及生命的低血糖。因此已经开发GLP1R和GPR119受体的激动剂，并且没有观察到在较低血糖水平时促进释放胰岛素。

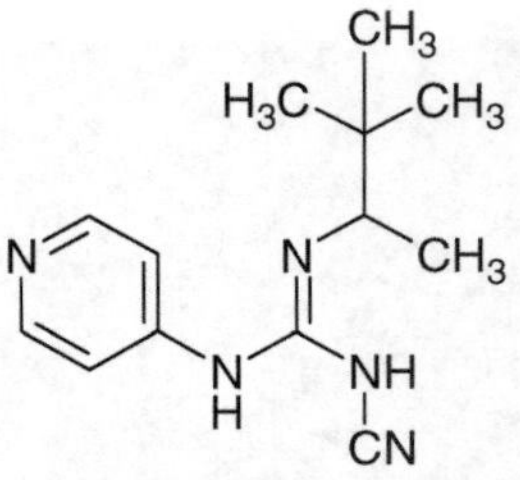

30.1 吡那地尔

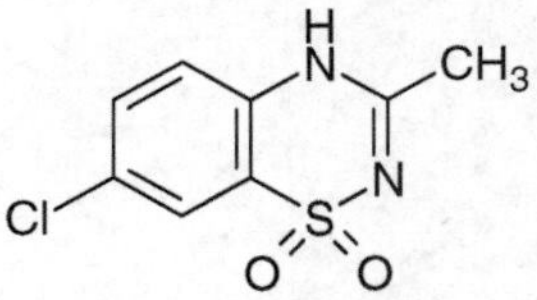

30.2 二氮嗪

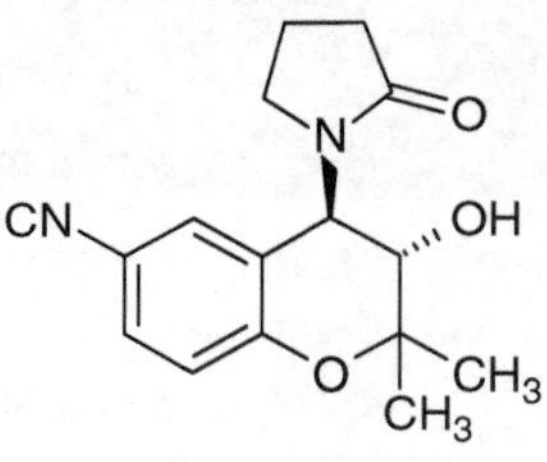

30.3 左克罗卡林

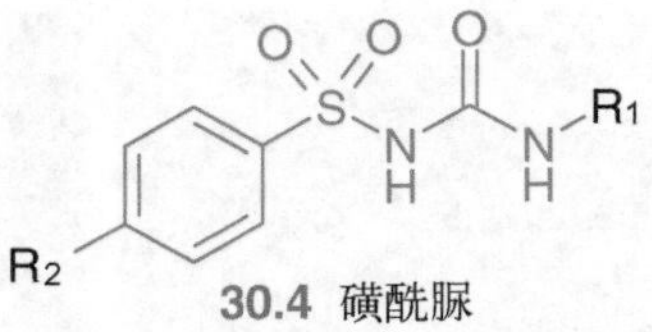

30.4 磺酰脲

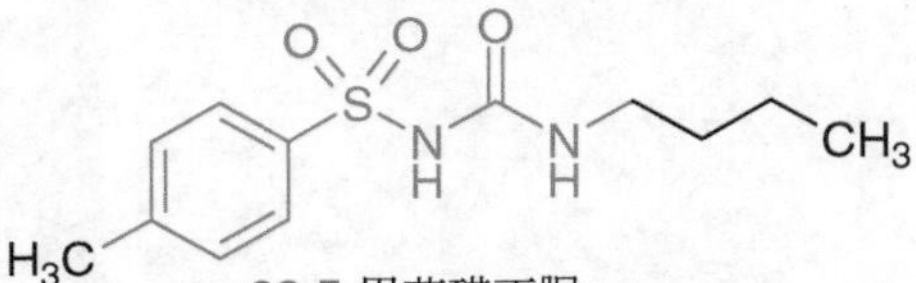

30.5 甲苯磺丁脲

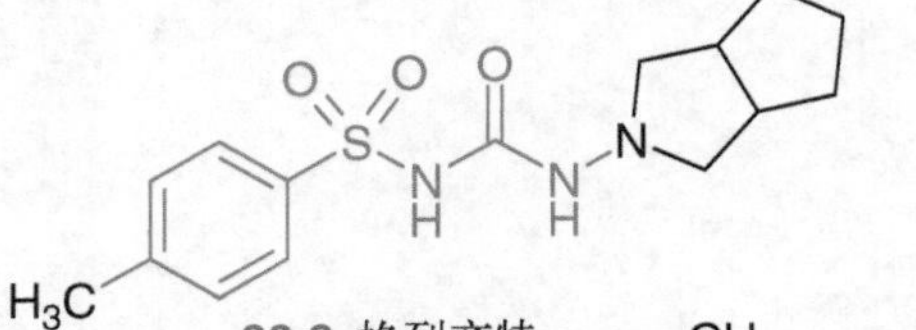

30.6 格列齐特

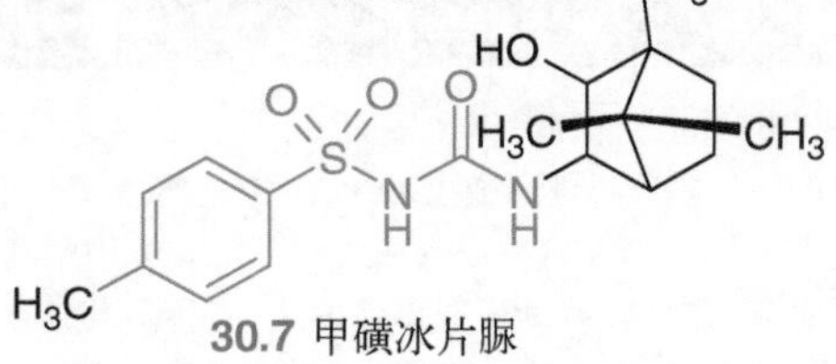

30.7 甲磺冰片脲

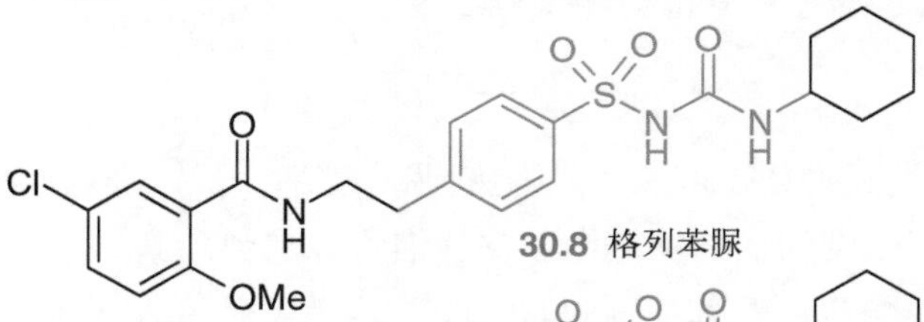

30.8 格列苯脲

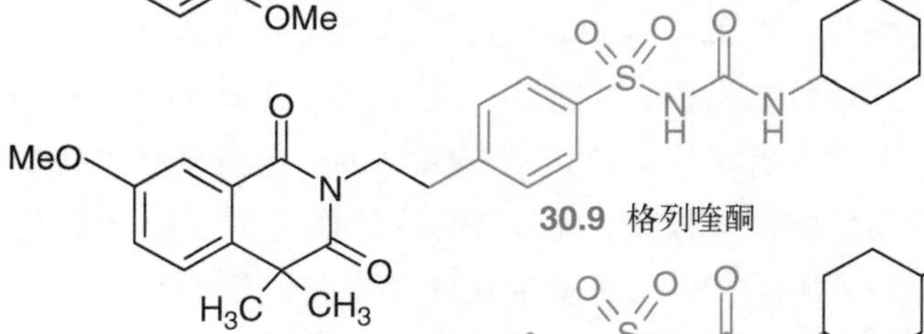

30.9 格列喹酮

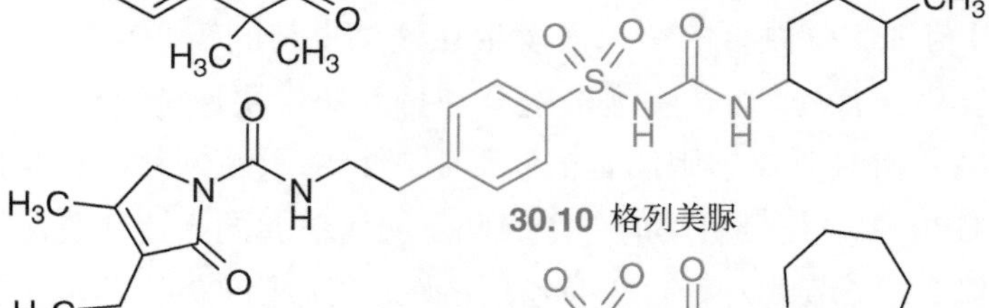

30.10 格列美脲

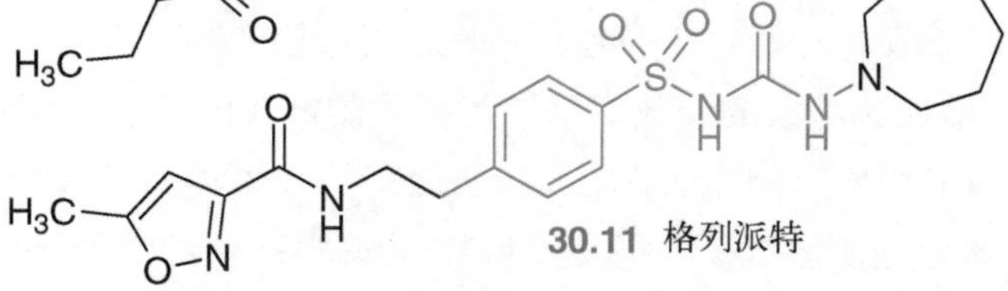

30.11 格列派特

图30.6 吡那地尔30.1、二氮嗪30.2和左克罗卡林30.3是钾离子通道开放剂。与此相反,磺酰脲类药物如30.4可阻断胰腺胰岛素分泌细胞中的ATP依赖的钾离子通道调节亚基。磺酰脲类药物的基本骨架可以在两端用脂肪基(R_1)、芳基或其他的环状基团(R_2)做广泛的变换(30.5~30.11)。

迄今为止，还没有电压门控钙离子通道的结构被鉴定出来。据推测4个谷氨酸残基（所谓EEEE位点）排列成彼此相对的环形，形成它们的中心部位，并起到选择性滤器的作用。这些通道具有令人印象深刻的高选择性和瞬时速度。钠离子和钙离子大小几乎相同，但钠离子的浓度要高110倍。尽管如此，Na^+/Ca^{2+}的选择性高达1∶1 000。推测由于钙离子通道可以更紧密地结合钙离子导致了它们的高选择性。尽管钠离子也可以很好地进入通道，但由于难以与更紧密结合的钙离子竞争而不能通过。Ca^{2+}与专一通道拥有更高亲和力，因而阻止了亲和力较低的Na^+流动。该通道对更大的钾离子的选择性甚至还要更好。

30.3 不想要的结合：非靶点的hERG钾离子通道

2007年9月，有超过45年治疗使用历史的药物氯丁替诺30.12退市了（图30.7）。这种药物常用于治疗干咳。据估计，多年来大约2亿名患者使用了该药。它甚至被作为非处方药来使用。最近对健康成人的临床研究使人们怀疑这种化合物会引起心律失常，在最严重的情况下甚至会导致死亡。另有一些已知的药物也已退出市场。特非那定30.13、阿司咪唑30.14、舍吲哚30.15、硫利达嗪30.16、格帕沙星30.17和西沙必利30.18由于同样的原因也已经退市，或其使用受到严格限制（图30.7）。在所有这些例子中，一种罕见但危及生命的心律失常的风险是退市的原因。令人更不安的是这些药物通常不是在危及生命的情况下使用，而是用于诸如神经咳嗽、过敏、感染或胃肠道此类的疾病。

是什么原因引起突然的心律失常，在最坏的情况甚至导致死亡，特别是在身体活动期间？如上所述，心肌细胞的去极化和复极化是受钠离子和钾离子通过离子通道流入或流出调控的。因此，药物通过阻断钠离子通道来作为抗心律失常药。其他一些药物可抑制钾离子通道并延长细胞的动作电位。如果心跳的心室射血期开始和结束阶段之间的所谓的Q-T间期延长，就有可能发生危险的心律失常。这可以导致突发性的心跳加速（尖端扭转型室性心动过速，图30.8）、心室颤动和心搏骤停。Q-T间期的延长是由阻断钾离子通道hERG（human Ether-à-go-go related gene）所引起的。该通道的发现是对遗传性Q-T间期延长综合征患者进行详细地基因研究的结果。当hERG钾离子通道被服用的药物所抑制时，会导致一个由不良药物副作用所引起的相同情况发生。尽管这种副作用非常罕见，但在急性情况下却是极其危险的。据估计，美国每年约有3 000人死于此类不良事件。为了避免这种副作用，现今人们在研发阶段就试图减少药物与hERG通道的结合。这种钾离子通道的结构目前尚不清楚。然而，在上一节中讨论过与之相关的细菌KcsA通道。

丙氨酸扫描已经用于确定哪些氨基酸对抑制有决定性作用。为此对高活性的Ⅱ类抗心律失常药物MK499 30.19进行了改变结合方式的测试。证明了这个通道的两个芳基氨基酸残基Tyr652和Phe656有决定性作用。在进入选择性滤器之前，它们被发现在空阔空腔内部的4个亚基上（如图30.3，大约在钾离子位置的高度处）。此外，当4个额外的氨

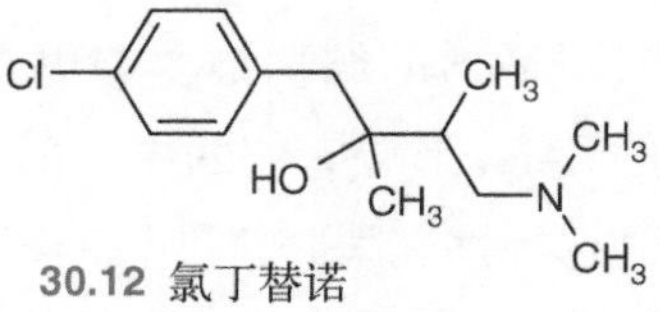

30.12 氯丁替诺

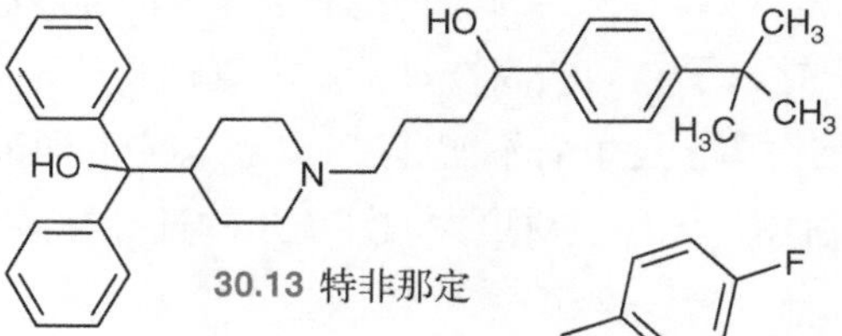

30.13 特非那定

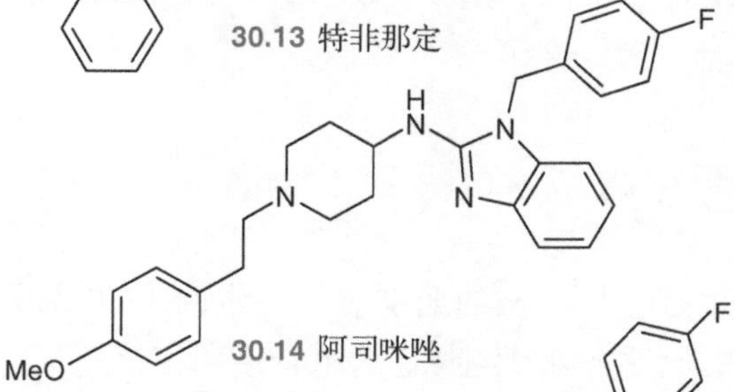

30.14 阿司咪唑

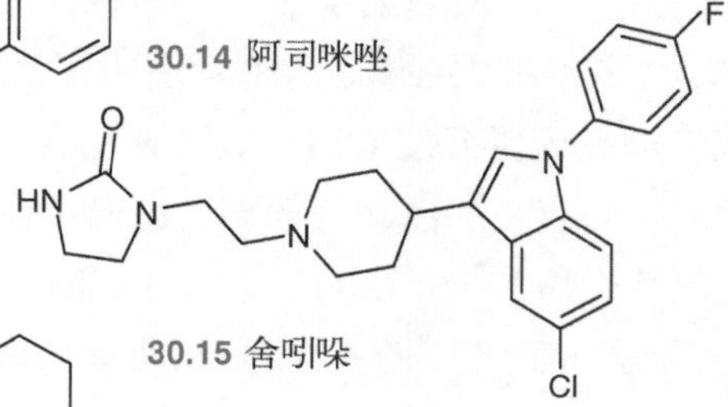

30.15 舍吲哚

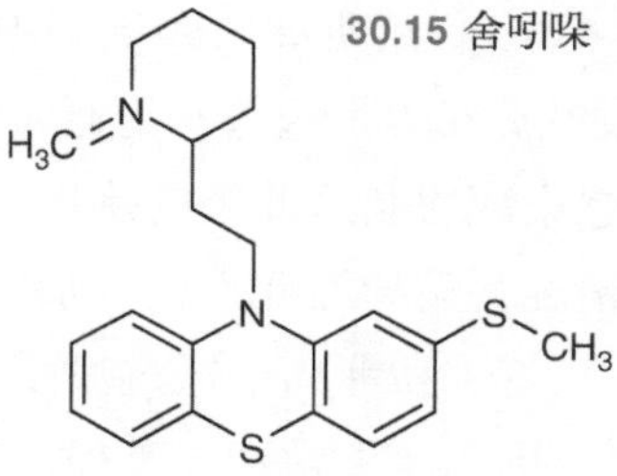

30.16 硫利达嗪

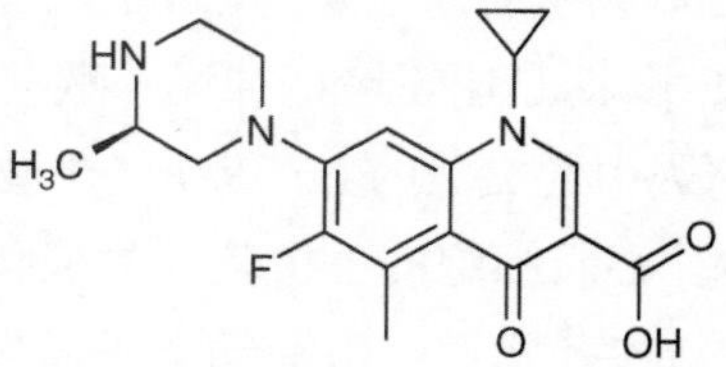

30.17 格帕沙星

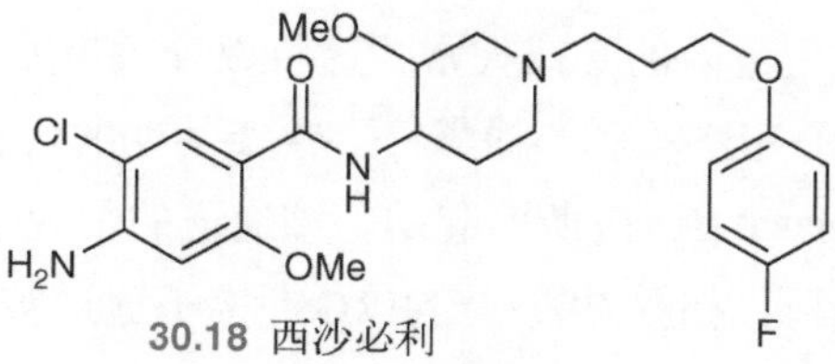

30.18 西沙必利

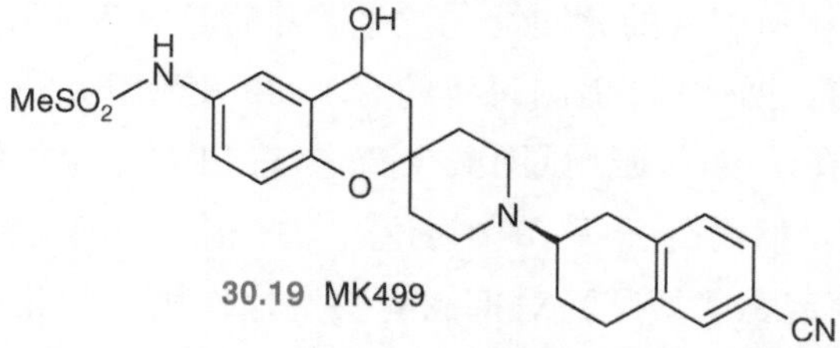

30.19 MK499

图30.7 因为引起心律失常的风险，有45年临床使用经历的氯丁替诺30.12退市了。特非那定30.13、阿司咪唑30.14、舍吲哚30.15、硫利达嗪30.16、格帕沙星30.17和西沙必利30.18遭遇了相同的命运，要么被撤回，要么其适应证受到了严格的限制。MK499 30.19是一种有效的Ⅱ类抗心律失常药物，能与hERG钾离子通道相结合。

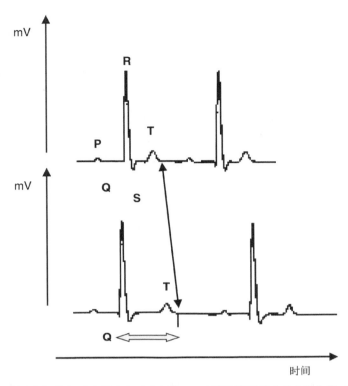

图30.8 延长心脏的射血期开始（Q）和结束（T）之间的Q-T间期可导致致命性心律失常,包括突发性心动过速（心跳加速）、室颤、心搏骤停。

基酸残基被丙氨酸取代时,结合作用进一步降低。有了这些信息,根据KcsA通道的晶体结构构建了hERG通道的同源模型。被确定为关键的残基都被指定朝向这个空腔。能延长Q-T间期的药物都适用于此模型,因此推测这些药物分子与芳香残基有相互作用。可以通过叠加已知抑制剂进行模拟,来进一步构建和优化这些模型。结果显示抑制剂与扩展的几何结构结合,并且在中心有一个带电荷的碱性氮原子。这个原子位于由3~4个疏水芳香基团组成的金字塔结构中间位置。通过构效关系进一步研究确认了这种空间形态。这可以作为一种参考,用于检查新设计的活性化合物是否会与hERG通道结合。这种设计的目的不是为了优化,而只是为了防止结合。hERG通道因此被认为是非靶点的。除了这些设计上的考虑外,如今合成的化合物会开展实际上的hERG通道抑制测试实验。通过这种方法,试图在新药研发的早期阶段就避免在后期出现令人痛苦且非常昂贵的难以预料的严重副作用。

30.4 微小的配体门控巨大的离子通道

配体门控离子通道有多种类型。烟碱型乙酰胆碱受体、5-HT$_3$受体、抑制性甘氨酸受体和GABA_A受体属于第一类：半胱氨酸环超家族。前两个是乙酰胆碱和血清素兴奋性受体。它们是突触中神经冲动快速传递的必要因素。抑制性甘氨酸受体和GABA_A受体分别受甘氨酸和γ-氨基丁酸的调控。这些离子通道有一个共同的架构。它们在膜中形成一个孔穴，与激动剂结合后打开，允许离子被动流动通过。它们都有一个五聚体的结构。这个杂五聚体的组成是不同的。许多不同的受体由一组17个同源亚基组成（包括10个α、4个β，以及γ、δ和ε亚基）。4个跨膜螺旋体中的每一个都与5个跨膜域中的一个相结合，并环绕着它们内部的离子通道。五聚体中的每一个都有两个细胞外配体结合域。在5个跨膜结构域的中心，5个螺旋的最里面的一个，即所谓的M2螺旋，形成了通道。在它们的中心点有疏水性氨基酸负责通道的开关，如缬氨酸、苯丙氨酸和亮氨酸。

感谢Nigel Unwin的开创性工作，我们可以详细地窥见这个家族中其中一个通道的结构——烟碱型乙酰胆碱受体。通过对二维晶体使用电子显微镜，他设法得到一张源自电鳐*Torpedo*种的放电器管的该配体门控离子通道处于关闭状态（图30.9）下的图片，分辨率为4 Å。它有5个亚基穿过膜形成离子通道，每个都由4个跨膜螺旋组成。它在膜表面突出约60 Å进入突触间隙。在这里可以找到由多个β折叠片构成的配体结合结构域；它带有神经递质乙酰胆碱的结合口袋。二维晶体结合乙酰胆碱后，Unwin可以观察到由此

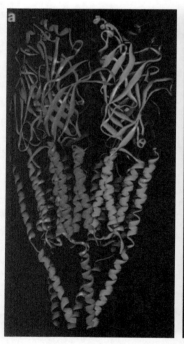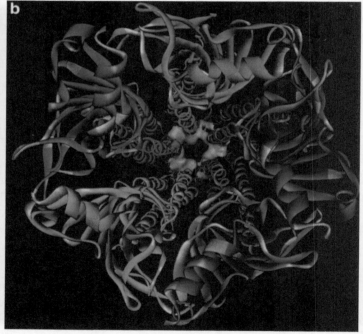

图30.9 在晶体结构中，烟碱型乙酰胆碱受体的直径为80 Å，长度为125 Å（a）。是一个由5个亚基组成的五聚体。每个单体的4个螺旋组成的中心区域穿过膜。胞外结构域与配体结合，胞质侧还有另一个螺旋。封闭状态下，通道（b）内部的最窄位置缩小到6 Å（中间，由白色表面标示）。一个疏水残基带收紧防止钠离子通过。在打开时，螺旋通过协同旋转重新排列，并将通道扩大3 Å，这足以使钠离子与它们的水化膜一起通过。通道的内部是极化的，且有许多酸性氨基酸（b，黄色标示）。

引起的构象变化。他记录的空间重排涉及乙酰胆碱结合域的邻近区域（30.5节）和进入离子通道的跨膜部分。通过这样的方式受体"感觉"到配体的结合，并将信号传入30 Å之外的孔穴引发离子的可渗透性。配体结合后孔穴处于开放状态。直接排列在通道的内部的M2跨膜螺旋含有大体积的疏水氨基酸。它们在通道封闭状态下像疏水带一样环绕着通道的中心（图30.9）。留下的大约6 Å的开口太窄而不能使带有水化膜的钠离子或钾离子通过。因为此类通道没有类似于在30.3节所描述的钾离子通道的极性环境，离子不能简单脱去水化膜而通过。对于它们来说膜渗透是禁止的。

通过与配体乙酰胆碱的结合，引发了构象的级联变化，并传递到M2螺旋。构象变化在所有的5个螺旋协调下旋转约15°后结束。疏水带的张力因此放松。结果孔隙扩宽了3 Å，这使得带有水化膜的钠离子在开放状态下得以通过。这项工作让人们首次窥见了配体门控离子通道令人着迷的功能和动力学。巨大的蛋白质结构与相对微小的激动剂结合而发生反应。信息就可以远距离传输。据推测，半胱氨酸环家族的所有通道都遵循这一原则。

30.5 配体门控作为激动剂和拮抗剂：离子通道的功能

在同一时间内，不同乙酰胆碱受体的胞外结构域与结合的配体一起被成功地分离和结晶。类似于在30.4节所介绍的受体，这些乙酰胆碱结合蛋白是一个五聚体。加利福尼亚海蛞蝓（*Aplysia californica*）的结合蛋白是一个同源五聚体。它的结构可以由激动剂和拮抗剂来定义。这使得我们可以观察两个非常有趣现象。

一方面，它阐明了构象重排的分子由来，从配体结合结构域传导到离子通道的峡窝处，然后引起通道打开或关闭。在上面的例子中激动剂和拮抗剂大小相差巨大。激动剂尼古丁30.20是烟草中的主要生物碱（图30.10）。在低剂量时，它刺激神经传递；在高剂量时，它会导致永久性去极化，阻碍神经传递。存在于厄瓜多尔毒箭蛙皮肤上的天然产物地棘蛙素30.21有强烈的镇痛作用。北美山梗菜，一种开花植物，含有α-山梗碱30.22。美洲土著印第安人吸食这种植物的叶子用来治疗哮喘。在较高剂量时，该化合物毒性非常大。作为与这种微小激动剂结合所导致的结果，一个长的环横亘于受体的结合部位。受体的胞外结构域因此拥有紧凑的结构。与拮抗剂结合，如多肽α-芋螺毒素30.23，环由于空间位阻的原因而保有延展的结构。α-芋螺毒素肽是一种生活在热带海洋中的肉食性海蜗牛的毒液。因为蜗牛不能咬合，它通过一种吹管喷射出毒液，这些毒液保存在有甲壳素涂层的箭头中，有的甚至还有倒刺钩。来自药用燕草属植物种子的二萜生物碱甲基牛扁碱30.24有着同样的效果。在记录中，受体蛋白与该配体结合后有超过10 Å的偏移（图30.11）。这种差异通过级联反应传递到通道的最窄通路区域，并以此调节钠离子的渗透性。

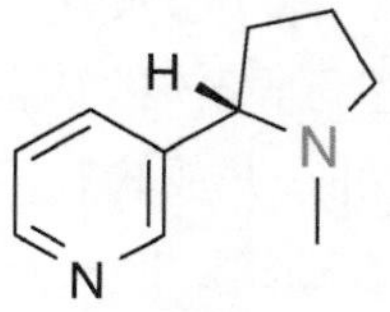

30.20 尼古丁

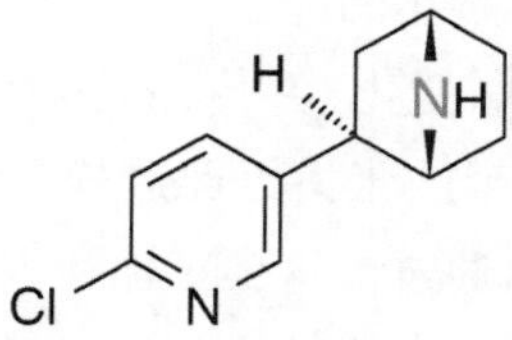

30.21 地棘蛙素

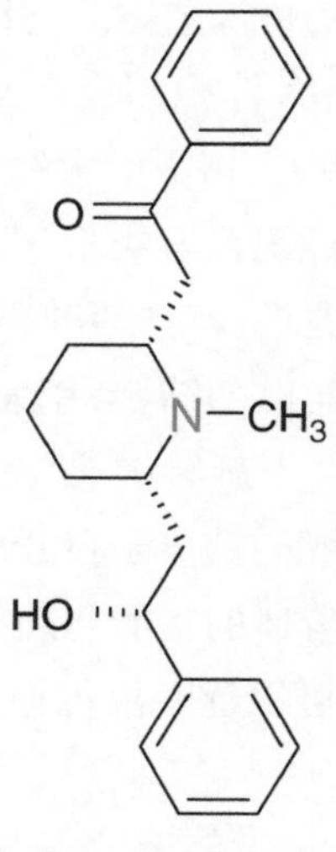

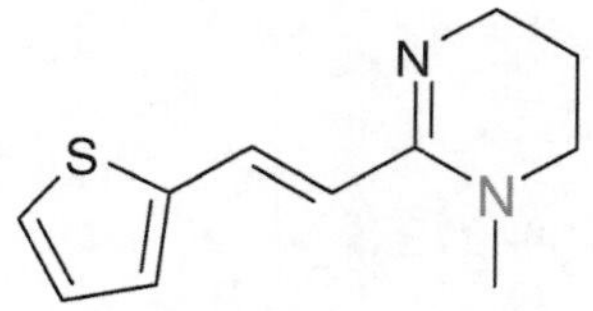

30.25 噻嘧啶

30.22 α-山梗碱

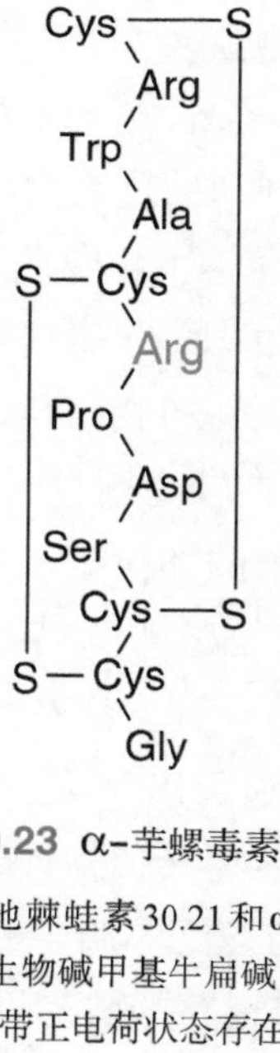

30.23 α-芋螺毒素

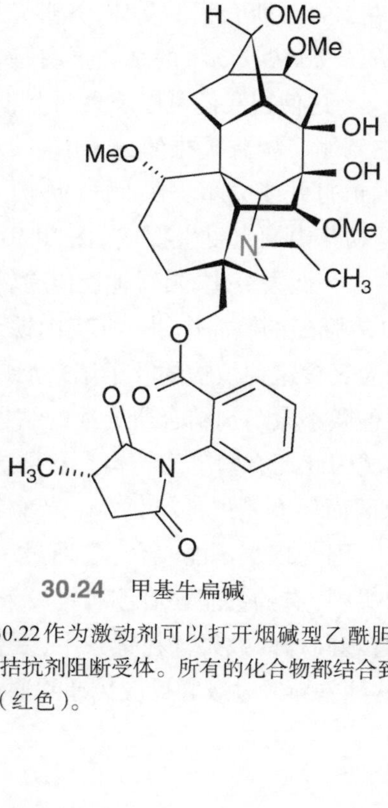

30.24 甲基牛扁碱

图 30.10　尼古丁 30.20、地棘蛙素 30.21 和 α-山梗碱 30.22 作为激动剂可以打开烟碱型乙酰胆碱受体。十二肽 α-芋螺毒素 30.23 和二萜生物碱甲基牛扁碱 30.24 作为拮抗剂阻断受体。所有的化合物都结合到五聚体受体的配体结合域。它们都有能以带正电荷状态存在的官能团（红色）。

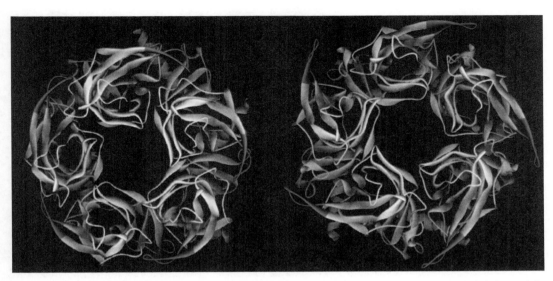

图30.11 通过在烟碱型乙酰胆碱受体的配体结合域结合激动剂或拮抗剂,环(红色)直接位于结合位点上,或保持在大约10 Å(右)的扩散范围内。构象信号被传递到30 Å远的通道峡窝,并导致通道保持关闭或打开。

另外,这些结构可帮助深入了解完全不同的化学结构是如何引起同一受体的相同作用效果的。拮抗剂α-芋螺毒素30.23,一个拥有两个分子内二硫桥键的十二肽,结合模式的几何结构如图30.12所示。植物生物碱甲基牛扁碱30.24结合在同一个口袋,但多肽和生物碱重叠的结合区域只有中间部分。激动剂地棘蛙素30.21、尼古丁30.20和α-山梗碱30.22也结合在这个区域,但它们占据的面积要小得多。二萜和上述受体激动剂都有一个二级或三级碱性氮原子,在结合口袋很有可能是质子化的。在所有这些结构中,氮原子都位于色氨酸残基的附近。在这里可以与氨基酸羧基形成氢键,此外与邻近芳基的阳离子-π相互作用也起到了重要的作用。多肽α-芋螺毒素没有化学上相当的氮原子。然而,它在色氨酸的附近放了一个带正电荷的精氨残基,通过这样提供了一个相类似的结合关系。这些结构当然是生物电子等排体中一个极端的例子。然而,它们也说明了自然界所创造的多样性,通过完全不同的分子骨架达到相同的目标。药物化学家只能去学习这些创造性的解决方案!

噻嘧啶30.25(图30.10)是用于治疗蛔虫和蛲虫病(分别是肠道和蠕虫感染)的驱虫药,与上述提到的激动剂的大小和结构有关。它与蠕虫的烟碱型乙酰胆碱受体结合在一起。结果离子通道打开,导致去极化。从而引发神经肌肉阻滞,蠕虫因此瘫痪。然后从感染的小肠中清洗出去。由于胃肠道对药物的吸收很差,所以对人体安全,耐受性良好。

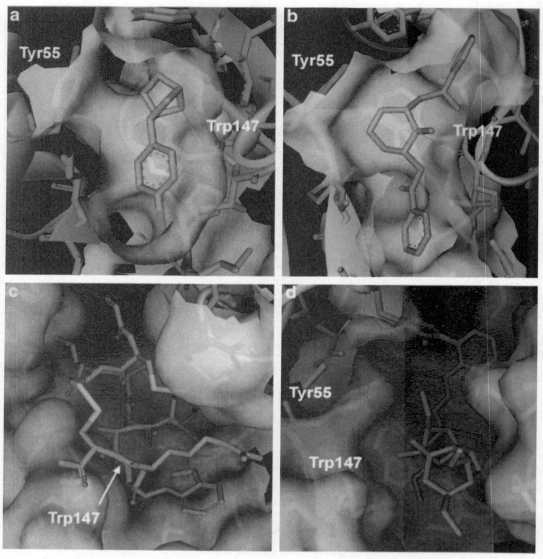

图30.12　烟碱型乙酰胆碱受体与激动剂地棘蛙素30.21（a）、α-山梗碱30.22（b）、多肽拮抗剂α-芋螺毒素30.23（c）和二萜生物碱甲基牛扁碱30.24（d）结合的晶体结构。尽管大小不同，但它们都占据相同的结合位点。与激动剂结合的情况下，环（图30.11）横跨在结合位点上，而在与拮抗剂结合的情况下则延展开来。所有这些配体都带有正电荷，与邻近的色氨酸芳香环产生的阳离子-π相互作用。

30.6　GABA门控氯离子通道的动力制动助推器

甘氨酸和GABA_A受体可以调节氯离子内流，是抑制性神经受体。它们导致细胞超极化，降低电压依赖性的可兴奋性，细胞的去极化被阻断。这两个受体都受到分子量较小的配体甘氨酸30.26和γ-氨基丁酸（GABA）30.27的调控（图30.13）。麻醉剂及醇类调节这些受体的活性，并导致通道稳定在开放状态下。甚至胆固醇和其他类固醇也能达到这种效果。合成孕烷类固醇阿法沙龙30.28能够在更长时间内打开$GABA_A$受体。

$GABA_A$受体与烟碱受体家族的其他成员一样，是一个异源五聚体，需要同时有α、β和γ亚基。药物如巴比妥30.29或苯二氮䓬类药物30.30对通道的抑制作用由此而来（图30.13）。也许是它们对受体的动力学性质产生了影响，并使其稳定在开放状态。苯二氮䓬类药物通过打开氯离子通道阻碍细胞的可兴奋性来增强内源性配体GABA的作用。它们通过变构调节起作用，因此也被称为“动力制动助力器”。巴比妥类药物的结合位点是β亚基，而苯二氮䓬类药物结合在α亚基上。它们可起到镇静、安眠、抗焦虑、抗惊厥、肌肉松弛及顺行性遗忘（服用药物期间引起的失忆）等生理作用。苯巴比妥类药物因其潜在高成瘾性及导致自杀的风险，已丧失了其作为安眠药及镇静剂的重要地位。它们已经被苯二氮䓬类药物取代，此类药物拥有更好的耐受性，不能作为单一药品用于自杀。

事实上，几乎没有其他任何物质像苯二氮䓬这样彻底地阐明了生物电子等排取代的概念。结果是根据个人情况和药代动力学有太多的衍生药品可供选择，作为安眠药或肌

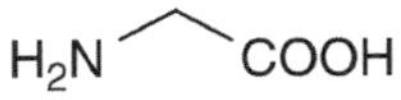

30.26 甘氨酸

30.27 γ-氨基丁酸

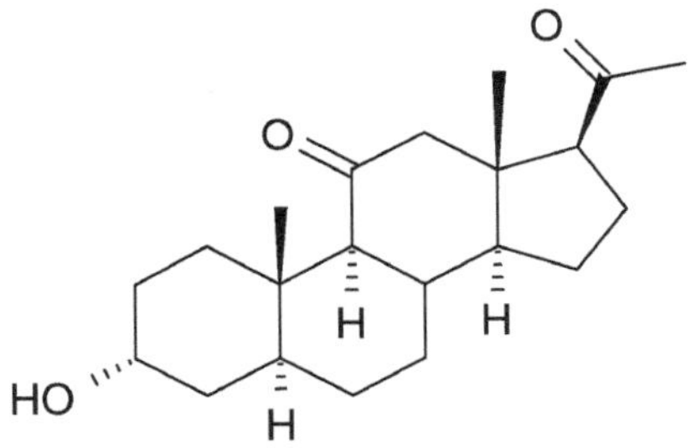

30.28 阿法沙龙

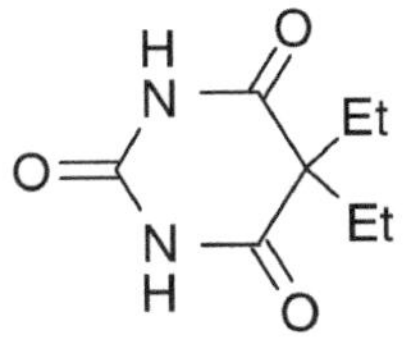

30.29 巴比妥

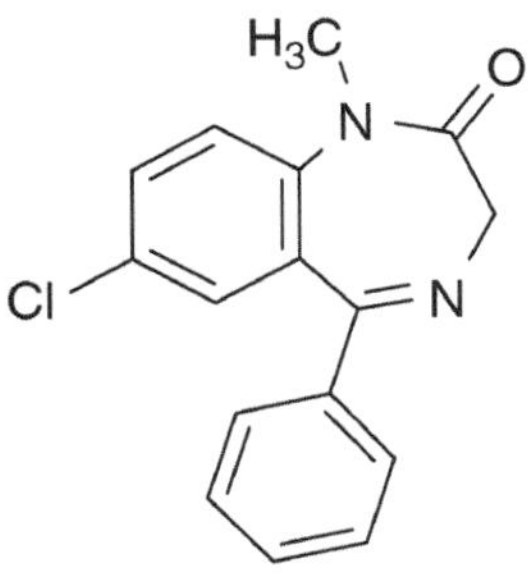

30.30 地西泮

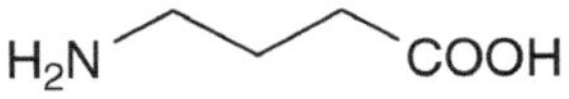

图30.13　甘氨酸30.26和γ-氨基丁酸30.27调节配体门控氯离子通道。阿法沙龙30.28和巴比妥类药物，如巴比妥30.29，可以长时间打开$GABA_A$受体；苯二氮䓬类药物如地西泮30.30增强GABA的效果，并通过变构调节激活受体。

肉松弛剂为治疗失眠、镇静、焦虑和激越开辟了新的治疗途径（图30.14）。所有的药物都具有七元苯并1，4-二氮杂环。此外，在5-位还有一个可被噻吩电子等排取代的苯基。大多数苯二氮䓬类化合物在七元环中都含有内酰胺，这也可以被一个脒或五元稠合杂环取代。在许多衍生物中，内酰胺的氮原子带有脂肪取代基。C═N双键作为另一个不饱和结构单元出现，这也可以是氯-氧官能团。与内酰胺氮原子相连的7-位稠合苯环通常被氯、溴或硝基取代。这些基团可以帮助减少亲脂性，也可以用于阻碍代谢的活化位点和减少苯环的电子云密度。在取代苯环的2'-位的取代基也起到增加亲脂性的作用，但也有构象上的影响。在七元环上的3-位也很有趣，作为一个产生对映异构的位置，在这里的化

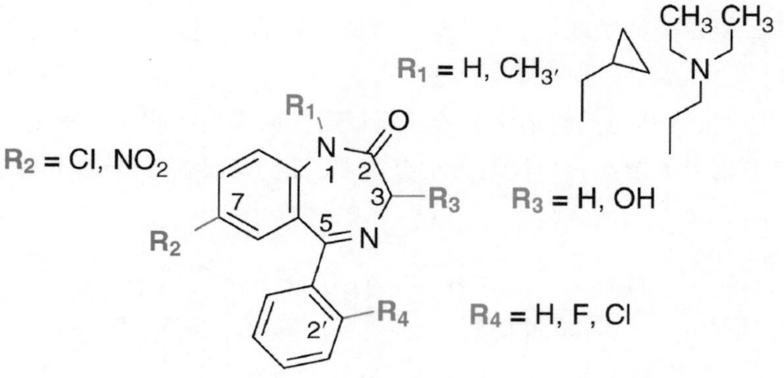

苯二氮䓬-骨架

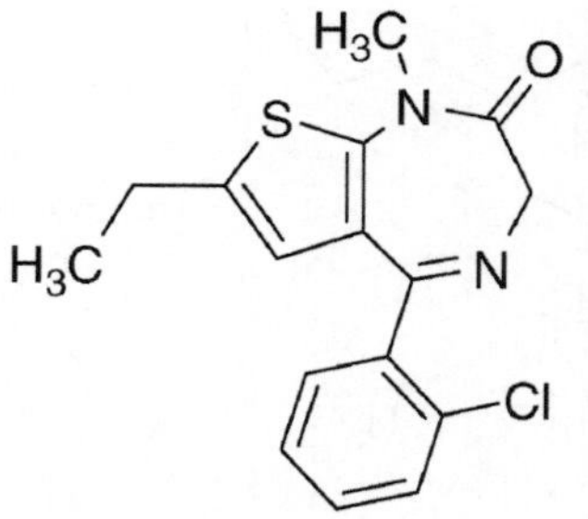

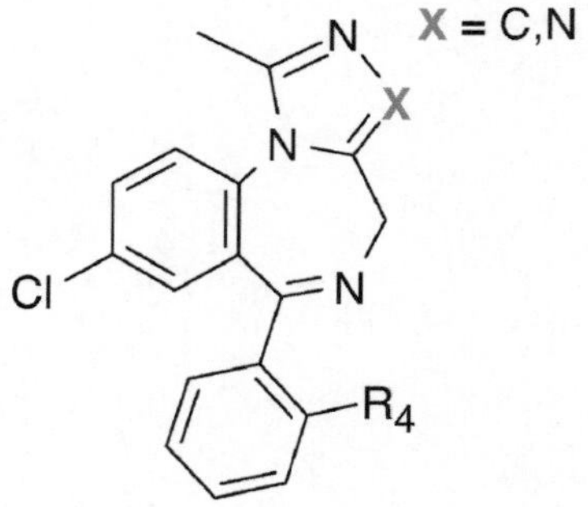

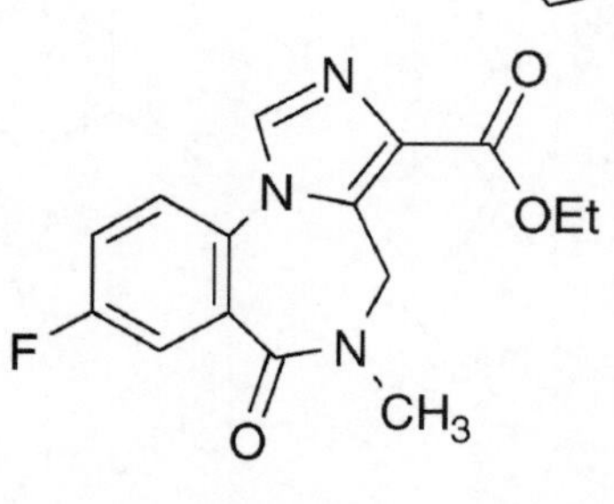

30.31 氟马西尼

图30.14 通过系统性的生物电子等排替换基团$R_1 \sim R_4$，已经有众多具有不同药效动力学和药代动力学的苯二氮䓬类药物可用于治疗。氟马西尼30.31是一个有代表性的拮抗剂，可逆转苯二氮䓬类药物的镇静作用。

学变化会引入一个手性中心。3-位羟基化导致更亲水的衍生物，具有更慢的吸收。亲脂性增加的苯二氮䓬类化合物（在N_1烷基化，在7-位和2′-位氯取代）可在中枢神经系统迅速达到药效浓度，这会增强镇静和催眠作用。亲水性增加（N_1未取代，3-位羟基化，2′-位没有卤化）是作为镇静剂所需的性质。

几乎所有的苯二氮䓬类药物都有激动效果和增强GABA效果的作用。修饰得到的氟马西尼30.31是一个具有拮抗活性的化合物。它可以抑制苯二氮䓬类激动作用和逆转镇静功效。有趣的是，它没有5-位的苯基取代基。

上述苯二氮䓬类药物的活性是广泛和多方面的。因此，这类药物的选择性指的是只在药物研究中发挥其某一方面的活性优势作用，如只有抗焦虑作用或只有镇静作用。

30.7　电压门控氯离子通道的作用方式

在30.4节介绍了烟碱样乙酰胆碱受体的结构。如前所述，配体门控氯离子通道也属于这个家族，并有一个五聚体的结构。这个通道的结构细节尚不清楚，因为到目前为止还没有实现这种通道的高分辨率结构测定。另一方面，有可能对另一类电压门控氯离子通道的结构有更深入的了解。

在基因组中有9种ClC通道亚型。它们承担了许多生理功能，如在骨骼肌和不可兴奋细胞中控制静息电位。此外，它们对从肾脏吸收氯化钠到血液中产生影响，或者参与建立酸性环境所必需的过程。这些通道失活和基因引起的突变与多种疾病相关，如病理性肌肉紧张的肌强直，或特殊形式的癫痫、神经病变和骨硬化症（一种骨疾病）。

2003年，Roderick Mackinnon的研究小组设法阐明了细菌ClC通道的晶体结构。它是由两个相同的亚结构通过双面对称偶合所组成的。有趣的是，这种膜蛋白没有垂直于膜的长螺旋。相反，这个通道的18个螺旋紧密地结合在一起，与膜的中心轴倾斜呈45°。通道的孔穴让人想起沙漏的形状。在细胞内侧和外侧孔穴扩大成小室，在附近有带正电荷的精氨酸残基（图30.15）。通道狭窄处位于中间，长度约有15 Å。一个选择性的滤器连同一个保守的谷氨酸残基位于顶端。这个残基起到了看门人的作用。此外，两个反向平行的螺旋末端恰好在此终止。它们形成了优先结合负电荷的位点。为此，螺旋必须有与钾离子通道相反的取向。它们的N端在通道的最狭窄的地方。与钾离子通道一样，螺旋中的偶极矩产生了带负电荷离子的特殊结合位点。在晶体结构中Glu148的羧酸基团正好位于这个位置。如果这个残基被交换为中性的谷氨酰胺，这个位置就会空出，而谷氨酰胺则位于另一个位置。在这个位置取而代之的是一个结合的氯离子。当突变为谷氨酰胺后，通道将处于永久开放的状态。人们认为两种结构描述了ClC通道的开放和关闭状态。事实上，Glu148突变后，这个位置上的氯离子突显了两个反方向螺旋的末端之间的特有位置对稳定负电荷是多么的重要。

除了这个氯离子外，在开放及关闭的通道中还发现了另外两个氯离子。一个氯离子位于孔穴的深处，完全脱去了溶剂化的外壳。它由两个主链上的NH和来自Ser107和Tyr445的OH来保持稳定（图30.15b）。另一个氯离子在进入通道前被发现，仍然被水分子部分溶剂化。

以谷氨酸为占位符，可根据外部的信号来调节通道的开关。当细胞内的电位向正极区移动时，结构上相关的人的ClC-0通道是电压门控的。一个邻近的负电位关闭通道。当细胞外氯离子浓度增加时，通道打开。当周围环境的pH下降时，也可以观察到同样的现象。当谷氨酸从孔穴的尖端转出，为氯离子让出通道时，谷氨酸残基可能改变了其质子化的状态。这将解释它在不同pH条件下的调节作用和如何将Cl^-化学计量的交换为H^+。ClC通道是一价阴离子的专用通道。除了Cl^-外，Br^-、I^-、NO_3^-和SCN^-也能通过，尽管渗透性有所降低。后面提到这些离子在生物系统中只起到了次要作用，所以不需要太高的选

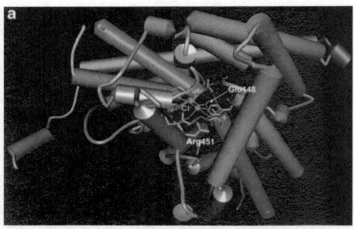

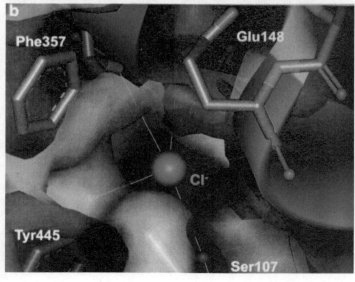

图30.15 电压门控ClC通道的晶体结构。在电压门控ClC通道的晶体结构中，两个长螺旋正极化的N端朝向通道中最狭窄之处（a）。Glu148位于这个位置上，作为看门人负责通道的开关。带负电荷的残基的构象改变后为氯离子打开通道。在通道中，氯离子脱去它的水化膜。由Ser107和Tyr445的羟基与主链上NH配位取代（b）。

择性。但是二价离子（如硫酸根和磷酸氢根）都禁止通过。时间将证明细菌的通道结构是如何准确反映高等生物体通道的性质。问题是否有可能通过配体来调节通道的功能，并将其开发成药物。

30.8　转运蛋白：细胞的看门人

所有细胞都需要有选择性地跨膜转运内源性和外源性化合物。完成这一任务的一大类蛋白质是膜转运蛋白，如它们穿过膜障碍运送激素、氨基酸、胆汁酸、尿酸或脂类。这些转运蛋白的突变与严重的遗传性疾病相关，如肾上腺脑白质营养不良（这会导致神经系统变性）或视网膜变性。转运蛋白的重要作用之一是负责从突触间隙中将释放的神经递质重新摄取进入突触前神经细胞（22.7节，图22.7）。这种再摄取可以被药物所阻断。如5-羟色胺和去甲肾上腺素转运蛋白再摄取抑制剂在制药工业中已经获得了巨大的成功。这些抑制剂也经常作为突触后侧相应受体的拮抗剂而展现另一种作用方式。这些受体属于GPCR家族，可分为多种亚型（表29.1）。由于结合在完全不同的地方，而结合位点在结构上有明显相关性，这些抑制剂具有不同的药理性质和不同的副作用。

转运蛋白不仅将化合物输入细胞，还负责从细胞中移去外源性化合物。大多数药物属于外源性或异生物质。在治疗过程中经常出现耐药性，如用于治疗感染的药物。转运蛋白的表达量有可能越来越多，将药物从细胞中排出，因而导致多重耐药性（MDR）的发展。它们或利用质子梯度使底物通过，或与能量有利的ATP水解（在ABC匣式转运蛋白内）相结合帮助转运。后一组所谓的ABC转运蛋白代表了一个大家族的蛋白质，它们将诸如氨基酸、离子、糖、脂类或其他药物等广泛的物质运入细胞中，但也会再次移除它们。迄今为止，在人类中已经发现了46种ABC转运蛋白。它们由至少两个核苷酸结合域（NBD）和两个跨膜结构域（TMD）组成。数个NBDs结构已经被阐明，并且它们都有非常类似的结构。它们与ATP结合，这是发挥作用必不可少的过程。TMDs在膜渗透的实际过程中起到了决定性作用。它们为亲水性物质进入疏水性膜环境提供了一个缓冲。

研究最透彻的转运蛋白是人类MDR-ABC转运蛋白P-糖蛋白gp170（MDR1/ABCB1）。就像一个疏水的吸尘器，它可以去除细胞中的脂质体及广泛的药物分子。二维晶体的电子显微镜分析第一次揭示了其三维结构和作用方式（13.6节）。它通过12个螺旋穿过膜。NBDs发现位于细胞质一侧。在它的初始状态，转运蛋白对ATP的亲和力较低，并且两个NBDs在空间上的构象是分离的。这两个跨膜域分散开来，在中心形成一个空腔，可以容纳与膜内部外叶具有高亲和力的分子。这个空腔似乎是高度自适应的，这可以解释这个转运蛋白明显的底物混乱性和能够适应迥然不同分子的需求。底物从膜内部渗透到细胞的外部。一旦被底物结合所启动，转运蛋白经历了戏剧性的构象变化，使两个跨膜结构域再次结合在一起，ATP结合的亲和力增加。同时，NDB完成旋转移动。空间上，它们聚集在一起。推测对能量有利的ATP水解也与此步骤相关。构象转变的活化势垒降低，被转运的底物从跨膜域释放到膜的外表面层。

由于转运蛋白引起的耐药性是药物治疗中的一个严重问题。因此，更重要的是分子成为这些转运蛋白的良好底物的判断标准是什么。这样就可以了解如何修饰分子，使其不再是转运蛋白的底物。这是一项不容易完成的任务，因为这些转运蛋白的结合口袋显然具有特殊的自适应性，因此对药物分子作用模式可耐受的细微变化对转运蛋白的结合行为是没有影响的。此外，还可以寻找这些转运蛋白的高效抑制剂。有些化合物如R-维拉帕米（2.6节）被发现就有这个作用。然而，其在临床上用于破坏耐药性已经被证明是有问题的，因为抑制转运蛋白也阻止了它们发挥自身的功能。另外，还必须记住这些转运蛋白的诱导和异源表达是细胞对外源性物质的一个决定性的防御性机制。大自然创造了这样一种高效灵活的保护机制并非是没有原因的。因此，这些转运蛋白可能不是人的理想药物靶点。然而对于抗菌和抗寄生虫，这可能是完全不同的另一个故事。它们会使用这些转运蛋白抵抗药物分子（3.2节）。目前用来对付细菌和寄生虫的药物最终将失去作用。为了破坏耐药性，人们最近已经在尝试着去抑制寄生虫和细菌的转运蛋白。如果实现了这个目标，将取得双倍的成功。一方面，对得到过很好验证的老的治疗药物的耐药性将被破坏。另一方面，那些不受欢迎的病原体也会受到额外的损坏，因为转运蛋白将不再可以作为一种防御机制来抵抗那些潜在的有害于它们的外源性物质。我们还需要等一等，看看目前正在研究中的这一概念是否会带来预期的成功。

离子泵也属于转运蛋白，通过消耗ATP能逆浓度梯度携带离子过膜。最近，这类蛋白质的第一个代表，即所谓的P-型泵的晶体结构已经被解析了。通过多个长的跨膜螺旋嵌入，这些泵进行了复杂的构象重排来实现功能。这些系统也是众所周知的成功药物的作用靶点。地高辛对钠钾泵具有作用（6.1节）。质子泵抑制剂奥美拉唑和泮托拉唑在胃中阻断H^+/K^+泵（9.5节）。

30.9 细菌的膜通道：孔穴、载体和通道创造者

革兰氏阴性菌被两层膜包裹着：一层内质膜和一层外膜。它们被细胞周质间隙所分开。虽然大多数蛋白质通过螺旋序列片段穿透内膜，但在外膜中发现了一个有趣的具有折叠片构造的孔穴。在细菌中它们属于最常见的蛋白质。这些称为膜孔蛋白的开口是一个充满水的通道，可以让营养砌块和废物的被动扩散出细胞。它们的直径是有限的，可以防止潜在有毒化合物被选中。来自德国弗莱堡的Georg Schulz和Wolfram Welte研究小组首先阐明了荚膜红细菌的膜孔蛋白的结构（图30.16）。孔穴以三聚体形式存在，单体以三角形的形式聚集在一起。每个孔穴由16股上下绞在一起的β桶状结构形成（14.3节），并且每个β桶状结构采用反平行的取向。在酶中β桶状结构是一种常见的折叠模式。然

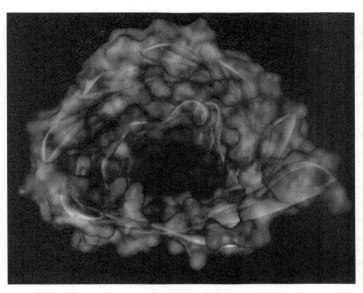

图30.16 荚膜红细菌的膜孔蛋白的晶体结构。每个三聚体蛋白的孔穴（只显示了一个单体）由16股上下绞在一起的β桶状结构形成。孔穴沿视轴穿过膜，并扩大至约8 Å。它的两侧是带正（蓝色）电荷和负（红色）电荷的氨基酸,这建立了一个跨膜电场梯度。

而,一般来说只有8个折叠片聚集在一起,形成桶状结构的紧致的堆积核心。由于股数众多,膜孔蛋白中有足够的空间形成通往内部通道。尽管如此,它被一个长的环状结构所部分关闭,留下最大直径为8 Å的孔眼。孔眼区域几乎完全由带正电荷和负电荷的氨基酸组成,这些氨基酸指向孔穴相反的方向。带电基团的这种取向也有助于选择可通过孔穴的分子。

细菌还合成小的肽样系统,渗透到其他有机体的膜中,通过这种方式也为如离子之类底物的通过提供了可能性。这些系统被称为运输抗生素。它们以不同的方式致使膜渗透。抗生素短杆菌肽A是由15个氨基酸组成的寡肽,具有交替的 L-型和 D-型。该肽形成了一个管状螺旋结构,并作为二聚体穿过膜（图30.17）。这在内部造成了一个直径为4 Å的通道。它对一价阳离子（如 Na^+ 和 K^+）是高渗透性的,而多价阳离子和阴离子则被阻止进入。每秒高达 10^7 个阳离子可以通过这个通道,传输速率仅低于水中扩散速率的1/10。阳离子必须脱去水化膜。然后,它们沿着与通道轴线平行排列的酰胺键穿过开口。疏水氨基酸的侧链位于周围的脂膜中。缩酚酸肽缬氨霉素遵循一个完全不同的作用方式。它由缬氨酸、乳酸和羟基异戊酸残基组成。它将钾离子与指向内部的极性基团结合在一起,将疏水基团朝外。当被包裹在这种螯合-配体复合物中时,带电离子可以在封闭的疏水颗粒中穿过膜屏障。除缬氨霉素之外,还有其他已知的载体,如无活菌素（图30.18）。这些运输抗生素改变了细菌细胞膜和细胞内隔室的离子渗透性。结果它们会导致细菌细胞死亡。如缬氨霉素在线粒体膜中累积,增加钾的内流,这样会破坏线粒体能量代谢和ATP合成。运输抗生素对于外用联合用药有重要作用,如用于口咽感染。

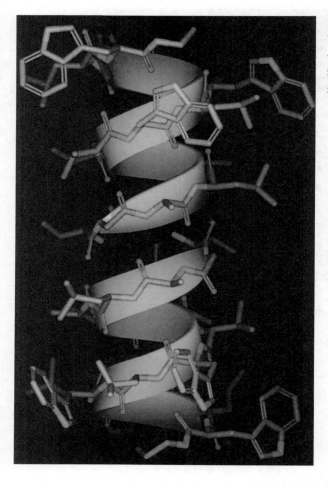

图30.17 短杆菌肽A〔Val-Gly-Ala-Leu-Ala-Val3-（Trp-Leu）3-Trp-ethanolamine〕是由15个交替的L-型和D-型的氨基酸形成约4 Å的狭窄跨膜通道，一价阳离子（如 Na⁺、K⁺）可以沿着此通道迁移。

最近，脂肽达托霉素已被用于治疗革兰氏阳性菌感染。环状肽用疏水侧链穿透细菌细胞膜。它通过寡聚形成离子通道。这导致钾离子可渗透过细胞膜。钾离子外流导致去极化，最后细菌细胞死亡。具有20～25个氨基酸的多肽如马盖宁（locilex®）用到了一个类似的机制，在膜上形成了双亲性的螺旋。

30.10 水通道蛋白调节细胞水存量

细胞脂质双层是水分子的屏障。尽管膜上存在渗透梯度，但并不发生简单的扩散。因此，大量的水分子不能主动或被动的跨膜扩散，也不能与膜上的其他粒子相结合。1992年，巴尔的摩的 Peter Agre 小组在血红细胞膜上发现了一个28 kDa蛋白质，结果发现是一个水孔。它只用于水的转移，无论是离子或其他小分子，如甘油或尿素都不能通过它。水流动的方向是由渗透压决定的。这个在红细胞中被第一次发现的水通道蛋白被命名为AQP1。在此期间，在所有可能的生物体中发现了超过100种的水通道蛋白。人类单独拥

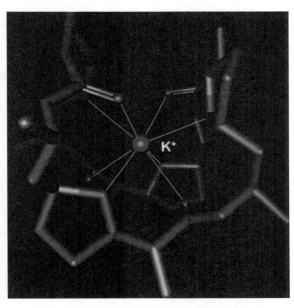

图30.18 无活菌素是一个螯合配体,可与钾离子络合。它包裹在离子周围,并作为螯合物渗透过膜。然后这个运输抗生素展现出它的外部疏水侧链。

有超过10种的亚型,其中7种在肾脏的不同部位中使用。一些孔蛋白对水具有高度的专一性,而其他的,尽管它们的结构相似,也可让如甘油和尿素等小分子的转移。水孔蛋白的发现彻底改变了我们对水平衡调节的理解。因此,Peter Agre 由于这个发现获得了2003年诺贝尔奖。

水通道蛋白序列分析表明它的结构由两个几乎相同的片段构成。每个片段包含一个高度保守的 Asn-Pro-Ala-(NPA)序列。水通道蛋白的功能单元是一个四聚体,四聚体中每个单体单元围成一个孔。晶体结构的测定表明,每个孔由6个跨膜螺旋组成。通道像软管般延伸穿过蛋白质,并在细胞外和细胞溶质两侧扩展为15 Å的漏斗形的前厅(图30.19b)。在它的中点,直径缩小到2.8 Å。前厅有许多极性的,但大多是不带电荷的氨基酸。一连串的羰基氧原子沿着孔壁延展,可能参与了暂时的水分子传递(图30.19a)。对面的孔壁是由疏水残基构成的。二者赋予了软管状选择性滤器双亲性的特性。向内部排列的羰基的立体结构使人联想到钾离子通道中的选择性滤器。由于它们只存在于通道的一侧,所以不能完全取代阳离子周围的水化膜。因此,进入孔穴的阳离子太大而无法通过孔穴。在最狭小的地方发现了一个组氨酸和一个精氨酸。在相反的一面是苯丙氨酸。孔蛋白中这3个氨基酸是高度保守的,专用于水渗透。因为组氨酸和精氨酸上所携带正电荷,使得其对包括 H_3O^+ 在内的正离子起到了进一步的筛选作用。带负电荷的离子被许多负极化的羰基所强烈排斥,以致它们的穿过在能量上是非常不利。除水之外也允许甘油通过的通道在其最狭窄处直径增加了1 Å。同时,水通道中保守的组氨酸被甘氨酸取代。总之,可渗透甘油的通道具有较疏水的特性。

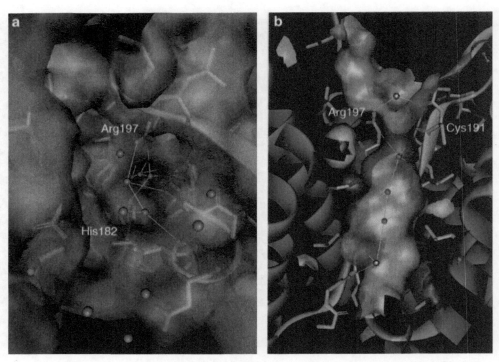

图 30.19　水通道蛋白像漏斗一样在胞外和胞质两侧变宽（a）。在最狭窄的位置，孔穴缩小到大约 2.8 Å。在这个位置，带正电荷的组氨酸和精氨酸残基彼此相对，从而防止离子通过。就像在一根绳子上，当水分子沿着与羰基氧原子形成的氢键穿过时，它们就迁移通过通道（a）。羰基在通道的一侧，对面的孔壁由疏水性氨基酸组成。一个半胱氨酸残基位于管峡附近，可与汞离子形成复合物堵塞通道。这解释了汞盐的利尿作用。

事实上水通道蛋白在我们的身体中无处不在，虽然在肾脏中的数量和种类更多。为了快速启用它们的功能，它们有一部分储存在囊泡中。当需要时，小泡与细胞膜融合。这样，活化的水通道蛋白数量得以增加。水通道是治疗干预的一个突出靶点。除了开发为利尿剂外，它们在治疗青光眼、肥胖症、抗肿瘤血管生成等方面的应用也都已经被讨论过了。对它们的研究重点还被放在开发治疗寄生虫感染的药物上。有趣的是，汞盐很久以前就被用作利尿剂。一个半胱氨酸残基的巯基位于 AQP1 上孔区域（图 30.19b）。推测汞离子通过与半胱氨酸的配位来阻断孔穴。由于它们的毒性，我们当然不会选择汞盐作为药物。时间会告诉我们是否可以找到有效的和选择性的替代品，可以用于靶向治疗与水通道蛋白调节异常相关的疾病。

30.11　概要

- 细胞需要跨膜的物质交换。双亲性化合物可以通过自身跨过膜。对于极性化合物的转运，细胞配备了特殊的转运蛋白，有时表现出明显的选择性，但有时也有广泛的底物多样性。

- 对于与生物相关的离子（Na^+、K^+、Ca^{2+}、Cl^-）存在有特殊的离子通道，使离子沿着浓度梯度流动，从而形成了跨膜电化学势。

- 细胞受动作电位刺激。细胞在静息状态下保持$-70\ mV$的电位。细胞外Na^+浓度比细胞内高10倍。在大约$-60\ mV$的电位下，快钠通道开放，Na^+内流，并逐渐将电位移至$+40\ mV$。这个值下，钠离子通道关闭。

- 细胞的复极化是钾离子通过高选择性钾通道流出的结果。如果膜电位下降到比静息态下更低的值，将产生超极化。在一些细胞中，这种状态也可以由Cl^-通过氯离子通道内流引起。在其他细胞中，Ca^{2+}通过特定通道的内流会加剧膜上的去极化。

- KcsA作为四聚体用长螺旋跨膜。4个螺旋以它们的N端指向一个中心洞穴，将带正电荷的离子拖带穿过膜。以二次反棱柱几何构象与8个水分子配位的K^+依靠脱去溶剂壳通过选择性滤器。这种蛋白质提供了一个四重排列的骨架羰基，完美地取代了K^+周围的水配位层，从而获得了比其他阳离子更令人印象深刻的选择性。

- 一些钾离子通道是ATP依赖性的，具有多个结构域和调节单位。磺脲类药物可以阻断负责胰岛素分泌的胰岛B细胞上的调节单元。因为阻断调节单元导致B细胞胰岛素分泌增强，这已经被作为开发治疗2型糖尿病方法的治疗原理。

- 心肌细胞去极化和复极对正确调节心搏频率有重要意义。具有一个特定模式的芳香基团和中央碱性氮原子的药物分子能够阻断hERG通道，这是一个参与心脏搏动调节的K^+通道。致命的心律失常可能发生。因此，在药物发现的早期阶段需要避免与作为反靶点的hERG通道的潜在结合。

- 配体门控离子通道是由具有20个跨膜螺旋的五聚体构成的庞大的跨膜架构。五聚体几何结构的胞外配体结合域具有激动剂和拮抗剂的结合位点，并通过一个级联构象变化将配体结合的信号传输到通道孔穴的管峡处。通过5个最内层螺旋的协同旋转，孔穴的宽度增加了$3\ \text{Å}$，这使得Na^+与它们的水化膜可以通过。

- 五聚体离子通道的配体结合域可以被配体占据，如AChR可以与激动剂尼古丁或拮抗剂α-芋螺毒素结合。变构调节剂因为类似结构的GABA门控氯离子通道而著称。它们可以增强内源性配体GABA的作用，从而通过打开氯离子通道来阻断细胞的可兴奋性。

- 苯二氮䓬类药物结合到GABA门控氯离子通道的α亚单位，并且根据它们的取代基情况而作为镇静剂、安眠药、抗焦虑药、抗惊厥药、肌肉松弛剂或顺行性遗忘药。

- 电压门控ClC氯离子通道两个延展的螺旋和它们的N端指向通道中心。连同一个位于顶端的保守的谷氨酸残基，它们获得了所需的选择性，这可能是由于作为看门人的谷氨酸残基的质子化状态的一个中间态变化。

- 转运蛋白跨细胞膜转运内源性和外源性化合物。转运通常与能量上有利的ATP水解相结合，使膜渗透逆浓度梯度进行。特别是人MDR-ABC转运蛋白P-糖蛋白gp170

在药物产生耐药性时表达上调，并且从细胞中清除大量药物。

- 细菌已经进化出特殊的转运系统，要么进入细胞，要么穿过其他有机体的膜。其中一类孔穴是由两个平行的大的β桶状结构构成的，它们向内部打开一条通道。其他系统或环绕着正离子形成疏水性的载体，或以螺旋形式穿透入膜构成通道使其对离子有可渗透性。

- 即使有渗透梯度，水分子也不能被动地扩散过膜。水平衡是由水通道蛋白来调节的，这是一个像软管一样延展贯穿膜结合蛋白的通道。它们在两侧有宽为15 Å的漏斗状前庭，而在中心位置收窄到直径为2.8 Å。一连串的羰基氧原子沿着孔穴的一侧延伸，并传递暂时性的水分子。对面的孔壁是由疏水残基构成的。在管峡处，带电荷的His和Arg残基阻止阳离子的渗透。为了实现快速控制功能，部分水通道蛋白存储在囊泡中，并在需要时与细胞膜融合。

翻　　译：伍文韬
译稿审校：李德尧

参考文献见二维码。

第 31 章
作用于表面受体的配体

在第29章"膜蛋白受体激动剂和拮抗剂"中,讨论了细胞受体允许信号从外至内传导,从而启动进入细胞的众多通路导致细胞状态的改变。除了这类信息交换机制之外,细胞还必须以其他方式与外部环境保持持续地接触,为此细胞还拥有许多其他的表面受体。如细胞整合素受体不仅能够接受外部的信号,同样能够将信号释放至外部环境。当血管或组织中的细胞移动时,它必须在迁移过程中与外界保持不间断的联系。作为针对病原体的免疫反应过程的一部分,白细胞就是通过这种方式确认并到达感染部位的。为此,它们必须通过特殊的表面受体不断地从外界接收信号。在病毒性疾病中,病毒试图黏附宿主细胞并且最终渗透入侵。在病毒入侵过程中,首先会识别内源性细胞表面受体或特殊黏附分子,然后受攻击的靶细胞被重新编程以复制病毒。在病毒成熟和增殖后,新形成的病毒必须从感染的宿主细胞中出芽和释放(胞外分泌)。暴露于细胞表面的蛋白质也同样可以调节以上过程,因此药物能够用来干预病毒的攻击及释放过程。免疫系统通过特殊的表面蛋白区分病变和健康细胞,影响这些过程会导致免疫应激反应。本章将讨论这些细胞表面受体的结构和功能,也将阐述特定配体如何抑制或重新编码细胞表面受体的实际功能,从而达到成功治疗的概念。

31.1 细胞整合素受体家族

作为细胞表面暴露的受体,细胞整合素受体负责细胞间的双向通信,它们跨越整个细胞膜,并且拥有胞内和胞外的结构域。胞外域能够与活性底物轻易接触,它们与细胞外基质作用并调控细胞的黏附性,这一特性现在能够被用来重建骨细胞或骨移植物与周围组织的联系。通过整合素受体胞外域的黏附或能刺激这些受体的配体固定,从而达到改善骨外组织退化的作用。

整合素受体普遍存在于哺乳动物的各类细胞中,其家族有许多亚型,且同一细胞能够同时表达多种亚型。它们对外部信号响应很快,通常在1 s之内。整合素受体通常都具有复杂的异二聚体膜蛋白结构,是由两种具有不同多结构域的α和β亚单元组成的。

其中某些亚型还具有额外的插入域，由二价钙、镁离子形成的金属离子依赖性黏附位点（MIDAS）对于整合素受体的功能同样是非常关键的。人体中至今已有18个α和8个β亚单元被表征，它们能够互相结合形成不同的异二聚体，目前已有24个不同的亚单元结合体被证明存在于整合素受体中。整合素受体的命名符合下列规则：它们被叫作$\alpha_x\beta_y$受体（这里的x为罗马数字，y为阿拉伯数字）。

整合素受体的信号处理过程是通过一系列复杂的、连续的多重构象转变实现的。完全的构象转变令人联想到折叠小刀的打开（图31.1），受体最初的折叠构象就像一把刀刃和把手分离开的折叠刀一样，激活后会形成像马蹄铁一样的构象，这是受体完全激活的状态。通过上述变化转变为激活状态的受体胞外域可与其他蛋白质作用，结合发生在β螺旋结构域和插入域中（I-域，图31.1）。同时，激活的受体构象导致MIDAS结合点可用。上述的构象是基于受体结构域片段的晶体结构，将各片段组合起来就可以概括出整个受体的结构组成。但是，这一设想无法精确解释受体在活化过程中间状态的构象。

一个具体的例子就是整合素受体$\alpha_{IIb}\beta_3$的结构与功能。纤维蛋白原受体拮抗剂能够成功地被开发和进入临床治疗，就是由于受体$\alpha_{IIb}\beta_3$在凝血级联系统中的重要作用，这一作用通常发生在血小板（凝血细胞）的表面。在非激活状态，有5万～7万个非激活受体存在，一旦发生刺激血液凝固的身体损伤，额外的5万个受体会从细胞内转移到表面并被激活，这些受体能够和含有特定序列即Arg-Gly-Asp（RGD序列）片段的蛋白结合。纤

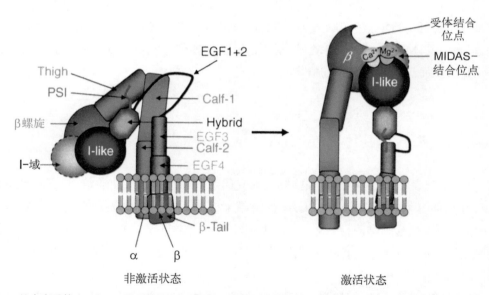

图31.1 整合素受体由α和β亚单元组成，具有复杂的异质二聚体膜蛋白结构，每个亚单元都具有多结构域，某些亚型还具有额外的插入域（I-域）。通过一系列连续及复杂的构象变化进行信号处理，使受体从非激活的折叠状态转变为激活的马蹄铁形状态。由二价钙、镁离子形成的金属离子依赖性黏附位点（MIDAS）对受体功能很关键，受体-配体结合区域位于β螺旋域和插入域上。

维蛋白原就是具有这样序列的水溶性二聚血浆蛋白,能与激活的在血小板表面上的$\alpha_{IIb}\beta_3$受体结合,然后发生交联作用导致血小板聚合,启动血栓的形成从而闭合创口,这一过程通常称为初期的或细胞的止血。形成的凝血块会通过血小板上的第二结合位点与内皮细胞产生的血管性血友病因子结合,通过这种作用在聚合的血小板与血管壁之间产生永久的连接。

阻塞血小板表面的该受体会阻止凝血过程,由于凝血过程是整个生物体必需的,阻止该功能可能会导致内出血。某些蛇类,如锯鳞蝰或地毯蝰蛇(echiscarinatis),能够利用这一原理通过毒液制服猎物。这些蛇经常在非洲和亚洲的人类居住区附近出没,它们的毒液是由一种中心含有RGD序列的49多肽组成,因此它们的咬伤对人类来说是致命的。遵循这一抑制原理制成的药物能够达到局部的抗凝血效果,这对于预防心绞痛、心肌梗死、脑卒中、动脉粥样硬化和组织缺血性并发症的急诊用药是非常有价值的。

31.2 拟肽类纤维蛋白原受体拮抗剂的成功设计

如31.1节所述,血小板表面的$\alpha_{IIb}\beta_3$整合素受体拮抗剂对于抗凝血剂的发展是一个很好的方向。通过$\alpha_{IIb}\beta_3$受体与包含RGD序列的三肽结合,纤维蛋白原可以启动凝血级联反应。一开始受体与三肽的结合构象是未知的,为此一个含有RGD序列的五肽环被合成出来。这个五肽环(Arg-Gly-Asp-Phe-D-Val)31.1(图31.2)被证明是$\alpha_{IIb}\beta_3$受体的高亲和性配体,其抑制常数$IC_{50} = 2$ nmol/L。磁共振光谱显示,该五肽环具有β转角的构象,后来通过与其结构类似的五肽环(Arg-Gly-Asp-Phe-DMeVal)31.2的晶体结构确认了该构象的存在(图31.3)。

除此之外,人们还发现了更多高活性的多肽结构。其中,SmithKline Beecham公司发现了带有二硫键的环肽31.3。另一个带有稳定二硫键的环肽,埃替非巴肽31.4于1999年被COR Therapeutics公司以Integrilin®的商品名引入临床治疗。然而,开发小分子的非肽类化合物的目标并没有实现。因此,人们还在继续寻找带有功能基团的有机小分子,以期能够模拟环肽化合物31.1～31.4的精氨酸和天冬氨酸侧链的朝向。

SmithKline Beecham公司的研究人员注意到了苯二氮䓬类衍生物,这种化合物显示了两个优良的属性。一方面,苯二氮䓬类药物的合成化学已被广泛研究,许多衍生物都很容易制备。另一方面,苯二氮䓬类的刚性结构对构象的稳定作用非常显著。此外,它们作为β转角的模拟物已经被广泛研究(10.5节)。苯二氮䓬衍生物与具有多肽先导结构的化合物的多项对比研究表明,衍生物31.5能够像化合物31.3一样准确定位Arg和Asp侧链。事实证明,化合物31.5是一个强效的纤维蛋白原受体拮抗剂($K_i = 2.3$ nmol/L)。通过进一步的结构修饰,发现洛曲非班31.6可以作为临床研究的候选化合物(图31.2)。但在后期的临床试验中,该化合物因为疗效不足及个别的死亡案例而以失败告终。

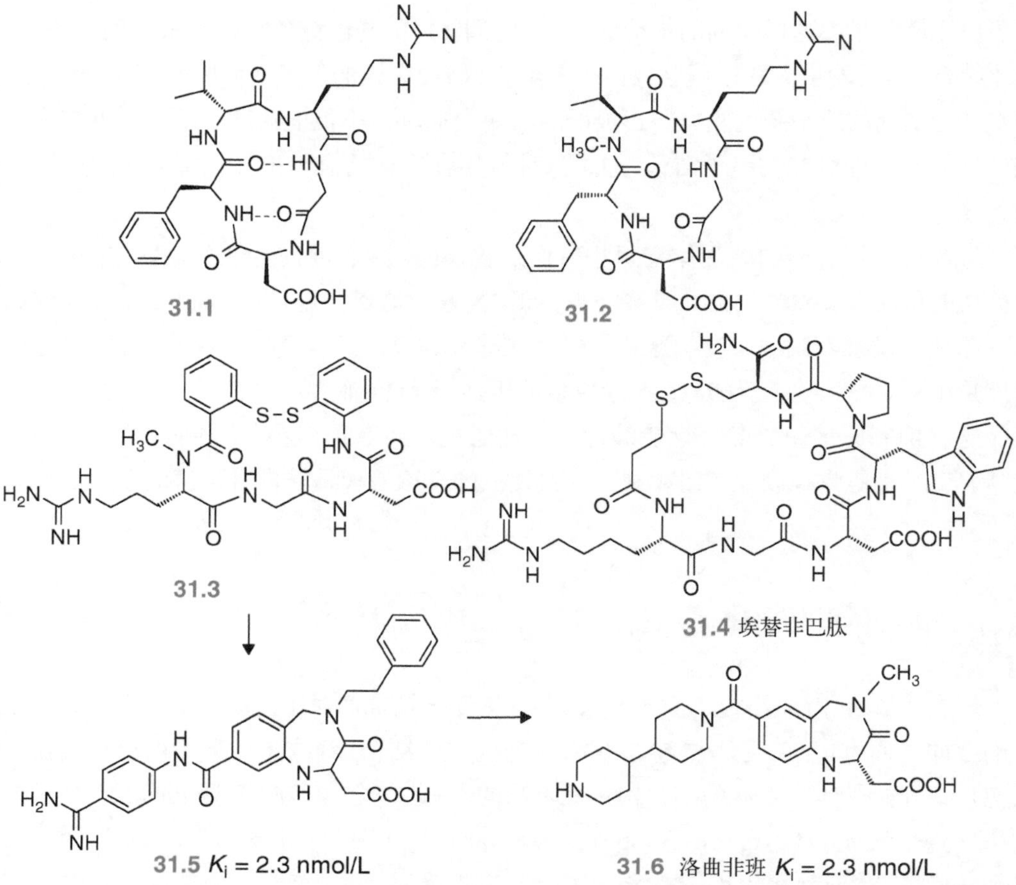

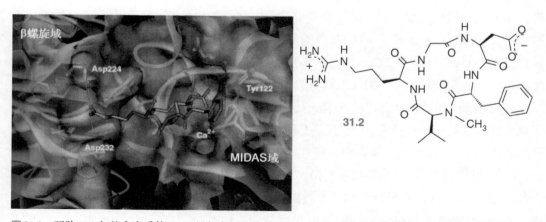

图31.2 天然配体纤维蛋白原的RGD序列与α$_{IIb}$β$_3$整合素受体子单元结合的构象可以通过刚性结构的环肽来确定。它们是非肽类受体拮抗剂的发展过程中第一类先导结构，如苯二氮䓬类化合物31.5和31.6。环肽药物埃替非巴肽31.4已被用于临床治疗。

图31.3 环肽31.2与整合素受体α$_{IIb}$β$_3$的复合物晶体结构图。证实了该环肽在受体中的β转角构象假设。环肽的RGD序列结合在介于两个天冬氨酸的螺旋域之间的延伸区域上的一个精氨酸残基上，同时天冬氨酸残基与MIDAS位点的金属离子结合。

Searle公司的研究小组从多肽Arg–Gly–Asp–Phe开始（31.7，IC_{50} = 29 mmol/L），进行了完全不同的研究（图31.4）。首先他们用8–胍基辛酰基团替代了Arg–Gly二肽片段（31.8，IC_{50} = 3 mmol/L），后来受到凝血酶抑制剂中苯甲脒可以替代烷基胍的启发，他们也通过引入苯甲脒基团，使其与受体结合的亲和力有了巨大的提高（31.9，IC_{50} = 0.072 mmol/L）。由于没有口服生物利用度，Searle公司第一个纤维蛋白原受体拮抗剂SC–52012的临床试

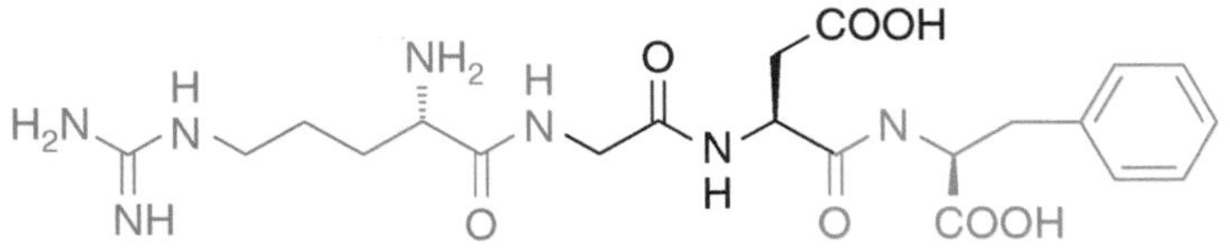

31.7

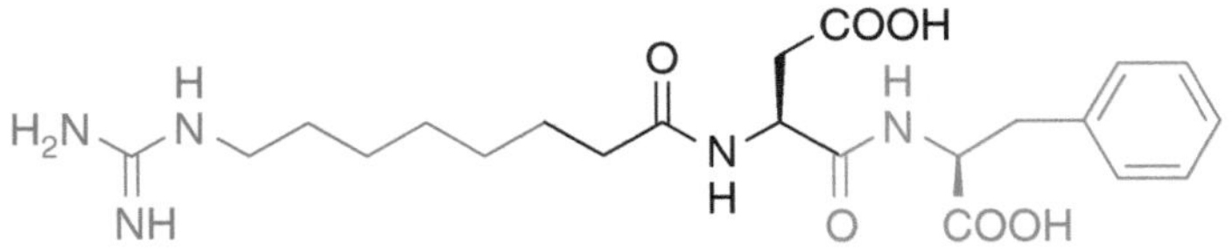

31.8

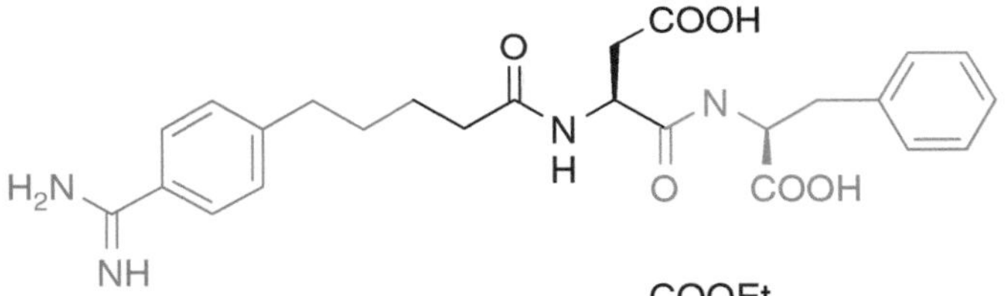

31.9
SC-52012

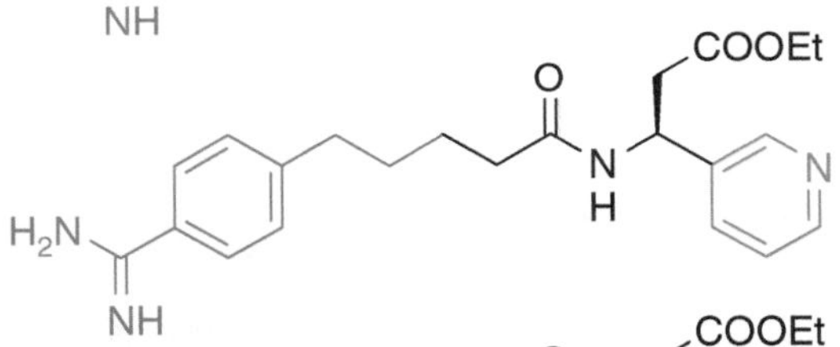

31.10

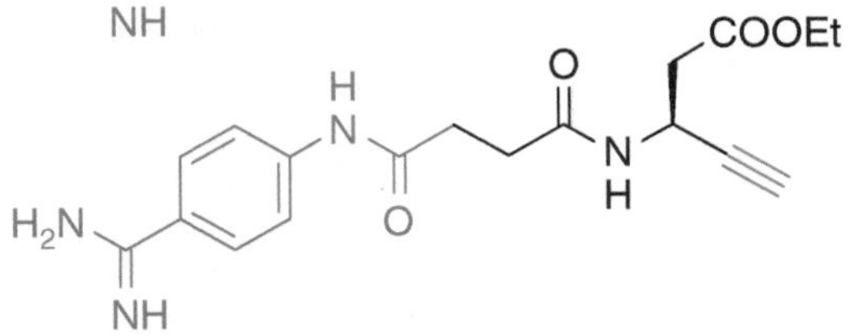

31.11 珍米洛非班

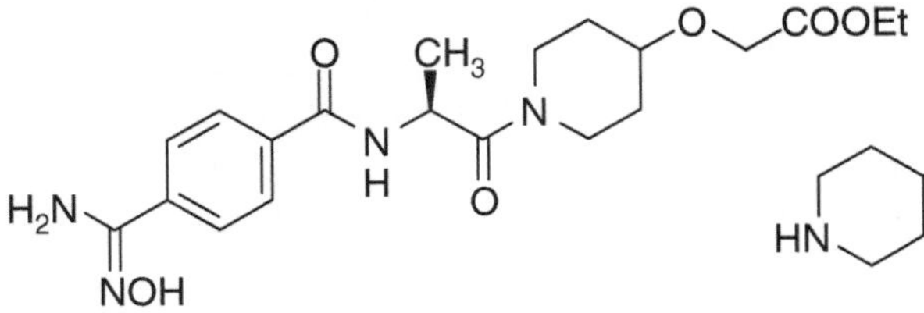

31.12 西拉非班

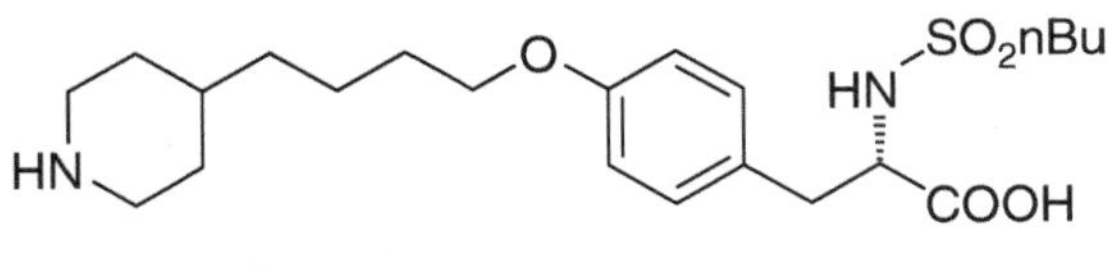

31.13 替罗非班 IC_{50} = 35,7 nmol/L

图31.4 从线性多肽Arg–Gly–Asp–Phe化合物31.7开始，逐步进行结构修饰到珍米洛非班31.11。乙炔基替代吡啶环不会改变亲和力，但显著提高了生物利用度。类似的候选化合物，西拉非班31.12，因临床试验中的出血问题而终止了开发。替罗非班31.13被引入市场，用于紧急防治脑卒中或心脏病发作过程中因血栓引起的缺血性并发症。

验是将其作为静脉注射剂进行的。随后的工作目的不再是进一步增加亲和力，而是改善生物利用度，因此，他们优先研究了更低分子量的类似物。结果表明，C端的苯丙氨酸，可以替换为简单的吡啶环，而且没有明显的亲和力损失。此外他们还将羧基酯化，因此拿到了弱口服利用度的化合物31.10。该化合物是一个前药，可以在体内酯酶作用下迅速转化为游离羧酸，这才是真正的活性物质（$IC_{50} = 0.15$ mmol/L，游离羧酸）。最后，他们又研究了氨基苯甲脒的琥珀酸盐，希望能够通过引入一个酰胺键，与受体形成额外的氢键来增加亲和力。实际上，化合物31.11确实是一个高活性的纤维蛋白原受体拮抗剂（$IC_{50} = 0.067$ mmol/L，游离酸），这个化合物口服后能够被很好地吸收。Searle公司将化合物31.11（后来命名为珍米洛非班）推到临床研究，然而该研究在临床三期终止。

　　Roche公司的研究也拿到了类似的临床候选化合物西拉非班31.12，这是一个进入临床试验的双前药。Roche公司在9 000个高危患者中对这个化合物进行了广泛研究，发现在低剂量下，其效果与阿司匹林相差无几。但在高剂量时，出血问题显著增加，因此他们终止了该化合物的开发。尽管许多公司对大量的临床候选化合物进行了众多临床研究，但是只有Merck & Co.公司推出了非肽类受体拮抗剂替罗非班31.13（Aggrastat®），用于紧急预防由于脑卒中或心脏病发作形成血栓后引起的缺血性并发症。根据已知的RGD药效团，即碱性基团、桥接基团和酸性集团的序列，将苯甲脒替换为哌啶环，以及去掉碱性基团和酸性基团之间桥连的酰胺键得到了化合物31.13，其$IC_{50} = 375$ nmol/L（图31.5）。由于该化合物的口服利用度差，给药需静脉注射。综上所述，纤维蛋白原受体拮抗剂对于血栓性疾病的防治是否能够超越紧急用药，尚需要时间的考验。

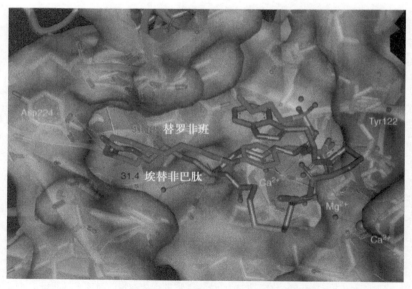

图31.5　埃替非巴肽31.4与替罗非班31.13和整合素受体$\alpha_{IIb}\beta_3$的晶体结构叠加图。多肽及非肽类市售药物一侧结合在螺旋域的天冬氨酸上，另一侧与MIDAS结合域的金属离子结合。这个例子表明氨基酸残基是可以被其他非肽类基团取代的。

31.3　选择素：识别碳水化合物的表面受体

白细胞随血液流动而传输到身体各部分,它们的基本任务就是在炎症过程中抵御病原体。为了达到这一目的,首先它们在血管中随血液流动至炎症部位附近时必须减速并停止(图31.6),通过白细胞的滚动黏附作用可以实现减速过程。一方面,滚动的白细胞表面受体参与到自身停止过程中。另一方面,在发生炎症的实际部位及邻近部位中,选择素在内皮细胞表面会增加表达。尽管很微弱,但高选择性的糖蛋白相互作用可以使白细胞减速,最后完全停止。随后白细胞上的整合素与内皮细胞上的胞间黏附分子(ICAMS)相互作用,最终使白细胞离开血管(溢出)并迁移到炎症部位,通过释放细胞因子和降解物质来对抗感染,后者则是利用氧化和酶解作用来攻击炎症部位。

一些炎症过程由于白细胞过度浸润导致血管损伤,如伴随心脏病发作(再灌注),慢性刺激导致的类风湿性关节炎,以及动脉粥样硬化、糖尿病血管病或癌症转移等。在这种情况下,干预炎症级联反应的治疗方法有助于减少白细胞过度浸润,这可以通过选择素受体拮抗剂来实现。

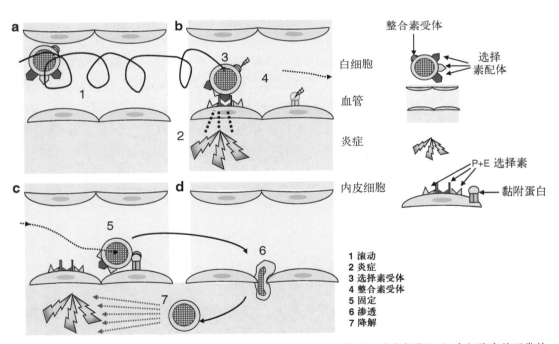

图31.6　(a)白细胞在血管中随血液流动运输到全身(1)。如果血管通过炎症部位(2),白细胞会从正常的血液流动中停下来。(b)它们通过与炎症附近部位高表达的选择素受体结合来改变自身的流动行为(3)。白细胞表面的整合素受体被激活(4)。整合素受体与胞间黏附分子(ICAM;5,c)结合,白细胞被完全固定。白细胞离开脉管系统(6,d),并迁移到炎症部位邻近组织,释放细胞因子和降解物质,如氧化剂和蛋白酶来对抗炎症(7)。

选择素属于凝集素大家族，一个复杂糖蛋白的家族。它们可以和碳水化合物相互作用，并通过这些作用实现细胞之间或细胞膜间的结合。选择素是这些糖蛋白的一个亚族，可以分为 E-型、L-型和 P-型。它们的结构是类似的，区别在于特定重复序列（短串联重复序列）的数量不同。除了 C 端的细胞质部分外，它们还有一个跨膜域。碳水化合物分子的结合点位于 N 端的凝集素域上，其结构见图 31.7。

选择素的内源性配体 PSGL-1，它是白细胞表面的一种糖蛋白。作为一个暴露的结合表位，PSGL-1 蛋白由四糖序列的多个重复单元组成，被称为唾液酸化 Lewis^x（Sialyl Lewis^x）31.14，缩写为 sLe^x。四糖序列是由 N-乙酰葡糖胺、海藻糖、半乳糖和唾液酸组成，其序列中的多个羟基与蛋白质浅表的碗型结合位点形成了大量的氢键。结合区域中的多个暴露残基和钙离子作用，并和 sLe^x 的结合表位结合，海藻糖片段也和钙离子形成结合作用。sLe^x 的结合表位不适合作为药物，因为它很容易被糖苷酶降解，而且它的亲和力相对较弱（IC$_{50}$ = 4 mmol/L），因此人们一直在寻求能够模仿糖结合模式的化合物。首先，人们认为结合的关键是海藻糖的羟基与 Asn82、Glu80 及 Asp106 残基，还有与 Ca^{2+} 的结合。此外，唾液酸的酸性基团也能够与 Tyr48、Ser99 残基结合，这两个极性配体结合域应该用疏水性联苯片段连接。由于甘露糖更容易制备，因此用它替代海藻糖后的抑制剂 31.15（图 31.8），其 IC$_{50}$ = 500 μmol/L。通过添加第二个结构相似的基团，得到了化合物 31.16，其亲和力提高了 5 倍。

另外一个方向是 Revotar Biopharmaceuticals 公司的研究。以化合物 31.15 作为参考，用更小的多羟基化芳香环替代甘露糖片段，没食子酸衍生物被证明是最好的模拟物。当加上联苯片段后，化合物 31.17 对于 L-型选择素的 IC$_{50}$ 达到 1 μmol/L[①]。进一步优化该化合物的骨架，通过扩展两个末端结合基团之间的桥接片段，以及将苯基替换为噻吩，得到化合物 31.18。该化合物显示了更高的体外亲和力，且分子量低于 500 Da。由于选择素的结合口袋浅且开口较大，因此这样一个小分子拮抗剂能够达到如此高的亲和力是很了不起的。在当前的研究中，我们只能等待时间验证，看这些化合物在随后的临床治疗中能否取得成功。

31.4 阻止病毒入侵的融合抑制剂

由于病毒不具备自己的代谢和繁殖系统，它们必须劫持宿主细胞，通过存储在自身的 DNA 或 RNA 中的程序和信息来完成复制。为了进入宿主细胞，它们必须附着在这个细胞上，将自身的包膜与宿主细胞膜合并。我们来讨论一个例子，HIV 通过与 T 淋巴细胞融合，引起艾滋病感染（图 31.9）。该病毒的直径约为 120 nm（1 200 Å），其包膜中有超过

---

① 译者注：原文为 in nanomolar range，疑为笔误，根据图 31.8 中数据改为 1 μmol/L。

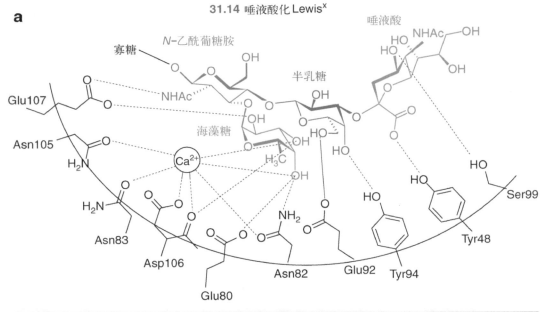

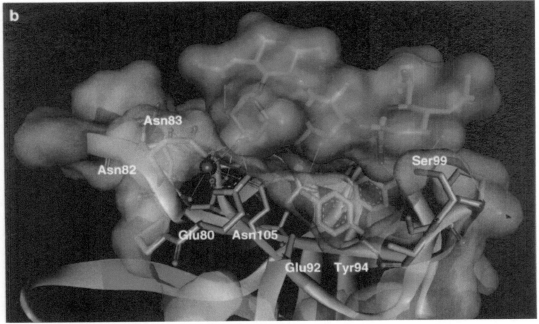

图31.7　晶体学测定所得的Sialyl-Lewis[x], 31.14[①]（PSGL-1蛋白暴露的结合表位）与选择素表面结构域的结合模式。(a) N-乙酰葡糖胺（紫）、海藻糖（绿）、半乳糖（蓝）和唾液酸（红）四糖片段上的多个羟基与选择素浅表的碗形结合口袋形成大量的氢键。(b) 钙离子（紫球）参与结合并与多个蛋白质残基及配体的海藻糖部分相互作用。

---

① 译者注：原文中为化合物31.13，应为笔误。

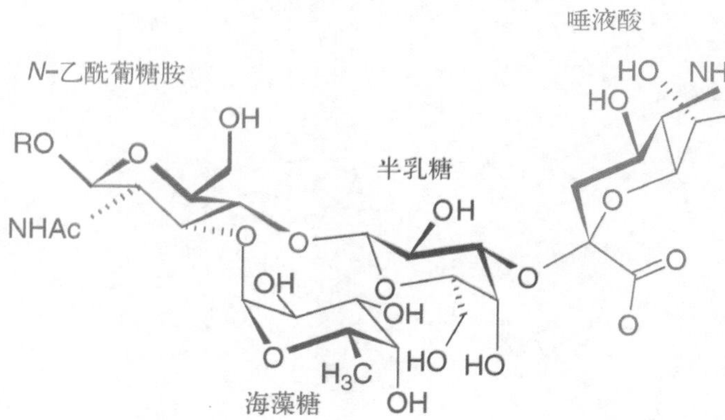

N-乙酰葡糖胺

唾液酸

半乳糖

海藻糖

31.14 唾液酸化 Lewis^x IC$_{50}$ = 4 mmol/L

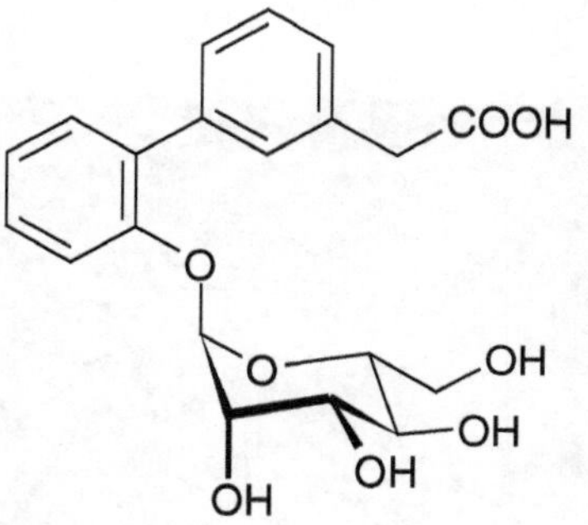

31.15 TBC265 IC$_{50}$ = 500 μmol/L

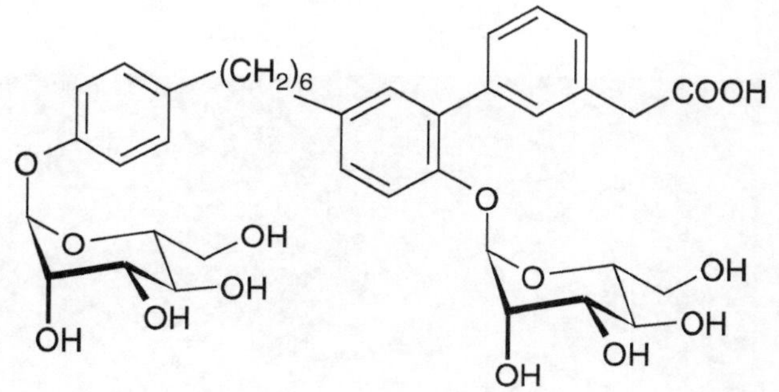

31.16 比莫西糖 IC$_{50}$ = 95 μmol/L

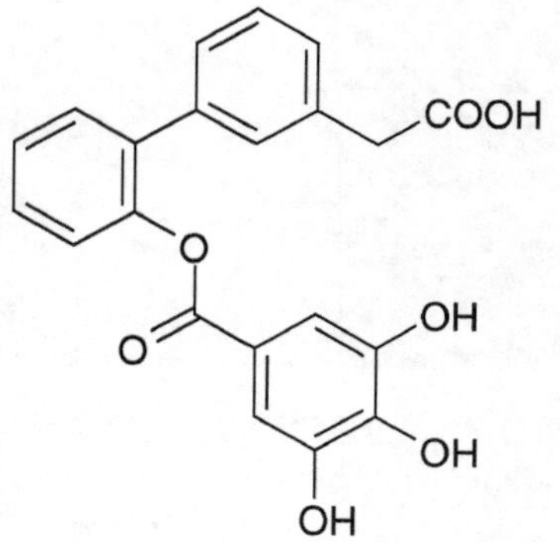

31.17 IC$_{50}$ = 1 μmol/L

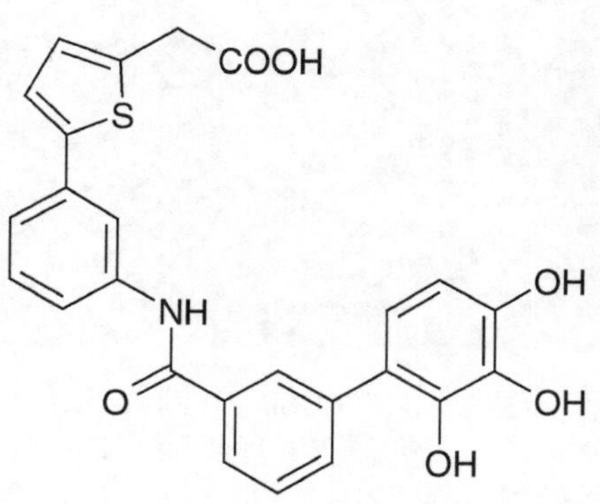

31.18 IC$_{50}$ = 0.75 μmol/L

图31.8　基于唾液酸化 Lewis^x 31.14，用甘露糖替代海藻糖，并且加入末端带氧原子的疏水链，得到微摩尔级别的先导化合物（31.15）。增加第二个结构类似的甘露糖片段增加了比莫西糖31.16的亲和力。使用非糖结构的没食子酸骨架，进一步将亲和力提高到微摩尔级别以下（31.17，31.18）。

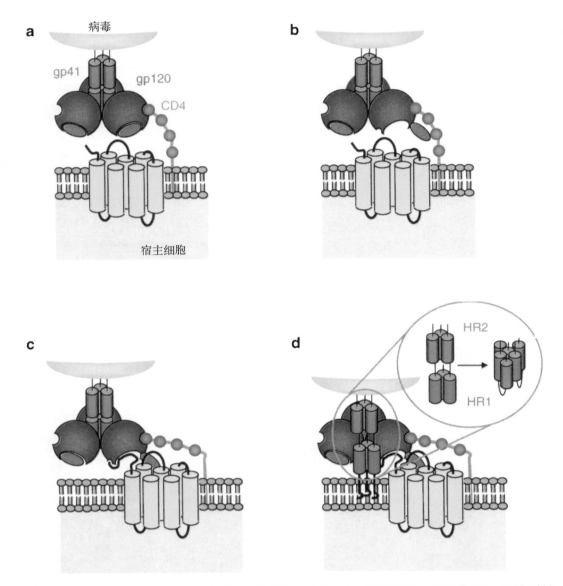

图31.9　艾滋病感染开始于HIV（橙）对T淋巴细胞（灰）的攻击（a）。它使用包含gp120（紫）和gp41（红/绿）子单元的三聚体表面蛋白达到目的。gp120蛋白与内源性CD4受体（蓝）结合，发生构象变化（b）。CD4受体附近的趋化因子受体CCR5或CXCR4（黄）与病毒形成相互作用（c），它们都属于GPCR家族。结合到这些趋化因子受体后，"弹头"部分的gp41蛋白，它由3个螺旋束（红/绿）组成，就会发生构象变化。病毒以螺旋束穿透宿主细胞膜，引发融合过程（d）。最后，伸展的HR1/HR2螺旋通过组装和压缩形成一个紧密的六螺旋束。这会使病毒和宿主细胞更加紧密的接触（d，插入）。

70个糖蛋白。这些表面蛋白由gp120和gp41子单元组成，以三聚体的形式存在。gp41单元是跨膜蛋白，它像缝纫针一样穿插在包膜中，而近球形的gp120位于这些针的头部。人们对两个子单元都进行了结构和生物学表征，gp120蛋白具有折叠片和螺旋构象，就像一个病毒的系泊锚。它能与T淋巴细胞表面的CD4受体结合，随后gp120蛋白就会发生构象变化，这将启动附近的CCR5或CXCR4共受体的相互作用。结合这些趋化因子受体会引起病毒包膜上缝纫针状的"弹头"（gp41蛋白）发生构象变化，在构成三螺旋束聚合体的gp41子单元中每个单体都由3个片段组成：HR1、HR2及FP域，病毒通过FP域穿透宿主细胞膜。3束挤在一起的HR1域其表面会形成3个凹槽的优化构象，使之适合容纳HR2域（图31.9和图31.10）。为此，它们必须采用螺旋构象，最初的3个平行的HR1域和3个HR2域压缩在一起，形成一个紧凑的六螺旋束。这种压缩的构象导致病毒包膜和宿主细胞膜更加紧凑，随后就开始了包膜的融合过程。

是否能够阻止这个最初的融合过程，阻止机体的感染过程呢？紧密挤在一起的HR1螺旋束需要形成3个表面凹槽，用来容纳HR2域的螺旋结构。美国北卡罗来纳州达勒姆市的杜克大学研究人员据此合成了可以模拟HR2域序列的多肽，随后他们在1996年成立了Trimeris公司，并发现了其中一个多肽分子DP178。这个由36个氨基酸组成的多肽能够像HR2肽链那样，结合在HR1螺旋束的凹槽内，阻止gp41的压缩过程。他们与Roche公司合作进一步优化先导结构得到了由36个氨基酸组成的多肽药物恩夫韦肽（Ac–Tyr–Thr–Ser–Leu–Ile–His–Ser–Leu–Ile–Glu–Glu–Ser–Gln–Asn–Gln–Gln–Glu–Lys–Asn–Glu–Gln–Glu–Leu–Leu–Glu–Leu–Asp–Lys–Trp–Ala–Ser–Leu–Trp–Asn–Trp–Phe–NH$_2$），其分子

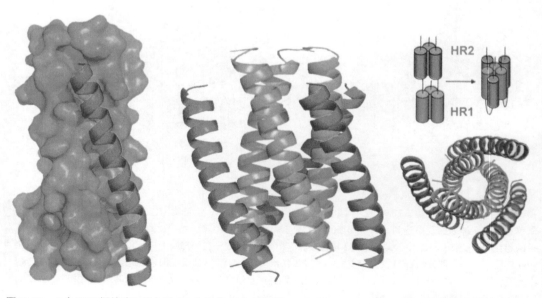

图31.10   3个HR1螺旋束（绿）组成3个优化的表面凹槽，以容纳HR2域（红），它们都转换为螺旋构象。3个最初平行伸展的螺旋链被压缩在一起，形成一个紧密的六螺旋束。这种作用会使病毒和宿主细胞更加紧密的接触。

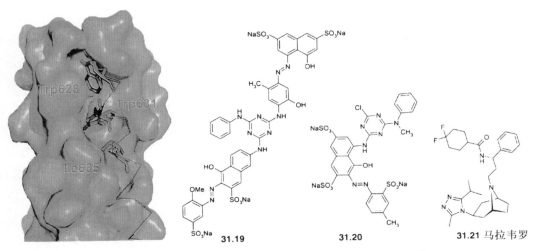

图31.11　HR2肽链（红）与HR1上的3个疏水氨基酸残基（绿）Trp628、Trp631、Ile635[①]相互作用。在筛选中发现多电荷结构化合物31.19和31.20可以阻止六螺旋束的组装。马拉韦罗31.21可以抑制HIV病毒和T淋巴细胞的融合过程中的趋化因子受体（图31.9）。

量为4 492 Da。该化合物被命名为Fuzeon®，作为第一个病毒性疾病的融合抑制剂被引入市场。它必须皮下注射给药，目前已成为HAART疗法无效时的替代疗法（24.5节）。HR2螺旋与HR1域的相互作用激发了人们对于低分子量融合抑制剂的相关研究。重大发现是，Trp628、Trp631、Ile635这3个疏水性氨基酸能够引起了螺旋链之间的相互作用。但到目前为止，只有少数相对高电荷态的化合物，如31.19和31.20，被筛选出来可以与HR1域相互作用从而阻止HR2域的组装（图31.11）。低分子量抑制剂已经在其他项目成功地被发现，如10.6节中描述的能够模拟BCL-XL蛋白的螺旋模拟物，就可以竞争螺旋与凹槽的相互作用，找到HR1/HR2的低分子量融合抑制剂还是有希望的，时间会告诉我们，对这些化合物是否也会产生耐药性。

　　这里应该提及，趋化因子受体CCR5是细胞进入过程中另一个重要的共受体，也可以通过低分子量配体来抑制这一过程（图31.9）。趋化因子受体属于GPCRs家族（29.1节）。CCR5的功能可以被马拉韦罗31.21等配体抑制，该化合物2007年由Pfizer公司引入市场。利用这一概念来抑制病毒融合过程也是可行的。

31.5　防止成熟病毒出芽的神经氨酸酶抑制剂

　　如31.4节所述，病毒不具备独立生存的能力。因此它们不得不寻找宿主细胞，将其重

---

① 译者注：原文Ile625为笔误，应为Ile635。

新编程以实现自身复制增殖及新陈代谢。不同类型的病毒将各自包含构建计划的基因组分别存储在单链或双链的DNA或RNA中，这些核酸位于病毒内部，外围被蛋白质外壳包裹，即所谓的核衣壳，根据病毒类型也可由脂质构建单位组成。核衣壳上嵌入了一些糖蛋白，由抗体介导的防御机制会特别针对这些蛋白质。病毒基因组中，编码了大量复制过程中所需酶的信息。此外，病毒也有通道蛋白，允许在病毒内部与环境间进行物质转移。

流感是最常见的一种病毒性疾病，由流感病毒引起。这种病毒属于包膜病毒家族，已知的流感病毒有3个亚型：A、B和C。它们通过空气传播；通常是打喷嚏时病毒被释放并转移到下一个体。流感病毒不仅能够感染人类，也可以感染动物，并通过这种方式传播。通常流感不会跨种属传播，然而，在人和动物紧密接触的生活区，曾观察到从动物到人以及人到动物的传播。

一旦进入新感染者的呼吸道，流感病毒会通过它们表面的血凝素蛋白黏附在黏膜上。除了血凝素结合蛋白，病毒包膜内还包含神经氨酸酶和M2质子通道蛋白（图31.12）。尽管有时蛋白质的氨基酸序列会有很大不同，但仍然能够执行相同的功能，这种差异被称为

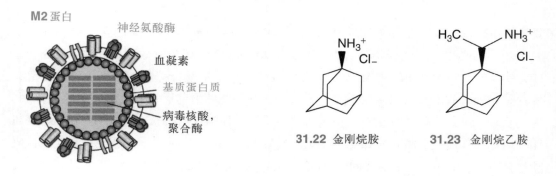

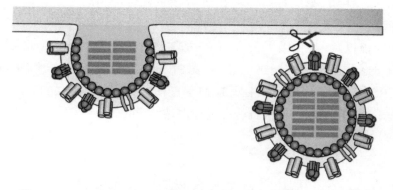

图31.12 除了已知16①个亚型的血凝素结合蛋白（蓝），流感病毒的包膜还包含神经氨酸酶（红），有9种（N1～N9）变种，以及M2质子通道蛋白（绿），这个孔隙可以被金刚烷胺31.22和金刚烷乙胺31.22阻塞。在新形成病毒的成熟和出芽过程中，神经氨酸酶的糖分解作用在最后一步催化裂解糖链（绿），从而使病毒脱离宿主细胞（灰）。

① 译者注：原文中15个为笔误，应为16个。

亚型。已知的血凝素有16个亚型（H1～H16），还有9种神经氨酸酶亚型（N1～N9）也已被表征。新的组合不断产生新的变种病毒，并在人群中传播。近年来，H5N1变种（禽流感）和H1N1（猪流感）使人们紧张不安，它们均是从动物跨越感染到人的。已观察到的H5N1变种具有严重的致病性，但跨种属间的感染是非常低效的。2009年秋天的H1N1猪流感变种虽传染性强，但其临床表现并不严重。不幸的是，病毒蛋白的微小变化就会很快改变这种现状，抗原漂移和抗原转变是有区别的。在抗原漂移中，基因变化通常是病毒基因组错误转录的结果，这种情况下，病毒纯粹靠运气来缓慢改变其表面蛋白。因为受感染的宿主生物体可以产生自身抗体，或通过流感疫苗刺激免疫系统产生抗体，所以可以想而知，流感病毒衣壳蛋白这种微小修改危害不大。抗原转变就要危险的多，它由病毒不同种类之间或亚型之间的基因信息交换导致。特别是它可以发生在物种之间，就是说可以从动物传染给人类。因为这种途径会产生表面蛋白的新组合，对于这种变化后的新病毒，免疫系统很难快速建立起足够高的抗体水平来使机体免受伤害，因此这种抗原转变可以引起流行病。正如前面提到的，通常它们起源于人与多种畜禽（如鸭子、鸡、猪、猫、狗）近距离生活在一起的地区。因为生活方式、高人口密度及传统的畜牧业养殖，动物和人类生活在同一屋檐下的东亚地区的中国南部和墨西哥一再被证明是此类基因变异病毒的孵育地，历史上有过很多次瘟疫。全球范围内最严重的一次就是1918年西班牙流感，造成了至少2 500万人死亡，造成这次瘟疫的是流感病毒中特别致命的亚型：甲型H1N1。在1957年暴发过H2N2亚型，并于1968年它与特别危险的亚型H3N2组合暴发。世界卫生组织发布的最后一次流感大暴发是2009年秋季新的H1N1变种（cf.1918），即起源于墨西哥的猪流感。一年后，事实证明这一变种形式并不像最初预期的那么危险。目前防治流感的方法是疫苗接种，疫苗中含有部分表面蛋白血凝素和神经氨酸酶，或用基质蛋白作为抗原，它能刺激免疫系统产生抗体。开发一种新疫苗需要较长时间，并且需要巨大的资金投入，因此人们也尝试在流感暴发之前预先判断哪种亚型的流感病毒会流行。从这些病毒亚型中分离出包膜蛋白，并且基于这些蛋白质开发下一个接种活动的疫苗。正是通过这种方式，在2009年的夏季人们就开始为人口稠密的北半球及时准备了抗击冬季猪流感H1N1的疫苗。人们也同时被要求不要忽视前几年流感病毒株的疫苗，以便从疫苗接种中获得最大的保护。

对于小分子化合物的防御治疗，可以关注3个表面蛋白。金刚烷胺31.22和金刚烷乙胺31.23是相对较老的药物，它们能够抑制M2质子通道蛋白（图31.12），其靶点是为质子而打开的孔状蛋白。孔状蛋白的打开与调节由4个组氨酸残基构成的环负责，并且是pH依赖型的。当这4个组氨酸残基去质子化时，通道由于组氨酸间形成氢键网而关闭。当组氨酸被质子化并以带电状态存在，它们的空间取向变化，氢键网络被打破，从而使M2蛋白通道被打开。配体31.22和31.23的特异性并不强，所以它们的治疗效果有限。此外，人们也已观察到这些药物对多种耐药突变的病毒无效。停靠蛋白血凝素初看上去似乎是低分子量配体的理想结构。如果能使这些蛋白质失去功能，病毒感染就会停止在对宿主细胞的侵入阶段。遗憾的是，不断的突变使得这种蛋白质的变化非常频繁，很难开发出适合长期使用的配体。

　　因此神经氨酸酶仍然是值得研究的靶点，它在病毒侵入宿主细胞的过程中没有作用，但它能够调控病毒的出芽，特别是从宿主细胞上的脱离过程。脱离的最后一步，新形成的病毒通过糖链与宿主细胞连接（图31.12）。这个糖链锚末端的两个糖残基是半乳糖和唾液酸31.24（或 N-乙酰基神经氨酸），它们之间由一个糖苷氧桥连接。病毒的神经氨酸酶能够特异性识别唾液酸，并裂解糖苷键从而将自己从宿主细胞上彻底释放下来。因此病毒不能在结构上改变太多，以免无法实现唾液酸的高效识别及催化糖苷键断裂，从而使自身的生存能力受到威胁。

　　神经氨酸酶具有糖苷酶的功能，这种酶是由两个天冬氨酸或谷氨酸残基组成的二分体，我们已经在21.3节中了解过这种酶的机制。神经氨酸酶通过它的Glu277残基进攻末端唾液酸和半乳糖之间的糖苷键，新生成的阳离子31.25被空间邻近的Tyr406残基暂时稳定（图31.13）。流感病毒神经氨酸酶与唾液酸类似物31.26的晶体结构在1983年被确认（图31.14），它能模仿酶促反应的过渡态，与神经氨酸酶的亲和力常数 $K_i = 4$ μmol/L。

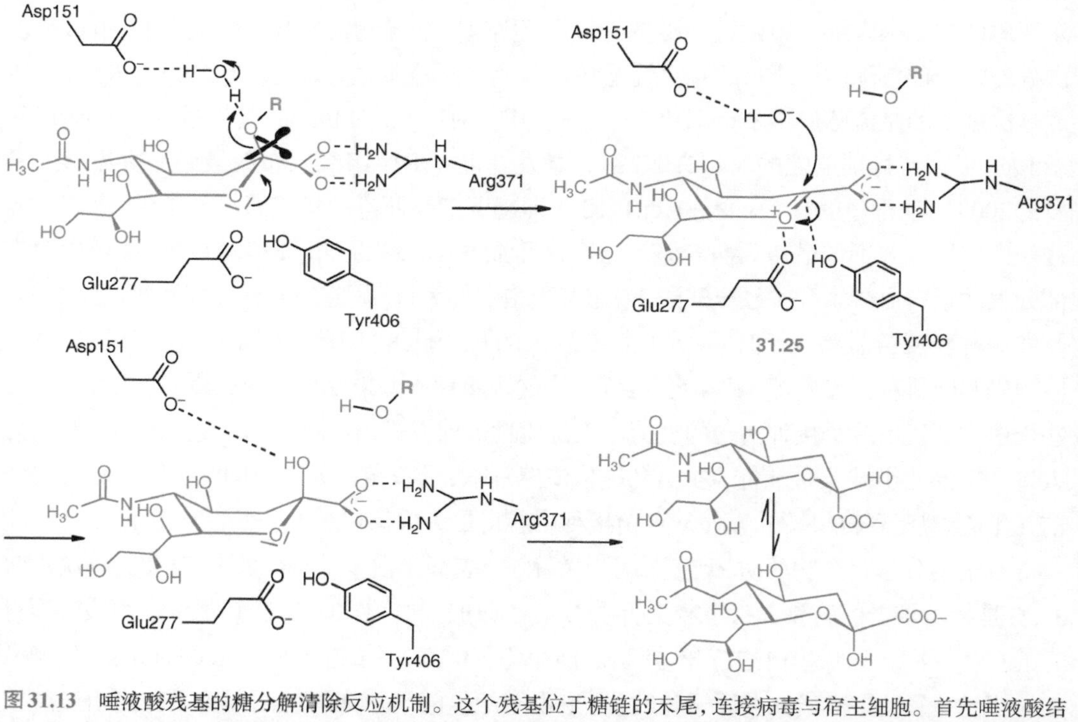

图31.13　唾液酸残基的糖分解清除反应机制。这个残基位于糖链的末尾，连接病毒与宿主细胞。首先唾液酸结合病毒神经氨酸酶，在两个相邻酸性氨基酸Glu277和Asp151残基的协助下糖苷键发生裂解，形成的唾液酸阳离子由Tyr406残基暂时稳定。然后一个羟基转移到三角形结合中心，糖分子被释放，环状糖分子开环及重建后形成稳定的立体异构体[①]。

――――――――――

① 译者注：图中右下最后一个的结构式上下互变结构不一致，下方结构缺失酰胺中的NH。

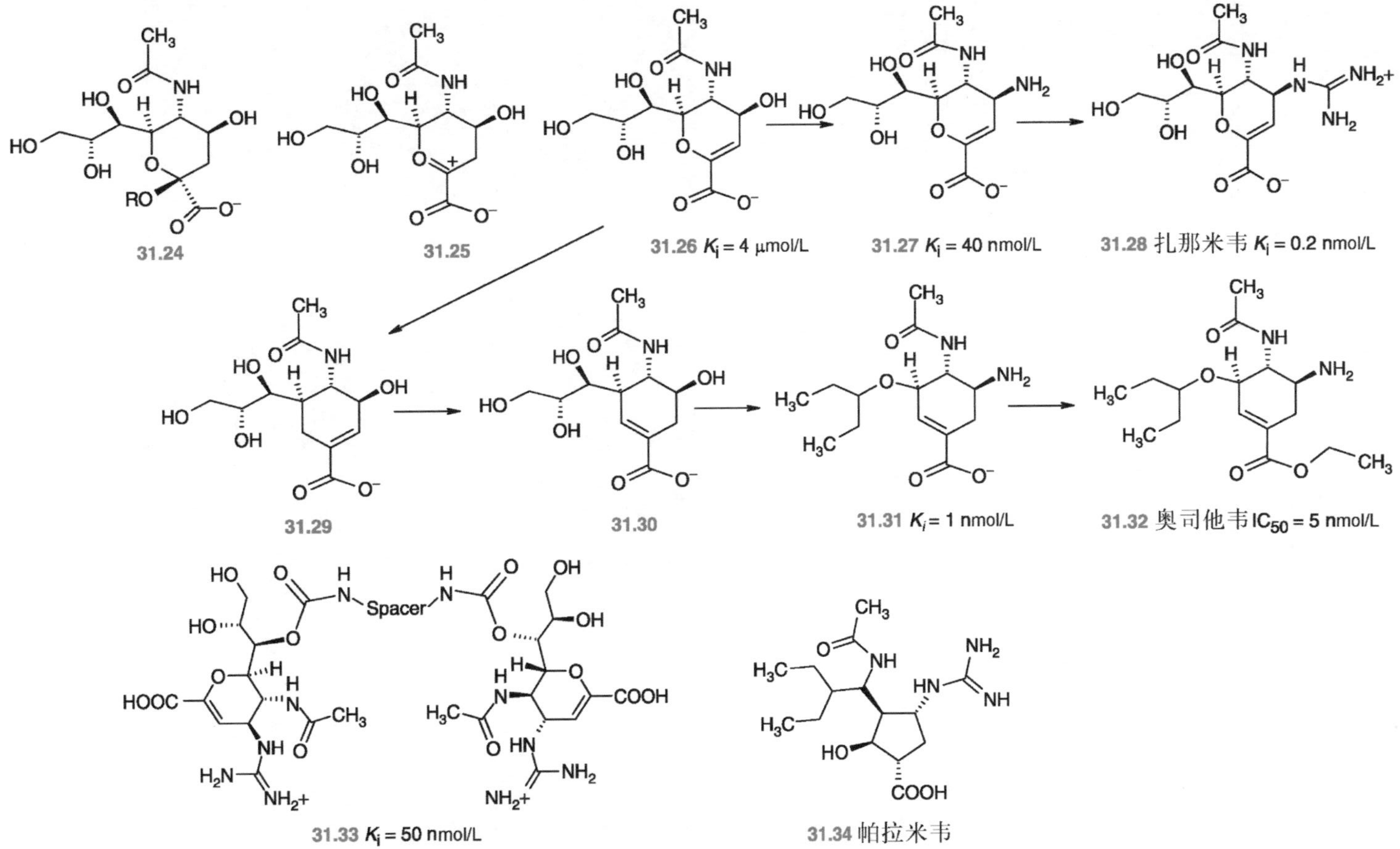

图 31.14 神经氨酸酶抑制剂扎那米韦 31.28 和奥司他韦 31.32 的发现历程。化合物 31.26 已经开发成一个稳定的唑滨酸阳离子 31.25 类似物。通过替换羟基为氨基，化合物 31.27 的 $K_i = 40$ nmol/L。通过引入胍盐基团化合物 31.28，进一步改善了活性。Gilead 公司合成了碳环类似物 31.29 和 31.30，并通过羟基代替氨基进一步优化得到化合物 31.31。为了提高生物利用度，酯类前药 31.32 被引入了临床。化合物 31.33 是比扎那米韦药效持久的类似物，而帕拉米韦 31.34 是一个适合静脉注射的神经氨酸酶抑制剂。

为了进一步寻找神经氨酸酶结合口袋中其他官能团的关键结合位点，研究人员使用了Peter Goodford公司的GRID程序（17.10节），发现在化合物31.26的4-羟基旁边及Glu119和Glu227残基附近存在着一个有利于大的带正电基团的结合空间。因此他们将羟基替换为脂肪族氨基得到了化合物31.27，该化合物能够与蛋白质间形成更强的氢键作用，其亲和力提高到了纳摩尔级别范围。如果将氨基修饰为胍基，得到的化合物31.28就可以与两个相邻的谷氨酸残基相互作用，其K_i可达到0.2 nmol/L。Glaxo Smith Kline（GSK）公司对该化合物进行了临床开发，并于1999年命名为扎那米韦31.28（瑞乐沙®）推向市场，因为极性大导致该药物的口服生物利用度很差，只适用于吸入给药，这迫使研究者为其开发了特殊的吸入装置。尽管如此，人们仍然希望能有可口服的药物进入市场。为了降低了扎那米韦的高极性（图31.14），Gilead公司采取了一种不同的方法。他们首先将化合物31.26中心的吡喃环替换为碳环（31.29），并且把双键放置在另一个位置，由此得到的化合物31.30可以更好地模拟反应的过渡态。然后，侧链的甘油片段被替换为更疏水的异戊基醚，得到了化合物31.31。为了提高其生物利用度，研究人员应用了前药的策略，通过酯化31.31的游离羧酸，便得到了一种口服有效的新颖抑制剂——奥司他韦31.32。Roche公司于1999年将该化合物引入市场，注册为达菲（Tamiflu®，图31.15）。

在临床使用了10年后，发现了首批奥司他韦和扎那米韦病例，甚至还发生了两个化合物的交叉耐药，此类突变的效果可以用导致奥司他韦耐药的组氨酸274向酪氨酸的突

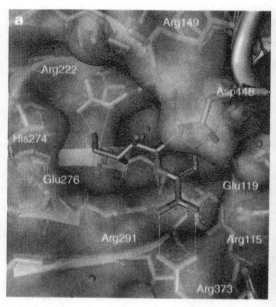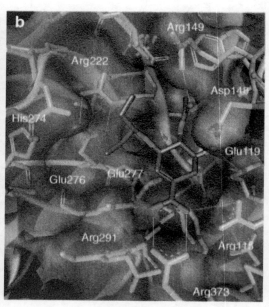

图31.15　扎那米韦31.28（a）和奥司他韦31.32（b）与神经氨酸酶结合的晶体结构图。抑制剂的酸性基团被Arg115、Arg291及Arg373残基所固定，对面的N-乙酰基与Arg149结合。Asp148与扎那米韦的胍基形成一个层状结构，而奥司他韦的氨基与这一位置的Asp148形成氢键。化合物31.28利用甘油基团与Glu276形成氢键，而奥司他韦上更疏水的异戊基诱导了Glu276的重排，与Arg222形成盐桥。有趣的是，在用Tyr替换了His274残基后，因无法发生结合所需的重排，从而对奥司他韦会产生耐药性。

变来说明。奥司他韦必须通过谷氨酸 Glu276 的重新定位作用来结合神经氨酸酶,但这在病毒突变体中被阻止了,这使得奥司他韦的亲和力显著减少。对于扎那米韦的耐药性则相对较少,这可能是因为它在结构上更类似于唾液酸底物,因此病毒很难在产生突变的同时不影响自身与唾液酸的结合能力,这样一个概念无疑是防止新生药物产生快速耐药的诀窍。然而,扎那米韦较小的耐药性也许在很大程度上是因为其吸入给药方式不太方便,导致其应用较少的缘故。

人们仍在持续寻找着后续的药物,目前已发现了二价的扎那米韦类似物 31.33。该类似物药效持久,因此需要的给药次数更少。帕拉米韦 31.34 是一种静脉注射的药物,它可被用于一些(临床)特殊情况。该药是扎那米韦的呋喃糖衍生物,与扎那米韦一样,其口服利用度也不好。在上一次 H1N1(猪流感)大流行时,帕拉米韦正处于临床试验的最后阶段,被授权作为严重病例肠外治疗的紧急用药。与奥司他韦类似,该药物的结合也需要 Glu276 侧链的重新定位作用,因此也已经出现了这两种药物之间的交叉耐药。

31.6 阻止普通感冒:鼻病毒的核衣壳蛋白抑制剂

一般感冒或普通的"流鼻涕"是由鼻病毒引起的,它属于小 RNA 病毒(picornavirus,"pico"的意思是很小)家族。此类病毒无包膜,其基因组为单股正链 RNA,被包裹在直径为 200~300 Å 的二十面体核衣壳中。它们适宜的温度是 3~33℃,也就是说,在人体体温这种相对较高的温度下,它们的增殖是受抑制的。凉爽的天气特别适合它们,因此该病毒感染多发生在寒冷、潮湿的天气。它们主要感染人们的鼻子,因为那里的温度为它们提供了理想的滋生环境。通常鼻病毒经直接接触传播,污染的手常为传播媒介(称为涂抹感染)。因短期虚弱而导致免疫力低下的人,以及免疫系统尚未发育完全的儿童特别容易受到感染。普通感冒的潜伏期只有 12 h,此时第一批新增殖产生的病毒已经离开了被感染的宿主细胞。鼻病毒严格局限在鼻子和喉咙,人类通过黏膜的炎症反应来应对病毒的攻击,鼻子会变红胀大,而且温度会增加。人们通常首先感觉不适,随之而来的是头痛和疲劳。人体经常会在原发病毒感染基础上发生继发性细菌感染或更多的病原性病毒感染,这有时会引起真正的健康风险。

一般来说,我们的免疫系统可以在外界不干预的情况下解决鼻病毒,身体将在一个星期后击败病毒入侵。病毒有超过 100 种血清型,这就意味着,这些病毒表面蛋白的诸多变种会不断迫使免疫系统产生新的抗体来防御它们。虽然普通感冒很少会对我们的健康产生长期威胁,但这一疾病对经济的严重影响却不容忽视。据统计,因感冒缺勤使全球每年损失的工作日高达 4 000 万之多!

小 RNA 病毒属于病毒的最大家族之一,除了危害较小的鼻病毒外,还包含其他非常危险的病毒,如脊髓灰质炎病毒,甲型和乙型肝炎病毒及一些可引起脑膜炎、心肌炎、脑炎的病毒,众所周知的口蹄疫病毒也属于这个家族。尽管这种病毒对人类没有危险,但它却可以在偶蹄动物(如牛、猪、羊)中迅速传播流行。尤其是当那些可造成恶性症状及高致死率的强毒株暴发出现时,甚至会严重威胁到整个地区的畜牧业,而这一情况已经多次出现,幸存的动物通常都会留下永久的心肌损伤。脊髓灰质炎病毒,直到19世纪60年代还是人类一个巨大的威胁,随着口服疫苗的成功推广普及,这一局面才被彻底扭转。在这种称为小儿麻痹症的病毒感染中,脊髓灰质炎病毒会攻击并控制肌肉的脊髓神经细胞,这会导致永久的瘫痪,甚至死亡。未来人们对预防性疫苗接种依然要高度重视,这样才能让这一胜利继续下去。如果人们因其发病率低而在自满中掉以轻心,那么这一疾病的严重威胁仍有可能卷土重来。

小RNA病毒的核衣壳厚度为30 Å,由180个多肽链组成,这些多肽又构成了60个完全相同的亚单元。这是由小RNA病毒的二十面体结构(图31.16)造成的,3个多肽链VP-1、VP-2、VP-3排列在二十面体的每个面上。各个面中存在大约25 Å深度的壕沟,称为"峡谷"。第四条短肽链VP-4与VP-2相邻,它朝向病毒的内部,与外部无接触。病毒基因组包含7 500个碱基,编码了核衣壳蛋白、两种蛋白酶、一种聚合酶、一种ATP酶和另外4种蛋白质的信息。

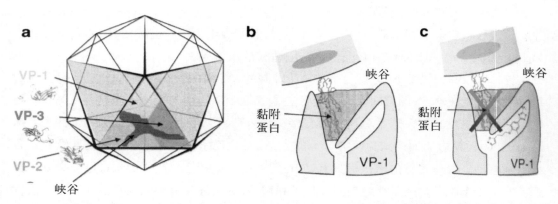

图31.16 小RNA病毒的衣壳具有二十面体结构(a)。二十面体的每个三角形表面是由3个表面蛋白质组成,VP-1(黄)、VP-2(绿)和VP-3(红)。VP-2与贴附其上的第四条链VP-4之间形成了一个深岭("峡谷",蓝),在病毒与宿主细胞(橙,b)的黏附蛋白(ICAM-1,蓝色链)的识别过程中起重要作用。抗病毒化合物如普可那利31.40(图31.18)在这条峡谷下与病毒表面蛋白结合后,使其构象显著改变,病毒再也无法结合到宿主细胞的表面。

在VP-1蛋白形成的区域中,暴露于表面的峡谷地带尤为重要。一方面,"峡谷"是病毒与被感染宿主细胞表面的黏附蛋白(ICAM-1, cf, 31.3节)相结合的位点。因为病毒不会过多地改变其表面组成,因此免疫血清的抗体(32.1节)也是靶向结合峡谷地带,这种策略对于比鼻病毒血清型分布少的其他病毒是非常奏效的。另一方面,峡谷地带在VP-1附近有一个朝向病毒衣壳内部的缺口,这对病毒基因组的释放非常重要。Purdue大学的Michael Rossman研究小组详细研究了病毒衣壳蛋白,他们通过冷冻电镜(13.6节)确定

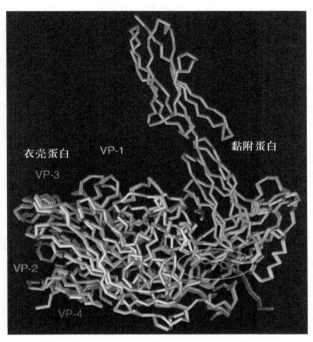

图31.17 衣壳蛋白VP-1（黄）、VP-2（绿）、VP-3（红）和VP-4（紫）的晶体结构叠加图。处于结合状态的抑制剂普可那利位于右下侧。图中描绘了蛋白质的C_α链。该结构叠加了冷冻电镜测定的病毒蛋白（白链）及宿主细胞的黏附蛋白ICAM-1（蓝）。这一链状分子在结合位点的附近（黄白的线，图中用橙色线圈起的部分）采取了一个偏离的构象。它足以改变病毒"峡谷地带"与宿主细胞ICAM-1的作用以防止感染。

了连接着一个黏附分子的衣壳蛋白结构。虽然这个复合物解析的分辨率较低，但它证明了黏附分子ICAM-1确实是结合在峡谷的裂缝中（图31.17）。

由于这种结构是小RNA病毒所共有的，因此可以使用相同的概念来开发针对这些病毒的抗病毒疗法。Sterling-Winthrop公司最初开发和跟进的策略，就是靶向位于VP-1峡谷下向外伸出的结合口袋（图31.16b）。抗病毒化合物占据这个口袋后，会引起峡谷底部的构象改变，这种构象变化会改变病毒与被感染宿主细胞表面的黏附分子之间的相互作用。病毒与宿主细胞间无法形成稳定的接触，这使得病毒无法向受感染细胞转移RNA，病毒的进一步感染被终止。

Sterling-Winthrop公司的第一个先导结构是β-二酮化合物31.35，它是在一个研究保幼激素项目时合成出来的中间体（图31.18）。阿立酮31.36就是从这个先导化合物优化而来的，它能成功阻断脊髓灰质炎病毒的复制。因为β-二酮结构没有表现出令人满意的化学和代谢稳定性，因此被噁唑环所取代。进一步优化后得到了二噁沙利31.37，它能够阻止动物模型中多种小RNA病毒的感染。

19世纪80年代末，Michael Rossmann就成功阐明了Winthrop系列化合物与病毒衣壳蛋白复合物的结合构象。其结构显示，峡谷下面延伸的结合口袋被化合物所占据。但二噁沙利31.37对鼻病毒没有抑制作用，其生物利用度（＜15%）也不理想，进一步优化后得

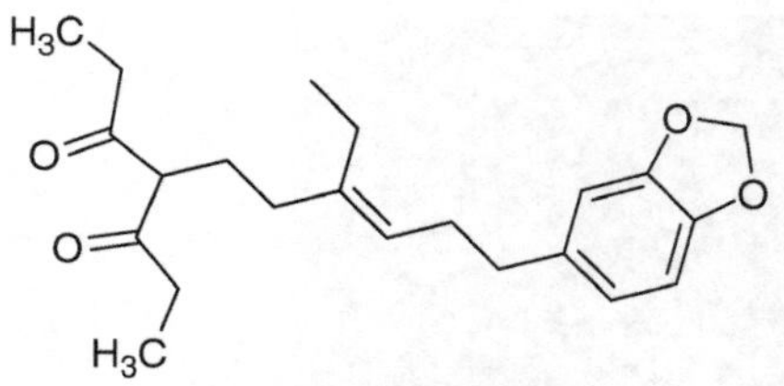

31.35 β-二酮保幼素
荷尔蒙模拟物

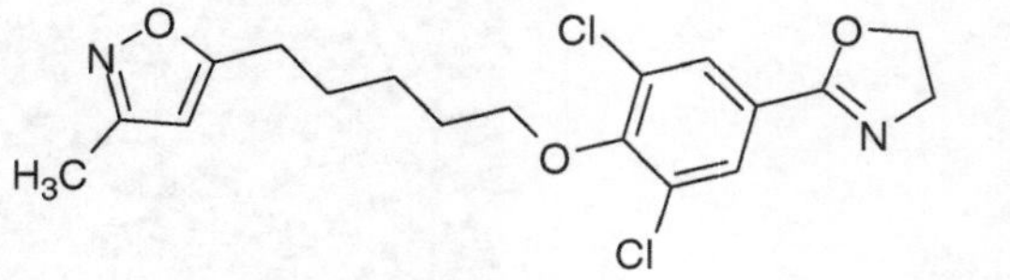

31.38 WIN 54954

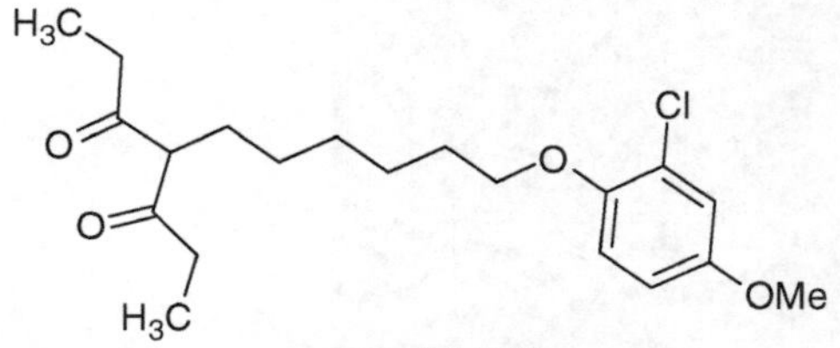

31.36 阿立酮

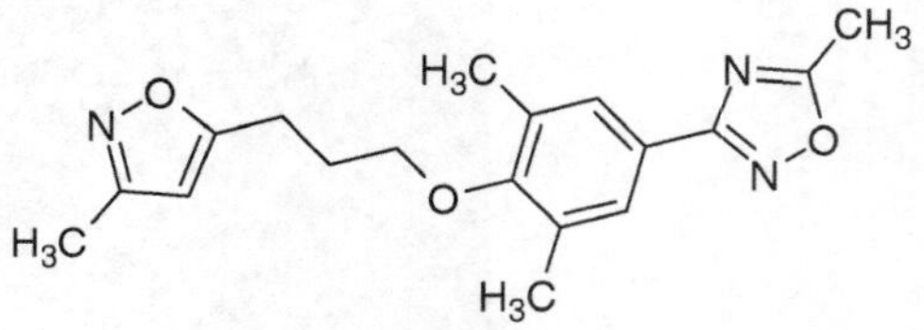

31.39 WIN 61893

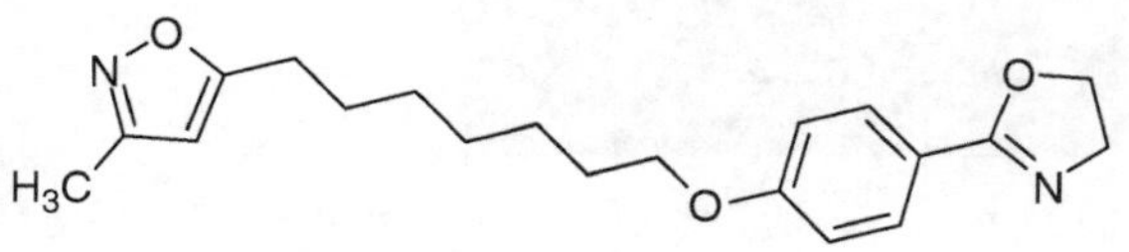

31.37 二噁沙利

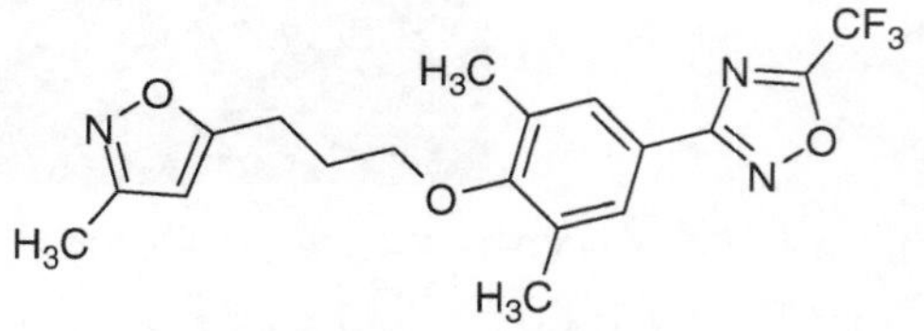

31.40 WIN 63843 普可那利

图31.18　β-二酮化合物（31.35，31.36）显示了对小RNA病毒的抗病毒活性，在开发保幼激素模拟物的合成项目过程中被制备出来。通过引入一个终端杂环，改变链的长度及阻塞杂环位置可以改善代谢稳定性（31.37~31.39），普可那利31.40可以作为病毒攻击宿主细胞的抑制剂开发。

到了中央苯环有两个邻位取代基的衍生物31.38。

　　化合物WIN54954（31.38）的活性明显更优，其生物利用度也有所改进。然而，它不具有对所有病毒株的广泛功效，而且其代谢稳定性也仍然不够理想。末端噁二唑环的甲基衍生物31.39也同样缺乏足够的稳定性，只有更换为三氟甲基后才成功解决了这一问题，得到的化合物普可那利31.40已进入临床试验。它与核衣壳蛋白的结合模式如图31.19所示。在2 100例鼻病毒感染患者中的研究表明，与安慰剂组相比，疾病的持续时间和严重程度都缩短和缓和了。然而，由于担心该药物表现出的安全性问题，2002年FDA拒绝了普可那利的上市申请。临床试验中发现，服用口服避孕药的女性出现了并发症。对于不借助药物便可自愈的普通感冒来说，严格评估药物的有效性和风险是非常恰当的。毫无疑问，普可那利这类化合物可以减少抗生素的滥用或预防严重的继发性细菌感染，还可以帮助哮喘和COPD（慢性阻塞性肺病）患者控制病毒感染。Schering-Plough公司也曾对某化合物开发过鼻用喷雾并进行了临床试验，由于可扩展应用到其他小RNA病毒疾病中，对这种化合物的作用方式的理解是非常有意义的，有助于人们开发其他更具危害传染疾病的治疗新药。然而对于这些疾病，市场的利润空间可能相对有限。

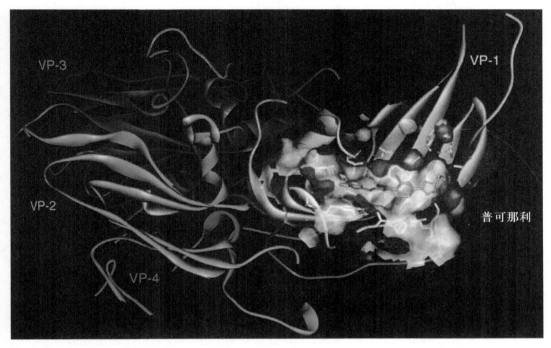

图31.19　鼻病毒HRV-14的衣壳蛋白与抑制剂普可那利的晶体结构图。抗病毒药物结合在VP-1（黄）底部的峡谷（图中切断部分）中一个狭窄并外伸的，由大量的疏水性氨基酸组成的口袋。它们位于病毒衣壳的内部开口上方。药物结合VP-1后，诱发构象变化，从而破坏了宿主细胞黏附蛋白的识别。

31.7　MHC分子：免疫系统中提呈多肽片段的载体

　　免疫系统能够保护我们免受各种有害抗原的入侵，并且清除已感染或已转化为潜在病理状态的细胞。由细胞和体液组成的非特异和特异性防御机制之间是有区别的，非特异性防御机制试图在第一次接触病原体及其他外源物质时就使它们失活。我们体内的血液和组织中，有多种糖蛋白和干扰素，会参与对入侵物质的第一次攻击，这些成分构成了所谓的补体系统。它们的防御没有特异性，只是单纯地降解外源物质（31.3节）。例如，它们附着在细菌上并在细胞膜上打开一个孔，使得体液和盐类可以流入。这会导致细菌肿胀，并最终破裂。溶菌酶则代表了另一种影响因素，它能催化特定细菌细胞壁的水解反应。另外，干扰素的释放对邻近的细胞具有免疫刺激作用。这些细胞会合成一些蛋白质来启动完全不同的机制来对抗外源物质。此外，生物体还有一个额外的、非常有效和特定的保护屏障，但是这个屏障首先必须被开发和"训练"。当有害物质被识别后，免疫防御机制首先激活。随后启动的免疫反应主要是由三类细胞组成：巨噬细胞、B细胞和T细胞。这些防御机制都是高度特异性的，通常会导致免疫应答。因此，机体对于曾经接触过一次的外源物质就会变得不敏感。在体液防御的范围内，抗体（32.3节）承担着这一任务,抗体在具有免疫能力的B细胞与抗原接触后5～7天形成。第一次接触入侵物后,不但会形成能够产生抗体的效应细胞,而且相应的记忆细胞也会在血液中循环。当机体再次暴露于相同的抗原的时候,即使是在几年后,防御系统也可以立即展开攻击。

脊椎动物已经进化出一套细胞防御的适应性系统,来区分健康和感染的细胞。T淋巴细胞,也被称为T细胞,在细胞免疫应答中发挥着决定性的作用。它们属于白细胞家族。T细胞产生于骨髓的干细胞中,并在胸腺中成熟为真正的T细胞。它们表面携带的T细胞受体负责对抗原的识别。通过扫描靶细胞通过表面MHC分子提呈的抗原肽段序列,T细胞可以识别靶细胞是"患病或健康"的特征。MHC分子有两种不同类型：Ⅰ和Ⅱ型。Ⅰ型MHC分子负责提呈8～10个残基的多肽,这些多肽主要存在于有核细胞的胞质中。而Ⅱ型MHC分子则负责提呈在内吞体蛋白降解过程中形成的较长的肽链。Ⅱ型MHC分子的抗原提呈出现在巨噬细胞或B细胞等专门提呈抗原的细胞表面上。辅助T细胞能够"观察"这些细胞提呈的抗原,并调节对这些抗原的免疫反应。这些分子之所以又被称为"组织相容性复合体",是因为它们最初被发现在器官移植排斥反应过程中提呈外源性蛋白。因此在移植手术前,需要进行捐赠者和患者之间抗原的"组织配型"。同时,人们也已经了解到,MHC分子能为细胞免疫系统区分健康和感染的细胞。类似于B淋巴细胞的学习过程,T淋巴细胞也会在第一次接触抗原后形成抗原子细胞。这些子细胞作为长期的记忆细胞,可以在再次接触同种抗原后启动免疫防御。

这里具体介绍下Ⅰ型MHC的发展过程(图31.20)。Ⅰ型MHC分子通常装载来自胞质蛋白的多肽。蛋白酶体(一种细胞内的粉碎机)能将蛋白质裂解为8～10个氨基酸的多肽片段(23.8节)。在健康细胞中,多肽全部是由细胞内源性蛋白生成的。如果细胞被病毒感染或已经发生了转化并导致蛋白质发生突变,产生的外源或突变的多肽片段都会与MHC分子结合,并被提呈到细胞表面。这样T细胞就能立即识别出那些已被病毒感染或是衰败病变的细胞。MHC分子装载蛋白酶体所产生多肽的过程发生在内质网(ER)中,为此,多肽需要通过特定的转运体(TAP)进入内质网。装载后,锚合在膜上的MHC分子,经由膜融合囊泡被运输到细胞表面。如果外源细胞、病毒感染的细胞或肿瘤细胞携带抗原多肽碎片与Ⅰ型MHC分子形成复合物,它们便会被CD8$^+$淋巴细胞识别。细胞毒性杀伤细胞就属于这类细胞,与被识别的患病细胞结合后,它们会释放细胞因子、穿孔素及蛋白酶,从而使靶细胞发生裂解并启动凋亡。

目前,在药物治疗领域,细胞免疫防御的分子机制正变得越来越有吸引力。尤其对于老年人,肿瘤疾病是常见的死亡原因。手术切除、化疗和放射治疗虽然对组织有破坏作用,但却是癌症治疗的主要手段。人们对于免疫系统在控制恶性退化中的功能、抗原提呈肿瘤细胞与免疫细胞的分子间相互作用,以及抗原处理与提呈的最新知识和观点,为肿瘤治疗方面开辟了全新的视角。免疫系统会识别并破坏许多已经恶化成肿瘤细胞的细胞,然而肿瘤细胞会使用多种多样的策略来逃避免疫反应。药物治疗开发的一种策略是通过使用特定的肿瘤抗原来刺激免疫反应。人们开发了能够刺激免疫系统对肿瘤细胞响应的

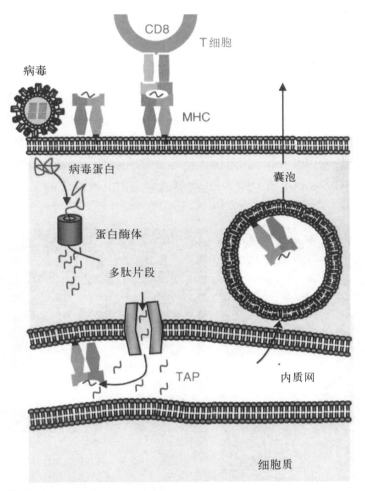

图31.20 当细胞被病毒感染，在细胞质（灰色）中可以发现病毒蛋白。它们和细胞内源性蛋白一起被蛋白酶体降解并切成多肽片段。这些片段被TAP转运体（绿色）迁移到内质网（ER）。在那里，8～10个残基的多肽片段被装载到膜结合的Ⅰ型MHC分子（蓝紫色）。装载多肽的MHC分子被囊泡所封闭并转移到细胞表面和细胞膜锚合。T细胞（绿色）通过T细胞受体和MHC分子形成一个复合物，并扫描和识别提呈的多肽片段是来自内源性或外源性蛋白。如果是外源性蛋白，或者是过度表达的内源性蛋白（如在肿瘤细胞中），则免疫反应会启动。

多肽疫苗，这一疗法的首次成功是对黑色素瘤（恶性的色素细胞变性）患者的治疗。多肽疫苗的靶标结构是与CD8⁺T细胞受体形成复合物的抗原提呈Ⅰ型MHC分子。在所谓树突状细胞的刺激下，T细胞会被激活成为效应T细胞，这些效应T细胞能够定性和定量地捕获体细胞提呈的多肽。一方面外源性蛋白被识别，另一方面细胞毒性杀伤细胞也能够依据提呈多肽的密度高低筛选出内源性蛋白过度表达的细胞。

可以利用这些性质来设计多肽疫苗。通过提供大量的内源性蛋白，对天然蛋白的免疫耐受性能够被克服。杀伤细胞可以激活针对恶化的肿瘤细胞的特异且增强型免疫防御。开发这种特定疫苗血清的目标：使用可以引起相同或增强的免疫刺激的类似物代替内源性多肽,而且通过引入非蛋白质氨基酸或拟肽基团,使之具有更好的稳定性和生物利用度。

首先要更详细地考虑提呈了多肽的Ⅰ型MHC分子与T细胞受体复合物的结合构象(图31.21)。Ⅰ型MHC分子由一个重链(约360个氨基酸)和一个轻链(90个氨基酸)组成,重链固定在膜上,由 α_1、α_2、α_3 3个结构域构成。α_1 和 α_2 结构域形成类似碗的结构,它的底座由一个六股的反平行折叠组成。碗的边缘是两个平行走向的长螺旋。螺旋之间张开的缝隙可以容纳抗原多肽片段。8~10 Å长的肽链适合这一区域。多肽结合主要通过在N端和C端形成的氢键。虽然MHC分子的氨基酸组成具有高度的多态性,但是MHC分

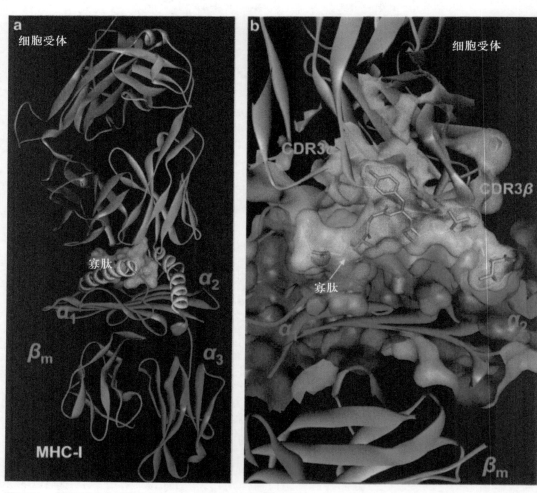

图31.21 Ⅰ型MHC分子及与其结合的九肽的复合物晶体结构图。九肽链Leu–Leu–Phe–Gly–Tyr–Pro–Val–Tyr–Val(灰色)和T细胞受体:(a)总体结构,(b)多肽结合部位。MHC分子由一个 α_1、α_2 和 α_3 域(紫色)构成的重链和一个 β_m 轻链(蓝色)组成。由 α_1/α_2 域形成的折叠构象呈现碗形,其开口向上,以两个平行走向的 α 长螺旋为边界(黄色),它可以容纳抗原多肽片段,并将肽段向T细胞受体提呈。这个异二聚体T细胞受体是由一个 α 链(淡蓝色)和 β 链(灰色)组成的,同样具有折叠构象。它通过高变的CDR3 α 和CDR3 β 环状区域识别抗原多肽5-位的酪氨酸。

子的骨架构象却十分相似。而骨架结构主要决定了多肽和MHC分子缝隙的相互作用。在肽段的中间序列片段中,抗原多肽略微伸出α₁/α₂结构域组成的结合口袋。头部和尾部的寡肽残基会伸向MHC分子的小口袋中,这些残基决定了多肽与MHC分子的结合力。中心凸出部分的残基对与MHC分子的结合贡献不大,但它们在与T细胞受体的识别和相互作用中起决定作用。β链的序列几乎是不变的,大多数的基因修饰发生在α链。此外,人们发现MHC分子的多态性也是发生在α链(12.10节)。这就是在器官移植时捐献者与接受者之间产生组织兼容性的原因所在,这些差异也可以解释人们对传染病和自身免疫性疾病的易感性不同。

MHC分子与抗原多肽的结合是基于抗原肽的序列。MHC分子迫使抗原多肽转变成伸展的构象,并向外暴露肽链中央的氨基酸残基,以便T细胞受体进行分子识别。T细胞受体是异源二聚体跨膜糖蛋白,它只出现在T细胞上。T细胞受体由α链和β链组成。这两条链的折叠模式让人联想到抗体轻链的构象(32.3节)。抗原结合点位于结构域的各个折叠之间的环状区域。这些高度可变的环状区域决定了每个受体的识别属性,T细胞受体处于MHC分子复合物的多肽结合部位的斜上方。通过CDR3α及CDR3β[1]的可变环状区域,受体可以覆盖MHC分子上朝外的抗原多肽氨基酸残基。与此同时,T细胞受体也会与MHC分子侧翼螺旋的表面部分接触。

利用拟肽作为疫苗疗法的候选,从而刺激免疫防御的设计方案,可以用黑色素-A/T细胞识别的黑色素瘤抗原1(Melan-A/MART-1)的例子来加以说明。这些抗原通过Ⅰ型MHC复合物提呈到黑色素瘤肿瘤细胞表面。九肽Ala-Ala-Gly-Ile-Gly-Ile-Leu-Thr-Val和十肽Glu-Ala-Ala-Gly-Ile-Gly-Ile-Leu-Thr-Val 31.41[2]是从黑色素瘤患者的黑色素-A(Melan-A)中提取出来的(图31.22)。这两个寡肽结合MHC分子的亲和力较低。如将2-位的丙氨酸替换为亮氨酸能够显著提高亲和力。带有亮氨酸的多肽31.42具有明显高于31.41的免疫原性,因而被选为黑色素瘤患者的临床疫苗进行研究。但作为肽类化合物,它在机体中稳定性较低,会被迅速降解。因此位于法国波尔多的Francine Jotereau和Stèphane Quideau研究小组采取了开发拟肽的策略。

这种拟肽应该具有相同的MHC分子结合力,具有相同的或更好的T细胞受体结合力,而且更加稳定。因为仅能获得不含T细胞受体的二元复合物晶体结构,所以人们借助结构相似的多肽三元复合物才建立了模型。研究人员打算用对肽酶稳定的片段来替换处于1-位的谷氨酸。最终β-丙氨酸被选中,它几乎不会因酶解而断裂。2-位的亮氨酸和10-位的缬氨酸对MHC分子的锚合起决定性作用,因此它们应当被保留下来。考虑到主干骨架的空间朝向较为保守,通过进一步优化,研究小组发现,参考肽31.42中的5-位异

---

① 译者注:T细胞受体 α 链及 β 链的互补性决定区3(CDR3),其组成和构象高度可变,能够在空间结构上与抗原决定簇形成精密的互补,实现对抗原的识别功能。

② 译者注:原文中31.42为笔误,应为31.41。

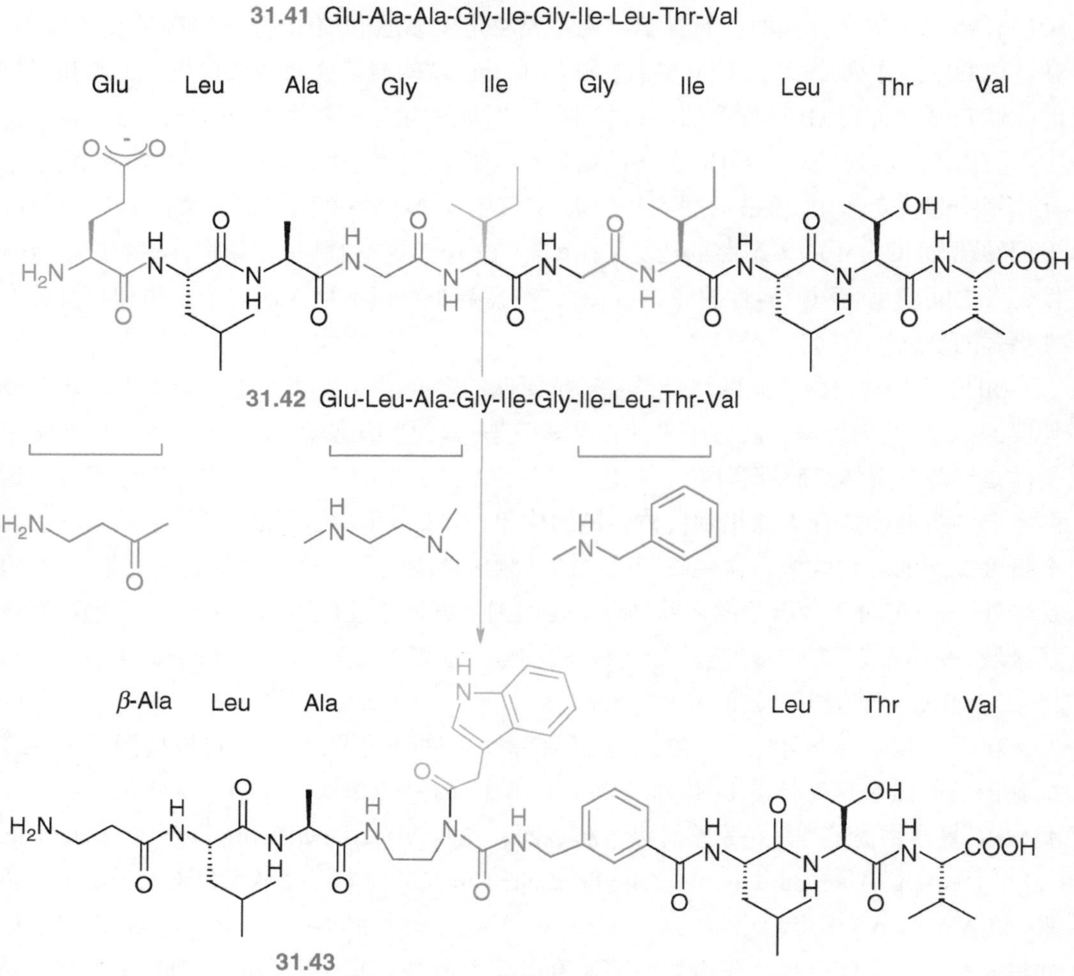

31.41 Glu-Ala-Ala-Gly-Ile-Gly-Ile-Leu-Thr-Val

Glu   Leu   Ala   Gly   Ile   Gly   Ile   Leu   Thr   Val

31.42 Glu-Leu-Ala-Gly-Ile-Gly-Ile-Leu-Thr-Val

β-Ala   Leu   Ala   Leu   Thr   Val

31.43

图 31.22　通过将 2-位的丙氨酸替换为亮氨酸，优化了提取于患者的十肽 31.41，开发出可作为黑色素瘤免疫刺激剂疫苗的多肽候选化合物 31.42。它被用于临床疫苗研究。通过逐步替代多肽 31.42 的氨基酸序列，多肽先导结构可以被修饰成一个稳定拟肽，具有相同的 MHC 分子结合力，但通过结合 T 细胞受体可以引发加强的免疫防御。通过逐步的四处修饰，拟肽 31.43 被开发了出来。N 端的谷氨酸被替换为 β-丙氨酸（红色）用以提高拟肽的稳定性。将 Gly-Ile 单元替换为 2-氨基乙基（蓝色），以及羰基乙基吲哚提高了 T 细胞受体的免疫反应。将第二个 Gly-Ile 单元替换为拟肽片段，3-氨甲基苯甲酸（绿色，AMBA）同样提高了拟肽的免疫反应。

亮氨酸似乎在与 T 细胞受体的 CDR3 环状区域的相互作用中至关重要。异亮氨酸的仲丁基被芳香取代基替代，结果表明最理想的替代基团是吲哚。接下来的一步是尝试通过还原反应来改变中央 Gly-Ile-Gly-Ile 序列的肽键。最终，N-（2-氨基乙基）桥链被选中用在这部分片段上。第二个 Gly-Ile 单元可以被替换为已知的拟肽基团，即 3-氨甲基苯甲酸（AMBA）。经过这个优化以后，获得了拟肽 31.43，它显示了与参考肽 31.42 几乎相同的 MHC 分子结合力，其模拟的结合模式显示在图 31.23。该化合物在免疫应答刺激的测试实验中激发了 γ-干扰素最强烈的释放，这可能是由于它与 T 细胞受体更强的相互作用

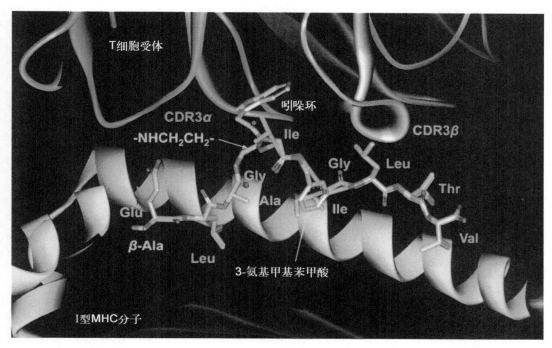

图31.23 参考拟肽31.42（棕色）叠加拟肽31.43（绿色）与MHC分子（黄色）及T细胞受体（α链淡蓝色，β链灰色）的三元复合物构象模拟图。T细胞受体通过高变的环状互补性决定区CDR3α及CDR3β识别拟肽侧链的第一个异亮氨酸或羰甲基吲哚基团。引入的AMBA结构单元在保持肽链完整性的同时，又用苯环替代了Ile的侧链的体积。

所导致的。拟肽31.43是否能成为黑色素瘤免疫治疗中有希望的拟肽疫苗先导结构仍然需要后续的开发来证明。

31.8 概要

- 整合素受体负责细胞之间的双向通信。它们暴露在细胞表面，拥有结构复杂的胞内和胞外区域。在激活后，这些受体会进行一系列连续的构象转变。
- 整合素是由α和β亚单元组成的异源二聚体，α和β亚单元各有18种和8种亚型。转变为激活构象使由二价钙、镁离子组成的MIDAS结合位点可用，被激活的受体可以让其他蛋白质接近而产生相互作用。
- 当$\alpha_{IIb}\beta_3$整合素受体位于血小板的表面，识别Arg-Gly-Asp（RGD）序列后，会被激活并导致血小板的活化和聚集，这是血栓形成的第一步。
- 阻塞血小板表面的这一受体会阻止凝血过程。环肽或包含RGD序列开链拟肽结构的纤维蛋白原受体拮抗剂已被成功设计，并用于治疗血栓性疾病。
- 为了抵御炎症过程中的病原体，随着血流在血管中运输的白细胞，必须通过选择素受体与糖蛋白的相互作用来停靠和固定。

- 干预炎症级联反应有助于治疗因过度白细胞浸润导致损伤的疾病。已经开发了白细胞表面的选择素抑制剂，作为内源性PSGL-1蛋白中相应多糖部分的低分子量替代物。

- 病毒通过停靠及随后自身包膜与宿主细胞膜的融合而侵入宿主细胞。在细胞因子接触的辅助下，HIV会通过CD4受体首次与细胞接触。带有针状结构的三聚螺旋束像弹头一样接近宿主细胞，螺旋肽伸展再折起并把病毒和细胞紧密拉近从而引发融合过程。结构类似的多肽如恩夫韦肽能够阻止拉近过程，起到融合抑制剂的作用。

- 流感是由流感病毒引起的病毒性疾病。这些病毒包膜表面上有停靠蛋白血凝素、糖苷酶神经氨酸酶及M2质子通道。已知血凝素和神经氨酸酶的不同亚型分别有16种和9种（H1～H16[①]，N1～N9），它们不断变化引起抗原漂移和转变，迫使免疫系统不断适应和改变并产生新的抗体。

- 流感病毒攻克宿主细胞后，利用其机制进行复制、重新装配，完成后从宿主细胞出芽。最终通过其神经氨酸酶催化完成与宿主细胞的分离，该酶能催化裂解糖链中的半乳糖-唾液酸的桥接糖苷键。两个高活性的糖苷酶抑制剂，扎那米韦和奥司他韦，已被开发成为抗病毒药物。

- 普通感冒是由鼻病毒导致的，它属于无包膜单链小RNA病毒类。该病毒用于包裹RNA的核衣壳为规则的二十面体结构，由4种表面蛋白质组成。这些蛋白质形成了带有峡谷的结构化表面，能够与细胞黏附蛋白结合。峡谷下方有朝外开口的结合口袋，当结合了小分子化合物后，会诱导峡谷的细微转变，并有效防止其与细胞黏附蛋白的结合。

- 尽管普可那利对普通感冒是有效的，但由于它对口服避孕药的干扰风险，FDA未批准授权其上市申请。

- 细胞免疫系统扫描细胞是"健康"或是"患病"的特征，是通过T淋巴细胞表面的CD8[+]受体中高变识别区（环状区域）与暴露于细胞表面的MHC分子间的相互作用实现的。

- 抗原提呈MHC分子会装载蛋白酶体降解所得的8～10个残基长的多肽片段。外源性（病毒攻击）或变异蛋白的多肽片段也会通过这种方式被暴露出来。

- 在药物疗法（如肿瘤治疗）中应用细胞免疫防御机制时，必须遵循打破免疫应答逃避的策略。这可以通过应用拟肽替代物作为疫苗来实现，MHC分子提呈其暴露的肽段能成功刺激肿瘤细胞的免疫反应。

翻　　译：张　蕾
译稿审校：李　鹏

———————

① 译者注：原文中H1～H6为笔误，应为H1～H16。

参考文献见二维码。

第 32 章
生物药：多肽、蛋白质、核苷酸和大环内酯类药物

多肽、蛋白质、糖和核苷酸对人体各种功能的发挥有着重要作用，本书的很多章都已经讨论过。这些内源性物质参与的过程，可以被外源性的小分子药物来调节或干预。另外，对于某些疾病，特别是因机体中某一特定内源性物质不足，或是诸如氨基酸突变所造成的内源性物质失活而导致的疾病，给予内源性生物分子本身，或可作为一种有效的治疗策略。而基因技术（第12章"药物研发中的基因技术"）使得大量生产特定功能的多肽和蛋白质变得可行。

为了使内源性蛋白和多肽的成药性提高，常用的一种策略是，对天然物质进行合理的轻微修饰，以达到增加稳定性、延长半衰期和提高生物利用度的效果。通常来说，多肽和蛋白质成药的最大问题是稳定性差和口服生物利用度低，尽管如此，它们还是有着诸多潜在的应用，如通过使用脂肪酶来治疗消化紊乱。相对口服应用和全身用药，皮肤类疾病的药物对生物利用度的要求是不一样的，但对有着保护性的酶屏障的皮肤而言，敏感的生物分子却是难以穿透的。在医院用药时，医生可以选择静脉注射给药，所以口服生物利用度不是很关键。这个问题将通过胰岛素的例子来详细讨论，每天给予外源性胰岛素，对于糖尿病患者至关重要。

另一个治疗理念是通过给予外源性生物分子，来调动机体自身的免疫防御。机体利用大分子结构来识别和靶向致病物质，让致病物质失活。药物也可以应用同样的机制，来对抗病原体或恶性肿瘤细胞。这些源自机体免疫系统的抗体蛋白因为分子大小的问题，无法口服吸收，需要静脉注射给药。

识别寡核苷酸或DNA、RNA片段是许多生物过程的决定性因素。转录因子（28.2节）在这里与酶一同发挥作用，这些酶有的负责将DNA转录成RNA，有的则负责DNA和RNA相互转录。DNA是一种巨大的分子，只能高效包装后存储在细胞中。12.14节提到，DNA可以缠绕组蛋白。DNA在细菌细胞中通过超螺旋化形成紧凑的形式，即在DNA中添加额外的螺旋。这种情况下，DNA链需要拓扑异构酶的催化，并消耗一定ATP才能被打开。这种蛋白质需要准确识别DNA或RNA才能发挥作用，这可以被复合结构中呈分子楔状的药物阻断。

核苷酸类化合物能干预DNA的转录和RNA的翻译，在这一领域中，新概念的药物也得到了发展，基于此，已经开发了一些寡核苷酸和核苷酸类似物。mRNA被转录的最终目的，是被核糖体翻译成蛋白质的氨基酸序列。微生物进化产生了多样的对抗其他微生物或寄生虫的策略，它们的多酶复合物能依据组合原则，来构建以大环化合物为主的复杂化合物，大环和多元环常常是利用内酯键的形成来构建的。这些被称为大环内酯的化合物，大多能阻止敌对生物核糖体的功能，而其他的家族成员则可以抑制细胞周期过程，因此，可以使用这些天然化合物，或是略作修饰后的天然化合物作为生物制剂。本章将讨论这类生物制剂的几个例子。

32.1 蛋白质的基因生产技术

内源性蛋白用作替代疗法已经有很长的历史了。早期，从动物胰脏提取的胰岛素用于治疗糖尿病。这些动物胰岛素和人胰岛素还是有些区别的，比如猪胰岛素有一个氨基酸不同，牛胰岛素有3个氨基酸不同。尽管这些动物胰岛素可以用于糖尿病的治疗，目前也有技术将猪胰岛素改造成人胰岛素，但问题是全世界所有屠宰场也无法满足糖尿病患者的胰岛素需求。第八凝血因子（F Ⅷ）缺陷导致的血友病，过去通常通过输血来缓解。鉴于人类血液制品被病毒污染的巨大风险，目前血友病的治疗都使用重组技术生产的蛋白质。当血友病患者发现，他们所用的制剂被肝炎病毒或HIV（艾滋病的病原体）污染时，往往为时已晚。所以，科学家很早就努力应用基因工程技术来生产人源蛋白。从大肠杆菌中获取的人胰岛素是第一种使用基因工程技术生产的蛋白质，1982年Eli Lilly公司将其推上了市场。德国Hoechst公司也曾致力于开发可行的工业生产方法，因为在德国，它的许可证审批，耗费了很长时间，直到1994年才投入生产。随后，基因技术也被应用于胰岛素、人生长激素、乙肝疫苗、组织纤溶酶原激活物和其他蛋白质的生产。表32.1中总结列出了制药工业利用基因工程技术生产出的重要蛋白质。

表32.1 制药工业基因技术生产的重要蛋白质,适应证和开发公司（上市药品）

药物名称	适应证	开发公司
胰岛素	糖尿病	Novo-Nordisk, Eli Lilly, Hoechst, and others
生长激素	生长紊乱	Pharmacia, Novo-Nordisk, Eli Lilly, and others
乙肝疫苗	疫苗	SmithKline Beecham, Merck & Co.
组织纤溶酶原激活物	血栓溶解	Genentech, Boehringer Ingelheim
α-干扰素	病毒性肝炎，白血病，各类肿瘤，艾滋病	Sumitomo, Schering-Plough, Roche, and others

续　表

药物名称	适应证	开发公司
红细胞生成素（EPO）	肾衰竭贫血	Amgen, Johnson & Johnson, Chugai, and others
凝血因子Ⅷ	血友病	Baxter,Cuttor/Miles (Bayer)
粒细胞集落刺激因子（G-CSF）	化学治疗	Amgen, Chugai, Sankyo, Immunex, and others
葡糖脑苷脂酶	戈谢病	Genzyme

用细菌和细胞培养液生产人源蛋白，只是可行途径之一。近年来，科学家也致力于将人的基因引入到动物体内，荷兰 Herman the bull 因基因组中转入了人的乳铁蛋白基因而闻名于世，其雌性后代产生的牛奶中含有人乳铁蛋白。乳铁蛋白是人乳的重要成分之一，有保护幼儿不受胃肠道感染的作用，而且对因艾滋病或者化疗等原因而导致免疫系统功能低下的患者也很有帮助。Genzyme公司利用转基因技术培育出转基因绵羊，这些绵羊产的奶中含有组织纤溶酶原激活物（tPA），可用于溶解血栓，每升羊奶中最多可以达到3 g的水平。这种方式使tPA的生产成本大大降低，从原来使用细胞培养的每克几百美金，降低到了每克只需几美金。接下来的目标，是将转基因应用到农作物上，想象一下，大片农场的甜菜能够产出大量的胰岛素或者其他人源蛋白质啊！

除了生产蛋白质来替代特定蛋白质达到疾病治疗的效果，以及前面提到的在新药研发中的应用（第12章"药物研发中的基因技术"）外，基因技术在下列领域也有着重要作用：

- 抗体和疫苗。
- 医学诊断酶。
- 生物传感蛋白。
- 生物技术工艺中用到的蛋白质，如酶催化生产光学活性中间体［第5章"旋光性（手性）和生物效应"］。

32.2　胰岛素的特定修饰

糖尿病是由于胰脏分泌胰岛素不足造成的一种代谢性疾病，胰岛素由两条链组成，具有21个氨基酸的A链和具有30个氨基酸的B链，两条链通过3个二硫桥交联。它是胰岛素受体的激动剂，该受体的结构和生长激素类受体有相关性（29.8节）。1921年，Frederick Banting和Charles Best首次分离得到纯品胰岛素。两年后，胰岛素成功挽救了一名13岁濒临死亡男孩的生命。从那以后，人们就开始从猪和牛的胰脏中提取胰岛素来治疗糖尿病，直到1982年，基因技术生产的胰岛素开始应用。胰岛素生产企业还提出一个新的构想——通过有目的地修饰来提高人胰岛素的性能。长效胰岛素特别引人关注，可以通过诸如降低蛋白质溶解度的方法来实现胰岛素的长效效果。胰岛素的构成中，由于酸性氨基酸占绝对优势，它的等电点是pH = 5.5。多肽和蛋白质在等电点的溶解度是最小的，因此将等电点调节到中性的pH = 7应该能降低胰岛素的溶解度。这一设想在实践中被成功应用，在胰岛素的B链上引入一个精氨酸（ArgB31）后，生物学性质能保持，但却能延长治疗时间。但再多引入一个精氨酸ArgB32后，修饰后的胰岛素就会失去生物活性，它会在注射之后结晶析出，使利用率大大降低。双突变胰岛素的X射线晶体结构分析显示，额外的接触使它的晶体堆积比天然胰岛素更稳定。单个精氨酸的引入能够弱化这一接触，使该胰岛素类似物具有理想的治疗时间，达到一天一次的给药效果。Eli Lilly公司还对胰岛素B链碳端进行了修饰，该修饰不是增加氨基酸，而是将相邻的28位脯氨酸和29位赖氨酸进行位置互换。这一双突变胰岛素具有和天然胰岛素等同的降血糖效果，但令人吃惊的是，它起效比天然胰岛素快得多，这使得它成为一种快速吸收、快速起效并且可控的胰岛素类药物，在控制糖尿病患者餐后短期血糖升高方面有着巨大的优势。

32.3 单克隆抗体疫苗，化疗药物和受体拮抗剂

人体的免疫系统能防御称为抗原的外源性物质入侵机体，其结构和功能在31.7节已经介绍过。防御可分为特异性和非特异性两种。在特定的免疫应答中，这一区别是由体液和细胞特异性系统决定的。MHC分子与T细胞受体形成的复合物是侦察和筛选病态及健康细胞的控制系统，MHC分子在其中的作用已详细讨论过。抗体在体液系统中也担任类似角色，它们识别出外源性物质，然后传送至吞噬细胞（如巨噬细胞）将其消灭。类似于细胞专一性系统，体液防卫系统是一个"学习型"系统。一旦某种外源性物质被识别，它就会被免疫系统的记忆细胞记住，这样当这一入侵者再次入侵机体的时候，免疫系统会立刻开启防卫功能，哪怕第二次入侵发生在数年之后。产生抗体的某一细胞永远只能生产一种特异性抗体，人体中大概有10^{12}种不同的抗体。当抗原出现时，只有那些能产生相应拦截抗体的免疫细胞会选择性地增殖。一旦入侵者被识别，它们就会被相应抗体结合并传送至免疫系统进行清除。

抗体拥有共同的结构体系，它们的几何外形大致呈字母"Y"形，两条完全相同的重链和两条完全相同的轻链通过多重二硫键连接呈"Y"形的单体（图32.1）。轻链折叠成两个明显的折叠片状结构域（V_L和C_L），重链的V_H和C_{H1}则空间结构非常相似，这些区域称作F_{ab}结构域（ab表示抗原结合）。然后是Y型结构的树干部分，也是两条链（C_{H2}和C_{H3}）折叠片状结构，称作F_c（c表示恒定）区域，这一结构域包含了抗体被吞噬细胞识别的区域。

在Y型结构的两个分支末端都发现有环状区域，其中的3个环在不同抗体中，有着极其可变的长度和序列。抗体通过这些高可变环（也称作互补决定域，或简称CDR），为

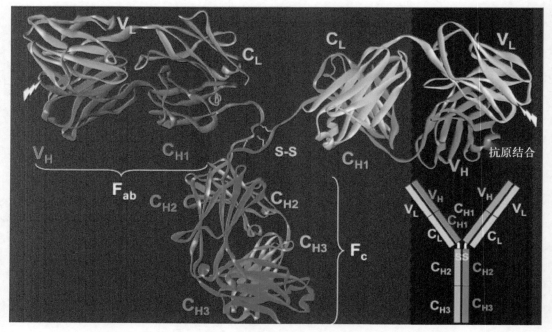

图32.1　完整IgG抗体的晶体结构。Y型分子从左至右的分支（红色，绿色）表示两个F_{ab}区域。它们由一条轻链（浅色）和一条重链（深色）组成。抗原结合位点（淡蓝色箭头）在分支的末端。它由8个环状区域组成。F_c结构域穿过铰链区，并通过多重二硫键连接，组成Y型结构的树干部分，两条链呈折叠片状结构在这里相互靠拢。抗体构造原理图以相同的颜色表示在图的右下部分。

各种不同的抗原提供了结合位点，这些可变环就像人的手指一样抓住并缠绕着抗原。图32.2中用不同颜色表示出了互补决定域的8个环，尽管图中的两种抗体具有几乎同样的折叠，但却结合了两种完全不同的抗原。一种抗体结合的是磷酸胆碱32.1这种小抗原，而另一抗体则通过一个大的曲面来识别和结合蛋白溶菌酶（129个氨基酸，图32.3）。磷酸胆碱通过调整其带电的季铵基团的朝向，来与两个谷氨酸及一个天冬酰胺相互作用，末端的磷酸基团与一个酪氨酸和一个精氨酸残基形成氢键。抗体和溶菌酶接触面所延伸的区域有20～30 Å，这个高度结构化的接触面呈浅滩状，抗体的17个残基与溶菌酶的16个残基直接接触。只有少量的抗原残基伸入到抗体表面下形成末端氢键。它们能非常高效地结合大小和组成完全不同的化学结构，这种能力使抗体非常适合识别和清除致病的外源性物质及恶性或退化的细胞。为了应用于诊断或治疗，必须目标明确地开发针对特定抗原表面结构的抗体，并且使之能被足量生产。

　　可以通过供体生物来开发合适的抗体。生产抗体的细胞可以从免疫的哺乳动物血清中分离纯化得到，虽然可以通过体外培养来获得更多的抗体生产细胞，但细胞经过几次传代后会死去。1975年Georges Köhler加入英国剑桥大学César Milstein的实验室，研究在细胞培养液中提高抗体产量。他们萌生了一个想法：将正常的抗体生产细胞和极易传代的肿瘤细胞杂交，获得杂交瘤细胞，通过这种方式将两类细胞的性能融合到杂交瘤细胞

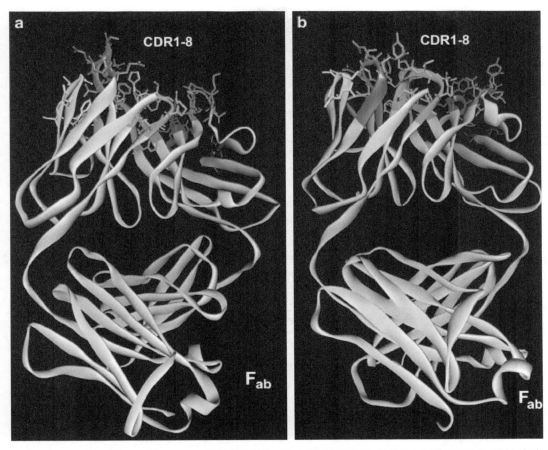

图 32.2　木瓜蛋白酶水解之后两个F_{ab}区域的晶体结构对比。形成抗原结合位点的8个可变环区用不同颜色表示。(a)为小分子抗原结合结构；而(b)结构则能识别外来蛋白质的表面。

上。Köhler使用小鼠细胞后，幸运女神再次降临，他们发现小鼠细胞与肿瘤细胞的融合比其他细胞要好100倍以上。这种杂交瘤细胞不但可以生产需要的抗体，而且能够不断分裂无限传代，成为永久的抗体生产细胞。在此之后，这种生产单克隆抗体的方法已发展到了10亿美金的市场规模，Georges Köhler和César Milstein则因为他们的贡献获得了诺贝尔奖。但是，诺贝尔奖是他们的全部回报，因为他们既没有将这一方法申请专利保护，也没有成立公司来通过这一发明来获利。

　　杂交瘤细胞生产的抗体可用于医疗诊断，另外，它们也可以用于治疗诸如肿瘤和败血性休克等疾病。一般来说，抗体被用于治疗一些人体内某种蛋白质需要被中和的疾病。那么问题来了，从动物体内分离得到的抗体，其自身也会是抗原，并引起免疫应答。对于这一问题，将部分人源抗体整合到小鼠抗体上所形成的嵌合抗体能有所帮助。而所谓的人源化则更加巧妙，此过程仅在小鼠抗体的可变抗原结合点连接了人抗体。用特定病毒在体外生产完全的人源抗体是另一种方法。像某些重要蛋白质一样，人源抗体也可以通

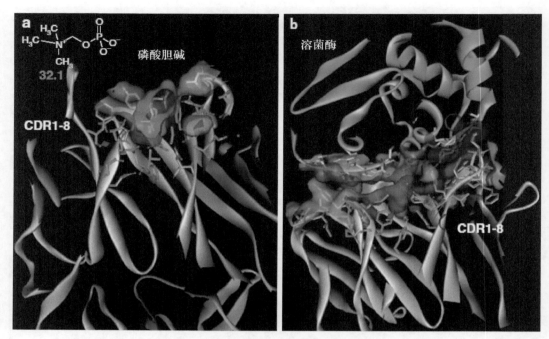

图 32.3　与抗原结合的两种类型的 F_{ab} 区域的接触面已在图 32.2 中描述。（a）小分子磷酸胆碱（绿色表面）结合在抗体的口袋深处，它穿过紫色表示的抗体表面，到达抗体深处。在抗原溶菌酶（b）的例子中，抗体和溶菌酶的接触面有 20～30 Å，抗体的 17 个残基和溶菌酶的 16 个残基直接接触。附近还存在另一个抗原表面（绿色）和抗体（紫罗兰色）的直接接触面。

过羊奶生产，健赞转基因（Genzyme Transgenics）等公司已经培育了转基因的绵羊，并利用它们的奶来生产单克隆抗体。

　　抗体更大的应用是用作疫苗来防治疾病。基因技术的发展对疫苗的生产起到了决定性推动作用。如乙型肝炎病毒疫苗，之前只能从慢性感染患者的血液中分离，该方法费力而且不安全。对于疫苗，完整的病毒并不是必需的，为了能被抗体识别，只需从包膜复制一段典型的表面片段，这一区域的基因信息被从病毒中提取，并转入质粒中（12.1 节），该包膜蛋白片段就像细菌（或其他合适的）细胞中的其他蛋白质一样被生产出来。基因技术生产的，针对艾滋病及其他一些病毒和细菌疾病甚至是诸如疟疾这类寄生虫疾病的疫苗，正在进行广泛而深入地研究。

　　抗体药物近些年来越来越受到人们的重视，200 多个抗体正处在临床开发阶段，越来越多的重组蛋白抗体被推上了市场，通常其英文名称以 "-mab" 结尾（单克隆抗体）。如前所述，抗体有着巨大优势，它们能够特异性地针对几乎所有抗原表面结构。随后，它们高选择地捕获外源性抗原，结合后将其传送至免疫系统，通过吞噬细胞降解。通过这种方式，不仅外源性有害物质会被降解，甚至癌细胞或者不良信号和调节蛋白也能被从机体中清除。另外，抗体能够像药物那样，禁止或阻断细胞特异性受体作为蛋白质信号分子。它们可以用作运输载体，与复杂的分子结合，并将其运送到需要作用的部位，运送到达后，通过在局部释放浓度很高的活性分子来发挥作用。

　　抗体也存在一个不容忽视的缺陷，在几乎所有疾病中，它们都无法越过细胞膜，它们只能识别细胞表面的结构，或者细胞外产生的物质。如果希望介入细胞内的过程，那抗体和细胞表面受体的相互作用必须是信号级联放大的开端。为了做到这点，必须确保抗体在身体的正确部位与目标细胞的特定受体相结合。

　　西妥昔单抗是基因技术生产的抗体，它以表皮生长因子受体为抗原结合位点，阻止其功能，该受体在实体瘤细胞中是过度表达的。一旦抗体到达作用部位，就可以特异性地与该受体的胞外域结合（图32.4），这就完全阻止了该受体结合其内源性配体（表皮生长因子），从而阻止了刺激细胞分裂的信号级联后续步骤。除了这种对信号传导的抑制之外，标记了抗体的这些细胞还会被传送给吞噬细胞处置，很多抗体都是以和西妥昔单抗类似的策略起治疗作用的。除了用于肿瘤的治疗，抗体也被用于抑制过度或者有害的免疫反应。巴利昔单抗和达利珠单抗能够抑制 T 细胞上白细胞介素-2 受体的 α 亚基，T 细胞被激活后会形成 α 亚基，受体对白细胞介素-2 的亲和力也随之显著增强。器官移植后，T 细胞会因供体器官抗原的提呈而被激活，这会导致对移植器官的排斥反应启动，如果给予特异性抗体抑制白细胞介素-2 受体的 α 亚基，就可能选择性消除对移植器官的免疫反应。

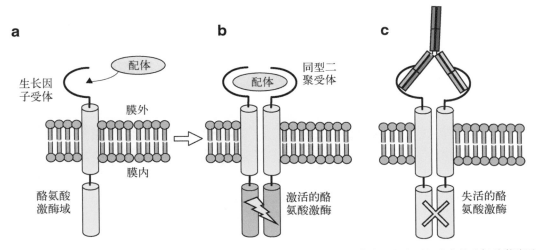

图32.4 （a）表皮生长因子受体在结合一个大分子配体后被激活。（b）自身磷酸化激活细胞内的酪氨酸激酶通路，并将信号传递到细胞内。（c）针对受体表面结构产生的特异性抗体可以与受体紧密结合，这就阻碍了天然配体和受体胞外域结合，信号通路就此被切断，信号传导不再继续。

　　肿瘤坏死因子α（TNF-α）是各种感染性和肿瘤性疾病，包括自身免疫病，发病机制中的一个重要指标。它的消除或抑制标志着对这些疾病治疗方案的有效性。TNF-α 结合的受体是由 3 个完全相同的结构域构成的。为了抑制 TNF-α，受体细胞外、与可溶性配体结合的部位被截取并与抗体的 Fc 部分融合。由此产生的可溶性杂合蛋白，能通过原始受体的结构域特异性地识别 TNF-α，并且它能像抗体一样，通过其 Fc 区域将 TNF-α 传送至吞噬细胞。Amgen公司已将这种杂合分子命名为依那西普（Enbrel®），并推上了市场，该药可用于治疗自身免疫性风湿病和严重的牛皮癣。另一种选择是，通过噬菌体展示技术来纯化人源抗体，并在动物细胞（如中国仓鼠卵巢细胞，即CHO cells）中生产它们（如阿达木单抗，Humira®, Abbott Laboratories）。

另一个提高抗体治疗效果的有趣理念，表现在癌症的治疗中。CD20抗原在恶性肿瘤细胞表面过度表达，可以开发在体内能搜寻CD20细胞的特异性抗体，这一治疗方法可以和局部放射疗法结合起来。为达到这一目标，CD20抗体被放射性金属离子标记，依据同位素的半衰期，局部的电离辐射可以通过不稳定核素的分解来实现。核子反应能发射出α粒子或者β粒子，这种辐射能在肿瘤附近直接发挥其组织坏死作用，使肿瘤细胞死亡（图32.5）。放射性标记的抗体与携带CD20抗原的肿瘤细胞之间的特异性结合，确保了高浓度的电离辐射只在肿瘤部位释放。常用的放射性离子有铜、钇、铼、镥、铋或砹。金属离子和抗体之间的稳定连接是通过适当的螯合配体完成的，此外，螯合剂的支架上配备着反应性基团，可以与抗体F$_c$区域的表面（如暴露的赖氨酸残基）共价结合。拖西莫单抗和替伊莫单抗的作用靶点是CD20，它们的放射源分别是碘131和钇90。这一治疗方法将放射性治疗和机体自身免疫防御结合了起来。

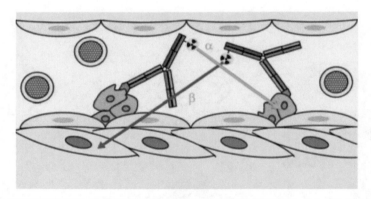

图32.5 在机体中发现肿瘤细胞后，抗体能抑制肿瘤细胞（橙色）的表面蛋白（红色）。带有放射性同位素的金属螯合剂，通过共价键与抗体相连，放射性元素可以被特异性地运送至恶性肿瘤细胞的附近。这样，核衰变放出的电离辐射，就可以在肿瘤附近直接发挥其组织坏死作用，从而对抗肿瘤。

32.4 反义寡核苷酸作为药物？

我们希望能够抑制特异性蛋白在癌症、过度免疫反应和败血性休克中的不利影响，并抑制其在高血压、肺气肿或胰腺炎中的有害作用，这可以通过不同的方式来实现。在蛋白质水平，酶可以被抑制剂阻断，受体可以被拮抗剂或反向激动剂阻断，这些作用方式前面几章已经详细讨论过。通过抑制蛋白质的生物合成，也可以在DNA水平进行干预，可溶性（胞质）受体，如类固醇受体，可以直接作用于DNA来调节特异性基因（28.1节）。这些受体的激动剂和拮抗剂则通过作用于产生酶的基因，间接调节蛋白质的从头合成，这种作用方式不需要抑制蛋白质的功能，因为它的生物合成已经被阻止了。

在12.7节已经讨论论过，还有另外一种方式阻止特定蛋白质的合成：信使RNA（mRNA）水平的干预。当蛋白质表达时，首先是将双链DNA转录成mRNA。两条DNA链中只有一条链"有意义"，只有该链携带遗传信息，对应的mRNA也是单链。mRNA在与核糖体（32.6节）结合之后，最后的步骤就是将碱基序列转化为编码蛋白质的氨基酸序列，这一步骤可以通过加入互补的mRNA——反义寡核苷酸来阻止。当长度达到12～28个碱基时，mRNA会与其互补序列形成双链，通过碱基配对产生的这种杂合链，或者由核糖核酸酶H降解（见下文），或者在蛋白质生物合成过程中其序列片段无法读取，最终导致细胞无法产生对应的蛋白质。自然界中，机体也会用20～23个碱基的短RNA序列，采用类似原理来抑制基因表达，即所谓的RNA沉默（12.7节）。

mRNA可以与反义DNA或RNA片段结合，这将导致mRNA的酶降解。还有一种可能是，制备能在核糖体的蛋白质合成中，与天然mRNA竞争的反义mRNA片段。在病毒性疾病中，可以合成出互补的寡核苷酸序列，直接靶向个别病毒基因。

核酸互补络合的原理看上去比较简单，但是付诸实践则是困难重重。寡核苷酸（图32.6）的糖-磷酸酯骨架，让其具有很大的极性和高度的负电荷；在没有协助的情况下，它们无法穿过细胞膜，因此其骨架必须被化学改造。如将磷酸基团的氧原子用硫原子替代，这种简单的修饰的确可以提高其对核酸酶的稳定性，但同时也会使它与互补mRNA的络合能力更差。除了诸如碳酸酯、氨基甲酸酯、缩醛、亚胺和肟取代等对磷酸基的修饰外，糖的部分也被进行了改构。核苷糖环2′-位羟基的甲基化或甲氧乙基化能降低毒性并提高其对核糖核酸酶H的稳定性。这种酶负责降解基因表达过程中所必需而随后又无用的RNA，通过切割糖-磷酸骨架中的键，核酸酶将mRNA转化成其结构单元单体。核糖环的2′-位羟基和4′-位的碳形成环醚，得到的核糖稳定性更强，也称作锁核酸（LNA）。目前应用比较广泛的一个方法是，用低聚甘氨酸链替代糖-磷酸酯基团，这样形成的肽-核酸（PNA）可以与mRNA很好地形成复合物。一条DNA链和一条肽核酸（PNA）链形成的双链杂合复合物的晶体结构，如图32.6所示。PNA链由于其生物稳定性高，所以毒性很小，但由于溶解度差导致其细胞渗透性存在问题。具有DNA寡聚体的LNA/PNA嵌合结构，已被考虑用作替代物。

反义药物必须满足的重要标准如下。
- 化学合成简单。
- 足够的体内稳定性。
- 良好的膜渗透性和体内分布。
- 适当的细胞内半衰期。
- 与目标mRNA能强力并序列特异性结合。

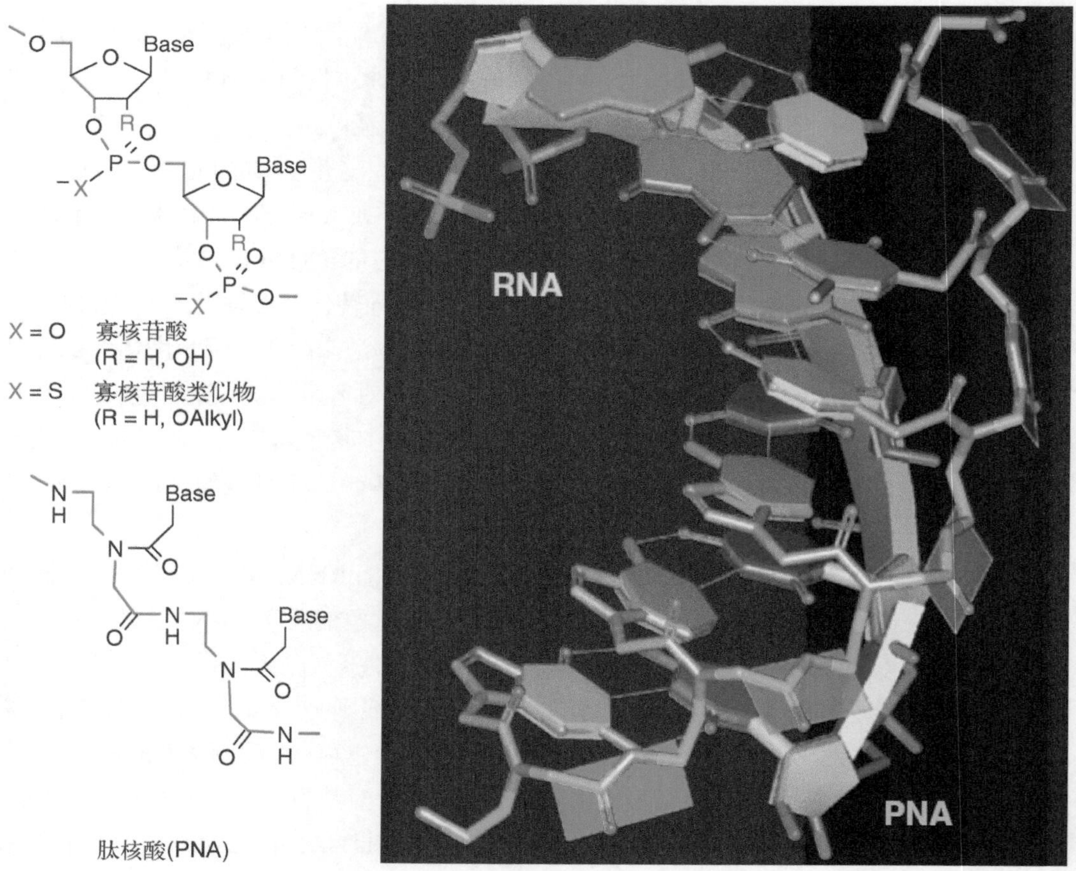

图 32.6　在寡核苷酸链的骨架上进行修饰，以减小极性并增加代谢稳定性。一条聚甘氨酸链完全替代磷酸核糖链，这样一个 PNA 表现出和 RNA 链很高的几何类似性。RNA（灰色箭头代表磷酸酯糖链）和 PNA（带有绿色酰胺键的橙色链）的双链晶体结构（右图）显示，两种骨架都可以成功地彼此杂交。

- 良好的核酸酶稳定性。
- 与其他生物大分子没有非特异性结合。

　　反义疗法可以用于局部和全身治疗，局部治疗可在作用部位应用高浓度的反义核苷酸。1998 年，Novartis Ophthalmics 公司推出了第一个反义核苷酸药物福米韦生（Vitravene®），用于治疗巨细胞病毒性视网膜炎。这种疾病在免疫缺陷型艾滋病患者中感染率很高。该化合物必须直接作用于玻璃体，并通过结合病毒的 mRNA 阻止病毒蛋白的产生。2012 年，Novartis Ophthalmics 公司因财务原因将该药物撤市。其他局部治疗以皮肤疾病（如牛皮癣）为目标，而全身治疗一般用于各种癌症。B 淋巴细胞瘤-2 蛋白（BCL-2）在多种恶性疾病中表达，已经开发了针对其 mRNA 的反义核苷酸。其他方法则针对转化生长因子 β_2（TGF-β_2）的抑制，因为转化生长因子 β_2 不但驱动肿瘤的生长和转移，还保护肿瘤细胞免受身体自身免疫细胞的攻击（31.7 节）。此外，反义核苷酸还被用于对抗炎性疾病（克罗恩病、溃疡性结肠炎和哮喘）及代谢综合征。27.8 节讨论了利用反义策略阻止磷酸酶PTP-1B的表达，这一策略被寄予了厚望。

值得注意的是，反义DNA技术在植物中已经很成熟，它是阐明特定代谢途径的重要辅助手段。这里，使用的不是mRNA核苷酸，而是将反义DNA加载到小金颗粒上并"注射"到细胞内。反义DNA转录出的反义mRNA，再与"正确"mRNA形成复合物，这样就阻止了相应蛋白质的生物合成。使用这种方法产生的第一种基因技术改造食品是能够长期保存的Flavr-Savr番茄。

32.5　核苷和核苷酸作为假底物

核苷作为单体DNA和RNA的结构单元，在寡核苷酸和基因构建中的地位就类似氨基酸在蛋白质构建中的地位。DNA和RNA携带遗传信息，编码蛋白质的生物合成，是机体许多重要进程中必不可少的。干预这些生物分子的合成，尤其是其大量生产所必需的过程，为药物治疗提供了一个重要的手段。抑制这些过程特别有趣，通过应用与核苷非常类似但关键位置被修饰的分子，原则上是可实现的。这些分子作为假底物，确实被酶识别为起始原料用于DNA和RNA的生物合成，但在后续步骤中它们会导致合成的终止。癌细胞复制和病毒增殖尤其依赖增强的合成能力，限制这些生物分子的合成速率是治疗癌症和病毒感染的有效策略。

核苷由嘌呤（腺嘌呤和鸟嘌呤）或嘧啶碱基（DNA中为胞嘧啶和胸腺嘧啶，RNA中为胞嘧啶和尿嘧啶）和一分子戊糖构成。五元糖环的2-位，如果没有羟基为脱氧核苷，用于DNA的构建，而带有羟基的核苷是RNA的单体结构单元。核苷的环外羟甲基被转换为磷酸酯则变成核苷酸。

胸腺嘧啶的生物合成在27.3节已经介绍过。胸苷酸合成酶将甲基转移到尿嘧啶的嘧啶基上将其转化成胸腺嘧啶（图27.8）。如果对胸苷酸合成酶的作用底物进行轻微修饰，该底物依然能被酶识别并结合，但随后的生物合成则被终止。因此，这种嘧啶类似物在肿瘤治疗中被用作化疗药物。因为H和F的原子大小非常相近，将尿嘧啶骨架32.2的5-位氢原子换成氟原子，得到了5-氟尿嘧啶骨架（图32.7，32.3的黑色部分），它最初并不能被识别。修饰后的碱基经过单磷酸化和双磷酸化，代谢成5-氟-2′-脱氧尿苷二磷酸。将磷酸基团水解之后，碱基就能作为假底物被胸苷酸合成酶接受，通过与Cys146反应形成共价键，不可逆转地抑制该酶。替加氟32.4是5-氟尿嘧啶的前药，其通过CYP 3A4在肝脏中活化。相对5-氟尿嘧啶，替加氟的优势在于它能够口服，并可用作缓释化疗药物使用。卡培他滨32.5是另一种用于治疗结肠直肠癌的前药，它必须在肿瘤组织中经过多步反应来激活，氨基甲酸酯被脱除后，在胞苷脱氨酶的作用下，氨基被羰基交换，从而释放出氟尿嘧啶，进入后续的生物转化。

几种嘌呤碱类似物，如6-巯基嘌呤32.6或6-硫代鸟嘌呤32.7也已经介绍过。在生物转化和磷酸化后，它们竞争性地抑制嘌呤的生物合成。因此，一些核苷诸如氟达拉滨32.8、克拉屈滨32.9和喷司他丁32.10能够抑制腺苷脱氨酶，用作白血病的化疗药物。

抗病毒药物遵循的则是完全不同的作用方式，病毒存储着其复制和增殖的信息，但它们没有自身的新陈代谢，必须利用被感染的宿主细胞才能达到自己的目的。为此，它们会重新编程宿主细胞，以使宿主生产病毒所需的组分，完成这些的先决条件是把病毒的遗传信息引入到宿主细胞的基因组中。根据病毒的不同类型，由逆转录酶（RT）或DNA聚合酶负责这项任务。这些酶的合成和翻译需要RNA/DNA核苷作为起始原料。如果提供一个假底物作为核苷酸构建模块，宿主细胞合成装置中病毒基因组的复制就可以被终止，这样的策略能有效地治疗病毒感染疾病。

疱疹类病毒的基因，存储在由病毒DNA聚合酶合成的双链DNA上。如果这种病毒聚合酶接受了与天然核苷非常相似的假底物，由于假底物不适合新生链构建，最终将导致DNA合成终止。这种药物对病毒聚合酶具有足够的选择性，同时，宿主细胞的内源性DNA聚合酶不会被过度抑制，这是至关重要的。核苷5′-位和3′-位的羟基对DNA链骨架的构建非常关键，旨在导致DNA复制期间链终止的药物，通常都是在戊糖环的3′-位进行修饰。9.5节介绍了阿昔洛韦32.11作为前药用于病毒感染的治疗（图32.7），从阿昔洛韦的结构上看，五元糖环已经打开，3′-位的羟基也是缺失的。尽管如此，该鸟苷类似物也能被病毒胸苷激酶磷酸化，随后在病毒感染细胞中完全转化为5′-位单磷酸，内源激酶将分子进一步转化为三磷酸。一旦以这种方式激活，它将在病毒DNA聚合酶的作用下，水解三磷酸并插入到新生DNA链中。然而，在随后的步骤中，因为3′-羟基的缺失，核苷构建的任何进一步连接都不能发生，链增长被终止。

在所谓的逆转录病毒中，有大量的包膜病毒，它们的遗传信息以单链RNA的形式存储。这些病毒造成了几种广泛的传染病，它们感染动物和人类，但是绝大多数只针对特定宿主。对人类而言，最重要的、代表着致命威胁的是HIV。

反转录病毒为了繁殖，须将其RNA逆转录成DNA并插入到宿主细胞的基因组中，为此，它们配备了逆转录酶（RT）和整合酶。1970年，Howard Temin和David Baltimore首次各自独立报道了逆转录酶的工作原理，并且凭借这一工作斩获了1975年的诺贝尔奖。这一发现推翻了之前广泛接受的经典理论：生物学信息必须从DNA到RNA然后到蛋白质。最初逆转录酶合成了RNA-DNA杂合链，这时它使用的是其DNA聚合酶功能，然而逆转录酶是从单链RNA上读取遗传信息。在后续过程中，RNA-DNA杂合链必须被转化成纯双链DNA，为此，逆转录酶会使用它所具备的、有RNA酶H功能的第二结构域，具有这种活性的蛋白质，能降解那些在蛋白质生物合成中已被读取但已不再需要的RNA。剩下的单链DNA，在逆转录酶的DNA聚合酶活性下，最终生成双链DNA。新形成的携带病毒信息的DNA在整合酶的作用下，并入宿主细胞的染色体。

HIV逆转录酶自从发现和结构表征后，就成了抗HIV药物设计的优选靶酶，这一内容将在后面章节详细介绍。HIV逆转录酶是由一个p66亚基和一个p51亚基构建的异二聚

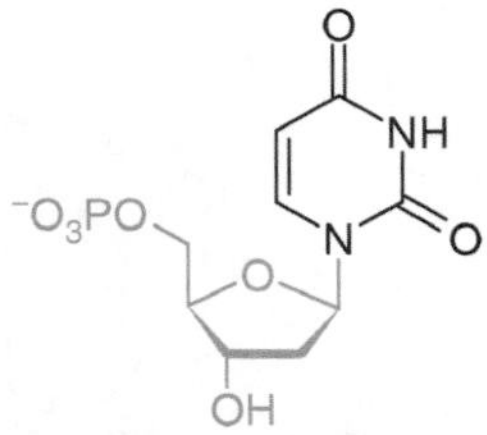

32.2 尿嘧啶脱氧单磷酸

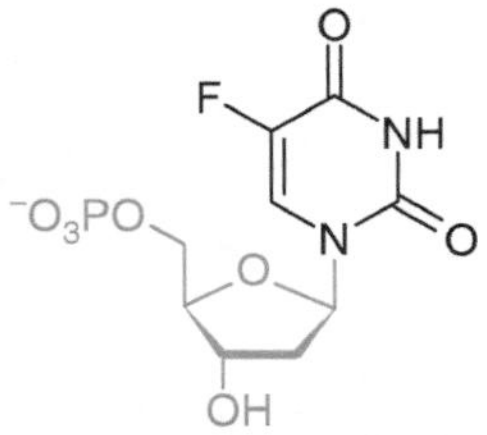

32.3 5-氟尿嘧啶脱氧单磷酸

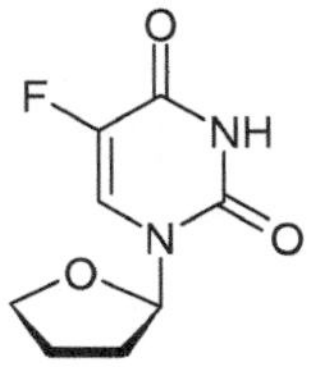

32.4 替加氟

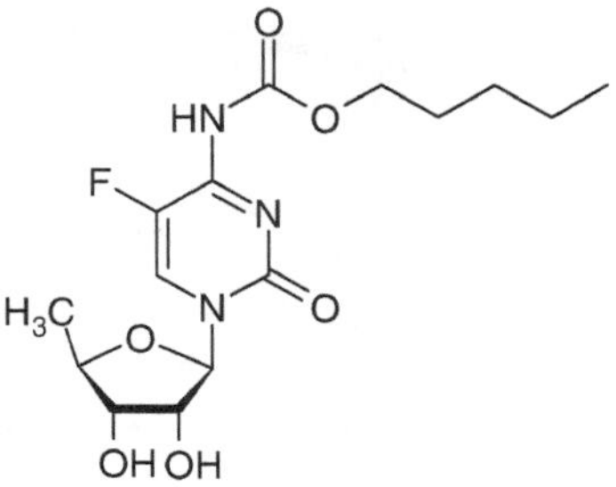

32.5 卡培他滨

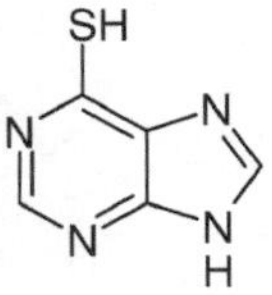

32.6 6-巯基嘌呤

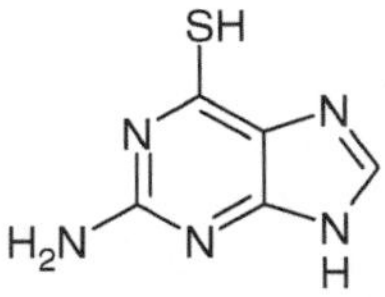

32.7 6-硫代鸟嘌呤

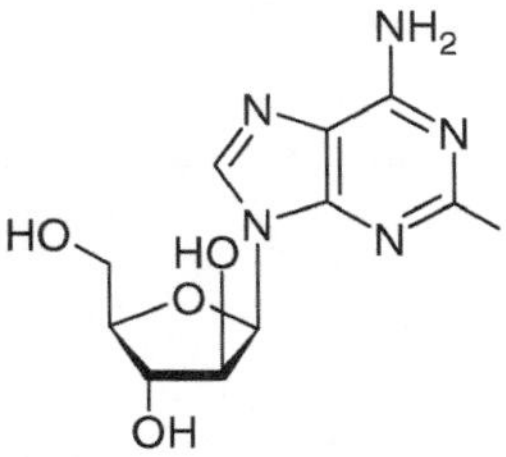

32.8 氟达拉滨

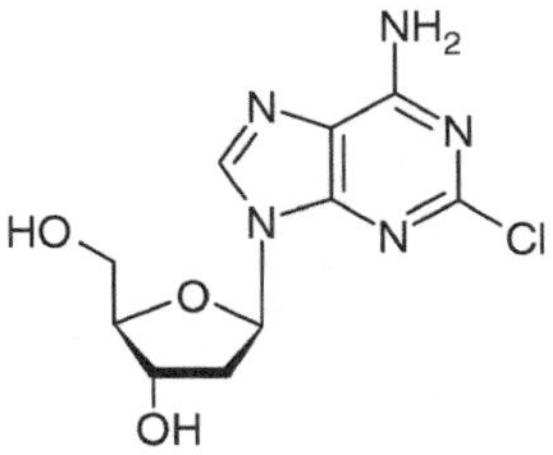

32.9 克拉屈滨

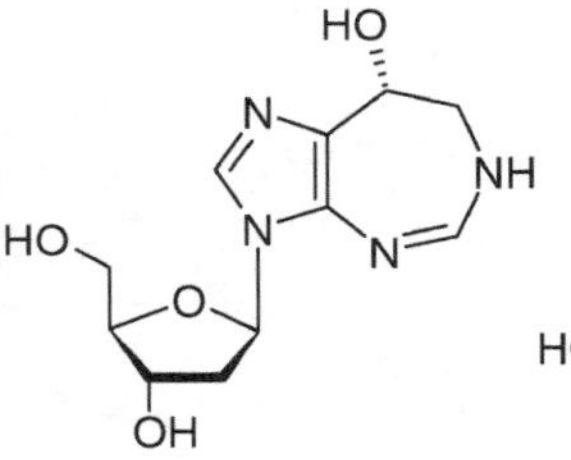

32.10 喷司他丁

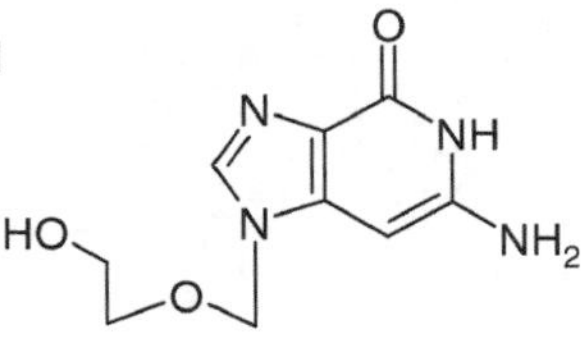

32.11 阿昔洛弗

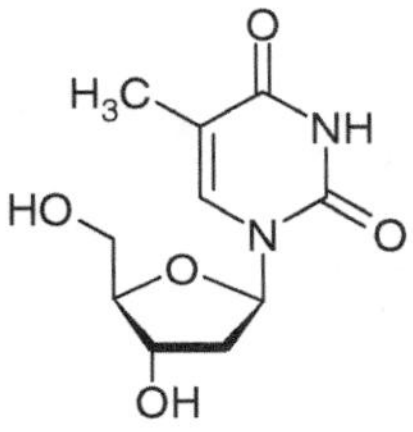

32.12 胸苷

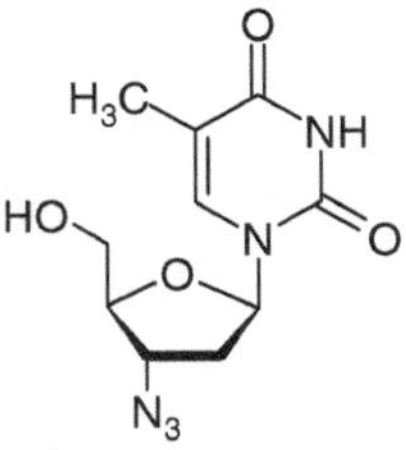

32.13 AZT 齐多夫定

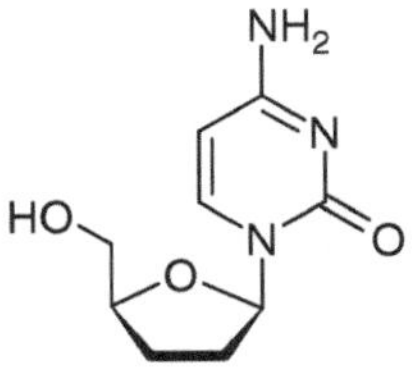

32.14 扎西他宾

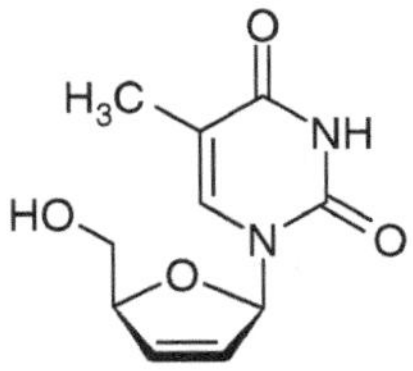

32.15 司他夫定

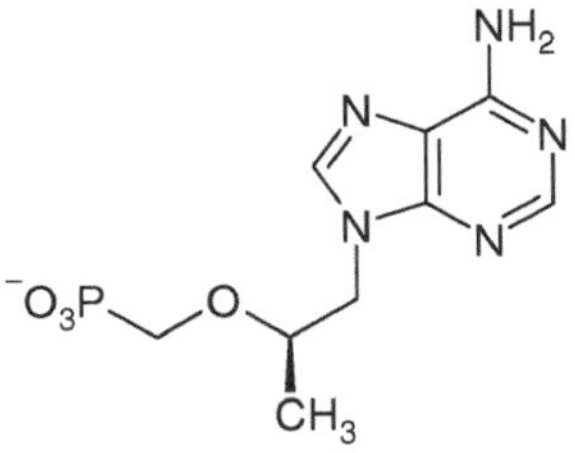

32.16 替诺福韦

图 32.7 胸腺嘧啶核苷酸合酶、多种脱氨酶和逆转录酶的核苷类似物抑制剂。

体（图 32.8）。这两个亚基均由 *gag-pol* 基因编码，并通过 HIV 蛋白酶从初级基因产物中剪切出。p66 亚基携带具有聚合酶和 RNA 酶活性的部分。p51 亚基在蛋白质的结构构造中很重要，并且它包含着双链 DNA 和 DNA-RNA 杂合链的结合位点。p66 亚基的架构可以形象地比喻成手的形状，它可以分为手指、拇指和手掌区域。为了完成其功能，逆转录酶必须经过显著的构象改变。尤其是拇指和手指区域，它们必须重排以抓住 DNA 链，并调节即将引入 DNA 序列的下一个核苷三磷酸。HIV-逆转录酶和 RNA-DNA 杂合链的共晶结构如图 32.8 所示。通过人工手段将 DNA 链与酶共价锚定，可以确定蛋白质、DNA 和

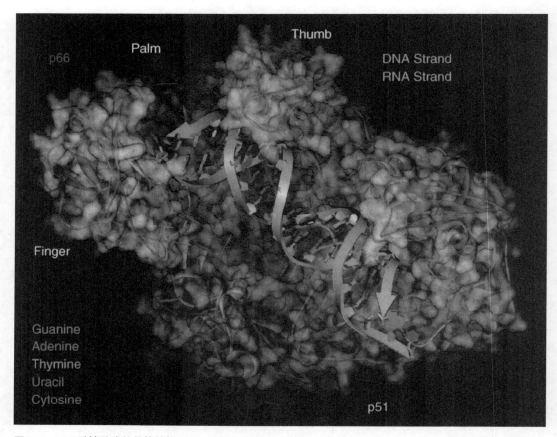

图32.8　HIV逆转录酶的晶体结构。HIV逆转录酶由一个p66亚基（紫色）和一个p51亚基（黄色）构成。杂交双链的DNA链（粉红色）和RNA链（亮绿色）已经在蛋白质结构中标出。实现转录酶的聚合酶活性的手掌区域，位于手指和拇指区域之间。

新引入核苷三磷酸的三级复合物的晶体结构（图32.9a）。待引入的核苷酸，由两个镁离子与其磷酸基团配位并引入至新生DNA链末端，这两个镁离子的位置由110位和185位的两个天冬氨酸残基所固定。

　　逆转录酶可被结构修饰过的核苷类似物抑制，叠氮胸苷或齐多夫定32.13（AZT）是1987年批准的第一个HIV逆转录酶抑制剂（图32.7），该胸苷类似物的3′-位羟基被叠氮基团取代。最初，该类似物和天然胸苷（32.12）一样，磷酸化后加入DNA链（图32.9b），叠氮基团会朝向两个天冬氨酸的结合区域，并诱导这些残基的重排，当下一个核苷酸并入新生DNA链时，就会出现链终止。因为3′-位羟基的缺失，导致了骨架必需的下一个磷酸酯键无法形成。

　　除了齐多夫定32.13外，一系列其他核苷类似物32.14～32.16也已被成功开发，所有这些分子的化学修饰都是针对3′-位羟基或3′-位没有取代基（图32.7）。开链抑制剂替诺福韦32.16自身携带末端磷酸基团，它也是通过被转化为三磷酸后作为假底物编入而起效的。与HIV蛋白酶一样，病毒的高突变率是新药开发中的重大挑战，耐药株的快速出现，

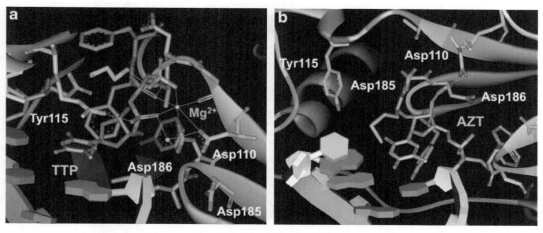

图32.9 （a）反转录酶共价连接一条DNA链后的晶体结构。胸苷–5′–三磷酸（TTP）和两个镁离子一起在聚合酶位点。随着反应进行，该TTP底物加入磷酸糖链的骨架上成为新合成DNA的一部分。（b）齐多夫定–单磷酸和反转录酶与DNA链的二元复合物结合模型。齐多夫定底物加到新链DNA中，在随后的步骤中，链延伸停止，因为叠氮基不适合添加下一个磷酸酯基团。

导致强效的核苷类似物抑制剂失去作用。最初，催化位点附近的残基发生突变，这使天然底物和假底物被更好地区分开。天然底物和假底物在作用部位互相竞争，它们的局部浓度及亲和力决定着谁会被编入，这里，亲和力相对于假底物的轻微降低，都可以产生显著的效果。如果编入了假底物增长终止的DNA链，被加速磷酸化降解，就可以实现一种额外的耐药突破机制，改善该降解步骤的突变也已有所展示。

32.6 分子嵌入对蛋白质–核酸识别的破坏

还有一种已知的HIV-逆转录酶抑制机制是在筛选时被意外发现的，它不与天然核苷竞争，而是使酶变构失活。该蛋白质手掌区域的疏水口袋可以打开，并容纳有机小分子，像一个楔子，它将酶固定在一个广泛开放的构象，阻止该蛋白质接受RNA-DNA杂合链（图32.10）。这种情况下，这些变构抑制剂不会阻止核苷三磷酸底物的摄取，而是阻碍后续核苷酸并入新生DNA链的步骤。小的变构结合位点几乎完全由p66亚基的芳香基和疏水残基组成，非常有趣的是，该结合口袋能接受化学结构迥然不同的配体（图32.11）。最早一批发现的抑制剂，如奈韦拉平32.17、替韦拉平32.18、洛伐他汀32.19，在结合口袋中呈现蝴蝶般的几何形状。

在该变构结合位点中，也非常快速地观察到了耐药突变。突变改变了结合口袋的形式和芳香性，导致变构抑制剂的结合力迅速下降。位于比利时贝尔赛的Janssen公司，在Paul Janssen的带领下，与美国新泽西罗格斯大学的Edward Arnold研究小组密切合作，从洛伐他汀32.19和吲哚硫脲32.22出发，引入三嗪或嘧啶得到了32.23～32.26（图32.11）。

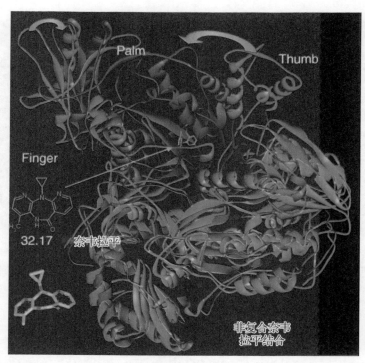

图 32.10 奈韦拉平 32.17 在筛选中被发现是逆转录酶的变构抑制剂。这个刚性分子以蝴蝶状结合在蛋白质的一个小的疏水口袋中（左下方）。就像一个楔子结合在口袋中，导致了酶的固定开放构象（绿色）。拇指和手指区域保持彼此远离。在结合 RNA–DNA 杂交双链时，这两个区域必须相互移动（绿色→红色）来抓住双螺旋。变构抑制剂阻止这种运动，并且不允许蛋白质重新调整为活性构象。

科学家对这些新的衍生物在结晶学上进行了系统分析，令人感到惊奇的是，结构非常近似的衍生物 32.23 和 32.24 表现出不同的结合模式（图 32.12），在期望解决耐药突变的背景下，这是一个振奋人心的结果。显而易见，对于具备自适应性、有着变色龙样结合模式的化合物，病毒针对其发展出耐药突变是更困难的。因此，科学家利用这一特征，开发出了有能力重定向至替代结合模式（所谓的摇摆）的化合物。另外，它们拥有足够的构象自由度，当酶发生突变时（如小氨基酸被较大氨基酸替换），它们可以适应酶的一些小变化（所谓的扭动）。据此开发出的达比韦林 32.25 和依曲韦林 32.26，其性质相比前体化合物显著提高，对耐药株依然能维持同样的活性。这个例子表明，自适应抑制剂具有非常明显的优势。当开发的化合物，需要对抗的病毒蛋白有着多种突变时，这一优势表现得更为明显。

另一类破坏蛋白质-核苷酸识别的分子楔是喹诺酮羧酸，也简称为喹诺酮，它们是重要的一类抗生素，特别是在抵抗革兰氏阴性菌引起的感染方面。它们攻击促旋酶，一种催化细菌 DNA 超螺旋化的拓扑异构酶。这种 DNA 超螺旋由额外的旋转增加而引起，这对于细菌细胞中 DNA 分子尽可能高效的包装是必需的。促旋酶会围绕自身扭曲环状细菌染色体，使 DNA 在酶周围呈套索状放置。为了引入额外的旋转，酶必须暂时切断 DNA 的

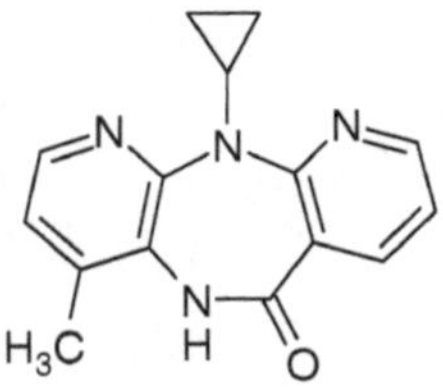

32.17 奈韦拉平

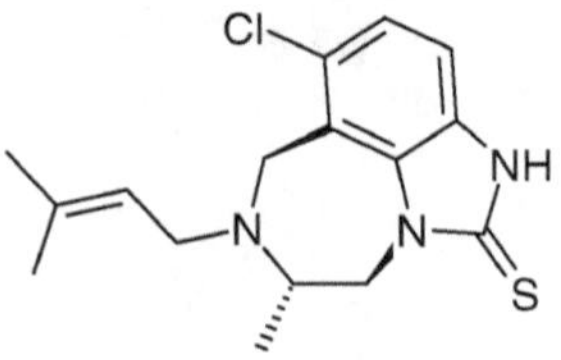

32.18 TIBO，替韦拉平

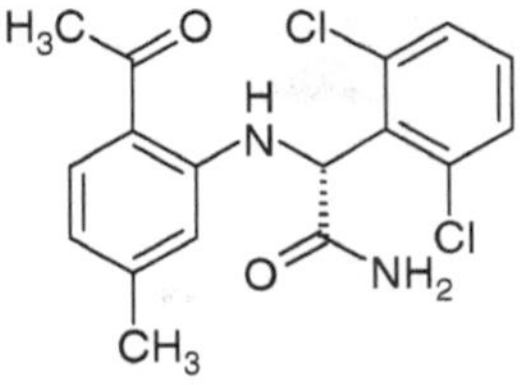

32.19 洛伐他汀

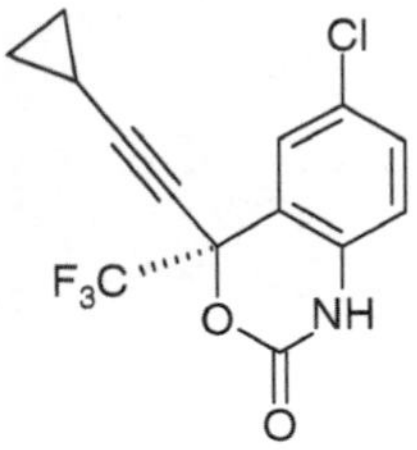

32.20 依伐仑

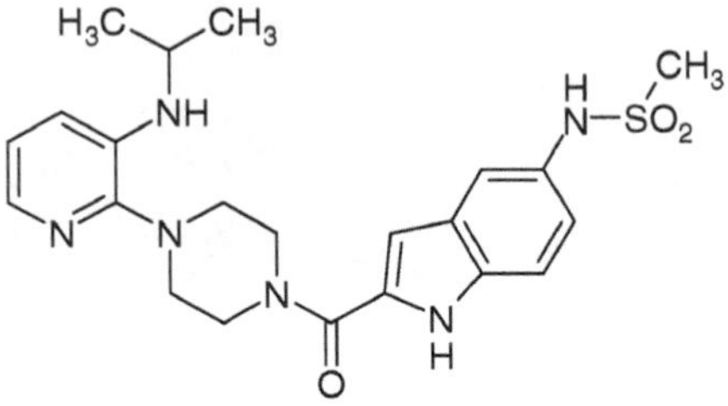

32.21 地拉韦定

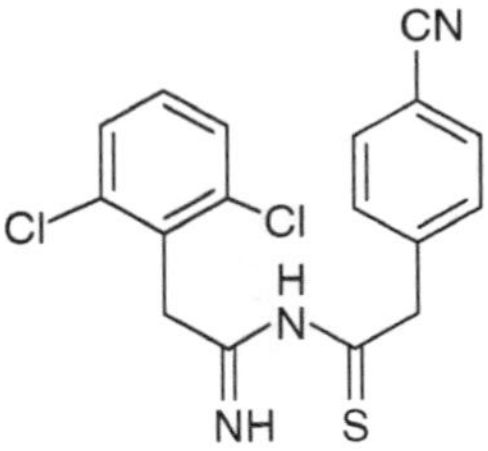

32.22 吲哚硫脲

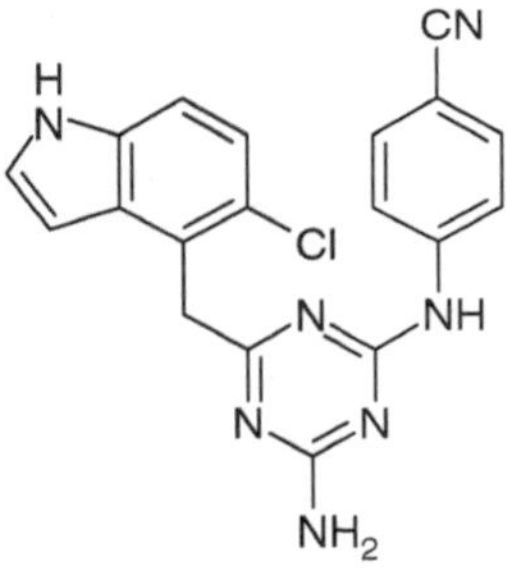

32.23

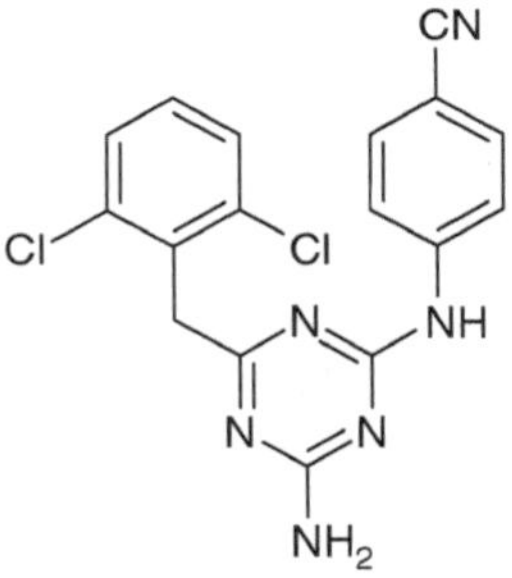

32.24

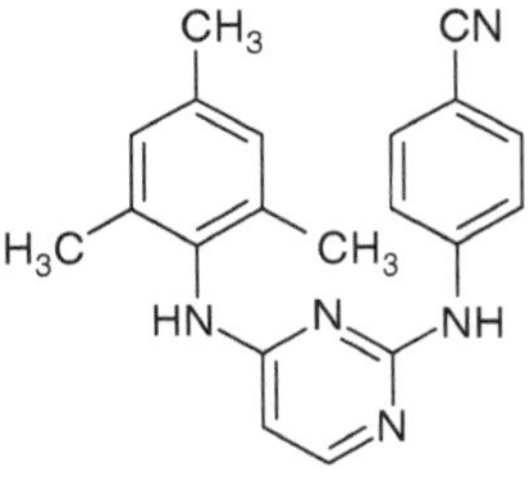

32.25 达比韦林

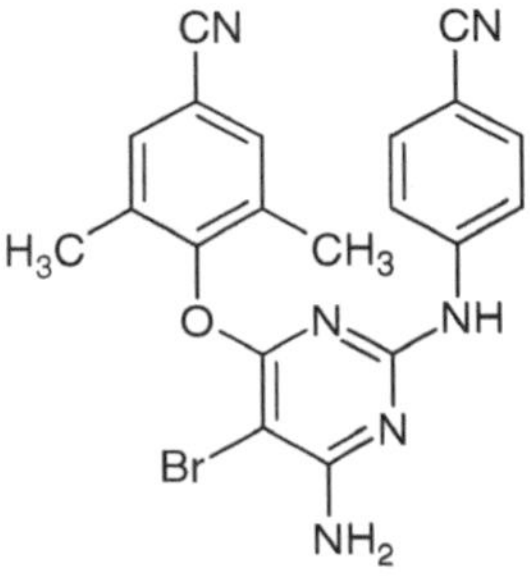

32.26 依曲韦林

图32.11　非核苷类，反转录酶变构抑制剂。

双链，然后切割链的拓扑下端必须移动到上端并重新连接。DNA双链切断的完成，使得4个碱基对发生偏移，5′-位末端释放的磷酸基团通过共价的磷酸酯键与酪氨酸残基暂时偶联（Tyr118，图32.13），3′-位末端羟基与镁结合位点（由Glu433、Asp508和Asp510位构成）邻近空间的一个酸性残基以非共价结合。

萘啶酸32.27是第一代喹诺酮类药物的代表，1962年开始用于尿路感染的治疗（图32.14）。32.28所示的1-烷基-4-吡啶酮-3-羧酸骨架在后续的药物开发中被进行了大量的衍生化，特别是针对1-位的烷基、7-位的碱性哌嗪基和6-位氟原子的引入能显著提高活性。环丙沙星32.29和莫西沙星32.30是这类药物的重要代表。

莫西沙星与蛋白质-DNA复合物的结构在2009年被测定，这两种抗生素分子都像楔子一样插入到DNA的两个切割末端中间（图32.13），阻止了双链切割末端的重新组装，它们的芳杂环平面骨架，被一条链的鸟嘌呤和另一条链的腺嘌呤夹在中间。环丙基则位于Ser78和Asp83形成的口袋中，已发现这些残基的突变会导致耐药的产生。更为重要的

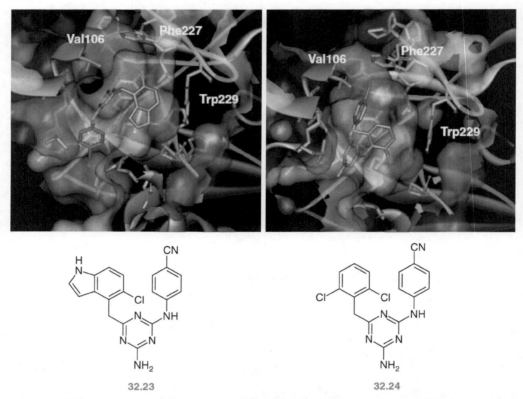

图32.12   三嗪分子32.23和32.24阻塞HIV反转录酶的变构结合区域。令人惊奇的是,这两个分子化学结构非常相似,结合模式却完全不同。这一系列的临床候选化合物具有显著的抗耐药性质,这归功于适应性配体的多重结合模式能够调整并结合因突变而发生改变的口袋。

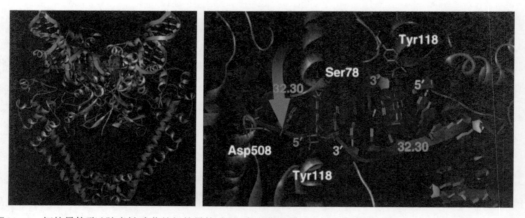

图32.13   拓扑异构酶(肺炎链球菌的拓扑异构酶Ⅳ,灰色带状模型)与两个寡聚DNA序列(蓝色和紫色)及两个莫西沙星分子(绿色)结合的晶体结构。蛋白质必须将细菌环状DNA包裹在其周围,类似超螺旋的绞索,晶体结构中的两个DNA片段模拟了这个方向。为了实现DNA的额外螺旋,双链切断导致了4个碱基对的偏移,这种情况下,5′端游离的磷酸基通过暂时的共价键与Tyr118结合,3′端仍以非共价结合在镁离子附近(靠近Asp508)。1-环丙基位于Ser78方向,该残基被苯丙氨酸或酪氨酸替换,会导致该酶对抗生素耐药。7-位的大位阻碱性基团从复合物伸出到了周围溶剂中。

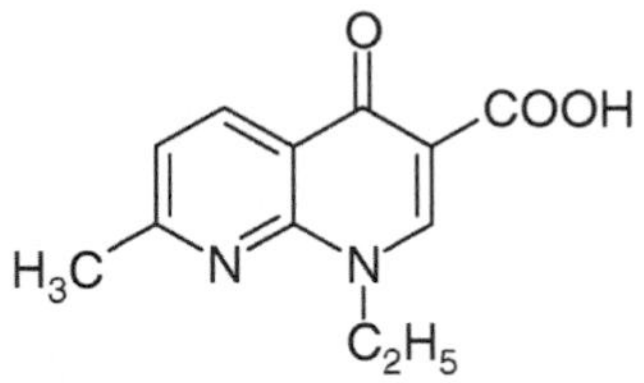

32.27　萘啶酸

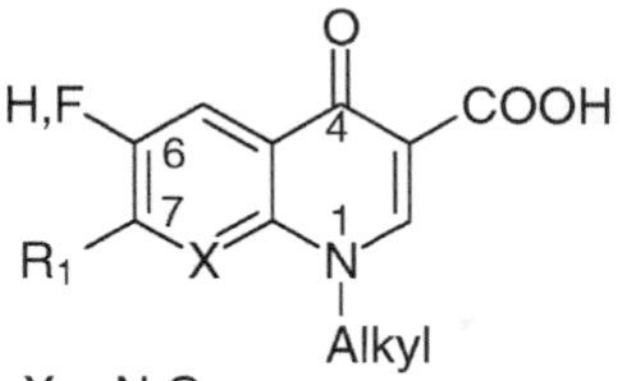

X = N,C
R_1 = 脂肪族杂环
32.28

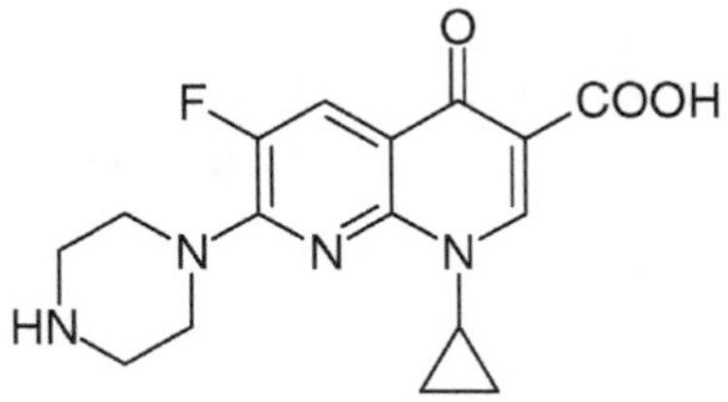

32.29　环丙沙星

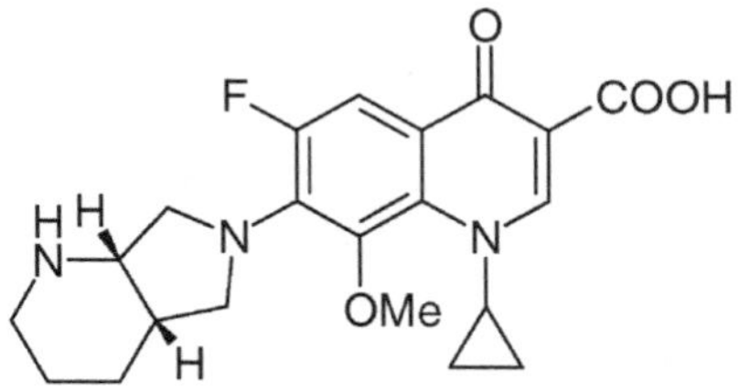

32.30　莫西沙星

图32.14　第一个获批的喹诺酮类药物萘啶酸32.27。1–烷基–4–吡啶酮–3–羧酸骨架是所有喹诺酮分子的共有结构32.28，各种衍生化集中在1–位、6–位和7–位，6–位引入氟原子有助于活性的提高，7–位引入饱和的碱性杂环，可得喹诺酮的两个重要代表药物——环丙沙星32.29和莫西沙星32.30。

是，Ser78被诸如苯丙氨酸或酪氨酸这类有着较大空间位阻的残基取代后，会导致活性降低。7–位的碱性环取代基，朝向切割位点较远序列碱基对的4个位置和溶剂可接近区域的中间。这解释了，为什么在喹诺酮的开发过程中，该基团可以耐受多种多样的变化。6–氟基团偏离蛋白质和DNA。可能氟的吸电子性最佳地调整了中间芳环部分的电子云密度，使它与相邻的碱基能更好地堆叠。有趣的是，喹诺酮类分子共有的3–位羧基和4–位羰基结构的朝向，是偏离前述镁结合位点的，这似乎让这些基团不能螯合金属离子。

在四环素（6.13，图6.3）的耐药发展中观察到分子楔破坏蛋白质DNA识别的另一个例子。四环素抑制核糖体的功能将在下一节介绍。有趣的是，四环素能与调节转运蛋白Tet A供应量的一种转录因子（Tet阻遏物）结合，该转运蛋白负责将外来物质（包括四环素）排出细胞。一旦Tet阻遏物与编码转运蛋白的基因片段结合，其表达就会被抑制，另外，如果与四环素结合，它就失去了调节DNA片段的亲和力。类似于一个开关，当它从DNA上脱落，基因表达启动，转运蛋白随之产生，而后将抗生素从细胞中排出。这使细菌细胞内的四环素浓度无法达到可抑制核糖体功能的水平，于是便出现了耐药性。

有趣的是，四环素与镁离子结合在一起就像一个楔子，定位在阻遏物的螺旋之间，并引起构象改变（图32.15）。阻遏物的作用方式和28.2节讨论的锌指非常相似，该蛋白质以二聚体形式，从两个回文DNA序列（以36 Å的间隔彼此对称排布的两个螺旋–转角–螺旋基序）中读取信息。四环素的楔入导致螺旋–转角–螺旋基序的间隔扩大到40 Å，这样

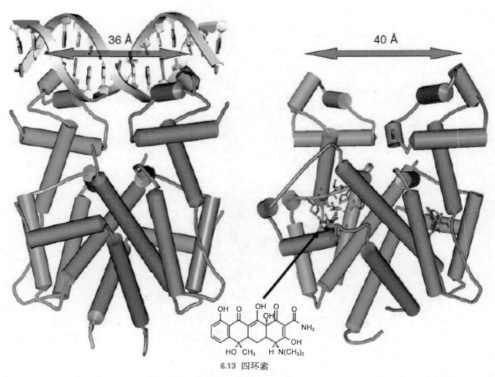

图 32.15 Tet阻遏物结合了DNA序列片段（左）及结合了嵌入型四环素6.13（右）的晶体结构。该蛋白质以二聚体形式存在，完全由螺旋（红色和绿色圆柱体）构建，它通过其C_2对称的螺旋-转角-螺旋部分抓住两个回文DNA序列片段。四环素像楔子一样，嵌入两个阻遏物单体中间并推动它们，导致螺旋-转角-螺旋基序的间隔扩大到40 Å，这样DNA的碱基序列就不能被正确读取，阻遏物-DNA的结合也就不发生。

DNA的碱基序列就不能被正确读取。阻遏物失去了它对基因片段的亲和力，转运蛋白便开始生产，四环素实际充当了一个开关，特异性地调节基因表达。分子生物学领域已经开始利用这一性质，有目的地开启基因表达。

32.7 大环内酯类：微生物弹头作为潜在的细胞生长抑制剂、抗真菌剂、免疫抑制剂或抗生素

生物分子不仅控制和调节生物体的功能，还可以作为化学武器，与竞争对手战斗并争取生存。微生物，尤其是细菌和真菌，可以产生许多不寻常的物质，用来在竞争中与对手对抗。为了有限的资源，需要消灭这些敌人（通常是其他细菌和真菌）来赢得这场持续的战斗。微生物也危及人类的健康，在现代药物研究之前，传染病是人类死亡的主要原因（1.3节）。这就更加明确地提醒我们，应该详细研究这些微生物武器的结构和作用机制，找出它们作为治疗药物的潜力，如对抗细菌等病原体。

　　微生物具有人体所没有的独特多酶复合物,用于合成具有多肽性质的复杂物质,通常是大环类物质,它们的合成相对于核糖体中多肽和蛋白质的合成是各自独立的,合成化合物的大小从几百到1 000 Da。多酶复合物(也称为非核糖体多肽合成酶)的合成原料中,除了组成蛋白质的20种氨基酸外,还包含许多其他氨基酸及低分子量的合成砌块,这些砌块常有着独特的立体化学构造。此外,肽的构建和闭环,不仅可以通过酰胺键的形成来完成,酯键也可以用来闭环。这些用于合成的多酶复合物是模块化的,由多个功能特定的结构域组装而成,根据所需形成的产物,这些结构域组成了有着必要多样性的复合物。各独立模块有着多个结构域,各结构域分别负责识别、活化特定底物,以及将底物引入所需产物中,它们具备让新生肽链延伸的基本功能。此外,允许偏离简单线性合成顺序的、新的合成酶结构域也不断被发现。使用这种多酶复合物合成的产物,通常在肽骨架上显示出具有分支及大环的特征。另一种也能产生类似复杂程度并在药理上有价值的天然产物合成途径,是聚酮化合物的合成途径。此类合成不使用氨基酸,而是对脂肪酸进行生物合成修饰,以脱羧丙二酰辅酶A的C2单元为原料。

　　这种方式合成的化合物,许多都是环大小不同的大环化合物,从相对较小的9元环一直到30元环或40元环都已被发现,具有14～16元环的大环内酯分子特别适合作为抗生素治疗细菌感染。

　　除此之外,大环化合物也可以干预一些完全不同的机制。例如,影响细胞周期、细胞膜的完整性或刺激免疫系统。大环十一肽环孢素(10.1节)使器官移植变得可行,它能阻止器官移植患者将供体器官当成外来组织而排斥。环孢素作为免疫抑制剂,能够同时抑制体液和细胞免疫反应,并阻止白细胞介素-2(IL-2)从T细胞的释放,缺乏IL-2的释放,会阻止T细胞转化为细胞毒性杀伤细胞(31.7节)。渗透进入细胞后,环孢素会结合胞质蛋白亲环素,随后的二元复合物则抑制钙调神经磷酸酶-钙调蛋白复合物的钙依赖性磷酸酶活性,该复合物负责将激活的核因子去磷酸化,这样的结果是,转录因子无法迁移至细胞核,IL-2合成被阻断。大环内酯如制霉菌素、那他霉素或两性霉素B可以结合真菌细胞膜上的麦角固醇,通过这种结合,它们破坏真菌细胞膜的完整性,使钾离子能透过细胞膜,导致真菌细胞的死亡。根瘤菌素、西地那隐B、卡比拉胺C和茜素酰胺A可以作用于肌动蛋白的聚合,这样就会扰乱细胞骨架的发育,表现出细胞抑制的作用。玉米赤霉烯酮是在霉菌毒素中被发现的,它具有与雌性激素相当的作用。

　　大环内酯类化合物中,通过抑制核糖体功能而发挥作用的化合物是最多的。在核糖体中,基因遗传信息转化为新产生的蛋白质,基于核糖体在维系所有生命的核心重要性,多年来它一直都是研究的重点。这个大型、多层次的自然复合体在20世纪50年代被发现,早在25年前,以色列Weizmann研究所的Ada Yonath团队就开始了它的结晶和结构确认工作。渐渐地,越来越多的信息从这种核糖核蛋白复合物的衍射数据中被获得。但是,真正的突破是在2000年,康涅狄格州纽黑文市耶鲁大学的Tom Steitz团队,在2.4 Å的分辨率下解析出了核糖体较大的50S亚基的晶体结构,英国剑桥大学医学研究理事会的

Venkatraman Ramakrishnan团队成功解析了较小的30S亚基，这可能有助于核糖体完整结构的阐明，三位研究人员因为这一伟大杰作获得了2009年度诺贝尔化学奖。首个完成高分辨率结构分析的核糖体，来源于非常强大的嗜热栖热菌（thermus ther mophilus）和嗜盐杆菌（haloarcula marismortui）。最近，来自真杆菌属放线杆菌（deinococcus radiodurans）的核糖体也被证明是一种易于操作和结晶的主力，通过应用该系统（见下文），已经完成了许多含有大环内酯抗生素的复合物结构测定，它显示出与重要病原体核糖体的高度序列同源性。

第一个高分辨率结构测定后，令人感到非常惊讶。实际上，核糖体是一个蛋白质和核酸的分子复合物，但因为其催化功能，它不能被称为"酶"，而只能称作"核酶"。蛋白质不催化决定性的合成步骤，这是RNA分子的功能，这一事实证实了核糖体是生物界进化过程中最古老的催化剂之一。尽管核糖体的大小超过200万Da，但却高度保守，古细菌、原核生物和高度发达的真核生物的核糖体具有高度的相似性，3种生命域中生物的共同起源可以追溯到35亿年前！由于核糖体对蛋白质的合成至关重要，它成为微生物化学武器的主要靶标结构也就不足为奇了，通过与核糖体上一些分布在活性位点附近、易受攻击位点的结合，这些武器可以关闭其功能。

为了详细地了解这些位点的重要性，接下来科学家们对核糖体的工作程序进行了研究。在真核生物中蛋白质的蓝图是以基因组形式储存在DNA中的（12.3节），为了将这些信息翻译成蛋白质，DNA必须首先被转录成RNA，并将非编码区域剪切去除，转录得到的mRNA迁移出细胞核，通过核糖体翻译成蛋白质。原核生物中蛋白质的合成是能直接开始的。乍看上去，DNA上的遗传密码是纯系列的4种核酸：鸟嘌呤、腺嘌呤、胸腺嘧啶和胞嘧啶，在RNA中尿嘧啶代替了胸腺嘧啶。每三个共同编码一个氨基酸的碱基称为密码子，而同一种氨基酸可以由多种不同的密码子编码（图32.16）。

mRNA所含密码子的翻译及对应蛋白质的合成是在核糖体中完成的（图32.17）。一旦特定的密码子到达核糖体的催化位点，和它配对的tRNA分子就会被招募。tRNA暴露的环上携带着所谓的反密码子，它能与mRNA密码子互补结合（图32.18），反密码环中的每个三联体，明确地对应着20种蛋白质源氨基酸中的一个，对应氨基酸会在RNA的3′端被装载。每个新蛋白质的合成都是从甲硫氨酸开始，因此mRNA起始端的碱基序列总是AUG。与之相应，核糖体P位点的tRNA反义密码子是UAC，该tRNA携带的氨基酸为甲硫氨酸。mRNA的下一个密码子如果是CGC，会导致在P位点旁边的A位点，引入反密码子为GCG的tRNA，该tRNA携带的氨基酸是精氨酸。这两个被装载在tRNA末端的氨基酸，其朝向为肽基转移酶的催化中心（图32.19），在那里，两个氨基酸之间的肽键被催化形成，这就完成了新蛋白质骨架中的第一个连接。该反应机制的各个步骤让人联想到蛋白酶中的反应顺序，但它的反应方向刚好相反，并且催化中心内的底物识别完全由核酸介导（图32.17）。在甲硫氨酸转运后，释放的tRNA经由相邻的E位点离开P位点，A位点的tRNA则迁移进入相邻的P位点，这与mRNA上的序列信息是对应的。空的

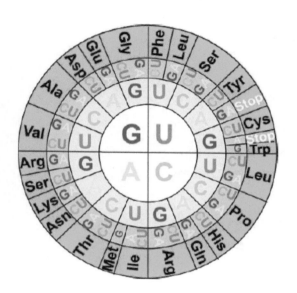

图32.16 原则上，四个碱基：鸟嘌呤（G）、尿嘧啶（U）、腺嘌呤（A）和胞嘧啶（C）可以形成64种三联体，它们在图中由内而外依次排列。要解码一个氨基酸，从中心象限开始取出一个碱基，如尿嘧啶（U），然后再从第一个环中取出一个碱基，如尿嘧啶（U），第三个碱基则是从深灰色的第二环中选取，如果这个碱基也是尿嘧啶（U），那么密码子就是UUU，编码的氨基酸就是苯丙氨酸。但是，有3种三联体（UAG，UAA，UGA）被称为终止密码子。由于只有20个蛋白源氨基酸编码，所以最多可由6种密码子编码同一种氨基酸（如精氨酸或亮氨酸），色氨酸（UGG）和甲硫氨酸（AUG）则仅有一种密码子编码。在如谷胱甘肽过氧化物酶等几种酶中，活性部位存在一个硒代半胱氨酸。第21种蛋白源氨基酸在这一特定环境中由UGA密码子编码，而通常情况下UGA是终止密码子。

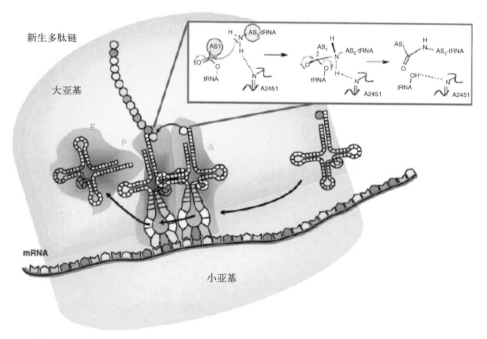

图32.17 单链mRNA携带合成新蛋白质的遗传信息，在核糖体合成蛋白质。tRNA暴露的反密码子环中载有20种蛋白源氨基酸。核糖体有A、P和E这3个tRNA结合位点。A位点结合氨基酰化的RNA，P位点结合肽酰-tRNA，tRNA经由E位点离开核糖体。形成多肽链所需的能量由偶联的鸟苷三磷酸酶提供。为了正确识别，在A位点或P位点的tRNA必须在其反密码子环中显示互补的碱基三联体。在P位点和A位点的氨基酸之间的肽基转移酶中心，新的酰胺键形成。氨基酰化的tRNA上氨基酸AA2的氨基，对肽基-tRNA的AA1氨基酸的羰基进行亲核进攻，在羰基碳原子上通过一个四面体中间过渡态形成三元环。周围的核苷，如A2451，负责极化并稳定临时带电的中间过渡态。

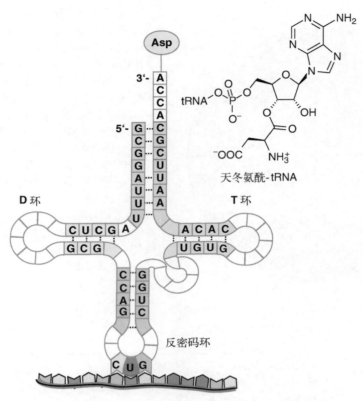

图 32.18　如图所示，80 个核苷酸组成了三叶草叶片状 tRNA，通过几个片段序列的配对，形成一个双链结构。另外，折叠的 tRNA 环碱基向外，空间形状呈 L 形，编码碱基三联体的反密码环尤其重要。在图示的例子中，反密码子序列是 CUG，配对的密码子序列是 GAC，编码天冬氨酸。3′端的碱基总是腺苷。核糖 3′–①位的羟基与待转移的氨基酸形成酯。

A 位点此时被新的 tRNA 占据，其反密码环中的碱基三联体，是与 mRNA 的下一个三联体序列（密码子）互补的。新蛋白质依照这种合成序列的方法合成，并经由所谓的核糖体通道离开核糖体（图 32.19），当核糖体遇到的三联体序列为终止密码子时，蛋白质合成就会终止。

　　生物合成的速度是惊人的，一个合成循环不超过 50 ms。如前所述，核糖体由两个亚基组成，是一个由 2/3 RNA 和 1/3 蛋白质混合组成的复合物。小亚基（原核生物中的 30S）负责翻译遗传密码，大亚基（原核生物中的 50S）负责根据 mRNA 的蓝图将单个氨基酸添加到新生肽链中。

　　如上所述，巨大的核糖体存在一些易受攻击的点，抗生素能通过这些点来阻断核糖体，虽然抗生素之间的结构差异显著，但它们都结合在由核糖体 RNA 分子组成的重叠区域。除了大量的大环内酯类外，其他一些化学结构完全不同的配体，也能够阻断 50S 亚基

---

① 　译者注：原为 2′-位，应为笔误。

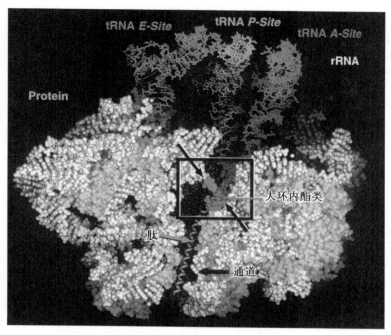

图32.19　核糖体50S亚基的视图；白色表示RNA部分，浅蓝色表示蛋白质部分。基于晶体结构数据，三种tRNA被模拟置入了模型中的A位点（紫色）、P位点（橙色）和E位点（红色）。黑框内是肽基转移酶中心，它包含了具有反密码子环的tRNA突出，并且，新生肽链的酰胺键也在这里形成，并经由核糖体通道离开该催化位点。大环内酯类结合在肽通道的前部，新肽链合成几步后就会被终止。结构不同的抗生素（充满空间的红、绿、紫和蓝色）与所涉及的核苷酸的结合已被指明［图片来自Hansen等的*Molecular Cell* 10, 117-128（2002），转载经出版方许可］。

的这一区域。氯霉素32.31和克林霉素32.32（图32.20）就是其中的两种，两者都结合在肽基转移酶中心附近的区域，并与mRNA竞争性结合A位点和P位点。四环素6.13和氨基糖苷6.14（6.4节，图6.3）也攻击核糖体，但它们是抑制30S亚基的功能。大环化合物32.33～32.38则是结合距离肽基转移酶中心邻近的核糖体通道口，它们通过阻断新生多肽链的增长来发挥抑制作用。根据化合物的大小，在合成终止前，它们会允许合成3～7个氨基酸的蛋白质片段。

　　这组化合物中最重要的代表是红霉素32.33，一个14元大环内酯化合物。1949年，菲律宾科学家Abelardo Aguilar将伊洛伊洛省的土壤样品送到了Lilly公司，并在其中分离出了一个表现出抗生素效果的代谢产物，这一天然产物以Iloson®的商品名于1952年上市。它的全合成是对有机化学家的一个挑战，1981年，Robert Woodward科研团队首次从简单原料出发，完成了红霉素的全合成。该化合物耐受性良好，但对酸不够稳定，酸性条件下，化合物7-位的游离羟基会和10-位羰基发生分子内的缩酮反应，一旦该反应发生，红霉素就会继续降解，转化为无抗生素活性的物质，因此，红霉素必须以耐胃酸片的形式给药。克拉霉素32.34由红霉素7-OH基团成醚后得到，这改善了红霉素对酸的稳定性，类似地，10-位羰基换成肟得到的罗红霉素32.35，其稳定性和克拉霉素相当。阿奇霉素32.36

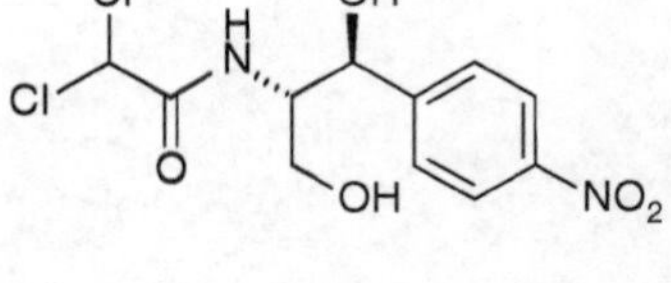

32.31 氯霉素

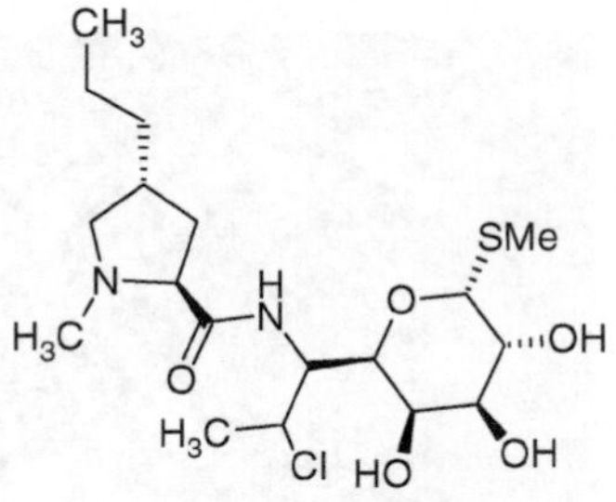

32.32 克林霉素

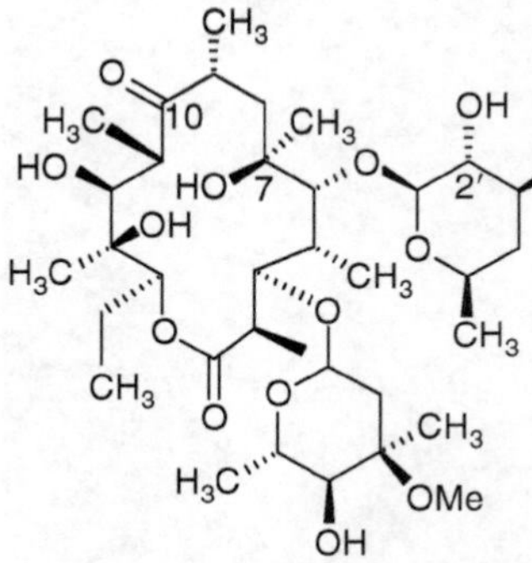

32.33 红霉素

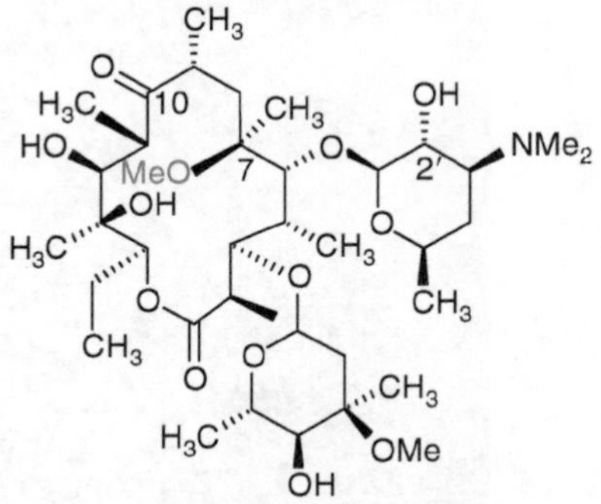

32.34 克拉霉素

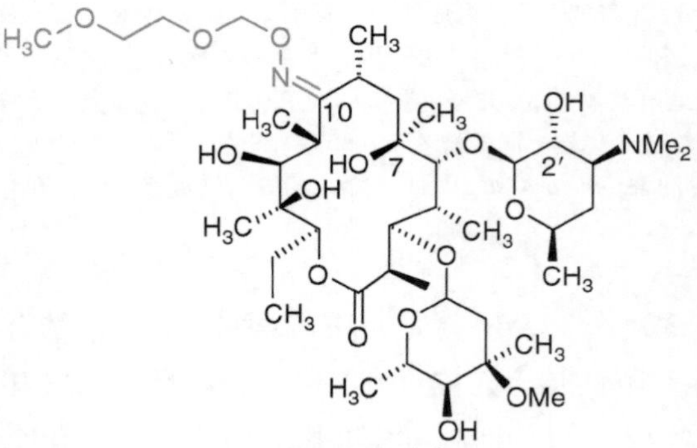

32.35 罗红霉素

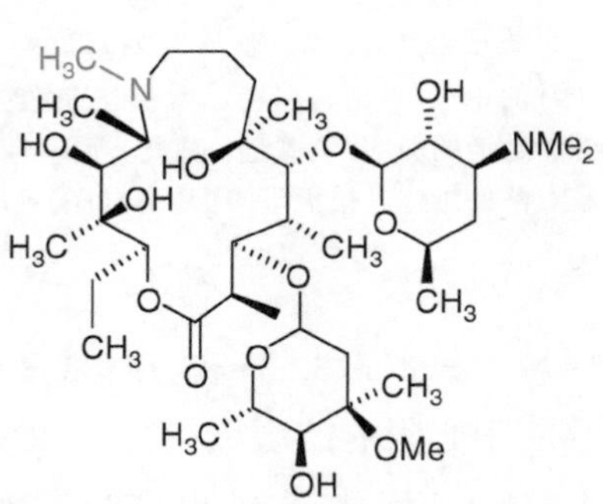

32.36 阿奇霉素

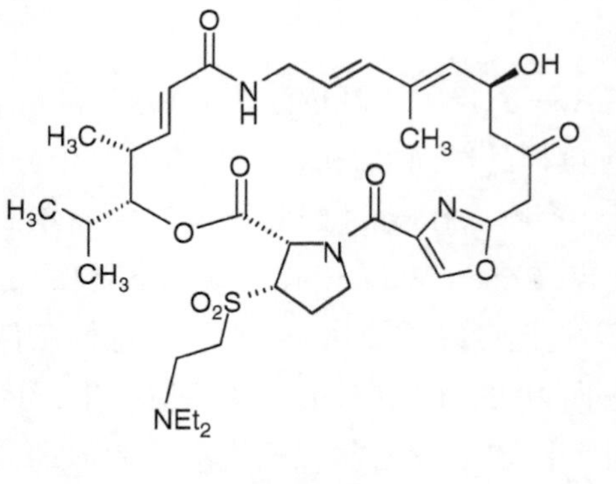

32.37 达福普汀

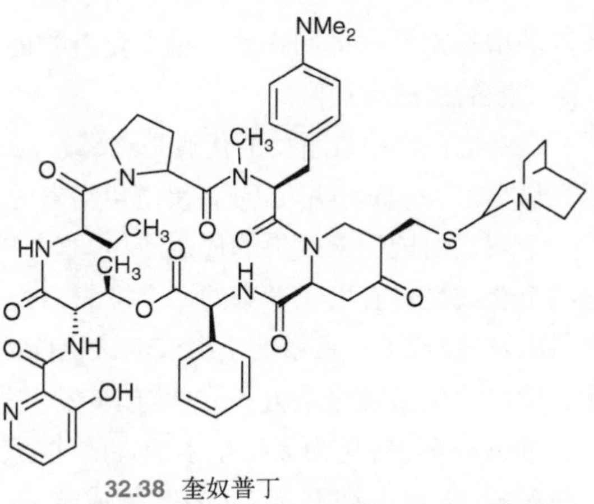

32.38 奎奴普丁

图**32.20** 结合核糖体50S亚基的几种抗生素的化学结构。32.33～32.38为代表性的大环内酯类化合物。

的内酯环扩成15元环，并且羰基被甲基氨基替换，这样就不会受羟基的进攻。

由于生物利用度的差异，革兰氏阳性病原体对这些大环内酯的敏感度稍有不同。红霉素可以很好地局部用药，因此，它通常用于治疗皮肤疾病，克拉霉素、罗红霉素和阿奇霉素对酸稳定，具有更好的组织渗透性，它们常被用于治疗呼吸道感染及耳鼻喉感染。红霉素和克拉霉素是有效的细胞色素P-450 CYP 3A4抑制剂（27.6节），因此，经由细胞色素P-450 CYP 3A4代谢的许多其他药物的代谢会被它们阻断。如果这一问题在给药时被忽视，会增加共同用药导致药物浓度增加的危险（图32.20）。

红霉素32.33和罗红霉素32.35的结合模型如图32.21所示，如前所述，它们阻碍了核糖体肽基转移酶中心附近的新生肽链出口通道。该区域完全由RNA构建块组成，主要通过显著的范德瓦耳斯力与通道壁结合，最关键的相互作用是2 058位核苷腺苷与氨基糖基团2′-位羟基形成的氢键。耐药性的发展，也在这些抗生素的使用中起重要作用。腺嘌呤被鸟嘌呤替换后，会导致红霉素的抑制活性降低5个数量级，由于空间影响，2 058位的鸟嘌呤会与核糖体相互排斥（图32.21），这一替换是在临床病原体的耐药突变体中发现的。有趣的是，真核生物的这个位置也是鸟嘌呤，这解释了为什么该14-元大环内酯具有良好的细菌核糖体的抑制选择性，因为细菌核糖体2 058位为腺嘌呤。

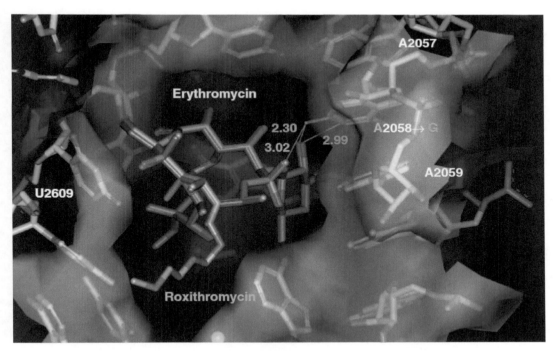

图32.21　结晶学测定出的红霉素32.33（灰色）和罗红霉素32.35（棕色）与肽基转移酶中心附近的肽通道结合的结构。氨基糖基团的2′-位羟基和腺苷2 058（绿色，2.99 Å）之间形成了必需的氢键。当A2058（译者注，原文为A2038，应为笔误）突变为鸟苷（橙色）时，会使氨基与大环内酯距离过近，从而引起耐药。2.30 Å（紫色）的排斥距离标示了这一不利的相互作用，氨基与醚氧原子的距离为3.02 Å也是不利的，这使大环内酯对于A→G的抗性突变体的亲和力降低了5个数量级。

　　本书中的许多例子已经介绍了，小分子是如何利用恰当的立体构造及其参与相互作用官能团的正确位置，而在众多的生物大分子中精确发现其预期作用位点的。部分读者也许会想到一个问题，会不会有两种配体通过协同结合，共同作用在一个靶点的情况。事实上，这样的案例是有的，许多这类案例可能还没有被发现，尤其是两个配体亲和力差别很大的情况。这种强化效应的作用方式，只存在极少数的案例，其中的一个例子将在最后进行讨论。大环链霉素 A 和 B、达福普汀 32.37 和奎奴普丁 32.38 与核糖体的作用位点彼此靠近（图 32.22）。相比红霉素，喹诺酮 23.38 排布在核糖体通道的前面部分，这种情况下，较短的肽键仍然可以由核糖体合成。达福普汀 32.37 通过其与肽基转移酶中心的结合，甚至可以阻止短肽的合成，并使 tRNA 分子无法进驻。对比图 32.23 中氯霉素 32.31（译者注：原文为 32.27，应为笔误）与达福普汀的结合位置，可以发现它们占据了非常类似的空间区域。两种大环内酯能相互增强结合的现象，可以由显著的疏水性表面来解释，它们共同作用时，减少了溶剂的可接触面。此外，高度保守的、起重要催化作用的 U2585 残基，也发生了构象变化，这导致了肽基转移酶中心的稳定扭曲。这种额外影响，有利于两种大环内酯同时结合核糖体时的协同抑制作用。达福普汀/奎奴普丁这两种化合物以 70∶30 混合成药，2000 年以商品名共杀素（Synercid®）上市，该药对高耐药菌株，表现出了强效的抗菌活性。

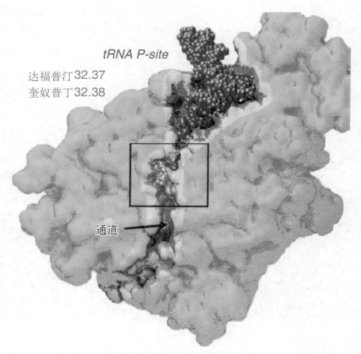

图 32.22　达福普汀 32.37 和奎奴普丁 32.38 的结合位点紧邻着肽基转移酶中心（黑色框架），阻塞了核糖体的这一段通道。两个大环内酯类分子通过疏水表面彼此互相接触［图片源自 J. M. Harms et al., BMC, Biology 2, 4（2004）；转载得到了出版方的许可］。

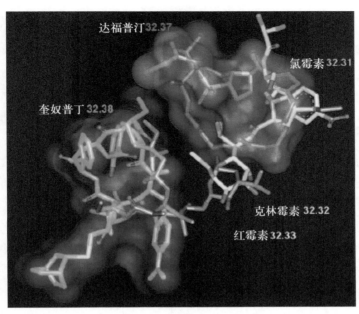

图32.23 图中具有透明表面的区域，是通过晶体学确定的达福普汀32.37（红色）和奎奴普丁32.38（绿色）的结合结构。红霉素32.33（灰色）、克林霉素32.32（黄色）和氯霉素32.31（浅蓝色）也以类似方式结合，它们也被叠加在了结构图中。喹诺酮类化合物结合核糖体通道的作用类似于红霉素；达福普汀定位于肽基转移酶中心，并能阻断核糖体的A位点和P位点摄取tRNA，作用方式与氯霉素类似。

32.8 概要

- 重组产生的蛋白质可用于替代疗法，特别适用于内源性蛋白不足或机体产生非功能化蛋白的情况。

- 糖尿病是由胰岛素缺乏引起的，目前，基因技术生产的胰岛素，其性质可通过突变修饰来改善，从而使它能更加长效，或吸收起效更迅速。

- 抗体能特异性地识别外来物质，有效地与之结合，并将其传送给吞噬细胞（如巨噬细胞）降解。它们共有的结构大致像一个字母Y的形状，分支和树干由几何形状为筒状的折叠片组成。抗原识别区域位于分支末端，由若干个高变环形成的互补决定区域组成，能与抗原结合。

- 抗体有着与几乎任何化学结构有效结合的能力，这使其非常适合检测和清除外来致病物，以及恶性或退化的细胞。重组生产的单克隆抗体，是为识别蛋白质表面决定簇而量身定制的，用于从生物体内选择性地捕获外源性抗原，并将其传送到免疫系统的常规降解途径中。

- 抗体的产生可以是针对肿瘤细胞的表面蛋白，或是为与内源性大分子配体竞争细胞表面受体；一旦产生，这些抗体就能阻断和干扰信号级联的后续步骤。抗体的特定识别属性可用于定位，其支架可以化学连接其他治疗机制的药物（如放射性治疗使用的，用于组织破坏的不稳定核素），使其在局部有高浓度的暴露。

- 蛋白质的生物合成需要读取单链的mRNA，它与短序列的反义寡核苷酸杂合导致的碱基配对，会使生成的双链被核糖核酸酶H降解，或者这一双链仅是在蛋白质生物合成中无法被读取。

- 反义寡核苷酸的极性特征，使其生物利用度不足且化学稳定性差。化学修饰其磷酸骨架（核糖部分保持不变）或替换部分化学官能团，提高了它们的成药性。

- 经过关键化学修饰的核苷和核苷酸仍然可以被酶识别为假底物，它们一旦与催化剂结合，就可以共价连接到活性位点，不可逆地阻断蛋白质，或者它们可以作为聚合成链反应中的结构单元并入。它们骨架的精细变化，如核糖环的3′-位置引入叠氮，会使得增链反应终止，从而阻断病毒基因组的复制。

- 除了化学修饰的核苷酸作为聚合酶反应的假底物外，HIV逆转录酶可以被变构阻断，此类抑制剂能将该酶固定在广泛开放构象中，这就阻止了它对新生RNA-DNA杂合链的识别。

- 促旋酶催化细菌DNA的超螺旋化。DNA必须包裹住酶，并通过骨架的剪切和重新连接来引入额外的旋转匝数。喹诺酮类分子就像楔子一样，它能插入剪切后的DNA中，阻止双链的断裂末端被重新连接。

- 四环素能抑制核糖体的功能；但由于它也会高亲和地结合Tet阻遏物，启动转运蛋白的基因表达，从而将包括四环素在内的外来物质从细菌细胞中排出。这会使四环素在细菌胞内的浓度降低到无法阻断核糖体功能的水平，产生耐药性。

- 大环内酯类化合物是微生物为了对抗其他细菌和真菌而演化出来的，它们通过阻断核糖体的功能来起作用。核糖体是一种大的核糖核蛋白，起着核酶的作用，它依据从单链mRNA中读取的碱基三联体信息，在其肽基转移酶中心，组装待合成蛋白质的新生聚合链。

- 目前有多类抗生素，通过阻断诸如肽基转移酶中心或核糖体肽通道等易受攻击的位点，来阻断核糖体的功能。

- 多数情况下，核糖体中与抑制剂起关键作用的核苷发生突变，会导致其对强效核糖体抑制剂的耐药。仅仅将腺嘌呤替换为鸟嘌呤，就能导致抑制活性下降几个数量级，由于类似原因，可以实现对细菌或人类核糖体的高度物种选择性抑制。

翻　　译：罗　志
译稿审校：王大海　李　鹏

参考文献见二维码。

附 录

氨基酸的结构，三字母及单字母符号

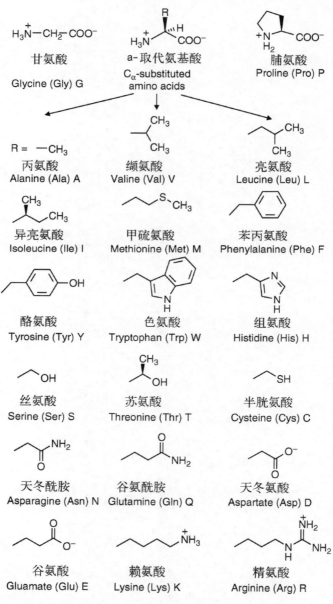

甘氨酸
Glycine (Gly) G

a-取代氨基酸
C_α-substituted
amino acids

脯氨酸
Proline (Pro) P

R = —CH₃
丙氨酸
Alanine (Ala) A

缬氨酸
Valine (Val) V

亮氨酸
Leucine (Leu) L

异亮氨酸
Isoleucine (Ile) I

甲硫氨酸
Methionine (Met) M

苯丙氨酸
Phenylalanine (Phe) F

酪氨酸
Tyrosine (Tyr) Y

色氨酸
Tryptophan (Trp) W

组氨酸
Histidine (His) H

丝氨酸
Serine (Ser) S

苏氨酸
Threonine (Thr) T

半胱氨酸
Cysteine (Cys) C

天冬酰胺
Asparagine (Asn) N

谷氨酰胺
Glutamine (Gln) Q

天冬氨酸
Aspartate (Asp) D

谷氨酸
Gluamate (Glu) E

赖氨酸
Lysine (Lys) K

精氨酸
Arginine (Arg) R

G. Klebe, Drug Design, DOI 10.1007/978-3-642-17907-5, © Springer-Verlag Berlin Heidelberg 2013。

下面是图片格式：

G. Klebe，*Drug Design*，DOI 10.1007/978-3-642-17907-5，© Springer-Verlag Berlin Heidelberg 2013。

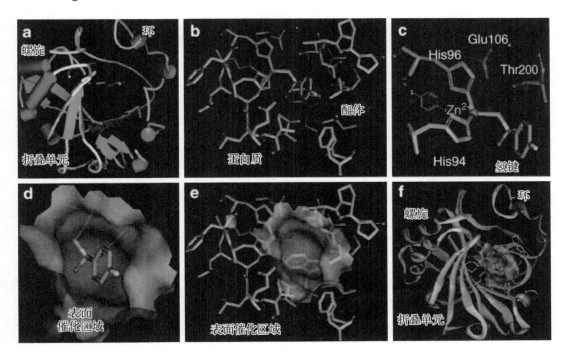

本图解释了本书中大部分蛋白质-配体结合图的演示方法。

（a）蛋白质结构是通过蛋白质主链的折叠来展现的，其中一部分聚合链的β折叠结构（箭头所指）用蓝绿色标志，螺旋形（圆柱状）部分用红色标志，环状部分则用绿色标志。

（b）如果没有特别注明，本书中活性区域的氨基酸将会以球棍模型（或者表述为棍状模型）展现。其中蛋白质中的碳原子用蓝色标志，配体的碳原子用灰色标志，氧原子用红色标志，氮原子用蓝色标志，硫原子用黄色标志，磷原子用橙色标志，氟原子用蓝绿色标志，氯原子用绿色标志，溴原子用棕色标志，碘原子用紫罗兰色标志，金属离子统一使用灰蓝色标志。从蛋白质结构图的清晰度考虑，在大部分情况下我们会将标志为白色的氢原子省略。

（c）在本书中，氨基酸的命名法则为：依次使用3-位字母代码（如本书开篇所示）加上其所处位置（如His94）。蛋白质上的氨基酸残基与配体（图中为对氟苯磺酰胺）所形成的氢键用绿色的细线标志。

（d）与结合区域相邻的溶剂可及表面（如15.6章所示），则用乳白色平面标志。

（e）邻近结合口袋中的氨基酸及其类似物都可以用乳白色平面标志。

（f）25.7节中的碳酸酐酶Ⅱ的蛋白质结构透视图显示，一个抑制剂挡住了环绕着结合口袋的催化中心。该抑制剂与蛋白质中的锌离子结合，并产生3个氢键作用。聚合链在这里被描绘成一根连续的带状物，并通过每一段不同的颜色为止标志，标志方法则与上文所述一致（这些图例来源于program DS visualizer V2.0.1.7347 of Accelrys Inc., Copyright 2005−2007）。

本书中所使用的计算机模拟结构图均可在原著作者的主页查询到（www.agklebe.de）。有兴趣的读者可以通过点击网址获取可旋转的3D蛋白质结构模拟图。

翻　　译：江志赶